HANDBUCH DER MIKROSKOPISCHEN ANATOMIE DES MENSCHEN

BEARBEITET VON

A. BENNINGHOFF · M. BIELSCHOWSKY · S. T. BOK · J. BRODERSEN · H. v. EGGELING
R. GREVING · G. HÄGGQVIST · A. HARTMANN · R. HEISS · T. HELLMAN
G. HERTWIG · H. HOEPKE · A. JAKOB · W. KOLMER · J. LEHNER · A. MAXIMOW †
G. MINGAZZINI † · W. v. MÖLLENDORFF · V. PATZELT · H. PETERSEN · H. PLENK
W. PFUHL · B. ROMEIS · J. SCHAFFER · G. SCHALTENBRAND · R. SCHRÖDER
S. SCHUMACHER · E. SEIFERT · H. SPATZ · H. STIEVE · PH. STÖHR JR. · F. K. STUD-
NIČKA · E. TSCHOPP · C. VOGT · O. VOGT · F. WASSERMANN · F. WEIDENREICH
K. W. ZIMMERMANN

HERAUSGEGEBEN VON

WILHELM v. MÖLLENDORFF
FREIBURG I B

SECHSTER BAND

BLUTGEFÄSS- UND LYMPHGEFÄSSAPPARAT ATMUNGSAPPARAT UND INNERSEKRETORISCHE DRÜSEN

ERSTER TEIL

BLUTGEFÄSSE UND HERZ · LYMPHGEFÄSSE
UND LYMPHATISCHE ORGANE · MILZ

SPRINGER-VERLAG BERLIN HEIDELBERG GMBH
1930

BLUTGEFÄSS- UND LYMPHGEFÄSSAPPARAT ATMUNGSAPPARAT UND INNERSEKRETORISCHE DRÜSEN

ERSTER TEIL

BLUTGEFÄSSE UND HERZ · LYMPHGEFÄSSE UND LYMPHATISCHE ORGANE · MILZ

BEARBEITET VON

A. BENNINGHOFF–KIEL · A. HARTMANN–MÜNCHEN
T. HELLMAN–LUND

MIT 299 ZUM GROSSEN TEIL FARBIGEN ABBILDUNGEN

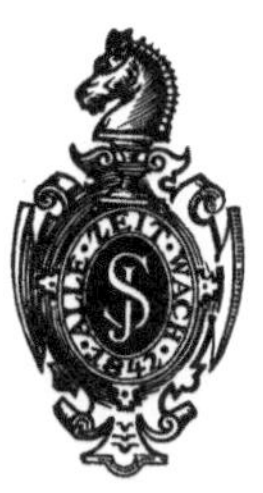

SPRINGER-VERLAG BERLIN HEIDELBERG GMBH

1930

ISBN 978-3-540-01118-7   ISBN 978-3-642-47857-4 (eBook)
DOI 10.1007/978-3-642-47857-4

Inhaltsverzeichnis.

Berichtigungen.

Seite 13 Zeile 14 von oben lies: LEBERT statt LEBER.

„ 16 „ 16 „ „ „ FINLEY „ FINEY.

„ 46 „ 17 „ unten „ WAKEFIELD statt WACKZEFIELD.

„ 59 „ 7 „ oben „ VOIGT statt VOIGTS.

„ 83 „ 14 „ „ „ VOIGT statt VOIGTS.

„ 228 „ 16 „ „ „ HIS JR., W. statt HIS, W. JUN.

„ 278 „ 8 „ „ „ HIS JR., W. statt HIS, W.

„ 283 „ 10 „ „ „ BUSCH statt BURCH.

Blutgefäße und Herz.

Von **A. Benninghoff**, Kiel.

Mit 156 Abbildungen.

I. Die erste Entstehung der Gefäße und des Herzens.

Bei der Entwicklung des Herzens und der Gefäße betrachten wir im wesentlichen die histogenetischen Vorgänge und gliedern den Stoff in drei Teile: den ersten, der die erste Anlage des Gefäßsystems behandelt, den zweiten, der die Weiterbildung der Gefäße auf der Grundlage eines geschlossenen Kreislaufs betrifft, und den dritten, der die Ausbildung der akzessorischen Hüllen der Endothelröhren zum Gegenstand hat. Der dritte Abschnitt wird bei der Untersuchung der ausgebildeten Gefäße bzw. des Herzens eingefügt.

A. Die extraembryonale Gefäßbildung.

1. Gefäßanlagen bei Tieren.

Vor dem Auftreten des Netzes der Endothelröhren finden sich an der Oberfläche des Dotters wandungslose, Plasma führende Rinnen. Sie sind bisher sowohl bei *Anamniern (Petromyzon, Selachier, Teleostier, Amphibien)* als auch bei *Säugetieren [Fledermaus,* van der Stricht (1899)], *Schaf* [Bonnet (1891)] und neuerdings beim *Hühnchen* [Sabin (1920)] gefunden worden. Ihr Inhalt soll durch einen Sekretionsvorgang von den Entoblastzellen gebildet werden (van der Stricht). Man kann diese Kanäle als ein vorläufiges und primitives Gefäßsystem auffassen, das den bei *Wirbeltieren* vorkommenden wandungslosen Blutlakunen entspricht [Lang (1902), Keiser (1914)] und die Verteilung von ernährender Flüssigkeit auf der Dotteroberfläche besorgt. Möglicherweise sind diese Rinnen wechselnde und vergängliche Bildungen, die an einer Stelle vergehen und an anderer neu entstehen. Beim *Hühnchen* beobachtete Sabin (1920) diese Gruben an der lebenden Keimscheibe und sah, daß sie ihre Gestalt wechseln und für einige Minuten sogar verschwinden können. Trotzdem ist es von größtem Interesse, daß mindestens ein Teil dieser Flüssigkeitsbahnen den späteren Endothelröhren zur Leitbahn dienen soll [Rückert (1906), van der Stricht (1899)]. Man könnte daraus schließen, daß entweder die Rinnen als solche oder ihr Inhalt die Ansiedlung der gefaßbildenden Zellen begünstigen. Es wäre demnach das Gefäßnetz des Dotters von diesen primitiven Kanälen in seiner räumlichen Verteilung zum Teil abhängig.

Die Frage nach der Herkunft der Gefäßendothelien bietet für die Darstellung große Schwierigkeiten, insofern ihre Ableitung von den Keimblättern noch nicht geklärt ist. Bei dieser Sachlage könnte der Gegenstand nur durch eine ausführliche Besprechung dargestellt werden. Da das an dieser Stelle untunlich ist, müssen wir uns darauf beschränken, einige Hauptpunkte herauszugreifen und im übrigen auf die letzte zusammenfassende Bearbeitung von Rückert und Mollier (1906) verweisen. Die Literatur, die seit dieser Zeit erschienen ist, wird durch die folgende Darstellung in der gebotenen Kürze besonders berücksichtigt.

Die Unsicherheit, die noch über die erste Entwicklung der Gefäßanlagen herrscht, scheint zwei Ursachen zu haben. Die erste besteht in der Schwierigkeit einer sicheren Beobachtung des Vorganges. Die Untersuchung von Schnittserien kann nicht allein entscheiden, da sie über die Zellbewegungen keinen sicheren Aufschluß gibt, und Beobachtungen an lebenden Keimscheiben sind noch zu gering an Zahl. Dazu kommt als zweite Ursache, daß die Herkunft des Mesoblastes selbst noch keineswegs bei allen *Wirbeltieren* restlos geklärt ist.

Von Rückert (1906) ist die Ansicht vertreten und begründet worden, daß der „ventrale" Mesoblast, der von der gleichnamigen Urmundlippe bzw. dem ihm entsprechenden Gebiet des Primitivstreifens ausgeht, für die Entwicklung dieser Anlagen die größte Bedeutung hat. Dieser ventrale Mesoblast zeichnet sich durch seine mehr oder weniger innigen Beziehungen zum Entoblast aus, und hierin ist ein Teil der Schwierigkeiten zu suchen, die einer Entscheidung über die Herkunft der Gefäßanlagen entgegenstehen.

Fassen wir zunächst den Ort der ersten Gefäßanlagen, den außerembryonalen Bezirk der Keimblätter (bei *Selachiern, Sauropsiden* und *Säugern*) ins Auge, so wird neuerdings von Rückert (1922) wiederum betont, daß die ersten Blutanlagen schon innerhalb des primären Entoblasten kenntlich sind (Torpedo), und daß diese Tatsache von allen jenen Forschern nicht beachtet wurde, die die Anlagen aus dem Mesoblasten herleiten. Zu dieser Zeit ist der periphere Mesoblast vom Dotterentoblast noch nicht abgespalten. Mit der Delamination dieses Mesoblasten gelangen die jungen Blutanlagen in diesen hinein. Hier aber verbleiben sie auch nur vorübergehend, indem der Mesoblast sich am oberen Umfang von ihnen abtrennt. Sie erscheinen dann zwischen Entoblast und Mesoblast an einer Stelle, wo die übliche Beschreibung sie als Blutinseln zuerst auftreten läßt. Es ist bemerkenswert, daß diese Bildungsweise einen Zustand zur Voraussetzung hat, bei dem einmal vor einem abgrenzenden Mesoblasten noch nicht gesprochen werden kann, und andererseits der an diesen Stellen verdickte Entoblast auch als primärer und nicht definitiver Entoblast zu bezeichnen ist. Hat hingegen der Mesoblast sich schärfer abgegrenzt, so kommt bei *Selachiern* nur noch ein Nachschub in Gestalt von Entoblastknospen in Frage. Es hängt offenbar von dem Ausbildungszustand des Mesoblast ab, wie weit eine Beteiligung des Dotters erkennbar wird, und so kommt alles auf den Ort und die Zeit an, in der die Gefäßanlagen entdeckt werden. In einem frühzeitig entstandenen, also schon gut abgegrenzten Mesoblast können die Gefäßanlagen erst verspätet kenntlich werden, so daß dem Anscheine nach eine rein mesodermale Entstehung vorliegt. Indem diese verschiedenen Erscheinungsformen des Mesoblasts und der Gefäßanlagen nicht nur bei ein und demselben Keim, sondern auch bei verschiedenen Tieren wechseln können, entstehen verschiedene Bilder. Trotzdem werden die Gefäßanlagen auch direkt vom Mesenchym hergeleitet [Maximow (1909) bei *Säugern* und Dantschakoff (1908 bei *Vögeln*)], indem die Gefäßbildung als Teilerscheinung der Mesenchymentwicklung aufgefaßt wird (vgl. hierzu das Kapitel „Das Mesenchym als Quelle der verschiedenen Arten der Bindesubstanzen" von Maximow. Dieses Handbuch Bd. 2, S. 233—241).

Eine besondere Auffassung wird in der Angioblasttheorie von His (1900) vertreten, nach der die frühesten Gefäßanlagen eine selbständige Bildung spezifischer Art darstellen, die in der weiteren Ausbildung vom Mesoblast unabhängig seien [vgl. auch Minot (1911) und Finley (1922)]. Dieser Teil der Angioblasttheorie ist meines Erachtens bis heute nicht widerlegt, wie Maximow meint.

His behauptete aber außerdem, daß der Angioblast vom außerembryonalen Bezirk in den Körper hineinwachse und hier die Gefäße erzeuge. Von neueren Untersuchern sind ihm hierin GRÄPER (1907), BREMER (1912) und WISLOCKI (1916) gefolgt. Indessen darf dieser Teil der Angioblasttheorie durch eine Reihe von Experimenten als endgültig widerlegt gelten, nachdem schon RÜCKERT und MOLLIER (1906) für die Gefäßentstehung in loco mit vielen Beweisen eingetreten sind. HAHN (1908) zerstörte beim *Hühnchen* von 9 bis 16 Stunden die extraembryonalen Bildungsstätten für Blut und Gefäße mit der glühenden Platinschlinge und konnte auf derselben Seite die Entwicklung der primitiven Gefäßstämme im Embryonalkörper beobachten. Diese experimentellen Ergebnisse sind mehrfach von amerikanischen Autoren bestatigt [MILLER und McWHORTER (1914)].

Es gelang REAGAN (1915) auch, ein Stück des Embryonalkörpers vom *Hühnchen* isoliert zu zuchten und in ihm die Bildung der Gefaße zu beobachten, die vorher nicht vorhanden waren.

Schließlich haben WHIPPLE und McWHORTER (1912) an der lebenden *Hühnchenkeim*scheibe in der Area pellucida das Zusammenwachsen von ursprünglich getrennten Gefäßanlagen beobachtet und festgestellt, daß diese extraembryonalen Anlagen noch keine Verbindung mit den Gefäßanlagen im Körper selbst besitzen. Solche Lebendbeobachtungen sind besonders deshalb wertvoll, weil bei ihnen etwaige Zellwanderungen, die das fixierte Praparat nicht zeigen kann, gesehen werden können.

Die zwischen Ento- und Mesoblast auftretenden Zellen, die den Gefaßen den Ursprung geben, nennt man nach dem Vorgange von RUCKERT Gefäßzellen. Sie erscheinen beim *Kaninchen* in der zweiten Halfte des achten Tages, beim *Meerschweinchen* zu Ende des 13. Tages, beim *Hühnchen* zu Beginn des 2. Bebrütungstages (Primitivstreif von 2—$2^1/_2$ mm Lange ohne Kopffortsatz) und liegen im hinteren Teil der Area opaca (vgl. ventraler Mesoblast). Von hier aus breitet sich die Entwicklung der Gefaßanlagen um den Embryo herum aus, sie dringen auch in die Area pellucida ein, um später mit den Gefaßen des Embryonalkörpers selbst in Verbindung zu treten.

Die Gefäßzellen haben die Neigung, sich zu soliden, unregelmaßig begrenzten Gruppen zusammenzulegen — Blutinseln. Diese Blutinseln werden untereinander durch schmale Zellketten verbunden, die zunachst aus einzelnen, lang ausgezogenen Zellen oder kernlosen Plasmafaden bestehen können, so daß ein flachenhaft ausgebreitetes Netz entsteht, in dem die verdickten Abschnitte die Blutinseln darstellen. Diese letzteren liegen oft in besonderen Grubchen des Endoblast und stehen mit ihm in mehr oder minder inniger Verbindung. Der Grundstock dieses Netzes wird durch Ausschaltung von Gefäßzellen aus dem Mesoblast hergestellt [RÜCKERT beim *Hühnchen* (1906), MAXIMOW bei *Säugern* (1909)]. Die weitere Zuteilung von Mesoblastelementen kann offenbar noch fortdauern, wenn schon das Netz durch Vermehrung seiner eigenen Elemente wàchst. Nach den neuesten Untersuchungen von MANSAWA (1927) entstehen die Blutinseln der *Vogel* ausschließlich in dem vom Primitivstreifen herkommenden peripherischen Mesoblast.

Die in den Inseln zusammenliegenden Zellen sind polygonal eckig oder rundlich, auch spindelförmig. Sie bilden ein Blastem für Blut und Gefäße. Scheinbar bilden die Blutinseln wie auch andere Blasteme teilweise ein Syncytium [nach SABIN (1920) beim *Hühnchen*, nach RUCKERT (1922) bei *Torpedo*].

Nach SABIN (1920) sollen die Gefaßzellen des *Hühnchens* am lebenden Objekt schon frühzeitig von den ubrigen Mesoblastzellen durch ihre starkere Lichtbrechung unterscheidbar sein. Auch senden sie feinste Fortsatze aus und treten auf diese Weise zu einem Netz zusammen. Im gefarbten Zustand erscheint das Cytoplasma der Gefäßzellen dichter und leicht basophil. Wahrend der Mitose runden sich die Zellen vollstandig ab [MAXIMOW (1909)]. Das Wandern von gefaßbildenden Zellen wurde besonders bei *Teleostiern* lebend beobachtet [BOECKE (1904), REUTER (1925)]; im ubrigen kann auf die abweichenden Verhältnisse der Gefaßbildung bei *Teleostiern* hier nicht eingegangen werden.

2. Gefäßanlagen beim Menschen.

Das Gefäßsystem entsteht auch bei menschlichen Keimen zuerst im extraembryonalen Bezirk und offenbar an mehreren Stellen gleichzeitig in loco. Die Annahme, daß die Chorion- und Zottengefäße durch Auswachsen der Dottersackgefäße entstünden, ist unwahrscheinlich, da an den genannten Orten mit Ausnahme der Zotten die Gefäßzellen gleichzeitig auftreten können.

Die ersten Gefäßzellen sind bei dem Ei „Op" von MÖLLENDORFF (1921) noch nicht sicher zu bestimmen, bei TEACHER-BRYCE (1924—1926) sind sie im Haftstiel und dem Dottersack zu erkennen, noch nicht in den Zotten. Auch bei dem Ei STRAHL-BENEKE (1910) fehlen Gefaßanlagen in den Zotten, im übrigen

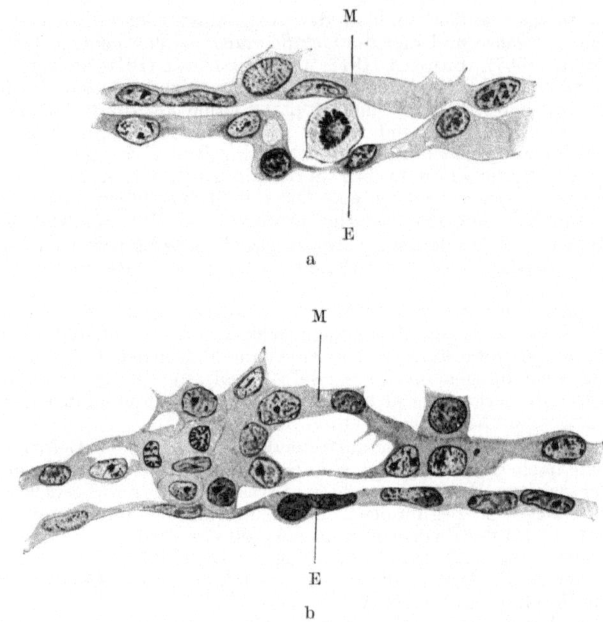

Abb. 1 a, b. Gefäßzellen in der Dottersackwand, bei a in Mitose (Ei, Strahl-Beneke). E Entoderm;
M Mesoderm.   Vergr. 720 ×.

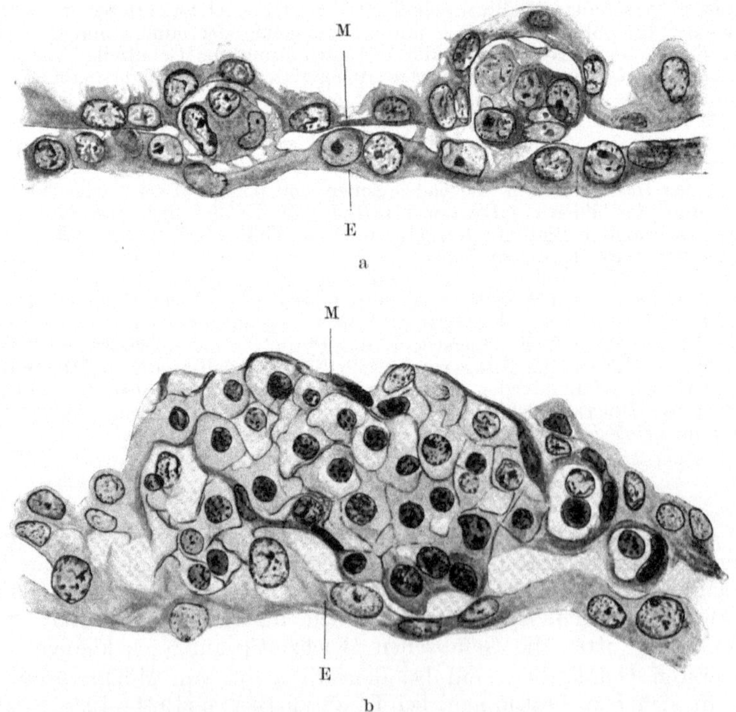

Abb. 2 a, b. Blutinseln in der Dottersackwand.   Embryo v. Herff. a in Embryonähe; b am
unteren Dottersackpol.   Vergr. 720 ×.

Chorionmesoderm und dem Haftstiel sind nach eigenen Untersuchungen Züge spindliger Zellen vorhanden, die wohl als Vorläufer der Gefäßanlagen zu deuten sind. In der Dottersackwand finden sich zwischen Entoblast und Mesoblast einzelne Zellen, die Mitosen zeigen (Abb. 1 a), große Zellklumpen, die Blutinseln bilden, hängen teils mit beiden Keimblättern syncytial zusammen (Abb. 2 b). Gelegentlich sind solche Plasmodesmen deutlich ausgebildet[1]. Der Embryo von HERFF [Graf SPEE (1896)] zeigt im Dottersack sehr schön diese Plasmodesmen (Abb. 2) zwischen beiden Keimblättern. Die aus den Keimblättern ausgeschalteten Zellen benutzen offenbar diese Plasmodesmen, da die zu Blutinseln vereinigten Zellen den Zusammenhang mit den beiden Keimblättern eine Zeitlang bewahren können (Abb. 2). Eine Ausbildung von Gefäßwänden ist an den großen Blutinseln der ventralen Dottersackseite deutlich.

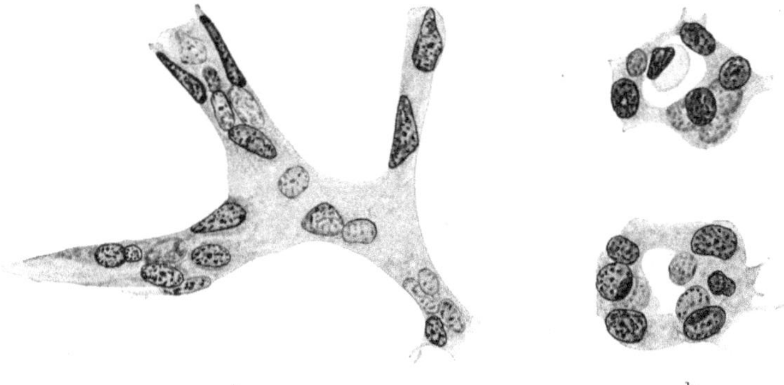

a   b

Abb. 3 a, b. Spindelzellzuge im Bauchstiel des Embryo von HERFF. b mit Hohlraumbildung. Vergr. 720 ×.

Im Haftstiel finden sich Spindelzellzüge, die syncytial vereinigt sind (Abb. 3). Gelegentlich umschließen diese Zellen einen Hohlraum (Abb. 3 b), und in einem Falle fand ich an diesem Objekt eine Blutzelle im Innern (Abb. 3 b). Der syncytiale Charakter dieser vielkernigen, primitiven Gefäßwände ist deutlich. Im Chorionmesoderm sind die Gefäßanlagen noch nicht soweit fortgeschritten. Beim Embryo STREETER [MATEER (1920)] sind Gefäßanlagen in allen Teilen des Chorionmesoderms erkennbar. Ebenso bei dem Ei HUGO von STIEVE (1926). Neben den Anlagen blutleerer Gefäße finden sich im Ei HUGO im Haftstiel auch Blutinseln, die sogar größer sind als die des Dottersackes. Nach den vorliegenden Untersuchungen scheinen im Haftstiel auch die ersten deutlichen Gefäßkanäle zu entstehen [vgl. hierzu MC INTYRE (1926) mit Literatur und BREMER (1914)].

Gefäßähnliche Bildungen werden auch im Amnionmesoderm beschrieben [v. SPEE (1889), KEIBEL (1890), ETERNOD (1898), STREETER (1920), ROSSENBECK (1923)].

3. Die Differenzierung der Endothelrohre.

Die Differenzierung der eigentlichen Gefäßwände geschieht aus dem Zustand der Gefäßzellstrange bzw. der Blutinseln. Daß Teile des Mesoblasts sich kontinuierlich um die Gefäßanlagen abfalten, wie das fruher teilweise behauptet wurde und auch heute noch dargestellt wird, trifft für die *Amnioten* zum mindesten nicht zu. Bei der Wandbildung

---

[1] Anmerkung bei der Korrektur: Neuerdings hat STUDNIČKA (1929) eine ausfuhrliche Darstellung der Cytodesmen bei jungen menschlichen Embryonen gegeben. Er beschreibt dabei auch Cytodesmen zwischen beiden Blättern des Dottersacks, ferner zwischen dem Mesoderm und den Endothelrohren der Blutgefaße.

sind zwei Fälle zu unterscheiden. Sie betreffen die bluthaltigen und die blutleeren Endothelrohren. Die ersteren bilden sich auf Grund der größeren Blutinseln, die letzteren entstehen
aus den sie verbindenden Zellzügen und kleineren Zellgruppen, im Embryo selbst erscheinen
nur blutleere Gefaße. Bei den bluthaltigen Gefaßanlagen platten sich die oberflächlichen
Zellen der Blutinseln ab und legen sich zu einer dünnen Zellhaut zusammen. Dabei ist die
Ausbildung des oberen, gegen den visceralen Mesoblast zu gelegenen Wandabschnittes anfanglich vollständiger als die des unteren (Ruckert). Gleichzeitig bildet sich ein Lumen
aus, indem die inneren Zellen der Blutinseln sich abrunden und ihren Verband lockern
durch das Dazwischentreten von Blutplasma. Die inneren Zellen werden zu primitiven
Blutzellen und scheiden für unsere Betrachtung aus. Bei zweireihigen Zellstrangen weichen
die gegenüberliegenden Zellen auseinander und krummen sich zum Rohr. Bei einreihigen
Zellketten flachen sich die Zellen ab und rollen sich hohlziegelartig ein (Ruckert bei
Selachiern). Das Lumen tritt häufig unregelmaßig in Gestalt einzelner Höhlen auf, die
später zusammenfließen. Es erscheint so vorübergehend ein Zustand von mesenchymatösem
der Gefaße. Das fertig gebildete Lumen ist von sehr ungleicher Größe. Der Langsrichtung
nach fließen die Höhlen von Strecke zu Strecke zusammen und bilden teils infolge primarer
Verbindung, teils durch sekundäres Auswachsen das zusammenhangende Netz der Endothelröhren.

Nach dieser Darstellung bildet sich das Lumen der Gefäße in der Area vasculosa intercellulär. Es ist das die heute herrschende Ansicht. Demgegenuber behauptet neuerdings
Sabin (1920) auf Grund von Lebendbeobachtung der *Hühnchen*keimscheiben, daß das
Lumen durch autolytischen Zerfall im Zentrum der syncytialen Blutinsel und auch durch
Vakuolenbildung innerhalb einzelner Zellen entstünde. Das ware also wieder eine intracelluläre Entstehung der Gefäßlichtung, wie sie fruher von Klein (1871) am gleichen Objekt
vertreten wurde. Durch diesen Zellzerfall soll zugleich das Blutplasma gebildet werden.
In der vorderen Area opaca der *Enten*keimscheibe beschreibt auch Weber (1908) eine hyaline
Degeneration der zentralen Teile der Blutinseln. Im hinteren Teil der Area opaca sollen
sich die Gefaßanlagen durch Auftreten von Vakuolen intercellulär oder, wo ein Syncytium
besteht, intracellular aushöhlen. Die Beweise scheinen mir indessen nicht ausreichend,
es müßte zunächst durch genaueste histologische Untersuchungen nachgewiesen werden,
daß die Blutinseln ein luckenloses Syncytium bilden. Aber auch dann ließe sich noch begrifflich streiten, ob bei einem Zerfall eines Syncytiums unter teilweiser Einschmelzung
des Materials eine intra- oder intercellulare Spaltbildung vorliegt. Es erscheint indessen
möglich, daß intracellulare Vakuolen auftreten, die sich eröffnen und ihren Inhalt dem
Blutplasma beimischen.

Bisher haben wir die Bildung der Gefaße auf Grund eines Blastems in Gestalt solider
Zellstränge geschildert. Es wurde indessen schon eingangs erwahnt, daß vor dem Auftreten der ersten Blutgefaße wandungslose Plasma fuhrende Gruben zwischen Entoblast
und Mesoblast beobachtet sind. Wenn ein Teil dieser Rinnen zu Gefaßen werden sollte,
dann müßten sie von Endothel austapeziert werden. Dieser Vorgang ist auch von Mollier
(1906) bei den Dottersackgefaßen der *Teleostier* und von Ruckert (1906 und 1922) bei
der Randsinusanlage der *Selachier* beschrieben. Denselben Vorgang beschreibt van der
Stricht (1899) bei den blutleeren Gefaßen der *Fledermaus*. Beim *Schaf* findet Bonnet
(1891), daß die zwischen Entoblast und Mesoblast ausgesparten Lücken von Mesoblastzellen allmahlich umscheidet werden. Bemerkenswert ist hier, daß zuerst uberhaupt nur
blutleere Gefaße entstehen. Es eilt somit die Endothelbildung der Blutzellbildung voraus.

B. Die Bildung des Herzens und der Gefäße im Embryonalkörper.

1. Die erste Anlage.

Auch hier kommen zunächst die genetischen Beziehungen zu den Keimblättern in Frage. In diesem Punkt herrscht mehr Einigkeit, insofern die Beteiligung des Entoblast zum mindesten als gering angesehen wird gegenüber
dem Mesoblast. Die neueren Autoren [nach der Zusammenfassung von Rückert
und Mollier (1906)] erklären fast durchweg den Mesoblast als die alleinige
Quelle [Weber (1908) *Ente*, Greil (1908) *Cerotodus*, W. Schulte (1914), *Katze*,
Parker (1915) *Säuger*, Sabin (1920) *Hühnchen*, Hatta *Neunauge*, Watson
(1924) *Katze*].

Wenig (1914) bestätigt bei *Anuren* und *Selachiern* in frühen Stadien eine
Mitbeteiligung von Entoblastzellen an der Bildung des Herzendothels. Über
diese Frage äußert sich Mollier (1906, S. 1051) wie folgt: „Ob an der Lieferung
der ersten Herzgefäßzellen sich bloß das Mesoderm oder das Entoderm oder

beide Keimblätter beteiligen, hängt bei *Amnioten* und vielleicht auch bei *Amphibien* davon ab, um welche Zeit und auf welche Weise die Bildung des Kopfmesoderms erfolgt."

Für die *Urodelen* bestätigt auch A. HARTMANN (1922, 1923, 1924), daß eine Mitbeteiligung von entodermalen Elementen stattfindet, während GOERTTLER (1928, s. S. 161) mit gewichtigen Gründen den Mesoblast für die wichtigste Quelle hält.

Das Herzendothel entsteht ebenfalls aus Gefäß- bzw. Herzzellen, die zwischen Mesoblast und Entoblast kranial vom ersten Somiten anfänglich solide Zellstränge bilden. Zur Zeit des Sichtbarwerdens der ersten Herzgefäßzellen beträgt bei *Säugern* die Zahl der Urwirbel durchschnittlich drei. Vereinzelte Zellen sind schon sichtbar bei Embryonen, die 1—2 Urwirbel weniger aufweisen. Bei dem menschlichen Embryo von Graf SPEE (1889), bei dem die ersten Herzgefäßzellen vorhanden waren, konnten noch keine Urwirbel festgestellt werden. Zu Beginn dieses Stadiums ist bei allen *Wirbeltieren* die Herzanlage paarig, bei *Anamniern* erfolgt noch zu dieser Zeit die Verschmelzung, während sie bei den *Amnioten* später eintritt. Indem durch das Auseinanderweichen der soliden Zellstränge zuerst unregelmäßige Hohlräume entstehen, wird auch hier ein Zustand von mesenchymatösem Bau durchlaufen. Wieweit hier ein syncytialer Zusammenhang besteht, ist noch unsicher. In dieser Phase erfolgt bei *Sauropsiden* die Verschmelzung der paarigen Anlagen [MOLLIER (1906)]. Schließlich bilden sich wie bei den Gefäßen Endothelrohre, die bei den *Säugern* unter gegenseitiger Näherung die Verschmelzung der Herzanlagen ausführen.

Inzwischen haben sich die den Herzanlagen benachbarten Teile des visceralen Mesoblast, die von dem parietalen Mesoblast durch einen Spalt, die Pleuroperikardialhöhle, getrennt sind, unter Verdickung (= Herzplatte) zur Aufnahme der Endothelrohre eingebuchtet. Auch nach der Verschmelzung der Herzanlagen bewahrt dieser Mantel des visceralen Mesoblast zunächst einen gewissen Abstand vom Endothelrohr. Es bildet diese viscerale Herzbeutelwand später die Wandschichten des Herzens selbst mit Ausnahme des Endothelrohrs (Myoepikard, MOLLIER).

Die Bildung der Wandschichten des Herzens wird spater besprochen. Es sei hier nur daran erinnert, daß dem Endothelrohr des Herzens für die Bildung der Muskulatur usw. von vornherein ein geschlossener Abschnitt des Mesoblast in Gestalt des Myoepikards zugeteilt ist im Gegensatz zu allen Gefaßen, deren Hullen erst verhaltnismaßig spat durch das Mesenchym aufgebaut werden.

Bei der Besprechung der Gefäßbildung im Embryonalkörper wäre zunächst die Frage zu entscheiden, ob die Gefäßanlagen von der Herzanlage auswachsen oder in loco entstehen. Daß die Gefäße nicht von der Area vasculosa in den Embryonalkörper einwachsen, wurde schon oben erwähnt. RABL (1892) u. a. vertreten die Auffassung, daß die Herzanlage durch Sprossung die Gefäße des Körpers liefere. Diese Anschauung vertritt auch neuerdings noch BRACHET (1921). Die meisten Autoren behaupten, daß die Herzanlage nicht die einzige Quelle für die Blutgefäßendothelien sei, und daß das Mesenchym der Sklerotome und der Splanchnopleura überall die Fähigkeit habe, an der Bildung der Gefäße teilzunehmen [SABIN (1920)].

Auch RUCKERT (1922) spricht von einer rein mesodermalen Gefaßentwicklung im Embryonalkörper und vertrat mit MOLLIER (1906) die Entstehung der Gefaße in loco. Das linke Aortenbogenpaar und der intraembryonale Stammteil der vorderen Dottervenen werden zusammen mit dem Herzen durchlaufend paarig angelegt [RUCKERT (1922), *Torpedo*]. Die Aorta entsteht spater aus Gefaßzellen an Ort und Stelle. Bei *Urodelen* beschreibt A. HARTMANN (1922, 1923, 1924) das fast gleichzeitige Auftreten von Gefaßanlagen an drei verschiedenen Orten: 1. als Blutinseln im ventralen Mesoblast, 2. als Herzendothel, 3. aus den medialen Kanten der Sklerotome und den Seitenplatten herkommende Gefaßzellen fur die Aorta. Fur die Umbilicalvene der *Katze* gibt SCHULTE (1914) an, daß sie an Ort und Stelle aus dem Mesenchym entstunde. Vgl. auch Mc CLURE (1921). Es können somit an mehreren Orten im Embryonalkörper Gefaße aus dem Mesenchym entstehen, ohne daß sie von der Herzanlage auswachsen.

Diese primaren Bildungsstatten bekommen einen weiteren Zuschuß von Mesenchymzellen, wodurch die späteren Hauptbahnen sich zu Zellstreifen verdichten und die ganze Anlage sich ausbreitet. Auf eine netzförmige Verbindung der Anlagen durch Zellketten weist BREMER (1912) bei der *Ratte* besonders hin.

Die Entstehung des Lumens geschieht in grundsatzlich ahnlicher Weise wie bei den leeren Endothelröhren des außerembryonalen Bezirks. Das unregelmäßige und diskontinuierliche Auftreten der Gefäßlichtung fuhrt BREMER (1912) zum Teil auf die umgebenden Raumverhältnisse zurück. Zuerst bilden bei der *Ratte* die Herzanlagen und Abschnitte der Aorten eine Lichtung aus, es sind jene Orte, die raumlich am wenigsten beengt sind.

Von grundsätzlicher Bedeutung ist die Frage, wie lange der Zuschuß von Mesenchymzellen zur Bildung neuer Gefäße andauert. Stammt Endothel nur von Endothel [RABL (1887), EVANS (1911)], und von welchem Zeitpunkt an ist die endothelbildende Fähigkeit des Mesenchyms erloschen? Über diesen Punkt gibt es vorläufig nur Anschauungen, aber keine beweisenden Befunde. Im allgemeinen wird angenommen, daß die Beteiligung des Mesenchyms dann aufhört, wenn ein Kreislauf zustande gekommen ist. EVANS (1911) ist der Meinung, daß schon nach dem Auftreten der Aorten neue Gefäße nur noch durch Sprossung von alten entständen.

Bei einem menschlichen Embryo der 4. Woche von 2,5 mm Lange, der wegen seiner ausgezeichneten Fixierung auch fur die Beurteilung der Gefaßanlagen gunstig war, konnte VEIT (1922) feststellen, daß bei dem angebahnten Kreislauf die Gefaße teils von den schon vorhandenen aussproßten, teils aber auch im Zustand von Zellketten sich befanden, die wie Mesenchymzellen aussahen. VEIT nimmt daher an, daß zu dieser Zeit noch beide Arten der Gefaßentwicklung vorkommen.

In das Problem der Spezifität des Endothels gehört auch die Frage, ob die einmal gebildeten Blutgefäßendothelien in der Entwicklung sich auch noch in anderer Richtung differenzieren können. Es hat zuerst BONNET (1889) gezeigt, daß beim *Schaf* zuerst Endothelröhren entstehen, die nachträglich aus dem Endothelzustand durch intravacsuläre Wucherungen primitive Blutzellen erzeugen. MAXIMOW (1909) fand dann wuchernde Endothelien, die Blutzellen bilden, an der ventralen Wand der Aorta, der Art. omphalomesenterica und spurenweise im Herzen *(Katze* und andere *Säuger)*. Gleiche Beobachtungen von EMMEL (1915) und JORDAN (1918). Außerdem bilden sich durch intravaskuläre Abschnürung endotheliale Phagocyten in den Dottersackgefäßen. Im Explantat bilden die wuchernden Endothelzellen der embryonalen Kaninchenaorta Erythroblasten. Diese Fähigkeiten der Endothelien sollen indessen frühzeitig erlöschen, bis auf einige Ausnahmen [MAXIMOW (1924)]. Beim *Huhn* bleibt die intravasculäre Erythropoese in den Knochenmarkscapillaren dauernd erhalten. Jedenfalls wollen wir schon hier bemerken, daß diese Fragen in lebhaftem Fluß sind und eine strenge Spezifität der Endothelien nicht mehr wahrscheinlich ist.

2. Die Gefäßsprossung bei geschlossenem Kreislauf.

Diese Probleme leiten uns zum II. Abschnitt unserer histogenetischen Betrachtung, die von einem geschlossenen Kreislauf ausgehen. Dieser Zeitpunkt ist keineswegs eindeutig festgelegt, da schon mit wenigen Gefäßen, die mit dem Herzen und unter sich im Zusammenhang stehen, ein Kreislauf zustande kommen kann.

Das ganze Kreislaufsystem besteht zunächst aus Endothelröhren. Man hat diese auch als Capillaren bezeichnet. Für beide Arten von Capillaren darf man ähnliche Durchlässigkeitsverhältnisse annehmen, und beide besitzen das Vermögen, durch Sprossung neue Endothelrohre auszubilden. In diesem Sinne hat ursprünglich das ganze Gefäßsystem Capillarfunktionen, unabhängig von der Anordnung und Größe der Gefäße. Beide Eigenschaften der primitiven Capillaren, die des Stofftransportes durch die Wand und die des Sprossungsvermögens, werden eingeschränkt in dem Maße, wie sich akzessorische Hüllen ausbilden. Von diesen Funktionen wird zunächst das Herz ausgeschaltet, das dafür neue Differenzierungen eingeht. Vom Herzen ausgehend differenzieren sich zentrifugal fortschreitend zuerst die Aorta, später die großen Venenstämme, bis zum Schluß die Capillaren nur im zwischengeschalteten Stromgebiet bestehen bleiben, bzw. sich neu ausbilden.

Die ersten Endothelrohre sind weiter als die ausgereiften Capillaren, ihr Strömungswiderstand ist daher geringer. Auch ist der Unterschied in der Weite zwischen Aorta und

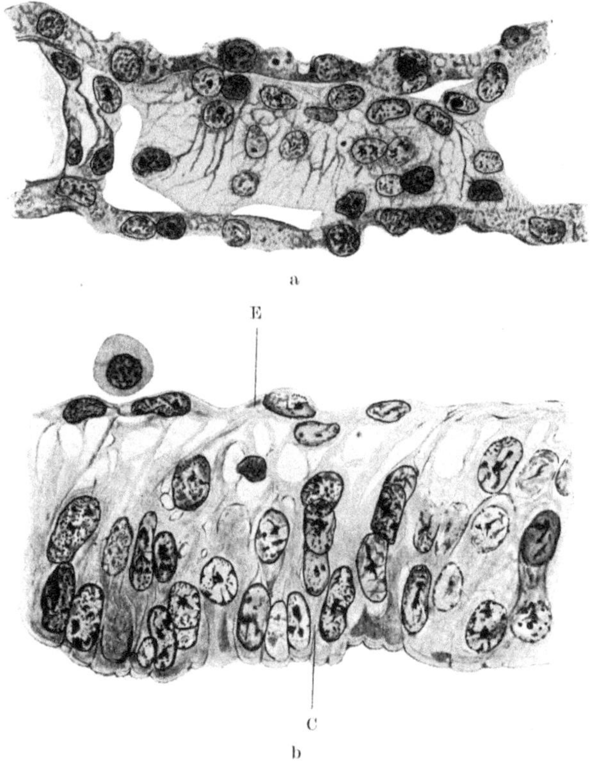

Abb. 4. a Flachschnitt durch ein Gefaßnetz in der Area vasculosa des *Huhnchens*. Vergr. 720 ×. b Aortenwand (E) eines *Kaninchen*embryos von 5 mm Länge mit der Colomwand (C) durch Plasmodesmen zusammenhangend. Fix. FLEMMING. Vergr. 720 ×.

peripheren Gefaßen sehr viel kleiner als im erwachsenen Zustand. Alle diese Eigenschaften kennzeichnen ein primitives Gefaßsystem, wie es ahnlich beim Amphioxus vorkommt. Die netzige Anordnung der primitiven Gefäße ist nach ELZE (1912) eine Anpassung an den hohen Sauerstoffbedarf des Embryo im Mutterleib, bei Embryonen, die im Wasser aufwachsen, fehlt sie.

Die ursprünglichen Endothelrohre bestehen aus platten Zellen, die um so cytoplasmareicher sind, je junger sie sind. Die Wand ist sehr kernreich, und auf dem Flachschnitt liegen die Kerne so unregelmaßig zerstreut und haufig so dicht beisammen, daß man keine Zellbezirke abgrenzen kann. Ob hier stets ein Syncytium vorliegt, und wie lange ein solches besteht, muß noch näher untersucht werden. Es bietet sich ein Bild, wie man es bei wachsenden Geweben haufig antrifft. Das Cytoplasma ist noch nicht glasartig durchsichtig wie bei reifen Capillaren, sondern zeigt feinste, fadig körnige Strukturen, die teilweise netzartig verbunden sind und von ZIMMERMANN (1923) mit der GOLGI-Methode auch bei ausgereiften Endothelien beschrieben werden (Abb. 4 a). Eine Grundhaut ist noch nicht nachweisbar. Eine Verbindung der Endothelien mit dem umgebenden Mesoblast durch Plasmodesmen konnte ich mehrfach beobachten (Abb. 4 b).

Das weitere Wachstum des einmal gebildeten Gefäßsystems kann man als sekundäre Gefäßbildung[1] der primären auf Grund solider Anlagen gegenüberstellen. Was nun den Vorgang der sekundären Gefäßbildung durch Sprossung anlangt, so ist er lebend fast ausschließlich am *Frosch*larvenschwanz beobachtet, also zu einer Zeit, in der die frei schwimmenden Larven schon ein gut ausgebildetes Gefäßsystem besitzen.

Solche Untersuchungen wurden schon von Kolliker (1846) ausgeführt. Kolliker nahm zunächst eine Entwicklung der Gefaße auf Kosten von sternförmigen Zellen an, die mit den Gefaßen in Verbindung treten. Diese Auffassung war im wesentlichen schon von Schwann (1839) begründet worden. Spàter hat aber Kolliker (1886) diese Auffassung verlassen zugunsten der Annahme eines kontinuierlichen Wachstums durch Sprossung. Weitere Untersuchungen am gleichen Objekt wurden angestellt von Remak (1850), Billroth (1856), Ecker (1859), Stricker (1865), Eberth (1866), Golubow (1869), Arnold (1871), Rouget (1873), Bobritzky (1885), Clark (1915 und 1918). Wahrend einige der

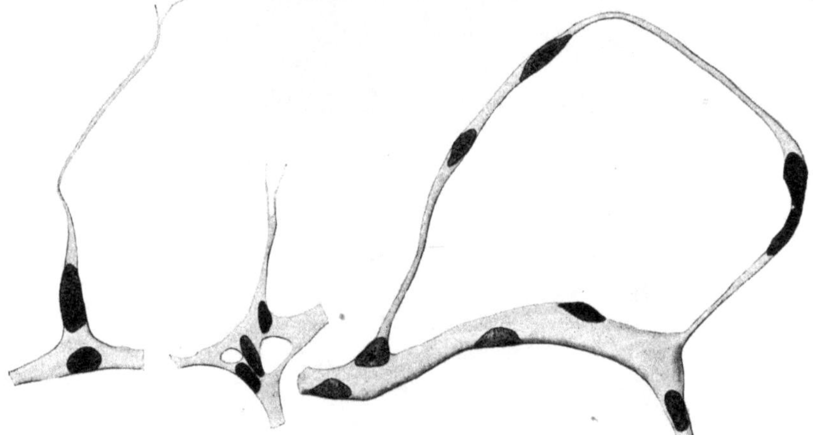

Abb. 5. Capillarsprossung im *Frosch*larvenschwanz. Gezeichnet nach einem fixierten Praparat. Vergr. 350 ×.

alteren Autoren eine Mitbeteiligung von Bindegewebszellen an der Gefaßbildung annahmen oder nicht ausschließen konnten, ist besonders seit den Arbeiten von Golubow, Arnold und Rouget die Sprossung der Capillaren in allen Einzelheiten geklart worden.

Die Lebendbeobachtung zeigt, daß die schon vorhandenen Capillaren wand- oder endständig kleine Sprossen treiben, die dem Capillarrohr aufsitzen und in einer oder mehreren feinen Spitzen endigen. Die Cytoplasmafäden sind von starker Lichtbrechung, oft im Bogen geschwungen, während ihre Basis dem Muttergefäß meist rechtwinklig aufsitzt. Sie wachsen weiter vor, indem sie den Anschluß an die übrigen Gewebszellen vermeiden und wie durch einen Cytotropismus (Roux) den Anschluß an einen andern, entgegenwachsenden Capillarsproß finden. Die Plasmafäden sind zunächst kernlos, spater schieben sich Kerne in sie hinein, stellenweise können sogar mehrkernige Anschwellungen vorhanden sein. Hier handelt es sich also nicht um Zellketten, sondern um ein keimfähiges Protoplasma ohne zellige Gliederung (Abb. 5). Die Bildung einer Lichtung beginnt gewöhnlich von der Capillarwand aus, indessen sollen auch kleine Lumina ohne Zusammenhang mit der Capillare auftreten: dabei ist aber mit einer nachträglichen Unterbrechung des Lumens zu rechnen. Ob hierbei eine Verflüssigigung oder eine Abscheidung von Flüssigkeit im Innern des Capillarsprosses erfolgt, wie bei der primären Gefäßbildung, sei dahingestellt. Daß der

---

[1] Der Ausdruck sekundare Gefaßbildung wurde allerdings auch fur die örtliche Gefaßbildung aus „Spindelzellen" gebraucht.

Blutstrom eine Aushöhlung erzeuge, ist unwahrscheinlich, da auch Embryonen ohne Herz offene Gefäße bilden können. Das Lumen entsteht in einem nicht zellig gegliederten Protoplasma, also intraplasmatisch. Die Abfurchung von Zellen in der Wand der neugebildeten Capillare erfolgt später. GOLUBOW (1869) behauptet diesen Vorgang am lebenden Objekt beobachtet zu haben. Mitosen erfolgen erst dann, wenn die Sprossen schon vorgewachsen sind. Es rücken erst sekundär die Tochterkerne der mitotisch geteilten Endothelzellenkerne in den Sproß hinein.

Nicht alle vorgetriebenen Sprossen werden zu Capillaren, einige ziehen sich wieder zurück. Andererseits können abgeschnittene Capillarschlingen durch Vorwachsen sich wieder mit dem Capillarnetz vereinigen [CLARK (1918)].

Eine abweichende Darstellung des Gefäßwachstums gab RANVIER (1874) für die Capillarbildung in den Milchflecken des großen Netzes (*Kaninchen, Katze, Hund*). RANVIER beschrieb an dieser Stelle vasoformative Zellen, die zunächst spindelförmig oder verzweigt seien, dann in capillarähnliche Röhrchen mit roten Blutkörperchen im Lumen und vielfachen spitzen Auslaufern übergingen und dabei Netze bilden könnten. Diese Netze sollten dann den Anschluß an die bestehenden Capillaren gewinnen. Es wurde indessen bald wahrscheinlich gemacht, daß diese Netze blutkörperchenhaltige Gefäßsprossen sind, die sich abgelöst haben [S. MEYER (1885), SAXER (1896), MARTINOFF (1907), PARDI (1909), G. HERZOG (1916)]. Die kleinen vasoformativen Zellen selbst sind wahrscheinlich ruhende Wanderzellen. Unter dem Reiz der Entzündung können sich diese abgelösten Gefäßsprossen vermehren und zu ausgedehnten Capillarnetzen heranwachsen [MARCHAND (1924)]. Diese Entstehungsart von Capillaren aus vasoformativen Zellen hat RANVIER nur fur die Milchflecke des großen Netzes in Betracht gezogen und im ubrigen die Sprossung der Capillaren anerkannt. Es sei das betont, weil vielfach behauptet wird, daß RANVIER allgemein ein Wachstum der Gefäße auf Grund von vasoformativen Zellen vertreten habe.

Auch beim Erwachsenen bleiben die Capillaren der Abschnitt des Gefäßsystems, von dem aus eine Neubildung erfolgen kann. Am meisten untersucht ist die entzundliche Gefaßneubildung, die keine Regeneration darstellt, sofern keine Gefaße verloren gingen. Auch hier entstehen die jungen Gefaße von den alten durch Bildung anfangs solider Protoplasmasprossen, die sich dann aushöhlen und mit entgegenwachsenden Gefaßsprossen zu Netzen vereinigen. YAMAGIWA (1883), BORST (1897), HUECK (1920) glauben eine freie Gefaßbildung aus Spindelzellen annehmen zu können. Die neugebildeten Capillaren des Granulationsgewebes haben einen größeren Durchmesser als die alten, was auch am *Froschlarvenschwanz* bei der normalen Gefaßbildung beobachtet wurde [CLARK (1918)]. Über die Neubildung bzw. Rückbildung von Capillaren bei anhaltender Leistungssteigerung oder Leistungsminderung von Organen liegen noch keine genauen experimentellen Untersuchungen vor.

Ebenso wie die auswachsenden Gefäßsprossen sich wieder zurückziehen können, ehe es zur Capillarbildung kam, können auch bereits ausgebildete Capillaren in der Entwicklungszeit der Rückbildung verfallen. Dabei erscheinen die rückgebildeten Capillaren wieder als kernhaltige, protoplasmatische Fäden und werden nach den Beobachtungen von CLARK (1918) ebenfalls in die Wand der Stammgefäße aufgenommen. Nach anderen Angaben, die sich allerdings nicht auf Lebendbeobachtung stützen, sollen an diesen rückgebildeten Capillarabschnitten durch Zerfall freie Zellen entstehen (vasoformative Zellen, ruhende Wanderzellen, deren weiteres Schicksal schwer zu verfolgen ist). Auch Wucherungserscheinungen werden an solchen Gebilden beschrieben, indem unter Mitbeteiligung von Bindegewebszellen konzentrisch geschichtete Körper entstehen, die im Inneren Blutzellen beherbergen [MARTINOFF (1907)]. Ähnliche Vorgänge spielen sich auch im erwachsenen Körper ab, worauf an anderer Stelle nochmals verwiesen wird.

Wenn wir beachten, daß der wachsende Gefäßbaum Sprossen treibt, die teils als vortastende Plasmafaden oder als weiterentwickelte Endothelrohre wieder eingezogen werden können, zum größeren Teil vorlaufig als Gefäße bestehen bleiben, so dürfen wir behaupten, daß das primitive Gefäßsystem durch eine Art amöboider Gestaltungsbewegung sich ausbreitet.

Neben der Gefäßbildung durch Capillarsprossen sollen nach MINOT (1900) an bestimmten Orten auch auf anderem Wege Blutgefäße entstehen können. Es sind das die sog. „Sinusoide", die bei der Durchwachsung eines weiten Gefäßes durch ein einsprossendes Organ gebildet werden. Dabei stulpen die Parenchymsprossen das Endothel in das eigene Gefäßlumen vor und zerlegen es in capillare Raume, so daß ein sinusoidaler Kreislauf entweder rein venös oder rein arteriell wird. Der Vorgang wird auch von F. T. LEWIS (1904) für die Urniere, die Leber und das Herz beschrieben, von ATKINSON (1901) für die Nebenniere des *Kaninchens*. Es waren das also Falle, in denen die Endothelien nicht nach außen vorsprossen, sondern umgekehrt unter dem Einfluß der vordringenden Parenchymzellen in das Lumen des Stammgefaßes hineinsprossen. Wenn wir vom Herzen, das eine Sonderstellung einnimmt, absehen, so sind die bezeichneten „Sinusoide" Capillaren mit einer abweichenden Wandbeschaffenheit, es fehlt ihnen zum Teil das begleitende Bindegewebe als Rückhalt, und schließlich zeigen sie lebhaftere Reaktionsweisen bei ihrer Anteilnahme am Stoffwechsel. In diesem Sinne werden auch die Capillarräume des Knochenmarks Sinusoide genannt, obwohl sie nicht die charakteristische Entwicklung zeigen.

C. Entwicklungsmechanik der frühen Gefäßbildung.

Hier stellt sich zunächst die Frage, wieweit das Gefäßsystem durch „Selbstdifferenzierung" entsteht, und welche Faktoren seine Bildung beeinflussen können. Am meisten beachtet ist die Einwirkung des Kreislaufs mit seinen mechanischen und chemischen Faktoren. Bevor das Herz anfängt, zu schlagen, sind beim *Hühnchen* (10 Somiten) die Aorta, kurze Strecken der Dottervenen, ein Teil der Kardinalvenen und das Netzwerk der außerembryonalen Capillaren schon gebildet [THOMA (1893), SABIN (1917)]. Bei einem Fehlen des Embryo fand ROUX (1895) auch einen Sinus terminalis. Er schließt daraus auf die vererbte lokalisierte Anlage eines typischen Gefäßes.

Embryonen ohne Zirkulation erzeugte zuerst J. LOEB (1893) durch Einwirkung chemischer Agentien auf Fundulusembryonen. Mit demselben Verfahren arbeitete spater STOKKARD (1915). Die Aorta und einige andere Gefaße bildeten sich mit unregelmaßigem Kaliber an normaler Stelle aus und blieben ungefahr 30 Tage bestehen, solange das Tier lebte.

Bei *Frosch*larven wurde die Herzanlage vor dem Auftreten von Pulsationen entfernt oder zerstört [KNOWER (1907) und E. R. CLARK (1918)]. Die Larven lebten 7 Tage in warmem Wasser und schwollen stark auf, die Gefaßentwicklung im Schwanz konnte beobachtet werden. Die Sprossung der Capillaren geht in typischer Weise vor sich, es sind indessen mehr solide Sprossen vorhanden als normal, die Gefaße sind eng und unregelmäßiger. Es kommt nicht zur Ausbildung von Arteriolen oder abfuhrenden Venen. Kompensatorisch vergrößert sich das vordere Lymphherz und schlägt stärker, Lymphgefaße treten verfruht auf und sind dicker als normal. Auch VERHOOGEN (1927) hat nach Entfernung des Herzens im Neurulastadium eine örtliche Gefaßbildung beobachtet.

Bei *Hühner*keimscheiben haben PATTERSON (1909) und CHAPMAN (1918) den Embryo oder nur das Herz vor dem Auftreten einer Zirkulation zerstört und die weitere Gefaßbildung beobachtet. Nach CHAPMAN bleiben die Embryonen 7—8 Tage am Leben. Die Area vasculosa erreicht einen Durchmesser von 45 mm; in ihrem peripheren Gebiet, wo normalerweise eine lebhafte Proliferation herrscht und die Keimblatter am wenigsten differenziert sind, lauft die Gefaßbildung fast normal ab. Es bilden sich auch die vorderen Dottervenen, indessen treten die hinteren Dottervenen und die Vasa omphalo-mesenterica nicht auf. Außerdem setzen vom dritten Tage an, in der Area pellucida beginnend, Rückbildungserscheinungen ein, durch welche die zusammenhängenden Capillaren sich trennen und in einzelne Endothelblasen zerfallen.

Die geschilderten Versuche zeigen somit, daß die frühe Gefäßentwicklung weitgehend unabhängig vom Blutkreislauf selbst ist. Dieses Ergebnis war mit ziemlicher Sicherheit vorauszusagen, da der Blutstrom unmöglich eine gestaltende Wirkung hervorbringen kann, wenn er nicht ein Kanalsystem vorfindet, an dem er angreifen kann. Wie lange und mit welchem Betrage diese Selbstdifferenzierung anhält, ist zweifelhaft. Die Versuche zeigen aber auch, daß, abgesehen von einigen früh angelegten Hauptstämmen, die einzelnen Capillarmaschen in ihrer allgemeinen Form bei fehlendem Blutstrom anders beschaffen sind als normalerweise und sich frühzeitig zurückbilden können (beim *Hühnchen*). Es ist möglich, daß in der Einzelausarbeitung mit fortschreitender

Entwicklung auch andere gestaltende Faktoren eine Rolle spielen. Hierbei ist zu beachten, daß der fehlende Blutstrom nicht nur die Capillaren selbst, sondern auch die ganze übrige Embryonalanlage in Mitleidenschaft zieht, und daß beide zweifellos in gegenseitiger Abhängigkeit stehen. Die Versuche sagen nichts darüber aus, ob die Faktoren, die an der etwas verkümmerten Gefäßausbildung schuld sind und für eine spätere Ausgestaltung des Capillarnetzes angenommen werden könnten, innerhalb oder außerhalb der Gefäße gelegen sind.

Es ist wohl sicher, daß der Blutdruck die Sprossung nicht anregt, wie das THOMA (1893) behauptete, denn es werden sowohl an den künftigen Arteriolen wie an den künftigen Venen Gefäßsprosse gebildet, also in Gebieten mit unterschiedlichem Druck. Außerdem würde hierdurch eine gewisse Regelmäßigkeit in der Maschenbildung nicht erklärt. Schließlich kommt der Blutdruck für die I. Periode der Gefäßentwicklung, wie die obigen Versuche zeigen, gar nicht in Frage.

LEBER (1888) denkt an spezifische chemische Substanzen, welche die Gefäßsprossen anlocken könnten. Ebenso LOEB (1893). Nach STRAUB (1898) soll das geschadigte Gewebe diese Lockstoffe erzeugen. Dieser Auffassung neigt auch MARCHAND (1901) zu. Die Tatsache, daß die primitiven Capillarplexus in der Entwicklung zunachst einzelne Körperbezirke meiden und andere bevorzugen, laßt auch EVANS (1911) „an eine positive und negative Angiotaxis" chemischer Art denken. BREMER (1912) hat besonders hervorgehoben, daß bei der *Ratte* die Verteilung der primitiven Capillarplexus von den Raumverhaltnissen abhänge, indem die primitiven Zellnetze sich an einigen Stellen nicht zu Gefaßen ausbilden könnten wegen Raummangel. VEIT (1922) ist geneigt, sich dieser Auffassung anzuschließen.

Nachdem schon KÖLLIKER betont hatte, daß für die Anordnung der Capillaren die physiologische Leistung eines Organs bestimmend sei, hat ROUX (1895 und 1910) die Faktoren der Capillarbildung genauer analysiert und auf die überragende Bedeutung des Parenchyms hingewiesen, das nach der I. Periode der selbständigen Gestaltung sich geltend macht und die Capillaren auf Grund ihrer vererbten Reaktionsfähigkeit gestaltend beeinflußt. Diese Beeinflussung ist aber nicht auf dem Wege über einen gesteigerten Blutdruck zu denken, wie THOMA (1893) annahm, sondern als unmittelbare Wirkung auf die Gefäßwand. Es sollen nach ROUX an der Stelle der Capillarwand, wo ein erhöhter Durchtritt von Stoffen stattfindet, die Zellen zur Sprossung angeregt werden. Es sind das also nicht spezifisch angiotaktische Substanzen, sondern allgemein Stoffwechselprodukte, deren Durchtritt durch die Gefäßwand in beiden Richtungen in Frage kommt. Diese Ansicht vertritt auch CLARK (1918) auf Grund einer eingehenden Analyse. Damit wäre aber nur der Ausgangspunkt der neuen Capillare gegeben und nicht der weitere Weg, den die Capillare zurücklegt. Mir scheint folgende Hypothese brauchbar.

Wir müssen uns vergegenwärtigen, daß der Blutstrom in den Capillaren nur den kanalisierten Teil des Gesamtflüssigkeitsverkehrs der Gewebe darstellt. Bevor im wachsenden Gewebe Capillaren ausgebildet werden, muß schon ein Flüssigkeitstransport in diesem Gewebe stattgefunden haben. Dafür sind in der frühesten Entwicklung vor Auftreten des Gefaßsystems auch Anhaltspunkte vorhanden. Man vergleiche hierzu das über die Plasmarinnen Gesagte. Dasselbe gilt für die Parenchymbezirke, die ungünstig im Diffusionsfeld einer Capillarmasche gelegen sind. In solchen Gebieten, die einen Bedarf oder „Ionenhunger" haben, darf man vielleicht Verkehrsbahnen im Bindegewebe annehmen, die zur nächstliegenden Capillarwand hinziehen, denn die Diffusion dürfte auf größere Strecken für einen schnellen Stoffaustausch nicht genügen. Dieser erhöhte Transport zwischen Gefaß und versorgungsbedürftigem Parenchymgebiet könnte eine Sprossung der nächstliegenden Capillarwand anregen, indem die Zellen diesen Diffusionsstraßen entlang sprossen. So wären vor dem Auftreten von Capillaren funktionelle Verkehrswege anzunehmen, die den Capillaren den Weg zeigen und unter den Begriff der Leitstrukturen fallen.

Während somit die Differenzierung des Capillargebietes vom Parenchym aus regiert wird, steht die histogenetische Ausbildung der Arterien und Venen nur mittelbar unter der Abhängigkeit des Parenchyms, insofern von hier der zu- und abzuleitende Blutbedarf bestimmt wird. Im übrigen wird vielfach angenommen, daß es die Kräfte des Blutstroms selbst sind, die eine gestaltende Wirkung auf die Gefäßwände ausüben könnten. Es sei besonders hervorgehoben, daß wir nicht den Verteilungsplan der größeren Gefäße im Auge haben, sondern zunächst nur die Ausbildung zu- und abführender Gefäßstämme auf dem Stadium der Endothelrohre, also eine Erweiterung der Endothelrohre. Hier kommen zwei Entwicklungsarten in Frage. Entweder bildet sich von vornherein ein einfaches Endothelrohr, das durch Erweiterung seiner endgültigen Bestimmung als Arterie oder Vene zugeführt wird, z. B. die dorsalen Segmentalarterien, oder aber diese Gefäße sondern sich aus einem Plexus indifferenter Capillarmaschen. Die letzte Entwicklungsform ist von Göppert (1909) für die Armarterien und gleichzeitig von Evans (1909) für viele andere Gefäße ermittelt worden, und es kann trotz der Einwände von Elze (1912) wohl nicht bezweifelt werden, daß eine solche Bildungsart besteht. Ob dabei Capillarketten miteinander verschmelzen, indem sie ihre getrennten Lichtungen vereinigen, oder ob ein bevorzugtes Endothelrohr als Zu- oder Abflußbahn heranwächst, ist nur durch Lebendbeobachtung sicher zu entscheiden.

Für den Froschlarvenschwanz stellte Clark (1918) fest, daß jene Endothelrohre als Arteriolen oder Venchen heranwachsen, die für den Zu- oder Abfluß die günstigste Lage einnehmen. Diese Gefäße verlieren einen großen Teil ihrer Seitenäste. Da zurückgebildete Capillaren nach Clark (1918) in das Stammgefäß wieder aufgenommen werden, so bekommen die künftigen Arteriolen von dieser Seite her einen gewissen Zuwachs an Material.

Es erhebt sich nun die schwierige Frage, ob die Auswahl der Zu- und Abflüsse eines solchen Capillarnetzes hämodynamisch bedingt ist oder ererbt überliefert wird.

Nach dem ersten histomechanischen Gesetz von Thoma (1893) ist die Größe der Gefäßlichtung von der Schnelligkeit des Blutstroms abhängig. Es sind aber die Venen mit dem langsameren Blutstrom großlumiger als die Arterien. So hat auch schon Roux (1910) gegen dieses „Gesetz" Einwände erhoben. Die direkten Beobachtungen von Clark (1918) sprechen auch dagegen. Clark nimmt auf Grund seiner Beobachtungen über die Strömungsverhältnisse in den Capillaren des Froschlarvenschwanzes an, daß nicht die Schnelligkeit, sondern die Menge des durchfließenden Blutes entscheidend sei. Es fragt sich aber, ob das Endothelrohr deshalb mehr Blut durchläßt, weil es von sich aus weiter wird, oder weil der Blutstrom es erweitert. Im letzten Falle müßte das Blut erst einmal schneller strömen, um in der Zeiteinheit einen größeren Betrag zu erreichen als in den Nachbarcapillaren. Das letztere aber hat Clark (1918) nicht beobachtet.

Diese Schwierigkeit suchte Roux (1910) zu überbrücken, indem er annahm, daß ein solches Gefäß zunächst durch nervöse Reize erweitert werde und sich dann auf den erweiterten Zustand dauernd einstellt. Von welchem Zeitpunkt der Entwicklung an ein solcher nervöser Mechanismus ausgebildet ist, ist unentschieden. Jedenfalls würde eine primär vasomotorische Regulation letzten Endes wieder auf das Parenchym als den Ursprung der Reize hinweisen und eine primär hämodynamisch bedingte Gestaltung unwahrscheinlich machen.

Trotz alledem ist es wohl sicher, daß für die Ausbildung der Zu- und Abflußbahnen eines Capillargebietes nur jene Abschnitte in Frage kommen, die von vornherein hämodynamisch günstig gelegen sind. So kann auch nach Göppert (1909) der arterielle Zustrom im Laufe der Entwicklung durch

Benutzung capillarer Anastomosen neue Bahnen durch das Capillarnetz finden und zur Varietätenbildung Anlaß geben.

Wir halten es nach dem Gesagten für das wahrscheinlichste, daß die Ausweitung der Zu- und Abflußrohre in einem Capillarnetz unter Benutzung hämodynamisch günstig gelegener Bahnen durch Reize vermittelt wird, die vom Parenchym ausgehen und durch nervöse Vermittlung oder, falls eine solche noch nicht existiert, auf einem anderen Leitungswege an die betreffenden Abschnitte gelangen. Dabei sind natürlich jene Fälle ausgeschlossen, von denen oben bewiesen wurde, daß sie ererbt angelegt werden.

Was nun die „hämodynamische Richtung der Blutgefäße" anlangt, die sich, allgemein gesagt, an jedem Ort nach der Gestalt des Blutstrahles richtet (ROUX), so bietet eine solche Einrichtung eine so große Erleichterung der Zirkulation und zugleich die Möglichkeit des Baues der Gefäße mit einem Minimum an Wandmaterial, daß man von vornherein annehmen darf, daß die Gefäße nur unter besonderem Zwang gegen die von ROUX aufgestellten Regeln verstoßen werden. So hat CLARK (1918) durch direkte Beobachtungen am *Froschlarven*schwanz feststellen können, daß, je größer der Astdurchmesser ist, um so kleiner die Abweichung von der Linie wird, die die Achse des Stammgefäßes fortsetzt. Wurde in der beobachteten Periode von einigen Wochen der Ast dünner, dann wurde dieser Winkel größer, bis er bei einem großen Mißverhältnis zwischen Stamm und Ast nahezu 90° betrug. Es steht diese Beobachtung eines Anpassungsvorganges in Übereinstimmung mit den Befunden ROUX' am ausgebildeten Gefäßsystem, wo eine erfolgte Anpassung an die Gestalt des Blutstrahles erschlossen wurde. Diese Anpassungen erklärt ROUX aus der besonderen gestaltenden Eigenschaft des Endothels, nur derart zu wachsen, daß es von den Flüssigkeitsstrahlen möglichst wenig „gestoßen" wird.

Was schließlich das Längenwachstum der Endothelrohre anlangt, so geschieht es bekanntlich durch Mitosen der Endothelzellen. Nach dem zweiten histomechanischen Gesetz von THOMA (1893) ist das Längenwachstum abhängig von der Zugwirkung des umgebenden wachsenden Gewebes. Das Bestehen einer solchen Zugwirkung wird man nicht beweisen können, indessen bringt diese Formulierung die bekannte Tatsache zum Ausdruck, daß mit dem wachsenden Parenchym auch die Gefäße sich entsprechend strecken.

Die vorstehenden entwicklungsmechanischen Analysen betreffen, wie ausdrücklich bemerkt sei, zunächst nur das Gefäßsystem auf dem Zustand der Endothelrohre. Über die Faktoren der Herzentwicklung und des nichtcapillaren Gefäßwandbaues soll an entsprechender Stelle berichtet werden.

Literatur.

Arnold, B.: Experimentelle Untersuchungen über die Entwicklung der Blutcapillaren. Virchows Arch. **53**, 70 (1871). — **Atkinson, R. T.:** The early development of the circulation in the suprarenal of the rabbit. Anat. Anz. **19**, 610 (1901).

Billroth, T.: Entwicklung der Blutgefäße. Berlin 1856. — **Bobritzki, C.:** Über die Entwicklung der Capillargefäße. Med. Zbl. 1885, Nr 44, 769. — **Bonnet, R.:** Grundriß der Entwicklungsgeschichte der Haussaugetiere. Berlin 1891. — **Brachet, A.:** Traité d'embryologie des vértébrés. Paris 1921. — **Bremer, J. L.:** (a) The development of the Aorta and aortic arches in rabbits. Amer. J. Anat. **13**, 111 (1912). (b) The earliest blood-vessels in man. Amer. J. Anat. **16** (1914). — **Broman, I.:** Über das Schicksal der Vasa vitellina bei den *Saugetieren*. Erg. Anat. **21**, 99 (1913). — **Bruch:** Untersuchungen uber die Entwicklung der Gewebe. Abh. Senckenberg. naturforsch. Ges. **5** u. **6** (1868).

Cajal, S. R.: Sur la signification des cellules vaso-formatives de Ranvier. Quelques antécédents bibliographiques ignorés des auteurs. Trav. Labor. Rech. biol. Univ. Madrid **6**, H. 3, 137 (1908). — **Chapman, W. B.:** The effect of the heart-beat upon the development of the vascular system in the chick. Amer. J. Anat. **23**, 175 (1918). — **Clark, E. R.:** (a) Studies of the growth of blood vessels, by observation of living tadpoles and by experiments on Chick embryos. Anat. Rec. **9**, 67 (1915). (b) Studies on the growth of bloodvessels in the tail of the frog larva, by observation and experiment on the living animal. Amer. J. Anat. **23**, 37—88 (1918). — **Mc Clure, C.:** The endothelial problem. Anat. Rec. **22**, 219 (1921).

Dantschakoff, W.: Untersuchungen über die Entwicklung von Blut und Bindegewebe bei den *Vögeln.* I. Die erste Entstehung der Blutzellen beim *Hühner*embryo und der Dottersack als blutbildendes Organ. Anat. H. **37**, 471 (1908). — **Dubowik, J. A.:** Zur Frage der Entstehung des Blutgefäßsystems der *Wirbeltiere.* Z. Anat. **85**, 178—212 (1928).

Eberth, C. J.: Über den Bau und die Entwicklung der Blutcapillaren. Würzburg. naturwiss. Z. **6**, 27 (1866). — **Elze, C.:** Studien zur allgemeinen Entwicklungsgeschichte des Blutgefäßsystems. Arch. mikrosk. Anat. I **92**, 65 (1919). — **Emmel, V. E.:** The cell clusters in the dorsal aorta of the pig embryo. Anat. Rec. **9**, Nr 1 (Proc. amer. Assoc. Anat. 31. Sess.), 77 (1915). — **Evans, H. M.:** Die Entwicklung des Blutgefäßsystems. Handbuch der Entwicklungsgeschichte des Menschen von Keibel-Mall. 1911. S. 483.

Fernandez, Miquel: Zur mikroskopischen Anatomie des Blutgefäßsystems der *Tunikaten.* Nebst Bemerkungen zur Phylogenese des Blutgefäßsystems im allgemeinen. Jena. Z. Naturwiss. **32**, H. 2, 322 (1905); **39**, N. F. — **Finey, B.:** The development of the subcutaneous vascular plexus in the head of the human embryo. Carnegie inst. of Washington publ., Contrib. to Embryol. **14**, 155 (1922).

Golubew: Beitrag zur Kenntnis des Baues und der Entwicklung der capillaren Gefäße. Arch. mikrosk. Anat. **5**, 85 (1869). — **Göppert, E.:** Variabilität im embryonalen Arteriensystem. Verh. anat. Ges. 22. Verslg Berlin **1908**, 92. (b) Über die Entwicklung von Varietäten im Arteriensystem. Morph. Jb. **40**, 263 (1909). — **Gräper, L.:** Untersuchungen uber die Herzbildung der Vögel. Arch. Entw.mechan. **24**, 375—410 (1907). — **Greil, A.:** Über die erste Anlage der Gefäße und des Blutes bei *Holo-* und *Meroblastiern* (speziell bei *Ceratodus Forsteri*). Verh. anat. Ges. 22. Verhlg Berlin **1908**, 7.

Hahn, H.: Experimentelle Studien über die Entstehung des Blutes und der ersten Gefäße beim *Hühnchen.* Anat. Anz. **33**, 153 (1908). — **Hartmann, A.:** Die Entstehung der ersten Gefaßbahnen bei Embryonen urodeler *Amphibien (Salamandra atra* und *Axolotl)* bis zur Rückbildung des Dotterkreislaufs. I. Teil. Z. Anat. **63**, 96—117 (1922). II. Teil. Z. Anat. **67**, 404—456 (1923). III. Teil. Z. Anat. **70**, 260—307 (1924). — **Hatta, S.:** Über die Entwicklung des Gefaßsystems des *Neunauges (Lampreta mitsukurii Hatta).* Zool. Jb. Anat. **44**, H. 1/2, 1—264 (1922). — **His, W.:** Lecithoblast und Angioblast der *Wirbeltiere.* Abh. math.-naturwiss. Kl. sachs. Ges. Wien. **26** (1900). — **Hoggan, G.** and **Fr. E.:** On the development and retrogression of bloodvessels. S. roy. microsc. Soc. **3 II**, 568 (1880).

M'Intyre, Donald: The development of the vascular system in the human embryo prior to the establishment of the heart. Trans. roy. Soc. Edinburgh **55**, Nr 4. Edinburgh: Robert Grant a. son London: Williams a. Norgate, Ltd. 1926. p. 77—113.

Jordan, H. E.: A study of a 7 mm human embryo; with special reference to its peculiar spirally twisted form, and its large aortic cell-clusters. Anat. Rec. **14**, 479 (1918).

Keiser, W.: Untersuchungen über die erste Anlage des Herzens, der beiden Langsgefaßstämme und des Blutes bei Embryonen von *Petromyzon planeri.* Jena. Z. Naturwiss. **51**, H. 4, 579 (1914). — **Klein:** Das mittlere Keimblatt in seinen Beziehungen zur Entwicklung der ersten Blutgefäße und Blutkorperchen im *Huhner*embryo. Sitzgsber. Akad. Wiss. Wien, Math.-naturwisss. Kl. **63** (1871). — **Mc Knower, H. E.:** Effects of removal of the heart and arrest of the circulation on the development of frog embryos. Anat. Rec. **7**, 161—165 (1907).

Lang, A.: Beitrage zur Trophocoltheorie. Jena. Z. Naturwiss. **38** (1902). — **Leber, Th.:** Über die Entstehung der Entzundung und die Wirkung der entzundungserregenden Schadlichkeiten. Fortschr. Med. **4**, 460 (1888). — **Leboucq, H.:** Recherches sur le développement des vaisseaux et des globules sanguins dans les tissus normaux et path. Paris et Leipzig: Gand 1876. — **Lee, Thomas S.:** On the relationship of the endocardium to entoderm in vitellus. Anat. Rec. **9**, Nr 1 (Proc. amer. Assoc. Anat. 31. Sess.), 101 (1915). — **Lewis, F. T.:** The Question of sinusoids. Anat. Anz. **25**, 261 (1904). — **Loeb, J.:** Über die Entwicklung von *Fisch*embryonen ohne Kreislauf. Pflügers Arch. **54**, 525 (1893).

Martinoff, V.: Zur Frage der sog. Gefaßsegmente des großen Netzes bei neugeborenen Saugetieren. Internat. Mschr. Anat. u. Physiol. **24**, 281—291 (1907). — **Maximow, A.:** (a) Untersuchungen über Blut und Bindegewebe. I. Die frühesten Entwicklungsstadien der Blut- und Bindegewebszellen beim *Saugetier*embryo bis zum Anfang der Blutbildung in der Leber. Arch. mikrosk. Anat. **73**, 444 (1909). (b) Die embryonale Histogenese des Knochenmarks der *Saugetiere.* Arch. mikrosk. Anat. **76**, 1 (1910). (c) Relation of blood cells to connective tissues and endothelium. Physiologic. Rev. **4**, 533 (1924). (d) Über die Entwicklungsfähigkeiten der Blutleukccyten und des Blutgefäßendothels bei Entzündung und in Gewebskulturen. Klin. Wschr. **4**, 1486 (1925). — **Mayer, S.:** Über die blutleeren Gefäße im Schwanze der *Batrachier*larven. Sitzgsber. Akad. Wiss. Wien,

Math.-naturwiss. Kl. III **91**, Febr.-H., 204 (1885). — **Miller, A. M.** and **John Mc Whorter:** Experiments on the development of blood vessels in the area pellucida and embryonic body of the chick. Anat. Rec. **3**, Nr 4, 203 (1914). — **Minot, C. S.:** (a) On a hitherto unrecogniced form of blood circulation without capillaries, in the organs of *vertebrates*. Proc. Boston. Soc. of Natur. Hist. **29**, 185 (1900). (b) Die Entstehung des Angioblastes und die Entwicklung des Blutes. Handbuch der Entwicklungsgeschichte des Menschen von Keibel und Mall. Bd. 2. 1911. — **Möllendorff, W. v.:** Über einen jungen, operativ gewonnenen menschlichen Keim (Ei OP.). Z. Anat. **62**, 406 (1921). — **Moore, Julia S.:** The growth of the vascular system as it is correlated with the developpement of function in the embryos of *amblyostoma*. Anat. Rec. **9**, Nr 1 (Proc. Amer. Assoc. Anat. 31. Sess.), 109 (1915). — **Müller, E.:** Studien über den Ursprung der Gefäßmuskulatur. Arch. f. Anat. 1888, 124 bis 145.

Nicolaides: Über intracelluläre Genese von roten Blutkörperchen im Mesenterium des *Meerschweinchens*. Arch. Physiol. Leipzig 1891.

Pardi, F.: Ancora sopra il significato delle cellule vaso-formative di Ranvier. Arch. ital. Anat. **8**, H. 1, 98 (1909). — **Patterson, I. T.:** An experimental study on the development of the area vasculosa of the chick blastoderm. Biol. Bull. **16**, 87—88 (1909). — **Platner:** Einige Beobachtungen über die Bildung der Capillargefäße. Arch. f. Anat. 1844.

Rabl, C.: (a) Theorie des Mesoderms. I. Morph. Jb. 1892. (b) Über die Bildung des Herzens bei *Amphibien*. Morph. Jb. **12** (1887). — **Ranvier, L.:** (a) Du développement et de l'accroissement des vaisseaux sanguins. Arch. de Physiol. **1**, 429—445 (1874). (b) Des branches vasculaires coniques et des inductions auxquelles elles conduisent au sujet de l'organisation de l'appareil vasculaire sanguin. I. C. r. Acad. Sci. Paris **114**, No 11, 570 (1872). II. J. Micrographie **16**, No 4, 104 (1892). — **Reagan, F. P.:** (a) A further study of the Origin of blood vascular tissues in chemically treated teleost Embryos etc. Anat. Rec. **10**, 99 (1915/16). (b) Experimental studies on the origin of vascular endothelium and of erythrocytes. Amer. J. Anat. **21**, 39 (1917). — **Reagan, F. P.** and **I. M. Thorington:** The vascularisation of the embryonic body of hybrid *teleosts* without circulation. Anat. Rec. **10**, 79 (1915/16). — **Reichert, K. B.:** Beobachtungen über die ersten Blutgefäße und deren Bildung. Stud. physiol. Inst. Breslau 1858, Lief. 4. — **Remak:** Über blutleere Gefäße im Schwanze der *Frosch*larve. Arch. f. Anat. 1850, 79. — **Renaut, J.:** (a) Sur la variation modelante des vaisseaux sanguins: le morcellement atrophique des vaisseaux provisoires. C. r. Assoc. Anat. Troisième Session Lyon **1901** 63. (b) Sur la variation modelante des vaisseaux sanguins. La période des cellules vaso-formatives et des taches laiteuses primaires. C. r. Assoc. Anat. Quatrième Session 1902. — **Retterer, E.:** Histiogénèse du grand épiploon. Développement des globules rouges et des capillaires. Extrait du cinquantenaire de la Société de Biologie 1899. — **Reuter:** Studien zur Entwicklungsgeschichte des Wirbeltierherzens. Z. Anat. **75**, 705 (1925). — **Rossenbeck, H.:** Ein junges menschliches Ei (Ovum humanum. Peh. 1, Hochstetter). Z. Anat. **68**, 325 (1923). — **Rouget, Ch.:** Mémoire sur le développement, la structure et les propriétés physiologiques des capillaires sanguins et lymphatiques. Arch. Physiol. norm. et Path. **5**, 603—663 (1873). — **Roux, W.:** (a) Gesammelte Abhandlungen über Entwicklungsmechanik. Leipzig 1895. (b) Theorie der Gestaltung der Blutgefäße einschl. des Kollateralkreislaufes. In A. Oppel: Über die gestaltliche Anpassung der Blutgefäße usw. Leipzig 1910. — **Rückert, J.:** Über die Entwicklung der ersten Blutgefäße und des Herzens bei *Torpedo* in morphologischer und histologischer Hinsicht. II. Teil. Z. Anat. **67**, 331 (1923). I. Teil. **63**, 1 (1922). — **Rückert u. Mollier:** Die erste Entstehung der Gefäße und des Blutes bei *Wirbeltieren*. Handbuch der vergleichenden und experimentellen Entwicklungslehre der *Wirbeltiere*. Herausgeg. von O. Hertwig. Bd. 1. Jena 1906.

Sabin, F. R.: (a) On the origin of the duct of Cuvier and the Cardinal veins. Anat. Rec. **9**, Nr 1 (Proc. Amer. Assoc. Anat., 31. Sess.), 115 (1915). (b) Preliminary note on the differentiation of angioblasts and the method by which they produce blood-vessels, blood-plasma and red blood-cells as seen in the living chick. Anat. Rec. **13**, 199 (1917). (c) Origin and development of the primitive vessels of the chick and of the pig. Contrib. to Embryol. Carnegie Inst. Wash. **6**, 61 (1917). (d) Studies on the origin of blood-vessels and of red-blood corpuscles as seen in the living blastoderm of chicks during the second day of incubation. Contrib. to Embriol. Carnegie Inst. Publications **9**, Nr 272, 215 (1920). — **Saxer, Fr.:** Über die Entwicklung und den Bau der normalen Lymphdrüsen und die Entstehung der roten und weißen Blutkörperchen. Anat. H. **6**, 347—532 (1896). — **Spee, F. Graf v.:** (a) Beobachtungen an einer menschlichen Keimscheibe mit offener Medullarrinne und Canalis neurentericus. Arch. f. Anat. 1889, 159 (1889). (b) Neue Beobachtungen uber sehr frühe Entwicklungsstufen des menschlichen Eies. Arch. f. Anat. **1896**, 1. (c) Die Implantation des *Meerschweinchen*eies in die Uterusschleimhaut. Z. Morph. u. Anthrop. **3** (1901). — **Spuler:** Über die intracellulare Entstehung roter Blutkörperchen. Arch. mikrosk. Anat. **40**, 530 (1892). — **Schlater, G.:** Histologische Untersuchungen über das Muskelgewebe. II. Die Myofibrillen des embryonalen *Hühner*herzens. Arch. mikrosk.

Anat. **69**, 100 (1907). — **Schulte, H.** and **W.:** Early stages of vasculogenesis in the chat Felis domestica with especial reference to the mesenchymal origin of endothelium. Mem. Wistar Inst. Anat. a. Biol. 1914, Nr 3, 92. — **Schultze, O.:** Über die Entwicklung der Netzhautgefaße. Verh. anat. Ges. 5. Verslg 1891, 175. — **Stieve, H.:** Ein 13½ Tage altes, in der Gebarmutter erhaltenes und durch Eingriff gewonnenes menschliches Ei. Z. mikrosk.-anat. Forschg 7, 295 (1926). — **Stockard, C. R.:** The origin of blood and vascular endothelium etc. Amer. J. Anat. **18**, 227 (1915). — **Strahl, H.:** Über einen jungen menschlichen Embryo, nebst Bemerkungen zu C. Rabls Gastrulationstheorie. Anat. H. **54**, 115 (1916). — **Strahl, H.** u. **R. Beneke:** Ein junger menschlicher Embryo. Wiesbaden: J. F. Bergmann 1910. — **Straub, M.:** Über pathologische Gefäßneubildung. Arch. Augenheilk. **37** (1898). — **Streeter, G. L.:** A human embryo (Mateer) of the presomite period. Contrib. to Embriol. **9**, Nr 43; Carnegie Inst. Publ. 1920, Nr 272, 391. — **Stricker, G.:** Über den Bau und das Leben der capillaren Blutgefaße. Sitzgsber. Akad. Wiss. Wien, Math.-naturwiss. Kl. **52**, 379 (1866). — **Studnička, F. K.:** Über den Zusammenhang des Cytoplasmas bei jungen menschlichen Embryonen. Z. mikrosk.-anat. Forschg 18, 553—656 (1929).

Thin, G.: On the formation of blood-vessels as observed in the omentum of young rabbits. Quart. J. microsc. Sci. 1876, 241—251. — **Thoma, R.:** Untersuchungen uber die Histogenese und Histomechanik des Gefaßsystems. Stuttgart 1893.

Van der Stricht: L'origine des premières cellules sanguins et des premièrs vaisseaux sanguins, dans l'aire vasculaire de chauves-souris. Bull. Acad. Méd. Belg. 29. April 1899, 14. — **Veit, O.** u. **P. Esch:** Untersuchung eines in situ fixierten, operativ gewonnenen menschlichen Eies der vierten Woche. Z. Anat. **63**, 343 (1922). — **Verhoogen, I.:** Effets de l'ablation de l'ébauche cardiaque sur le dévelopement du système vasculaire de la grenouille. C. r. Soc. de Biol. Paris 97, 191—193 (1927).

Watson, K. M.: The Origin of the heart and blood vessels in *felis domestica*. J. of Anat. **58**, 105 (1924). — **Weber:** Recherches sur quelques stades du développement du coeur de la *raie*. C. r. Assoc. Anat. Paris 1908. — **Wenig, Ph. J.:** Studien über die Entwicklung des Herzens der *Wirbeltiere*. Morph. Jb. 48, 281 (1914). — **Whorter** and **Whipple:** The development of the blastoderm of the chick in vitro. Anat. Rec. 6, 121—139 (1912).

Yamagiwa: Über die entzündliche Gefäßneubildung. Virchows Arch. **132**, 446 (1893). — **Yoshinaga, Tanzo:** A contribution to the early development of the heart in mammalia, with special reference to the Guinea pig. Anat. Rec. 21, 239 (1921).

Ziegler, H. E.: Über die embryonale Anlage des Blutes bei *Wirbeltieren*. Verh. dtsch. zool. Ges. Leipzig 1892.

II. Die Capillaren.

In dem Abschnitt des Gefäßsystems, der aus den Haarröhrchen oder Vasa capillaria besteht, erlangt das Blut seine größte Oberfläche und vollzieht den Stoffaustausch mit den Geweben. Aus diesen Austauschleistungen erklärt sich der Bau und die Gestalt der Capillaren. Die übrigen Abschnitte dienen im wesentlichen zum Verteilen (Arterien), zum Rückleiten (Venen) oder zum Antrieb (Herz), und erscheinen alle auf die Capillaren hin angelegt. Da die letzteren zugleich den einfachsten Bau aufweisen, so ist es gerechtfertigt, ihre Beschreibung voranzustellen.

A. Verteilung und Maße der Capillaren.

Von großem Interesse sind Angaben über die Länge, den Durchmesser und die Dichte in der Verteilung der Capillaren in verschiedenen Organen, da man aus diesen Verhältnissen eine Vorstellung von der Stoffwechseloberfläche der Organe gewinnen und auf deren physiologische Arbeit schließen könnte. Wir gehen dabei von der obigen Voraussetzung aus, daß die Capillaren in steter Anpassung an den Verbrauch und in engster Fühlung mit dem Parenchym sich entwickeln. Solche Angaben hat Krogh (1924) gesammelt und auf ihre Bedeutung aufmerksam gemacht. Es fehlt indessen eine Untersuchung, in der bei einem Tier diese Verhältnisse bei möglichst vielen Organen genau geprüft wären. Eine solche Untersuchung hat auch gewisse Schwierigkeiten, da die Zahl der geöffneten Capillaren nach den Angaben von Krogh (1924) von dem Funktionszustand der Organe abhängig ist. Injektionen, die unter physiologischem Druck hergestellt sind, haben mit diesem Faktor zu rechnen. Da die folgenden Angaben nach verschiedenartigen Methoden gewonnen sind, so können sie nur als Annäherungswerte betrachtet werden. Zunächst haben wir die allgemeinen Gesichtspunkte aufzustellen, nach denen die Abwandlungen in der Gestalt der Capillaren und ihrer Netze beurteilt werden können.

Die engsten Capillarrohre geben dem Blut die größte Oberfläche bei kleinstem Inhalt. Sie würde eine schnelle Abgabe von Blutbestandteilen bei geringem Angebot bewirken. Dabei ist zugleich die Länge der Capillarbahn und die Stromgeschwindigkeit zu beachten. Die Länge müßte so beschaffen sein, daß am venösen Ende der Capillaren die austretenden Blutbestandteile noch nicht erschöpft sind. Das aber hängt wiederum vom Bedarf und der Stromgeschwindigkeit ab. Bei geringer Stromgeschwindigkeit und hohem Bedarf wäre das

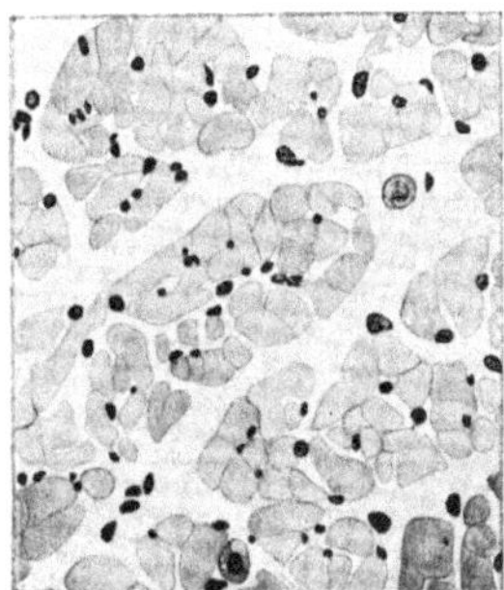 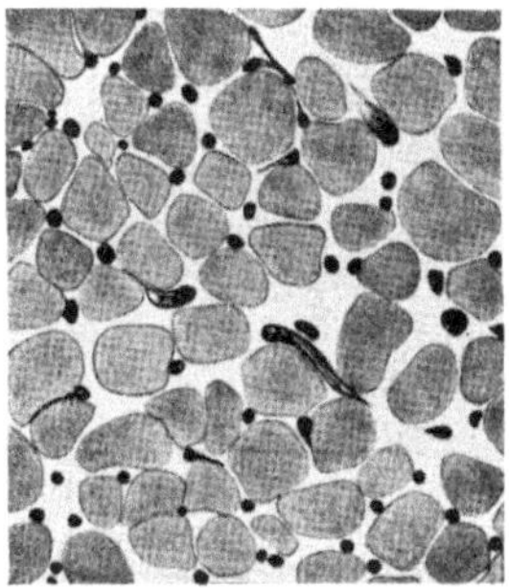 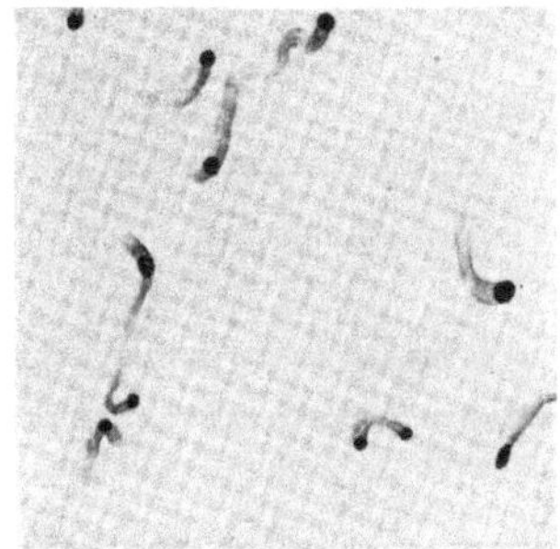

Abb. 6. Querschnitt vom injizierten Herzmuskel (Vorhof, Mensch). Vergr. 170 ×.

Abb. 7. Querschnitt vom injizierten Muskel aus der Zunge eines *Kaninchens*. Vergr. 170 ×.

Abb. 8. Querschnitt von der injizierten Muskelwand des Magens *(Katze)*. Vergr. 170 ×.

Blut in engen Capillaren nach kurzem Verlauf relativ erschöpft, die Netze müßten dann sehr eng und von zahlreichen Arteriolen gespeist werden. Die Stromgeschwindigkeit ist nach dem Gesetz von Poiseuille für Capillarröhren dem Quadrat des Rohrquerschnittes und dem Druckgefälle proportional. Das Druckgefälle hängt ab vom Gesamtquerschnitt des örtlichen Capillarkreislaufs. Je enger und je zahlreicher die von einer Arterie ausgehenden Capillaren sind, desto geringer die Stromgeschwindigkeit in ihnen und umgekehrt. Da aber die Stromgeschwindigkeit unter ein gewisses Maß nicht herabsinken darf, so gibt es eine untere Grenze, wo die Möglichkeit aufhört, mit engen Capillaren die Versorgung zu steigern. Daher mag es kommen, daß die engmaschigsten Capillarnetze nicht zugleich die dünnsten Capillaren besitzen, und daß vielfach die Capillardurchmesser sich umgekehrt verhalten wie die Maschengröße. Auf diese Weise sind die Capillarmaße untereinander verknüpft, und es ist zu erwarten, daß innerhalb der angedeuteten Grenzen diese Größen dem spezifischen Bedarf der Organe angepaßt sind. Dabei fallen die mittleren Stromstärken und der Stromwiderstand der einzelnen Organe sehr verschieden aus [s. Hurthle (1927)].

So ist von Stoll (1925) die Capillarverteilung im roten Musculus semitendinosus und im weißen Musculus adductor magnus des *Kaninchens* untersucht worden. Danach sind zwar die Capillaroberflachen in beiden Muskeln gleich groß, aber der rote Muskel mit seinen dicken Fasern und den sparlichen dicken Capillaren enthalt zweimal soviel Blut als der weiße mit den zahlreichen engen Capillaren. Diese Ergebnisse werden aber neuerdings von Duyff und Bouman (1927) bestritten.

Über die Dichte der Capillarmaschen in Muskeln verschiedener Tiere macht Krogh (1924) folgende Angaben. Im Musculus gastrocnemius des *Pferdes* kommen auf den Quadratmillimeter 1350 Capillarquerschnitte, beim Semimembranosus des *Hundes* 2650. Noch größere Zahlen sollen beim *Meerschweinchen* sich ergeben und bei kleinen *Saugern,* die einen lebhaften Stoffwechsel haben, steigen die Zahlen wahrscheinlich noch beträchtlich an. Demgegenüber finden sich beim *Dorsch* und *Frosch* durchschnittlich 400 Capillaren pro Quadratmillimeter. Eine Auswertung dieser Zahlen gibt die folgende Tabelle nach Krogh (1924).

	Gewicht ungefähr kg	Zahl der Capillaren im qmm	R (die halbeEntfernung zweier Capillare) μ	2 r Capillardurchmesser μ	Oberfläche in qcm	Oberfläche eines ccm Blut qcm
Frosch . . .	0,05	400	28	15	190	2 700
Pferd. . . .	500	1400	15	5,5	240	7 300
Hund . . .	5	2600	11	7,2	590	5 600

Nach Wearn und Zschiesche (1928) kommen im menschlichen Herzen rund 5500 Capillaren auf den Quadratmillimeter, in den Purkinjeschen Fäden nur 2260 (Abb. 6).

Im Gegensatz zu den quergestreiften Muskeln haben die glatten Muskeln ein sehr spärliches Capillarnetz (Abb. 8).

Die Capillarlänge wächst nach v. Hösslin (1899) bei gleichen Muskeln mit der Größe des Tieres entsprechend der Formel $\lambda = e \cdot K^x$, wobei K die Körpergröße, e eine Konstante ist. Der Exponent x wurde zu annähernd 0,1—0,18 bestimmt. Bei mittlerer Muskelspannung beträgt die Capillarlänge in μ:

	Maus	*Kaninchen*	Mensch	*Pferd*
Oberschenkel . . .	467	775	—	1250
Unterschenkel. . .	435	545	—	—
Arm	345	—	800	—
Kopf.	240	—	—	443

Hiernach beträgt die mittlere Länge 0,6—1 mm.

Beim gleichen Tier nimmt die Capillarlänge der einzelnen Muskeln mit der Höhe der mittleren Arbeit ab.

In der Leber mißt Pfuhl (1926) eine mittlere Capillarlänge von 360 μ, am linken Leberrand von 144—252 μ. Bei einem 5jährigen Kind waren die Maße geringer.

Eine Anpassung der Form der Capillarausbreitung an die funktiorelle Beanspruchung scheint auch bei der Darmzotte erkennbar zu sein. Nach den Angaben von Mall (1888) ist beim *Hund* die Zottenspitze mit 8 μ weiten, aber engmaschigen Capillaren versehen, wahrend nach der Basis zu die Capillarrohre enger werden (5 μ), aber größere Maschen bilden. Es hat demnach die Zottenspitze das leistungsfähigere Capillarnetz. Damit stimmt überein, daß an der Zottenspitze auch die ersten Resorptionserscheinungen beobachtet werden. Über eine quantitative Auswertung der Capillarmaße in den Darmzotten des *Kaninchens* vgl. Krogh (1924). Ganz anders liegen die Verhältnisse bei der Darmzotte der *Maus* (Abb. 11 b), wo die Zottenspitze weitmaschig gebaut ist.

Ein betrachtlicher Unterschied in der Maschengröße der Capillaren besteht auch zwischen grauer und weißer Substanz des Zentralnervensystems, wobei die graue Substanz wesentlich besser versorgt wird. Craigie (1920, 1921, 1924, 1925) hat in einer Reihe von Arbeiten interessante Angaben über die Entwicklung der Capillarausbreitung im Zentralnervensystem wachsender *Ratten* gemacht. Die Unterschiede zwischen grauer und weißer Substanz bezüglich der Capillarversorgung entwickeln sich erst nach der Geburt.

Sehr engmaschige Capillarnetze finden sich in den Lungen, in der Schilddrüse, der Leber, den Nebennieren, dem Hypophysenvorderlappen, den Nieren und dem Fettgewebe. Viel weiter sind die Maschen in den Nerven, serösen Hauten, Sehnen und Knochen. Besonders reichlich versorgt ist die Choriocapillaris des Auges (vgl. Abb. 10). Hier beträgt beim Menschen der Capillardurchmesser 9—15 μ, die Maschenweite 4,5—11 μ. Sehr feine

Capillaren von 4,5—6,7 μ Durchmesser finden sich in den Nerven, Muskeln, Retina und den PAYERschen Follikeln. In den Drüsen und Knochen sind sie dicker, 9—13 μ, ebenfalls in der Zahnpulpa; in der Compacta der Knochen, wo allerdings die Gefäße vom Capillarbau etwas abweichen, werden sie bis 22 μ dick [v. EBNER (1902)]. In der Gebärmutterwand wird im Mittel 12 μ gemessen [R. FREUND (1904)]. In der Menstruation findet in der Schleimhaut eine enorme Erweiterung statt (40 μ und die erste Venenwurzel 90 μ). Die Capillaren der Placentarzotten haben einen Durchmesser von 30—40 μ.

Bei den Papillencapillaren der äußeren Haut ist der arterielle Schenkel sehr dünn, der venöse erreicht einen Durchmesser von 20 μ. Ähnlich verhalten sich die Capillarschlingen am Nagelwall der Finger. Hier fanden DIETER und SHENG (1922) in zwei Drittel der Fälle eine durchschnittliche Capillarlänge von 0,16—0,44 mm und einen Durchmesser des arteriellen Schenkels von 10—30 μ, des venösen bis zu 50 μ. In den Papillen schwankt die Capillarlänge von 0,2—0,4 mm [SPALTEHOLZ (1893)]. Am menschlichen Handrücken kommen ungefähr 20 Capillarschlingen auf einen Bezirk von 0,5 qmm. Die Gesamtoberfläche der Capillaren beträgt 1—2 qmm pro Quadratzentimeter Hautoberfläche [CARRIER (1922)].

Meist wird angegeben, daß der Durchmesser einer Capillare mindestens der Größe der Erythrocyten entsprache. Es sind aber auch engere Capillaren festgestellt, durch die ein rotes Blutkörperchen nur unter starker Umformung sich durchzwängen kann. Besonders in der Ruhe sind die Capillaren eng, während sie bei der Tatigkeit der Organe sich erweitern. Für den Sartorius des *Frosches* fand KROGH (1924) in der Ruhe einen mittleren Capillardurchmesser von 4,3 μ, in der Tatigkeit einen solchen von 6,8 μ im Durchschnitt, dabei ist ein rotes Blutkörperchen des *Frosches* 22 μ lang, 15 μ breit und 4 μ dick.

Daß die „echten Capillaren" des Menschen nur einen Durchmesser von 4 μ hätten, wie FORTIN (1926) behauptet, dürfte nicht allgemein zutreffen.

Die Capillaren der *Frosch*nickhaut zeigen nach STEINACH und KAHN (1903) im erweiterten Zustand einen Durchmesser von 26, 24, 22, 14 μ, kontrahiert dagegen einen entsprechenden Durchmesser von 12, 7, 6, 3 μ. Im verengten Zustand von 7 und 3 μ waren die Capillaren nicht mehr durchgangig.

Es werden auch ampullenartige Aussackungen der Capillarwand beschrieben, so in den Capillaren des Mundes und Schlundes beim *Frosch* [LANGER (1867), SCHOBL (1879)] und im Musculus semitendinosus des *Kaninchens* [RANVIER (1877)]; vgl. auch H. JOSEPH (1898), ferner an den Capillaren der Schilddrüse bei *Tieren* (ZEISS 1877, zitiert nach v. EBNER 1902).

Die subpapillaren Venen der Haut werden auch als „Riesencapillaren" bezeichnet, da sie, abgesehen von ihrer Weite, im Wandbau und den physiologischen Leistungen nach den Capillaren nahestehen.

Da festgestellt ist, daß die Capillaren sich in einzelnen Abschnitten nach Bedarf schließen und öffnen können, so muß die Gestalt der wirklich durchströmten Capillarbahnen einem großen Wechsel unterliegen. Während bei voller Tätigkeit vermutlich alle Capillaren geöffnet sind, die durchströmten Capillaren also der anatomischen Eigengestalt der Capillarmaschen entsprechen, können in der Ruhe die durchströmten Maschen viel größer werden. Auf diese Weise entstehen funktionelle Wechselgestalten der Strombahnen im Gegensatz zur Eigengestalt der Capillarmaschen. Die genauere Erforschung dieser funktionellen Wechselgestalten ist eine Aufgabe der Zukunft.

Einen ersten Hinweis in dieser Richtung geben die Beobachtungen von NAGEL (1909) und JAKOBY (1920), nach denen in der Schwimmhaut des *Frosches* bestimmte Capillaren, die spitzwinklig von den Arteriolen abzweigen und eine kurze Verbindung zu den Venenwurzeln herstellen, bei herabgesetzter Zirkulation allein durchströmt werden, während das eigentliche Capillarnetz leer bleibt. JAKOBY (1920) unterscheidet daher Stromcapillaren und Netzcapillaren, wobei die Stromcapillaren den bekannten derivatorischen Kanälen entsprechen [ahnliche Beobachtungen von HEIMBERGER (1925)]. Bereits KOWALEWSKY (1885) hatte in den Speicheldrüsen zwei Stromwege mit ungleichem Widerstand vermutet. Der eine Weg soll durch die Capillaren der Speichelgange fuhren, und nur in der Ruhe benutzt werden, der zweite uber die Capillaren der Endstücke.

Im übrigen sind weniger die Formen als die Abstände der Strombahnen in der Ruhe und in der Tatigkeit von einigen Organen gemessen.

Durch Lebendbeobachtung am *Frosch*muskel hat KROGH (1924) den Abstand durchströmter Capillaren auf 200—800 μ, nach der Kontraktion dagegen auf 60—80 μ angegeben. Auf Grund von Injektionspraparaten zählte KROGH an einem gereizten Beinmuskel 195 Capillaren im Quadratmillimeter, wahrend der ruhende Muskel der anderen Seite ungefahr 5 offene Capillaren im Quadratmillimeter erkennen ließ. Hier mussen die funktionellen Wechselgestalten der Strombahnen außerordentlich verschieden gewesen sein.

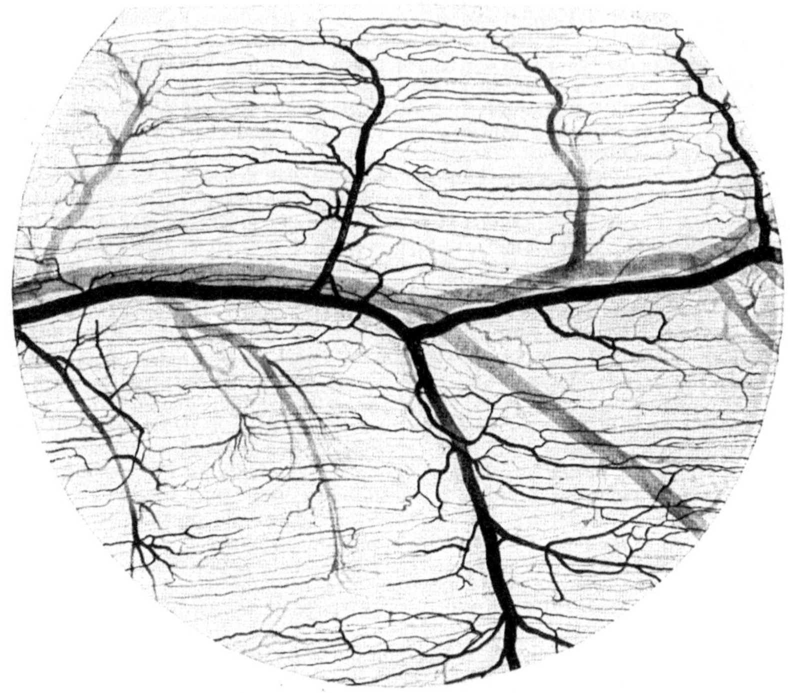

Abb. 9. Kleine Arterien (schwarz), Capillaren und Venen (grau) im quergestreiften Muskel.
Vergr. 57 ×.   Nach Spalteholz aus Krogh (1924).

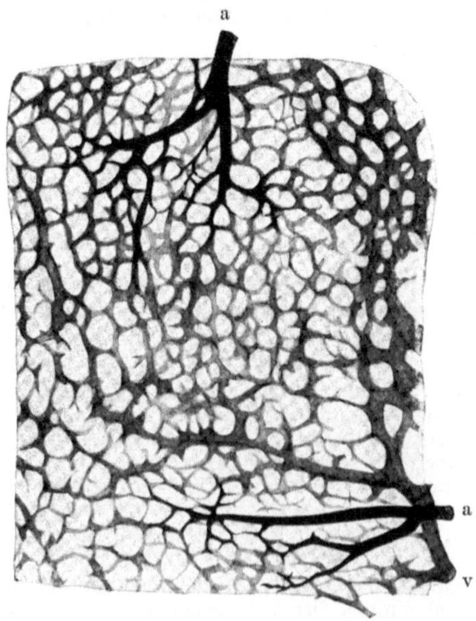

Abb. 10. Flächenhaft ausgebreitetes Capillarnetz mit zuführenden Arterien (a) und ausführender
Vene (v) aus der Chorioidea eines *Kaninchens*. Vergr. 120 ×. (Aus Gegenbaur-Goppert, 8. Aufl.)

Aber auch im ruhenden Gewebe sollen die Strombahnen wechseln, indem
eine gewisse intermittierende Versorgung ein und derselben Stelle eintritt. Auf

diese Weise wird mit wenig Blut der örtliche Bedarf gedeckt. Solche Beobachtungen wurden von KROGH (1921) in der Schwimmhaut des *Frosches*, von HAGEN (1922) am *Kaninchen*ohr, von CARRIER (1922) an der Haut und von RICHARDS (1922) an den Glomeruli der *Frosch*niere angestellt. Alle diese Beobachtungen machen die Entscheidung sehr schwer, ob in einem Capillarnetz die Eigengestalt der Capillarrohre eng oder weit ist, und ob enge und weite Capillaren in ein und demselben Netz vorhanden sind.

Die Eigengestalt der Capillaren ist fernerhin abhängig von der Form der versorgten Gewebseinheiten. Am unabhängigsten von räumlichen Verhältnissen kann sich das Capillarnetz in Häuten entfalten; Choriocapillaris, seröse Häute usw. An der Grenze gegen gefäßlose Gewebe (Cornearand, Gelenkknorpelrand) bilden die Capillaren einfache Schlingen, die ihre Konvexität dem gefäßlosen Bezirk zuwenden. Komplizierter werden diese Schlingen in den Bindegewebspapillen des Epithels (Abb. 11a).

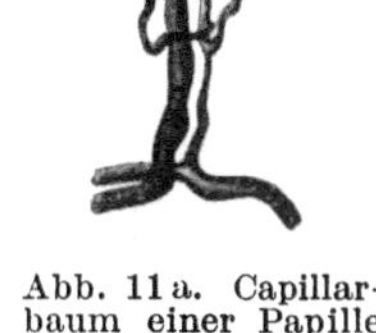

Abb. 11a. Capillarbaum einer Papille der *Katzen*zunge. Vergr. 100 ×.

Da die Capillaren in Gewebseinheiten wie Muskelfasern, Nervenfasern, Sehnenbündel, ferner in Zellverbände wie Drüsenbläschen nicht eindringen, so prägen diese Einheiten, die zugleich Stoffwechselverbände sind, den Capillaren die Form auf. Es können danach die

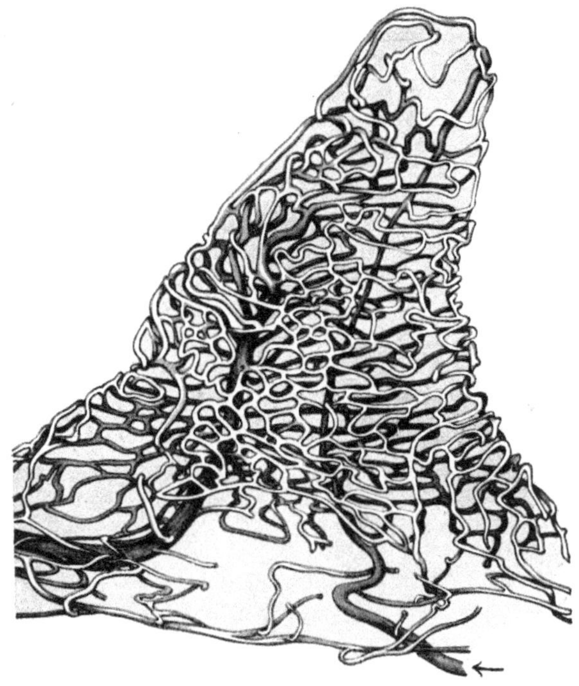

Abb. 11b. Darmzotte der weißen *Maus*. Die schmale Arterie geht bis zur Zottenspitze. Überzeichnete Photographie nach einem vollkommenen Injektionspraparat von Prof. SPANNER, Kiel. Vergr. 200 ×.

Maschen rundlich oder gestreckt sein, Einzelheiten sind bei der Besprechung der einzelnen Organe nachzulesen. Im ganzen kann man die Capillarverteilung als die Lösung der Aufgabe betrachten, wie ein gegebener Raum so überspannt

wird, daß keine toten Winkel entstehen und die bedürftigsten Stellen am
besten versorgt werden. Dabei muß den hämodynamischen Bedingungen ent-
sprochen werden, und zugleich sind die prä- und postcapillaren Gefäße so
unterzubringen, daß sie bei der Aufteilung des Raumes keine unversorgten
Aussparungen bilden. Sind fernerhin die Capillarmaschen langgestreckt, dann

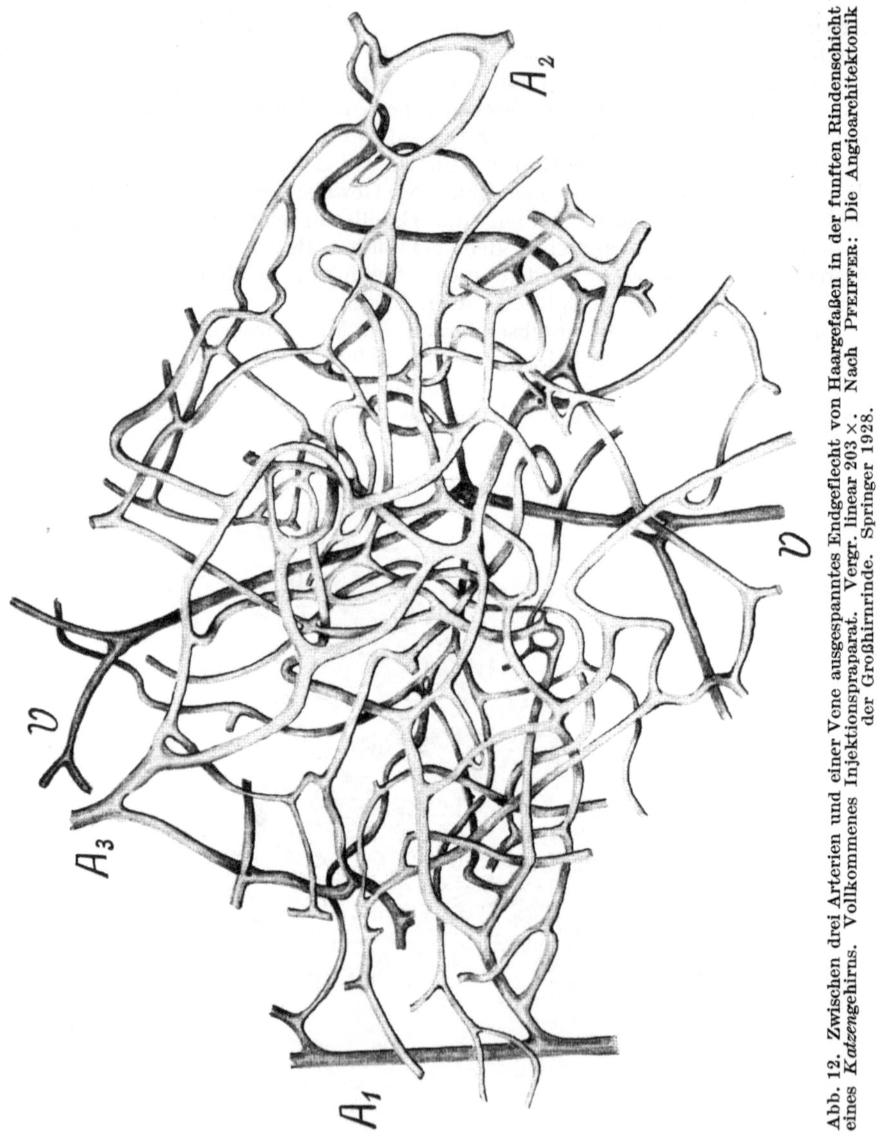

Abb. 12. Zwischen drei Arterien und einer Vene ausgespanntes Endgeflecht von Haargefäßen in der fünften Rindenschicht eines *Katzengehirns*. Vollkommenes Injektionspräparat. Vergr. linear 203 ×. Nach Pfeiffer: Die Angioarchitektonik der Großhirnrinde. Springer 1928.

könnte am venösen Ende durch teilweise Erschöpfung des Inhaltes eine
schlechtere Versorgung eintreten, vorausgesetzt, daß nicht qualitative Anpassungen der Capillarwände an diese Bedingungen vorliegen. Es wäre aber
auch möglich, daß die Capillaren in diesen Fällen am arteriellen Pol sich
anders verteilen als am venösen, um einen Ausgleich für die Änderung der
Blutbeschaffenheit zu bieten.

Im Muskel scheint dieser Weg eingeschlagen zu werden. Die Abb. 9 nach SPALTEHOLTZ (1888) zeigt im oberen Teil, wo die Arteriolen und Venchen einander genau entsprechen, daß um die Venchen herum die Capillaren dichter gelagert sind als in der Nachbarschaft der Arteriolen. Dasselbe hat v. HÖSSLIN (1899) beobachtet. Man erkennt auch deutlich, daß die Arteriolen einen anderen Verzweigungstyp aufweisen als die Venchen. Bei den Arteriolen werden die abgehenden Capillaren relativ weit auseinandergespreizt, teilweise infolge der Stammablenkung bei der Astabgabe, wobei die Gefäße einen gewissen Abstand voneinander bekommen. Die Venchen hingegen lassen die Capillaren dichter an sich herankommen und sammeln sie in Büscheln. Solche Büschel scheinen bei Venchen auch an anderen Orten öfter vorzukommen[1]. Außerdem werden die Stämme der Venchen selbst von mehreren Capillaren übersponnen, was bei den Arteriolen nicht so häufig ist. Auf diese Weise ist die Blutoberfläche im Feld der Venchen größer, und so sind die Bedingungen dafür gegeben, daß im Feld der postcapillaren Venen das Blut, das inzwischen einen Teil seiner Stoffe abgegeben hat, stärker ausgenutzt wird als im arteriellen Teil.

Eine andere Einrichtung, durch die das Parenchym vor einer minderen Versorgung am venösen Ende der Capillaren geschützt werden kann, besteht darin, daß die arteriellen und venösen Pole der Capillaren nicht räumlich getrennt sind wie bei den Muskeln, sondern sich überschneiden. Das erfolgt in einfacher Weise in den Fällen, in denen die Arteriolen und die kleinsten Venen dicht nebeneinander verlaufen. Es liegen dann die arteriellen und venösen Capillarabschnitte mit entgegengesetzter Strömungsrichtung alternierend nebeneinander und können sich ausgleichen. Auf diese Weise erfolgt eine gleichmäßige Versorgung. Zugleich hat die Tatsache, daß in manchen Fällen die Arteriolen von Venchen begleitet werden, eine funktionelle Bedeutung bekommen.

Ein besonderer Fall liegt in der Netzhaut vor, wo aus den Verzweigungen der Arteria centralis retinae sich ein grobmaschiges Capillarnetz entwickelt, das ein zweites feinmaschiges speist.

In neuester Zeit ist von R. PFEIFFER (1928) die Angioarchitektur der Großhirnrinde bei der *Katze* untersucht. Es ergab sich, daß Arterie und Vene nicht beieinanderliegen. Es handelt sich um ein Gefäßkontinuum, bei dem mehrere Venen das Blut einer Arterie übernehmen können und umgekehrt eine Vene ihr Blut aus mehreren Arterien bezieht. Soweit ich aus den Abbildungen ersehe, verlaufen die Venchen durch besonders dichte Teile des Capillarnetzes (Abb. 12).

B. Der feinere Bau der Capillaren.

1. Die Endothelien.

Die wichtigste Entdeckung über den feineren Bau der Capillaren war jene von HOYER (1865), der unter Anwendung von Silbernitratlösung den epithelialen Aufbau der Capillarwand erkannte. AUERBACH (1865), EBERTH (1865), AEBY (1865) hatten gleichzeitig und unabhängig voneinander diesen Befund weiter ausgebaut, und seitdem ist er eine gesicherte Tatsache der Histologie. Diese platten Zellen lassen sich auch durch Maceration mit Kalilauge isolieren (AEBY, EBERTH). Mit Hilfe der Silbernitratmethode erkannte man auch die wichtige Tatsache, daß die Endothelien der Capillaren sich unmittelbar in jene der Arterien und Venen fortsetzen. Es ergab sich ferner, daß die Capillarröhre als Intercellularraum aufzufassen ist und nicht als intracellulare Höhle, wie man vordem glaubte.

Die Begrenzung der Zellen durch die Silberniederschläge ist bald gerade, bald wellenfömig oder gezackt. Diese Unterschiede brauchen nicht allein auf

---

[1] Man vgl. die Vv. stellatae, vorticosae, und die Venenwurzel der Darmzotte in Abb. 11 b.

einem verschiedenen Kontraktionszustand zu beruhen, wie zunächst angenommen wurde, da an ein und demselben Capillarnetz die eine Seite gradlinige, die andere wellenfömige Zellgrenzen zeigen kann (Abb. 13). Je dünner die Capillare, desto weniger Zellen sind zur Begrenzung des Umfanges nötig. Im einfachsten Fall sind zwei Zellen quer um das Rohr gebogen und verjüngt in der Längsachse nach Art einer doppelt zugespitzten Stahlfeder, wobei die spitzen Enden alternieren. Bei sehr dicken Capillaren liegen 3—4 Zellen auf dem Rohrumfang, sie sind dann gedrungener und zuweilen so unregelmäßig begrenzt, daß ihre Form schwer zu überblicken ist. Demnach ist die Länge der Endothelzellen sehr wechselnd und beträgt bei gestreckten Zellen 75—175 μ, bei kürzeren

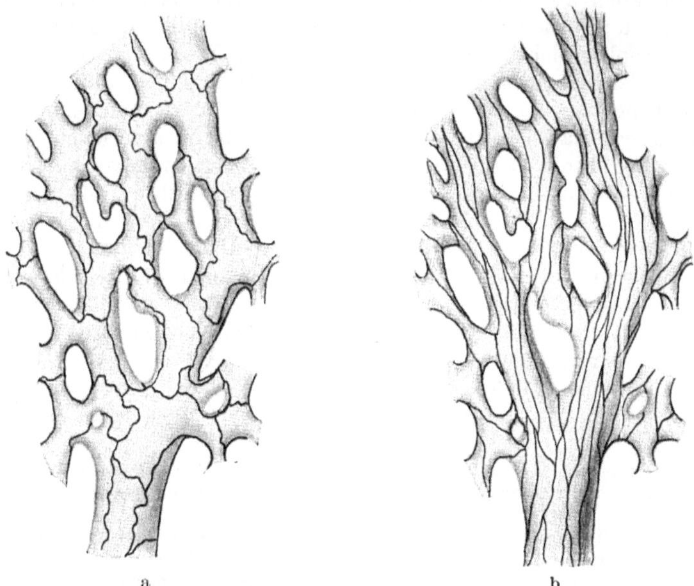

Abb. 13 a, b. Arterienende der *Frosch*lunge in das Capillarnetz eintretend. a Pleurale Seite; b respiratorische Seite. Nach K. W. Zimmermann (1923).

vieleckigen Elementen 5—8 μ [nach Eberth (1875)]. Bei langgestreckten Zellen braucht die Längsachse nicht genau in der Längsrichtung des Capillarrohres eingestellt zu sein, die Zelle kann vielfach schräg stehen und sich in einer halben Spiraltour um das Rohr winden. An den Enden können sich die Endothelien in mehrere Zipfel spalten. An den Venchen werden die Zellen kürzer, unregelmäßig polygonal.

Die Zellgrenzen lassen sich auch mit Eisenhämatoxylin darstellen, sie erscheinen dann, von der Fläche gesehen, als blaßgraue, sehr zarte dünne Linien. Die kleinsten Venen geben übersichtliche Bilder (Abb. 14), ich habe diese Linien auch an Capillaren erhalten (Abb. 15), hier sind sie noch zarter. Die Eisenhämatoxylingrenzen sind nach eigenen Erfahrungen gestreckt, Aussparungen kommen nicht vor, besondere Einlagerungen sind auch nicht erkennbar, nur selten sieht man an den Ecken, wo mehrere Epithelien zusammenstoßen, eine geringe Verbreiterung mit blasserer Färbung. Diese Ergebnisse stimmen mit denen von K. W. Zimmermann (1923), der die Zellgrenzen an einer kleinen Arterie und Vene mit der genannten Methode dargestellt hat, völlig überein.

Sehr schwierig gestaltet sich die Frage, wieweit die Silbergrenzen und die Eisenhämatoxylingrenzen der Epithelien miteinander übereinstimmen. Man

vergleiche über diesen Punkt die ausführliche Darstellung von K. W. ZIMMER-
MANN (1923). Hier sei darüber nur so viel bemerkt, daß die mit Eisenhämatoxylin
darstellbaren Kittfäden kontinuierlich sind und daher zum mindesten in einer
bestimmten Ebene die Endothelien als ein Schlußleistennetz dicht untereinander verbinden. Da die Silberlinien vielfach feinste Unterbrechungen zeigen
und außerdem breiter sind, so können beide schwerlich ein und dasselbe sein.

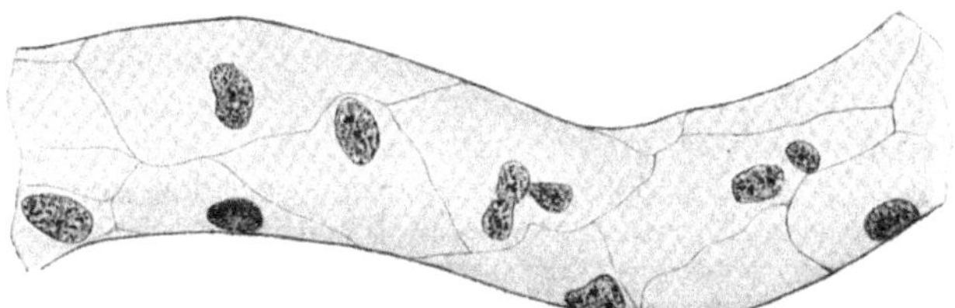

Abb. 14. Kleine Vene der Pia vom Menschen. Fix. FLEMMING. Farb. Eisenhämatoxyl. Kittlinien.
Vergr. 425 ×.

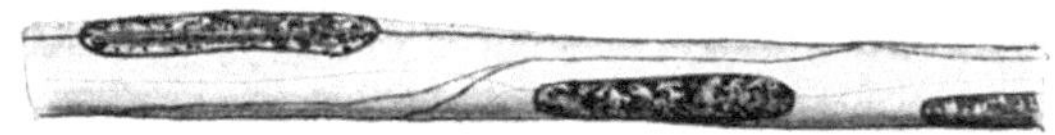

Abb. 15. Capillare aus dem Mesenterium des *Kaninchens*. Farb. Eisenhämatoxyl. Kittlinien.
Vergr. 960 ×.

Es ist von großem Interesse, daß es K. W. ZIMMERMANN (1923) in einem Falle
gelungen ist, an einer kleinen kontrahierten Arterie, wo die Endothelien höher
waren, nachzuweisen, daß die quer getroffenen Schlußleisten nur an der dem
Lumen zugekehrten Fläche sich fanden, und daß zwischen ihnen und der nach
außen gekehrten Fläche der Endothelien noch ein deutlicher ungefärbter Inter-
cellularspalt übrig blieb. Ich kann diesen Befund bestätigen (Abb. 16). Da die
Schlußleisten lumenwärts über einen Endothelkern hinwegziehen können, so

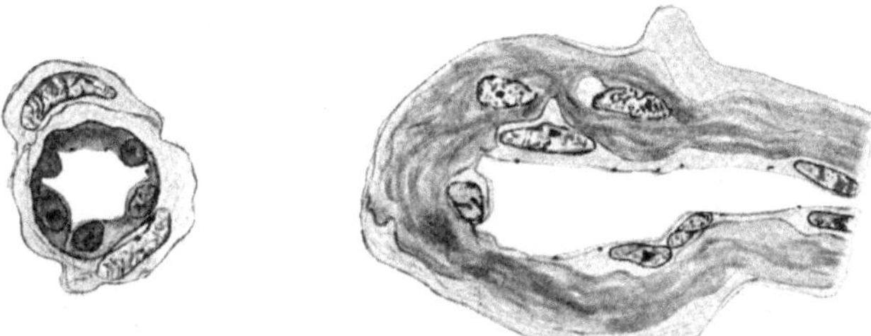

Abb. 16. Kleinste Gefäße aus den Duodenaldrusen (Decapitatus). Fix. Formol. Farb. Eisenhamatoxyl.
Kittfaden lumenwarts im Querschnitt.

ist nach den bisherigen Ergebnissen nicht daran zu zweifeln, daß die Schlußleisten den Intercellulärspalt nach dem Lumen zu abdichten, und daß damit
die gleichen Verhältnisse vorliegen wie bei anderen Epithelien. An den Gefäßen
mit normalerweise sehr hohen Epithelien, die eine Sonderstellung einnehmen,
fehlen diese Schlußleisten. Scheinbar sind solche Gefäße für körperliche Elemente
besonders leicht durchgängig, wie später gezeigt wird.

Ob die durch Schlußleisten abgegrenzten Teile der Endothelien eine besondere Deckplatte im Sinne KOLLOSSOWS (1893) darstellen, ist histologisch nicht zu entscheiden, da
diese Deckplatten an den Capillaren so dunn sein müßten, daß sie unterhalb der Grenze
objekttreuer Abbildung liegen. Die Tatsache aber, daß auf dem Querschnitt die Kittfaden

lumenwarts über den Kern hinwegziehen können (Abb. 16), ohne daß eine Faltung erkennbar ist, legt die Vermutung nahe, daß der ubrige Zelleib der Endothelien gegen die innere Oberflache (Deckplatte) sich verschieben laßt. Es bestunde danach die Möglichkeit, daß an der Oberfläche gegen das Blut sich eine besondere Deckplatte ausgebildet hätte, wie es auch Ranvier (1892) vermutete.

Außen auf dieser Deckplatte sollen nach Kollossow (1893) noch feinste Intercellularbrücken mit dazwischen gelegenen Intercellularlücken sich befinden. Diese Befunde sind bisher nicht nachgeprüft. Auf Querschnitten habe ich solche Intercellularlücken nicht feststellen können. Vereinzelte Aufhellungen kommen vor.

Durch den Nachweis der Schlußleisten bekommt auch die vielbesprochene Frage der Stigmata und Stomata ein anderes Aussehen. Es sind das kleine dunkle Flecke (Stigmata) oder größere, mit einer Silberlinie umgrenzte Scheibchen (Stomata), die meist an den Zellgrenzen gefunden werden, nur mit der Silbermethode hervortreten und von Cohnheim an den Blutgefäßen zuerst beobachtet wurden [s. bei Kollossow (1893)]. Daß diese Gebilde sich bei sorgfältigem Auswaschen der Gefäße vollständig vermeiden lassen [Alferoso (1874)], haben für die Stomata nicht alle Nachuntersucher bestätigt [Toldt (1888) u. a.]. Hingegen fand Walter (1912) bei sorgfältiger Technik nichts von diesen Bildungen. Nach Arnold (1873) werden die Stomata zahlreicher, wenn im Cohnheimschen Versuch Blutkörperchen die Capillarwand durchsetzt haben, nach Kollossow (1893) können die Stigmata schon durch einfache Dehnung der Wand zahlreicher werden, sie sollen den gedehnten Intercellularlücken entsprechen. Sie kommen auch an größeren Gefäßen vor, wo eine Durchwanderung von Blutzellen unwahrscheinlich ist. Die Ansicht der meisten Autoren geht dahin, daß die Stomata keine vorgebildeten Öffnungen der Wand darstellen. Sofern die Stomata erweiterte Intercellularräume darstellen sollen, müßten auch die Kittlinien an diesen Stellen auseinanderweichen, und wenn dann die Deckplatten selbst einen Spalt haben, wäre eine Öffnung im Endothelrohr vorhanden. Die mit Eisenhämatoxylin dargestellten Kittlinien sind allerdings bisher nur an vereinzelten Gefäßen dargestellt; ihr Aussehen bietet bislang keinen Anhaltspunkt für das Vorhandensein intercellularer Öffnungen, die die ganze Dicke der Endothelwand durchsetzen.

Vom physiologischen Standpunkt aus sind mikroskopisch sichtbare Offnungen der Capillarwand uberhaupt abzulehnen. Es ist ferner daran zu denken, daß die Endothelien selbst veränderliche Gebilde sind, die sich ablösen und teilen können. Wenn aber eine Endothelzelle aus dem Verband ausscheidet, so müßten sich die Nachbarzellen rechtzeitig uber die zu erwartende Lücke herüberschieben. Es ist nicht ausgeschlossen, daß hierdurch einige bisher unaufgeklärte Unregelmäßigkeiten an den Silberlinien zustande kommen. Leider besitzen wir noch keine genauen histologischen Untersuchungen, die sich mit diesem Prozeß unter Berücksichtigung der Silberlinien und der Kittfäden befassen.

Etwa in der Mitte eines von den Silberlinien umgrenzten Bezirkes liegt der Kern. Wie an anderen Endothelien, so findet man aber auch hier in seltenen Fällen kleine Schaltplatten [Auerbach (1865)], die keinen Kern besitzen, diese Schaltplatten sind vielleicht aus einer Verschiebung der Endothelien bei der Ablösung zu erklären. Ob größere kernlose Platten vorkommen, ist fraglich. Die Kerne der Capillaren sind entsprechend der Form der Endothelzellen meist langgestreckt und in die Längsachse des Rohres eingestellt. Zuweilen findet man aber auch Kerne, die schräg spiralig das Rohr umgreifen (Abb. 24). Nach den Venen hin werden die Kerne rundlicher, entsprechend der Änderung der Endothelzellenformen (Abb. 14). An den kleinsten Venchen sind zwei Kerne nicht selten. In bezug auf den Kernbau verhalten sich die Endothelkerne ähnlich wie die Fibrocytenkerne, nur liegen die Chromatinschollen etwas dichter, größere Nucleolen fehlen. Auch Falten der Kerne kommen an fixierten Präparaten vor. Bei stark gedehnten Capillaren scheinen auch die Kerne sich stärker auszubreiten, umgekehrt sind sie bei kollabierten Capillaren kompakter. Auf dem Querschnitt springen dann die Kerne stärker ins Lumen vor.

Abweichungen der Kernform von der oben beschriebenen Gestalt sind bei den eigentlichen Capillaren selten, im gesamten Venensystem häufiger. An den Capillaren fand ich Anzeichen einer Amitose, indem ein ungewöhnlich langer Endothelkern in der Mitte eingeschnürt war. Es wäre auch der unwahrscheinlichere Fall denkbar, daß nach einer voraufgegangenen Mitose die Kerne sich gestreckt hätten und dann sekundär an den Enden verschmolzen seien. Auffallend ist der häufige Befund von Lochkernen an den Gehirncapillaren, OBERSTEINER (1888). Neuerdings sind von FRANCILLON (1927) diese Befunde bestätigt und auch an den Capillaren der Speicheldrüsen Lochkerne beschrieben worden. Diese Lochkerne kommen vermutlich durch Fetteinlagerung zustande. Hingegen findet man an kleinen Venen gelegentlich alle Formen einer amitotischen Kernzerschnürung. Hierher sind zu rechnen tiefe Einschnitte in den Kern, Lochkerne, gelappte Kerne und Abknospung von Kernteilen (die Lebercapillaren bleiben als besondere Capillarform zunächst noch außer Betracht). Diese Kernumformungen sind allgemein als Reaktionen gegen besondere Beanspruchungen aufzufassen [BENNINGHOFF (1922)], wir werden an anderer Stelle darauf zurückkommen und weisen hier schon darauf hin, daß das Venensystem in dieser Beziehung eine Sonderstellung einnimmt.

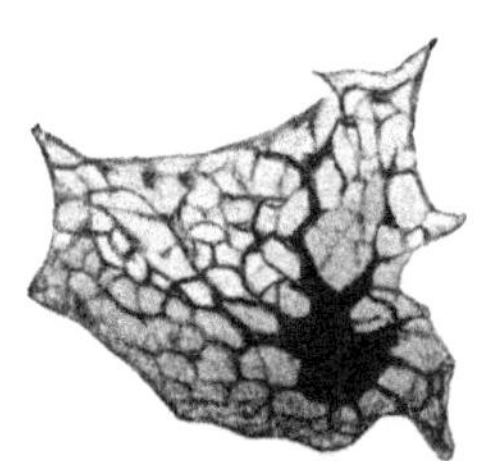

Abb. 17. Endothelzelle einer kleinen Nierenvene der *Katze* mit netzförmiger Cytoplasmaverdickung. Chromsilberimprägnation. Nach K. W. ZIMMERMANN (1923).

Sehr schwierig ist die Frage nach der Struktur des Zelleibes der Endothelien. In zwei Punkten konnten wir schon keine sichere Entscheidung treffen, das ist die Existenz einer inneren Deckplatte und das Vorhandensein von Intercellularbrücken und -lücken im äußeren Cytoplasmateil. Bei den gewöhnlichen Färbungen ist der Zelleib der ausgereiften Endothelien scheinbar homogen und durchsichtig. Das Cytoplasma ist um den Kern angehäuft und wird nach den Rändern dünner. Mit der GOLGI-Methode hat K. W. ZIMMERMANN (1923) an einigen Capillaren von drüsigen Organen eine Gerüstwerk dargestellt (Abb. 17). Es tritt noch ein Randstreifen hinzu, der bei den embryonalen Capillaren fehlt, da hier keine Zellgrenzen vorhanden sind. Die Form dieser Struktur wechselt in verschiedenen Capillaren. Auch RIO HORTEGA (1917) gibt an, daß in den Endothelien feinste Fibrillen verlaufen können.

Das Cytoplasma der Kernumgebung läßt eine feinkörnige Verdichtung erkennen, in der auch feine Streifen angedeutet sind. Es hat schon ROUGET (1873) angegeben, daß an dieser Stelle das Cytoplasma feinschaumig sei. Der übrige Zelleib erscheint fast strukturlos, jedenfalls sind sichere Struktureinzelheiten nicht zu ermitteln. An den Endothelien der kleinen Venen trifft man mitunter kleine vakuolenartige Aufhellungen, die auch in der Mitte einen stärker färbbaren Kern besitzen können. Zuweilen liegen diese Aufhellungen an den Zellgrenzen und werden von einem Kittfaden durchzogen. An den Endothelien der Hirngefäße sind von MÜHLMANN (1901) mit Osmium sich schwärzende Fettkörnchen nachgewiesen worden, und in den Capillarendothelien des Knochenmarks beschreibt BRASS (1913) eine physiologische Pigmentablagerung. MOTTA (1927) findet in den Endothelzellen der Uteruscapillaren oft Pigment, hauptsächlich Hämosiderin.

An stark kontrahierten kleinen Arterien werden die Endothelien zusammengeschoben und werden auf dem Querschnitt stärker färbbar, ohne besondere Strukturen zu zeigen.

Ein Diplosom ist an den Endothelzellen bei richtiger Differenzierung der Eisenhämatoxylinfärbung stets zu finden [K. W. ZIMMERMANN (1923)]. Es liegt in der Nähe des Kerns, zuweilen in einer Einbuchtung des letzteren.

In einer präcapillaren Herzarterie hat K. W. Zimmermann (1923) mit der Golgimethode fadenförmige, intravasale Fortsätze imprägniert. Über die Deutung dieser Gebilde ist zur Zeit äußerste Zurückhaltung am Platze, solange sie nicht mit einer anderen als der launischen Golgi-Methode dargestellt sind. Dasselbe gilt für die Basalfransen, die auf der Außenseite der Endothelien liegen und von hier ins umgebende Bindegewebe eindringen sollen.

2. Das Grundhäutchen.

Auf der Außenfläche der Endothelien findet sich ein homogenes Grundhäutchen. Nach Chrzonszczewsky (1866) sollen bei Injektion von Silberleim einzelne Endothelien abschwimmen, ohne daß ein Austritt von Flüssigkeit erfolgt. Daraus wird auf das Vorhandensein eines Grundhäutchens geschlossen. Nach Ranvier (1877) soll schon die doppelte Kontur, welche die Capillarwand zeigt, auf das Vorhandensein eines Grundhäutchens hinweisen. Wir bemerken hierzu, daß eine lineare Struktur bei einer bestimmten Größenordnung auch ohne besondere Differenzierung doppelkonturiert erscheinen kann.

Die Frage ist dadurch verquickt, daß in der Membrana hyaloidea des *Frosches* eine Trennung der Capillaren von einem Grundhäutchen erfolgen kann, wie zuerst Eberth (1871) gezeigt hat. Dieses Häutchen liegt indessen an der Außenfläche der Pericyten, während das Grundhäutchen direkt an den Endothelien anliegen müßte.

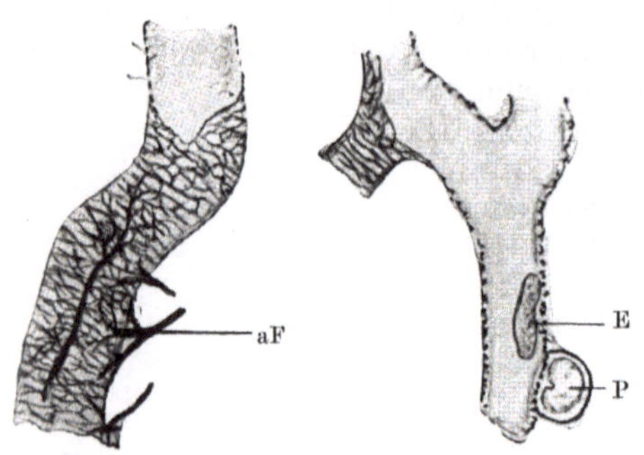

Abb. 18. Capillaren aus der Thymusrinde eines einwöchigen *Rindes*. Gitterfasern mit Grundhäutchen. aF Adventitielle Fasern; E Endothelkern; P Pericytenkern von der Gitterfaserhulle umschlossen. aF Adventitielle Faser. Tanninsilber nach Hortega. Nach Plenk (1927).

Dieser Verdichtungsstreif in der Hyaloidea ist als eine Grenzschicht der strukturlosen Grundsubstanz aufzufassen und bildet die Wand des Kanals, der in die Grundsubstanz eingegraben ist, um eine Capillare mitsamt ihren Pericyten aufzunehmen. Wenn sich die Capillare kontrahiert, wird der Spalt zwischen Capillarwand und Grundsubstanzkanal eröffnet und wird dann auch als Lymphraum von einigen Autoren in Anspruch genommen.

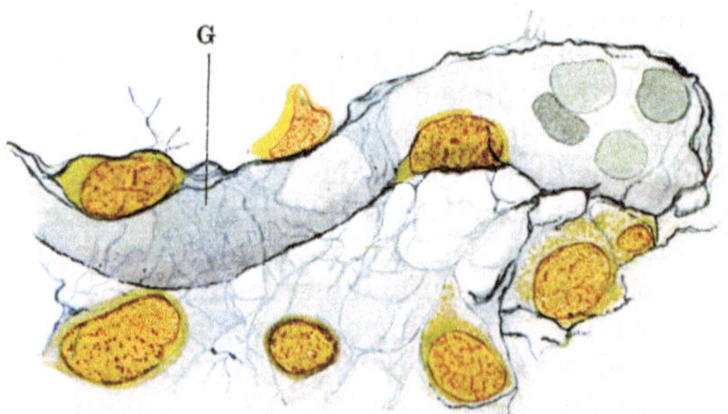

Abb. 19. Capillare einer Dünndarmzotte (Mensch). Fix. Flemming. Färb. Mallory. Grundhäutchen (G) mit feinsten Fasern, teils im Flachschnittt, teils im Querschnitt. 2 Pericyten, 1 Endothelkern. Die Fasern des Grundhäutchens (G) gehen in die des Zottenstromas uber. Vergr. 1200 ×.

Bei Anwendung von Silbermethoden erkennt man in ihm feinste Faserstrukturen [s. Plenk (1927)], die zirkulär und spiralig das Rohr umflechten (Abb. 18). Es handelt sich vermutlich um sich kreuzende Spiralen, die auch in die Umgebung abstrahlen, da nur so eine Erweiterung ohne Dehnung der Fasern möglich ist. Diese Fäserchen lassen sich auch mit der Malloryfärbung darstellen (Abb. 19). Die Pericyten sind von Gitterfäserchen überzogen (Abb. 18). Volterra (1925) erblickt hierin ein System von „lamellär-retikulärem Gewebe".

PLENK (1927) hingegen betrachtet die Endothelzellen als Bildner dieser Strukturen. Die postcapillaren Venen zeigen die gleiche Gitterfaserung. Nach den Arterien hin setzt sich das Grundhäutchen in die Elastica interna fort, die glatten Muskelzellen für sich bekommen jede eine Gitterfaserhülle. Mit dem umgebenden Bindegewebe treten die Gitterfasern der Capillaren in Beziehung. Daß außer dieser Gitterfaserhülle noch eine besondere bindegewebige Adventitia vorkommt, wie HENLE (1859) angibt, ist unwahrscheinlich. Die Gitterfaserhülle mit den angeschlossenen Pericyten entspricht nach PLENK (1927) der Media und Adventitia.

Die „aktive" Elastizität, die HUZELLA (1925) den Gitterfasern zuschreibt, ist nicht bewiesen. Die physikalischen Eigenschaften der Gitterfasern sind noch unbekannt. An den Capillaren muß das Grundhäutchen entsprechend den beobachteten Schwankungen des Capillardurchmessers eine Dehnung um das Vierfache zulassen. Wenn es bei maximaler Capillarverengerung nicht gefaltet wird, müssen die Gitterfasern noch nachgiebiger sein als die elastischen Fasern. Beim Durchtritt körperlicher Elemente durch die Capillarwand müßte sich an der Durchtrittstelle das Grundhäutchen auflösen. Alle diese Fragen harren ihrer Lösung.

Da dieses Grundhäutchen die Capillare völlig umschließt, so bereitet die Vorstellung Schwierigkeiten, daß die Endothelien sich ablösen und zu Adventitiazellen werden, wie es HERZOG (1916) und MARCHAND (1923) beschreiben. MARCHAND (1923) glaubt sich daher zu der Annahme gezwungen, daß das Grundhäutchen entsprechend den Zellgrenzen in Platten gegliedert ist, diese Auffassung ist durch keine Befunde gestutzt.

3. Die Pericyten [1].

Am Aufbau der Capillarwand beteiligt sich eine zellige Scheide, die in ihrer Gesamtheit als Adventitia capillaris oder als Gefäßperithel [AUERBACH (1865), EBERTH (1871)] bezeichnet wurde. Die Zellen, die sie zusammensetzen, werden als Adventitiazellen [KÖLLIKER (1886), MARCHAND] oder „Pericyten" [ZIMMERMANN (1923)] schließlich auch als ROUGETsche Zellen bezeichnet.

Diese Zellen sind von EBERTH (1871) zuerst beschrieben, dann von ROUGET (1873) am gleichen Objekt, der Membrana hyaloidea des *Frosches*, genauer untersucht. ROUGET (1873) hat zuerst auf die Möglichkeit verwiesen, daß diese Zellen durch ihre Contractilität das Capillarrohr verengern. S. MAYER (1902) hat diese Gebilde bei *Amphibien* mit Methylenblau und Violett B dargestellt, ohne Abbildungen zu geben. VIMTRUP (1925) hat sie mit verschiedenen Verfahren beim *Frosch* untersucht, und K. W. ZIMMERMANN (1923) hat die ausführlichsten Untersuchungen mit der GOLGI-Methode bei *Säugetieren* angestellt [neuerdings auch PLENK (1927)]. Auf ihre histologische Wertigkeit sind diese Zellen von BENNINGHOFF (1926) geprüft worden. Pericyten sind in allen Wirbeltierklassen nachgewiesen. Bei *Säugetieren* sind sie in zahlreichen Organen gefunden worden. Auch bei *Evertebraten* hat RETZIUS [s. PARKER (1923)] bei *Nereis* entsprechende Zellen beschrieben. Bei verschiedenen *Tieren* zeigen sie ein etwas unterschiedliches Aussehen.

Am leichtesten gelingt die Darstellung an der Glaskörperhaut des *Frosches* (Abb. 20). Der Zelleib liegt in der Längsachse des Rohres und gibt quere Seitenäste ab, die die Capillare nicht völlig umgreifen. Es ist das zugleich der Grundtypus, der in vielen Abwandlungen immer wiederkehrt (Abb. 21, 22, 23, 24). Über die verschiedenen Formen vgl. ZIMMERMANN (1923). Bei den *Säugern* und dem Menschen ist das Cytoplasma der Pericyten dem der Fibrocyten ähnlich

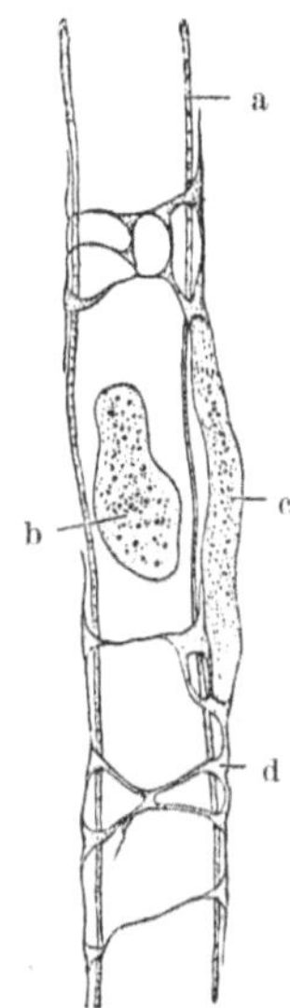

Abb. 20. Capillare der Hyaloidea des *Frosches*. (Nach EBERTH aus RAUBER-KOPSCH, Bd. 3.) a Capillarwand. b Endothelkern, c Pericyt, d Ausläufer des Pericyten.

---

[1] Zusammenfassende Darstellungen bei K. W. ZIMMERMANN (1923), MARCHAND (1923), KROGH (1924), BENNINGHOFF (1926), FLEISCH (1927), TANNENBERG und FISCHER-WASELS (1927).

(Abb. 24), Myofibrillen fehlen[1]. Die Kerne brauchen sich von den Endothelkernen nicht zu unterscheiden und liegen dem Capillarrohr meist dicht an, so daß sie vom Endothelkern oftmals nicht zu trennen sind. Wenn Maximow sie als spindelförmig und dicht gebaut beschreibt, so hat er auf dem Schnitt Kantenansichten vor sich gehabt. Zwischen den glatten Muskelzellen der Arterien und den Pericyten der Capillaren gibt es eine Reihe von Übergangsformen, die in Abb. 26 zusammengestellt sind. Es handelt sich jetzt um die Frage, ob die Pericyten auf die Stufe von Fibrocyten herabsinken, oder den morphologischen Wert von Muskelzellen behalten.

Diese Zellen gehen bei Reizzuständen reaktive Umformungen ein, indem die Kerne sich vermehren (Abb. 27), einzelne Zellen unter Verdichtung des Cytoplasmas und der Kerne sich ablösen (Abb. 29) und den Histiocytencharakter annehmen. Sie speichern Vitalfarbstoffe. Es handelt sich nach der einen Auf-

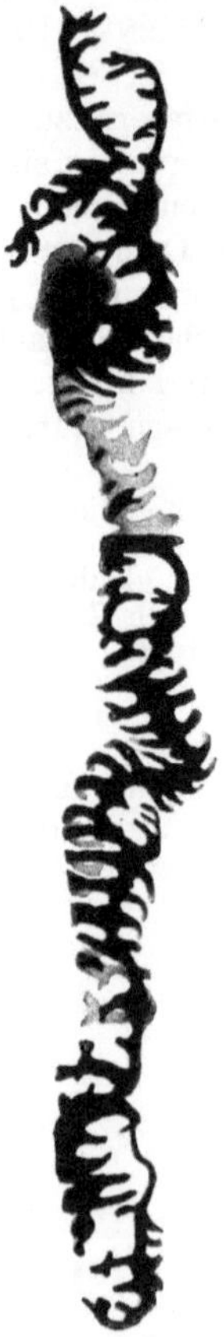

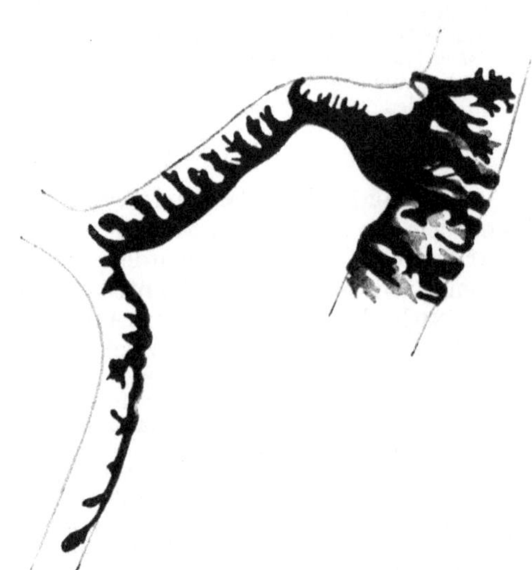

Abb. 21. Capillarpericyten, Zunge (43jähriger Mann). Chromsilberimprägnation. Vergr. 1200 ×. Nach K. W. Zimmermann (1923).

Abb. 22. Herz (43jähriger Mann), pracapillare (im dicken Teil) und capillare Pericyten (im dunnen Teil). Chromsilberimprägnation. Vergr. 1200 ×. Nach K. W. Zimmermann (1923).

fassung um Fibrocyten, die dem Capillarrohr dicht angeschlossen sind [Benninghoff (1926)] und hierbei eine bestimmte Form erhalten haben. Diese pericapillaren Fibrocyten können in der Längsrichtung der Capillare untereinander verbunden sein und ebenso mit dem übrigen Fibrocytennetz in Zusammenhang stehen, was schon Eberth (1871) dargestellt und beschrieben hat. Daß die Endothel-

---

[1] Neuerdings haben Bensley und Vimtrup (1928) durch supravitale Färbung mit Janusgrün B feinste Fäserchen auf der Capillarwand dargestellt, die sie für die Myofibrillen der Pericyten halten. Es kommen aber auch in Fibrocyten feinste Fäserchen vor, die Maximow als Tonofibrillen, Mallory als Fibroglia bezeichnet. Ferner sind die Gitterfasern zu beachten, die auf den Pericyten liegen. Schließlich behauptet Rio Hortega (1917). daß in den Endothelien feinste Fibrillen verlaufen. Welche von diesen Faserarten Bensley und Vimtrup vor sich gehabt haben, ist aus den primitiven Abbildungen nicht zu ersehen.

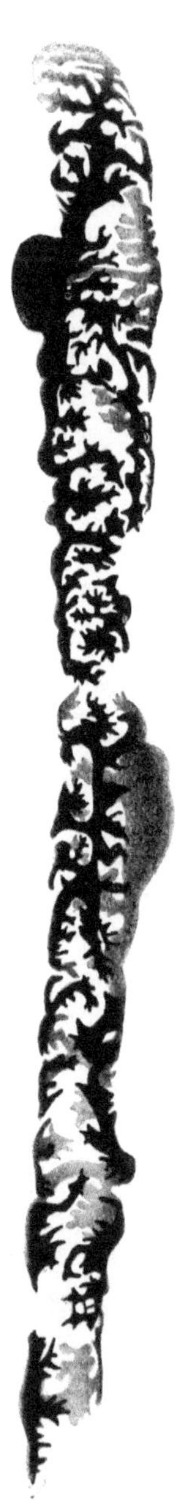

zellen mit den umgebenden Fibrocyten ein Syncytium bilden, wie TEN BERGE (1924) behauptet, kann ich nicht bestätigen. Es ist noch nicht entschieden, ob sämtliche Capillaren solche Pericyten besitzen; an einzelnen Stellen kann der Pericytenbesatz unterbrochen sein. Die Gabelungsstellen sind bevorzugte Orte kräftig ausgebildeter Pericyten. Im Mesenterium sind die Pericyten besonders reichlich, hier findet man die lebhaftesten Umformungen. Über weitere Umformungen dieser Zellen siehe noch MARCHAND und HERZOG (1916). Es verdient betont zu werden, daß die ausgebreiteten Pericyten keine Histiocyten

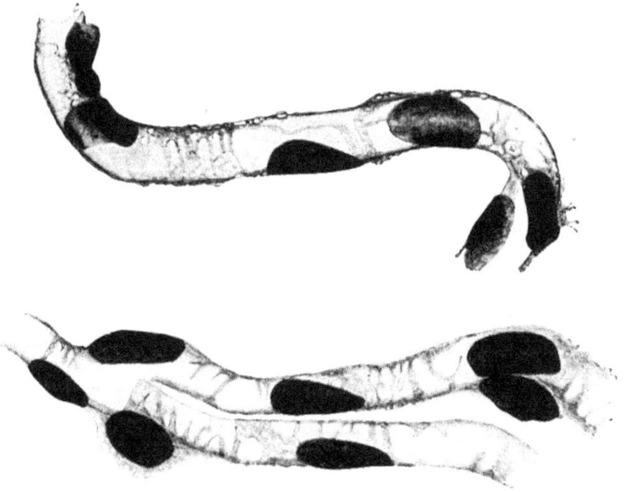

Abb. 24. Capillaren mit Pericyten der Pleura *(Hund)*. Eisenhamatoxyl. (Methode nach VON MOLLENDORFF). Vergr. 1200 ×. Nach BENNINGHOFF (1926).

sind. Bei der Abwanderung von Reizungsformen schieben sich die Nachbarpericyten übereinander, um die entstandene Lücke zu decken. Dabei können Mitosen auftreten, ebenso wie bei der Neubildung von Capillaren.

Nach der anderen Auffassung, die meist auf Grund physiologischer Überlegungen gebildet ist, und die insbesondere von KROGH (1924) mit großer Entschiedenheit vertreten wird, sind die Pericyten wahre Muskelzellen.

Die Gesamtheit dieser Zellen einschließlich der Reizungsformen hat man auch als Adventitiazellen [MARCHAND (1923), HERZOG (1916)] bezeichnet. Außerdem versteht man darunter auch die Zellen, die in entsprechender Weise die nicht capillaren kleinen Gefäße begleiten. Einige Autoren scheinen den Begriff der Adventitiazellen diffuser zu fassen, indem sie ihn mit Gefäßwandzellen identifizieren und dann noch die Endothelien hinzurechnen [vgl. hierzu auch MAXIMOW (1926)]. Demgegenuber ist zu bemerken, daß nur die ausgebreiteten, dem Capillarrohr dicht anliegenden Adventitiazellen den Pericyten entsprechen. Der Ausdruck „Gefäßwandzellen" ist am besten zu vermeiden. Es bedarf allerdings besonderer Methoden, um in allen Fallen die dicht angeschlossenen Pericyten von Endothelien sicher zu unterscheiden. Das sei besonders hervorgehoben, um zu größter Vorsicht zu

Abb. 23. Herz (43jähriger Mann). 8.5—12 *µ* dicke postcapillare Vene mit zwei Pericyten. Die Fortsätze zeigen die Tendenz, sich an den Enden zu verbreitern und Zacken zu bilden. Chromsilberimpragnation. Vergr. 1200 ×. Nach K. W. ZIMMERMANN (1923).

mahnen, wenn auf Grund einfacher Praparate, an denen die Pericyten nicht ausgefärbt sind, eine Reihe von Erscheinungen in die Endothelien projiziert werden, die ebensogut an den nicht unterschiedenen Pericyten sich abspielen könnten.

Die Gruppe von Autoren, die in den Pericyten Muskelzellen sehen wollen, nimmt an, daß Pericyten und Adventiazellen etwas Verschiedenes seien.

Nach der Ansicht von S. Herzog (1916) und Marchand (1923) entstehen die Pericyten aus Endothelzellen, die bei der Teilung sich dachziegelförmig übereinander schieben. Im normalen Gewebe ist hierfür kein Anhaltspunkt zu gewinnen, vielmehr können sich die Pericyten durch Mitose selbständig vermehren, auch bei neugebildeten Gefäßen. NachClark (1925) sind die Capillaren des Forschlarvenschwanzes zuerst frei von Pericyten,

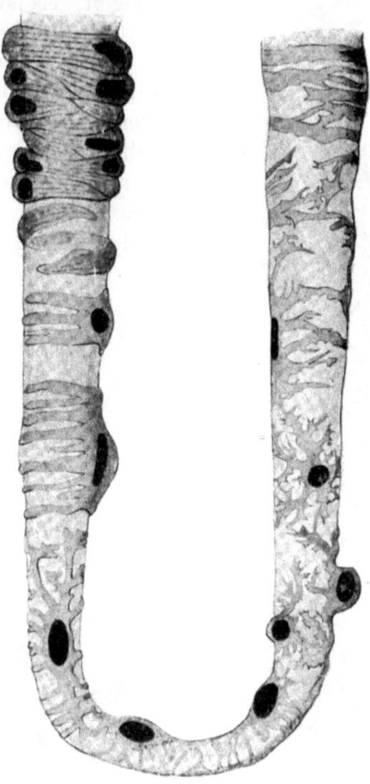

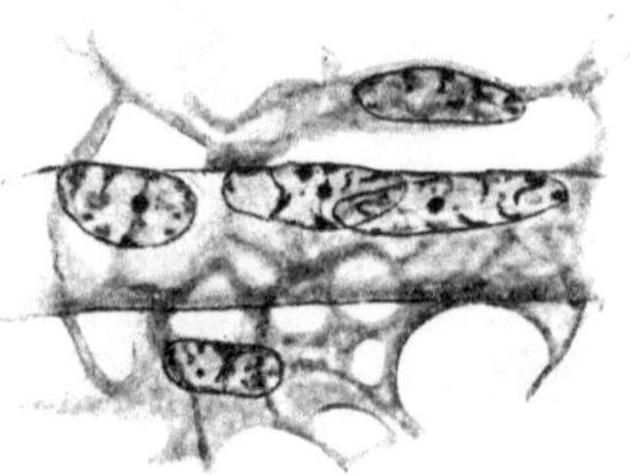

Abb. 25. Capillare der Uterusschleimhaut (Mensch), eingebettet in das Reticulum des Stromas. Farb. Hamalaun. Vergr. 1200 ×.

Abb. 26. Schema der Umformung der glatten Muskelzellen in Capillarpericyten (linker Schenkel der Abb.) und der letzteren in Postcapillarpericyten und Muskelzellen der Venen (rechter Schenkel). Zusammengestellt nach Befunden von K. W. Zimmermann und vom Verf.

in diesem Zustand können sich die Capillaren schon selbständig verengern und erweitern. Im Laufe der Entwicklung wandern Fibrocyten an die Capillaren heran und breiten sich auf ihnen aus. Dieser Vorgang wurde am lebenden

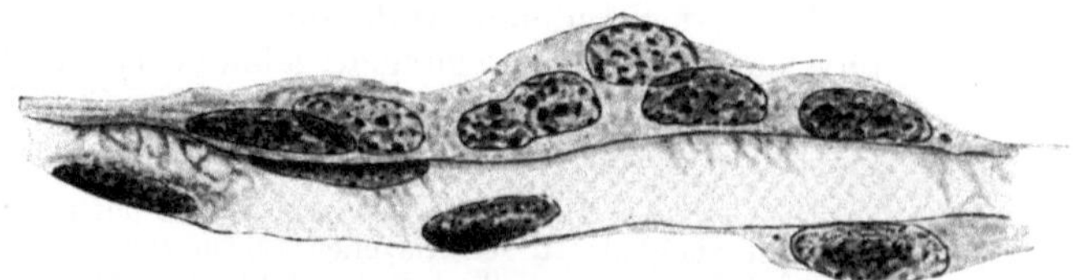

Abb. 27. Capillare mit Wucherung der Adventitiazellen, Mesenterium (Hund). Vergr. 1200 ×. Nach Benninghoff (1926).

Objekt verfolgt. Schon Rouget (1874) hatte am gleichen Objekt beobachtet, daß die Pericyten anfangs spärlich auftreten und an die Capillaren heranwandern. Auch Kölliker (1886) hatte angegeben, daß die „Adventitiazellen" der Gefäße im *Frosch*larvenschwanz aus lymphoiden Zellen entstünden, die sich an die Gefäße anlagern und hier ausbreiten. Ein Teil der Pericyten kann zu

Pigmentzellen werden. Ferner hat FRANÇOIS (1895) spindelförmige Zellen beschrieben, die den Capillaren eng anliegen und die aussprossenden Gefäße begleiten.

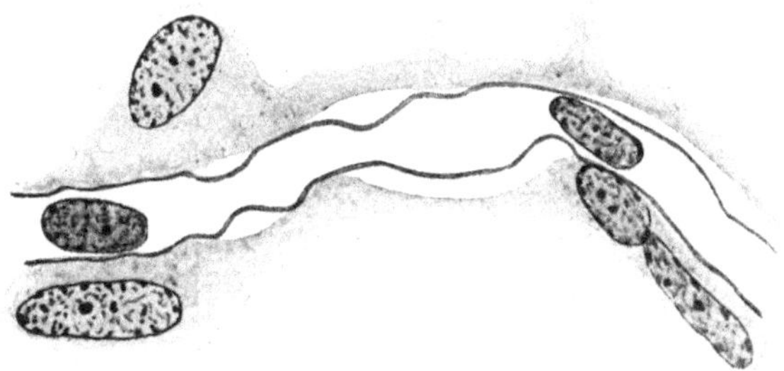

Abb. 28. Capillare, kontrahiert mit Spaltbildung zwischen der Capillarwand und den Adventitiazellen. Mesenterium *(Hund)*. Vergr. 1200 ×. Nach BENNINGHOFF (1926).

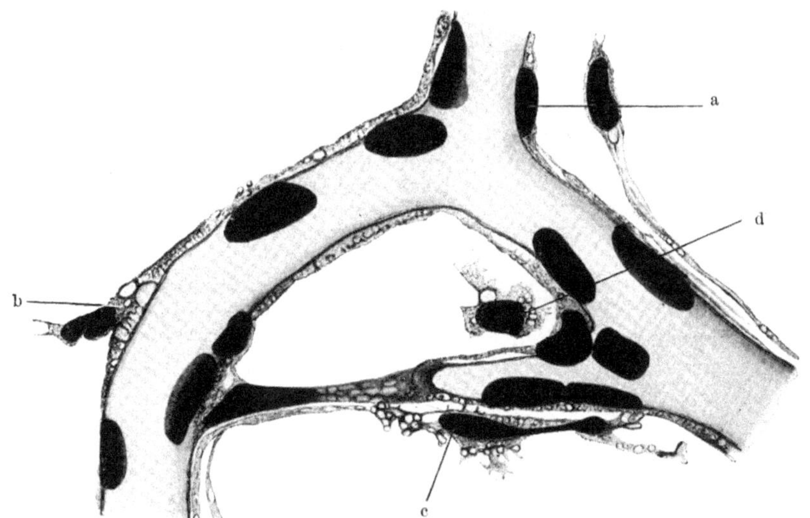

Abb. 29. Capillarschlinge mit Adventitiazellen vom Zwerchfell des Menschen. a Dicht angeschlossene Zelle; b beginnende Ablösung; c fortgeschrittene Ablösung; d freie Zelle. Vergr. 900 ×. Nach BENNINGHOFF (1926).

4. Die Bedeutung der Pericyten.

Die Frage nach der Bedeutung der Pericyten ist heute noch im Fluß. In erster Linie werden die Pericyten als contractile Gebilde angesehen, die die Capillaren verengern könnten. Histologisch kann von einer Muskularisierung der Capillaren [S. MEYER (1902)] keine Rede sein. Die Pericyten sind offenbar keine Dauereinrichtung, behalten keine konstanten Beziehungen zur Gefäßwand und formen sich leicht um. Sie besitzen keine Myofibrillen und speichern Vitalfarbstoffe. Daher kann von Muskelzellen nicht gesprochen werden. Glatte Muskelzellen finden sich an den größeren Gefäßen, die Arteriolen besitzen im peripheren Abschnitt bereits Übergangsformen zwischen glatten Muskelzellen und Fibrocyten, und die Capillaren werden mit Fibrocyten umkleidet, was schon RANVIER (1872) behauptet hat. Die Pericyten aber brauchen das Rohr mit ihren Querfortsätzen nicht völlig zu umgreifen, sie haben offenbar nicht die feste Haftung an der Capillarwand, die wir von einer Zelle voraussetzen müssen, die nach Art einer Muskelzelle wirkt. Auch nach Ohno (1924) ist die muskuläre Natur dieser Zellen nicht bewiesen. Das ist der rein anatomische Beitrag zu dieser Frage. Die letzte Entscheidung aber liegt beim physiologischen Experiment.

Da wir die Tatsache als gesichert hinnehmen können, daß die Capillaren sich unabhängig vom Blutdruck und von der Weite der Arteriolen spontan oder auf künstliche Reize zusammenziehen und erweitern können, so wäre nach Beweisen zu suchen, daß die Kontraktion von den Pericyten besorgt wird. Es kämen dafür nur die Querausläufer in Frage, der Hauptstamm müßte unberührt bleiben. Nun ist insbesondere von Vimtrup (1923) behauptet worden, daß die Verengerung an der Stelle eines Pericyten beginnen sollte, und daß die Einschnürungen an den verengten Capillaren den Querausläufern der Pericyten entsprechen; ähnliche Beobachtungen teilen Heimberger (1925) und Tannenberg (1925) mit. Diese Angaben werden von Clark (1925) auf das bestimmteste bestritten. Meines Erachtens sind die abgebildeten Einziehungen der Capillarwand viel zu weit auseinander im Verhältnis zu den zarten und eng beieinander liegenden Querfortsätzen der Pericyten. Nach Clark (1925) soll auch zwischen Pericyt und Capillarwand bei der Verengerung ein deutlich sichtbarer Spalt auftreten, der auch am fixierten Präparat zuweilen erscheint (Abb. 28). Dieser Widerspruch ist aufzuklären.

Eine Muskelnatur der Pericyten wird außerdem bezweifelt von[1]: Klemenziewicz (1912), Marchand (1923), Aschoff, Aschoff-Ohno (1924), Zimmermann (1923), Clark (1925), Volterra (1925), Benninghoff (1926), Maximow (1926), Florey und Carleton (1926). Die letzteren Autoren fanden an den Mesenterialgefäßen von *Katze* und *Hund* keine verzweigten Rougetzellen und schließen nach Lebendbeobachtung auf eine Contractilität der Endothelien.

Einen vermittelnden Standpunkt nimmt Ebbecke (1923) ein, der vermutet, daß die amöboide Beweglichkeit der Pericyten eine Capillarkontraktion zusammen mit den Endothelien bewirken könne. Wenn nach Clark (1925) die Capillarendothelien eine Contractilität zunächst besessen haben, so ist nicht einzusehen, warum sie diese nach dem Auftreten der Pericyten verlieren sollten.

Ferner liegen mehrere Angaben darüber vor, daß die Capillarwand bei der Verengerung sich falte, wie zerknittert aussehe [Steinach und Kahn (1908), Vimtrup (1923), Krogh (1924), Tannhauser (1926) u. a.]. Daraus wird geschlossen, daß die Endothelien passiv zusammengeschoben würden durch die Pericyten.

Es wurde schon von Stricker (1865) darauf aufmerksam gemacht, daß an der Abgangsstelle der Capillaren von der Arteriole eine Verengerung lebend zu beobachten sei. Diese Angaben sind von Jakoby (1920) und Tannhauser (1926) bestätigt worden. Man spricht von „Schleusenmuskeln", obwohl histologisch noch keine exakten Beweise für eine derartige Bezeichnung vorliegen. Klemenziewicz spricht von „Ventilästchen". Nach Tannhauser (1926) schiebt sich hier ein Sporn in die Lichtung vor. Nach Analogie mit den großen Gefäßen erscheint es verständlich, daß an diesen Orten mit verhältnismäßig geringem Kraftaufwand der Zufluß reguliert werden kann. Am klarsten ist dieser Mechanismus an den Glomeruluscapillaren der Niere beobachtet, wo das Vas afferens den Zufluß reguliert und die Capillaren sich passiv verhalten, obwohl, ihre Deckzellen in jeder Hinsicht den Pericyten entsprechen, wie v. Möllendorff (1928) nachwies.

---

[1] Krogh meint in der soeben erschienenen 2. Auflage seiner Anatomie und Physiologie der Capillaren, daß diese Autoren den wesentlichen Unterschied nicht erfaßt hatten.

K. W. Zimmermann (1923) hat die Hypothese entwickelt, daß die Pericyten den Durchtritt der Flüssigkeit durch die Capillarwand regulieren sollten, indem sie sich dem Rohr bei der Kontraktion dicht anpressen und den Austritt von Flüssigkeit auf diese Weise abschwächen könnten. Auf Grund von Injektionen der Glaskörperhaut des *Frosches* glaubt der Autor Anhaltspunkte dafür gewonnen zu haben, daß der Durchtritt nur dort erfolgt, wo die Pericyten anlagern. Seine Befunde lassen indessen auch die Deutung zu, daß der Farbstoff in dem capillaren Spalt zwischen Endothelrohr und Pericyten adsorbiert worden ist.

Wenn der Stofftransport durch die Gefäßwand besondere Formen annimmt, wie in der Milz, den lymphatischen Organen, dem Knochenmark und wohl auch in der Uteruschleimhaut, dann ist der Stoffwechselapparat des Bindegewebes ersetzt durch ein Gewebe mit besonderen Anpassungen, dem retikulären Gewebe. In diesem Falle liegen die Capillaren im Netz der retikulären Zellen (Abb. 25), wie es seit Henle (1859) bekannt ist, wobei die Bälkchen des Reticulums und auch kernhaltige Partien des letzteren die Capillarwand umspinnen.

Die Tatsache, daß zwischen Blutbahn und Parenchym fast immer Bindegewebe eingeschaltet ist, deutet schon darauf hin, daß dem Bindegewebe mit seinen Zellen eine besondere Bedeutung im Stoffverkehr zukommt. Wenn nun dieser Stoffwechselapparat zurücktritt derart, daß die Pericyten als die letzten Ausläufer des Fibrocytennetzes erscheinen, wie in der Leber, den Nebennieren und der Hypophyse, dann müßte die Capillarwand mit den Pericyten ohne den Rückhalt am Fibrocytennetz diesen Ausfall allein decken. In diesen Fällen werden auch die Endothelien besonders beansprucht, sie zeigen Reizungsformen nach dem Bild der Kupfferschen Sternzellen, und es erscheinen die histiocytären Endothelien nach Aschoff, worüber spater berichtet wird.

Daß die Capillarwand als Ganzes eine gewisse Elastizität besitzt, ist stets angenommen worden. Von Bueren und Prins (1926) haben mit genauen Messungen erwiesen, daß mit zunehmendem Binnendruck die Capillaren in der Schwimmhaut des *Frosches* weiter werden und bei Nachlassen des Druckes sich allmählich wieder verengern. Sie erzielten eine Erweiterung um 60—70$^0/_0$ des Durchmessers. Dabei ergab sich, daß die engen Capillaren der passiven Erweiterung einen geringeren Widerstand entgegensetzen als die weiteren, so daß die volle Durchströmung des arbeitenden Organes mit großer Schnelligkeit erfolgen kann, wie auch Krogh (1924) angibt. Wenn es sich bestätigen sollte, daß die Capillarwand bei der Verengerung sich faltet, so wäre die Wiedereröffnung einer verschlossenen Capillare als eine Entfaltung zu bezeichnen, und eine eigentliche Dehnung der Wand mit gleichzeitiger Verdünnung würde erst nach vollendeter Entfaltung einsetzen können. Von diesem Augenblick an würde erst eine Elastizität in Anspruch genommen. Die ganze Frage nach der Contractilität der Capillaren hat von diesem Punkt auszugehen, es wäre festzustellen, durch welche Mittel die Capillare die Spannung ihrer Wand herabsetzen kann, um sich bei gleichbleibendem Blutdruck zu erweitern, oder heraufsetzen kann, um sich zu verengern.

C. Besondere Bauweisen der Capillarwand und die Reaktionsweisen der Blutgefäßendothelien.

1. Capillarwand und Durchlässigkeit.

Der Mechanismus des Stoffdurchtritts durch die Capillarwand ist an Strukturen gebunden, die mit dem Mikroskop nicht zu erfassen sind. Wohl aber zeigt der Capillarbau Hinweise auf die quantitative Seite des Geschehens. Auch dabei gilt stets die Voraussetzung, daß bei einem Vergleich verschiedener Capillaren die physiko-chemischen Bedingungen als gleichartig angenommen werden.

Die Capillarwand bildet ein Mosaik dünner und dichter Stellen. Die dichteste Partie ist der Kern mit seiner nächsten Umgebung, nach den Zellrändern zu wird die Wand dünner. Ferner sind die Pericyten in Betracht zu ziehen, die der Capillarwand eng anliegen. Da die Durchlässigkeit der Capillarwand vermutlich von ihrer Dichte abhängig ist, so ergeben sich mehrere Möglichkeiten, die Durchlässigkeit durch Anpassung zu steigern. Diese Anpassung kann funktionell sein, indem durch Capillarerweiterung die Durchlässigkeit sich erhöht [Krogh (1924)], oder sie ist anatomisch. Im letzten Fall liegen die Kerne der Endothelien und auch die der Pericyten auf jener Seite, die der bevorzugten Durchtrittsstelle abgewandt ist, oder die Zellplatten werden so groß, daß der dichte Kernraum relativ klein wird (kernarme Capillaren, Glomerulusschlingen), und schließlich können die Zellgrenzen fallen. Diese Möglichkeiten können miteinander kombiniert sein.

Der erste Fall ist in der Choriocapillaris des Auges verwirklicht, wo nach Wolfrum (1908) die Endothelzellenkerne scleralwärts liegen, höchstens den Interstitien zugewandt sind. Ähnliche Verhältnisse kann man gelegentlich auch an anderen Capillaren beobachten. Auch in der Glaskörperhaut des *Frosch*auges liegen die Pericytenkerne ausnahmslos auf der Glaskörperseite. Der zweite Fall findet sich in der *Frosch*lunge, wo schon Auerbach (1865) feststellte, daß die Endothelien der Luftseite größer sind. Nach K. W. Zimmermann (1923) kommen hier auf 14 Kerne der respiratorischen Seite 52 der Leibeshöhlenseite. Gleichzeitig liegen die Pericyten mit dem kernhaltigen Teil der respiratorischen Seite abgewandt. Ähnliche Verhältnisse finden sich an den Arterienenden und Venenanfängen (Abb. 13). Bei der *Katze* zeigen die präcapillaren Arterien der Lungenoberfläche größere Zellen auf der respiratorischen als auf der pleuralen Seite. Es ist das gleichzeitig ein Hinweis dafür, daß der Gasaustausch nicht intercellulár stattfindet, und daß ferner die Arteriolen und Venchen schon eine Art Capillarfunktion ausüben können.

Die letzte Möglichkeit, das Verhalten der Capillarwand zu ändern, besteht in der Aufhebung der Zellgrenzen. Mit der Silbermethode sind bisher an folgenden Capillaren keine Zellgrenzen gefunden worden: Leber, Choriocapillaris des Auges [Toldt (1888)], Darmzotten der *Ratte* [Ranvier (1877)], Nebenniere [Branca (1914)]. An den Glomeruli der Niere ist das Ergebnis noch unsicher [Nussbaum (1886)], ebenso an der Glaskörperhaut des *Frosch*auges [K. W. Zimmermann (1886)]. Die genannten Capillaren sind zumeist auch kernarm. Wir haben allen Grund, solche Syncytien als Verbände aufzufassen, die einen besonders lebhaften Betriebsstoffwechsel besitzen. Da in Bildung begriffene Capillaren ebenfalls syncytial sein sollen, so ist dieser Zustand als ein primitiver angesehen worden. Im übrigen sind die genannten Capillaren anatomisch und physiologisch ungleichwertig.

2. Die Lebercapillaren.

Die Lebercapillaren sind besonders ausgezeichnet durch den Besitz von Kupfferschen Sternzellen [v. Kupffer (1876, 1898, 1899)]. Die Beurteilung dieser Zellen in ihrem Verhältnis zur Capillarwand ist noch heute schwankend. Nach eigenen Untersuchungen, deren Ergebnisse im wesentlichen mit den Befunden von K. W. Zimmermann (1923) übereinstimmen, ist ein deutlich abgrenzbares kernhaltiges Capillarrohr, von Gitterfasern umkleidet, bei geeigneten Methoden klar zu erkennen (Abb. 30 und 31). Da nach der Behandlung mit Silbernitrat keine Zellgrenzen zum Vorschein kommen, so ist ein syncytialer Verband anzunehmen, wenngleich Zimmermann mit der Golgimethode kernhaltige Territorien der Capillarwand imprägnieren konnte. Die Kupfferschen

Sternzellen sind kernhaltige Teile dieses Endothelsyncytiums, die mehr oder minder weit in das Lumen hineinragen, dem Rohr entweder breit aufsitzen (Abb. 30) oder nur durch Ausläufer mit ihm verbunden sind (Abb. 31). Dadurch entstehen verschiedene Formzustände. Daß alle Sternzellen mit ihrem ganzen Zellkörper der Endothelwand anliegen, wie neuerdings PFUHL (1926) behauptet, trifft nicht zu (Abb. 31). Die Kerne der Sternzellen sind meist größer und heller als die Endothelkerne, sie kommen auch in der Mehrzahl vor. Das Mikrozentrum besteht aus zwei Stäbchen (ZIMMERMANN). Auf die Größe und die Dicke der Kerne ist für die Charakterisierung dieser Zellen kein entscheidendes Gewicht zu legen, da hier zweifellos verschiedene Funktionszustände vorliegen können, wie das auch von den Bindegewebskernen bekannt ist [BENNINGHOFF (1923), v. MÖLLENDORFF (1926)]. Das Cytoplasma besitzt kleine Vakuolen und oftmals phagocytierte Einschlüsse (rote und weiße Blutkörperchen), es färbt sich stärker als die Endothelwand. Diese Zellen können sich ablösen und werden

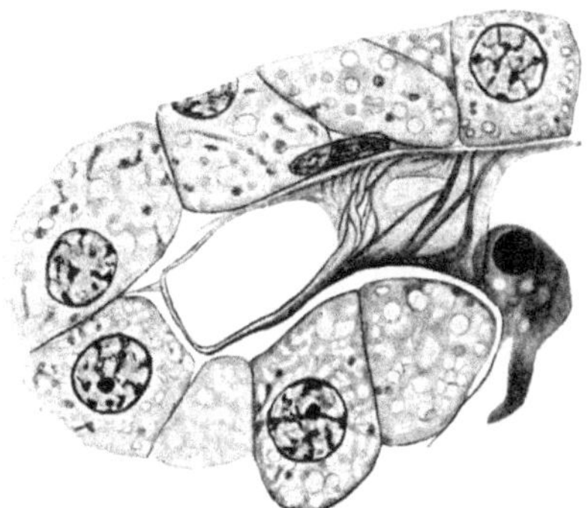

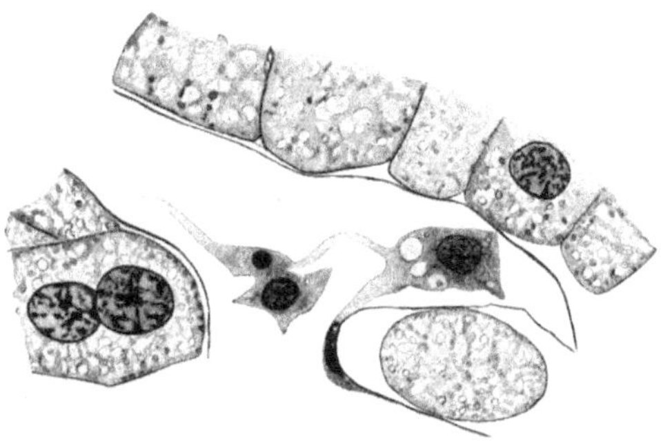

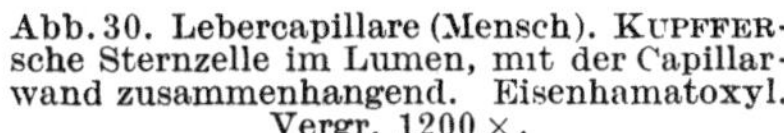

<table>
<tr><td>Abb. 30. Lebercapillare (Mensch). KUPFFER-
sche Sternzelle im Lumen, mit der Capillar-
wand zusammenhangend. Eisenhamatoxyl.
Vergr. 1200 ×.</td><td>Abb. 31. Lebercapillare Mensch. Verzweigte KUPFFER-
sche Sternzellen im Lumen, mit der Capillarwand
zusammenhangend. Eisenhamatoxyl. Vergr. 1200 ×.</td></tr>
</table>

dann in die Lunge geschwemmt. Ob sich die Sternzellen unter geeigneten Reizen zu Leukocyten umformen können [SIEGMUND (1925)], sei dahingestellt [LANG (1926)].

Jedenfalls handelt es sich nicht um starre, einseitig differenzierte Zellformen, die immer das gleiche Aussehen haben müßten, sondern um Teile eines Syncytiums, die der Reizwirkung durch das Pfortaderblut direkt ausgesetzt sind, und die dem Blut mit außerordentlicher Schnelligkeit eingeführte Fremdstoffe entnehmen können (Tusche, Indigo, Zinnober, Carmin, kolloidale Farbstoffe, Metalle und Mikroorganismen). Die KUPFFERschen Sternzellen werden daher von ASCHOFF (1924) zum retikulo-endothelialen System im engeren Sinne gerechnet. [Weitere Einzelheiten und Literatur siehe bei SCHILLING (1909), ASCHOFF (1924), ZIMMERMANN (1923), PRATT (1927) und im Abschnitt „Leber" dieses Handbuches.]

Da die Sternzellen als vorgeschobene Posten des syncytialen Capillarrohres erscheinen, so ist es von vornherein wahrscheinlich, daß sie von diesem Mutterboden aus sich neubilden, wenn sie nach starker Reizung sich abgelöst haben. Wie in allen Syncytien, so sind auch hier in der Capillarwand gelegentlich örtliche Kernwucherungen zu finden, die sehr wahrscheinlich auf dem Wege der Amitose erfolgt und als Vorbereitung für die Ablösung kernhaltiger Cytoplasmamassen (Sternzellen) aufzufassen sind. Das Protoplasma sammelt sich in diesen Sternzellen, während es sonst in der Rohrwand auf eine dünnste Schicht verteilt ist. Ob das Cytoplasma der Rohrwandung auch an der Speicherung von Vitalfarbstoffen teilnimmt, ist bisher nicht erwiesen.

Außerhalb des Capillarrohres liegen Pericyten, deren Auslauferwerk bisher nur mit der Golgimethode [K. W. ZIMMERMANN (1923), PLENK (1927)] dargestellt ist. In der Kantenansicht sind diese Zellen auch bei anderen Methoden zu erkennen (Abb. 30). Diese Pericyten verhalten sich gerade so wie die der gewöhnlichen Capillaren. Es sind offenbar die letzten Auslaufer des Fibrocytennetzes [BENNINGHOFF (1926)], das im ubrigen an diesen Orten fehlt. Es ist mit Sicherheit anzunehmen, daß auch diese Pericyten speichern. Offenbar sind diese Zellen mit den intravasalen KUPFFERschen Sternzellen bis in die neueste Zeit zusammengeworfen worden.

3. Capillaren der Nebenniere.

Auch in den syncytialen Capillaren der Nebenniere finden sich in der Zona reticularis gelegentlich Zellen, die nach Art der KUPFFERschen Sternzellen in das Lumen hineinragen (Abb. 32).

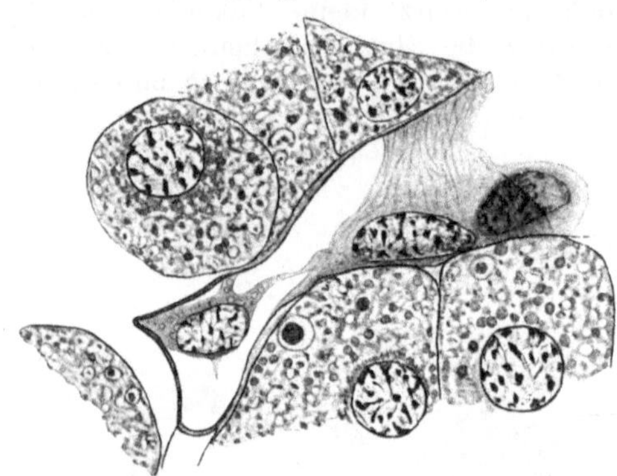

Abb. 32. Nebennierencapillare (Zona reticularis),Mensch. Zwei intravasale Sternzellen mit der Capillarwand zusammenhangend. Die letztere mit einem Endothelkern teilweise im Flachschnitt. Eisenhamatoxyl. Vergr. 1200 ×.

Auch die Capillarendothelien der Nebenniere werden zum reticulo-endothelialen System gerechnet [KIYONO (1914), ASCHOFF (1924)]. Die pericapillaren Fibrocyten sind reichlicher vorhanden. Nach FÉLICIÉNE (1904) sollen die Capillaren stellenweise unter Verlust ihrer Wandung in die Nebennierenzellen einbrechen.

4. Capillaren des Knochenmarks.

Im Knochenmark sind die venösen Capillarabschnitte erweitert (Sinusoide). Die Wand ist sehr dünn und kernarm, vermutlich liegt ein Syncytium vor. Präformierte Öffnungen [VAN DER STRICHT (1892)] sind nicht sicher erwiesen, also auch keine offene Blutbahn [SENGEMANN (1901)]. [Vgl. auch BUNTING (1919), WISLOCKI (1921), DOAN (1922), MAXIMOW (1910), DRINKER (1922).] Diese Capillarwand speichert mit gleicher Schnelligkeit wie die Sternzellen. Eine Ablösung intravasculärer Makrophagen aus der Wand findet bei genügend starker Reizung statt. Die Wand der Sinusoide wird auch als „Uferzellen" eines diffusen Reticulums aufgefaßt. Über Speicherung vgl. RIBBERT (1904), TSCHASCHIN (1913), KIYONO (1914), EVANS (1915). Ein fortwährender Durchtritt zelliger Elemente durch die Wand findet statt [MAXIMOW (1910)]. Nach H. E. JORDAN und BAKER (1926) gehen im *Frosch*femur die Blutgefäßendothelien kontinuierlich in Reticulumzellen über.

Bei der Explantation sollen sich neben den Reticulumzellen auch die Endothelien der Sinusoide in große amöboide Zellformen (Polyblasten) umwandeln, die phagocytieren und Vitalfarben speichern. Bei den *Vögeln*, *Reptilien* und anuren *Amphibien* findet intravasculär im direkten Anschluß an die Wand der Sinusoide die Erythropoese statt (vgl. Kapitel Knochenmark).

In bezug auf ihr Speicherungsvermögen verhalten sich die Capillaren der Hypophyse ähnlich [KIYONO (1914), ASCHOFF (1924)], sie werden daher auch zum reticulo-endothelialen System gerechnet.

5. Capillaren der lymphatischen Organe.

Darüber hinaus gibt es Capillar- oder Gefäßwände, die offenbar für den Durchtritt von körperlichen Elementen (Blutzellen) besonders eingerichtet sind und damit die höchste Stufe der Durchlässigkeit besitzen. Hier wären in erster Linie die Milzsinus zu erwähnen, die von den meisten Untersuchern heute als syncytiale Gebilde mit vorgebildeten, aber regulierbaren Poren angesehen werden (genaue Darstellung im Abschnitt „Milz").

Für die Blutlymphdrüsen hat WEIDENREICH (1905) eine offene Blutbahn angenommen. In den übrigen lymphatischen Organen zeigen die Capillaren und vor allem die postcapillaren Venen ein besonderes Verhalten. Nachdem schon älteren Untersuchern [TOLDT (1888)] gelegentlich aufgefallen war, daß in den Lymphfollikeln bei Blutgefäßinjektion Extravasate besonders häufig auftreten,

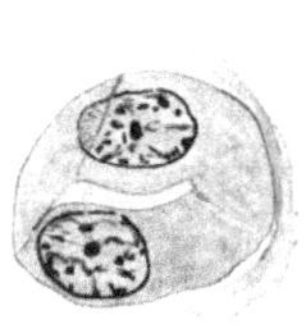
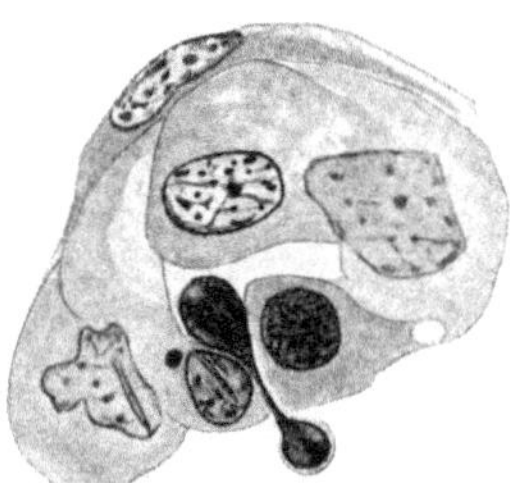

Abb. 33. Zwei postcapillare Venen am Rand eines Lymphknotchens der Magenschleimhaut (Mensch), rechts mit durchtretendem Lymphocyten. Hohe Epithelien. Eisenhämatoxyl. Vergr. 1200 ×.

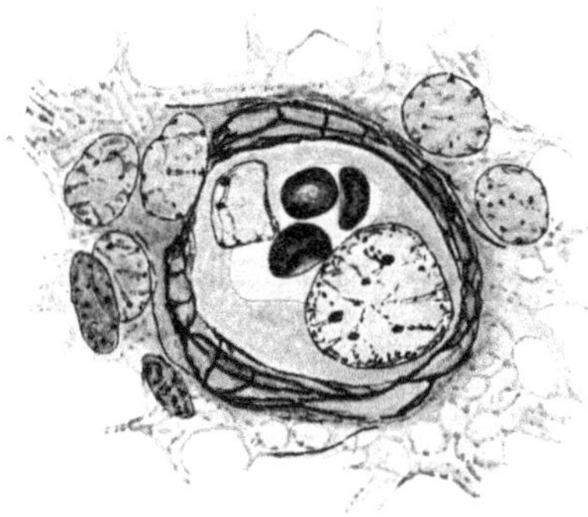
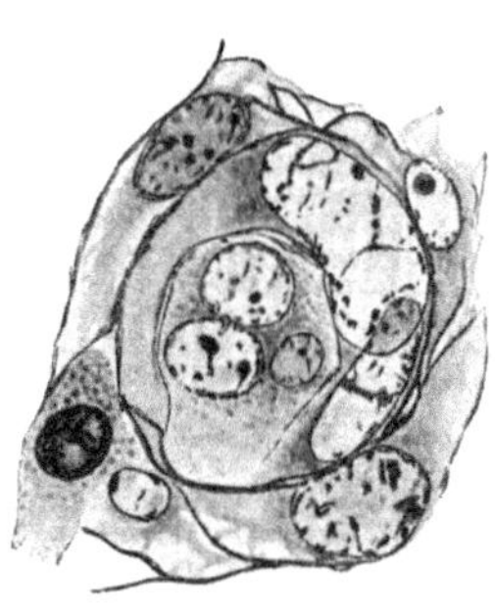

a   b

Abb. 34a, b. Zwei kleinste Gefäße der pramenstruellen Uterusschleimhaut. Bei a Erythrocyten im Lumen, adventitieller Zellmantel mit Gitterfasern, bei b Capillare zugewuchert. Färb. Eosin-Methylblau. Vergr. 1200 ×.

sind auch in den Wanden der kleinsten Gefäße außerordentlich häufig durchwandernde Leukocyten gefunden worden [v. SCHUMACHER (1899)]. Ferner sind die Endothelien auffallend hoch, sie gleichen Drüsenausführungsgängen (Abb. 33). Ein gleiches fand THOMÉ (1898) und ZIMMERMANN (1923) im lymphatischen Gewebe der Zungenbälge. Ich konnte das gleiche in den Lymphknötchen, der Magenschleimhaut und der Gaumenmandel feststellen, Schlußleisten fehlen diesen Endothelien. Die Kerne sind meist rundlich, gelegentlich von verschiedener Größe und Dichte, so daß die einzelnen Endothelzellen ungleichwertig erscheinen können. Ob sie einer reaktiven Umformung fähig sind, ist noch nicht untersucht.

Nach supravitaler Tuschdurchspulung erhielt W. SCHULZE (1925) an den Capillaren und postcapillaren Venen im Lymphknoten des *Kaninchens* Tuschaustritte zwischen die Endothelien. An diesen Stellen wird eine lose Fugung der Endothelien wahrscheinlich gemacht. Die Endothelien der postcapillaren Venen sind nach W. SCHULZE zuweilen zweischichtig. Demnach muß man den genannten Gefäßen eine besondere Fähigkeit zum

Durchschleusen körperlicher Elemente zugestehen, wenngleich bisher nur von W. Schulze eine Art von schrag verlaufenden Stomata gefunden wurden.

Welche Bedeutung die hohen Endothelien haben, ist noch ungeklärt. Es kann als sicher gelten, daß sie nicht nur bei verengten Gefäßen vorkommen, wie das Renaut (1881) ganz allgemein für die Blutgefäße behauptet hatte. Man könnte sich vorstellen, daß bei massenhaftem Durchtritt von Blutkörperchen ein hohes Endothel die Wand eher vor einer völligen Auflösung schützt als ein plattes Epithel. Nach unveröffentlichten Untersuchungen von Dr. Dabelow-Kiel können im Lymphknoten der *Maus* im Gefäßlumen liegende Lympho-cyten von Ausläufern der hohen Endothelien umschlossen werden. Man ist hiernach geneigt, an einen Sonderfall einer lympho-epithelialen Symbiose zu denken.

Hohe Endothelien werden aber auch noch anderwärts angetroffen. So beschreibt van Beneden (1880) im Uterus der *Fledermaus* zylindrische Gefäß-endothelien. Ferner konnte ich in der menschlichen Uteruschleimhaut kleine Gefäße mit hohen Endothelien finden (Abb. 34). Gelegentlich trifft man diese Endothelien in Wucherung (Abb. 34, B), die unter Bildung konzentrischer Körperchen bis zum Verschluß des Lumens führen kann. Eine eindeutige Be-ziehung zu den zyklischen Veränderungen der Uterusschleimhaut lag nicht vor. Ob hier Neubildung oder Rückbildung vorliegt oder ebenfalls eine Be-ziehung zum Durchtritt von Blutzellen besteht, ist unentschieden.

Es sei hier daran erinnert, daß auch rückgebildete Capillaren durch Wucherung zu konzentrisch geschichteten Zellhaufen sich umbilden können [Martinoff (1907)], was nur einen Sonderfall angiolytischer Umformung darstellt (vgl. S. 11). Neuerdings haben Jordan und Looper (1926) auch in Lymphknoten des Kaninchens konzentrische Körperchen als Rückbildungsform präcapillarer Arterien beschrieben.

Kuczynski (1922) behauptet, daß die Endothelien der kleinen Gefaße in den Lymph-knoten der Darmwand auf besondere Reize (Fütterungsversuche) mit einer Schwellung von Cytoplasma und Kern antworten. Diese Endothelien sind aber an sich schon auffallend dick, auch im Hunger [Dabelow (1929)]. Eine Schwellung der ubrigen Blutgefaßendo-thelien wird auch bei entzundlicher Reizung beschrieben, wie hier vermerkt sei.

6. Zellproduktion und Vitalfärbung.

Eine Zellproduktion von seiten der gewöhnlichen Capillarendothelien wird in verschiedenen Richtungen angenommen. So sollen kernreiche dicke Gefäßsprosse durch Abschnürung Osteoklasten bilden, wie zuerst Schaffer behauptet hat. Diese Auffassung hat sich nicht durchgesetzt. Es werden Mesenchymzellen verantwortlich gemacht [Jackson (1904), Maximow (1910)], auch junge Osteoblasten, sogar Lymphocyten [Jordan (1918)].

Bei entzündlicher Reizung sollen durch Ablösung von Endothelzellen histio-cytäre Elemente gebildet werden (Marchand, Rössle u. a.); zusammenfassende Darstellung bei G. Herzog (1923), die am Granulationsgewebe teilhaben. Auch die Möglichkeit einer Fibrocytenbildung von seiten der Endothelien wird dabei erwogen [Maximow (1925)], wie auch umgekehrt eine Neubildung von Gefäß-sprossen unter Beteiligung der Fibrocyten behauptet wird (s. S. 11). Ich möchte hier daran erinnern, daß eine Entscheidung über diese Fragen sehr schwer zu treffen ist, da eine kollabierte Capillare im Schnitt von Fibrocyten oft gar nicht zu unterschieden ist. Ein gut Teil der Bindegewebskerne, die im normalen interstitiellen Bindegewebe des Parenchyms beschrieben werden, sind solche kollabierten Capillaren.

In einem Fall fand ich bei einer kleinen Herzvene, bei der durch Zufall das Endothel-häutchen sich abgelöst hatte und von der Flache zu sehen war, zwei Sorten von Endothel-kernen: große helle und kleinere dunklere. Ihrem Bau nach verhielten sie sich wie

Fibrocytenkerne zu Histocytenkernen. Aus dieser vereinzelten Beobachtung kann man keine Schlüsse ziehen.

In Gewebskulturen, z. B. der weichen Hirnhäute [MAXIMOW (1925)] ist indessen eine Umwandlung von Endothelzellen in Fibrocyten zu beobachten. Aus den abgeschnittenen Enden der kleinen Gefäße sprossen die Endothelien in Form von langen Zellbändern heraus, weichen peripher auseinander, entsenden Ausläufer und sind dann von Fibrocyten nicht zu unterscheiden. Hingegen sollen diese wuchernden Endothelien nach MAXIMOW niemals kolloidale Farbstoffe speichern und sich auch nicht in histiocytäre Formen verwandeln. Tuschepartikel werden aber von ihnen aufgenommen. Da im Organismus auch die gewöhnlichen Endothelien bei hochgetriebener Speicherung des Tieres Vitalfarbstoffe in Gestalt feiner Körnchen speichern sollen [TSCHASCHIN (1913), KIYONO (1914), ASCHOFF (1924) u. a.], so bedarf diese Frage einer weiteren Aufklärung. Es ist zu beachten, daß bei der Aufsicht auf die Wand einer Capillare es nicht zu entscheiden ist, ob die Speicherung in den Pericytenausläufern oder den Endothelien selbst liegt, dadurch wird die Entscheidung sehr schwierig, wie auch die folgenden Untersuchungen beweisen.

Um die Umwandlung der gewöhnlichen Blutgefäßendothelien zu erzwingen und ihre Reaktionsweise zu ermitteln, hat man auf experimentellem Wege die verschiedensten Reize gesetzt. Nach intravenöser Tuscheinjektion nehmen die Gefäßendothelien Tuschekörnchen auf. MC JUNKIN (1919) sah tuschehaltige Endothelien sogar in Mitose und daneben im Lumen tuschehaltige Zellen. Er schließt daraus auf eine Ablösung der Endothelien. Auch FOOT (1919, 1920, 1921, 1923, 1925) glaubt in einer großen Reihe von Arbeiten mit Tusche die Endothelien markieren zu können. Aus ihnen sollen Phagocyten entstehen, wenn durch Einführen von Agar ins Bindegewebe oder bei experimenteller Tuberkulose gleichzeitig eine Entzündung gesetzt wurde. Ferner hat F. HERZOG (1924, 1925) nach intravenöser Tuscheinjektion in der lebenden *Froschzunge* schwere Veränderungen an den Capillaren erzeugt und beschreibt eine Ablösung von Endothelien, die in das umgebende Gewebe wandern. Diese Angaben werden aber von LANG (1926) und STILLWELL (1926) bestritten. Nach diesen Autoren werden zwar die Tuschepartikel von den Endothelien aufgenommen, aber alsbald an die Pericyten weitergegeben. Während die Endothelien intakt bleiben, wandern die tuschebeladenen Pericyten vom Gefäßrohr ab. Es erscheint verständlich, daß die Endothelien nicht ohne weiteres sich aus der Capillarwand herauslösen können, ohne die Blutbahn zu öffnen.

Nach BRICKNER (1927) ist die Aufnahmefähigkeit der Endothelien für Kohleteilchen sehr verschieden. In den am stärksten ausgebildeten Capillarnetzen ist sie am reichlichsten.

Auch gegen die Angabe von PERMAR (1924), daß aus den Capillarendothelien der Lunge bei Carmininjektion sich phagocytierende Monocyten ablösen, wendet sich LANG (1926) mit der Behauptung, daß die in den Septen gelegenen Histiocyten die Phagocyten liefern. Eine verhältnismäßig rasche körnige Speicherung von Vitalfarbstoffen wird für die Capillarendothelien der Lunge auch von BOERNER-PATZELT (1923) angegeben. Bei der außerordentlich dichten Lagerung der Alveolarendothelien, Pericyten und Capillarendothelien in der Lunge wird diese Frage für ihre endgültige Entscheidung noch weiterer muhsamer Untersuchung bedurfen. Bei Überladung des Darmes mit resorptionsfähigen Substanzen hat KIYONO eine Ablösung auch von Blutgefäßendothelien der Zotten und eine Umwandlung in Histiocyten beschrieben.

Auf anderem Wege will OELLER (1923, 1925) in kürzester Frist eine lebhafte Wucherung der Capillarendothelien mit Umwandlung in Granulocyten in der Lunge und anderen Organen dann erzielt haben, wenn er bei einem allergisch gemachten *Meerschweinchen* das Antigen reinjizierte. Ähnliches berichtet SIEGMUND (1925). Bei Allgemeininfektionen sollen Makrophagen und Monocyten, aber auch Granulocyten aus den Gefäßendothelien entstehen und Intimagranulome gebildet werden. Nach TOEPPICH (1925) formen sich 1—2 Stunden nach Einführung von Tuberkelbacillen in die Luftröhre die Capillarendothelien der Lunge in mononucleare Leukocyten um, die ihrerseits zu polymorphkernigen Leukocyten werden. Es ist aber auch damit zu rechnen, daß solche Polster von Monocyten und Granulocyten in die Capillare eingeschwemmt und hier zur Haftung gebracht werden. Daß die Endothelien der peripheren Gefäße auch ohne wesentliche Umformung pathogene Mikroorganismen phagocytieren können, zeigten WYSSOKOWITSCH (1886), W. ROSENTHAL (1921); vgl. auch WINDBOLZ (1925).

Die Ablösung von Endothelien aus den gewöhnlichen peripheren Capillaren und Venen spielt eine große Rolle in der Monocytenfrage. In Blutausstrichen werden abgelöste Endothelien oder Endothelphagocyten mit besonderen Merkmalen beschrieben. Als erster hat wohl Mallory (1898, 1914) den Begriff der „endothelialen Leukocyten" aufgestellt. In der klinischen Hämatologie wird die Herkunft der Monocyten aus abgelösten Endothelien der peripheren Capillaren und kleinen Venen meist schon als gesicherte Tatsache hingenommen. Vor allem hat Patella (1905, 1907, 1909, 1923) diese Auffassung zu begründen versucht. Ihm haben sich zahlreiche Untersucher angeschlossen [vgl. Aschoff (1924) und Simpson (1922)]. Für uns kommt nicht so sehr der Befund von „Endothelzellen" im Blut in Frage als der histologische Nachweis ihrer Ablösung von der Gefäßwand. Obwohl nur die histologische Untersuchung die Entscheidung bringen kann, sind solche Angaben sehr spärlich im Verhältnis zu der großen Zahl von Arbeiten, in denen eine Zellablösung vorausgesetzt wird. Bei Infektionskrankheiten wie der Endocarditis ulcerosa hat Hess (1922) bei Gefäßuntersuchungen des Ohrläppchens, der Finger und Zehenbeere Wucherungen des Endothels in Form von verrukösen Gebilden histologisch nachgewiesen. Die Zahl der abgelösten Monocyten bzw. Bluthistiocyten soll besonders hoch sein, wenn vor der Blutentnahme das Ohrläppchen gereinigt wurde. Die histologischen Befunde von Hess (1922) konnten allerdings von Frehse (1922) und Schittenhelm (1925) nicht bestätigt werden.

Die vorstehenden Angaben zeigen, daß die Endothelien der peripheren Blutgefäße nur bei starken Reizeinwirkungen zur Phagocytose, Speicherung, Ablösung oder gar Umformung gebracht werden können. Unter normalen Verhältnissen ist an peripheren Capillaren eine Ablösung oder Umformung der Endothelien mit Sicherheit nicht beobachtet worden. Diese Vorgänge verlaufen vermutlich so langsam, daß sie histologisch schwer zu fassen sind. Trotzdem können wir nicht mit Sicherheit behaupten, daß die gewöhnlichen Blutgefäßendothelien einseitig ausdifferenzierte Elemente seien, die nur noch ihresgleichen hervorbringen könnten, wenn es auch zu wünschen bleibt, daß in der schwierigen Frage noch weitere Beweise erbracht werden.

Auffallend ist es, daß eine Gruppe von Capillaren sich durch ihre besondere Reaktionsfähigkeit heraushebt. Es sind das, wie oben beschrieben, die Milzsinus, die Capillaren der Leber, des Knochenmarks, der Nebenniere und Hypophyse, wozu nach Tschassownikow (1928) offenbar auch die Capillaren der Thymus zu zählen sind. Diese Gruppe ist von Aschoff, Kiyono (1914) als Capillaren mit histiocytären Endothelien von den Capillaren mit gewöhnlichen Endothelien abgetrennt worden. In bezug auf die Reaktionsgeschwindigkeit und die Umformungsfähigkeit sind die histiocytären Endothelien in sich nicht ganz einheitlich. Auch fragt es sich, ob sie unvermittelt neben den „gewöhnlichen" Endothelien stehen; es ist damit zu rechnen, daß hier Übergänge vorhanden sind. So ist vor allem das Verhalten der Lungencapillaren in dieser Hinsicht noch umstritten, auch ist damit zu rechnen, daß die Capillaren der kleinsten Gefäße der Darmzotten, der Uterusschleimhaut und der lymphatischen Organe, in diesen Übergangsbereich fallen; dies ist weiterer Untersuchungen wert. Am Ende der Reihe erscheinen erst die peripheren Capillaren bzw. kleinen Gefäße, deren Reaktionsweisen, was Phagocytose, vitale Speicherung und Ablösung anlangt, am trägsten sind, und die nur bei Anwendung stärkerer Reize aus dem Gleichgewicht gebracht werden, sich dann aber nicht grundsätzlich anders zu verhalten scheinen, sofern die bisherigen Angaben sich weiter bestätigen.

Jedenfalls halten wir die Trennung zwischen einem hochdifferenzierten Zellstamm der gewöhnlichen Capillarendothelien und einem indifferenten, mit verschiedenen Entwicklungspotenzen begabten Zellsystem der histiocytären Blutgefäßendothelien, wie sie Maximow mit besonderer Schärfe vertritt, für

zu weitgehend. Wenn MAXIMOW angibt, daß den gewöhnlichen Blutgefäßendothelien nur die Umwandlung in Fibrocyten offen stände und diese Endothelien zum Fibrocytensystem zu rechnen wären, so ist damit nicht entschieden, daß sie nicht weiterer Umformung fähig wären.

Es muß das Bestreben sein, die Ursachen zu ermitteln, durch die solche
Potenzen zum Vorschein kommen. Den gewöhnlichen Endothelien gegenüber
erscheinen die histiocytären als in einem physiologischen Reizzustand befindlich.
Wenn wir demnach fragen, unter welchen besonderen Bedingungen die histiocytären Blutgefäßendothelien im Körper stehen, so haben wir hier intravasale
und extravasale Faktoren zu unterscheiden, da die Capillarwand als Austausch-
vermittler nicht allein von der Blutseite her beeinflußt wird, sondern ebenso
von dem versorgten Parenchym. Wenn man keine Unterteilung der histiocytären
Endothelien vornehmen will, so gelingt es bis heute nicht, die Außenbedingungen
für das Auftreten histiocytärer Eigenschaften der Blutgefäßendothelien eindeutig zu formulieren. Wir können daher nur etwa folgende Gemeinsamkeiten
als wahrscheinlich hinstellen: ein verlangsamter venöser Blutstrom, verbunden
mit einer erhöhten Beanspruchung der Endothelien durch Reizstoffe. Dabei
sind die intra- oder extravasculär angebotenen Reizstoffe offenbar nicht
spezifisch.

Literatur.

Aeby: Über den feineren Bau der Blutcapillaren. Med. Zbl. 1865, Nr 14. — **Andriezen,
W. S.:** On a System of fibre-cells surrounding the blood-vessels of the Brain of men and
mammals and its physiological significance. 1. Pl. Internat. Mschr. Anat. u. Physiol.
10, 512 (1893). — **Arnold, J.:** (a) Über die Beziehung der Blut- und Lymphgefaße zu den
Saftkanälen. Virchows Arch. **62,** 38 (1873). (b) Über das Verhalten der Wandungen der
Blutgefaße bei der Emigration weißer Blutkorper. Virchows Arch. **62,** 487—503 (1873). —
Aschoff, L.: Das reticulo-endotheliale System. Erg. inn. Med. **26,** 1 (1924). — **Auerbach:**
Über die feinere Struktur der Saugadern und der Blutcapillaren. Breslau. Ztg 22. Febr. 1865.

van Beneden: Contribution à la connaissance de l'ovaire des mammifères. L'ovaire
du *Vespertilio murinus* et du *Rhinolophus ferrum equinum.* Arch. f. Biol. **1,** 475—550 (1880).
Benninghoff, A.: (a) Über die Formenreihe der glatten Muskulatur und die Bedeutung der
ROUGETschen Zellen an den Capillaren. Z. Zellforschg **4,** 125—170 (1926). (b) Zur Kenntnis
und Bedeutung der Amitose und amitosenahnlicher Vorgange. Sitzgsber. Ges. Naturwiss.
Marburg 1922 I, Nr 7, 45. — **Bensley, R. R.** and **Bj. Vimtrup:** On the nature of the rouget
cells of capillaries. Anat. Rec. **39,** 37—55 (1928). — **ten Berge, B. S.:** Bindweefsel structuur
en bloodvatvorming. Nederl. Tijdschr. Geneesk. **68,** 1, Nr 1, 1212 (1924). — **Boerner-
Patzelt, D.:** (a) Zur Kenntnis der intravitalen Speicherungsvorgange im reticulo-endothelialen Apparat. Z. exper. Med. **34,** 336 (1923). (b) Zur Kenntnis der intravitalen Speicherung von Ferrum oxydatum saccharatum. Arch. mikrosk. Anat. **102,** 184 (1924). —
Brass, H.: Die physiologische Pigmentablagerung in den Capillarendothelien. Arch. mikrosk.
Anat. **82,** 61 (1913). — **Brickner, R.:** The rôle of the capillaries and their endothelium in
the distribution of colloidal carbon by the blood stream. Bull. Hopkins Hosp. **40,** 90 (1927).
Bueren, J. van et **Prins, S. A.:** Examen de l'influence de la pression interne sur le diamètre
des capillaires. Arch. néerl. Physiol. **11,** 2. Lief., 200 (1926). — **Bunting, C.:** The regulation
the red blood-cell supply. Contrib. to Med. a. Biol. Res., dedicated to Sir William Osler.
2, 824. New York: Paul B. Hoeber 1919.

Carrier, E. B.: The reaction of the human skin capillaries to drugs and other stimuli.
Amer. J. Physiol. **61,** 528—547 (1922). — **Chrzonszczewsky, N.:** Über die feinere Struk-
tur der Blutcapillaren. Arch. path. Anat. **35,** 169 (1866). — **Clark, E. R.** und **Clark,
Eleonor Linton:** (a) A. On the development of adventitial (Ronget) cells on the blood capil-
laries of amphibian larvae. B. The relation of „Rouget" cells to capillary contractility.
Amer. J. Anat. **35** (1925). C. On the failure of endothelial cells, even after desquamation,
to be transformed into wandering cell, with observation of the nature of endothelium. Anat.
Rec. **36,** 355—182. 1927. — **Cousin, G.:** Notes biologiques sur l'endothélium vasculaire.
C. r. Soc. Biol. Paris, X. s. 5, No 14, 454 (1898). — **Craigie, E. H.:** On the relative vascularity
of various parts of central nervous system of the albino rat. J. comp. Neur. **31** (1920).

Dieter und **Chon-Sung Sheng:** Zur Physiologie und Morphologie der Capillaren am
Nagelwall bei gesunden Personen. Z. exper. Med. **28,** 234 (1922). — **Doan, C.:** The capillaries of the bone marrow of the adult pigeon. Bull. Hopkins Hosp. **133,** 222 (1922). —

Dogiel, A.: Über ein die Lymphgefäße umspinnendes Netz von Blutcapillaren. Arch. mikrosk. Anat. **17**, 335 (1878). — **Drinker, C., Drinker, K.** and **C. Lund:** The circulation in the mammalian bone marrow with especial reference to the factors concerned in the movement of red blood cells from the bone marrow into the cirulating blood as disclosed by perfusion of the tibia of the dog and by infections of the bone marrow in the rabbit and cat. Amer. J. Physiol. **62**, 1 (1922). — **Duyff** und **Bouman:** Über die Capillarisation einiger *Kaninchen*muskeln. Z. Zellforschg. **5**, 596 (1927).

Ebbeke, U.: Endothelzellen, „Rougetzellen" und Adventitialzellen in ihren Beziehungen zur Contractilitat der Capillaren. Klin. Wschr. **2**, 1341 (1923). — **Eberth, C. J.:** (a) Über den Bau und die Entwicklung der Blutcapillaren. Würzburg. naturwiss. Z. **6**, H. 1, 27 (1866). (b) Über den Bau und die Entwicklung der Blutcapillaren. 2. Abh. Würzburg. naturwiss. Z. **6**, H. 2, 34 (1866). (c) Von den Blutgefäßen. Strickers Handbuch der Lehre von den Geweben S. 191. Leipzig 1871. — **Engelmann, G.:** Über das Verhalten des Endothels der Blutgefäße bei der Auswanderung der Leukocyten. Dorpat 1891, 32 S. — **Evans, H.:** The macrophages of mammals. Amer. J. Physiol. **37**, 243 (1915).

Feliciene, Lydia: Über die Beziehung zwischen dem Blutgefaßsystem und den Zellen der Nebenniere. Arch. mikrosk. Anat. **63**, H. 2, 283 (1904). — **Florey, H. W.** and **H. M. Carleton:** Rouget cells and their function. Proc. roy. Soc., Ser. B. **100**, 23—31 (1926). — **Foot, N.:** (a) Studies on endothelial reactions. I. The macrophages of the loose connective tissue. J. med. Res. **40**, 353 (1919). (b) Studies on endothelial reactions. II. The endothelial cell in experimental tuberculosis. J. of exper. Med. **32**, 513 (1920). (c) Studies on endothelial reactions. V. The endothelium in the healing of aseptic wounds in the omentum of rabbits. J. of exper. Med. **34**, 625 (1921). (d) Studies on endothelial reactions. VII. Changes in the distribution of colloidal carbon noted in the lungs of rabbits following splenectomy. J. of exper. Med. **37**, 139 (1923). (e) The endothelial phagocyte. A critical review. Anat. Rec. **30**, 15 (1925). — **Fortin, E. P.:** Investigations sur les vrais capillaires. Rev. Soc. Med. int. y Soc. Fisiol. **2**, 500—510 (1926). — **Francillon, M. R.:** Über die Obersteiner-Nisslschen Lochkerne im Endothel und über amitosenähnliche Kernformen der Muskelzellen kleiner Arterien. Anat. Anz. **62**, 451—458 (1926/1927). — **François:** Recherches sur le développement des vaisseaux et du sang dans le grand épiploon du *Lapin*. Archives de Biol. **13**, H. 4, 521 (1895). — **Frehse, C.:** Beobachtungen über Monocyten. Fol. haematol. (Lpz.) **28**, 1 (1922). — **Freund, R.:** Zur Lehre von den Blutgefaßen der normalen und kranken Gebärmutter. Jena: Gustav Fischer 1904.

Goll, F.: Notiz über die Verteilung der Blutgefaße auf dem Rückenmarksquerschnitt. Verh. naturforsch. Ges. Zürich **1863**.

Hagen, W.: Periodische konstitutionelle und pathologische Schwankungen im Verhalten der Blutcapillaren. Virchows Arch. **239**, 504 (1921). — **Heimberger, H.:** (a) Beitrage zur Physiologie der menschlichen Capillaren. Z. exper. Med. **46**, 517 (1925). (b) Contractile Funktion und anatomischer Bau der menschlichen Capillaren. Z. Zellforschg **4**, 713—752 (1927). — **Herzog, F.:** Endothelien der *Frosch*zunge als Phagocyten und Wanderzellen. Z. exper. Med. **43**, 79—83 (1924). — **Herzog, G.:** Experimentelle Untersuchungen über die Einheilung von Fremdkorpern. Zieglers Beitr. **61**, 377 (1916). (b) Über die Bedeutung der Gefäßwandzellen in der Pathologie. Klin. Wschr. **2**, 684 (1923). — **Hess, F.:** Zur Herkunft der im strömenden Blut bei Endocarditis lenta vorkommenden Endothelien. Dtsch. Arch. klin. Med. **138**, 330 (1922). — **Huzella, Th.:** Der Mechanismus des Capillarkreislaufs und der Sekretion im Bindegewebe. Z. Zellforschg **2** (1925).

Jackson, C.: Zur Histologie und Histogenese des Knochenmarkes. Arch. f. Anat. **1904**, 33. — **Jacoby, W.:** Beobachtungen am peripheren Gefaßapparat unter lokaler Beeinflussung derselben durch pharmakologische Agentien. Arch. f. exper. Path. **86** (1920). — **Johnstone, P. N., F. H. Wackefield** and **H. U. Curry:** On the comparation vascularity of heart muscle and the Purkinje fibers. Anat. Rec. **2**, 55 (1923). — **Jordan, H.:** A contribution to the problems concerning the origin, structure, genetic relationship and function of the giant cells of hemopoetic and osteolytic foci. Amer. J. Anat. **24**, 225 (1918). — **Jordan** and **Looper:** The comparative histology of the lymphnodes of the rabbit. Amer. J. Anat. **37**, 437—461 (1927). — **Joseph, H.:** Einige Bemerkungen zu F. Maurers Abhandlung: Blutgefäße im Epithel. Arch. mikrosk. Anat. **52**, 167—176 (1898).

Iunkin, Mac F.: The origin of the phagocytic mononuclear cells of the peripheral blood. Amer. J. Anat. **25**, 27 (1919).

Kiyono, K.: Die vitale Carminspeicherung. Jena: Gustav Fischer 1914. — **Klemensiewicz, R.:** (a) Über den Einfluß der Körperstellung auf das Verhalten des Blutstromes und der Gefaße. Sitzgsber. Akad. Wiss. Wien, math.-naturwiss. Kl. **96**, 69 (1887). (b) Die Pathologie der Lymphstromung in Krehl-Marchands Handbuch der allgemeinen Pathologie. Bd. 2, Abt. 1, S. 398. 1912. — **Kölliker, A.:** Histologische Studien an *Batrachier*larven. Z. Zool. **43**, 1—40 (1886). — **Kolossow, A.:** (a) Über die Struktur des Endothels der Pleuroperitonealhöhle der Blut- und Lymphgefaße. Biol. Zbl. **12**, 87 (1892). (b) Über die Struktur Pleuroperitoneal- und Gefäßepithels. Arch. f. mikrosk. Anat. **42**, 318 (1892). — **Krogh, A.:**

Anatomie und Physiologie der Capillaren. Berlin 1924. — **Kuczynski, M. H.:** Edwin Goldmanns Untersuchungen über celluläre Vorgänge im Gefolge des Verdauungsprozesses auf Grund nachgelassener Präparate dargestellt und durch neue Versuche ergänzt. Virchows Arch. **239**, 185 (1922). — **Kupffer, C. von:** (a) Über Sternzellen der Leber. Briefl. Mitt. an Prof. Waldeyer. Arch. mikrosk. Anat. **12** (1876). (b) Über Sternzellen der Leber. Verh. anat. Ges. 12. Verslg Kiel. Anat. Anz. **14** (1898). (c) Über die sogenannten Sternzellen der *Säugetier*leber. Arch. mikrosk. Anat. **54** (1899).

Lang, F.: Experimentelle Untersuchungen über die Histogenese der extramedullären Myelopoese. Z. mikrosk.-anat.Forschg **4**, 417 (1926). — **Langhans, Th.:** Beiträge zur normalen und pathologischen Anatomie der Arterien. Virchows Arch. **36**, 187 (1866). — **Lapinsky, M.:** (a) Über den normalen Bau und pathologische Veränderungen der feinsten Gehirncapillaren. Aus d. Laborat. d. psychiatr. u. Nervenklinik d. K. Charité zu Berlin (Jolly). Arch. f. Psychiatr. **26**, H. 3, 854 (1894). (b) Zur Frage über das Lumen der Gehirncapillaren. Dtsch. Z. Nervenheilk. **9**, 169 (1896). — **Leber, Th.:** Über die Entstehung der Entzündung und die Wirkung der entzündungserregenden Schädlichkeiten. Fortschr. Med. **4**, 460 (1888). — **Lengemann, P.:** Knochenmarksveränderungen als Grundlage von Leukocyten und Riesenkernverschleppung (Myelokinese). Beitr. path. Anat. **29**, 1 (1901). **Levschin, L.:** Über die terminalen Blutgefaße in den primitiven Markraumen der Röhrenknochen der Neugeborenen und über die Capillarkerne derselben. Mélanges biologiques Tome 8, p. 307—316. 1872. — **Löwit, M.:** Über die Beziehung des Blutgefaßendothels zur Emigration und Diapedese. Inst. allg. Path. Innsbruck. Beitr. path. Anat. **16**, H. 2, 521 (1894).

Mall, J. P.: Die Blut- und Lymphwege im Dünndarm des Hundes. Abh. sächs. Ges. Wiss., math.-physikal. Kl. **14**, 153 (1888). — **Mallory, F.:** (a) A histological study of typhoid fever. J. of exper. Med. **3**, 611 (1898). (b) The principles of pathologic histology. Philadelphia and London: W. B. Saunders u. Co. 1914. — **Marchand, F.:** (a) Der Prozeß der Wundheilung mit Einschluß der Transplantation. Stuttgart 1901. (b) Über die Contractilitat der Capillaren und die Adventitiazellen. Münch. med. Wschr. **70**, 385 (1923). (c) Die örtlich reaktiven Vorgange (Lehre von der Entzundung). Handbuch der allgemeinen Pathologie von Krehl und Marchand. Bd. 4, S. 78. Leipzig 1924. — **Martinoff, V.:** Zur Frage der sogenannten Gefäßegmente des großen Netzes bei neugeborenen *Säugetieren*. Internat. Mschr. Anat. u. Physiol. **24**, 281—291 (1907). — **Matarese, V.:** Contributo allo studio delle, ,,cellule adventiziali" del Marchand. Arch. Sci. med. **52**, 32—40 (1928). — **Mayer, S.:** (a) Studien zur Histologie und Physiologie des Blutgefäßsystems. Prag. med. Wschr. 1882, Nr 29. (b) Die Blutgefaße in der Membrana hyaloidea des *Frosch*auges. Naturwiss. Jb. Lotos, N. F. **14**, 12. Prag 1894. (c) Bemerkungen über die sog. Sternzellen der Leber und die Struktur der capillaren Blutgefaße. Anat. Anz. **16** (1899). (d) Die Muskularisierung der capillaren Blutgefaße. Nachweis des anatomischen Substrats ihrer Contractilitat. Anat. Anz. **21** (1902). — **Möllendorff, W. v.:** (a) Das Fibrocytennetz im lockeren Bindegewebe; seine Wandlungsfahigkeit und Anteilnahme am Stoffwechsel. Zellforschg **3**, 503—600 (1926). (b) Einige Beobachtungen über den Aufbau des Nierenglomerulus. Z. Zellforschg **6**, 441 (1928). — **Motta, G.:** Gli elementi reticolo-endoteliali dell' utero. Haematologica (Palermo) **8**, H. 1, 91—105 (1927). — **Müller, O.:** Die Capillaren der menschlichen Korperoberfläche in gesunden und kranken Tagen. Stuttgart: Ferdinand Enke. 180 S., 1922. — **Muscatello, G.:** La signification physiologique de la forme des endotheliums. Instit. de la pathol. génér. Turin. Bizzozero etc. Vol. 10, No 5, p. 173. 1895.

Nussbaum, M.: Über den Bau und die Tatigkeit der Drüsen. V. Mitt. zur Kenntnis der Nierenorgane. Arch. mikrosk. Anat. **27** (1886).

Oeller, H.: (a) Die funktionelle Bedeutung der Gefaßwandzellen bei akuten Infektionen. Med. Klin. **19**, 97 (1923). (b) Experimentelle Studien zur pathologischen Physiologie des Mesenchyms und seiner Stoffwechselleistungen bei Infektionen. Krkh.forschg **1**, 28 (1925). **Ohno, F.:** Beitrage zur Frage der neuropathologischen Entzundungslehre. Beitr. path. Anat. **72**, 722 (1924).

Pardi, F.: Ancora sopra il significato delle cellule vasco-formative di Ranvier. Arch. ital. Anat. **8**, H. 1, 98 (1909). — **Parker, G. H.:** Are there Rouget cells on the blood vessels of invertebrates. Anat. Rec. **26**, 303—305 (1923). — **Patella, V.:** (a) I leucociti non granulosi del sangue. Siena: Bernadino 1905. (b) La genesi endoteliale dei leucociti mononucleati. Siena: Bernadino 1907. (c) Der endotheliale Ursprung der Mononuclearen des Blutes. Fol. haematol. (Lpz.) **7**, 218 (1909). (d) La genesi endoteliale dei monociti, delle forme di passaggio e dei cosidetti linfociti del sangue. Haematologica (Palermo) **4**, 59 (1923). — **Permar, H.:** The function of the endothelial cell in pathological conditions, especially in tuberculosis. Amer. Rev. Tbc. **9**, 507 (1924). — **Pfeiffer:** Die Angioarchitektonik der Großhirnrinde. Berlin: Julius Springer 1928. — **Pfuhl, W.:** (a) Experimentelle Untersuchungen über die Kupfferschen Sternzellen der Leber. I. Mitt.: Die verschiedenen Formen der Sternzellen in den Lebercapillaren und ihre allgemeine Biologie. Z. Anat. **81**, 90—114 (1926). (b) Lappchengroße und Capillarlange in der menschlichen Leber. Z. Zellforschg

4, 216 (1926). — **Plenk, H.:** (a) Über argyrophile Fasern (Gitterfasern) und ihre Bildungszellen. Erg. Anat. **27**, 302—412 (1927). (b) Pericyten an Capillaren des Zentralnervensystems. Anat. Anz. **66**, Nr 21/22, 361—416 (1929). — **Pratt, D. W.:** Experimentelle Untersuchungen über die Capillarwände der Leber, die Beziehungen der Kupfferschen Sternzellen zu ihnen, nebst Beobachtungen über die Fahigkeit der Capillarendothelien in verschiedenen Capillargebieten. Beitr. path. Anat. **78**, H. 3, 544 (1927). — **Pyper, A.:** On the endothelium of the bloodvessels. Fol. mikrobiol. **4**, 267 (1916).

Renaut, J.: Note sur la forme de l'endothélium des artérioles, des veinules et des capillaires sanguines. Arch. de Physiol. 1881, No 2, 191. — **Ribbert, H.:** Die Abscheidung intravenös injizierten gelösten Carmins in den Geweben. Z. Physiol. **4**, 201 (1904). — **Richards, A. N.:** Kidney function. Amer. J. med. Sci. **163**, 1 (1922). — **Rio Hortega:** P del, Contribution al corociemento de las epitelio fibrillas. Trab. Labor. Investig. Biol. Univ. Madrid Bd. 15, S. 201 (1917). — **Rosenthal, W.:** Phagocytose durch Endothelzellen. Z. Immun.forschg, Orig. **31**, 372 (1921). — **Rössle, R.:** (a) Über Phagocytose von Blutkörperchen durch Organzellen. Sitzgsber. Ges. Morph. u. Physiol. München **1906**. (b) Referat über Entzündung. Verh. dtsch. path. Ges. 19. Tagg **1923**, 18. (c) Die konstitutionelle Seite des Entzundungsproblems. Schweiz. med. Wschr. **53**, 1053 (1923). — **Rouget, Ch.:** (a) Mémoire sur les capillaires sanguins et lymphatiques. Arch. f. Physiol. **1873**, 603. (b) Sur la contractilité des capillaires sanguins. C. r. Soc. Biol. **88**, 916 (1879).

Schilling, V.: Zur Morphologie, Biologie und Pathologie der Kupffer schen Sternzellen, besonders der menschlichen Leber. Virchows Arch. **196**, 1 (1909). — **Schittenhelm A.:** Normale und pathologische Physiologie des reticulo-endothelialen Systems. Handbuch der Krankheiten des Blutes und der blutbildenden Organe, herausgeg. von A. Schittenhelm, Bd. 2, S. 492. Berlin: Julius Springer 1925. — **Schöbl, J.:** (a) Über divertikelbildende Capillaren in der Rachenschleimhaut nackter *Amphibien* usw. Sitzgsber. tschech.-böhm. Ges. Wiss. Prag 1878, 25. (b) Über Wundernetze und divertikelbildende Capillaren bei nackten *Amphibien* und in pathologischen Neoplasmen. Arch. mikrosk. Anat. **25**, 89 (1885). (c) Über Wundernetzbildungen im Fettgewebe. Arch. mikrosk. Anat. **24**, 92 (1885). — **Schrutz, A.:** Note sur les relations des vaisseaux dans les interstices et dans les bourses séreuses de la main. C. r. 12. Congr. internat. méd. Moscou 1897. **2**, 91 (1899). — **Schumacher, S. v.:** Über Phagocytose und die Abfuhrwege der Leukocyten in den Lymphdrusen. Arch. mirkosk. Anat. **54** (1899). — **Schulze, W.:** Untersuchungen über die Capillaren und postcapillaren Venen lymphatischer Organe. Z. Anat. **76**, 421 (1925). — **Schwartz, W.:** Größen- und Formveranderungen einiger Endothelien durch Dehnung. Anat. Anz. **8**, 71 (1893). — **Siegmund, H.:** (a) Untersuchungen über Immunitat und Entzündung. Verh. dtsch. path. Ges. **1923**, 114. (b) Über einige Reaktionen der Gefäßwände und des Endokards bei experimentellen und menschlichen Allgemeininfektionen. Verh. dtsch. path. Ges. **1925**, 260. — **Simpson, M.:** The experimental production of macrophage in the circulating blood. J. med. Res. **43**, 77 (1922). — **Spalteholz, W.:** (a) Die Verteilung der Blutgefaße in der Haut. Arch. f. Anat. 1 (1893). (b) Die Verteilung der Blutgefaße im Muskel. Abh. math.-physik. Kl. sachs. Ges. Wiss. **14**, 509 (1888). — **Steinach, E.** und **R. H. Kahn:** Echte Contractilitat und motorische Innervation der Blutcapillaren. Pflugers Arch. **97**, 105 (1903). — **Stilwell, F.:** On the phagocytic capacity of the blood vessel endothelium of the frogs tongue an its presumed transformation into wandering cells. Fol. haemat. (Lpz.) **33**, 81 (1926). — **Stoel, G.:** Über die Blutversorgung von weißen und roten *Kaninchen*muskeln. Z. Zellforschg **3**, 91 (1925). — **Straub, M.:** Über pathologische Gefaßneubildung. Arch. Augenheilk. **37** (1898). **Stricker, G.:** (a) Untersuchungen uber die capillaren Blutgefaße in der Nickhaut des *Frosches*. Sitzgsber. Akad. Wiss. Wien, Math.-naturwiss. Kl. **51** (1865). (b) Über den Bau und das Leben der capillaren Blutgefaße. Sitzgsber. Akad. Wiss. Wien, Math.-naturwiss. Kl. **52**, 379 (1866). (c) Untersuchungen über die Contractilitat der Capillaren. Sitzgsber. Akad. Wiss. Wien, Math.-naturwiss. Kl. **74**, 313 (1877).

Tannenberg und **Fischer-Wasels:** Die lokalen Kreislaufstörungen. Handbuch der normalen und pathol. Physiologie, Bd. 7, S. 1496 ff. 1927. — **Tarchanoff, J.:** Beobachtungen uber contractile Elemente in den Blut- und Lymphcapillaren. Pflugers Arch. **9**, 407—416 (1874). — **Thomé, R.:** Endothelien als Phagocyten (aus den Lymphdrusen von *Macacus cynomolgus*). Arch. mikrosk. Anat. **52** (1898). — **Töppich, G.:** (a) Die cellularen Abwehrvorgange in der Lunge bei Erst- und Wiederinfektion mit Tuberkelbacillen. Krkhforschg. **2**, 15 (1925). (b) Der Abbau der Tuberkelbacillen in der Lunge durch Zellvorgänge und ihr Wiederauftreten in veränderter Form. Krkh.forschg **3**, 335 (1926). — **Tschaschin, S.:** Über die Herkunft und Entstehungsweise der lymphocytoiden (leukocytoiden) Zellen der „Polyblasten" bei der Entzündung. Fol. haemat. (Lpz.) **16**, 247 (1913).

Vimtrup, B.: (a) Beitrage zur Anatomie der Capillaren. I. Über contractile Elemente in der Gefäßwand der Blutcapillaren. Z. Anat. **65**, 150 (1922). (b) Beitrage zur Anatomie der Capillaren. II. Weitere Untersuchungen uber contractile Elemente in der Blutgefaßwand der Blutcapillaren. Z. Anat. **68**, 469 (1923). — **Volterra, M.:** (a) Einige neue Befunde über die Struktur der Capillaren und ihre Beziehungen zur „sogenannten" Contractilitat

derselben. Zbl. inn. Med. **46**, 876—881 (1925). (b) Sulla struttura dei capillari sanguigni e l'anatomia del sistema reticolo-endoteliale. Monit. zool. ital. **36**, No 3 (Firenze 1925).
Weidenreich, F.: Studien über das Blut und die blutbildenden und zerstörenden Organe. II. Bau und morphologische Stellung der Blutlymphdrüsen. Arcb. mikrosk. Anat. **65**, 1 (1905). — **Weiss, E.:** Beobachtungen und mikrophotographische Darstellung der Haut-capillaren am lebenden Menschen. Habilischr. Tübingen 1910. 8°. — **Wislocki, G.:** (a) The staining of *Amphibian* larvae with benzidine dyes with especial reference to the behavior of the lymphatic endothelium. Amer. J. Physiol. **42**, 124 (1916). (b) Experimental observations on bone marraw. Bull. Hopkins Hosp. **32**, 132 (1921). — **Windbolz:** Untersuchungen über metastatische Pneumokokkendermatosen. Beitr. path. Anat. **73**, 432—438 (1925). — **Wolfrum, M.:** Beiträge zur Anatomie und Histologie der Aderhaut beim Menschen und bei höheren *Wirbeltieren.* Gräfes Arch. **67**, 307—359 (1908). — **Wyssokowitsch:** Über die Schicksale der im Blut injizierten Mikroorganismen im Körper der Warmblüter. Z. Hyg. **1**, 3 (1886).
Zimmermann, K. W.: (a) Der feinere Bau der Blutcapillaren. Z. Anat. **68**, 29 (1923). (b) Über das Verhaltnis der Kupfferschen „Sternzellen" zum Endothel der Lebercapillaren beim Menschen. Z. mikrosk.-anat. Forschg **14**, 528—548 (1928).

III. Die Arterien.

A. Allgemeines Verhalten der Gewebe in der Arterienwand.

1. Allgemeines.

Die Gewebe der Gefäßwände zeigen eine Neigung zur Schichtbildung. Die alten Bezeichnungen für diese Schichten lauten Tunica intima, media und adventitia oder externa (Innenhaut, Ringfaserhaut und äußere Haut). Da die Intima und Media isoliert erkranken können, so zeigen sie damit auch biologische Unterschiede, und es erscheint gerechtfertigt, an dieser Unterteilung festzuhalten.

Demgegenüber hat sich der entwicklungsgeschichtliche Standpunkt, nach dem man neben dem primär gebildeten Endothelrohr die übrigen Schichten als „perithele Gefäß-wand" [BONNET (1896)] oder Membrana accessoria [SCHIEFFERDECKER (1896)] unterscheiden müßte, nicht durchsetzen können, obwohl er fur die genetische Betrachtung durchaus berechtigt ist. Ob man im übrigen die Membranae elasticae zur Media rechnen will oder, was das gebräuchlichste ist, sie den Nachbarschichten zuweist, ist mehr eine Sache der Über-einkunft.

2. Die elastischen Elemente.

Von den Geweben, die am Aufbau der drei Schichten teilnehmen können, erscheint keines in so vielfältiger Gestalt wie das elastische. Färberisch unterscheiden sich die elastischen Elemente der Blutgefäße nur in dem Punkt von denen des übrigen Körpers, daß sie nach FEULGEN und VOIT (1925), H. Voss (1927) die „Plasmalfärbung" geben „die violette Farbreaktion mit fuchsinschwefliger Säure, die nach voraufgegangener Sublimat- oder Säure-behandlung sofort, ohne diese aber erst nach längerer Zeit eintritt". Auch mit der Hämatoxylin-Eisenlackmethode lassen sich elastische Fasern der Gefäß-wand nach DÜRCK (1907) darstellen. DÜRCK fand in der Media eigentümlich gradlinig verlaufende „telegraphendrahtähnliche" Fasern, die auch anderwärts im Bindegewebe vorkommen.

Mit den gewöhnlichen Elastinfarbstoffen färben sich die elastischen Elemente der Gefäßwand in unterschiedlichen Farbtönen, besonders zwischen den elastischen Fasern der Intima und der Elastica interna ist oftmals eine starke Farb-differenz vorhanden. Besonders dann, wenn mit zunehmendem Alter die Elastica int. sich verdoppelt, färben sich beide ungleich (Abb. 54), [neuere Untersuchungen hierüber von E. K. WOLF (1928)]. Ob und wieweit solche abweichenden Farbtöne zugleich das UNNAsche Elacin charakterisieren, sei

dahingestellt. Die Zahl der mit basischen Farbstoffen färbbaren Elacinfasern
soll mit dem Alter zunehmen.

Die feinsten elastischen Fasern laufen stellenweise in immer mehr verblassende
Fäserchen aus, deren Natur unbestimmt ist. Das gleiche gilt für ein Grundhäutchen, das dem elastischen Längsfasernetz vieler elastischer Häute zugrunde
liegt (Abb. 36). Dieses Grundhäutchen ist an den präcapillaren Arterien an Stelle
der Elastica int. allein vorhanden und hier mit Silbermethoden oder Eisenhämatoxylin darstellbar (Abb. 47 f). Es setzt sich in der membranartigen
Grundsubstanz fort, die Hueck (1920) an den elastischen Lamellen beschrieben
hat. Vermutlich bildet dieses Grundhäutchen auch einen Bestandteil des Gitter-
fasernetzes, das nach D'Antona (1913) und Anitschkow (1923) den elastischen
Häuten anliegt. Da ferner im embryonalen Gefäß-
system diese Grundhäutchen nachweisbar sind,
noch bevor eigentliche elastische Elemente auftreten, und zu dieser Zeit die Arterien schon eine
vollkommene Elastizität besitzen müssen, so ist anzunehmen, daß diese Häutchen nicht nur eine Vorstufe der elastischen Membranen sind [Hueck (1920)],
sondern auch schon die Eigenschaft der vollkommenen Elastizität besitzen [Benninghoff (1927)].
Daraus läßt sich vermuten, daß unsere Elastin-
methoden nicht alles im physikalischen Sinne elastische Gewebe aufdecken.

Nach Petroff (1923) lassen sich die elastischen
Membranen der Aorta bei der Vitalfärbung mit Vitalfarbstoffen (Trypanblau) durchtränken (vgl. S. 64).

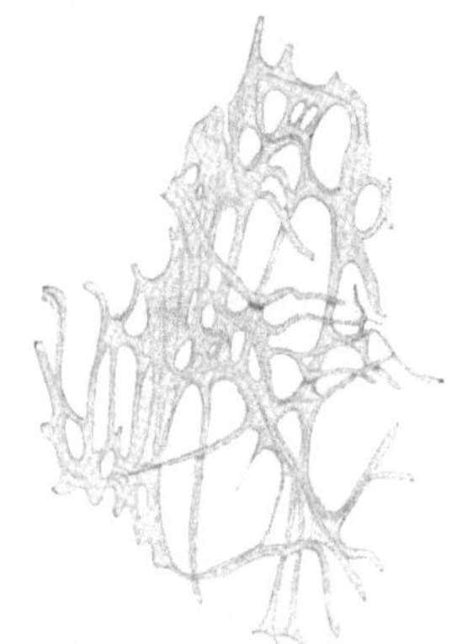

Abb. 35. Elastisches Fasernetz
mit plattenartigen Verbreite-
rungen aus der A. poplitea des
Menschen Schnittpraparat.
Färb. Resorcinfuchsin.
Vergr. 350 ×.

Als besondere Struktureigentumlichkeiten erkennt man
gelegentlich im Kern der dicken elastischen Fasern besonders
bei großen Haustieren vakuolige Aufhellungen, oft in regel-
maßigen Abständen. In der Aorta des *Kalbes* ist diese
Erscheinung von alteren Histologen (Henle, Kolliker,
Ranvier usf.) schon beschrieben. Die von Zwingmann (1891)
beschriebene „Pseudosegmentierung", die bei Fuchsinfarbung an den elastischen Elementen
der Aorta auch normalerweise als scharfe helle Querlinien auftreten soll, ist möglicherweise
auf denselben Befund, vielleicht auch auf das Durchstrahlen kollagener Fasern durch die
elastischen Lamellen zurückzuführen, wie später dargetan wird.

Die Anordnungsweisen des elastischen Gewebes sind äußerst vielfältig.
Das Faserwerk, dessen Elemente allseitig in sich zusammenhängen, und von
dem Schnitte nur eine unvollkommene Vorstellung geben, durchsetzt gerüst-
artig die Gefäßwand. Die Faserdicke ist sehr schwankend, feinste Netze können
die gröberen Faserwerke fortspinnen. Der Faserquerschnitt ist gelegentlich
oval, oder die Fasern sind auch bandförmig.

In diesem Gerüst erscheinen membranartige Verdichtungen, die Membranae
elasticae. Nur in selteneren Fällen sind diese Häute wirklich homogen mit Lücken
durchsetzt und bilden gefensterte Membranen, wie z. B. in der Elastica int.
der Hirnarterien (Abb. 36 c). Meist handelt es sich um eine elastische Grundhaut, der derbe Fasernetze auf- oder eingelagert sind. Die Fenster in diesen
Membranen sind nicht sämtlich von der elastischen Grundhaut verschlossen,
sondern sind Aussparungen der letzteren (Abb. 36 a). Oftmals umrahmen
die elastischen Fasern diese Fenster. Auf dem Querschnitt erscheint die Grundhaut als zarter Streifen, dem die elastischen Netze wie vorspringende Ver-
stärkungsgrippen auflagern können.

An kleineren Arterien wird die elastische Grundhaut immer zarter und
schwerer färbbar, so daß nur noch das elastische Fasernetz vorhanden zu sein

scheint. Sehr schön läßt sich das Abblassen der elastischen Elemente nach den Arteriolen zu an gefäßhaltigen Häuten, die mit Elasticafarbstoffen gefärbt sind, beobachten. Ob indessen das Grundhäutchen an der Elastica int. jemals fehlt, ist fraglich, an den präcapillaren Arterien bleibt es erhalten (Abb. 47 f). Schließlich geht diese Haut in die Gitterfaserschicht (Grundhäutchen) der Capillaren über.

Die Verstärkungsfasern der elastischen Grundhaut treten mit dem allgemeinen elastischen Fasergerüst in Verbindung. Ob bei kleinen Arterien die Membrana elast. int. selbständig werden kann, ohne Verbindungen mit dem übrigen elastischen Gerüst einzugehen, ist fraglich. Die Fasern verlaufen in

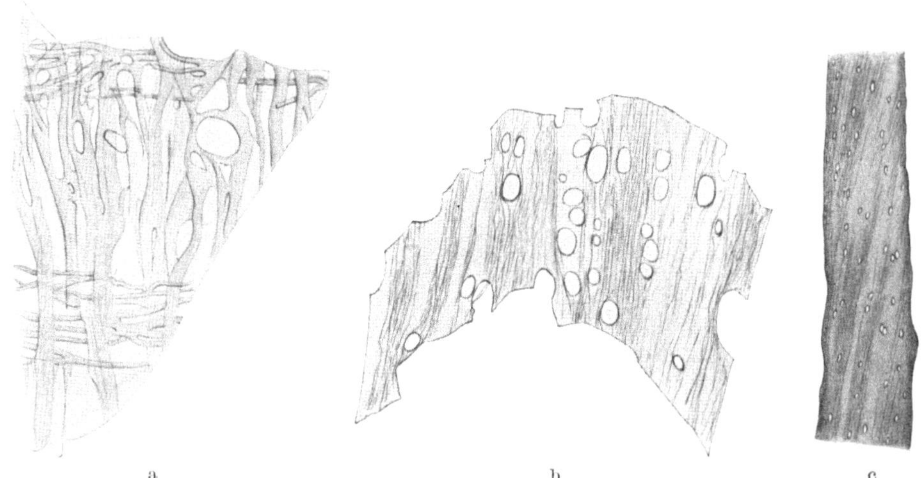

Abb. 36. a Elastische Lamelle aus der Intima (Art. brachialis, Mensch),ungefarbtes Zupfpraparat. Homogene Grundhaut mit Fenstern, starke Längs-, schwachere Ringfasern. b Elastica int. der Ohrarterie des *Kaninchens.* Vergr. 235 ×. c Elastica int. einer Hirnarterie (Mensch). Homogene Membran mit kleinen Fenstern. Vergr. 570 ×. Nach BENNINGHOFF (1926.)

diesen Lamellen zu Netzen vereint bei mittleren und kleinen Arterien in der Längsrichtung (Abb. 44). Oft liegen sie so dicht, daß nur längsgestellte Schlitze zwischen ihnen bleiben. Gelegentlich verlaufen die Fasern der Elastica int. bei kleinen Arterien in Form von Spiralen (Abb. 48 b). Bei den größten Arterien kommen auch ringfömig verlaufende Fasern vor, die meist mit längsgestellten Fasern zusammen auftreten, dann kann das eine oder andere System stärker sein. Auch mehr unregelmäßig gewundene Fasersysteme werden beobachtet, z. B. in einigen elastischen Lamellen der Aorta. Wenn die elastischen Netze weitmaschig werden, ist eine Grundhaut nicht mehr zu beobachten, man spricht dann auch nicht mehr von elastischen Membranen. In solchen Fallen kommen sehr unregelmäßige Bildungen mit plattenartigen Verbreiterungen an den Knotenpunkten vor (Abb. 35). Ähnliche Befunde über „gefensterte Membranen" macht neuerdings DEES (1923).

3. Die glatten Muskelfasern.

Die glatten Muskeln treten in allen jenen Formzuständen auf, die in der Reihe Abb. 37 a dargestellt sind. Die hochdifferenzierte Spindelzellenform findet sich durch Bindegewebe zu platten Bundeln oder netzigen Häuten vereinigt in den muskelstarken Arterien. Ihre Elemente besitzen eine Länge von

90—130 μ [v. Ebner (1902)], sie finden sich, wo eine Häufung der contractilen Faserzellen auf engem Raum funktionell notwendig erscheint. Schwächere Ausprägungen sind die Muskelgeflechte und schließlich das syncytiale lockere Faserzellnetz (Abb. 68). Das letztere findet sich mit seinen kleinen, vielverzweigten und anastomosierenden Muskelzellen in der Aorta, wo es in das elastische Gerüst eingebaut ist[1]. Wenn in den peripheren Arterien die Muskelzellen sich

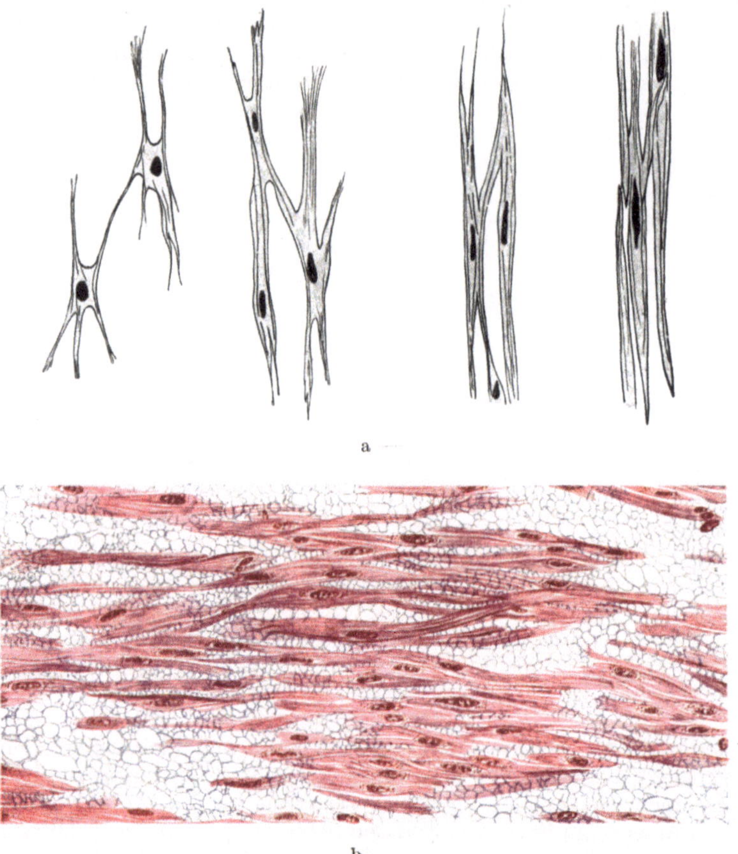

Abb. 37. a Schema der Umformung der glatten Muskelzellen vom lockeren Faserzellnetz zur dicht gepackten Muskulatur mit Spindelzellen unter Schließung der Maschen des Syncytiums. Nach Benninghoff (1926). b Flachschnitt aus der Vena umbilicalis (Mensch). Fix. Susa. Farbung Eosin-Methylblau. Vergr. 230×. Gez. von B. Schlichting.

teilweise vom elastischen Gerüst ablösen und zu mehr selbständigen Ringverbänden zusammentreten, dann verlieren die Zellen ihre Ausläufer, werden spindelig und schließen sich dichter aneinander. Diese Massierung der Muskulatur erscheint zuerst in der Media, während nach der Intima zu gleichzeitig das lockere Faserzellnetz noch erhalten bleiben kann. In der Intima selbst finden sich auch Übergangsformen zu Fibrocyten. In den kleinsten Arterien sinkt allmählich die Muskulatur wieder auf eine primitive Stufe herab. Zuerst werden die Spindelzellen sehr kurz und schwer färbbar, dann beginnen sie sich zu verzweigen

---

[1] Neuerdings hat auch Grynfelth (1928) auf syncytiale Muskelfasern in der Wand der Nabelstranggefäße aufmerksam gemacht (vgl. Abb. 37 b).

und bilden schließlich Übergangsformen zu den Fibrocyten (Abb. 26). Hierher
gehören auch die epitheloiden „Muskelzellen" der arterio-venösen Anastomosen
und des Vas afferens des Nierenglomerulus bei *Fröschen* und *Mäusen* (s. S. 110),
ferner die Zellen in den Hülsenarterien der Milz.

Es ist möglich, daß diese morphologisch unterschiedenen Formen der Muskulatur auch funktionell verschiedenartig sind. Die Frage nach dem Längszusammenhang der spindeligen Muskelzellen ist noch ungelöst, echte Anastomosen sind möglich, freie Enden, die ins Bindegewebe auslaufen, kommen
vor (Abb. 40).

Die Gestalt der Kerne richtet sich nach der Form des Zelleibes, so daß rundliche, ovale
bis stäbchenförmige Kerne vorkommen. Ein relativ häufiger Befund ist Zweikernigkeit,
ferner amitotische Kernzerschnürungen, wodurch die Stäbchenkerne in zwei verschieden
große Segmente zerlegt werden können. Kernumformungen verschiedener Art finden sich
auch an den rundlichen Kernen der primitiveren Formen. Kernzerschnurungen an anderen
glattmuskeligen Organen sind öfter beschrieben, in der Gefäßwand sind sie neuerdings
wieder von FRANÇILLON (1927) erwahnt worden. An verengten Gefäßen sind die Muskelzellkerne oftmals eingeknickt oder in regelmäßige spiralige Windungen gelegt. Diese Erscheinungen werden meist auf eine passive Zusammenschiebung zurückgeführt; ob sie
vital vorkommen, ist fraglich. Eine Kernkontraktion ist sehr unwahrscheinlich. In den
Muskelzellen der Gefäße des schwangeren *Meerschweinchen*uterus beobachtete schon PALA
DINO (1886) Mitosen, wobei die Zellen geschwollen und kurz erscheinen.

In der Carotis des Rindes werden von HENNEBERG (1901) ruhende und
tätige Muskelzellen unterschieden. Die ersteren erscheinen homogen verdichtet
und färben sich dunkler; die zweiten sind heller, zeigen Fibrillen und sind dicker.
Die Befunde werden im Sinne einer Schichtenarbeit der Zellen aufgefaßt.
Wieweit hier der Einfluß der Fixierung in Frage kommt, sei dahingestellt.
Es muß daran erinnert werden, daß auch in glatten Muskelzellen Verdichtungsknoten als Absterbephänomene vorkommen.

4. Das Bindegewebe.

Das kollagene Bindegewebe durchsetzt mit feinen Bündeln, die meist
zu Maschen geordnet sind, alle Bestandteile der Gefäßwand, indem es das
elastische Gerüst und die Muskulatur einhüllt. In der Adventitia bekommt
das Bindegewebe eine selbständigere Bedeutung. In welcher Form die mit
Silbermethoden darstellbaren Fasern, die auf der Oberfläche der Muskelzellen
feine Faseinhäutchen bilden, das kollagene Gerüst fortspinnen und ergänzen,
wäre noch durch systematische Untersuchungen genauer festzustellen.

An gut ausgefärbten Mallorypräparaten von Arterien finde ich eine zarte
Verkleidung der Elastica interna mit feinsten blaugrauen Fäserchen, die vermutlich Gitterfasern darstellen und mit dem intermuskulären Bindegewebe
der Media zusammenhängen. Offenbar hat FERGUSON (1911), [zitiert nach
PLENK (1927)] etwas Ähnliches gesehen. Es ist demnach das Bindegewebe der
Media mit der Elastica interna verknüpft. Ebenso löst sich das Bindegewebe
auf der Oberfläche der Muskelfasern in Silberfibrillen auf, so daß man die letzteren
als die feinste Auflösung des kollagenen Gerüstes an sich darbietenden Oberflächen auffassen kann.

Zwischen den Muskelzellen kann das Bindegewebe bei gehörigem Abstand
der Elemente einen wabigen Bau annehmen, wie es auch von anderen glattmuskeligen Organen bekannt ist. Diese Bindegewebsformationen sind nicht als
Intercellularbrücken zu deuten, ein besonderes günstiges Objekt zum Studium
dieser Verhältnisse bieten die Nabelgefäße [HENNEBERG (1902), FLORIAN (1922)]
(Abbildung 37 b).

Das Gefäßbindegewebe zeigt mancherorts eine Durchtränkung mit einem
schleimähnlichen Korper, der gewisse Mucinfärbungen gibt und von BJORLING

(1911) als „mucoides Gewebe", von A. Schultz (1922) als „chromotropes Bindegewebe" bezeichnet wird. Schon Grünstein (1896) wies darauf hin, daß an großen Arterien das Bindegewebe mit polychromem Methylenblau stellenweise eine besondere Färbung annehme. Mit Kresylechtviolett ist der Körper besonders gut darstellbar und nimmt eine rote Färbung an [A. Schultz (1922)]. Diese Metachromasie zeigt sich in geringem Grade schon in den embryonalen Arterien und nimmt mit der stärkeren Entwicklung des Gefäßbindegewebes zu. In der Aorta findet sie sich hauptsächlich in den tiefen Lagen der Intima und dem inneren Drittel der Media, sie nimmt nach außen hin an Stärke ab [Björling (1911)]. Die Intensität der Chromotropie nimmt mit dem Kaliber der Arterien allmählich ab und schwindet an den kleineren Arterien. Das chromotrope Bindegewebe der Aorta erscheint in einer Zone mit herabgesetzter Ernährung lokalisiert. Eine ähnliche homogene Beschaffenheit nimmt das Bindegewebe oftmals in allen jenen Bindegewebsarten an, die der Blutgefäße ermangeln oder sehr schlecht mit Blut versorgt sind. Hierzu wären die Knorpelgewebe und verwandte Formationen zu rechnen. Ihnen allen ist auch gemeinsam die Neigung zur Aufnahme von Kalk und Lipoiden [„bradythrophe Gewebe", M. Bürger (1921)]. Hier sei die Tatsache erwähnt, daß von einem frühen Alter an regelmäßig

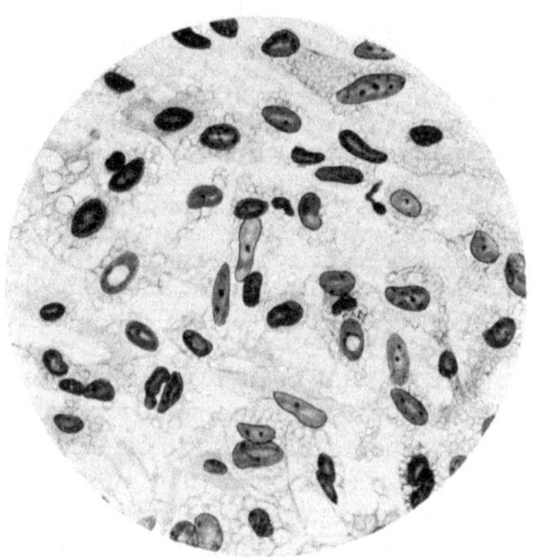

Abb. 38. Zellenformen aus dem Bindegewebe der Aorta (nahe der Intima) (Mensch). Hautchenpraparat. Farbung Eisenhamatoxylinmethode nach v. Mollendorff. Vergr. 360 ×. Gez. von B. Schlichting.

feinste Kalkeinlagerungen in der Arterienwand sich finden, ohne daß krankhafte Veränderungen bestehen [Ribbert (1911), Klotz (1906), Faber (1912)]. Da diese Befunde auch bei *Tieren (Rind, Pferd)* erhoben sind, so scheinen physiologische Beziehungen der Gefäßwand zur Ablagerung von Kalk zu bestehen [Literatur s. bei Jores (1924)].

Für die Beurteilung der Bindegewebszellen geben Schnittpräparate nur eine unvollkommene Vorstellung von der Verteilung und der wahren Form dieser Zellen. Dünnste Häutchenpräparate großer Arterien liefern bessere Bilder, indessen gelingt es auch mit der Eisenhämotoxylinmethode nach v. Möllendorff nur schwer, den Zelleib gegen die elastischen Häute vollständig herauszuheben. Gelungene Präparate zeigen ein Fibrocytennetz, das dort deutlich wird, wo das Bindegewebe, wie in der Aorta und den großen Gefäßen, reichlicher vorhanden ist. Der Zelleib ist zuweilen von großen Vakuolen durchsetzt (Abb. 38). Neben dem Fibrocytennetz und teilweise mit ihm zusammenhängend finden sich jene Elemente, die v. Möllendorff (1926) als Reizungsformen aus dem Fibrocytennetz herleitet. In erster Linie Histiocyten ferner Rundzellen und gelegentlich Makrophagen (Abb. 38). Von Granulocyten trifft man in der Aorta namentlich Mastzellen an [Ssolowjew (1923)]. Das Verhältnis zwischen Fibrocyten und den übrigen Zellformen ist oft zugunsten der Histiocyten verschoben. Wir haben es mit einem „unruhigen" Bindegewebe zu tun, indessen können diese Verhältnisse in den verschiedenen Schichten der Aorta, die ich hauptsächlich untersucht habe, wechseln. Schichtweise sind fast alle Fibrocytenkerne in amitotischer Umformung begriffen. Eine systematische Durchforschung dieser bunten Bilder wäre erwünscht. Im Bereich des chromotropen Bindegewebes scheinen die spärlichen Fibrocyten die vakuoligen Räume der homogenen Masse zu durchflechten.

Nur dort, wo in der Gefäßwand das Bindegewebe etwas reichlicher angehäuft ist, fand ich auf dem Schnitt Bindegewebszellen. So fehlen sie in den kleinen Arterien, aber auch in dem eigentümlichen Bindegewebe der Nabelgefäße habe ich keine gefunden. Das sind aber die Orte, wo zum Teil die kollagenen Fasern durch Gitterfasern ersetzt werden.

Eine gewisse Beachtung haben jene sternförmig anastomosierenden Zellen gefunden, die LANGHANS (1866) in der Intima der Aorta zuerst gefunden hat, die später auch in anderen Arterien nachgewiesen wurden. Nachdem ihr normales Vorkommen sichergestellt war, entstanden Zweifel, ob es sich um Bindegewebs- oder Muskelzellen [RENAUT (1881)] handelte. Da die kleinen verzweigten Muskelzellen der Aorta ebenfalls ein syncytiales Netz bilden und zudem noch Übergangsformen zwischen Muskelzellen und Fibrocyten in der Gefäßwand vorkommen [BENNINGHOFF (1926)], so war die Frage berechtigt. Da diese Zellen sich bei der lipoiden Degeneration mit Fettröpfchen füllen (Abb. 62, 2, L. Z.) und vielfach überhaupt erst in diesem Zustand als LANGHANSsche Zellen erkannt worden sind, da ferner die Muskelzellen gegen die lipoide Degeneration viel widerstandsfähiger sind, so ist anzunehmen, daß die LANGHANSschen Zellen ein Teil des durch die Gefäßwand hindurchziehenden Fibrocytennetzes sind. Bei der Beladung mit Lipoiden können sie sich offenbar dem Makrophagentyp nähern [Cholesterinesterphagocyten nach ANITSCHKOW (1913, 1914)].

5. Die Media.

Die genannten Gewebe bilden in der Gefäßwand drei Gerüstwerke, deren Bestandteile durcheinander gesteckt sind, und die eine Neigung zu lamellösen Verdichtungen besitzen. Sofern überhaupt ein ungefährer Gleichgewichtszustand der Gewebe erreicht wird, geschieht es in der Aorta. Hier tritt die gegenseitige Durchflechtung der drei Gerüstteile am klarsten hervor, hier sind daher die drei Schichten der Gefäßwand am wenigsten scharf abzugrenzen. Von diesem Zustand ausgehend erscheint in den peripheren Arterien die Muskulatur in einem Raum mehr und mehr zusammengedrängt, der nun als Tunica media sich schärfer gegen die Nachbarschaft absetzt. Bei dieser Massierung der Muskulatur, die gleichzeitig einen Ringverlauf einschlägt, und deren Elemente Spindelform annehmen, wird das elastische und kollagene Gerüst allmählich aus der kompakten Muskelmasse verdrängt und auf losere Netze reduziert, die im wesentlichen mit den Muskelzellen ringförmig verlaufen und als Begleitfasern der letzteren zu bezeichnen sind. An den Oberflächen des Muskelringes verdichtet sich das elastische Gerüst zu zwei Grenzlamellen (HENLE), den Membranae elasticae internae und externae, die aber durch die elastischen Netze der Muskelhaut verbunden bleiben und damit nur als Grenzflächen des allgemeinen elastischen Gerüstes erscheinen. Diese Verselbständigung der Muskulatur in der Media und ihre teilweise Ablösung vom elastischen Gerüst ist zugleich der Ausdruck für eine größere funktionelle Selbständigkeit der Muskulatur gegenüber jener in der Aorta, worüber später zu berichten ist. Dieser Vorgang ist oftmals in der Innenzone der Media weiter fortgeschritten als in der Außenzone. Die erstere hat dann einen mehr muskulösen Typ, die letztere einen elastischen. ARGAUD (1908) nennt das einen hybriden Typ.

Neben der Elastica int. werden in der Media Teile des elastischen Gerüstes besonders hervorgehoben als Radiärfasern und Gabelfasern [SCHIEFFERDECKER (1896), BONNET (1907)]. Sie erscheinen auf den Querschnittbildern besonders bei mittelgroßen Arterien, die verengt sind, lassen sich bei erweitertem Gefäß in der charakteristischen Anordnung, von der die Namen gebildet sind, oft nicht wiederfinden, da sie mit der Ausdehnung der Gefäßwand eine andere Form und Lage bekommen.

Rothfeld (1911) unterscheidet drei Arten, Reinecke (1917) sogar fünf Arten von Radiärfasern. Wir glauben mit v. Ebner (1902), daß der größte Teil dieser Fasern bei der agonalen Arterienkontraktion in die Erscheinung tritt.

Alle diese Faserverbindungen sind nur Ausdruck für den gerüstartigen Zusammenhang des elastischen Gewebes, soweit er auf dem Querschnitt zum Ausdruck kommt. Insbesondere sollen die Radiärfasern, die die Dicke der Gefäßwand ganz oder teilweise durchsetzen, mit der Dickenspannung der Gefäßwand betraut sein [Bonnet (1907)] und entgegen den Ringmuskeln eine automatisch wirkende Gefäßdilatation erzeugen [Dürck (1907)]. Die Bogenfasern ziehen von einer Faltenkuppe der Elastica int. zur andern, die Gabelfasern strahlen von der Elastica ext. bogenförmig zu weiter innen gelegenen Teilen des elastischen Gerüstes. Die übrigen Anteile des elastischen Gerüstes der Media laufen vorzugsweise ringförmig (Abb. 40 c).

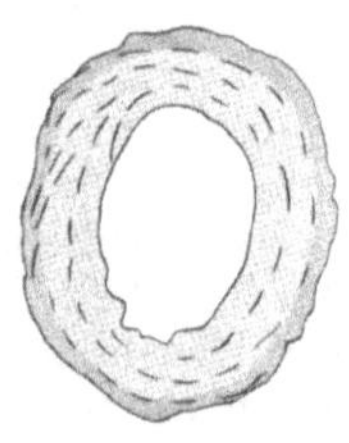

Abb. 39. Spaltlinienverlauf auf dem Querschnitt der A. femoralis *(Ochse)*, man beachte den Spiralverlauf. Nach Benninghoff (1927).

Der Muskelring der Media ist stellenweise durch mehr oder minder starke kollagene und elastische Netze in Bündel verschiedener Größe geteilt, die gerade so ineinander gekeilt sind, wie die einzelnen Muskelfasern innerhalb der Bündel selbst. In vielen Fällen ist aber eine Bündelung der Muskelfasern nicht erkennbar, da das interstitielle Bindegewebe die Muskelzellen gleichmäßig durchsetzt. Die keilförmig zugeschärften Bündel weichen oftmals vom reinen Ringverlauf ab, indem sie mehr nach außen oder innen strahlen, um so bis zu einem gewissen Grade den Verlauf einer Irisblende nachzuahmen. Man erkennt das gelegentlich an der Kernstellung oder kann das Verhalten mit der Spaltmethode ansichtig machen (Abb. 39).

Die kollagenen Fasersysteme müssen in der ganzen Gefäßwand so geordnet sein, daß sie den physiologischen Gefäßdehnungen in der Quer- und Längsrichtung genügend Spielraum lassen. Es ist demnach ein Maschenwerk von sich kreuzenden Spiralfasern zu erwarten, das auch in einzelnen Fällen nachgewiesen werden konnte. In der Media können die elastischen Fasern die Muskelzellen in der Längsrichtung begleiten, nicht aber die kollagenen. Wenn das Gefäßrohr weiter wird, müssen die kollagenen Spiralen flacher verlaufen und umgekehrt bei verengtem Gefäß. Tatsächlich sieht man im Schnitt eine Umordnung der kollagenen Fasern (Abb. 40). Bei verengtem Gefäß kommen annähernd radiär verlaufende Fasern zum Vorschein, bei erweitertem Gefäß laufen sie fast zirkulär. Das intermuskuläre Bindegewebe muß mit den Gitterfasern der glatten Muskelzellen zusammenhängen und andererseits mit den kollagenen Systemen der Adventitia verbunden sein. Es ist ein Faserkontinuum zu fordern, das bei einer Gefäßkontraktion als Ganzes sich umordnet. Dabei werden alle Faserspiralen flacher, sowohl die Gitterfaserspiralen der einzelnen Muskelzellen als die Spiralen des intermuskulären und adventitiellen Bindegewebes. Nur durch den Zusammenhang der Faserspiralen, die teils flach, teils steil gewunden sind, ist es möglich, daß der innere Reibungswiderstand bei der Kaliberänderung des Gefäßes ein Minimum wird. Es ist leicht einzusehen, daß bei einer Sklerose der Wand der Arbeitsverlust größer wird, daß die Dehnung der Wand unter sonst gleichen Verhältnissen geringer ausfällt und daher der Blutdruck ansteigen muß.

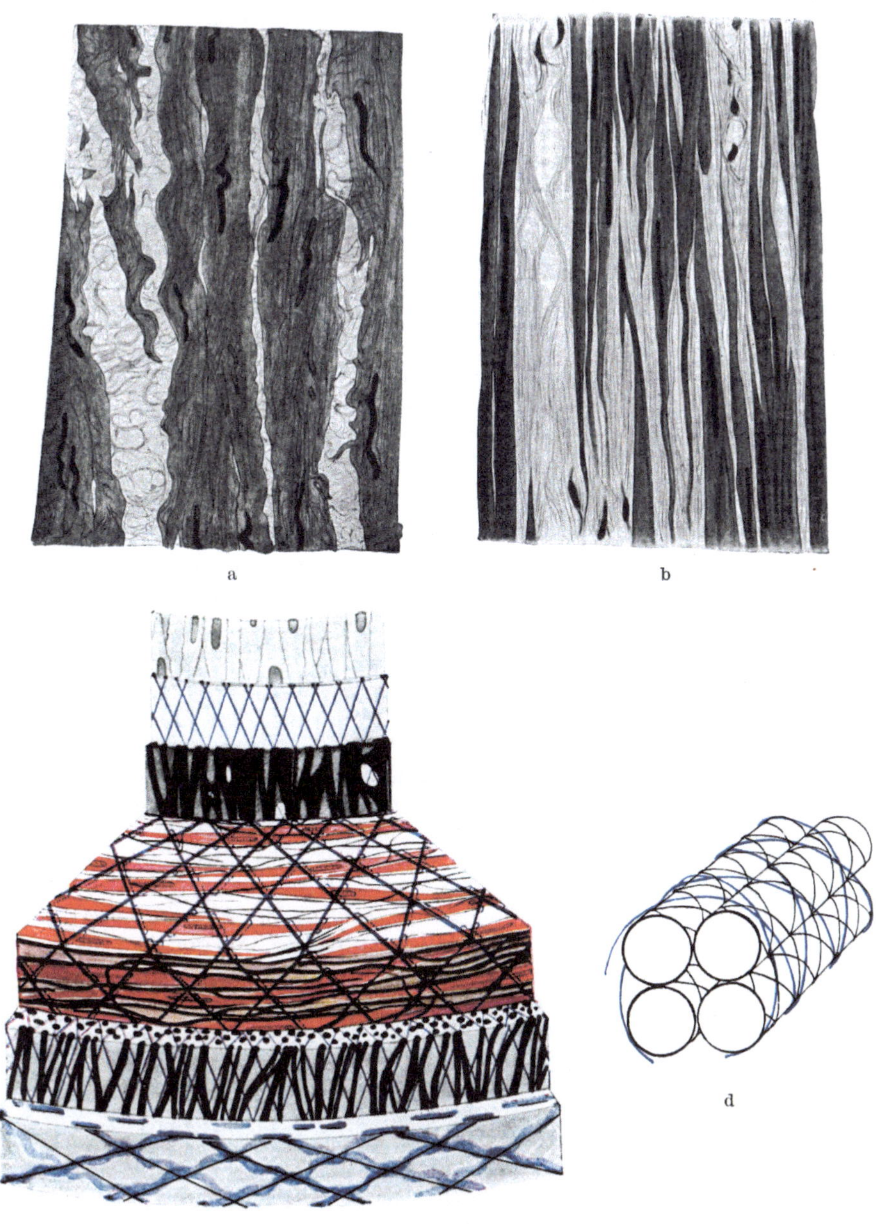

Abb. 40 a—d. Arteria femoralis vom *Ochsen*, Querschnitt aus der Media. a Im verengten Zustand fixiert.
b Im gedehnten Zustand fixiert. Man beachte die Verschiebung der Bindegewebsfasern der Media.
c Schema vom Bau einer Arterie. Kollagene Fasern blau, elastische schwarz. Der Steigungswinkel
der Adventitiaspiralen ist willkürlich angenommen, er ändert sich mit dem Charakter und dem Kontraktionszustand des Gefäßes. d Schema vom Schachtelsystem der glatten Muskulatur. Die schwarzen
Spiralen auf den Muskelzylindern sind Gitterfasern, die blauen kollagene Fasern. Vergr. 470×.

Die Verpackung der Muskelfasern in der Media kann als Schachtelsystem
betrachtet werden. Die Silberfibrillen auf der einzelnen Muskelzelle bilden sich
kreuzende Spiralen, mehrere Muskelzellen werden gemeinsam umhüllt durch

kollagene Fasern, die gleichgerichtete Spiralen bilden (Abb. 40d). So werden immer größere Verbände durch Spiralfasern zusammengefaßt. Die Wickelungen des Schachtelsystems umkreisen nicht konzentrisch die Muskelquerschnitte, sondern spiralig.

Neben den Ringmuskeln kommen auch solche vor, die längs oder schräg verlaufen und oftmals in der Nähe der Elastica int. gelegen sind. Abgesehen von den Gefäßabgängen, an denen eine typische Umordnung der Muskulatur erfolgt, ist vermutlich das Vorkommen solcher Längsbündel in der Media bei einigen Gefäßen individuellen Schwankungen unterworfen, da man sie nicht stets an gleicher Stelle wiederfindet. Hierauf beruhen offenbar die widersprechenden Angaben in der Literatur.

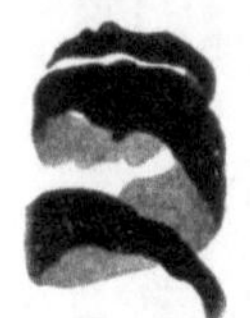

Abb. 41. Spiralverlauf einer Muskelzelle (kleine Herzarterie, Mensch). Nach K. W. Zimmermann (1923).

Die schrägen Muskelzüge können sich spiralig an das Gefäß wickeln [von Bardeleben (1878) an der Subclavia beschrieben]. Nach Baum und Thienel (1904) besitzt die A. subscapularis beim Pferd Spiraltouren glatter Muskulatur, die sich gegenseitig kreuzen[1]. Nach Rossmüller (1907) kommen solche Spiraltouren an den Arterien des *Rindes* vor, die senkrecht in die Höhe steigen. An kleinen Arterien kann stellenweise die ganze Muskulatur spiralig verlaufen, was bereits H. Müller (1859) aus der Kernstellung gefolgert hat. Bei Versilberung gefäßhaltiger Häute oder bei Fixierung mit Osmiumsäure, wo die Umrisse der Muskelzellen klarer zum Vorschein kommen, kann man diese Beobachtung oft machen. Nach Lister (1857) und K. W. Zimmermann (1923) können sich bei kleinsten Arterien einzelne Muskelzellen $1^1/_2$—$2^1/_2$mal um das Gefäß herumschlingen (Abb. 41).

6. Die Intima.

Die Intima ist die schwächste Lage der Gefäßwand. Sie besitzt als Abdichtung gegen das Blut einen Endothelbelag, der die Permeabilität reguliert. Die Zellen sind in der Längsrichtung des Rohres verlängert, bei den größten Arterien weniger als bei den kleinen. Ein Diplosom ist in Kernnähe nachweisbar [K. W. Zimmermann (1923)]. Die Zellen werden oft als spindelförmig bezeichnet, nähern sich aber mehr langgestreckten Rhomben. Bei kleinen Arterien soll das Endothel der Elastica int. unmittelbar aufliegen. An der Außenseite der Endothelien beschreibt K. W. Zimmermann (1923) für diese Fälle feine Kittstreifen, die meist segmentiert sind und die Zellgrenzen nicht überschreiten. Ich kann diese Angabe bestätigen (Abb. 42). Vermutlich stellen diese Streifen, die an den Venen fehlen, eine Verbindung mit der Unterlage her. Analogieschlüsse legen es nahe, an dieser Stelle nach Gitterfaserstrukturen zu suchen, die durch die Fenster der Elastica int. eine Verbindung mit den subepithelialen Faserstrukturen aufnehmen könnten. An der Epidermis-Cutisgrenze kommen ähnliche Leistchen vor [Plenk (1927)].

Bei vielen größeren Arterien finden sich zwischen Endothel und Elastica faserige Schichten, zu denen die „streifigen Lagen" Köllikers gehören. In ihnen lagern zarte elastische Netze, deren Fasern vorwiegend in der Längsrichtung verlaufen und keine deutlichen Lamellen bilden. Die Masse und das Kaliber der Fasern nimmt gegen die Media oftmals zu. An diesen Stellen finden sich gelegentlich auch verzweigte Muskelzellen [elastisch-muskulöse Schicht, Jores (1898)]. Feinste kollagene Fasernetze durchflechten die elastischen Elemente und sind histologisch oftmals schwer nachweisbar. Nach

---

[1] Bei den Mesenterialarterien des Pferdes fand ich eine einzige Muskelspirale, die bei verengtem Gefäß ein hohes spiraliges Innenrelief erzeugte.

dem Endothel zu kann das kollagene Gewebe mehr in den Vordergrund treten, hier kommt eine rein bindegewebige Lage vor. So kann auch die Intima in sich wieder einen schwach ausgeprägten Schichtenbau bekommen, der sich erst nach der Geburt ausbildet und von außen nach innen durch die elastisch-muskulöse Längsschicht, die elastisch-hyperplastische und die bindegewebige Lage dargestellt wird (JORES, A. ASCHOFF, VOIGTS). Im übrigen hat D'ANTONA (1913) in der Intima größerer Arterien auch Gitterfasern nachgewiesen. Statt einer fibrillären Gliederung erscheint die Intima zuweilen mehr gleichartig. Indessen hat EULEN-BURG [zit. nach V. EBNER (1902)] etwas Leim aus der Intima der Aorta erhalten können. Die stärkste physiologische Intimaverdickung zeigen die Kranzgefäße des Herzens; s. S. 117.

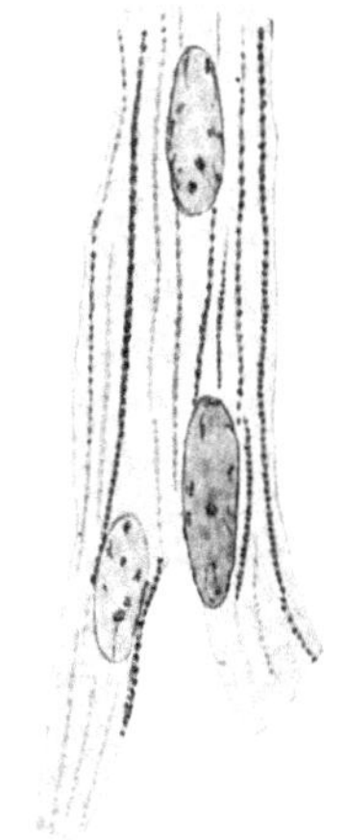

Abb. 42. Basale Kittfaden auf dem Endothel einer kleinen Hautarterie (Mensch). WEIGERTS Fibrinfarbung. Vergr. 1200 ×.

Die Intima zeigt gelegentlich eine ungleiche Dicke im Gefaßumfang, und eine Abgrenzung gegen beginnende pathologische Prozesse ist oftmals schwierig. Diese sind nach JORES (1903) gekennzeichnet durch das Hinzutreten einer degenerativen Komponente zur elastisch-hyperplastischen Intimaverdickung. Gegenüber den Gefaßabgangen ist die Intima fast regelmaßig verdickt. Nach ROSSMÜLLER (1907) steht der Gehalt der Intima an elastischen Fasern in umgekehrtem Verhaltnis zur Ausbildung einer Elastica int. Dagegen stehen die elastischen Elemente der Intima und Adventitia nicht in einem kompensatorischen Verhaltnis, wie ARGAUD (1908) behauptet. Beide haben ganz verschiedene Leistungen. Man vergleiche hierzu den Bau der Hirnarterien.

An zelligen Elementen enthält die Intima der großen Arterien Fibrocyten (LANGHANSsche Zellen), auch Histiocyten und andere Reizungsformen des Fibrocytennetzes. Dazu kommen längsverlaufende glatte Muskelfasern, die aber kein regelmäßiges Vorkommen darstellen, wie BARDELEBEN (1878) behauptet hatte. Diese Muskelfasern besitzen einige Prädilektionsorte und erscheinen bei den größeren Arterien im Verlauf der Intimahyperplasien in der elastisch muskulösen

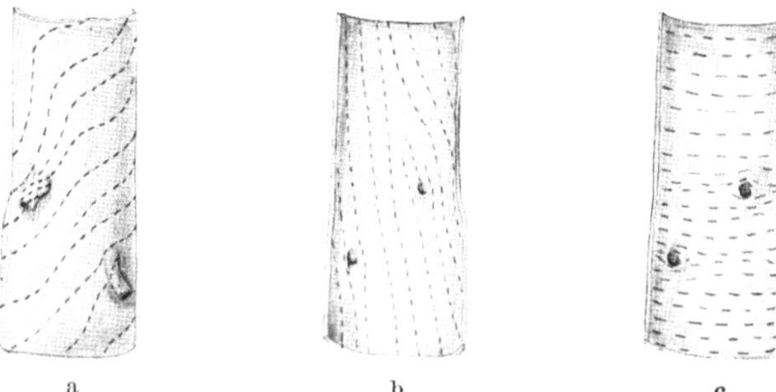

a   b   c

Abb. 43 a—c. Ein Stuck der A. femoralis kurz vor dem Eintritt in den Hiatus adductorius. Spaltlinienverlauf. a Adventitia von außen; b Intima; c Media. Nach BENNINGHOFF (1927).

Schicht. Über die Ursachen ihres Auftretens ist nichts bekannt, über ihre funktionelle Bedeutung s. S. 81.

Nach BARONI (1928) stehen bei Saugetieren diese Muskelzellen in direktem Verhaltnis zur Körpermasse derart, daß sie bei kleinen Tieren (*Maus*) sehr sparlich werden. Bei besonderen Beanspruchungen (A. uterina wahrend der Tragzeit, A. mammaria wahrend der Saugeperiode) werden sie deutlich nachweisbar.

Mit zunehmendem Alter nimmt die Intima an Stärke zu und verändert ihren Bau (s. S. 117). Im ganzen besitzt also die Intima alle jene Struktur-

elemente, die auch in der übrigen Gefäßwand gefunden werden, nur in sehr
feiner Verteilung. Mit ihren elastischen Netzen leitet sie zu der Elastica int.
über. Sie dient nicht nur als Abschluß gegen das Blut, sondern erleidet auch
den direkten Angriff der Kräfte des Blutstromes. So erscheint sie mit ihren
fein verteilten Gewebsmassen wie eine dem Hauptteil der Gefäßwand vor-
geschaltete Schutzdecke, die den Angriff der Kräfte zuerst auffängt und weiter-
leitet. Mit dem elastischen Gerüst, dessen Elastizität durch Einschaltung
glatter Muskelfasern veränderlich wird, kann die Intima ihren Ausbreitungszu-
stand offenbar so einstellen, daß sie auch bei verengtem Gefäß eine glatte innere
Oberfläche ohne Faltenbildung darbietet. Bei den kleinsten Arterien vermag
das Endothel allein die Falten der Elastica int. zu überbrücken (s. S. 73).

Es wird behauptet, daß die faserigen Elemente der Intima ausnahmslos
in der Längsrichtung verlaufen. Man kann indessen durch die Spaltmethode
(Einstechen einer drehrunden Ahle geeigneten Kalibers) feststellen, daß die
Spaltrichtungen und damit die Resultierende aller Fasermassen der Intima
in gesetzmäßiger Weise bei großen Arterien vom Längsverlauf abweichen
[Benninghoff (1927)]. Wenn wir von der Aorta absehen, deren Verhalten
später im einzelnen erörtert wird, so zeigt die Art. iliaca ext. und die Art. femoralis, die ich bisher mit der Spaltmethode untersucht habe, einen spiraligen
Verlauf der Intimafaserung (Abb. 43) und zwar werden die Spiralen nach der
Art. poplitea hin immer steiler. Diese Spiralen kann man als Einrichtungen
betrachten, durch die Quer- und Längsdehnung strukturell miteinander verknüpft sind. Die Intima mit flachen Spiralen leistet mehr der Ringdehnung,
die mit steilen Spiralen leistet mehr der Längsdehnung Widerstand.

7. Die Adventitia.

Während die Intima den engsten Zusammenschluß fein verteilter Gewebe
zeigt, der nur bei einer Proliferation wieder gelockert wird, vollzieht sich im
peripheren Teil der Adventitia eine allmähliche Auflösung der Gefäßwand
in das Bindegewebe der Umgebung. Somit ist die Adventitia nur der am Gefäßrohr haftende Teil der Gefäßscheide, die beim Präparieren zerstört wird. Selbst
das elastische Gerüst der Arterienwand endet nicht in der Adventitia, sondern
setzt sich in die Umgebung hinein fort. Im Falle der Abb. 44 sind es äußere
Radiärfasern, die sich im umgebenden Gewebe verankern (rechte Seite der Abb.)
und so für eine elastische Aufhängung der Arterie sorgen. In diesem Falle
geschieht eine Gefäßverengerung gegen den elastischen Widerstand der Umgebung. Auch in der Lunge setzt sich das elastische Gerüst der Gefäße in die
Umgebung fort.

Die Ausbildung der Adventitia ist relativ am schwächsten bei den stärksten
Arterien, die noch eine mehr gleichmäßige Durchflechtung der drei Gerüste
besitzen, bei Arterien mittlerer Größe ist sie am besten entwickelt, sie über-
trifft hier oft die Media an Dicke, an den kleinsten Arterien beschränkt sich
die Adventitia auf eine dünne Faserhülle des Gefäßrohres.

Sobald die Muskulatur in der Media zu einem kompakten Ring vereinigt
ist, kann sich das elastische Gerüst zu einer Elastica ext. verdichten, die indessen
capillarwärts viel früher aufhört als die Elastica int., mit Ausnahme der Arterien
bei den Vögeln, wo nach Pfister (1927) beide Elasticae gleichzeitig schwinden.
Die Elastica ext. (Henle) als Membran ist nach Baum und Thienel (1904)
in den Arterien der Vordergliedmaßen nicht bei allen *Tieren* vorhanden, sie
fehlt bei *Pferd, Esel, Rind* und *Kalb.*

In der peripheren Adventitia werden die Maschen des elastischen Gerüstes
weiter. Die Faserrichtungen sind die gleichen wie die der kollagenen Systeme.

Nach Schiefferdecker (1896) zeigt die Adventitia eine innere Schicht längsverlaufender und eine äußere mehr ringförmig ziehender Fasern, Stratum elasticum longitudinale und circulare. Indessen richtet sich diese Anordnung je nach der Beanspruchung, gelegentlich liegen auch die elastischen Ringfasern innen und die Längsfasern außen. Die Schichteneinteilung der Adventitia ist oft ausgesprochen. Insonderheit läßt sich an den mittelgroßen Arterien meist eine innere dichter gefügte Zone mit vorwiegend elastischen Fasern von einer lockeren, mehr kollagenen Außenschicht unterscheiden. Letztere vermittelt den Übergang in das umgebende Gewebe.

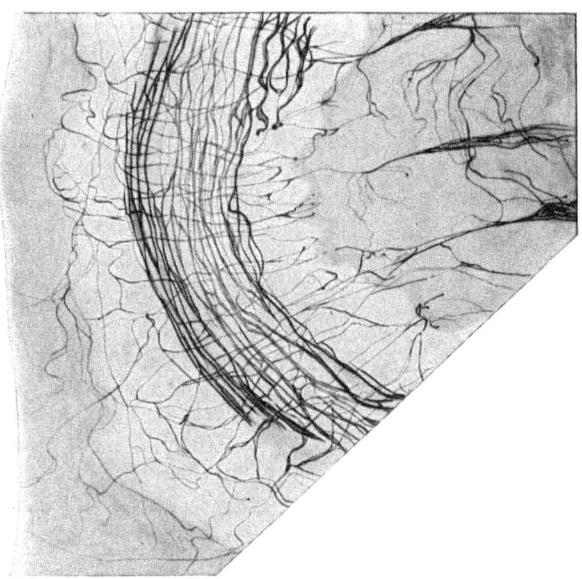

Abb. 44. Kleine Arterie aus dem Ligamentum teres uteri. Nur das elastische Gerüst gezeichnet, das in die Umgebung ausstrahlt. Vergr. 375 ×. Nach Benninghoff (1927).

In den weiten Zwischenräumen des elastischen Gerüstes findet sich reichlich kollagenes Bindegewebe, dessen Fasern, in Bündel und Lamellen zusammengefaßt, sich oftmals spitzwinklig schneiden, indem sie meist schräg zur Rohrachse verlaufen, wie abgezogene Häutchen im Polarisationsmikroskop erkennen lassen. Würden alle Fasern längs verlaufen, so wäre eine Längsdehnung der Gefäße gar nicht möglich, umgekehrt würde der Ringverlauf die Gefäßerweiterung hindern. Es sind Schräglagen vorhanden, die, soweit ich bisher sehen konnte, in einander entgegengesetzt gewundenen Spiralen das Rohr umziehen, wobei die eine Spirale eine bevorzugte Ausbildung besitzen kann (Abb. 43 a). Die elastischen Fasern, die diesen leimgebenden Bündeln anlagern, sind offenbar kürzer als die letzteren und schieben diese zu einem welligen Verlauf zusammen. Bei der Dehnung werden die Wellen der kollagenen Bündel ausgeglichen und die elastischen Fasern gespannt (Abb. 40 c).

Im Bindegewebe der Adventitia finden sich alle jene Zellformen, die im lockeren Bindegewebe vorkommen, einschließlich Fettzellen.

Sofern Muskelfasern in der Adventitia vorkommen, verlaufen sie einzeln oder in Bündelchen vereint, meist in netziger Anordnung längs- oder schrägziehend eingebettet im elastisch-kollagenen Gerüst und im engsten Anschluß an die elastischen Fasern. In den inneren Schichten dichter stehend als in den äußeren, sind sie selten zu kompakten Lagen vereinigt.

Außer kleinen Blutgefäßen und Nerven, die oftmals eine beträchtliche Dicke aufweisen, finden sich in der Adventitia größerer Arterien gelegentlich Vater-Paccinische Körperchen [Rachmanow (1901)].

In glattmuskeligen Organen (Harnblase, Uterus) treten gelegentlich einzelne Muskelfasern der Umgebung an die Adventitia heran. Wie sie sich hier verankern, und ob sie damit einen aktiven Einfluß auf das Gefäß gewinnen, ist bisher nicht entschieden. In einem Fall fand ich außerhalb der Adventitia im periarteriellen Bindegewebsraum einer kleinen Herzarterie unzweifelhafte glatte Muskelzellen. Nach Mall (1888) bekommen die Darmvenen bei ihrem Durchtritt durch die Muscularis mucosae von dieser eine ringförmige Muskelhülle, die als Sphincter eine sperrende Kontraktion ausüben kann. Weitere Befunde in dieser Richtung bleiben abzuwarten. Es wäre damit die Möglichkeit einer aktiven Veränderung des Gefäßbettes gegeben.

Überhaupt ist der feinere Mechanismus der Verknüpfung des Gefäßes mit der Umgebung, abgesehen von den obigen Angaben im einzelnen, histologisch nicht genügend durchforscht. Daß diese Verbindungssysteme stark beansprucht werden können, geht schon aus der Tatsache hervor, daß die Aorta an ihrer Unterlage durch stärkere Fasermassen [Ligamenta phrenico-aortica, Luschka (1862)] fixiert ist.

Oftmals finden sich die Arterien mit ihren Begleitvenen in eine gemeinsame Gefäßscheide eingehüllt, die alsdann mit der Adventitia verbunden ist und einen ähnlichen Bau wie diese aufweist.

Auffallende Befunde bringt die Spaltmethode an der Adventitia, die entweder von außen oder von innen nach Abtragen der Media sich ausführen läßt. Die Spaltung zeigt die mechanische Resultierende aller Fasersysteme. So ergab sich an der Art. femoralis (Abb. 43 a) wiederum ein Spiralverlauf, gleichsinnig mit der Intimaspirale, aber flacher gewunden. Beziehungen zum Teilungssporn sind beim Abgang der Iliacae communes deutlich, hier strahlen die Linien zusammen. Weitere Untersuchungen stehen noch aus.

Im ganzen enthüllt somit die Spaltmethode eine komplizierte Torsionsstruktur der Arterien, und wir müssen zugeben, daß trotz vieler Untersuchungen, die sich etwas einseitig auf das histologische Querschnittbild beschränkt haben, erst anfangen, diese mechanisch wichtigen Strukturen zu ermitteln. Bisher stellten wir fest, daß Intima- und auch Adventitiaspiralen vorkommen. Die Ringmuskeln der Media enthalten gelegentlich auch spirale Züge, und es ist noch nicht bekannt, ob der eigentliche Ringmuskel in Wirklichkeit nicht auch eine ganz flach gewickelte Spirale darstellt, ähnlich wie im Darm. Wir kommen damit zu einem Bau, der eine entfernte Ähnlichkeit hat mit den Osteonen des Knochens. Solche Torsionsstrukturen entwickeln bei gegebenem Baumaterial ganz besondere Festigkeitseigenschaften, je nach ihrem Wicklungscharakter, wie das Gebhardt (1905) ausführlich dargelegt hat. Da nun bei den Gefäßröhren die Baumaterialien ganz verschiedene elastische Eigenschaften haben, so läßt sich vorerst nur vermuten, daß die Torsionsstrukturen der Arterien die Festigkeit und den Zusammenhalt der Wand erhöhen und ferner die Kaliberänderungen begünstigen. Gleichzeitig müssen je nach dem Wickelungscharakter die Längs- und Ringspannungen sich in besonderer Weise gegenseitig beeinflussen. Zu einer eingehenderen Analyse ist das Problem noch nicht reif.

8. Über das Fasernkontinuum in der Gefäßwand.

Die Betrachtung der Gewebe und der drei Schichten der Gefäßwand möchte ich ergänzen durch eine Darstellung der anatomischen Verknüpfungen, die sich weder an die Grenzen der Gewebe noch an die Grenzen der Gefäßwandschichten halten. Die Belege für diese Zusammenhänge werden zum Teil in späteren Kapiteln gebracht.

Das elastische Gerüst, das in sich ein Faserkontinuum ohne Anfang und Eden darstellt, besteht auch als solches nicht isoliert, sondern zeigt direkte Übergänge oder anatomische Verknüpfungen mit dem anderen Geweben der Gefäßwand. So setzt sich die Elastica int. im Bereich der Arteriolen ohne Unterbrechung in ein Grundhäutchen fort, das aus argyrophilen Fasern (Silberfibrillen) besteht und sich auf der Capillarwand erhält. Ferner zeigen die feinsten elastischen Fasern der Media ein allmähliches Ausblassen bei der Elasticafärbung, sie setzen sich in feinste Fibrillen fort, die vermutlich Silberfibrillen darstellen. An mehreren Punkten des Arteriensystems findet ferner eine direkte Verbindung von elastischen Fasern zu glatten Muskelzellen statt im Sinne von Muskel und Sehne. Es entsteht ein neues System, in dem die Muskeln als Spannmuskeln des elastischen Gerüstes erscheinen (s. S. 94).

Auch die kollagenen Systeme der Gefäßwand bilden in sich ein Kontinuum, in dem nachweislich die Intima-Media und Adventitiafasern zusammenhängen. Es ist aber mit größter Wahrscheinlichkeit anzunehmen, daß die kollagenen Fibrillen in die Silberfibrillen übergehen. Vom kollagenen System aus gesehen sind die Silberfibrillen die feinsten Ausbreitungen auf der Oberfläche der Muskelfasern und auf der Oberfläche einer starken Elastica int. An diesen Orten lassen sich feinste Fibrillen auch mit der Mallory-Färbung darstellen, sie hängen unmittelbar mit den kollagenen Bündeln zusammen.

Es würden somit die kollagenen Systeme sich durch Vermittlung der Silberfibrillen einerseits mit den Muskelzellen andererseits mit den elastischen Elementen verbinden.

So ist kein Bestandteil der Gefäßwand für sich bestehend, durch die gegenseitige Verknüpfung kann kein Teil für sich wirken. Der ganze Verband Getäßwand ist eine anatomische und funktionelle Gemeinschaft.

B. Ernährung der Gefäßwand.

Die Vasa vasorum kommen allen größeren Gefäßen zu bis zu einer Größe von etwa 1 mm [v. EBNER (1902)] und stammen von kleineren benachbarten Arterien ab; an den Nabelstranggefäßen fehlen sie [vgl. neben HENLE, FR. ARNOLD und GERLACH auch PLOTNIKOW (1884), KÖSTER (1875) und WOODRUFF (1926)]. Die stärkste Ausbreitung besitzen sie in der Adventitia. Gegen die Media hin bilden sie zunächst in der Adventitia ein Capillarnetz. Die Gefäße dringen auch in die Media ein, indem sie „Gefäßtore" [THOMA (1920)] benutzen. Diese Gefäßtore sind von elastischen Fasern umrahmt und stellen einen Durchbruch der Muskulatur dar. Die äußeren Lagen der Media sind gefäßreicher als die inneren. Die Angaben über die Vascularisation der Media sind sehr schwankend. Das innere Drittel wird meist für gefäßlos gehalten. In der Aorta des *Ochsen* konnte ich Vasa vasorum bis dicht an die Intima feststellen. Die Intima selbst ist wohl sicher gefäßfrei [auch hier vermutet KÖSTER (1875) an größeren Gefäßen Capillaren]. An der Aorta descendens stellte PLOTNIKOW (1884) eine bevorzugte Versorgung des hinteren Umfanges fest. In den Venen sind bei dem lockeren Gefüge Vasa vasorum viel leichter nachzuweisen. Hier versorgen sie auch sicher die Media mit reichlicheren Gefäßen. In den Venae brachiales beschreibt PLOTNIKOW (1884) Vasa vasorum, die sogar bis ans Endothel reichen sollen. Sicherlich reichen sie bis zur Intima. Auch ganz kleine Venen haben noch Ernährungsgefäße. Meist wird angenommen, daß die aus den Ernährungsgefäßen abfließenden Venen ihr Blut direkt in die versorgte Vene ergießen

(Henle, Arnold, Gerlach, v. Ebner). Indessen hat Plotnikow dergleichen nicht feststellen können. Die Venen der Vasa vasorum fließen noch innerhalb der Adventitia zu feinen Stämmchen zusammen, die paarig die zufließende Arterie begleiten.

Lymphgefäße wurden von Hoggan (1882) in der Adventitia und der äußeren Muskularis größerer Arterien und Venen festgestellt. Bei größeren muskelarmen Venen bilden die Lymphgefäße einen Plexus, der wenig oder keine Klappen besitzen soll und bis dicht ans Endothel reicht. Diese Lymphgefäße ergießen ihren Inhalt nicht in die Blutgefäße.

In der Aorta des *Schweines* hat Schiefferdecker (1897) einen Plexus von Lymphgefäßen dicht unter dem Endothel festgestellt. Die mit Silber dargestellten sternförmigen Saftlücken der Intima dürften hier ebenso problematisch sein wie anderwärts. Bei Hirnarterien fand ich gelegentlich feinste Spalten in der subendothelialen Schicht, die wandungslos waren und stets zu den Fenstern der Elastica int. hinführten. Vermutlich handelt es sich hier um Saftspalten. Lee (1922) findet bei der *Katze* in der Aortenwand zwischen Media und Adventitia Lymphcapillaren, die mit gröberen Lymphstämmen der Adventitia zusammenhängen.

Als regionale Lymphdrüsen der Aorta des Hundes bezeichnet Baum (1918) die Lm. mediastinales craniales (für den Aortenbogen), die Lm. mediastinales craniales und bifurcationis mediae für den mittleren Teil der Brustaorta, die Lm. lumbales aortici craniales für den caudalen Teil der Brustaorta und die Lm. lumbales aorticae und die Lm. iliacae mediales für die Bauchaorta. Nach einer persönlichen Mitteilung des Autors lassen sich beim *Pferd* die Lymphgefäße der Brustaorta leicht injizieren; es gelangt indessen die Injektionsflüssigkeit sehr leicht in die Venen, wie es auch bei den Injektionen der Knochenlymphgefäße beobachtet wird.

Soweit die anatomischen Befunde. Wir kommen danach zu dem Schluß, daß die Ernährung der Gefäßwand auf zwei Wegen erfolgen muß, einmal durch die Vasa vasorum von außen her und zweitens direkt vom Lumen her auf dem Wege der Diffusion. Hierzu stimmt auch die Tatsache, daß die Venenwände durchgängig reichlicher vascularisiert sind, da vom Lumen aus nur eine unzureichende Ernährung möglich wäre. Es steht der Annahme nichts im Wege, daß die Endothelien der größeren Gefäße ebenso wie die der Capillaren für Krystalloide durchgängig sind. Die Mitwirkung des Blutdrucks für diesen Vorgang ist nicht erforderlich, wohl aber könnten die Dehnungen der Gefäßwand den Saftstrom in ihr befördern. Die Beförderung des Saftstroms durch Dehnungen der Gefäßwand muß an den Stellen geringer sein, wo ein Teil des Gefäßumfanges mit einer widerstandsfähigen Unterlage fest verbunden ist. Die Fenster in der Elastica int. bekommen in diesem Zusammenhang eine neue Bedeutung, da sie als vorgebildete Verkehrswege des Saftstroms erscheinen.

Die Frage, wo das Grenzgebiet beider Ernährungsströme liegt, ist strittig, nach L. Aschoff befindet es sich in der Mitte der Media, nach Benda und E. Kaufmann findet die Ernährung nur von den Vasa vasorum aus statt. Es ist durchaus möglich, daß nicht alle Arterien sich in diesem Punkt gleich verhalten. Brünig (1924) vermutet sogar noch einen dritten Weg durch Diffusion von außen. Solange aber Vasa vasorum überhaupt vorhanden sind, ist der letzte Weg unwahrscheinlich.

Zu dieser Frage liegen neuere experimentelle Arbeiten vor. Petroff (1922) sah, daß bei Vitalfärbung mit Trypanblau sich die elastischen Lamellen der Aorta anfärben, mit Ausnahme der in der mittleren Schicht der Media gelegenen. Den Schluß, daß der Farbstoff sowohl vom strömenden Blut wie von den Vasa vasorum aus eingedrungen war, aber keine Zeit hatte, bis zur Mitte vorzudringen, suchte er durch folgende Versuche zu stützen. Nach Abpräparation der Adventitia und Abdichtung der Gefäße mit einem Gummischlauch trat nur eine Färbung der inneren Lamellen ein, umgekehrt nach doppelter Gefäßunterbindung nur eine Färbung der äußeren Lamellen. Diese geschickten Versuche scheinen das Vorhandensein zweier Ernährungswege zu beweisen.

Ferner hat F. LANGE (1924) bei jungen Kaninchen die Adventitia entfernt und das Gefäß mit Lanolin und Wachs umscheidet. Er findet im Verlauf von 4—12 Tagen eine gut erhaltene Media und eine gewucherte Intima. Daraus ist zu schließen, daß die ganze Media vom Lumen her ernährt werden kann. Die glatte Muskulatur ist aber ohnehin gegen Ernährungsstörungen sehr widerstandsfähig. Bei Injektionen mit Tusche fand F. LANGE die auffallende Tatsache, daß die ganze Media mit Tuschekörnchen durchsetzt war, die Adventitia war frei. Man kann nach diesen Versuchen keineswegs behaupten, daß die Ernährungsgrenze zwischen Media und Adventitia liegt, die Versuche zeigen nur, daß bis zu 12 Tagen die Media ohne Schaden vom Lumen aus ernährt werden kann, normalerweise geschieht das sicher nicht.

Eine scharfe Ernährungsgrenze ist überhaupt nicht anzunehmen, da beide Gebiete sich höchstwahrscheinlich überschneiden. Ein gleiches gilt von dem Befund von F. BRÜNIG (1924), der 6 Monate nach einer periarteriellen Sympathektomie die Media völlig intakt fand. Hier muß mit einer Neubildung der Vasa vasorum gerechnet werden.

C. Bemerkungen über die Mechanik des Blutstromes und die Beanspruchung der Arterienwand.

Bevor wir im folgenden die einzelnen Gefäße genauer beschreiben, sollen einige für das Verständnis ihres Aufbaues wichtigen Angaben aus der Kreislauflehre kurz hervorgehoben werden.

Damit das Blut im Gefäßsystem strömt, ist ein Druckgefälle entlang der Strombahn nötig. Der Druck wird in letzter Linie vom Herzen erzeugt. Das Druckgefälle ergibt sich aus einer entsprechenden Verteilung der Widerstände im Gefäßsystem. So hängt die Blutdruckhöhe vom Minutenvolumen des Herzens und dem Gesamtwiderstand der Strombahn ab. Diese Verhältnisse finden ihren Ausdruck im Strömungsgesetz von POISEUILLE, das für einen großen Teil des Gefäßsystems Gültigkeit hat, die feinsten Arterien und die Capillaren dürften davon ausgeschlossen sein [HESS (1927)]. Die Formel lautet:

$$V = \frac{1}{\eta} \cdot \frac{1}{8\,\pi} \cdot \frac{q^2}{e} \cdot Pt.$$

wobei V das Durchflußvolumen, η die Viscosität, q der Querschnitt, e die Länge des Rohres, P der Druckabfall und t die Durchflußzeit darstellen. Es ist somit das Durchflußvolumen umgekehrt proportional der Viscosität des Blutes, es ist eine Funktion der 4. Potenz des Gefäßradius, ist direkt proportional der Höhe des Druckabfalles, schließlich hängt es von der Rohrlänge und der Durchflußzeit ab.

Mit dem fortschreitenden Aufsplittern der Strombahn steigt der Widerstand an. Man hat berechnet, daß bei einem Capillardruck von 5—15 mm auf dem Wege bis zu den Capillaren von dem in der Aorta herrschenden Druck ungefähr 83—85% verbraucht werden, so daß für die Venen noch 17—15% übrig bleiben. Die Blutbewegung in den Venen wird noch unterstützt durch den negativen Druck im Thorax und die Bewegungen der umgebenden Skeletmuskulatur.

Die Abnahme der einzelnen Arteriendurchmesser in der Peripherie führt wohl zu einer Oberflächenvergrößerung der Blutmasse und damit zu einer größeren Reibung, die wiederum eine zunehmende Steilheit des Druckgefälles zur Folge hat, indessen treten noch andere hämodynamische Faktoren hiermit in Wettstreit. Das Druckgefälle ist auch abhängig von der Strömungsgeschwindigkeit, die ihrerseits nach der Peripherie abnimmt, da die Gesamtstrombreite anwächst, denn Zunahme der Gesamtstrombreite hat eine Widerstandsminderung zur Folge. Es sind somit die engen peripheren Gefäße nicht ohne weiteres ein Zeichen für einen hohen Widerstand. Wie diese beiden einander widerstrebenden Prinzipien im Bautypus der Blutgefäße zu einem optimalen System gegeneinander abgewogen sind, darüber vgl. HESS (1914). In diesem System muß mit jeder Verzweigung die Breite der Strombahn um den Faktor $\sqrt[3]{2} = 1{,}26$ zunehmen.

Die Arterien befinden sich ständig in einem Spannungszustand; würden alle Arterienwande erschlaffen, so mußte das Herz leer arbeiten, da die Blutmenge viel zu klein ware. Die mit der Systole des Herzens ausgeworfene Blutmenge dehnt die Arterien; diese Formänderungsarbeit wird in der Diastole wieder genommen und tritt als Windkesselwirkung in die Erscheinung. Diese Windkesselwirkung flaut nach der Peripherie mit der Abnahme der Dehnbarkeit ab, und so unterscheidet HURTHLE (1923) einen zentralen und peripheren Windkessel. Die systolische Dehnung reicht nicht ganz so weit wie uberhaupt elastisches Gewebe vorhanden ist, d. h. bis zu den Arteriolen ausschließlich. Nach HURTHLE (1923) sind am *Frosch*mesenterium schon bei Arterien von 250 μ abwarts keine systolischen Querschnittvergrößerungen nachweisbar. Die systolische Dehnbarkeit, die nach HURTHLE (1923) beim *Hund* eine Zunahme des Aortendurchmessers um $^1/_6$ betragt (bei einer Druckschwankung von 60 mm Hg), ist bei der Carotis auf $^1/_{25}$—$^1/_{40}$ und bei der Cruralis auf $^1/_{44}$—$^1/_{60}$ gesunken. Es ist hiernach anzunehmen, daß die Windkesselwirkung an die elastischen Bestandteile der Arterienwand gebunden ist.

Die Arterienwand verhält sich den Druckschwankungen gegenuber völlig passiv, eine aktive Arteriensystole ist nicht nachweisbar [FLEISCH (1920)].

Sofern in den Venen durch äußere Krafte (Skeletmuskelwirkung) eine örtliche Dehnung erfolgt, die zum Strömungsantrieb wird, ist auch hier eine örtlich und zeitlich begrenzte Windkesselwirkung vorhanden, da ein diskontinuierlicher Antrieb mit Hilfe des elastischen Gerustes der Venenwand in einen kontinuierlichen Abstrom umgewandelt wird.

Da die Tatigkeit des Herzens nach Frequenz, Schlagvolumen und Spannung des Herzmuskels sehr wechselnd sein kann, so erhebt sich die Frage, ob dem Herzen ein Windkessel gegenübersteht, der stets die gleichen elastischen Eigenschaften hat, wie etwa ein Gummischlauch, oder ob auch der zentrale Windkessel der Aorta anpassungsfahig ist. Wir werden sehen, daß anatomische Einrichtungen vorhanden sind, um die Elastizitat des elastischen Gerüsts abzustufen.

Die Blutgefaße sind nicht nur elastische Röhren, sondern besitzen vermöge ihrer Muskulatur auch eine aktive Formanderlichkeit. Diese kommt besonders zur Geltung bei der standig wechselnden Verteilung des Blutes auf die Organe je nach deren Tatigkeitszustand. Die Regulierung des Blutzuflusses zu den einzelnen Verbrauchsstatten geschieht am wirksamsten durch Querschnittanderungen in den kleinsten Arterien. Hier liegen die hauptsächlichsten Widerstandsregulatoren des Kreislaufs. Die aktive Umstellung des Gefäßlumens wird vermutlich nach der Aorta hin immer geringer. So bildet die Aorta den wirksamsten Windkessel und die Arteriolen den wirksamsten Widerstandsregulator durch ihre Querschnittsanderungen. Die Arterienstrecke, die zwischen diesen beiden Endpunkten liegt, ist physiologisch weniger beachtet. Es sind nicht einfache Verbindungsröhren, sondern einerseits bilden sie einen Bestandteil des peripheren Windkessels, andererseits kommen auch an ihnen aktive Kaliberschwankungen vor. Abgesehen von der Tatsache, daß die großen Gliedmaßenarterien bei Spasmen sich bis zum Verschwinden des Pulses verengern können, liegen einige Angaben vor uber die Einregulierung größerer Arterien bei hydrostatischen Druckschwankungen. An den Schwimmhautarterien des *Frosches* beobachtete schon KLEMENZIEWICZ (1887) bei Lageanderungen eine Differenz der Gefaßweite um mehr als das doppelte, und GASKELL (1877) berichtet, daß bei tatigen Muskeln die Arteriendurchmesser sich bis fast auf das dreifache vergroßern.

Bei Stellungsänderungen des menschlichen Armes konnte LINDHARD (1915) an der Arterie radialis eine Weiteänderung von 1,2—1,6 messen.

An den Mesenterialarterien lassen sich mit bloßem Auge Kaliberschwankungen wahrnehmen.

Ferner kommen spontane Kaliberschwankungen vor, die am genauesten von HESS (1920) an der Hauptschlagader des Kaninchenohres gemessen sind. Hier ergab sich eine maximale Dehnung der Wand von 32 auf 100, also um rund 200%. Dieser Fall ist besonders interessant, weil damit die Dehnungsgrenze der elastischen Fasern, die hier eine homogene Elastica int. bilden, bereits uberschritten ist (vgl. S. 94).

Die Angaben genügen, um zu zeigen, daß auch die Gefaße zwischen Aorta und Arteriolen im Besitze regulatorischer Krafte sind, wie das auch HESS mit anderen Grunden belegt hat. Bei alledem ist wichtig, daß die Arterien in jedem Ausdehnungszustand vollkommen elastisch bleiben müssen, da jede bleibende Dehnung die Regulation unmöglich machen würde, und daß die Arterienweite insofern unabhangig vom Blutdruck ist, als dieser von den Arterien selbst in Gemeinschaft mit dem Herzen bestimmt wird. Eine Arterienerweiterung kann mit fallendem Blutdruck einhergehen und umgekehrt.

Die Beanspruchung der Gefäßwand geht in erster Linie vom Blutdruck aus. Die spezifische Wandbelastung Wb steigt mit dem Druck p und dem Gefäßradius r und ist umgekehrt proportional der Wandstarke w.

$$W_b = \frac{p \cdot r}{w} \text{ oder } p = \frac{w}{r} W_b.$$

Über die Wandstärken der gedehnten Arterien beim *Hunde* liegen neuere Messungen von HURTHLE (1920) vor. Daraus geht hervor, daß von der Aorta an das Verhältnis Wandstärke zum Gesamtradius im Mittel immer 15% beträgt. (Diese Zahl ist wohl zu niedrig, da die kleinen Gefäße im Versuch zu stark gedehnt waren.) Nach obiger Formel müßte, wie FLEISCH (1927) hervorhebt, der Quotient $\dfrac{w}{r}$ im gleichen Maße mit dem Druck nach der Peripherie abnehmen, wenn die spezifische Wandbelastung im Arteriensystem überall gleich wäre. Da aber nach obigen Messungen HÜRTHLES der Quotient $\dfrac{w}{r}$ annähernd konstant bleibt, so folgt, daß die spezifische Wandbelastung nach der Peripherie stark abnimmt. Es ist indessen zu bedenken, daß bei einer Erweiterung kleiner Arterien auf das Doppelte die Wandstarke etwa um die Hälfte abnimmt und damit die spezifische Wandbelastung sich vervierfacht. Die große Wandstärke kleiner und mittelgroßer Arterien erscheint somit als Anpassung an ihre regulatorische Leistung. Im übrigen verdickt sich die Wand regelmaßig an den Abgangsstellen von Seitenasten.

Die in der Wand eines zylindrischen Gefaßes durch den Binnendruck erzeugten Spannungen zerfallen in Längs- oder Achsenspannungen und tangentiale oder Ringspannungen; dabei beträgt die Längsspannung die Halfte der Ringspannung. Ist das Gefäß dünnwandig, so darf angenommen werden, daß die Spannungen gleichmäßig über die Dicke der Wand verteilt sind, ist es dickwandig, wie etwa die peripheren Arterien, so fällt die Wandspannung von innen nach außen ab. TRIEPEL (1908) und PETERSEN setzen hierzu in Parallele das Auftreten einer ausgepragten Schichteinteilung in diesen Gefaßen.

Eine besondere Beanspruchung erleidet die Gefaßwand an gebogenen Abschnitten. Hier kommt es durch das Beharrungsvermogen der Flüssigkeit zu einer Stoßwirkung, die aber gering ist im Verhaltnis zu den Kräften des Innendrucks. Wie THOMA (1920) entwickelt hat, sind an den Gefaßbiegungen Langszugspannungen zu erwarten. In Anpassung hieran ist die konvexe Seite des Aortenbogens dicker als die konkave [STAHEL (1886)] und zeigt auch besondere Strukturen (Abb. 61). Außerdem wäre der sehr geringe Reaktionsdruck zu erwähnen, den die gegenuberliegende Wand beim Gefaßabgang erleidet. STAHEL (1886) hat solche Reaktionsstellen verdickt gefunden.

Von äußeren Kraften, die auf die Arterienwand einwirken, sind vor allem die Längsdehnungen zu erwahnen, die durch Gliederbewegungen entstehen. An der Art. poplitea fand TRIEPEL (1908) bei gestrecktem Knie eine Dehnung von 50%.

Hierbei ist zu bedenken, daß die großen Arterien nach HILLER (1884) und R. F. FUCHS (1898) im Korper bereits in einem Langsspannungszustand fixiert sind, so daß sie bei der Herausnahme sich verkürzen und erweitern. Eine einfache Beziehung zwischen dieser Verkürzung und Erweiterung war nicht aufzufinden. Diese Spannungen rühren aus der Wachstumsperiode her. Die Beanspruchungen durch den Blutdruck wirken also auf ein bereits gespanntes Arteriensystem, was fur das Ausmaß der Querdehnung von Bedeutung ist. Die Langsspannung, die die Bauchaorta in der Leiche besitzt, ist größer, als sie vom normalen Blutdruck hergestellt werden könnte. Es mußten daher die pulsatorischen Druckschwankungen nur Querschnittsanderungen und keine Langenanderungen, die anderwarts möglich sind, hervorrufen [TRIEPEL (1902)]. Es steht ferner zu erwarten, daß durch diese Langsspannung die Arterien bei Körperbewegungen vor dem Zusammenstauchen und Einknicken bewahrt werden, sofern sie noch ein Verkürzungsbestreben besitzen. Auch die großen Venen sind in einem Langsspannungszustand [v. BARDELEBEN (1887)].

Die Beanspruchung der Gefaßwände andert sich ferner durch den Druck von Nachbarteilen, besonders Knochen; an diesen Anlagerungsstellen sind die Arterien- und Venenwande verdünnt, die Media ist hier oftmals reicher an elastischen Fasern. Auch bei einseitiger Anlagerung der Gefaße an Eingeweide verlieren sie an der Berührungsstelle an Dicke. Selbst die an der Oberflache des Gehirns verlaufenden Venen besitzen an der dem Hirn anliegenden Seite viel weniger elastische Fasern als auf der entgegengesetzten Seite. Über die Wandverdunnungen der Venen an der Anlagerungsstelle siehe BACKMANN (1906). Schon die dichte Anlagerung an die Begleitarterie kann eine Wandverdunnung der Vene zur Folge haben (Arteria poplitea). Das Zustandekommen dieser Verdunnung erklart ROUX (1910) bei den Venen damit, daß auch die Nachbarteile zur Widerstandsleistung mit herangezogen werden können, bei den Arterien müßten solche Teile fest in den Ringverband einbezogen werden. Ob aber umgekehrt eine dicke Muscularis als Anpassung an den Druck der Umgebung (z. B. bei Arterien, die zwischen den Skeletmuskeln liegen) aufzufassen ist, wie das BONNET (1895) und BRAUS (1924) annehmen, erscheint mir zweifelhaft. Daß die Umgebung der Gefaßwand zur Widerstandsleistung herangezogen werden kann, geht z. B. aus der Tatsache hervor, daß die Art. dorsalis penis, bei der reichliche elastische Fasern in der Adventitia erwartet werden mußten, an dieser Stelle sehr wenig elastische Fasern zeigt, wohingegen das dicht anschließende Unterhautbindegewebe die elastischen Fasermantel liefert.

D. Über die Beziehung des Baues der Arterienwand zur Beanspruchung.

Nach dem Vorstehenden können wir einige allgemeine Beziehungen zwischen Gefäßbau und Beanspruchung aufstellen. Wir erinnern uns dabei an die Eigenschaften der Baumaterialien. Die kollagenen Fasern sind praktisch nicht dehnbar, sie müssen so geordnet sein, daß sie einerseits die übrigen Gewebe zusammenhalten, andererseits die physiologischen Dehnungen nicht stören. Sie können somit weder längs noch quer verlaufen, sondern müssen Zwischenlagen einnehmen, indem sie in summa spiralig verlaufen (s. oben). Als eine Wirkung der kollagenen Fasern kann man den plötzlichen Anstieg des Widerstandes bei starken Gefäßdehnungen auffassen [Triepel (1902)]. Nach Überwindung dieses Widerstandes reißt das Gefäß. Die Risse liegen meist in der Längsrichtung.

Die elastischen Fasern verhalten sich etwa wie vulkanisierter Kautschuk. Mit zunehmender Dehnung steigt ihr Widerstand an, bei 100%iger Verlängerung vervierfacht er sich ungefähr (Triepel).

Die glatte Muskulatur kann ihre Länge ändern (Kontraktion) und außerdem bei beliebiger Länge ihren Widerstand erhöhen; dadurch wird der Muskel „gesperrt". Diese Sperrung kann gleitend sein, indem sie ihre Größe an den Widerstand anpaßt. Dabei sind die glatten Muskeln plastisch, also unvollkommen elastisch. Die glatten Muskeln sind also sehr wohl geeignet, einen gewissen Gefäßquerschnitt gegen den Blutdruck aufrecht zu erhalten. Ihr Widerstand scheint der Blutdruckhöhe sehr fein angepaßt zu sein, da bei Gliederbewegungen schon das Hinzutreten des hydrostatischen Druckes eine vorübergehende Gefäßerweiterung erzeugen kann. Ihre unvollkommene Elastizität wird ausgeglichen durch die elastischen Begleitfasern.

Die Schichtung der Gefäßwand und die Verlaufsweise der faserigen Strukturen weist darauf hin, daß die in der Gefäßwand auftretenden Spannungen in den sog. muskulösen Arterien von verschiedenen Teilen aufgenommen werden [Triepel (1902), Thoma (1920), H. Petersen]. Die Ringmuskeln der Media zusammen mit ihren elastischen Begleitfasern dienen offenbar zur Aufnahme der Ringspannungen.

Die geringeren Längsspannungen, die vom Blutdruck herrühren, müssen von Längssystemen der Elastica int. und der angrenzenden Intima aufgenommen werden. Wo außer der Elastica int. noch eine besondere Intimafaserung auftritt, zu der glatte Muskelnetze hinzukommen können, richtet sie sich nach jenen besonderen Längsspannungen, die an Krümmungen, Gefäßabgängen und Klappenansätzen (s. Aorta) durch den Blutstrom erzeugt werden. An diesen Stellen ist auch meist die Elastica int. gespalten. Viele normale Abweichungen vom einfachen Intimabau sind auf die genannten Spannungen zurückzuführen, die bei der Altersschlängelung der Arterien vermehrt auftreten. Über die weitere funktionelle Bedeutung der Intima vgl. S. 60.

Die von außen angreifenden Kräfte, welche die Gefäße in der Längsrichtung dehnen, finden vorzüglich in der Adventitia einen Widerstand [Bonnet (1896), Thoma (1920)]. Zum Beweis vergleiche man die faserarme Adventitia der Hirnarterien (Abb. 74), die vor äußerem Längszug geschützt sind, und die Adventitia der Eingeweidearterien, die eine große Menge elastischer Längsfasern besitzt (Abb. 49), in Anpassung an die wechselnde Längsspannung.

Anders verhalten sich die sog. elastischen Arterien. Hier ist die Teilung der Wand in drei Schichten wenig ausgesprochen, die Längs- und Ringspannungen werden nicht von getrennt verlaufenden Längs- und Ringfasersystemen aufgenommen, sondern von spiraligen Zügen, deren Steigungswinkel entsprechend der höheren Ringspannung sich mehr dem Ringverlauf nähert als dem Längsverlauf. Auch werden die Ringspannungen nicht mehr vorzüglich von Muskeln aufgenommen und die Längsspannungen von elastischen Fasern, sondern beide Gewebe sind zu einem System verkoppelt, das den Spiralverlauf einschlägt. Indem die Muskelfasern sich an die elastischen Elemente ansetzen, werden sie zu Spannmuskeln der letzteren; es entsteht eine Funktionseinheit mit einer veränderlichen Elastizität. Durch die Anordnung dieser Systeme in Spiralen wird gleichzeitig der Widerstand gegen Ring- und Längsdehnung abstufbar. Durch das Auftreten von spiraligen Wickelungen der faserigen Teile in der Gefäßwand wird ferner deren Abscherungsfestigkeit erhöht. Die peripheren Arterien würden nur dann einen veränderlichen Widerstand gegen Längsdehnung bekommen, wenn in die Elastica int. und die Adventitia Spannmuskeln eingebaut sind. Vermutlich dienen die zerstreuten Längsmuskeln der Intima und Adventitia diesem Zweck.

Weitere Einzelheiten über Beziehungen zwischen Bau und Leistung siehe in den folgenden Kapiteln.

Es muß künftig das Bestreben sein, über die Beschreibung des Querschnittbildes der Gefäße hinauszugelangen, man wird auf diesem Wege nicht mehr viel weiterkommen. Das große Tatsachenmaterial, das sich quasi auf einer einzigen Ebene der Betrachtung angesammelt hat, muß ergänzt werden durch Untersuchungen, die in das Räumliche ausgebaut werden. Es fehlt die Erkenntnis vom systemartigen Zusammenhang der Gewebe. Nur auf diesem Boden kann die funktionelle Betrachtung, die erst in Anfängen vorliegt, weiter ausgebaut werden. So weit es möglich war, habe ich im folgenden versucht, neben der Tatsachenbeschreibung diesen Weg zu gehen.

E. Bau der Arterien verschiedener Größe.

Die systematische Darstellung vom mikroskopischen Bau der Arterien stößt auf Schwierigkeiten, da hierzu ein lückenloses Material erforderlich wäre von mehreren Individuen verschiedener Altersklassen, deren Gefäße im natürlichen Ausdehnungszustand einwandfrei fixiert sind. Diese Bedingungen sind bisher bei keiner Untersuchung erfüllt worden. Da außerdem mit einer gewissen Variabilität zu rechnen ist, müßte eine lückenlose Darstellung sich in eine verwirrende Beschreibung verlieren. Aus diesen Gründen wurde im vorstehenden das allgemeine Verhalten des Gefäßbaues und die maßgebenden Gesichtspunkte etwas eingehender gewürdigt, ferner ist es für das folgende erforderlich, zur leichteren Beschreibung die Arterien in Gruppen zusammenzufassen. Die Unterteilung von RANVIER in einen elastischen und einen muskulären Typ verstehen wir dahin, daß an dem ersteren das elastische Gewebe zwar stärker hervortritt, im übrigen aber mehr gleichmäßige gerüstartige Durchflechtung der drei Gewebe stattfindet, während in dem zweiten Typ die Muskulatur in der Media zusammengedrängt ist (vgl. S. 89). Würde man z. B. die elastischen Fasermassen der Adventitia, wie sie in Eingeweidearterien vorkommen (Abb. 52), mit der Muskulatur vermischen, so entstünde ein Gefäß vom elastischen Typ.

Nur um die Beschreibung übersichtlicher zu machen, behalte ich die übliche Einteilung bei, verzichte aber, wo es geht, auf Maßangaben, die bei fixiertem Material nur geringen Wert besitzen, und verlege die Grenze zwischen kleinen und mitteldicken Arterien etwa wie folgt: obere Extremität Größenordnung der Art. radialis, untere Extremität Art. dorsalis pedis, Bauchhöhle Stamm der Aa. gastricae, Brusthöhle A. intercostales, Kopf Art. occipitalis. Die mitteldicken Arterien stellen dann die Verbindung zwischen den vorgenannten und

den „elastischen" großen Arterien her. Am meisten untersucht sind die mitteldicken Arterien, während die kleinen bisher nicht systematisch durchforscht
wurden. Auch diese Einteilung hat ihre Bedenken, da der Bau der Arterien
nicht allein vom Kaliber abhängig ist (vgl. S. 90). Es ist wichtig zu betonen,
daß dort, wo nichts Besonders vermerkt ist, stets Arterien von Individuen
mittleren Alters der Beschreibung zugrunde liegen.

1. Die kleinen Arterien.

I. Gruppe: Die Arteriolen.

Die Arteriolen oder präcapillaren Arterien sind nur willkürlich abzugrenzen.
Sie gehen allmählich in die Capillaren über und andererseits in Arterien mit
geschlossener Muskelschicht. Wenn man die kleinsten Arterien mit lückenloser
einfacher Muskelschicht zu den Arteriolen rechnet, dann können diese unter
Umständen verhältnismäßig lang sein. Das Endothel gleicht dem der Capillaren.
Den Arteriolen fehlt unter dem Endothel meist eine Elastica int., an ihrer Stelle
ist ein zartes Gitterfaserhäutchen vorhanden (Abb. 47 f). Die Muskelzellen
rücken auseinander, zuweilen schlingt sich eine Muskelzelle spiralig um das
Rohr (Abb. 41). Diese Zellen sind schwer färbbar und beginnen sich zu verzweigen, indem sie Querausläufer entsenden (Abb. 22 und 26); es handelt
sich also um eine primitive Form von Muskelzellen. Die Muskelkerne sind noch
eiförmig und brauchen nicht quer zur Achse des Rohres zu verlaufen. Von
K. W. Zimmermann (1923), der zahlreiche Formen mit der Golgimethode dargestellt hat, werden sich auch Präcapillarpericyten genannt (Abb. 22). An
den Verzweigungsstellen sind meist besonders kräftige Elemente vorhanden,
die auf dem Sporn reiten und als Schleusenmuskeln (s. S. 36) offenbar eine
besondere Bedeutung besitzen, wie Lebendbeobachtungen zeigen. Das Lumen
der Arterien wird bei Lebendbeobachtung oftmals enger gefunden als das der
anschließenden durchströmten Capillaren. Über die Bedeutung der Präcapillaren
als Widerstandsregler des Kreislaufs (vgl. S. 65).

Der Durchmesser der Pracapillaren wird im allgemeinen mit 10—15 μ angegeben. Die
Präcapillaren der Lungenarterie sollen indessen einen Durchmesser von 80 μ [Miller (1893)]
besitzen. Damit wird zum Teil der geringe Widerstand im kleinen Kreislauf erklart. Indessen hat Sato (1926) in der Lunge Arterien von 40 μ Durchmesser gemessen (vgl. S. 97).
Die Pracapillaren des Hirns sollen nach Evensen (1909) eine feine Elastica int. aufweisen.
Vastarini-Cresi (1909) fand beim Vas afferens des Nierenglomerulus eine Elastica int., die
beim Vas efferens fehlt. Neuerdings sind hier auch epitheloide Muskelzellen beschrieben
worden (s. S. 110). Eine besondere Form von Arteriolen sind die Hulsenarterien der
Milz, die Zellen dieser Hülsen sind vermutlich primitive Muskelzellen.

II. Gruppe.

Auf die präcapillaren Arterien folgen stromaufwärts Arterien, in denen die
drei Schichten der Gefäßwand sich deutlicher ausprägen. Unter dem Endothel
liegt die Elastica int. in erster Andeutung, aus einer zarten Grundhaut mit
blassen Längsfasern bestehend. Am besten erkennt man dieses Abblassen der
Grenzhaut an Totalpräparaten von Häutchen, die mit Elastinfarbstoffen gefärbt
sind. Man sieht sehr schön, wie das elastische Längsnetz capillarwärts seine
Färbbarkeit immer stärker einbüßt. Es ist daher gar nicht genau anzugeben,
wo eine Elastica interna beginnt. Während an den Capillaren die Gitterfasern
in flachen Spiralen das Rohr umziehen, sind die elastischen Fasern dieser Arterien
meist längsgestellt. Da die Muskelfasern ringförmig verlaufen, so haben wir nunmehr die beiden Hauptspannungsrichtungen des Rohres insubstantiiert. Die
Media besitzt zunächst eine Lage von Muskelzellen, die im Unterschied zu den

Arteriolen lückenlos aneinanderschließen. Bei guter Fixierung lassen sich an den Zellgrenzen zarte Säume mit Kollagenmethoden darstellen (Abb. 45), als Zeichen dafür, daß ein interstitielles Faserwerk in schwächster Ausprägung bereits vorliegt. Die Muskelfasern sind noch kurz, in ihrem Zelleib lassen sich Fibrillen nachweisen (Abb. 46), die Kerne sind oval. Die Adventitia wird durch spärliche kollagene Fasern dargestellt, die nur lose Beziehungen zur Media zu besitzen scheinen (Abb. 45).

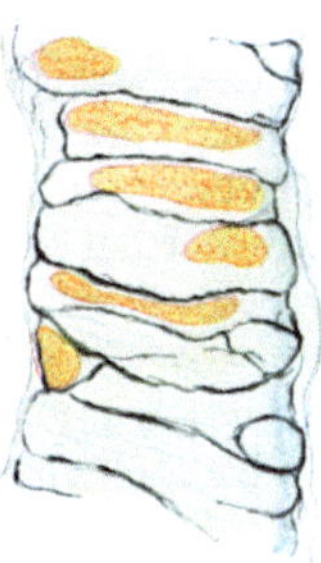

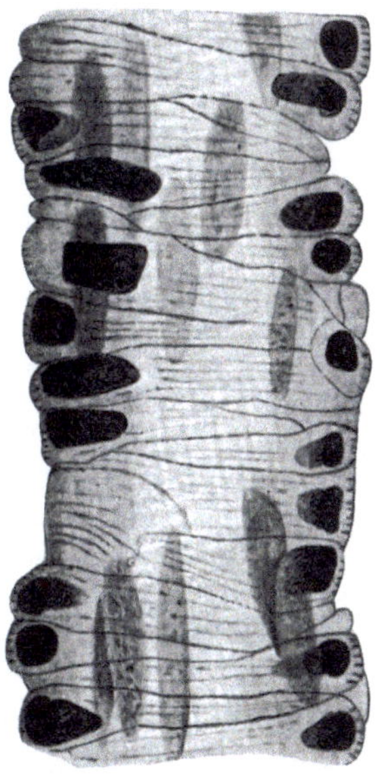

Abb. 45. Kleine Arterie aus dem Duodenum (Decapitatus). Fix. FLEMMING. Farb. MALLORY. Vergr. 900×.

Abb. 46. Kleine Arterie aus dem perichondralen Bindegewebe (Decapitatus). Eisenhämatoxyl. Endothelkerne durchschimmernd. Vergr. 900×.

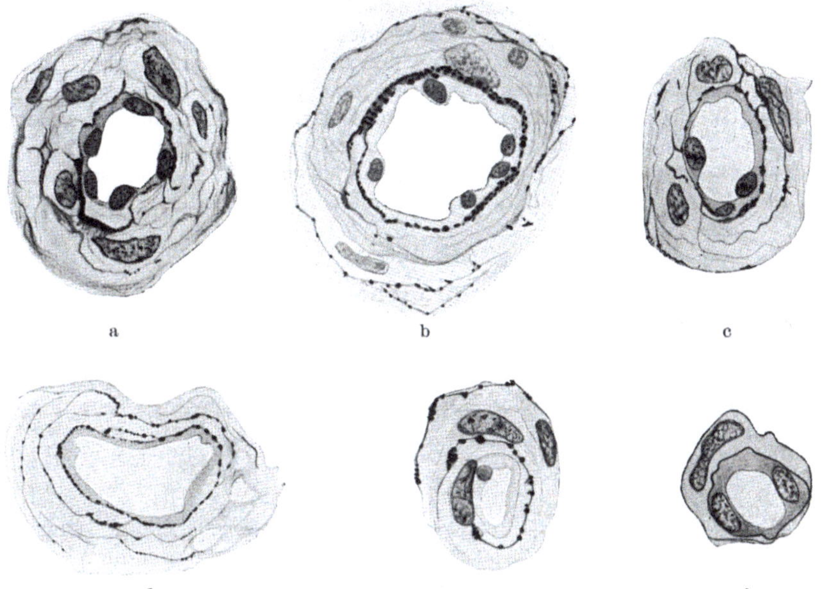

Abb. 47 a—f. Eine Gruppe kleiner Arterien vom Menschen. a aus der Umgebung der Milzarterie, b, c, e aus der Haut des Fußrückens, d aus der Haut des Unterarms, f Arteriole aus dem Duodenum. a—e Farbung mit Resorcinfuchsin, f Farbung mit Eisenhämatoxyl. Vergr. 1266×. Nach BENNINGHOFF (1927).

Betrachtet man diese Arterien auf Schnitten mit Elasticafärbung, so zeigen sie unter dem Endothel, das sich bei kontrahierten Gefäßen etwas verdickt, eine Elastica int., deren Fasern hauptsächlich längs verlaufen, gelegentlich auch spiralig angeordnet sind (Abb. 48 b). Man kann schon von einem elastischen Gerüst sprechen, das die Gefäßwand durchsetzt. Die Elastica int. hat Verbindungszüge in die Media (Abb. 47 a u. d), sie hält sich zuweilen nicht genau an die Grenze zwischen Endothel und Muskelzellen (Abb. 47 a u. e), gelegentlich bildet sie auf dem Querschnitt eine Spirale, die von der Intima sich entfernend zwischen die Muskelzellen ausläuft (Abb. 47 e). Hier greift die Elastica int. in die Media hinein. In einem Fall wurde sogar eine doppelte Elastica festgestellt, es handelte sich offenbar um eine sekundäre Verengerung der Arterie. Auch bei verengten Gefäßen kommt das Bild der gekräuselten Elastica nicht zustande. Die elastischen Fasern der Media laufen in zarte Fäserchen aus, die von Elastinfarbstoffen nicht mehr vollständig gefärbt werden, so daß man den Eindruck bekommt, als ob elastische Fasern direkt in kollagene resp. Gitterfasern übergingen (Abb. 47). Im ganzen besteht schon ein zartes Gerüstwerk aus elastischen und Gitterfasern, in dessen Maschen die glatten Muskelzellen stecken. Auch die Adventitia enthält bereits elastische Fasern. Scheinbar werden Arterien dieser Art von einigen Autoren noch zu den Arteriolen gerechnet.

Die geschilderte Bauart kann sich bis zu Arterien von etwa 80 μ Durchmesser erhalten, dabei werden die elastischen Fasern der Elastica stärker, und die Muskelzellen länger und dicker, ohne daß die Zahl der Schichten zunimmt (vgl. Abb. 47 und 48). Die einzelne Muskelfaser, die bei den kleinsten Gefäßen dieser Gruppe eine Länge von etwa 20 μ besitzen, wachsen bei den größeren heran zu solchen von etwa 80 μ. Im letzten Fall umgreift eine einzelne Muskelfaser meist nicht mehr vollständig den Gefäßumfang, wie das bei kleineren Arterien vorkommt, die Muskelzellen sind dann hintereinander geschaltet. Die Umfangsvermehrung wird somit durch Verlängerung und Kräftigung der Einzelfaser bis zu einem gewissen Grade ausgeglichen, bis die höchste Ausbildung der Einzelelemente erreicht ist, und damit findet die Formenreihe der Muskulatur die mit den primitivsten Elementen an den Arteriolen begann, ihren Abschluß. Indessen scheint die Dickenzunahme der Einzelfaser nicht hinzureichen, um die Dicke der Media im gleichen Verhältnis wie den Gefäßdurchmesser anwachsen zu lassen. Es scheint mir nicht erwiesen, daß bei den kleinsten Arterien im Kontraktionszustand sich die Muskelzellen derart übereinander schieben, daß eine Zweischichtigkeit entsteht und dann die Media dicker erscheint.

III. Gruppe.

Die weitere Kräftigung der Arterienwand geschieht mit zunehmendem Kaliber bis zur Größe der Art. radialis durch Vermehrung der Zahl der Muskelzellschichten und der sie begleitenden elastischen Fasern, durch Verstärkung der Elastica int., die im Mittel eine Dicke von 2 μ bekommt (bei Hirnarterien von 3—4 μ) und durch Zunahme der Adventitiafaserung, deren Ausbildung regionäre Verschiedenheiten zeigt.

a) Die Intima.

Die Elastica int. besteht meist aus eng aneinanderliegenden Längsfasern, zwischen denen Längsschlitze vorhanden sind. Indessen kommen bei dieser Größenordnung der Arterien auch gefensterte Membranen sowohl bei Menschen (Hirnarterien) als bei *Säugetieren* vor, sowie Gitter von wabigem Bau; genauere Angaben fehlen. Eine völlig isolierte Membran besteht wohl niemals; sie steht durch feinste elastische Fäserchen mit dem elastischen Netz der Media in Verbindung. Aber auch nach dem Endothel zu kann sich im Anschluß an die Elastica int. mit zunehmendem Alter ein feines, geflechtartiges Faserwerk entwickeln (elastisch-hyperplastische Intimaverdickung nach JORES). Es kann auch zu einer Auflösung in feine Fäserchen kommen, wodurch der häutige Charakter der Elastica stellenweise verloren geht. Diese Hyperplasien finden sich in geringem Grade z. B. in den Nierenarterien bei jedem Menschen mittleren Lebensalters, sie sind daher als normal zu betrachten [JORES (1924)]. Eine weitere Form der elastisch-hyperplastischen Intimaverdickung besteht in der Ausbildung zweier oder mehrerer einander parallel laufender elastischer Membranen, die unter sich verbunden sind und meist nur an umschriebenen Stellen des Gefäßumfanges vorkommen. Regelmäßig findet sich eine solche Aufsplitterung der Grenzlamelle an Gefäßabgängen, nach TRIEPEL (1896) auch an Gefäßbiegungen (Hirnarterien). Geringe Grade dieser Aufspaltung gehören in den Bereich des Normalen (vgl. auch S. 219).

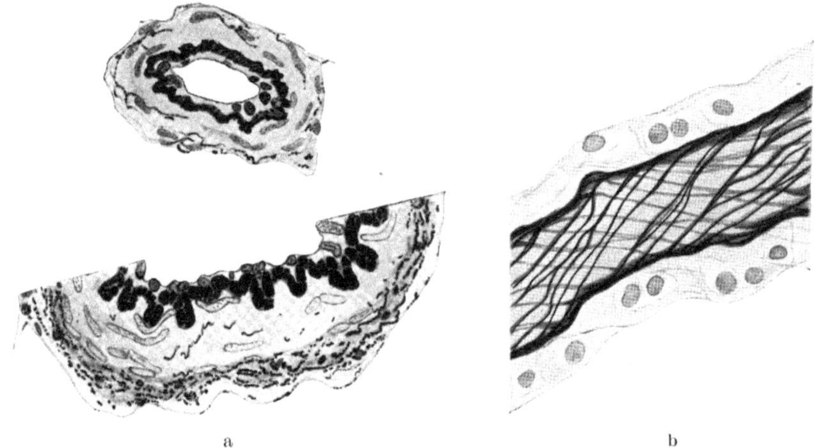

Abb. 48. a Zwei kleine Arterien aus der Submucosa des Dunndarms im Querschnitt (Decapitatus). Durchmesser etwa 70—130 μ. Vergr. 400×. b Kleine Arterie vom Ureter (Mensch). Spiraliger Verlauf der Elasticafaserung. Resorcinfuchsin-Alauncarmin. Vergr. 470×. Nach BENNINGHOFF (1927).

Treten noch glatte Muskeln mit etwas Bindegewebe hinzu, so entsteht die „elastisch-muskulöse" Schicht, die auch an kleinen Arterien gelegentlich vorkommt. So finden sich Längsmuskeln der Intima vorzugsweise an den Teilungsstellen, gelegentlich auch anderwärts (Hirnarterien, Art. occipitalis, uterina, ovarica, labialis, lingualis, vesicalis, Hohlhandarterien, Penisarterien u. a.).

Die genaue Untersuchung zeigt, daß auch die einfache Elastica int. meist auf einem Querschnitt nicht überall gleiche Dicke besitzt. Wie weit hier die Anlagerung des Gefäßes an Nachbarorgane eine Rolle spielt, muß dahingestellt bleiben. Wenn die Elastica durch die agonale Kontraktion der Ringmuskel zu einer gewellten Membran zusammengeschoben ist, dann legen sich die dunnen Abschnitte in engere Falten als die dickeren Teile. So haben auch kleine Arterien eine enger gewellte Elastica als größere. Es kann auch vorkommen, daß nur ein Teil der Elastica in Falten gelegt ist, offenbar durch ungleichmaßige Gefäßkontraktion. Bei der Wellung der Membran werden die dem Lumen zugekehrten Wellenberge flach und langgestreckt, die Wellentaler hingegen steil und eng. Die letzteren pressen sich in die Muskulatur ein, so daß an diesen Stellen die Muskelfasern samt ihren Kernen abgeflacht und zusammengeschoben werden und auch eine andere Farbbarkeit erlangen. Man darf daher annehmen, daß eine stark gefaltete Elastica im Leben wohl nur bei örtlichen Gefäßkrampfen vorkommt. Werden die Arterien unter einem Druck fixiert, der etwas höher liegt als der normale Blutdruck, dann gleichen sich die Wellungen der Elastica aus. Hierzu sind mehrfach Versuche angestellt, die aber meist Fehlerquellen enthalten [vgl. NAKONETSCHNY (1923)]. Bei kleinen Arterien mit schmalen Elasticafalten uberbruckt das Endothel diese Falten (Abb. 48 a), bei größeren Arterien dringt es in die Wellentaler ein. Die Intima kann sich somit insofern den Kaliberschwankungen anpassen, da sie bei den kleinen Gefäßen stets eine glatte innere Oberfläche des Ohres herstellt. Wir erblicken darin eine wesentliche Leistung der Intima.

Sofern von der Media aus Bündel von Längsmuskeln an die Elastica int. heranreichen, werden sie bei verengtem Gefäß gegen die Elastica angedrängt und ändern damit den Verlauf der letzteren.

Die in der Elastica int. vorhandenen Fenster sind als Verkehrswege zwischen Intima und Media aufzufassen. Durch sie hindurch muß der vom Gefäßlumen aus gespeiste Saftstrom seinen Weg nehmen, um zur Ernährung an die innersten Teile der Media zu gelangen. Beim Fehlen dieser Fenster würde durch die Elastica int. vermutlich eine Permeabilitätsschranke aufgerichtet. Durch die Fenster hindurch können außerdem zarte Bindegewebsfäserchen und sogar Muskelendspitzen ihren Weg nehmen (Abb. 74).

b) Die Media.

Die Media erhält mit steigendem Kaliber immer mehr Muskelzellen. So zähle ich bei einer:

Arterie von 80 μ äußerem Durchmesser 1—2 Muskelzellschichten
Arterie von 130 μ äußerem Durchmesser 3—4   ,,
Art. cerebri ant.   13   ,,
Art. occipitalis   15   ,,
Art. gastrica sinistra   20   ,,
Art. radialis   30—33   ,,

Sämtliche Gefäße waren kontrahiert. Genauere quantitative Angaben, die sich auf Zählung der Muskelfasern stützen, fehlen. Die Muskelfasern verlaufen im wesentlichen ringförmig, auf Flachschnitten sieht man stets einige, die

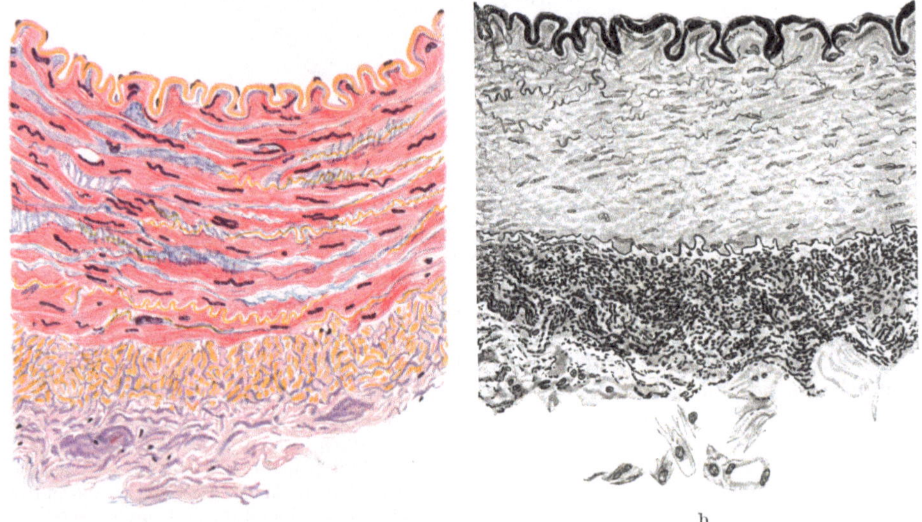

Abb. 49. Arteria gastrica sinistra im Querschnitt (Decapitatus). a Färbung Eosin-Methylblau; b Färbung Resorcinfuchsin. Vergr. 203×. Gez. von B. Schlichting.

schräg zur Rohrachse ziehen. Kleinste Bündelchen von längsverlaufenden Fasern kommen vereinzelt vor, sie sind fast regelmäßig in ein stärkeres elastisches Faserwerk eingebettet, das sie in der Längsrichtung begleitet. Ich nehme an, daß sie aktiv den Längsspannungszustand des elastischen Gerüstes regulieren.

Zwischen den Muskelfasern finden sich regelmäßig kollagene Fasern, die zum Teil schräg die Muskelfasern überziehen und sich in den Zwischenräumen ausspannen (Abb. 49 a). Ich habe dieses interstitielle Bindegewebe bei geeigneter Färbung nie vermißt. Indessen scheint der Bindegewebsreichtum der Media in den mittleren Lebensjahren einem geringen Wechsel zu unterliegen, unabhängig vom Kaliber. Bei erweiterten Arterien werden die Interstitien nach meinen Erfahrungen nicht wesentlich verengert (vgl. Abb. 40).

Im engen Anschluß an die Muskelfasern wird die Media von einem elastischen Faserwerk durchsetzt, dessen Hauptanteile zirkulär verlaufen und bei verengtem Gefäß sich kräuseln. Diese Fasern sind relativ dünn und vermehren sich entsprechend der Zunahme der Muskelzellschichten, so daß an den in Rede stehenden Arterien das Mengenverhältnis von Muskelfasern und elastischen Fasern ungefähr gleich bleibt, ob man eine drei- oder dreißigschichtige Media vor sich hat. Im letzten Fall werden einige Fasern etwas kräftiger. Dieses Fasernetz der Media wird bei der systolischen Erweiterung des Arterienrohres gedehnt und führt bei der Diastole die gedehnte Media elastisch auf das Ausgangslumen zurück. Hierzu ist offenbar den Muskelzellen eine bestimmte Menge elastischer Fasern zugeordnet, die eine bestimmte Menge Arbeit speichern können, diesen Zustand kann man als Norm ansehen.

Dieses elastische Gerust der Media kann in kompensatorischem Verhalten zu den elastischen Bestandteilen der angrenzenden Schichten stehen, wenn diese Fasern einen Ringverlauf besitzen oder so geordnet sind, daß sie zur Aufnahme von Ringspannungen besonders geeignet sind. So findet man in den Hirnarterien weniger elastische Fasern in der Media, als der Menge der Muskelzellen entsprechen wurde, dafur aber eine besonders dicke Elastica int. als gefensterte Membran und circulare Adventitiafasern an den größeren Arterien. Auf denselben Umstand ist es wohl zuruckzufuhren, wenn das elastische Gerust der Media entweder in den inneren oder den äußeren Abschnitten sparlicher wird. Oft ist bei elastischer Intimahyperplasie die angrenzende Mediahalfte frei von elastischen Ringfasern (Penisarterien), dafur mit Radiarfasern durchsetzt.

Eine Zunahme des elastischen Gewebes der Media uber das oben als Norm aufgestellte Maß findet sich bei den mannigfaltigen krankhaften Veranderungen der Arterienwand, vor allem auch im Gefolge der Arteriosklerose, zusammen mit einer elastischen Hyperplasie der Intima. Da die nicht elastischen Bestandteile der Media (glatte Muskulatur und kollagene Fasern) einer bestimmten Menge elastischer Ringfasern bedürfen, damit das Ganze elastisch vollkommen wird (siehe oben), so würde eine elastische Hyperplasie darauf hinweisen, daß die elastischen Ringstrukturen in der Systole mehr Arbeit speichern und in der Diastole mehr Arbeit abgeben mussen, um die elastische Vollkommenheit aufrecht zu erhalten. Daraus wurde folgen, daß bei diesen Zustanden der elastische Widerstand gegen Ringdehnung ansteigt (was bei der Arteriosklerose auch behauptet worden ist), daß besonders die innere Reibung der Gefaßwand, die von der Arbeit der elastischen Fasern überwunden wird, erhöht ist. Von diesem Gesichtspunkt aus ware die elastische Hyperplasie ein Anpassungsvorgang, der die elastische Vollkommenheit des Gefaßes aufrecht erhalt.

c) Die Adventitia.

Die Adventitia gerade dieser Arteriengruppe ist in ihrer Stärke und ihrem Aufbau den größten Schwankungen unterworfen. Sie kann dicker werden als die Media oder so dünn wie die Intima. Auch im Umfang eines Gefäßquerschnittes kann die Dicke und sogar die Faserrichtung sich ändern, je nach der Beschaffenheit der Nachbarschaft. Wir nehmen an, daß die Adventitia in der Hauptsache die Längsspannungen aufnimmt, die durch äußere Kräfte (Gliederbewegung, Eingeweideverschiebungen) hervorgerufen werden. Daneben kann sie mit elastischen Ringstrukturen, die aber immer schwächer sind als die Längsstrukturen, den dehnenden Kräften des Blutes elastischen Widerstand leisten. Fallen äußere Dehnungen fort (Schädelhöhle) oder sind die Arterien fest in ihrer Umgebung eingelassen, die entweder selbst nicht verschieblich ist, oder aber selbst die äußere Dehnung aufnimmt und damit die Arterie entlastet (Penisarterien), so ist eine Externa nur schwach entwickelt. Umgekehrt besitzen die Arterien der Bauchhöhle eine starke Externa mit vorwiegend längsgestellten elastischen Fasern, ebenso die Lungenarterien, die Art. lingualis, dorsalis pedis und andere (Abb. 49). Die elastische Längsfaserung (Stratum elasticum longitudinale) kann bei starker Ausbildung einen dichten Mantel um die Media bilden und so die Adventitia in einen inneren, vorzüglich elastischen und einen äußeren lockeren Teil mit weniger elastischen Fasern zerlegen (Abb. 49). Die elastischen Fasermäntel werden auch als Elastica ext. bezeichnet, man sollte diesen Ausdruck nur für membranartige Ausbreitungen anwenden.

Eine Elastica ext. bildet sich als äußere Abgrenzung der kompakten Mediamuskulatur und findet sich in erster Andeutung schon bei einer Darmart. von 300 μ.

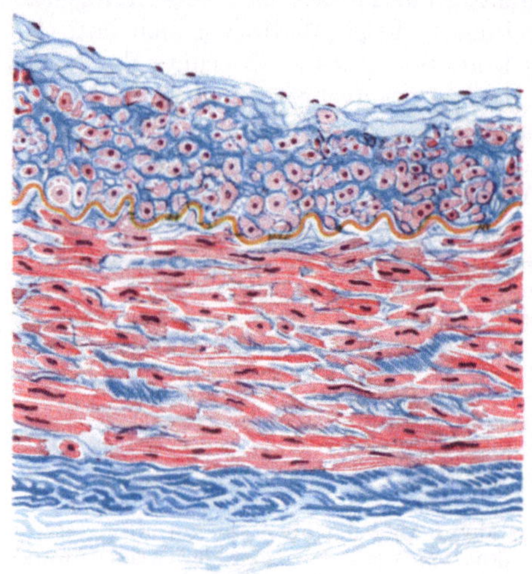

Abb. 50. Arteria occipitalis. Querschnitt (Decapitatus), starke Längsmuskulatur in der Intima. Farbung Eosin-Methylblau. Vergr. 203 ×. Gez. von B. Schlichting.

Die Faserung der Elastica ext. braucht nicht stets längs zu verlaufen, wie meist angegeben wird; ringförmig oder schräg verlaufende Fasern bilden hier die Regel. An Stärke kommt die Elastica ext. der interna bei dieser Arteriengruppe niemals gleich. Mit den Ringnetzen der Media geht die Elastica ext. die mannigfachsten Verbindungen ein und ist oftmals unterbrochen. Die übrigen elastischen Netze der Adventitia laufen bei kleineren Arterien fast niemals ringförmig, wohl aber können bei den größeren Arterien dieser Gruppe Ringfasern vorkommen, die entweder im Anschluß an die Elastica ext. auftreten, wodurch diese in mehrere Blätter zerlegt erscheint, oder vereinzelt in den äußersten Abschnitten der Adventitia liegen. Wieweit die Längsfasern steile Spiralen bilden, ist nicht untersucht.

Verstreute, längsverlaufende glatte Muskelfasern können auch in der Adventitia dieser Arteriengruppe auftreten. Man findet sie hier ähnlich wie bei ihrem Vorkommen in der Media und Intima in engem Anschluß an das elastische Gerüst, mit dessen Spannung und Raffung sie vermutlich betraut wird.

Kolliker erwähnt solche Muskeln an den Arterien des Hilus ovarii, wo sie aber nicht immer zu finden sind. Am regelmäßigsten ist ihr Vorkommen an den Penisarterien [Eberth (1872)], vor allem der A. prof. penis, ferner in den Gefäßen des Samenstranges, der Art. lingualis; relativ starke Längsbündel finden sich in den Aa. arcuatae der Niere [Sato (1927)]. Auch an den Hirnarterien finden sich verstreute Längsfasern, ebenso in den Darmarterien, Fingerarterien u. a.

2. Die mittelgroßen Arterien.

a) Die Media.

Die Veränderungen im Wandbau der mittelgroßen Arterien betreffen in erster Linie die Media. Diese verdickt sich zwar, doch nimmt die Zahl der Muskelzellen im Radius nur wenig zu. So finde ich bei einer Art. tibialis ant. 33—38 Muskelzellenschichten, bei der Art. poplitea des gleichen Individuums 35—40 und die gleiche Zahl bei der Art. iliaca ext. kurz nach dem Ursprung. An den Armarterien war der Unterschied etwas größer: Art. radialis 27—30, Art. axillaris 30—35 Muskelzellschichten. Daß die Art. poplitea meist etwas dickere Wände besitzt als die Art. femoralis, betont auch v. Ebner (1902).

Allerdings erfährt die Art. femoralis eine besondere Verstärkung auf der Strecke unter dem Lig. inguinale bis zum Abgang der A. prof. femoris [STAHEL (1886)].

Die Erfahrung lehrt, daß die größeren Arterien dieser Gruppe an der Leiche relativ weiter bleiben als die kleineren, obwohl die Muskeln an beiden der gleiche Verkürzungsreiz treffen müßte. Die größeren Arterien platten sich ab und erfahren so eine Lumenverkleinerung, ohne starke Umfangsverminderung. Daher haben auch die Messungen von SCHIELE-WIEGANDT (1880) ergeben, daß der prozentische Anteil der Wandstärke am Gesamtradius der Arterien nach der Peripherie zu scheinbar sehr stark ansteigt [vgl. hierzu die Berichtigungen von HÜRTHLE (1920), S. 67].

Wir können daher annehmen, daß die größeren Arterien keine so starken Kontraktionen ausführen, wiewohl sie die gleiche Muskulatur zur Verfügung

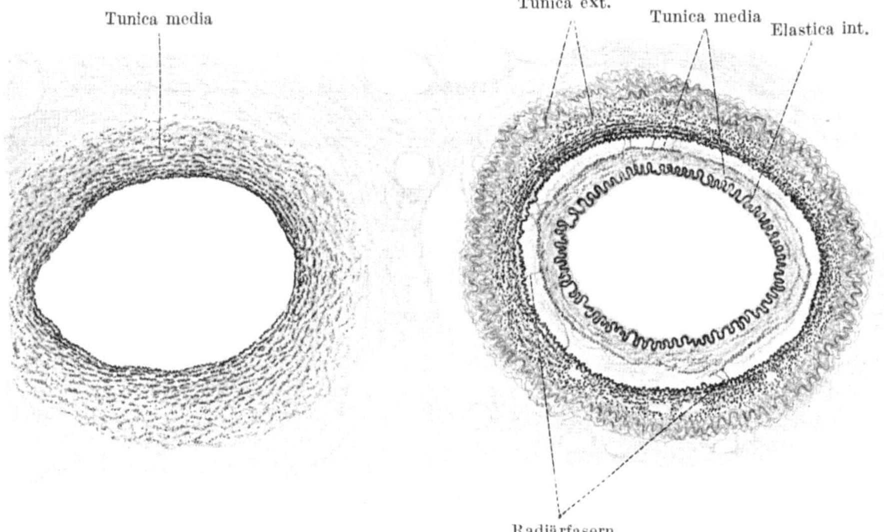

Abb. 51. Arteria und Vena lienalis. Färbung Orcein. Vergr. 60 ×. (Nach BRAUS: Anatomie des Menschen. Bd. 2.)

haben und nach den Angaben HÜRTHLEs (1920) ihre Wand relativ zum Lumen gerade so stark ist; die Leistung der Arterie wird eine andere.

Es fragt sich, ob die einzelnen Muskelzellen bei der Gefäßverengerung sich aneinander vorbeischieben können derart, daß das verengte Gefäß mehr Muskelzellagen bekommt als das erweiterte. In diesem Falle ware die Zählung der Muskelzellen belanglos. Für diesen Mechanismus, den H. PETERSEN fur die Gefäßwand annimmt, habe ich bisher keine sicheren Anhaltspunkte gewinnen können [BENNINGHOFF (1927)]. Auch aus der Abbildung von HÜRTHLE (1920), der eine verengte und erweiterte Art. intercostalis abbildet, bleibt die Zahl der Muskelzellen gleich. Es ist indessen die Frage sehr schwer zu entscheiden.

Wir dürfen die obigen Befunde bei vorsichtiger Beurteilung der letztgenannten Frage so deuten, daß die Entwicklung der Mediamuskulatur im Bereich der mittelgroßen Arterien ihren Höhepunkt findet, und daß die Zahl der Muskelzellen auf lange Gefäßstrecken nur unerheblich zunimmt.

Dafür entfaltet sich mit zunehmendem Kaliber das elastische Gerüst der Media stärker. Es treten vor allem die ringförmig verlaufenden Anteile deutlicher hervor, da sie sich verdicken. Eine Zunahme der Zahl der Fasern im Verhältnis zur Muskulatur ist weniger ausgesprochen. Auch das Bindegewebe zeigt in den größten Arterien dieser Gruppe eine Zunahme.

Das elastische Gerüst der Media kann in den inneren Abschnitten der Media stärker hervortreten. Die Abb. 51 der Milzarterie zeigt einen solchen Fall, indessen habe ich an anderen Milzarterien dieses Verhalten nicht wieder gefunden, so daß es sich um individuelle Variationen handeln muß.

Die stärkste Ausprägung zeigen die elastischen Ringstrukturen der Media in der Ausbildung von Membranen. Diese treten zunächst vereinzelt auf. Sie umgreifen niemals durchgehend den ganzen Umfang des Gefäßes, sondern durchstrahlen nur kurze Segmente, sind daher nur als Teile des Raumnetzes verständlich. Als solche haben sie auch Verbindungen mit den elastischen Anteilen der Intima und Adventitia. In der Umgebung solcher Membranabschnitte findet sich meist ein vergrößerter Bindegewebsspalt, damit werden breitere Einschnitte in die Muskulatur erzeugt. Die Membranen anastomosieren spitzwinklig untereinander und lassen dann zwischen sich die Muskelfasern auskeilen.

An solchen Stellen kann man gelegentlich den Nachweis führen, daß die Muskelfasern direkt am elastischen Gerüst ansetzen. An einigen großen hierher gehörigen Arterien wird diese Zerklüftung des Muskelringes am deutlichsten im äußeren Abschnitt der Media. Solche Gefäße, die in der äußeren Mediahälfte die stärksten elastischen Elemente besitzen, hat Argaud (1908) als Arterien vom hybriden Typ bezeichnet. Hier können die elastischen Membranen mit dem elastischen Gerüst der Adventitia anastomosieren und dabei spitze Keile aus der Media herausschneiden, so daß diese Muskelzüge in Form einer Spirale in die Adventitia auslaufen und sich hier am elastischen Gerüst verankern. Dabei umgreifen die elastischen Fasern pinselförmig die Spitzen der Muskelzellen, so daß eine feste Haftung zwischen beiden zustande kommt (Abb. 56). Eine Insertion von glatten Muskelzellen an dem elastischen Gerüst beweist auch Abb. 57. Diese Muskeln können das elastische Gerüst spannen, daher sind es Spannmuskeln des letzteren (vgl. S. 94) [Benninghoff (1927)]. So gewinnen elastische und Muskelfasern neue Beziehungen zueinander, es wird dabei die alte Media aufgelöst in elastisch-muskulöse Systeme, wir haben hier an den größten Arterien das Prinzip der Aortenstruktur in den Anfängen vor uns.

b) Die Intima.

Die Intima der mittelgroßen Arterien ist bei Individuen mittleren Alters nicht selten verdickt, indem jene Prozesse Platz greifen, die auf S. 73 schon geschildert worden sind und zu krankhaften Veränderungen überleiten können. So findet sich zwischen der elastischen Innenhaut und dem Endothel ein Geflecht elastischer Fasern, untermengt mit jenen feinstreifigen Lagen, die den kollagenen Fasern ähnlich sehen, wohl auch Gitterfasern enthalten [d'Antona (1913)]. Das Vorhandensein von Bindegewebszellen wird am deutlichsten, wenn bei einer Intimawucherung zugleich ein unzweifelhaftes kollagenes Netzwerk zutage tritt.

Die Elastica int. kann in zwei Blätter an einzelnen Stellen des Gefäßumfanges gespalten sein, sie zeigt auch auf kurze Strecken Unterbrechungen, die wesentlich größer sind als etwa die Fenster in ihnen. In diesen Lücken liegt gewöhnlich ein feines elastisches Fasernetz, so daß die homogen erscheinende Elastica int. sich hier auflöst in feine weitmaschige Netze.

Diese Unterbrechungen sind schon von Grünstein (1896) als normales Vorkommnis beschrieben; sie haben aber auch die Deutung als krankhafte Auflösungsprozesse erhalten, oder sind als Zerreißungen angesehen worden [Literatur bei Jores (1902 und 1924)]. Daß isolierte Zerreißungen der elastischen Fasern normalerweise vorkommen, ist als unwahrscheinlich anzusehen (vgl. auch Jores (1902)]. Wir werden bei den elastischen Lamellen der Aorta zeigen, daß solche Lücken zum normalen Gerüst gehören. Abzusehen ist natürlich von der isolierten Verkalkung der Elastica, bei der diese durch das Schneiden in Stücke zerbricht.

Das gesamte Faserwerk der Intima kann in Form von Spiralen verlaufen, die nach der Aorta hin immer flacher gewickelt sind (Abb. 43 b).

Längsmuskeln der Intima sind beschrieben worden an der Axillaris, Femoralis, Poplitea, Hepatica, Linealis, an den Abgangsstellen von Ästen der Aa. renalis, mesenterica [zit. nach v. Ebner (1902)]. Indessen ist ihr Vorkommen hier nicht regelmäßig, und es lassen sich Längsmuskeln gelegentlich auch an anderen als den genannten Arterien beobachten. Am regelmäßigsten finden sich glatte Muskelfasern der Intima an den Abgangsstellen von Ästen, worauf schon Remak (1860) hinwies (siehe S. 105).

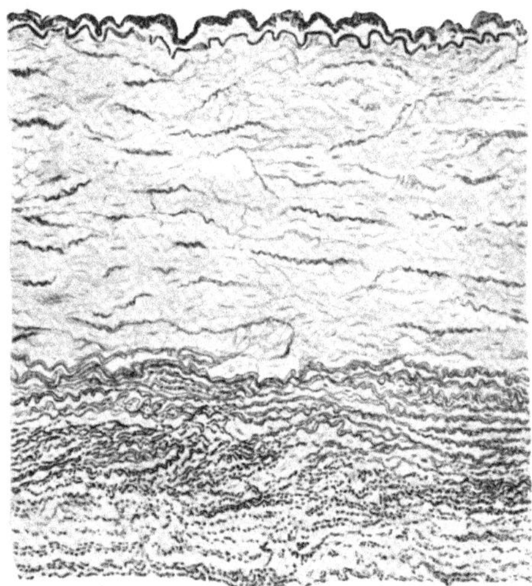

Abb. 52. Arteria mesenterica sup. unterhalb des Pankreas, Querschnitt (Mensch). Farbung Resorcinfuchsin. Vergr. 90 ×. Gez. von B. Schlichting.

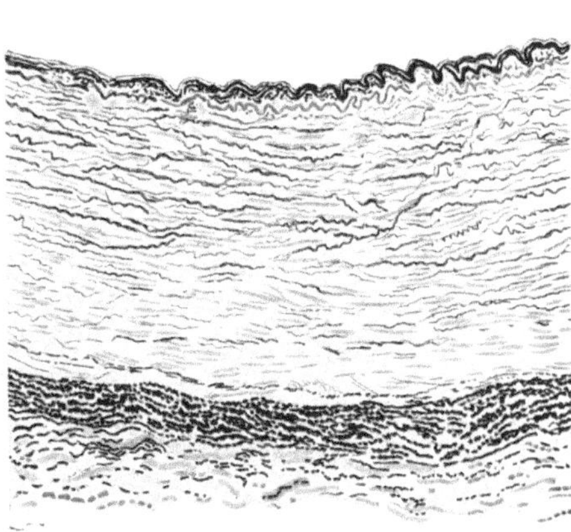

Abb. 53. Art. poplitea, Querschnitt (Mensch). Farbung Resorcinfuchsin. Verg. 90 ×. Gez. von B. Schlichting.

Die Aufspaltung der Elastica int., die Einlagerung von elastischen Fasern und Längsmuskeln in die Intima kommen außer an den Abgangsstellen von Seitenasten auch am Scheitel von Gefaßkrummungen mit großer Regelmäßigkeit vor. Wir erblicken darin eine Verstarkung der Intima mit verschiedenen Mitteln und betrachten diese Verstarkung als eine Anpassung an die Langsspannungen, die der Blutstrom am Scheitel der Gefaßkrümmungen und der Abgangsstelle örtlich erzeugt. Diese Langszugspannungen addieren sich zu jenen, die in jedem unverzweigten, gerade verlaufenden Rohr auftreten mussen, das vom Blutstrom gedehnt wird, und zu deren Aufnahme eine ungespaltene Elastica int. hinreicht.

c) Die Adventitia.

Die Adventitia dieser Arterien erreicht eine beträchtliche Dicke, wenngleich ich nicht bestatigen kann, daß sie fast stets dicker sei als die Media. Eine Unterteilung in eine innere, vorzüglich elastische Faserhülse und eine äußere lockere, mehr kollagene Schicht ist am deutlichsten ausgesprochen bei solchen Arterien, die stärkeren äußeren Dehnungen unterworfen sind. Eine einzelne elastische Membran als äußerer Abschluß der Muskulatur (entsprechend der Elastica int.) ist meist vorhanden, aber ziemlich schwach, oft unterbrochen und vielfach anastomosierend mit starken elastischen Elementen der Media und Adventitia. Sie entspricht eigentlich der äußersten elastischen Ringstruktur der Media. Hierauf folgt ein elastisches Faserwerk, dessen Einzelelemente sehr kräftig sind, sehr dicht stehen, vorzüglich langs oder spiralig verlaufen und nach außen hin sich relativ deutlich absetzen (Abb. 55).

Diese Anordnung finde ich z. B. bei folgenden Arterien: Dorsalis pedis, Poplitea, Iliaca ext., Radialis, Brachialis. Es scheint demnach die Entwicklung einer starken elastischen

Längsfaserhülse mit der Größe der äußeren Dehnungen einherzugehen [Bonnet (1907)]. Besonders ausgezeichnet ist in der Hinsicht die Poplitea. In der Axillaris ist die elastische Längsfaserschicht spärlicher, es sind schon Ringfasern eingelagert. Andere Gefäße wie die Mesenterica sup. (Abb. 52) besitzen zahlreiche innere Ringfasern in der Adventitia und Längsfasern in der Außenzone. Die ringförmig verlaufenden Elemente können zu konzentrisch geschichteten Platten verdichtet sein (Mesenterica sup.), sie entwickeln sich zur Aortenmedia. Die Tibialis ant., die in ihrer Umgebung fast unverschieblich eingelassen ist, hat eine schwache, locker gebaute Adventitia mit wenigen elastischen Ring- und Längsfasern, desgleichen die Vertebralis im Wirbelkanal. Die Lienalis zeigt ein gleiches Verhalten, sofern

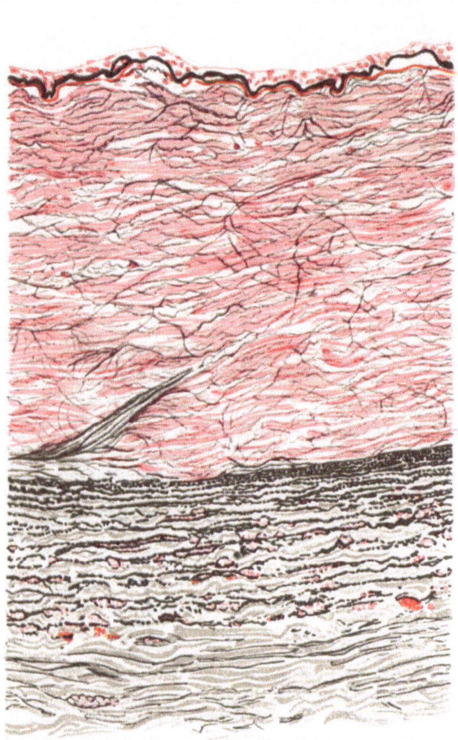

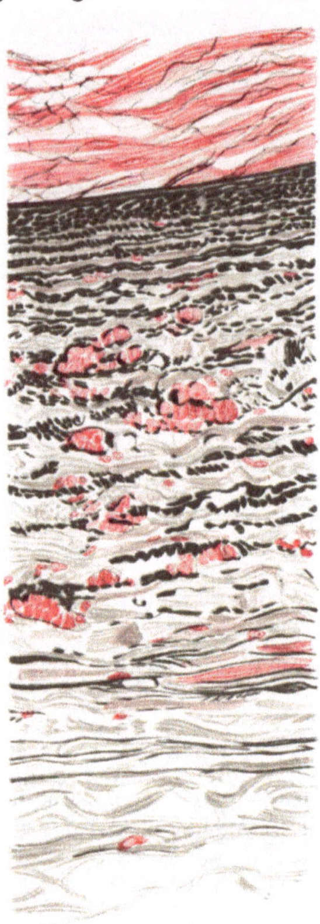

Abb. 54. Arteria iliaca ext. (Mensch). Von den beiden Blättern der Elastica int. hat sich nur die innerste, die zugleich die jungere ist, mit Resorcinfuchsin gefarbt, die außere hat das Eosin angenommen. Färbung Resorcinfuchsin, Phosphormolybdansaure, Eosin. Vergr. 90 ×. Gez. von B. Schlichting.

Abb. 55. Adventitia der Arteria iliaca ext. Gleiches Objekt wie in Abb. 54. Gleiche Farbung. Vergr. 200 ×. Gez. von B. Schlichting.

sie im oberen Pankreasrand eingebettet ist, dort, wo sie diesen Schutz nicht hat, treten starke elastische Längsfasern auf (Abb. 51). Auch hat die Iliaca int. gegenuber der externa eine viel schwächere Adventitia.

Die äußeren Teile der Adventitia sind durchgehend lockerer gebaut mit vorherrschend kollagenen Fasern. Über den Spiralverlauf der Adventitiafaserung vgl. Abb. 43).

Beim Übergang zu den großen Arterien verwischt sich die Adventitiamediagrenze, wie oben gezeigt. Längs oder schräg verlaufende Muskelfasern der Adventitia finden sich meist in dichtem Anschluß an die elastischen Fasern und liegen zerstreut nach außen von der dichten elastischen Faserhülse. Am regelmäßigsten sind sie in den Iliacae, wo sie Grünstein (1896) beschrieb. Auch in den großen Eingeweidearterien sind sie anzutreffen (Renalis, Lienalis; EBERTH); auch in der Mesenterica sup., ferner in der Vertebralis. Gelegentlich trifft man Längsmuskelbündel in engem Anschluß an die Media (Lienalis, dorsalis pedis u. a.), so daß man sie auch der Media zuzählen könnte.

Die Gesamtheit der Längsmuskeln kann im Zusammenhang mit dem elastischen Gerüst den Längsspannungszustand regulieren.

3. Die großen Arterien.

a) Das Bauprinzip.

Während bei den bisher besprochenen Arterien die Muskulatur im wesentlichen als Ringmuskel den Gefäßquerschnitt beherrscht und die elastischen Elemente die Träger der Elastizität sind, erscheint bei der Aorta als dem Typus der großen

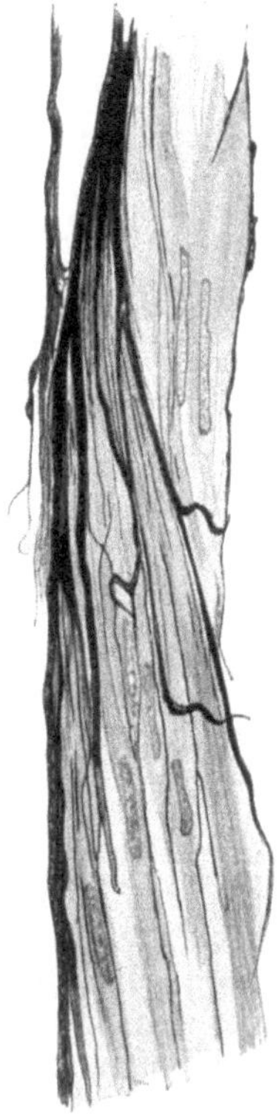

Abb. 56. Arteria axillaris (Mensch) erweitert. Einstrahlen von Muskelfasern der Media in die Elastica ext., Umhullung der Muskelspitzen durch elastische Faserpinsel (Spannmuskeln). Farbung Resorcinfuchsin, VAN GIESON. Vergr. 562 ×. Nach BENNINGHOFF (1927).

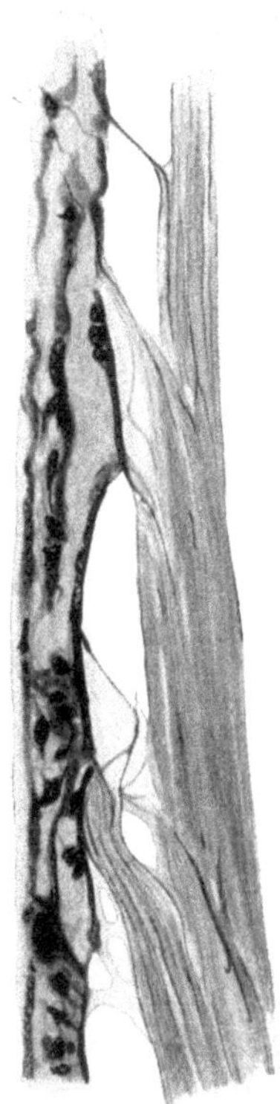

Abb. 57. Gleiches Objekt wie in Abb. 56. Die Elastica ext. ist kunstlich abgehoben, es werden eine Reihe von Muskelenden sichtbar, die an ihr inserieren und durch den Zug die Elastica an den Insertionspunkten angeknickt haben. Vergr. 562 ×. Nach BENNINGHOFF (1927).

Arterien ein neues Verhältnis zwischen elastischem Gerust und glatter Muskulatur, das bei den kleineren Arterien nur angebahnt war. Samtliche Muskeln der Aorta greifen direkt am elastischen Gerüst an, mit dem sie innig verflochten sind. Die Querschnittsanderung tritt in den Hintergrund, dafür spannen die Muskeln das elastische Gerüst (Spannmuskeln) und geben so dem zentralen

Windkessel seine veränderliche Elastizität, durch die er sich den Schwankungen des Kreislaufs anpassen kann.

Am klarsten zeigen sich diese Beziehungen zwischen Muskulatur und elastischem Gerüst, durch die das wichtigste Prinzip des Aortenbaues verkörpert ist, in den Aorten großer Säuger *(Pferd, Ochse)*. Hier sind die elastischen Membranen von Strecke zu Strecke unterbrochen durch Muskelfasern, welche die Lücken ausfüllen und an den elastischen Platten inserieren. Beide verhalten sich wie Muskel und Sehne (Abb. 58). Die zugespitzten Muskelenden werden von elastischen Faserpinseln umgriffen [Abb. 59; Benninghoff (1927)]. Wenn diese

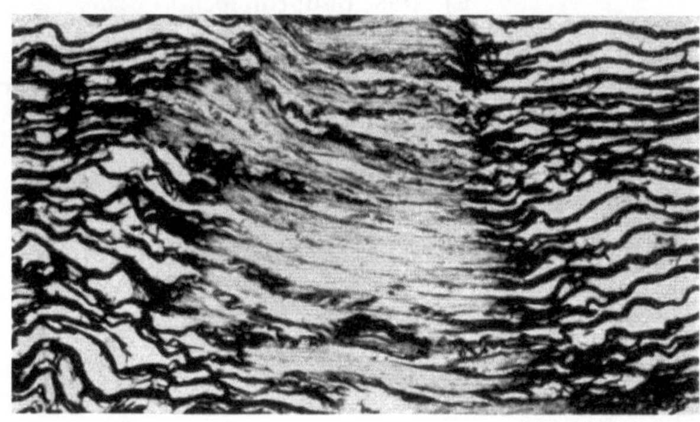

Abb. 58. Aorta descendens, Media *(Ochse)*, Querschnitt. Einschaltung der hellen Muskelfasern in die elastischen Platten. Photo. Nach Benninghoff (1927).

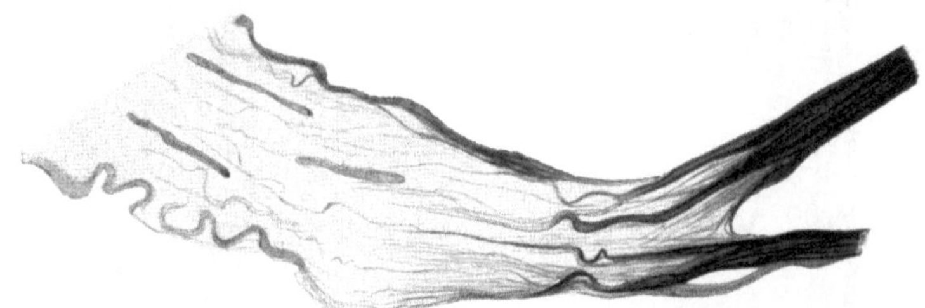

Abb. 59. Gleiches Objekt wie in Abb. 58. Übergang zweier elastischer Platten in ein Muskelfaserbundel, unter Bildung von Fibrillenpinseln (gestreckte Fasern) und gewellter Begleitfasern. Vergr. 740 ×. Nach Benninghoff (1927).

Muskeln sich verkürzen, können sie keine andere Wirkung haben, als die elastischen Platten zu dehnen, und erst wenn diese Spannungen den Blutdruck überwiegen, könnte es theoretisch zu einer Verengerung des Rohres kommen.

Die Hintereinanderschaltung von elastischen Elementen und Muskelfasern findet sich schon bei den mittelgroßen Arterien (Femoralis des *Ochsen*) im äußeren Teil der Media. Bei menschlichen Arterien wird ein ähnliches Verhältnis angebahnt, dadurch, daß die von den kräftigen elastischen Elementen auseinandergedrängte Muskulatur schräg an den elastischen Platten inseriert (Abb. 56) oder spitzwinklig zwischen ihnen auskeilt. Indem nun unter Beibehaltung derselben Beziehungen die elastischen Elemente immer dichter lagern und die Muskelfasern zwischen ihnen immer schwächer und verzweigt werden, entsteht allmählich die Aortenstruktur, ausgehend vom Bau der mittelgroßen Arterien. Es entsteht ein Gefäß mit gleichmäßig durchflochtenen Gewebselementen. Dadurch wird auch die Abgrenzung der drei Gefäßwandschichten, die wir im folgenden genauer untersuchen, undeutlich.

b) Die Intima der Aorta.

Die Intima, die erst postnatal ausreift, besitzt polygonale Endothelzellen. Die subendotheliale Zone der Intima ist feinfaserig, die Elemente sind kollagene oder Gitterfasern, untermischt mit feinsten, blaßgefärbten elastischen Netzen, die auch fehlen können. An Aorten jugendlicher Individuen sind die Fasern mit Kollagenmethoden meist nicht färbbar. Über die LANGHANSschen Zellen vgl. auch Abb. 62. Nach der Media zu verstärken sich die elastischen Netze und enthalten Muskelzellen (elastisch-muskulöse Schicht). Eine einheitliche elastische Grenzhaut wie bei den kleineren Arterien tritt nicht auf.

Über den Schichtenbau der Intima siehe KEY ABERG (1881), GRÜNSTEIN (1896), JORES (1903), HILPERT (1903), VOIGTS (1904). Man unterscheidet eine kollagene, eine mittlere elastisch-bindegewebige und die elastisch-muskulöse Schicht. In der Bauchaorta ist die elastisch-muskulöse Schicht stellenweise von zwei Grenzlamellen eingefaßt, die auf dem Längsschnitt am deutlichsten werden [JORES (1924)].

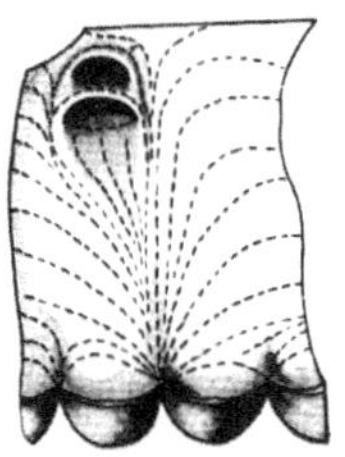

Abb. 60. Spaltlinienverlauf der Intima, Aorta ascendens (Mensch). Radiäres Ausstrahlen von den Berührungspunkten der Semilunarklappen, ein Längszug zieht zum Scheitel des Aortenbogens. Nach KOKOTT (1929).

Besondere Intimabildungen. Besondere funktionelle Intimaverdickungen beschreibt STAHEL (1886) an den „Reaktionsstellen", die den Abgängen der größeren Gefäße gegenüberliegen sollen.

Eine leistenförmige Erhebung der Aorta ascendens hat M. E. SCHWALBE (1887) als Crista aortica beschrieben. Die Gefäßwandverdickungen, die STAHEL (1886) beschreibt, ohne allerdings deren histologische Struktur zu erwähnen, sollen als festere Gewebsringe die Sporne der vom Aortenbogen abgehenden Gefäße mit den Reaktionsstellen verbinden. Ferner läuft von diesem System je ein Pfeiler in die Rückwand der abgehenden Gefäße und ein Stück weit in die Rückwand der Aorta descendens. Etwa an gleicher Stelle rechts von den abgehenden Intercostalgefäßen und distal von der Ductusnarbe hat H. KROEMER (1913) eine zweite Aortennarbe beschrieben, die schon bei Feten als Intimaverdickung vorhanden ist, beim Erwachsenen als Bindegewebswucherung auch die innere Media ergreift und zuweilen als weißlicher Streif makroskopisch sichtbar ist. KROEMER nimmt nach dem Vorgang von SCHRIDDE an, daß die „Narbe" der ursprunglichen Vereinigungsstelle von rechtem und linkem Aortenbogen entspricht. Es ist indessen nicht von der Hand zu weisen, daß die „Narbe" dem von STAHEL (1886) beschriebenen Streif entspricht, der KROEMER unbekannt war, und der eine funktionelle Bedeutung besitzt.

Eine auffallende Form elastischer Hyperplasien der Intima stellen die sog. Quer- oder Wellenlinien dar. Sie sind von VIRCHOW, LITTEN, SOLTIKOW [nach JORES (1924)] gesehen worden und von ERNST (1916) genauer untersucht. Diese Wellenlinien stehen quer und vereinigen sich unter spitzen Winkeln, sie finden sich am häufigsten an der Hinterwand der Aorta im Bereich der Ursprünge der Intercostalgefäße. Diese Gebilde sind an kindlichen Aorten meist am deutlichsten und ver-

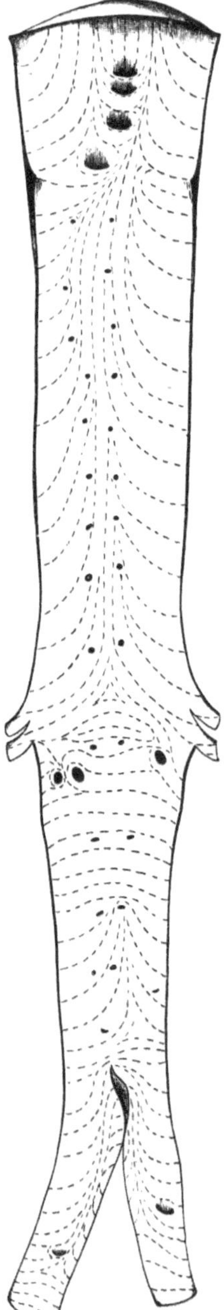

Abb. 61. Spaltlinienverlauf der Intima aortae. Nach BENNINGHOFF (1928).

6*

wischen sich vom 5. bis 7. Lebensjahr oder mit Eintreten der Pubertät, vielleicht infolge der Streckung. Falls sie beim Erwachsenen noch auftreten, wird von einem infantilen Typ gesprochen. Die Bemühungen von ERNST (1916), diese Bildungen als mechanisch bedingte Strukturen zu deuten, haben kein befriedigendes Ergebnis gehabt, wenngleich auch MÖNCKEBERG (1921) für eine funktionelle Genese eintritt. Von trajektoriellen Strukturen kann man bisher nicht sicher sprechen; daß dieses eigentümliche Intimarelief ein Schutz gegen

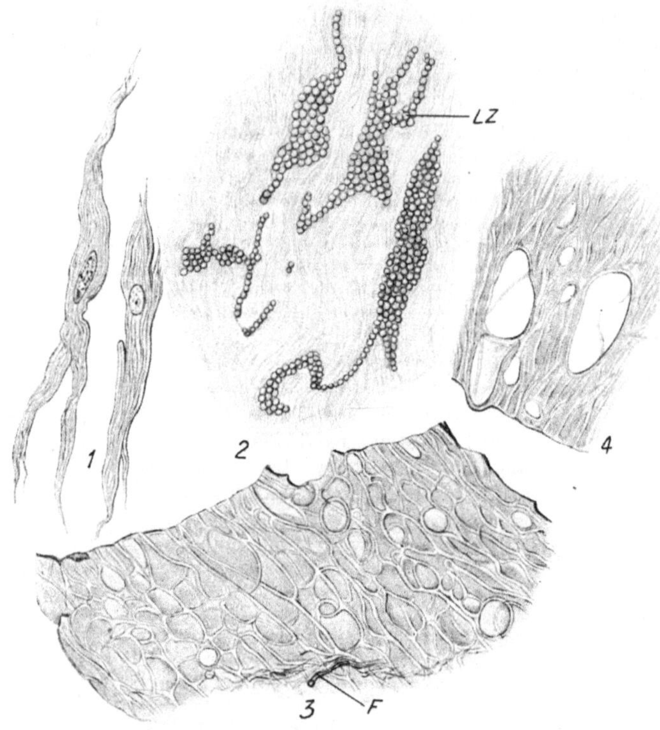

Abb. 62. Frisch durch Zerzupfen isolierte Elemente aus der menschlichen Aorta. 1 Glatte Muskelzellen; 2 die feinstreifige Lage der Intima mit LANGHANSschen Zellen LZ, die sichtbar sind, weil sie (pathologischerweise) Fett enthalten; 3 eine gefensterte Netzfaserplatte, an der bei F eine elastische Faser entspringt; 4 Stuck einer durchlocherten elastischen Platte. Vergr. 500 ×. Nach SCHAFFER: Lehrbuch der Histologie. (1922.)

Überdrehung sei, ist möglich, es fragt sich nur, warum es beim Erwachsenen verloren geht.

Wenn man die Wellenlinien als eine kompensatorische Intimahypertrophie auffassen wollte, so wäre zu erweisen, daß die ubrigen Wandschichten bei diesen Fallen im Wachstum zurückgeblieben sind. Beim Verstreichen dieser Wellenlinien müßte dann die Media an diesen Stellen das hintangehaltene Wachstum nachgeholt haben. Bei großen Haussäugern ist die Aortenwand im hinteren Umfang in der Tat verdünnt.

Der Faserverlauf und seine funktionelle Bedeutung. Die Intima zeigt an der Rückwand der Aorta noch andere Besonderheiten, die bei der Spaltung zum Vorschein kommen [BENNINGHOFF (1927)]. Diese Methode enthüllt nicht den Verlauf einzelner Fasern, sondern bezeichnet die Resultierende aller Fasermassen der Intima. Hiernach zeigt die Intima einen Längszug, der dem Scheitel des Aortenbogens entlang zieht (Abb. 61) und an der Rückwand der Aorta bis zur Coeliaca weiter läuft. Von dem Teilungssporn der Iliacae

entwickelt sich ein neuer Längszug. Diese Längssysteme verbinden in der Aorta
den Bereich der Astabgänge untereinander und strahlen in schräge und quere
Züge aus, welche schlingenförmig den ventralen Umfang des Rohres umgreifen.
Die Astabgänge selbst werden von den Spaltlinien umkreist. Bei fetalen Aorten
ist das beschriebene Verhalten noch nicht anzutreffen, da hier die Intima nicht
entwickelt ist. Bei einem 10jährigen Kind waren diese Systeme, die von den
Stellen höchster Spannung ausstrahlen, noch nicht voll entwickelt [KOKOTT
(1929)]. Welche Beziehungen die Spaltlinien zu den Wellenlinien haben, konnte
bisher aus Mangel an Material nicht festgestellt werden.

Es ist anzunehmen, daß der Verlauf der Spaltlinien mit der Richtung der
stärksten Zugspannungen zusammenfällt. Am klarsten erkennt man das am
Ursprung der Aorta, dort wo an drei Punkten die Ränder der Seminularklappen
zusammenstoßen und befestigt sind. Die Zugwirkung der geschlossenen, unter
Druck stehenden Semilunarklappen überträgt sich auf die Intima. So strahlen
von den drei Haftpunkten die Spaltlinien radienartig in Form von Zugspannungslinien aus (Abb. 60).

Der Längsstreif am Scheitel des Aortenbogens entwickelt sich von der Stelle,
wo die vordere und die rechte Semilunarklappe zusammenstoßen. Er ist der
Ausdruck für die Längsspannung, die der gegen die Konkavität des Aortenbogens andrängende Blutstrom und die abgehenden Gefäßstämme erzeugen.
Im Bereich der Brustaorta verlaufen die Spaltlinien genau so wie Zugspannungslinien, die entstehen, wenn die Aorta zwischen dem streifenförmigen Bezirk
der Gefäßabgänge am Scheitel der Aorta und dem Abgang der großen Bauch-
arterien gedehnt wird. Dieser Zug findet in der Mesenterica sup. und der Coeliaca nur teilweise seinen Gegenzug, es strahlen von hier aus in individuell
wechselnder Ausprägung Spaltlinien zum Teilungssporn der Iliacae und in die
letzteren hinein. So findet der Zug, der am Scheitel des Aortenbogens entsteht,
seinen Gegenzug einerseits an den geschlossenen Semilunarklappen, andererseits in der Coeliaca und den Iliacae [THOMA (1920)]. Abgelenkt wird der Verlauf
der Spannungslinien an den Abgangsstellen der großen Bauchgefäße. Wenn
postnatal eine Intimafaserung entsteht, so wird sie von den richtenden Kräften
dieser Spannungen erfaßt.

c) Die Media der Aorta.

Die Media ist ausgezeichnet durch die zahlreichen und starken elastischen
Häute (Abb. 63 u. 64). Dieses elastische Gerüst entspricht funktionell nicht
allein den elastischen Ringfasern der Media der peripheren Arterien, son-
dern zugleich der elastischen Adventitiafaserung. Beide Teile sind ineinander
gearbeitet. Ebenso kann die Media die Leistung der faserigen Elemente der
Intima mit übernehmen. Das ist bei den kleinen Haustieren *(Hund, Katze,
Kaninchen)* der Fall, wo das Endothel direkt der ersten elastischen Lamelle
aufliegt. In diesen Fällen, wo zugleich die Adventitia bis auf wenige kollagene
Verbindungsfasern reduziert ist, haben wir eine fast einheitlich gebaute
Gefäßwand.

Von diesem Gesichtspunkt aus erscheint die Aortenintima des Menschen als eine höhere
Differenzierung aus einem mehr gleichartigen Zustand heraus im Sinne einer Arbeits-
teilung. Wie wir oben gezeigt haben, wird dabei die Intima Träger besonderer mechanischer Leistungen. Die Auffassung, daß die Ausbildung der Intima von der Organisation
der Media abhängig ist, bestätigt sich auch bei den Aorten großer *Huftiere*. Hier zeigt
die Media einen abweichenden Bau, insofern eine stärkere räumliche Trennung der Gewebe durchgeführt ist [BENNINGHOFF (1927)]. Hier sehen wir eine dicke Intima, die zwar
der des Menschen wenig gleicht, aber durch die feine Zerteilung der Elemente das Prinzip
des Intimabaues verkörpert, vgl. auch K. KRAUSE (1922) und JORES (1924).

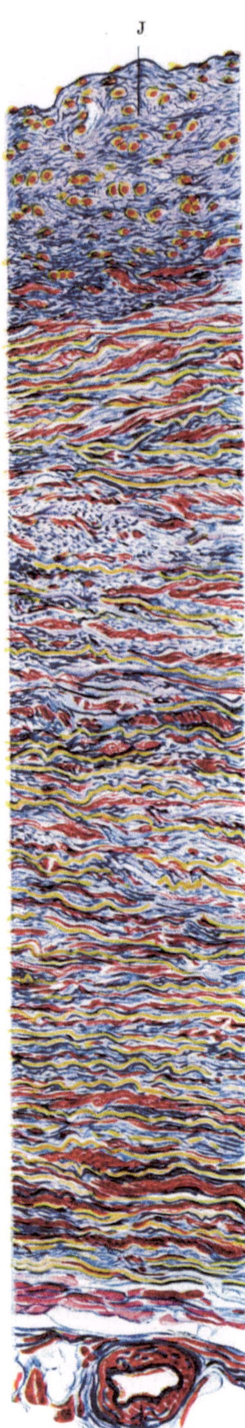

Abb. 63. Aorta ascendens,
Querschnitt (Decapitatus);
elastische Häute, gelb, Muskelfasern rot, LANGHANS-
sche Zellen gelblich, Bindegewebe blau. Fix. ZENKER.
Färbung MALLORY. Vergr.
160 ×. I Intima; A Arterie
der Adventitia.

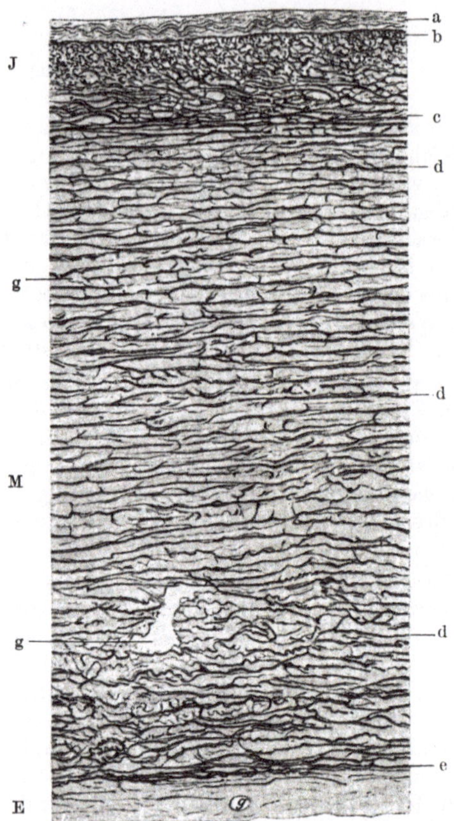

Abb. 64. Längsschnitt durch die hintere Wand der Aorta descendens.
Von einem 30jährigen Hingerichteten. Fix. ZENKER. Färbung Orcein.
E Tunica ext., I. T. Intima; M. T. Media. a Feinstreifige Lage der
Intima; bc elastisch-muskulöse Schicht; d elastische Häute der Media;
e elastisches Fasernetz an der äußeren Grenze der Media, Vasa
vasorum. Vergr. 85 ×. (Nach v. EBNER aus SCHAFFER:
Lehrbuch der Histologie. 1922.)

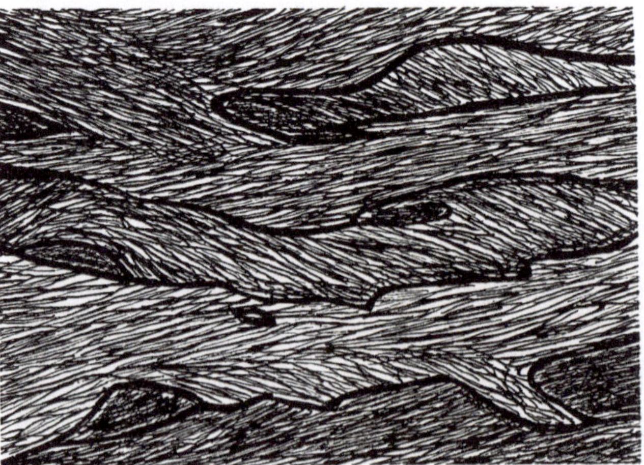

Abb. 65. Lamellenpräparat der Media (Aorta, Mensch). Die starken
Linien sind Rißlinien, die angerissenen bandförmigen Faserhäute zeigen
schräg sich kreuzende Faserzüge. Vergr. 150 ×.
Nach KOKOTT (1929).

Die elastischen Lamellen sind seltener homogene gefensterte Platten als solche mit auf- oder eingelagerten Fasern, ferner kommen dichte Netze mit sehr kräftigen Einzelfasern vor. Daß beide in regelmäßigem Wechsel hintereinander geschichtet seien, wie THOMA (1898) angibt, kann ich nicht bestätigen. Aus Schnittbildern ist das auch schwer zu beurteilen. Die elastischen Häute entsenden eine Unmenge feinerer Fasern, die in den Zwischenräumen sich ausbreiten.

Die elastischen Häute, deren Zahl 40—60 betragen kann, sind weder im Quernoch im Längsschnitt auf größere Strecken ununterbrochen zu verfolgen, sie anastomosieren spitzwinklig miteinander (Abb. 64); es handelt sich also um Lamellenstücke, die im Verhältnis zur Größe des Aortenrohres nur sehr klein sind. Am regelmäßigsten sind sie in der Bauchaorta entwickelt. Was durch die ganze Dicke und Länge der Aortenwand hindurchzieht, sind nicht röhrenförmige Lamellen, sondern elastische Fasern, die sich örtlich zu kleinen Bändern verdichten können (Abb. 65).

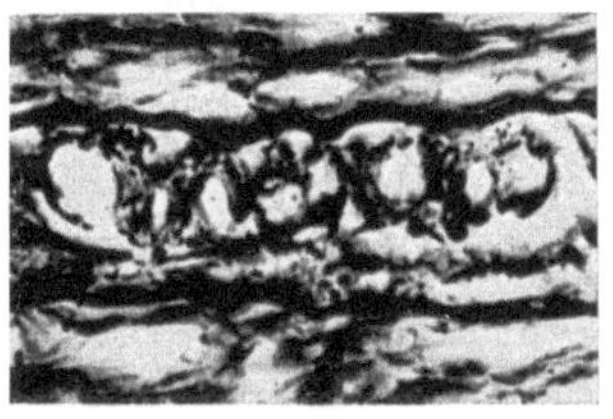

Abb. 66. Aorta ascendens (Decapitatus). Elastische Faserhulsen von quergestreiften Muskelzellen (ungefarbt). Fix. Formalin. Färbung Resorcinfuchsin. Photo. Nach BENNINGHOFF (1927).

Die Hauptstreichrichtung dieser Fasersysteme folgt einer Regel, die von KOKOTT (1929) an zahlreichen Häutchenpräparaten ermittelt ist (Abb. 65). Zunächst ergibt sich, daß die Hauptfasern in einander entgegengesetzt gewundenen Spiralen das Rohr umziehen. Der Steigungswinkel dieser Spiralen ist an der Intima am kleinsten (25 °), in den äußersten Mediaschichten am größten (30—50 °). Die Spiralen werden mithin nach außen hin immer steiler und überkreuzen sich. Die gemessenen Winkel fanden sich mit großer Regelmäßigkeit an mehreren untersuchten Objekten. Dazwischen kommen auch rein längs verlaufende Fasern in geringer Menge vor. Daraus ergibt sich eine Torsionsstruktur des elastischen Gerüstes, und wir werden sehen, daß die glatten Muskeln den gleichen Verlauf nehmen.

Von den gröberen Anteilen des elastischen Gerüsts können wir uns somit folgendes Bild machen. Das Gerüst gleicht einem Gummischwamm, der so gedehnt ist, daß seine Poren zu schmalen Spalten werden, wie sie zwischen den elastischen Lamellen der Aorta vorhanden sind. Die Gummihäutchen, die den Schwamm zusammensetzen, sind den elastischen Lamellen der Aorta zu vergleichen. In diesem Fachwerk von Häutchen ziehen die elastischen Fasern von einer Lamelle zur andern in gerader Fortsetzung und bilden dabei Spiralen. Diese letzteren sind also das übergeordnete System und die Lamellen nur Erscheinungsformen der Fasern.

Die Bedeutung des Spiralverlaufs der elastischen Elemente ist darin zu suchen, daß durch Schräglagen sowohl Längs- wie Ringdehnungen begegnet werden kann. Die Spannungen werden somit in der Aorta nicht mehr von getrennten Ring- und Längsfaserschichten aufgenommen, sondern von einem Fasergerüst, das zwischen beiden Extremen eine Mittelstellung einnimmt. Das Adventitiaprinzip ist aber doch angedeutet, indem die äußeren Mediafasern steiler verlaufen als die inneren. Hierin liegt die Begründung für die oben aufgestellte Behauptung, daß die elastische Adventitiafaserung in die Media aufgenommen sei.

Die geschilderte Anordnung der Hauptteile des elastischen Gerüstes kann offenbar in den einzelnen Abschnitten der Aorta Schwankungen unterliegen. So treten z. B. in der rechten Wand der Aorta ascendens mehr Längsfasern hervor [THOMA (1920)]. Ebenso finden sich in der inneren Media am Scheitel des Aortenbogens Längsfasern [KUMAGAI (1926)] und im Anschluß an den Teilungssporn der Iliacae. Es sind das alles Orte, an denen die Spannungen, die von der Intima getragen werden, so stark sind, daß auch die innere Mediafaserung von ihrem Verlauf abgelenkt wird.

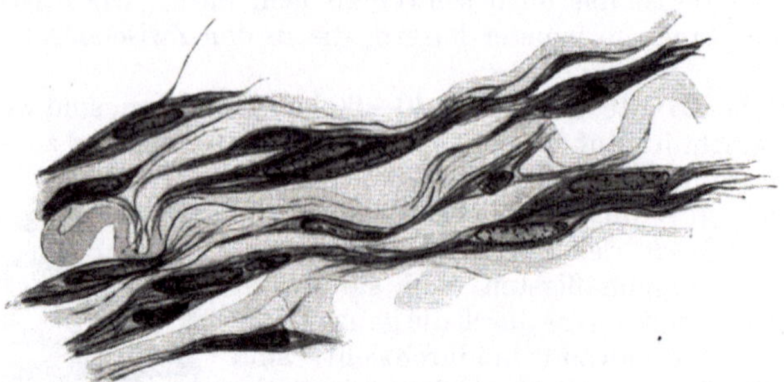

Abb. 67. Bauchaorta *(Hund)*. Verzweigte glatte Muskelzellen, die mit dem aufgesplitterten Endspitzchen in die groben elastischen Häute einstrahlen. Farbung Eosin-Methylblau. Kollagene Fasern nicht mitgezeichnet. Vergr. 740 ×. Nach BENNINGHOFF (1927).

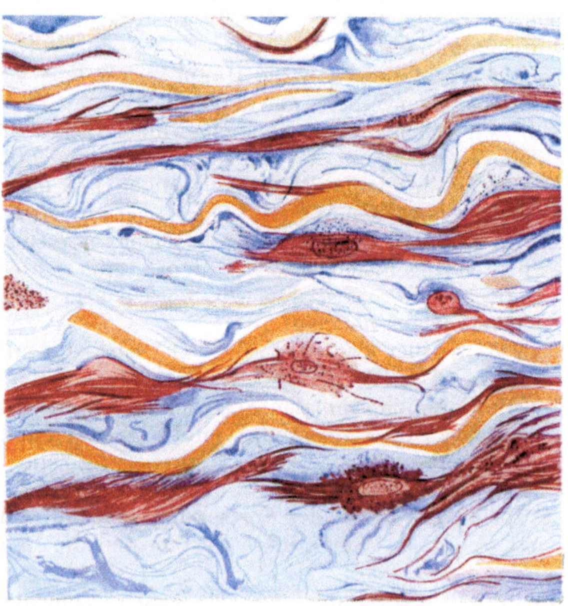

Abb. 68. Querschnitt durch die Aorta ascendens (Decapitatus). Verzweigte glatte Muskelfasern, teilweise syncytial, haften mit ihren Endspitzchen an den elastischen Häuten (gelb). Fix. Formalin. Farbung MALLORY. Vergr. 720 ×.

In den Zwischenräumen zwischen den elastischen Häuten entfaltet sich ein schwächeres elastisches Faserwerk, das an den elastischen Häuten sich entwickelt, und dessen Elemente zum großen Teil den hier liegenden glatten Muskelfasern folgen. Auf dem Querschnitt (Abbildung 66) sieht man am besten, daß die letzteren in einer elastischen Faserhülse stecken. Wir können diese Faserhülsen als Begleitfasern der Muskelzellen den großen Spiralen gegenüberstellen. Bei der Aorta des *Ochsen* tritt dort, wo die glatten Muskeln in den interlamellären Spalten fehlen, auch dieses elastische Faserwerk zurück.

Die Muskelfasern bilden in der Aorta ein syncytiales Netz mit sehr kleinen, vielverzweigten Territorien (Abb. 68). Die Vorstellung, daß die Gesamtheit der Muskelfasern ein in sich zusammenhängendes Gerüst darstellt, das durch das elastische Gerüst hindurchgesteckt sei, ist zu weitgehend, insofern zahlreiche Zweige des Muskelnetzes sich an die starken elastischen Häute anlagern [BENNINGHOFF (1927)] (Abb. 68). Diese Endausläufer der glatten Muskelfasern, die äußerst fein werden und sich pinselartig aufsplittern können, endigen an den elastischen Häuten, dringen teilweise in diese ein oder durchstrahlen sie ganz. Auf diese Weise inserieren die Muskelfasern am elastischen Gerüst, was schon v. EBNER (1870) angegeben hatte, die Muskeln sind mithin als Spannmuskeln des elastischen Gerüstes zu bezeichnen [BENNINGHOFF (1927)].

Die Hauptstreichrichtung des Muskelnetzes fällt offenbar mit dem Verlauf der starken elastischen Fasern zusammen, an welche die Muskelfasern spitzwinklig ansetzen. Wie THOMA (1920) angibt, bilden die Muskelzüge in der Hauptmasse einen Winkel von etwa 20—40 ⁰ mit der Längsachse des Rohres. Das deckt sich mit unseren Ermittlungen über den Verlauf der elastischen Fasern. Gelegentlich strahlen die Muskelfasern von zwei Seiten auf eine elastische Faserhaut zu, so daß eine Anordnung wie in einem Parkettboden zustande kommt [RANKE (1925)]. Auch daraus geht hervor, daß die Muskelzüge ähnlich wie die elastischen Fasern in einander entgegengesetzten Schraubenlinien das Rohr umziehen.

In geringerer Zahl kommen auch reine Längszüge vor.

Der dritte Bestandteil ist das kollagene Fasergerüst, dessen Fasern das elastisch-muskulöse Raumnetz umhüllen und durchdringen. Die kollagenen Fasern können so feine Spalten der elastischen Häute durchsetzen, daß man auf dem Schnitt den Eindruck bekommt, als würden sie in die Substanz der elastischen Lamellen eindringen (Abb. 67 u. 68). Die Anordnung des kollagenen Faserwerkes ist schwer zu ermitteln, es fragt sich, ob sie neben der Umkleidung der beiden anderen Gerüste noch durchgehende Systeme bilden, und wie diese gelagert sind. Über die schleimähnlichen Körper des Bindegewebes vergl. S. 54.

d) Die Adventitia der Aorta.

Die Adventitia ist schwach ausgeprägt (Abb. 63) und besteht der Hauptsache nach aus kollagenen Fasern, die in steilen Schraubenzügen verlaufen. Außen ist die Adventitia locker, und wird bei der Herausnahme des Organes oft abgerissen. Sie enthält Vasa vasorum, Nervenfasern, Fettzellen. An einzelnen Stellen kann die Adventitia derbere Faserzüge, denen sogar gelegentlich glatte Muskeln beigesellt sind, zur Haftung an umgebende Organe entsenden.

Die Adventitia der Aorta hat nichts Charakteristisches, sie entspricht nur den äußersten lockeren Adventitialschichten peripherer Arterien. Ihre elastische Struktur ist in die Media hineingearbeitet [vgl. BENNINGHOFF (1928)].

Somit ist die Bauweise der Aorta grundsätzlich verschieden von der anderer Gefäße. Es werden nicht Ring- und Längsspannung getrennt insubstantiiert, sondern es erscheint eine Resultierende aus beiden, die Spiralstruktur. Dabei sind auch die Baustoffe in einer Resultierenden zusammengezogen als elastisch-muskulöse Systeme.

4. Die übrigen großen Arterien.

Das gleiche Bauprinzip wie die Aorta besitzen Aa. Carotis communis, Anonyma, Subclavia, der Truncus thyreocervicalis, die ersten Abschnitte der Iliaca

communis (Abb. 70), Carotis int., der Vertebralis und Mammaria int. Die
Grenze gegen diese muskulösen Arterien ist meist fließend: in den Eingeweidearterien soll sie nach Argaud (1908) unvermittelt sein. Ferner betont Ross-

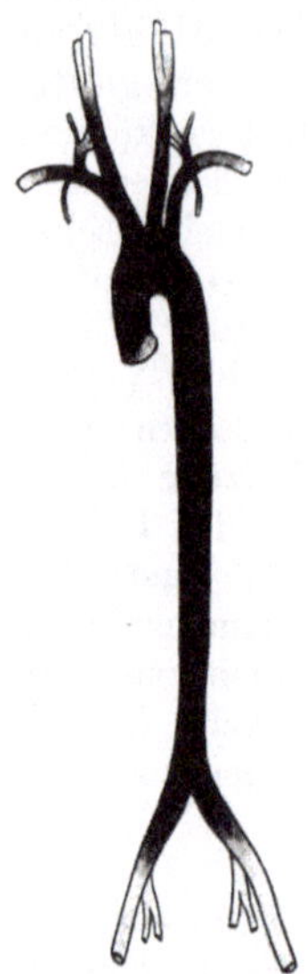

Abb. 69. Übersicht
über die Verteilung der
elastischen Arterien
(schwarz).

müller (1907), daß die Arterien der
Brusthöhle des Rindes in ihrem
Anfangsteil elastischen Charakter
besitzen im Gegensatz zu denen
der Bauchhöhle, die an gleicher
Stelle fast durchweg muskulös
seien.

Wenn wir danach die Arterien-
bahnen zusammenstellen, die im Anschluß an die Aorta ein elastisches
Anfangsstück besitzen, so scheint sich
eine Bevorzugung jener größeren Arterien zu ergeben, die naher am Herzen
entspringen, also jener größeren Arterien-
bahnen, deren Blut erst ein kurzes
Stuck durch die Aorta geflossen ist,
bevor sie sich von ihr abzweigten. Zugunsten dieser Annahme spricht erstens
der erwahnte Unterschied der Arterien-
anfange in der Brust- und Bauchhöhle.
Ferner mussen wir die Carotis communis als ein besonderes Ansatzstuck des
Windkessels für die Kopfarterien betrachten. Wird die Carotis sehr lang,
wie bei *Giraffen,* so wird das distale
Stück muskulös [Franklin und Hayne
(1927)]. Nach Henneberg (1901) soll
auch beim *Rind* die Carotis weniger
elastische Elemente enthalten als beim
Menschen. Die Anonyma ist als weites Gefaß, das völlig
aortenmaßig gebaut ist, ein besonders gunstiger Windkessel,
nachst der Aorta der wirksamste.

In Abb. 69 gebe ich eine schematische Darstellung der von
der Aorta aus zentrifugal sich erstreckenden „elastischen"
Arterien, also die Ausdehnung des leicht dehnbaren Windkessels. Die Lage der Grenzgebiete ist noch verbesserungs-
bedürftig, und fur viele kleinere Arterien ist das Schema noch
zu erganzen. Das Schema zeigt uns bereits, daß die Bauweise der Arterienwand nicht vom Kaliber allein abhangig ist.
Da wir aber bei der vorstehenden Beschreibung die Arterien
nach dem Kaliber geordnet haben, so sind alle mittelgroßen
Arterien, die in unserem Schema aufgeführt sind, nachtrag-
lich als Ausnahmen der betreffenden Arteriengruppe anzufuhren.

Die an die Aorta anschließenden „elastischen"
Arterien zeigen mit Ausnahme der Anonyma mit
wachsender Entfernung von ihr in ihrem Bau Abweichungen. Die Zahl der elastischen Häute ist geringer, ihre Entfernung voneinander wird größer. Das
interlamelläre Faserwerk spannt sich über einen
größeren Raum, und die Muskelzellen kräftigen sich,
indem die Einzelfaser an Größe zunimmt. Aus diesen
Gründen sind die regelmäßigsten elastischen Lamellen

Abb. 70.
Arteria carotis communis
(Mensch). Querschnitt in
halber Hohe. Muskelfasern
gelb, elastische Haute rot.
Elastisch-muskulose Intima-
verdickung. Fix. Flemming.
Farbung Mallory.
Vergr. 160 ×.
Gez. von B. Schlichting.

in diesen elastischen Arterien zu sehen, sie setzen sich viel deutlicher gegen
die Umgebung ab als in der Aorta. Allerdings sind auch in der Bauchaorta
aus ähnlichen Gründen die elastischen Lamellen deutlicher. Hier werden im
untersten Teil nur noch 20 elastische Lamellen gezählt [Sato (1926)]. Streng

genommen ist also die Bauchaorta bereits den peripheren elastischen Arterien ähnlich.

Auch die Adventitia nimmt an Stärke zu, bekommt wieder elastische Elemente, die, nach Schnittbildern zu urteilen, mehr ringförmig (Carotis) oder mehr längs verlaufen (Subclavia). Die Intima ist ähnlich jener der Aorta.

In der Carotis com. soll nach MEHNERT (1888) die Bindegewebsschicht nur im dorsalen Umfang des Rohres entwickelt sein, wo die Intima demnach dicker erscheint. Vermutlich ist dieser verdickte Streif identisch mit dem „Strompfeiler", den STAHEL (1886) an gleicher Stelle beschrieben hat.

F. Die Aorta der Nichtsäuger.

Die umfassendste Darstellung der Arterien aller *Wirbeltier*klassen stammt von ARGAUD (1908/09). Vgl. ferner SUCHARD (1902, *Anuren*), REINECKE (1917, *Anamnier* und *Sauropsiden*), WALDEYER (1927, *Amphibien* und *Reptilien*), PFISTER (1927, *Vögel*). SHINDO-KODERA (1928, *Amphibien, Reptilien, Vögel*[1]).

Bevorzugt ist in den Darstellungen meist die Aorta, auf die wir uns auch hier beschranken müssen. Leider ist die Funktion gar nicht oder nur fluchtig berücksichtigt. Selbst so einfache Gesichtspunkte wie die Einschaltung eines Kiemenkreislaufs in die Aortenbahn, sind nicht als Wegweiser fur die Beurteilung der Befunde herangezogen worden, obwohl es zu erwarten ist, daß die Aorta eines kiementragenden Tieres eine andere Leistung hat als die der lungenatmenden Tiere.

Es ist ferner beachtenswert, daß bei den *Kaltblütern* zur Zeit der Winterruhe der Stoffwechsel stark herabgesetzt ist und damit auch die Zirkulationsgröße. So konnte Herr Kollege SPANNER nach persönlicher Mitteilung die Beobachtung machen, daß bei der *Blindschleiche* in der Winterruhe die Aorta höchstens halb so dick ist als sonst. Daraus geht hervor, daß diese Tiere im Gegensatz zu den *Saugern* noch Ringmuskeln besitzen mussen, mit denen sie diese Verengerung wie eine Muskelarterie ausführen können. Die Muskelfasern müssen also deutlicher hervortreten und zum Teil eine gewisse Selbständigkeit bewähren gegenüber dem elastischen Gerüst.

Da diese Fragen nicht beachtet sind, konnen wir im folgenden nur die wichtigsten Punkte vergleichen und beziehen uns auf den der Aorta descendens entsprechenden Abschnitt.

Soweit bisher untersucht, besitzen von den *Fischen* die *Selachier* die am kräftigsten ausgebildete Aorta. Auf eine dünne subendotheliale Schicht folgt eine Elastica int. Die Media ist relativ muskelreich und enthalt ringförmige elastische Fasern, dazwischen auch Bindegewebe. Nach ARGAUD (1908) sollen sogar elastische Lamellen auftreten. An der Anlagerungsstelle an die Wirbelsaule schwindet die Media und die Elastica int. fast ganz.

Bei *Knochenfischen* hingegen liegen an der Elastica int. nur wenige Muskelzellen, das Bindegewebe herrscht vor, eine Trennung in Media und Adventitia ist nicht durchführbar. Es handelt sich hier um die am wenigsten differenzierte Aorta in der Tierreihe. Es ist aber auch sehr fraglich, ob man bei *Fischen* überhaupt von einer Windkesselaorta sprechen darf. Bei *Petromyzon* ist die Elastica int. mit den Elastinfarbstoffen nicht farbbar [KEIBEL (1926)].

Von den *Amphibien* besitzen die *Perennibranchiaten* (die lungenlosen Formen sind nicht untersucht) offenbar die einfachste Aortenstruktur. Es herrscht das Bindegewebe vor, weshalb REINECKE (1917) in solchen Fallen von einem bindegewebigen Gefaßtyp spricht. Damit soll ebensowenig wie bei dem Ausdrucke „elastische" und „muskulöse" Arterie gesagt sein, daß andere Gewebe fehlen. Die Elastica int. ist sehr zart; die Muskulatur, die vorwiegend ringförmig verlaufen soll, kann bis auf 1—2 Muskelzellschichten beschrankt sein; die einzelne Muskelfaser wird von zarten elastischen Fasern begleitet und kann sich aufsplittern.

Bei den ubrigen *Amphibien* ist der Reichtum an Bindegewebe noch kennzeichnend, indessen sind die clastisch-muskulösen Verbande verstarkt. Elastische Lamellen fehlen in der Media, dafur treten starkere elastische Fasern auf, die die Muskelzellen dicht einhulsen. Diese elastisch-muskulösen Verbande werden dann durch reichliches Bindegewebe voneinander getrennt, so daß auf diese Weise ein Schichtenbau zustande kommt. Eine Adventitia ist kaum abgrenzbar, die periphere Media ist lockerer gebaut. Bei einzelnen Formen findet sich außen von der Ringmuskulatur eine Langsmuskulatur, die ebenso dick wie die erstere werden kann, aber keinen fortlaufenden Belag bildet, sondern nur abschnittsweise hervortritt.

---

[1] Aus der japanisch geschriebenen Arbeit seines Schulers KODERA hat Herr Prof. SHINDO mir einige Abschnitte freundlicherweise ubersetzt.

In dem Truncus arteriosus findet sich im allgemeinen eine Verdichtung der Gewebe unter Zunahme der elastisch-muskulösen Bestandteile, umgekehrt trifft man im distalen Teil der Aorta eine Auflockerung durch Zunahme des Bindegewebes. Im Truncus können innere Längsmuskelbündel auftreten.

Die Aorta der *Amphibien* ist somit ausgezeichnet durch den Reichtum an Bindegewebe, durch den dichten Einschluß der Muskelzellen in gleichgerichtete elastische Faserhülsen. Ob die elastisch-muskulösen Fasersysteme ringförmig verlaufen, ist mir zweifelhaft. Sofern nicht eine Ergänzung durch Längszuge stattfindet, sind Schräglagen mit geringem Neigungswinkel zu erwarten.

Bei den Reptilien enthält die Intima Bindegewebe, in dem elastische Fasern und Muskelzellen auftreten können. Es ist diese Feststellung von besonderem Interesse, insofern der Mensch mit seiner Intima keine Sonderstellung einnimmt. Die Elastica int. ist gewöhnlich die dickste der elastischen Haute. Die Media enthalt weniger Bindegewebe. Die elastischen Elemente werden bei einigen Formen kräftiger (bei *Python* und *Iguana tuberculata* bilden sie Membranen), die Muskelzellen sind in diesem Fall kleiner. Sie können daher nicht mehr so vollstandig von den elastischen Elementen umschlossen werden wie bei den *Amphibien*. Dafür sind sie zum Teil reichlich verzweigt, um auf diese Weise am elastischen Gerüst zu inserieren. So behalten Muskeln und elastische Fasern enge Beziehungen und bilden membranartige Verbände, die konzentrisch geschichtet, durch Bindegewebe verbunden sind. Die Muskelfasern verlieren offenbar zum Teil ihre Selbständigkeit, wie sie sie in den Muskelarterien als selbstandig wirkende Ringmuskeln besitzen, und übertragen ihre Wirkung teilweise auf das elastische Gerüst. Einzelheiten zu diesem Gesichtspunkt sind nicht untersucht.

Die elastischen Membranen bzw. Faserhäute untereinander besitzen nur wenige Verbindungen. Nur beim Alligator ist das die Media durchsetzende elastische Raumnetz deutlicher entwickelt. Die Muskelfasern verlaufen im wesentlichen geneigt gegen den Gefaßquerschnitt, also nicht rein zirkulär. Längsmuskelzüge finden sich in größerer Menge in dem Truncus arteriosus und der Aorta ascendens. Bei der *Schildkröte* finden SHINDO und KODERA in der inneren Media Ringmuskeln, außen Schrägmuskeln.

Die Adventitia besitzt außer Bindegewebe vereinzelte längsverlaufende elastische Fasern.

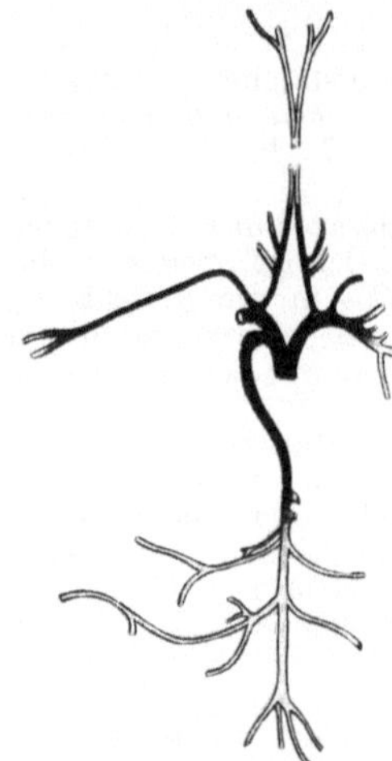

Abb. 71. Übersicht über die Verteilung der elastischen Arterien (schwarz) beim Vogel.

Ein abweichendes Verhalten zeigen *Emys* und *Alligator,* bei denen die innere Media wenig elastische Fasern besitzt, gegenüber der äußeren Mediaschicht mit den typischen elastisch-muskulösen Verbänden (hybrider Typ nach ARGAUD). In diesen Fällen wird es deutlich, daß ein Teil der Muskulatur noch seine Selbständigkeit bewahrt hat und damit eine weitgehende Verengerung der Aorta erzielen kann, was bei den *Saugetieren,* die nur Spannmuskeln besitzen, nicht mehr möglich ist.

Es läßt sich die *Reptilien*aorta aus der der *Amphibien* rein formal ableiten, wenn man beachtet, daß die elastischen Elemente etwas selbstandiger werden. Sie rücken dabei ein wenig von den umschlossenen Muskelzellen ab, zumal diese kleiner werden. Die Verbindung zu den elastischen Systemen wird gewahrt durch eine stärkere Aufsplitterung der einzelnen Muskelfasern, die mit ihren Ausläufern die elastischen Bestandteile erreichen. Es sind damit die Verhältnisse angebahnt, wie wir sie in der Aorta der *Vögel* und *Säuger* antreffen.

Gegenüber den *Amphibien,* bei denen die Arterienwand im Verhältnis zur Lichtung noch sehr schwach ist, nähert sich bei den *Reptilien* das Verhältnis von Wandstärke zu Gesamtradius etwa der Größe bei den *Saugern.*

Für die Beurteilung der *Vogel*aorta ist zu berücksichtigen, daß das Herz eines *Vogels,* verglichen mit dem eines gleich großen *Säugetieres,* wesentlich größer ist, der Blutdruck und die Pulszahlen höher sind. Man kann daher ebensowenig wie beim Herzen von einer aufsteigenden Entwicklung in der Tierreihe sprechen, da die Kreislauforgane der *Vögel* die der *Säugetiere* an Leistung weit übertreffen. Leider sind die feineren Beziehungen zwischen elastischem Gerüst und der Muskulatur, die für die Beurteilung des Windkessels bedeutungsvoll sind, nicht genau erforscht.

Die Intima besitzt eine elastisch-bindegewebige Schicht. Ihre Abgrenzung gegen die Media ist undeutlich. Das elastische Gerüst der Media ist reich entfaltet. Es wird nur angegeben, daß starke Lamellensysteme mit schmalen Muskelbändern abwechseln.

Es ist bemerkenswert, daß der Übergang der Aorta in einen muskelreicheren Abschnitt bereits nach Abgabe der Coeliaca beginnt, und zwar zunächst nur am ventralen Umfang, während der der Wirbelsäule anliegende Streifen noch elastisch und dünner bleibt.

Es ist somit der als Windkessel wirkende Abschnitt der Aorta nur kurz. Im Gegensatz dazu setzt sich in der oberen Körperhälfte der elastische Arterientyp bis in die Flügelarterien fort, wo erst an der Radialis die Umwandlung in den muskulösen Bau beginnt. Wir sehen in dieser Verschiebung des Windkessels eine Bestätigung der oben aufgestellten Regel, wonach jeder große Arterienweg vom Herzen beginnend einen seiner Länge proportionalen Windkesselanteil besitzt. Daher verschiebt sich bei den *Vögeln* mit der bevorzugten Längenentfaltung der oberen Extremitäten und der Verkürzung des Hauptarterienweges zu den unteren Extremitäten der Windkessel sozusagen nach kranial (Abb. 71).

Die übrigen Arterien der niederen *Wirbeltiere* zeigen offenbar den gleichen Bauplan wie die der *Säuger*. Auf eine ausführlichere Beschreibung muß hier verzichtet werden.

G. Vergleich der verschiedenen Bauweisen der Aorten.

Wir vergleichen die Beziehungen, die zwischen elastischem Gerüst und glatter Muskulatur in einigen Aorten der Wirbeltiere hergestellt sind, und betrachten sie als verschiedene Konstruktionen eines elastisch-muskulösen Systems.

Bei *Amphibien* (Abb. 72 a) beschränkt sich das elastische Gerüst auf Begleitfasern der Muskelzellen. Beide zusammen bilden eine anatomische und

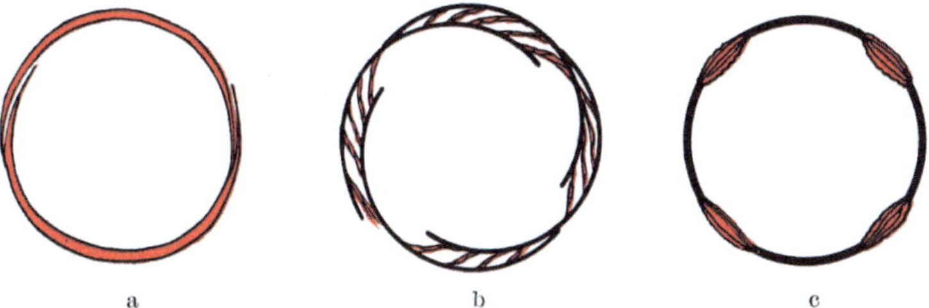

Abb. 72 a–c. Schema für verschiedene Bauweisen der Aorta. Muskelfasern rot, elastisches Gerüst schwarz. a Bei *Amphibien;* b beim Menschen; c beim *Ochsen.*

funktionelle Einheit, in einer Anordnung, wie wir sie auch anderwärts antreffen, so z. B. in der Media peripherer Arterien und in der Muskulatur des Magens. Bei den im Verhältnis zum Gefäßumfang sehr langen Muskelzellen der *Amphibien* ist eine andere Lagebeziehung zu den elastischen Fasern schlecht möglich. Diese elastisch-muskulösen Häute sind durch reichliches Bindegewebe voneinander getrennt. Sie sind kaum durch elastische Fasern untereinander verbunden, nur anastomosieren sie spitzwinklig miteinander. Die einzelnen elastisch-muskulösen Lamellen sind noch relativ unabhängig und anatomisch trennbar.

Mit der Kräftigung der elastischen Bestandteile bei *Sauropsiden* und *Säugern* werden die Begleitfasern teilweise zu elastischen Häuten. Diese rücken als selbständigere Gebilde etwas von den Muskelzellen ab. Dafür entfalten die kürzeren Muskelzellen längere Ausläufer und stellen sich schräg, um an die elastischen Lamellen heranzutreten. Ferner entsenden die elastischen Häute „interlamelläre" Verbindungsfasern, die zu Begleitfasern der Muskelzellen werden, und drittens dringt das Bindegewebe auch in den Raum zwischen elastischen Lamellen und Muskelfasernetz, in dem es bei den Amphibien so gut wie vollkommen fehlte.

Die Muskelfasern, die ursprünglich nur von schwächeren elastischen Fasern begleitet waren, werden zu Anhängseln eines in allen Richtungen ausgebauten Gerüstes elastischer Elemente. Während im ersten Falle (Abb. 72 a) die elastischen Begleitfasern im wesentlichen den Muskelzellen eine vollkommene

Elastizität verleihen, derart, daß die pulsatorischen Dehnungen völlig ausgeglichen werden, treten im zweiten Fall (Abb. 72 b) zu diesen Begleitfasern noch elastische Häute, die mehr Arbeit speichern können, und die durch die Muskeln in einen wechselnden Spannungszustand versetzt werden können.

Eine besondere Schaltung zwischen Muskelfasern und elastischem Gerüst zeigt, wie früher dargetan, die *Ochsen*aorta (Abb. 72 c). Dort, wo die Muskelzellen liegen, finden sich nur elastische Begleitfasern, die sich an den übrigen Abschnitten einer elastisch-muskulösen Lamelle zu einer starken elastischen Haut verdichten. Man kann diesen Zustand ableiten aus den Verhältnissen in Abb. 72 b unter der Annahme, daß die Begleitfasern an bestimmten, regelmäßig wiederkehrenden Abschnitten des Umfanges sich so verdichtet haben, daß an diesen Stellen die Muskelfasern zwischen ihnen verdrängt worden sind. So ergeben sich im Verfolg einer Lamelle regelmäßige Unterbrechungen durch Muskelzellen. Auch fehlen zwischen den konzentrischen Lamellen mit den Muskelzellen auch die feineren elastischen Fasern ebenso wie in Abb. 72 a, hier ist in beiden Fällen der Raum für das Bindegewebe. Daraus entnehmen wir, daß das interlamelläre elastische Faserwerk beim Menschen im wesentlichen die Begleitfasern der Muskelzellen darstellt, oder allgemeiner, daß das feinere Faserwerk stets an die Muskelzellen gebunden ist.

H. Über die Zusammenarbeit von glatten Muskelfasern und elastischem Gerüst in der Arterienwand.

Bei den Pulsen erweisen sich die Arterien als elastisch. Innendruck und Weite einer Arterie gehen im wesentlichen einander parallel. Die Arterie vermag Formanderungsarbeit in umkehrbarer Weise zu speichern und ist in diesem Sinne elastisch. Da die glatten Muskeln plastisch sind, so ist anzunehmen, daß das elastische Gerüst, insonderheit die elastischen Begleitfasern der Muskelfasern, die Träger dieser Elastizitat sind. Neben den pulsatorischen Schwankungen vermag die Arterie aktiv ihre Weite zu ändern, indem die Muskeln durch Verkürzung den Binnendruck uberwinden und das Gefaß verengern oder nach einem Erschlaffungspuls durch den Blutdruck soweit gedehnt werden, bis eine neue Sperrung einsetzt. Diese Vorgänge sind unabhängig vom Blutdruck, da eine Gefaßverengerung mit steigendem und eine Erweiterung mit sinkendem Blutdruck einhergehen kann. Bestünde die Arterie lediglich aus elastischen Elementen, so müßte sie sich bei sinkendem Blutdruck verengen und umgekehrt. Waren nur Muskelfasern in ihrer Wand vorhanden, dann ware das Gefäß vermutlich nicht elastisch. Besteht nun die Zusammenarbeit beider Gewebe nur darin, daß die elastischen Elemente den Muskelfasern eine vollkommene Elastizität verleihen, oder vermögen die Muskelfasern auch ihrerseits das elastische Gerust zu beeinflussen?

Es muß auffallen, daß die elastischen Elemente einmal den systolischen Druckzuwachs umkehrbar speichern, dann aber eine aktive Gefaßerweiterung weder hindern noch rückgangig machen, obwohl sie aufs äußerste gedehnt sein sollten. Das elastische Gerust verhalt sich also durchaus nutzmaßig, indem es die passiven Dehnungen durch den systolischen Druckzuwachs zum Strömungsantrieb verwendet (Windkesselwirkung) und die aktiven Umstellungen nicht beeintrachtigt, es scheint seine Elastizitat nur dann zur Geltung zu bringen, wenn es für den Kreislauf günstig ist. Indessen ist dieses Verhalten aus den elastischen Eigenschaften der elastischen Fasern nicht verstandlich. Zumindest müßten bei den Arterien, in denen das elastische Gerüst einen erheblichen Anteil am Aufbau der Wand besitzt, der Spannungszustand der elastischen Fasern eine erkennbare Abhangigkeit vom Ausdehnungszustand der Gefäßwand besitzen. Das ist aber nicht der Fall, da eine Gefäßerweiterung sogar bei unternormalem Binnendruck möglich ist und eine Gefaßverengerung zeitlich nach Art der Kontraktion glatter Muskeln abläuft, nicht so schnell wie die Rückkehr einer gedehnten elastischen Faser zur relativen Entspannung, wie etwa beim diastolischen Druckabfall.

Noch ein weiterer Fall zeigt ein scheinbar paradoxes Verhalten der elastischen Fasern: Die Ohrarterie des *Kaninchens*, die als Elastica int. eine homogene gefensterte Membran besitzt, zeigt spontane Querschnittschwankungen, bei denen nach Hess (1918) eine Wanddehnung von 32 auf 100 erfolgt. Diese Dehnung von etwa 200% kann aber eine elastische Faser nicht mitmachen, ohne zu zerreißen, da ihre Dehnungsgrenze bei 150% liegt. Wir müssen aus alledem schließen, daß der elastische Widerstand des elastischen Gerüstes bei jeder Muskelaktion verändert oder teilweise ausgeschaltet wird.

Das Mittel, durch welches das elastische Gerüst einen veränderlichen Widerstand erhält, sind die Spannmuskeln [BENNINGHOFF (1927)]. Diese inserieren am elastischen Gerüst und können dadurch den Spannungszustand des letzteren verändern. Außer in der Aorta[1], wo alle Muskeln Spannmuskeln des elastischen Gerüstes darstellen, finden sich diese Muskeln an den größeren Arterien, ferner an der Elastica int. der Hirnarterien. Überall dort, wo sehr kräftige Teile des elastischen Gerüstes vorhanden sind und Muskelfasern sich ihnen dicht anschließen, sind in den letzteren Spannmuskeln zu vermuten, z. B. in der elastisch-muskulösen Schicht der Intima. Die Spannmuskeln sind in bezug auf das elastische Gerüst Antagonisten der Ringmuskeln. Die letzteren schieben bei ihrer Kontraktion die elastischen Ringsysteme zusammen, da beide parallel geschaltet sind. Die Spannmuskeln hingegen würden bei ihrer Verkurzung das elastische Gerust um den gleichen Betrag dehnen, wenn sie unabhängig vom Ringmuskel arbeiten; verkürzen sie sich synchron mit dem Ringmuskel, so würden die elastischen Fasern trotz Gefäßverengerung ihren Spannungszustand behalten. Bei Gefäßerweiterung können die Spannmuskeln durch ihre Erschlaffung das elastische Gerust zur Entfaltung freigeben, so daß diese Dehnung keinen Spannungszuwachs bedeutet. Nur solange die Spannmuskeln ihre gesperrte Länge aufrecht erhalten, wird jede Ringdehnung vom elastischen Gerüst umkehrbar gespeichert. So regulieren die Muskeln nicht nur ihren eigenen Widerstand, sondern in Gestalt der Spannmuskeln auch den des elastischen Gerüstes. Vermutlich sind auch die elastischen Langsstrukturen der Adventitia teilweise mit Spannmuskeln versehen, genauere Untersuchungen hieruber fehlen.

Schließlich ist hervorzuheben, daß die meisten Krafte, die eine passive Formänderung der Gefaße hervorrufen, zum Strömungsantrieb verwandt werden, indem das elastische Gerust intermittierende Dehnungen (Pulse) oder kurzdauernde in einen gleichmaßigen Strömungsantrieb verwandelt.

J. Elastizität der Arterienwand.

Elastizitatsprufungen, die ohne Berücksichtigung der soeben geschilderten Zusammenarbeit von glatten Muskeln und elastischen Fasern angestellt werden, müssen zu widersprechenden Ergcbnissen fuhren. So hat denn auch dic umfangliche Literatur über diese Frage nicht zu eindeutigen Befunden führen können, wie insbesondere die jungste Arbeit von REUTERWALL (1921) auf diesem Gebiet zeigt. Wir wissen nicht, in welchem Zustand an einem überlebenden Praparat die glatten Muskelzellen sich befinden. Ebenso wie bei einem überlebenden Streifen glatter Muskulatur diese erst nach einiger Zeit sich auf eine bestimmte Belastung mit einer gewissen Lange einstellt, mag es auch in der Arterienwand sein. Wenn bei einer Druckdehnung die Sperrung der Spannmuskeln überwunden wird, dann ist mit einer elastischen Rückkehr zur Ausgangslage nach Aufhören des Druckes nicht mehr zu rechnen. In diesem Fall waren ahnliche Verhaltnisse hergestellt wie bei einem Erschlaffungsimpuls, der die Einstellung auf ein größeres Lumen zur Folge hat. Da die elastischen Eigenschaften uberlebender Gefaße erst kurzlich von FLEISCH (1927) im Handbuch der normalen und pathologischen Physiologie dargestellt sind, kann ich an dieser Stelle auf eine Besprechung verzichten.

K. Arterien von besonderem Bau.
1. Arterien des kleinen Kreislaufs.

Die Arterien des kleinen Kreislaufs, die unter anderen Bedingungen stehen als die des großen, haben auch einen abweichenden Bau. Wir haben in Rechnung zu setzen den geringen Blutdruck (höchstens $1/3$ des Aortendruckes) und die Beeinflussung der Arterien durch die Lungenbewegungen. Die Arterienbahn muß ferner einen leicht dehnbaren Windkesselabschnitt enthalten. Wieweit ein folgender muskulöser Abschnitt eine wechselnde Verteilung des Blutes auf die einzelnen Lungenprovinzen reguliert, ist fraglich. Die Gefäße zählen zu den „vasa publica". Damit fällt eine Anpassung der Blutverteilung an verschiedene Funktionszustände des Parenchyms, wie sie im großen Kreislauf stattfindet, fort. Außerdem kann eine Gefäßverengerung in der Lunge niemals

---

[1] Für die Aorta gibt PETERSEN (1925) eine klare Analyse der mechanischen Bedeutung der einzelnen Gewebe.

Blut einsparen für besonders bluthungrige Teile des Körpers. Der Füllungszustand aller Arterien ist vielmehr abhängig vom Schlagvolumen des Herzens und ist meist in der ganzen Lunge gleichmäßig, es sei denn, daß einzelne Lungenabschnitte durch einen geänderten Atemtypus sich weniger entfalten als andere, wie z. B. die unteren Lungenränder während der Nachtruhe. In solchen Fällen wird diesen Abschnitten vermutlich weniger Blut zugeleitet.

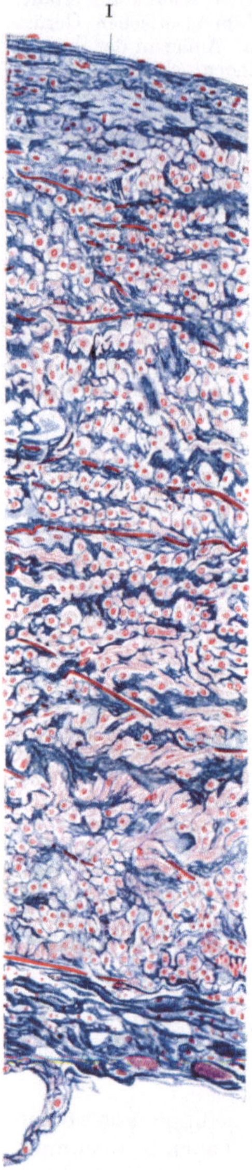

Der Stamm der Pulmonalis hat eine dünnere Wand als die Aorta, doch ist die Wand wesentlich dicker, als es dem Blutdruck nach zu erwarten wäre (vgl. Abb. 73 u. 63). Es kommt zu dem Binnendruck noch eine Zugwirkung des Herzens in der Kammersystole. Hier tritt besonders der Conus pulmonalis tiefer und muß um den gleichen Betrag den Stamm der Pulmonalis in der Längsrichtung dehnen. Ich vermute, daß hierdurch die relativ große Wandstärke des Pulmonalisstammes sich erklärt.

Im feineren Bau ist die Pulmonalis nicht einfach als eine schwächere Aorta zu bezeichnen. Die Intima ist relativ schwächer als in der Aorta, enthält aber die gleichen Bestandteile. Die Anordnung ist unregelmäßiger und die Abgrenzung gegen die Media viel unschärfer. Torhorst (1904) unterscheidet an ihr eine elastisch-muskulöse und eine hyperplastische Schicht, die bei Individuen mittleren Alters sich voll ausbilden. Die Media hat weniger starke und weniger zahlreiche elastische Häute, auch nicht in so regelmäßiger Schichtung; dafür findet eine stärkere Durchflechtung mit einem schwächeren Faserwerk statt. Die Muskelzellen sind im Anfangsteil reichlicher (Abb. 73) und laufen hier großenteils in der Längsrichtung; die Einzelfasern sind dicker (Abb. 73). Vermutlich haften auch hier die Muskeln am elastischen Gerüst als Spannmuskel, indessen liegen hierüber noch keine genaueren Untersuchungen vor.

Die intrapulmonalen Arterien sind in neuester Zeit von Sato (1926) untersucht. Es finden sich auch zahlreiche Angaben in der pathologisch-anatomischen Literatur zerstreut [vgl. die Zusammenfassungen von Ljungdahl (1915), A. Schultz (1927)].

Die großen Äste der Pulmonalis haben eine dünne Intima, in der eine subendotheliale Schicht meist fehlt. Die Media ist viel schmaler als die entsprechend großer Körperarterien. Das elastische Gerüst zeigt durchschnittlich 8—10 Lagen von elastischen Lamellen (Sato) mit unregelmäßiger Schichtung, dazwischen relativ spärliche Muskelfasern. Die Adventitia ist schwach, hat innere elastische Längsfasern und äußere im Bindegewebe ziehende, mehr quergestellte Fasern. Eine Verbindung des elastischen Gerüstes der Arterien mit dem des Lungenparenchyms ist nachweisbar (vgl. S. 60). Das elastische Gerüst der Lunge samt den Gefäßen ist eine Einheit. An den mittelgroßen Ästen von etwa 1 mm bis 100 μ nimmt nach Sato der

Abb. 73. Querschnitt durch die Arteria pulmonalis dicht an der Wurzel (Decapitatus). I Intima. Die starken elastischen Fasern rot gefärbt. Fix. Formalin. Farbung Eosin-Methylblau. Vergr.160×. Gez. von B. Schlichting.

Mediaanteil der Gefäßwand immer mehr ab, was besonders beim Vergleich mit den Ästen der Art. bronchialis hervortritt. Das elastische Gerüst ist stärker als das gleichgroßer Körperarterien und zeigt noch elastische Lamellen. Die Muskelfasern sind spärlich. Die Adventitia wird relativ stärker. Eine Elastica ext. tritt peripherwärts deutlicher hervor, das elastische Faserwerk ist zum Teil lamellös und reichlich vorhanden.

Nach PIANA (1881) fehlen bei Arterien unter 0,25 mm Durchmesser die Muskelzellen überhaupt, während sie bei Wiederkäuern und dem *Schwein* als Muskelringe, die in bestimmten Abständen ins Lumen vorspringen, vorhanden sind. Nach LACOSTE und BONDRI-MONT (1926) sind auch bei den mittleren Arterien der *Delphin*lunge ins Lumen vorspringende Muskelringe vorhanden.

An den kleinen Ästen ist die Elastica int. sehr fein und schwindet bei Ästen von 40 μ Durchmesser. Bei Gefäßen von 90—40 μ fehlt nach SATO die Media, indem die Elastica int. und ext. sich vereinigen. Dafür bildet die Adventitia nunmehr die stärkste Schicht; die Elastica ext. läßt sich bis zu den Präcapillaren verfolgen. Die letzteren bleiben relativ weit, daher ist der Widerstand im Lungenkreislauf sehr gering. Jedoch sind sie sicher enger als 80 μ, wie MILLER (1893) behauptet. Wie bedeutsam dieser Umstand ist, zeigen die Fälle von Sklerose der kleinen Lungenarterien, wo eine außerordentliche Hypertrophie der rechten Kammer und oft eine starke Erweiterung der Pulmonalis auftritt.

Wir finden mithin bei den Lungenarterien verglichen mit den entsprechenden Körperarterien, einen geringeren Aufwand an Material entsprechend dem geringeren Blutdruck. Der Unterschied zwischen den „elastischen" und muskulösen Arterien ist undeutlicher. Die Pulmonalis hat als Windkessel relativ mehr Muskulatur, und die „muskulösen" Arterien haben relativ mehr elastische Fasern. Auf der Bahn der Lungenarterie sind die notwendig aufeinanderfolgenden Abschnitte des Windkessels und der lumenändernden Ringmuskelarterien ineinander geschoben und ihre Unterschiede mehr verwischt. Scharfe Grenzen zwischen beiden, wie im Körperkreislauf gibt es überhaupt nicht. Wenn es sich ferner bestätigen sollte, daß die Arteriolen muskelfrei sind, so wäre auch der letzte Abschnitt der typischen Arterienbahn, der sonst einen bedeutenden Anteil an der Widerstandsregulierung hat, abweichend gebaut. Bevor man aus diesem Verhalten weitere Schlüsse zieht, wäre es erwünscht, die Lungengefäße unter den bisher entwickelten Gewichtspunkten noch einer genaueren Untersuchung zu unterziehen. Insbesondere ist dabei die Muskulatur zu berücksichtigen.

Die Zunahme der elastischen Adventitiafaserung in den kleinen Gefäßen erklärt sich unschwer aus der stärkeren inspiratorischen Dehnung, die das Ende des Gefäßbaumes in gleicher Weise wie die Bronchien erleidet [1].

2. Gehirnarterien.

Über den Bau der Hirnarterien vgl. die systematischen Untersuchungen von SCHOPPLER (1900 und 1907, an *Säugetieren*), die zusammenfassende Darstellung von TRIEPEL (1908) und EVENSEN (1909). Ferner Einzelangaben bei HEUBNER (1874), JONES (1887), NONNE und LUCE (1903), BINSWANGER und SCHAXEL (1917), THOMA (1923), JORES (1903, 1924). Über Altersveränderungen s. HACKEL (1928).

---

[1] Einen höchst auffallenden Befund beschreibt KODERA (1927) an der Lungenarterie einer japanischen *Schildkröte*. Aus der japanisch geschriebenen Arbeit hat Herr Prof. SHINDO mir freundlicherweise Einiges übersetzt. Danach finden sich unter der Intima subintimale Bluträume, die mit Endothel ausgekleidet sind und mit den Vasa vasorum anastomosieren. Dazu können noch hohe Intimapolster mit Langsmuskeln treten. Vermutlich können die subintimalen Bluträume aufschwellen und mit den Intimapolstern das Lumen stark einengen oder gar verschließen.

Die Beanspruchungen der Hirnarterien leiten sich nur vom Blutdruck her. Äußere Dehnungen fallen fort. Es ist ferner zu beachten, daß die Blutversorgung der Hirnes nur in geringen Grenzen schwankt. Damit ist nicht gesagt, daß die Hirnarterien die Muskulatur entbehren könnten. Gerade

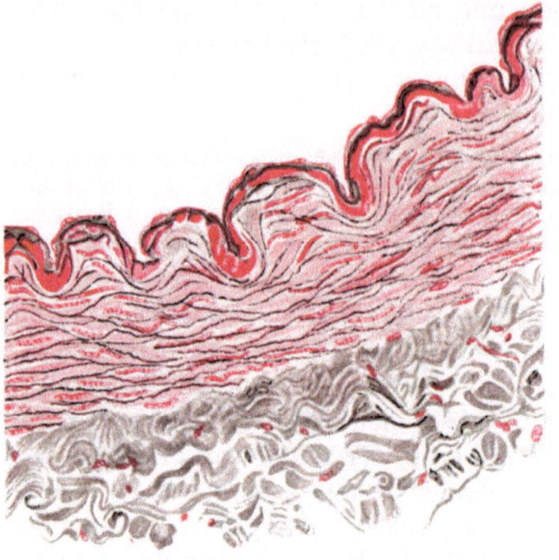

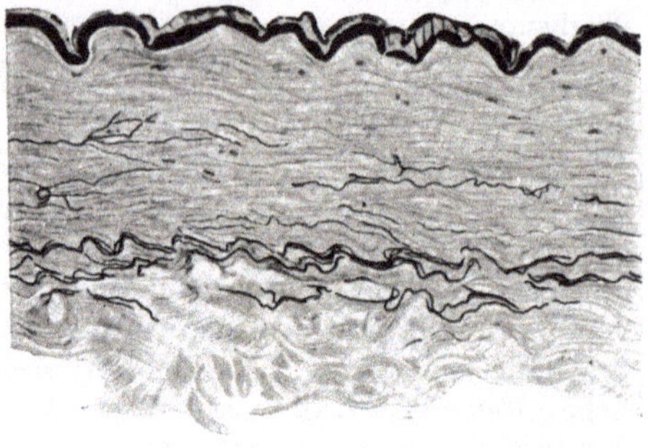

Abb. 74. a Arteria cerebri ant. Querschnitt (Decapitatus). Fix. Flemming. Farbung Eosin-Methylblau. Vergr. 203 ×. b Gleiche Arterie wie in Abb. a. Farbung Resorcinfuchsin. Vergr. 203 ×. Gez. von B. Schlichting.

die Forderung einer gleichmäßigen Versorgung kann dazu führen, daß die Arterien sich mit ihrem Querschnitt auf die wechselnde Förderleistung des Herzens einstellen (H. Petersen). Dadurch erst wird das Gefäß unabhängig von den Schwankungen der Herztätigkeit, die von anderen Faktoren beeinflußt wird.

Außerdem sind die Arterien im Bereich des Circulus arteriosus Willisi in der Lage, durch entsprechende Erweiterungen auf eine Umschaltung des Blutstromes, wie sie z. B. bei Unterbindung der Carotis erfolgt, zu antworten.

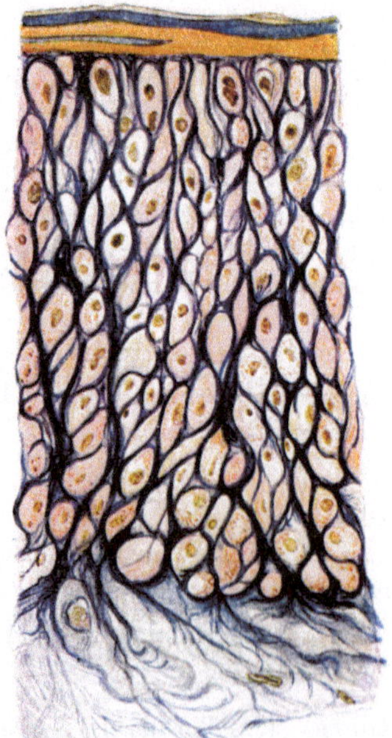

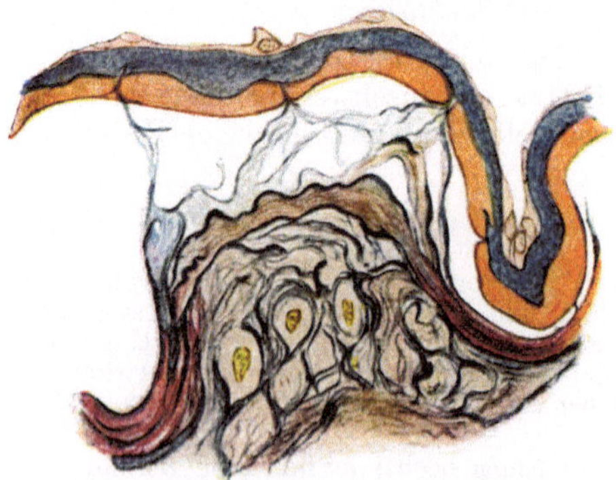

Abb. 75. Längsschnitt durch die Wand einer Hirnarterie (Decapitatus). Umscheidung der Muskelfasern durch Bindegewebe, das mit feinem Grenzsaum an der Elastica int. haftet. Fix. Flemming. Farbung Mallory.

Abb. 76. Kleine Hirnarterie (Decapitatus) auf den Kuppeln der Elastica int. (gelb), rötliche Fasern, deren angesplitterte Endspitzchen durch die feinen Öffnungen der Elastica int. hindurchgesteckt sind. Fix. Flemming. Farbung Mallory. Vergr. 740 ×. Nach Benninghoff (1927).

Die folgende Beschreibung der Hirnarterien ist nur eine Ergänzung der im vorigen zerstreuten Angaben. Über das Verhalten der feinsten Arterien, die in die nervöse Substanz eindringen, sind die entsprechenden Kapitel des Zentralnervensystems zu vergleichen.

Kernzerschnürungen in den Endothelien kleiner Hirnarterien beschreibt Jones (1887), vgl. hierzu die Angaben über Lochkerne auf S. 29. Die Intima zeigt unter dem Endothel eine feinstreifige Schicht, jener oft beschriebenen „Bindesubstanz". In ihr finden sich gelegentlich längsverlaufende Muskelfasern (Abb. 74). Die besondere kräftige Elastica int. ist bis zu den kleinen Arterien von 0,2 mm Durchmesser eine homogene Membran mit kleinen Fenstern. Nach Evensen (1909) handelt es sich bei den Fenstern nicht um Lücken, sondern um eine Einlagerung einer eigentümlichen Substanz, die von Kernresten herstammen soll. Nach Hackel (1928) besitzt die Elastica int. einen schwächer färbbaren Mittelstreifen und dunkler färbbare Grenzsäume. Als regelmäßiges Vorkommnis kann ich diesen Befund nicht bestätigen. Leistenartige Vorsprünge dieser Haut sind nach Triepel (1908) als Schrumpfungserscheinungen aufzufassen. Abgesehen von den Gefäßabgängen, wo die Membran sich aufspaltet oder in Fasern zerfällt, zeigt sie auch gelegentlich anderwärts eine Abspaltung von Fasergittern. An Gefäßen unter 0,2 mm werden die Fenster der Elastica int. größer und sind abgerundet, die Membran erscheint dann als Fasergitter mit Längs- und Ringfasern.

Die Media besitzt eine Ringmuskelschicht bis zu 20 Lagen, in die sowohl innen wie außen einzelne Längsfasern eingestreut sein können. Die Muskelzellen sind von kollagenen Häutchen umscheidet (Abb. 75). Die elastischen Fasern sind relativ spärlich und verlaufen fast ausnahmslos ringförmig, in der äußeren Mediahälfte sind sie etwas reichlicher (Abb. 74, B). Die Adventitia ist schwach entwickelt, besteht im wesentlichen aus kollagenen Faserbündeln. Elastische Fasern finden sich in ringförmigem Verlauf hauptsächlich in dem inneren Teil der Adventitia, nach außen zu werden sie spärlich und sind mit wenigen schwachen Längsfasern vermischt. Auch Schräg- und Längszüge von Muskelzellen kommen vor. Die elastischen Fasern der Adventitia zeigen nach Menge und Stärke bei den einzelnen *Tieren* beträchtliche Schwankungen. Bei *Rind* und *Schwein* sind die Längsfasern ausgeprägter, beim *Kaninchen* die Ringfasern [nach Triepel (1908)].

Die der Elastica int. zunächstliegenden Muskelfasern senden ihre Endspitzchen zum Teil durch die Fenster der elastischen Haut und verankern sich auf diese Weise in der Intima (Abb. 76). Sie sind demnach als Spannmuskeln des elastischen Gerüstes zu bezeichnen [Benninghoff (1927)].

Ein ähnliches Verhalten wie die Hirnarterien zeigen auch die A. centralis retinae und ferner die Duraarterien. Wie schon Bonnet (1896) hervorhob, wird die Wand der Meningea media nach dem Eintritt in die Schädelhöhle dünner; sie verliert den größten Teil ihrer elastischen Adventitiafaserung zuerst an der Knochenseite des Gefäßes. Es treten hier zwei Wirkungen zusammen; erstens die vor Dehnungen geschützte Lage in der Schädelhöhle und zweitens die Anlagerung an den Knochen. Es wird darauf hingewiesen, daß an gleicher Stelle etwa auftretende arteriosklerotische Veränderungen regelmäßig am stärksten sich ausprägen.

Überblicken wir die Besonderheiten der Hirnarterien, so ist zunächst hervorzuheben, daß sie in der Carotis communis einen vorgeschalteten Windkesselabschnitt besonderer Art besitzen. In Anpassung an die vor äußeren Dehnungen geschützte Lage ist die Adventitia schwach entwickelt, und besonders ihre elastische Langsfaserung ist beim Menschen fast gänzlich verloren gegangen. Wir haben das Bild einer Arterie, die nur von „inneren" Kräften beansprucht

wird. Die von dem Blutdruck ausgehenden Ring- und Längsdehnungen werden
von der Media und der sehr starken Elastica int. aufgenommen, die das Hauptstück des ganzen elastischen Gerüstes ist. Die Elastica int. ist mit Spannmuskeln versehen, wodurch eine Feineinstellung ihres elastischen Widerstandes
möglich wird. Die übrigen elastischen Ringfasern sind den Muskelzellen zugeordnet und vervollständigen deren Elastizität.

3. Arterien des Uterus und der Ovarien.

Diese Arterien verlaufen großenteils korkzieherartig gewunden, eine Er-
scheinung, die sich nach überstandenen Geburten noch verstärkt (A. helicinae).
Die Media ist kräftig entwickelt; besonders dickwandig soll sie nach HENLE
in der Cervixschleimhaut sein. Über das eigentümliche Verhalten der Schleim-
hautgefäße vgl. S. 42, daselbst siehe auch die Angaben über hohe Endothelien.
Nach PALADINO [zit. nach V. EBNER (1902)] besitzen die Arterien des Ovariums
Intimaverdickungen mit Längsmuskeln, ähnlich den Schwellkörperarterien.
Auch kann in den Arterien des Markes die Adventitia ungemein dick werden.
Längsmuskeln in den Arterien des weiblichen Genitales beschreibt auch BUCURA
(1903).

Daß diese Arterien im Laufe des Lebens bestimmte Veranderungen erfahren, hat zuerst WESTPHALEN (1886) gezeigt, ohne aber den typischen Umbau des Gefäßrohres zu erkennen. Mit dieser Frage haben sich in der Folge beschäftigt: SZASZ-SCHWARZ (1903),
PANKOW (1906), BÒSHAGEN (1907), KAN und KARAKO, SOHMA (1908), ARGAUD (1908), REIS
(1909), HUECK (1920), SCHWARZ (1923), WERMBTER (1925).

Es zeigte sich, daß die Uterusarterien infolge der Gravidität und die Ovarial-
arterien infolge der Rückbildung der Follikel typische Veränderungen durchmachen: „Graviditätssklerose", „Ovulationssklerose", dazu auch „Menstruationssklerose" [PANKOW (1906)]. Es findet dabei ein völliger Umbau der Gefäßwand
statt mit dem Ergebnis, daß sich ein neues Gefäßrohr in dem alten entwickelt,
so daß zwei oder sogar mehrere Gefäßrohre ineinander geschachtelt erscheinen.
Damit wird die Gefäßlichtung nach der Gravidität anatomisch verkleinert.
Die Muskulatur der Media geht allmählich zugrunde; dafür hypertrophiert die
Intima unter Neubildung elastischen Gewebes und Vermehrung des Bindegewebes.
In letzterem muß sich die neue Muscularis differenzieren, während die alte Media
Rückbildungs- und Entartungsvorgängen unterliegt. Die neue Muscularis, die
in Anpassung an die engere Lichtung schwächer ist als die alte, wird nach innen
zu durch eine schwächere Elastica int. begrenzt (Abb. 77). Über die Entartung
der alten Media zu einem „elastoiden" homogenen Band vgl. HUECK (1920).
Es grenzt sich nach innen gegen die neue Muscularis durch einen schmalen
Bindgewebsstreifen ab. Nach außen folgt entweder direkt die Uterusmuskulatur,
oder es findet sich hier nochmals eine Ringmuskulatur und Bindegewebe. Im
Alter kann das elastoide Band in kleine Bruchstücke zerfallen.

Nach ARGAUD (1908) soll die Intima und Media der Uterina wahrend der Schwangerschaft an Dicke relativ abnehmen, dagegen soll die Adventitia eine vollkommene contractile
Längsschicht ausbilden[1].

Nach STOLPER und HERMANN (1904, daselbst auch ältere Literatur) soll die Rückbildung
der Arterien im puerperalen *Meerschweinchen*uterus durch syncytiale Wanderzellen eingeleitet werden, die die Gefaßwand durchdringen. Darauf soll eine lebhafte Bindegewebswucherung einsetzen.

Die „Ovulationssklerose" findet sich nur an den Rindenarterien des Ovariums.
Die Gefäße stehen offenbar mit den Resten untergegangener Follikel in Beziehung.

---

[1] PRENANT (1927) beschreibt im graviden *Meerschweinchen*uterus adventitielle Zellmäntel
um die kleinen Arterien, die ein epitheloides Aussehen haben und sich zu glatten Muskelzellen umbilden sollen. Eine ahnliche Hülle fand ich in der nicht graviden menschlichen
Uterusschleimhaut (s. Abb. 34a).

Die von Pankow (1906) als „Menstruationssklerose" bezeichneten Veränderungen betreffen nur die Arterien der inneren Uterusschicht und bestehen in einer Vermehrung der elastischen Fasern der Media.

Nach Saito (1926) schwinden in der Desquamationszeit die elastischen Fasern und Elastoidmassen der Schleimhautarterien. Bei den Schleimhautcapillaren vermehren sich die Gitterfasern im Zyklus. Am Ende der Sekretionsphase sind sie kaum mehr sichtbar. Ferner vergrößern sich die Endothelkerne der Capillaren und Venen. Nach ten Berge (1924) schwellen die Endothelzellen prämenstruell, es sollen zwischen ihnen Stomata entstehen. Ich finde gelegentlich auch zu anderen Zeiten hohe Endothelien (vgl. S. 42).

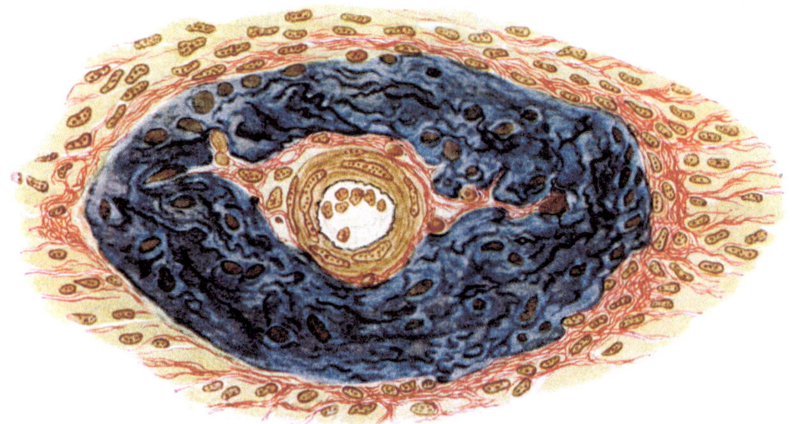

Abb. 77. Uterusarterie einer Frau mit mehreren Geburten. Von innen nach außen: Zarte Elastica int., Muskularis, Adventitia. Elastoide Massen, großenteils schollig mit einzelnen dickeren Fasern und verwaschenen Kernen. Nach Pankow (1906).

Die geschilderten Umbauten der Arterienwände können offenbar noch überlagert werden von Altersveränderungen. Eine „Graviditätssklerose" fand ich auch an Arterien der Scheide.

Es ist sehr wahrscheinlich, daß die Ausbildung eines neuen engeren Gefäßrohres in dem weiteren alten das Gegenstück darstellt zu der Erweiterung und Hypertrophie der Arterien bei der Bildung eines Kollateralkreislaufes. So dürfte unter gegebenen Bedingungen der beschriebene Umbau der Arterie auch anderwärts vorkommen, sofern ein Gefäßrohr dauernd auf ein im Verhältnis zu seiner mittleren Weite zu enges Lumen eingestellt bleibt (s. S. 122).

4. Penisarterien.

Wir betrachten hier den allgemeinen Bau der Arterienwand. Über die Sondereinrichtungen vgl. v. Ebner (1900), Eberth (1904), Golowinsky (1905), Rothfeld (1905), Kiss (1921); vgl. den Abschnitt „Geschlechtsorgane" des Handbuchs.

Die Arterien des männlichen Gliedes bekommen ihren besonderen Bau erst von der Pubertät an. Von dieser Zeit an wird, wie neuerdings Sato (1927) festgestellt hat, die Intima mit fortschreitendem Alter verdickt. Sie besitzt dann eine innere, vorzüglich elastische Schicht, und eine äußere mit Längsmuskeln durchsetzte Lage, in der auch radiäre elastische Fasern auftreten sollen. Die kräftige Media läßt ebenfalls zwei Schichten unterscheiden. Die innere Mediahälfte besitzt neben der Muskulatur vornehmlich radiär verlaufende elastische Fasern, die zur Elastica int. hinziehen, die äußere Mediahälfte hat mehr ringförmig verlaufende elastische Fasern.

Das elastische Gerüst der Adventitia ist relativ schwach entwickelt, doch findet sich nach SATO (1927) Unterschiede zwischen den einzelnen Penisarterien.

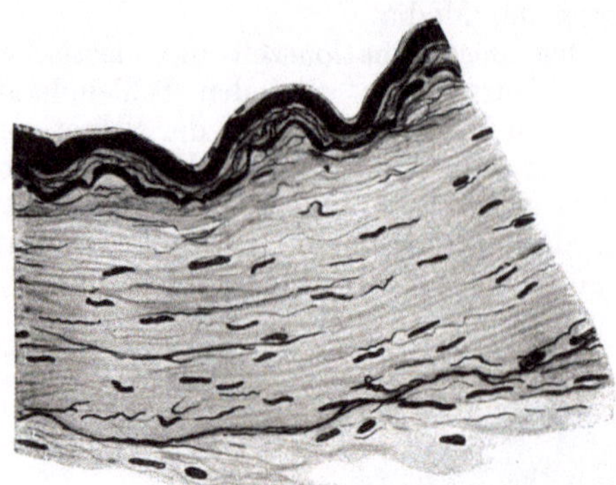

Abb. 78. Arteria dorsalis penis. Querschnitt (Mensch). Farbung Resorcinfuchsin-Carmin. Vergr. 203×.

So besitzen die Arterien der Albuginea und des Corpus cavernosum urethrae zahlreichere elastische Fasern, als die anderen Arterien; dafür fehlen ihnen die Muskelzellen, die den letzteren zukommen.

Während die Media und Intima mit zunehmendem Alter eine bedeutende Dicke erreichen, bleibt die Adventitia in ihrer Entwicklung zurück, so daß sie nach SATO vom mittleren Alter an dünner ist als die Intima (Abb. 78).

Die Tatsache, daß die starke Intimahyperplasie nach der Pubertät sich entwickelt, zu einer Zeit, wo der Füllungszustand dieser Arterien sehr großen Schwankungen unterliegt, scheint ein wichtiger Hinweis für die Ursachen solcher Intimaverdickungen zu sein.

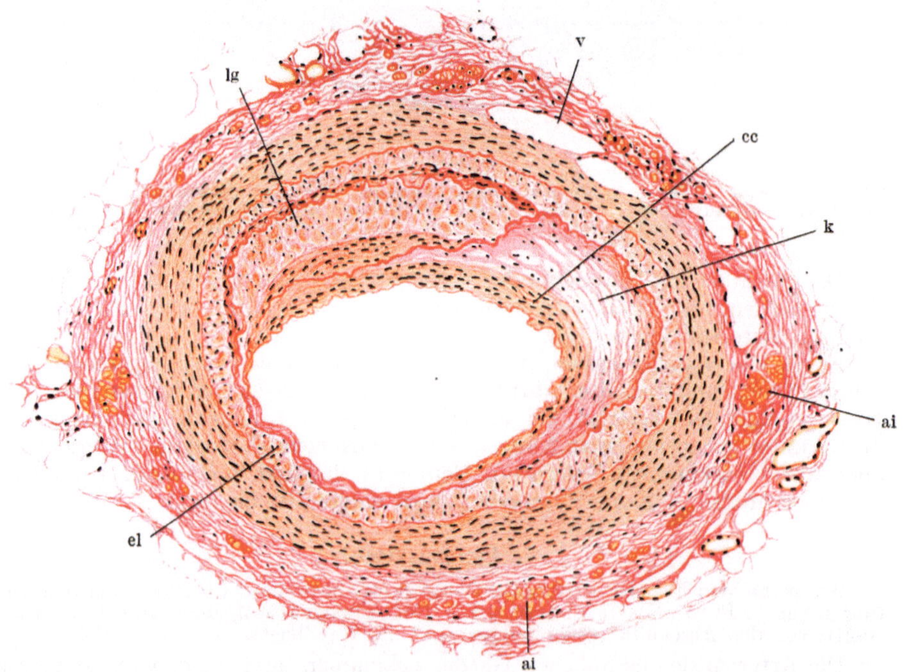

Abb. 79. Arteria profunda penis (35jähriger Mann). cc Zirkuläres Muskelbündel, el Membrana elastica limitans, k lockeres Bindegewebe, lg Längsmuskulatur, v Vene in der Adventitia. Färbung Hämatoxylin-Pikrofuchsin. Leitz Oc. 3, Obj. 39/10. Nach KISS (1921).

Diese Prozesse führen offenbar zur Bildung der halbmondförmigen Intimapolster von v. EBNER (1900) und der ringförmigen Intimaverdickungen von EBERTH (1904), die als besonders starke Vorwölbungen der Intima aufzufassen sind. Diese Erhebungen hat KISS (1921) in mehrere Gruppen zu teilen versucht. Die Polster sind zum Teil Leisten, die meist an Gefäßabgängen beginnen und mehrere Millimeter lang sind. Dem feineren Aufbau nach wechseln die Bilder etwas, wie das bei Intimahyperplasien zu erwarten ist. Im Stamm der A. pud. int. und A. penis treten niedrige Leisten auf, die aus Bindegewebe, elastischen Fasern und höchstens einigen wenigen Längsmuskeln bestehen. Diese Leisten werden als Intimafalten aufgefaßt, die bei Verengerung des Gefäßes passiv entstehen. Andere Wülste und Leisten in der A. dorsalis und prof. penis füllen etwa $^1/_3$ des Lumens aus und bestehen entweder nur aus Längsmuskeln oder zugleich aus Ringmuskeln, die einwärts von den ersteren liegen (Abb. 79). Die Muskelfasern werden von elastischen Fasern eingescheidet. Eine Elastica ext. überzieht kontinuierlich die Außenseite und trennt diese Leisten von der Media, die verhältnismäßig kräftig entwickelt ist. Alle diese Bildungen entstehen offenbar auf dem Boden einer an sich hyperplastischen Intima. In welchem Grade diese Intimapolster eine Lumenverengerung bei Kontraktion der Media begünstigen, hat KISS (1921) auch rechnerisch verfolgt.

5. Nabelarterien.

Von Autoren, die sich eingehender mit dem Bau der Nabelgefäße beschäftigt haben, sind zu nennen: STRAWINSKI (1874), THOMA (1883), LOCHMANN (1900), PFEIFFER (1902), HENNEBERG (1902), ARGAUD (1904), BONDI (1902), NAGLIERI (1921), FLORIAN (1923).

Im extraembryonalen Teil der Arterie ist die Intima schwer abgrenzbar, da eine durchgehende Elastica int. fehlt. Die letztere hat nach HENNEBERG (1902) den Charakter einer gefensterten Membran, die aber auf größere Strecken unterbrochen sein kann, so daß $^2/_3$ des Umfangs nur von feinen elastischen Fasern umsäumt werden. Eine Aufspaltung der Membran in mehrere Blätter, zwischen denen Längsmuskeln liegen können, kommt vor, man wird hier aber nicht von einer elastisch-muskulösen Schicht im Sinne einer Intimaverdickung reden können. Unter dem Endothel trifft man Zellen, die Übergangsformen zwischen Muskelfasern und Fibrocyten darstellen [FLORIAN (1923)].

Die Media besitzt eine innere Lage von Längsmuskeln, deren Elemente aber auch schräg oder spiralig verlaufen können, und die nicht gleichmäßig um den Umfang des Gefäßes verteilt ist. Diese Längsmuskulatur ist reichlich mit elastischen Fasern und sogar Membranen durchsetzt. Die nach außen zu folgende Ringmuskelschicht ist wesentlich starker, besitzt aber viel weniger elastische Fasern. Einzelne Längsmuskeln können nach außen zu den Ringmuskeln auflagern. Eine eigentliche Adventitia fehlt, wenn man von einer Verdichtung des Gallertgewebes in der Umgebung der Gefäße absieht. Die Sulze des Nabelstranges vertritt die Stelle einer Adventitia.

Charakteristisch für die Nabelgefäße ist der Reichtum an jenem eigentümlichen Bindegewebe (Abb. 37, B), das die Muskelfasern verbindet oder vielmehr auseinanderspreizt. Dieses spaltenreiche Gewebe begünstigt offenbar den ernährenden Saftstrom, was um so bedeutsamer erscheint, da die Nabelgefäße der Vasa vasorum entbehren. Es muß daher der Diffusionsstrom durch die lockere Venenwand hindurch in die Sulze und von hier in die Arterienwande hineingelangen.

Die Langsmuskeln konnen erstens den Langsspannungszustand des Gefaßes anpassen an die Verbiegungen und Dehnungen der Nabelschnur; sie haben aber weiterhin eine Bedeutung fur den Verschluß der Gefaße nach der Geburt. Durch das leisten- und polsterartige Vorspringen der kontrahierten Langsmuskelwulste in das Lumen kann das letztere leichter eingeengt werden (HENNEBERG). So kommt dann das stern- oder sichelförmige, gelegentlich auch exzentrisch gelegene Lumen zustande. So erklaren sich auch die klappenartigen Gebilde, deren Vorkommen fruher behauptet wurde. Auf einer ungleichmaßigen Verengerung beruhen die „noduli Hobokeni". Beim Zustandekommen dieser bis zum Verschluß fuhrenden Verengerungen der Arterien ist, wie HENNEBERG betont, die Abwesenheit einer kraftigen durchlaufenden Elastica int. nur gunstig.

Die Besonderheiten der A. umbilicalis, bestehend in der geringen Entwicklung des elastischen Gerüsts, der dicken Media mit Längsmuskeln und dem Fehlen einer Adventitia, entwickeln sich allmählich im intraabdominalen Verlauf aus der Iliaca. Die Veränderungen beginnen mit dem Auftreten einer Längsleiste [Thoma (1883)], in deren Bereich die Elastica int. in zahlreiche Fasern sich aufsplittert und Längsmuskeln zwischen sich faßt. Distalwärts verdickt sich das Gefäß im ganzen Umfang und nimmt noch innerhalb des Nabels die Eigenschaften des extraembryonalen Abschnitts an.

L. Verzweigung und Astabgabe der Arterien.

Literatur: Roux (1878), Stahel (1886), Bonnet (1886), Baum und Thienel (1904), Thoma (1901, 1920), Benninghoff (1927), Wolhynski (1928).

Wenn der abgehende Ast im Verhältnis zum Stammgefäß sehr klein ist, so kann er fast senkrecht die Wand des Stammgefäßes durchsetzen. Wie in

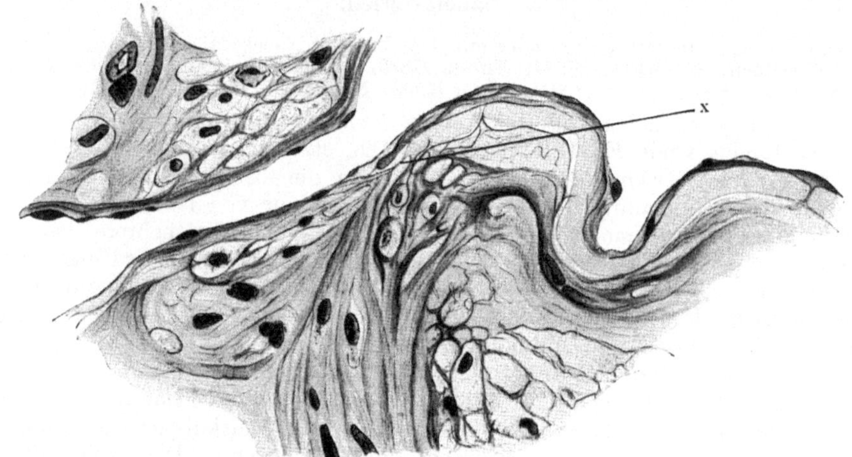

Abb. 80. Arteria communicans post. cerebri. Querschnitt. Die Wand wird quer durchsetzt von einem kleinen Ast, in der Umgebung des letzteren Muskelquerschnitte (Sphincter). Ein Muskelbundel zieht schräg aus der Tiefe der Media kommend zur inneren Mundung des Astes, um sich bei x zugespitzt an die Elastica int. anzusetzen (Dilatator). Farbung Mallory. Vergr. 740 ×. Nach Benninghoff (1927).

Abb. 86 c dargestellt, erscheinen beim Abgang der Intercostalarterie aus der fetalen Aorta die elastischen Lamellen durchbrochen. Sie beteiligen sich an der Bildung einer Elastica int. für den Ast; in erster Linie setzt sich die Elastica int. der Aorta in die gleichnamige Haut der Intercostalarterie fort. Beim Abgang größerer muskulöser Arterien aus der Aorta, z. B. Darmarterien, bildet sich die elastische Adventitiafaserung aus den äußeren Mediaschichten der Aorta, indem diese ihre Muskeln verlieren und mehr einen Längsverlauf der elastischen Fasern einnehmen. So werden die äußeren Längsspannungen dieser Arterien in die Aortenmedia übergeleitet.

Bei muskulösen Gefäßen, die einen kleinen Ast entsenden (Abb. 80), wird eine besondere Anordnung der Muskulatur des Stammgefäßes um das Astgefäß herum deutlich. Im Falle der Abb. 80 gewinnen einzelne Muskelfasern der Media eine teilweise zirkuläre Orientierung um den durchbrechenden Kanal, andere Fasern strahlen radiär zur inneren Mündung des letzteren und verankern sich hier in der Elastica int. des Stammgefäßes. Dieser Muskelzug ist als Erweiterer der Gefäßmündung aufzufassen. Das Stammgefäß kann somit den Einstrom in den Seitenast regulieren.

Bei Abgabe größerer Äste liegen die Verhältnisse anders. Zunächst ist seit langem bekannt, daß vor der Astabagabe die Gefäßwand im ganzen sich verdickt und die Media und Intima Längsmuskeln enthalten. Nach der Abgabe eines größeren Astes zeigt sich nach BAUM und THIENEL (1904) eine plötzliche Abnahme der elastischen Fasern.

Am genauesten ist der anatomische Bau der Verzweigungsstellen von THOMA (1901, 1920) untersucht. Die Muskulatur bildet durch Abweichung

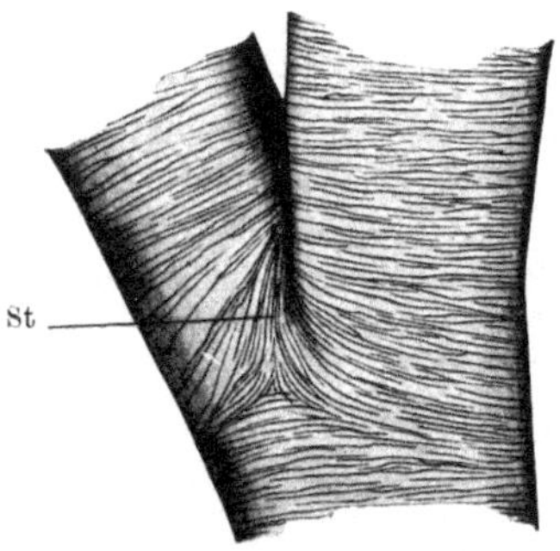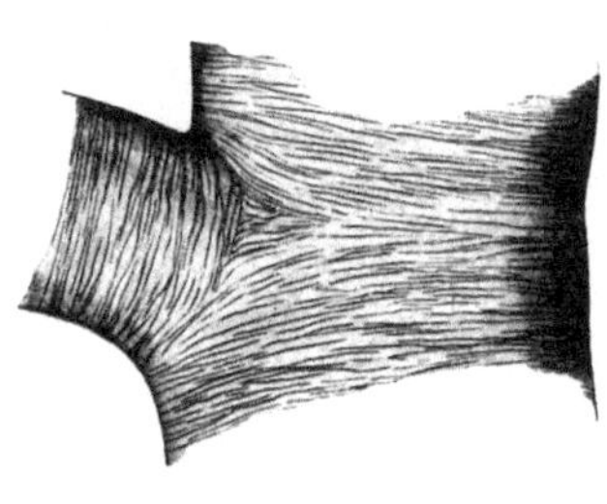

Abb. 81. Verzweigungsstellen kleiner Mesenterialarterien. Die Grenzen der Muskelfasern durch Versilberung dargestellt. St Stammschleife.

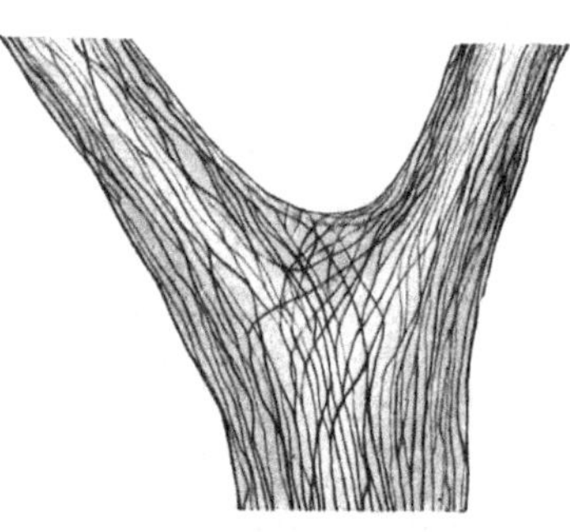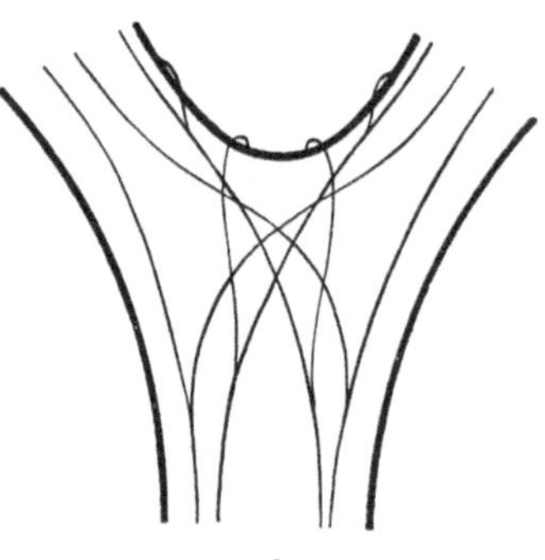

Abb. 82. a Verzweigungsstelle einer kleinen Pleuraarterie *(Hund)*, nur die Elastica int. dargestellt. Vergr. 550×. b Schema des Faserverlaufs der Elastica int. des gleichen Falles.

vom Ringverlauf eine Stammschleife [THOMA (1901)], die den Sporn der Teilungsstelle [Trennungskeil nach ROUX (1878)] eine Strecke weit stromaufwärts begleitet. Bei symmetrischer Teilung läuft dieses Muskelband in der Längsrichtung des Stammgefäßes; im übrigen ist die Lage der Stammschleife abhängig vom Teilungswinkel. Bei kleineren Arterien läßt sich diese Umordnung der Muskulatur am schönsten an versilberten Häutchenpräparaten beobachten. Dabei werden die Grenzen der Muskelzellen mit dargestellt (Abb. 81). Man erkennt hier, daß die Ringmuskeln der Seitenzweige allmählich in die Richtung der Stammschleife abgelenkt werden.

Die Muskelfasern der Stammschleife liegen im inneren Teil der Media und können die Ringfasern fast ganz verdrängen, an diesen Stellen wird die Abgrenzung gegen die Intima undeutlich, indem die Elastica int. sich in ein Faserwerk auflöst. Die Stammschleife hat die geringste Mächtigkeit im Scheitel des Teilungssporns, wo nach Wolhynski (1928) diese Längsmuskeln bogenförmig zusammenstreben. Der Bau des Sporns hängt ab von der Größe des Gefäßes und namentlich auch vom Teilungswinkel.

Am freien Rand besitzt der Teilungssporn und seine Schenkel ein Intimapolster[1] (Thoma). Mit der Spaltmethode erkennt man, daß die Resultierende der Intimafaserung dem freien Rand des Sporns parallel ziehen (Abb. 60), während an der gegenüberliegenden Wand die Faserung des Stammgefäßes ohne Richtungsänderung sich in die Intimafaserung des Astes fortsetzt. Auf diese Weise werden am Aortenbogen die abgehenden Gefäße von Intimaschleifen umzogen, deren Scheitel distalwärts schaut (Abb. 61).

Den Verlauf der Elasticafaserung bei der Teilung eines kleinen Gefäßes zeigt Abb. 82. Die dem Teilungswinkel zugewandten Fasern der Äste überschreiten die Mittellinie des Stammgefäßes. Dadurch ist der Zusammenhalt gesichert. Der Sporn erhält bügelförmige Fasern, die auf ihm reiten. Sie tragen den elastischen Widerstand beim Ausweichen des Spornes.

Neben der Stammschleife unterscheidet Thoma (1920) noch eine Zweigschleife. Diese umsaumt den Teilungswinkel, ihre Ebene steht also senkrecht zu der der Stammschleife, die einige Fasern an die Zweigschleife abgeben kann. Die Zweigschleife ist stets schwacher als die Stammschleife und fehlt oft ganz.

Einen dritten Längszug beschreibt neuerdings Wolhynski (1928) an den Zungenarterien. Dieser erstreckt sich vom Stammgefaß auf die Außenseite des Astes, also auf die dem Sporn abgewandte Wand. Dieses Muskelband scheint ebenso wie die Zweigschleife einer wechselnden Ausbildung zu unterliegen.

Auch die Adventitia zeigt bei Anwendung der Spaltmethode eine Zuordnung ihrer Faserung zum Teilungssporn. Die Spaltlinien strahlen radiar auf den hinteren Schenkel des Spornes der Bifurkation der Aorta zu [Benninghoff (1927)].

An dem Wandabschnitt des Stammgefäßes, der dem abgehenden Ast gegenüber liegt, findet sich nach Stahel (1886) ein Intimapolster (Reaktionsstellen). Neuerdings ist diese Intimaverdickung auch an kleinen Arterien von Wolhynski (1928) gefunden worden.

Wenn man die Verteilung der Muskelfasern an der Teilungsstelle in Abb. 81 betrachtet, so erkennt man, daß sie genau so geordnet sind, als wenn sie durch einen Zug vom Scheitel des Teilungswinkels aus in der Richtung der Achse des Stammgefäßes in diese Lage gebracht wären. In der Tat erleidet der Sporn vom strömenden Blut aus eine Längsspannung als Resultierende der Seitenschübe, die auf ihm lasten [Thoma (1920)]. Dieser Längsspannung leistet die Stammschleife mit den seitlich in sie einstrahlenden Muskelfasern und den elastischen Elementen Widerstand. Wir können daher die letztere als die Zügel des Sporns bezeichnen und hinzufügen, daß sie trajektoriell geordnet sind. Ein Teil der Spannungen kann offenbar auch von der Adventitia aufgenommen werden. Die Zügel des Sporns tragen aber nicht nur die hier vorkommenden Spannungen, sondern müssen als Muskelfasern auch Bewegungsvorgänge ausführen können. Man kann beobachten, daß bei den kontrahierten Arterien der Leiche der Sporn mit seinen stromaufwärts auslaufenden Schenkeln weiter ins Lumen vorspringt, als bei gedehnten Arterien. Nach dem anatomischen Verhalten ist mit der Möglichkeit zu rechnen, daß der Sporn durch Kontraktion seiner Zügel tiefer in das Lumen vordringen kann, daß ferner der Sporn und die Außenwand des abgehenden Astes einander genähert werden. Auf diese Weise könnte an den Verzweigungsstellen der Einfluß in den abgehenden Ast gedrosselt werden. Bei den Arteriolen ist ein ähnlicher Mechanismus am lebenden Objekt beobachtet; die den Zügeln des Sporns entsprechenden Muskelfasern werden hier Schleusenmuskeln genannt (vgl. S. 36).

---

[1] Besonders hoch sind diese Intimapolster in den Herzarterien, wo sie auch als Klappen angesprochen werden.

M. Besondere Einrichtungen an den Verzweigungsstellen der Arterien bei Wirbeltieren.

Wulstartige Bildungen an den Verzweigungsstellen der Arterien sind beschrieben von: JULIN (1887), bei *Petromyzon,* LAGUESSE (1922) bei *Labrus, Salamandra,* VIALLETON (1903/04) bei *Petromyzon, Scyllium* und *Hyla,* GRYNFELLT (1907) im Auge von *Anuren,* ARGAUD (1908) bei *Chrysophrys aurata,* DRAGENDORFF (1911) zusammenfassende Darstellung unter Berücksichtigung aller Tierklassen. KEIBEL (1926) bei *Petromyzon* (siehe hier Literaturbesprechung).

Diese Arterienwülste, über deren Vorkommen und Verbreitung die angeführte Literatur Aufschluß gibt, stellen im allgemeinen wulstartige Überhöhungen der Astmündung dar. Besonders bei *Petromyzonten* und *Amphibien* können sie eine Strecke weit in die Lichtung des Hauptstammes hineinragen, als wenn der Seitenast in den Hauptstamm sich eingestülpt hätte. In anderen Fallen wird der Eingang in den Seitenast von einem Wall umrahmt, der entgegen der Richtung des Blutstromes geöffnet ist und in zwei Schenkel ausläuft. Diese Anordnung der Wülste wird von DRAGENDORFF (1911) als Trichterbildung bezeichnet. In stark rückgebildeter Form entspricht ihr der Teilungssporn mit seinen stromaufwärts auslaufenden Schenkeln bei den Säugetieren.

Die Wülste werden nach KEIBEL bei *Petromyzonten* (Abb. 83) im wesentlichen von der Media gebildet, nicht von der Intima. Das Endothel und eine stark verdünnte Elastica int. ziehen uber den

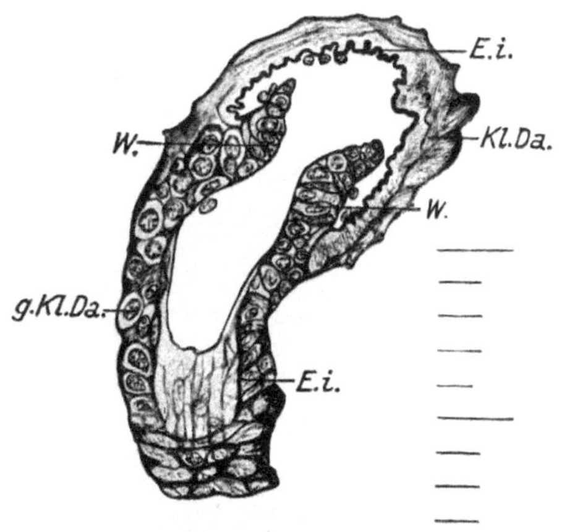

Abb. 83. Einmündung einer kleinen Darmarterie in eine andere bei Petromyzon fluv. Fix. FLEMMING. Färbung Hämatox.-Chromotrop. Vergr. 400 ×. Nach KEIBEL (1926). E. i. Elastic int., g. kl. Da. ganz kleine Darmart., W. Wulste.

Wulst hinweg, dessen Kern aus Stützgewebe gebildet wird, das dem chondroiden Gewebe SCHAFFERs nahesteht. Es sind blasige Zellen mit vakuolisiertem Cytoplasma, zwischen denen Fasern verlaufen. Die Intercellularsubstanz läßt sich als Ganzes mit basischen Farben anfärben. Auch bei *Amphibien* scheinen die Wülste einen ähnlichen Bau zu besitzen. Die von GRYNFELLT an den Augenarterien von *Anuren* beschriebenen Wülste sollen indessen durch eine wulstartige Verstärkung der Ringmuskeln zustandekommen.

Sofern die Wülste an den Abzweigungsstellen aus Stützgewebe bestehen, können sie den Einstrom des Blutes in den Ast natürlich nicht aktiv regulieren, wohl aber können sie die Einmündung klaffend erhalten. So hat auch DRAGENDORFF beobachtet, daß die mit Trichtern besetzten Abgangsstellen bei sonst kollabierter Aorta offen blieben. Für die bei *Petromyzon* relativ weit in die Lichtung vorspringenden Wülste der fast rechtwinklig entspringenden Segmentalarterien der Aorta hat KEIBEL die Funktion angenommen, aus den mehr zentralen Abschnitten der Blutsaule das Blut abzuleiten. Damit würden die Äste schneller strömendes Blut abfangen. Ob indessen diese Einrichtung für die Kreislaufverhaltnisse überhaupt ins Gewicht fallt, ist eine andere Frage, da die Stromgeschwindigkeit in erster Linie vom Druckgefälle abhangt. Es ist auch mit der Möglichkeit zu rechnen, daß die in die Strombahn der Aorta hineinragenden Trichter zur Bildung von Wirbeln Veranlassung geben, wodurch der Geschwindigkeitsunterschied zwischen Randstrom und Achsenstrom gegenuber der linearen Strömung verschoben würde.

N. Arterio-venöse Anastomosen, Glomus coccygeum und Polsterarterien.

Wir beschränken uns hier auf die Darstellung des feineren Baues der „derivatorischen Kanäle". Einzelangaben über die Anordnung der Gefäße, das Vorkommen bei Tieren, die Geschichte ihrer Entdeckung siehe GROSSER (1901, 1902), VASTARINI-CRESI (1903) (Monographie), SCHUHMACHER (1915) und die jungste Zusammenfassung von CLARA (1927). Hierhin sind auch die Stromcapillaren JACOBYS (1920) zu rechnen und das Glomus coccygeum [SCHUHMACHER (1907)].

Eine besondere Ausbildung erfahren die arterio-venösen Anastomosen in den vom Körper abstehenden Gebilden bei krallentragenden Tieren. Unter diesen wiederum erreichen sie die größte Entwicklung bei den Chiropteren [GROSSER (1901)]. Die Anastomosen haben einen Durchmesser von 10—15 μ und erreichen eine Länge von 0,7 mm.

Bei den *Chiropteren* sind nach GROSSER (1901) die arterio-venösen Anastomosen in jeder Zehe des Fußes in den Knochen eingebettet und mit kavernösem Gewebe umgeben. Die zuführende Arterie verliert ihre Elastica int. Eine innere Längsmuskulatur springt in mächtigen Wülsten gegen das Lumen vor.

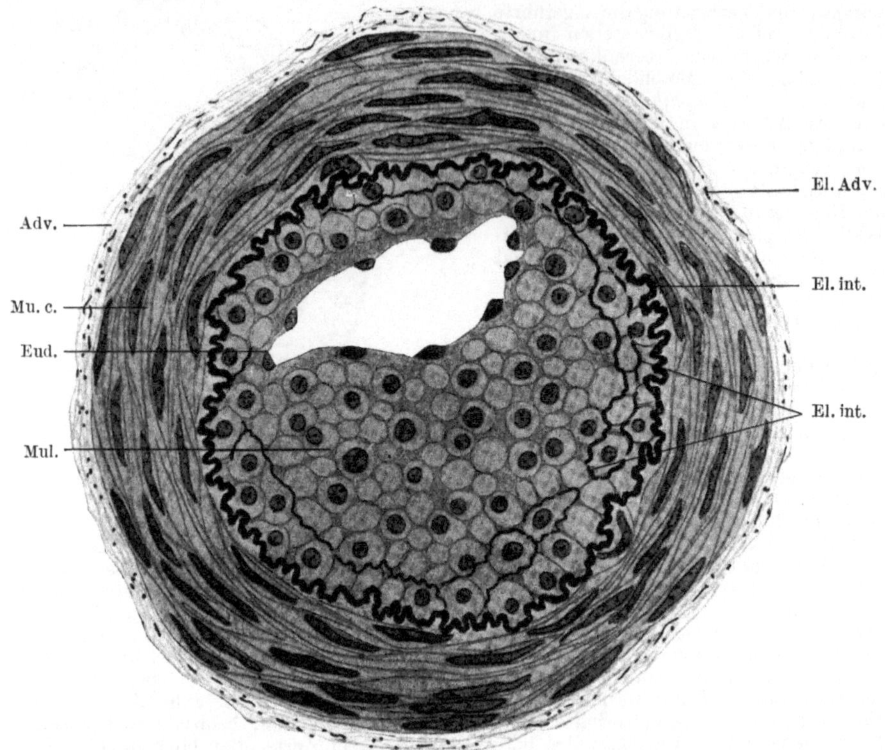

Abb. 84. Querschnitt durch eine Polsterarterie aus der Fingerbeere des Menschen. El. int. Elastica intima; Mul. längsverlaufende Muskelzellen; Mu. c. zirkulare Muskelschicht; Adv. Adventitia; El. Adv. elastische Fasern der Adventitia. Fix. Pikrinsaure-Sublimat. Farbung Hamatoxyl, und Eosin und Resorcinfuchsin. Vergr. etwa 400×. Nach CLARA (1927).

Die Ringmuskulatur verdickt sich in der Mitte des Gefäßbogens zu einigen besonders kräftigen Bündeln; dahinter hört die Verdickung fast plötzlich auf, und die typische Venenwand beginnt. Elastische Elemente zwischen den Muskeln fehlen. In der Umgebung der Anastomose kommen VATER-PACCINIsche Körperchen vor.

Beim Menschen lassen sich arterio-venöse Anastomosen in großer Zahl sowohl im Nagelbett als in der Zehen- und Fingerbeere nachweisen. Sie sind auch hier besonders in der Fingerbeere von Venen netzartig umsponnen.

Außerdem finden sich arterio-venöse Anastomosen beim Menschen im Thenar, Hypothenar und in den Corpora cavernosa penis und im Bulbus urethrae. Zweifelhafte Anastomosen sind die an der Oberfläche des Kopfes, Ohrmuschel, Nasenspitze, Kniefascie, Nierenkapsel und Nierenparenchym. Von der Placenta uterina sehen wir ab.

Im feineren Bau zeigen die arterio-venösen Anastomosen nach GROSSER (1902) keine so regelmäßige Anordnung der Schichten wie bei Tieren. Bereits

die zuführenden Arterien und die abführenden Venen können Intimapolster
besitzen (Abb. 84), in denen Längsmuskeln lagern, die von starken elastischen
Fasern umscheidet werden. Die Wand der Anastomosen selbst ist etwa 2—3 mal
so dick wie die gleich weiter kleiner Arterien. In der Fingerbeere beträgt der
lichte Durchmesser der Anastomosen 10—30 μ, die Wandstärke 40—60 μ, die
Länge 250—500 μ. Am Beginn der Anastomose tritt eine starke Längsmuskelschicht unter dem Endothel auf, die entweder auf einzelne voneinander .ge-
trennte Bündel sich beschränkt oder, wenn auch in ungleicher Dicke, das ganze

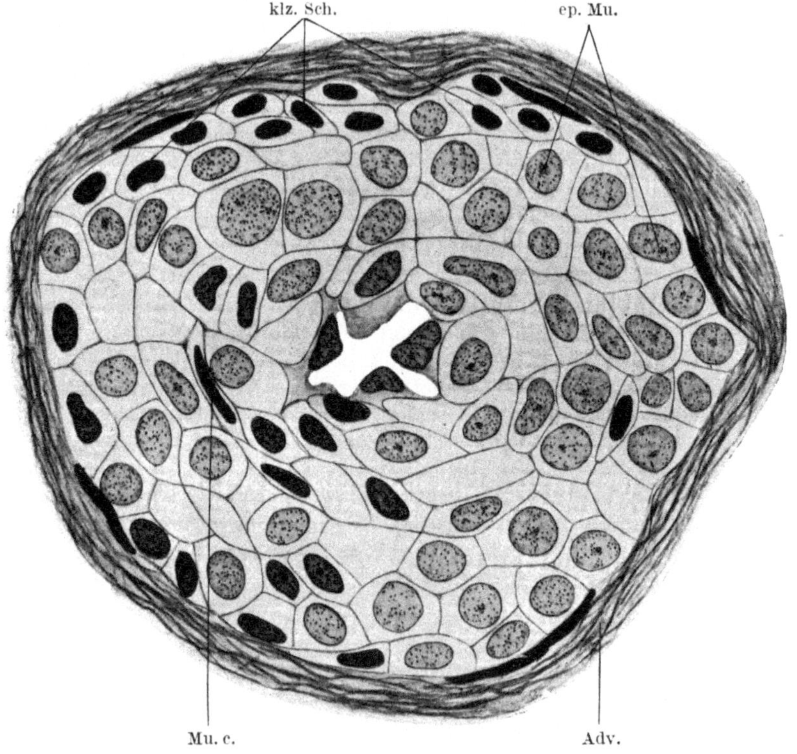

Abb. 85. Querschnitt durch ein hochgradig epitheloid modifiziertes, sehr dickwandiges anastomo-
tisches Gefaß aus der Fingerbeere des Menschen. Mu. c. epitheloide Muskelzellen, klz. Sch. kleinzellige Schicht, Adv. Adventitia. Fix. Formol-Alkohol. Farbung Hamatoxyl. VAN GIESON. Vergr.
etwa 600 ×. Nach CLARA (1927).

Lumen umzieht. Nach außen zeigt die Media eine Ringmuskelschicht von
geringer Stärke. Zwischen beiden Muskelschichten findet sich eine ,,klein-
zellige Schicht'' [GROSSER (1902)], in der längliche Zellen, die aber kleiner sind
als gewöhnliche Muskelfasern, sich finden. Fibrillen wurden in ihnen nicht
gesehen. Die Kerne der Zellen sind längsoval und sehr chromatinreich.

Die geschilderte Anordnung findet sich nur im Beginn der Anastomose;
im weiteren Verlauf kann die Längsmuskulatur auf große Strecken fehlen.
Auch die kleinzellige Schicht schwankt in ihrer Ausbildung, so daß streckenweise nur die Ringmuskulatur übrig bleibt. Im Gegensatz zu den Befunden bei
Tieren können beim Menschen auch elastische Fasern in der Media auftreten;
die Elastica int. fehlt allerdings. Die abfließenden Venen sind verhältnismäßig
weit und dünnwandig.

Auch das Steißknötchen des Menschen stellt nach Schuhmacher (1908) eine Gruppe von arterio-venösen Anastomosen dar und entspricht in allen wesentlichen Punkten den Glomeruli caudales der *Säugetiere*. Während letztere auf mehrere Segmente des Schwanzes verteilt sind, werden beim Menschen die homologen Gebilde in einen Hauptknoten und kleinere Nebenknoten zusammengedrängt.

Der Übergang gegen die Arterie und Vene erfolgt allmählich, das Endothel bleibt unverändert. Die elastischen Fasern schwinden. Die Muskulatur verändert sich in eigentümlicher Weise zu dicken Schichten von Zellen mit epitheloidem Aussehen. Dabei werden die Muskelzellen kürzer und breiter, sogar bis zur Form von polyedrischen Epithelzellen; das Cytoplasma wird heller, optisch leer; die Kerne werden rundlich und schlechter färbbar. Diese Zellen sind in ein zartes bindegewebiges Wabenwerk eingelagert. Das ganze Gefäß ist außen von lamellärem Bindegewebe umscheidet. Alle epitheloiden Zellen haben direkte Lagebeziehung zu den Gefäßen, besonders zwischen den Gefäßen liegende Zellen von spezifischem Aussehen kommen nicht vor. In der Umgebung der Anastomosen werden Gebilde vom Aussehen der Vater-Paccinischen Körperchen gefunden.

Für die Beurteilung des Steißkörperchens als arterio-venöse Anastomose ist von besonderer Wichtigkeit die Deutung der epitheloiden Zellen als modifizierte Muskelzellen. Hierfür ist v. Schumacher (1908) mit folgenden Gründen eingetreten: Die Muskelzellen gehen allmählich in die epitheloide Form über. Das zeigt sich besonders in den Glomeruli der Tiere, wo Zwischenformen deutlich nachweisbar sind und dabei die typische Schichtung der Anastomosen behalten. Auch in der individuellen Entwicklung zeigen die Muskelfasern des späteren Glomus frühzeitig bereits ein epitheloides Aussehen, allerdings in geringerem Grade als beim Erwachsenen. Ferner konnte Clara (1927) in allen arterio-venösen Anastomosen (mit Ausnahme der *Chiropteren*) epitheloide Muskelzellen auffinden. Vorzüglich setzen sie sich an Stelle der Längsmuskeln. In einem Fall konnte Clara (1927) auch spärliche Fibrillen im Zellkörper nachweisen.

Ferner konnte auch eine Abwandlung von glatten Muskelfasern zu eigentümlich hellen Zellen mit rundlichem Kern bei Fehlen von Fibrillen nachgewiesen werden [Benninghoff (1926)], diese Zellen gleichen zwar nicht der Form, aber der Beschaffenheit des Cytoplasmas und des Kernes den epitheloiden Muskelzellen. Ähnliche Zellen finden sich im Übergangsgebiet der Capillaren zur Arterie und Vene. Sie sind als Übergangsformen zu Fibrocyten aufzufassen [Benninghoff (1926)]. Es ist daher nicht verwunderlich, wenn in einer arterio-venösen Anastomose, wo die Capillarstrecke sozusagen fehlt, diese umgewandelten Muskelzellen, die sonst an die Capillaren angrenzen, gehäuft auftreten. Neuerdings sind epitheloide Muskelzellen auch im Vas afferens des Nierenglomerulus beim *Frosch* [Okkels (1929)] und der *Maus* gefunden worden.

Es ist anzunehmen, daß auch die knorpelzellartigen Bildungen, die H. Muller (zit. nach v. Ebner (1902)] in der Wand der Ciliararterien beschrieben hat, hierher gehören. Es sei daran erinnert, daß Brucke (1847) einen direkten Übergang der Aa. ciliares post. breves in die Choroidalvenen behauptet hatte.

Wir können nach dem Vorstehenden annehmen, daß die epitheloiden Zellen abgewandelte glatte Muskelzellen darstellen. Diese Zellen sind „contractil", da man Anastomosen mit völlig verlegtem Lumen finden kann. Auch hat Vastrarini-Cresj (1903) durch sinnreich variierte Injektionsversuche die Verschlußfähigkeit der Anastomosen erwiesen. Die Möglichkeit, daß die epitheloiden Zellen außer ihrer „Contractilität" noch andere Leistungen haben, ist indessen nicht auszuschließen.

Wie aber die „Kontraktion" einer polyedrischen Zelle sich im einzelnen auswirken soll, darüber hat man keine Vorstellungen entwickelt. Da bei einer „Kontraktion" das Volumen des Muskelgebildes sich gleich bleibt, so kann bei einer polyedrischen Zelle eine derartige Kontraktionswirkung nur zustande kommen, wenn die etwa kubischen Zellen sich in der Längsrichtung des Gefäßes abplatten und entsprechend in der Querrichtung verbreitern. Solcher Formwandel ist bisher nicht beobachtet. Man kann auch annehmen, daß die Zellen durch Wasseraufnahme anschwellen und das Lumen verschließen, indem sie an der Adventitia ein Widerlager finden. Umgekehrt würde eine Eröffnung durch Abschwellen der Zellen erfolgen.

Die Bedeutung der arterio-venösen Anastomosen ist einmal darin zu suchen, daß Capillargebiete, deren augenblicklicher Blutbedarf gering ist, ganz oder teilweise umgangen werden. Ein solches Beispiel beschreibt JAKOBY (1920) für die Schwimmhaut der *Frösche,* wo allerdings die Stromcapillaren als Umgehungswege der Netzcapillaren keineswegs die Höhe der Ausbildung erreichen wie bei Warmblütern. Sie gehören nur funktionell hierher. Die am höchsten differenzierten Anastomosen der Chiropteren haben nach GROSSER (1901) die Aufgabe, den Kreislauf in der Flughaut je nach Bedarf teilweise ein- und auszuschalten.

Wenn andererseits die Capillaren eines Gebietes aus irgendeinem Grund, wie z. B. Kälte, sich teilweise verschließen, so wirkt die Eröffnung einer Anastomose wie ein Überdruckventil, das die zarten Gefäße schützt. Gleichzeitig wird ein hohes Druckgefälle nach den Venen zu erzeugt, was einer Blutstauung in den Venen entgegenwirkt. Das kommt für die Körpergegenden in Frage, die in weiter Entfernung unterhalb des Herzens gelegen sind. Eine solche Wirkung schreibt SCHUHMACHER (1915) den Anastomosen in den Zehen der Vögel zu, die schon von STARINKEWITSCH (1878) beschrieben wurden. Die Wärmeregulierung, die mit der wechselnden Durchströmung der Capillaren verbunden ist, dürfte mehr eine Nebenwirkung der Anastomosen darstellen für die vom Körper abstehenden Endglieder.

Die Beziehungen der Anastomosen zu den Lamellenkörperchen läßt daran denken, daß die Regelung der Blutzufuhr durch die Anastomosentätigkeit kontrolliert wird durch die druckregistrierenden VATER-PACCINIschen Körperchen (GROSSER, v. SCHUHMACHER, CLARA).

Es ist schließlich anzunehmen, daß die Anastomosen auf Kontraktionsreize anders reagieren als die Capillaren. Einen Hinweis gibt die Beobachtung von JAKOBY (1920), daß durch Adrenalin der Strom in den Netzcapillaren gedrosselt wird, in den Stromcapillaren hingegen fortbesteht. Indessen hat VASTARINI CRESI (1903) durch Ergotininjektion auch eine Verengerung der Anastomosen erzielt. Eine weitere Klärung dieser Fragen bleibt abzuwarten.

Es ist nicht erwiesen, daß in allen arterio-venösen Anastomosen die Gefäßwände einen spezifischen Bau besitzen.

Bei den tierischen Anastomosen, die verlängerte Muskelzellen haben, wirken die Intimapolster im Verein mit Ringmuskeln, die sphincterartig angeordnet sein können, als Verschlußeinrichtungen. Ähnliche Polster aus Längsmuskeln finden sich auch in anderen Arterien, die einem besonders großen Wechsel ihres Durchmessers unterliegen und sich teilweise völlig verschließen können. Es sei hier auf die Nabelarterien verwiesen (S. 103) und auf die Intimapolster der Penisarterien und der Aa. labiales ant., die nach GOLOWINSKI (1905) durch eine kräftige Media ausgezeichnet sind und an der Basis der Labia majora ganz ähnliche Polster besitzen wie die Penisarterien. Ebensolche Längswülste, bestehend aus Längsmuskeln und elastischen Fasern, beschreibt ZUCKERKANDL (1901, zit. nach CLARA) an den Aa. und Vv. prostaticae. KULL (1925) hat diesen Längswülsten eine besondere Untersuchung gewidmet und beschreibt ihr Vorkommen an den Art. der tiefen Hautschichten und den Bronchialarterien. SATO (1926) findet Intimapolster, bestehend aus elastischen Elementen, Bindegewebe und Längsmuskeln, auch an den Nierenarterien. Sie liegen meist zu zweit an den Verzweigungsstellen , sonst in der Einzahl, sind schon beim Neugeborenen vorhanden und vergrößern sich mit dem Alter. Sie stehen im Dienste der Stromregulierung und bilden den Boden für die Arteriosklerose.

Ferner werden Intimapolster an den feineren Schilddrüsenarterien beschrieben (M. B. SCHMIDT). Ob die an kleineren Arterien häufiger vorkommenden Bündel innerer Längsmuskeln, die stets von starken elastischen Fasern umscheidet sind, ebenfalls als besondere Verschlußeinrichtung funktionieren, muß dahingestellt bleiben. Beim Auffinden von Intimapolstern ist stets auf eine beginnende Arteriosklerose Bedacht zu nehmen.

O. Die Histogenese der Arterienwand.

Literatur: MORPURGO (1884), KÖLLIKER (1886), THOMA (1886), JORES (1903) und (1924), PRIEBATSCH (1904), ARGAUD (1908), ASCHOFF (1892 und 1909), BORY (1909). PICCOLI (1912), MASSLOFF (1914), RANKE (1914), BUSCHI (1915), HUECK (1920), SCHILLING (1924), FLORIAN (1923), KROMPECHER (1928), BENNINGHOFF und SPANNER (1929).

Das Endothelrohr ist die erste und anfangs einzige Gefäßwand. Noch zu einer Zeit, wo das Herz in seinen Grundzügen schon fertiggestellt ist, gleichen die peripheren Gefäße Capillaren mit einer dünnen Mesenchymhülle. Dort, wo dieses Mesenchym in Berührung mit den Endothelrohren tritt, liefert es später das Material zum Aufbau der perithelen Wand. Der gleiche Vorgang kann sich auch beim Erwachsenen wiederholen. Ganz im Gegensatz zum Herzen besitzt somit das Gefäßsystem keine spezifische Anlage für seine perithele Wand. Die spätere Ausbildung der Gefäßwand mag damit zusammenhängen, daß ein Bedürfnis nach einer peripheren Kreislaufregulierung beim Embryo entweder nicht vorliegt oder so gering ist, daß ein Endothelmesenchymrohr hierzu ausreicht. Wann die Contractilität der Gefäße einsetzt, ist nicht bekannt. Die Media entsteht somit aus dem Mesenchym, das sich um das Endothelrohr wie auch um andere Organanlagen schichtet.

KÓLLIKER (1886) behauptete, daß lymphoide Zellen aus der Schwanzgallerte der *Froschlarven* sich um die A. caudalis lagern und zunächst als „Adventitiazellen" der Quere nach auswachsen, um sich weiterhin zu Muskelzellen zu differenzieren. Teilungen oder ein Weiterrücken dieser Zellen soll nicht stattfinden. Ähnliche Anschauungen vertreten auch RENAUT und DUBREUIL (1913).

Beim menschlichen Embryonen sind im 4. Monat die drei Schichten der Gefäßwand wohl zu unterscheiden. Die Herausbildung der einzelnen Gewebe berührt allgemeine Fragen der Histogenese. Im allgemeinen schreitet die Differenzierung von innen nach außen fort.

Die Elastica int. der Aorta erscheint im Beginn des 3. Monats. Bei *Schweine*embryonen von 2 cm fand sie PRIEBATSCH (1904) zuerst am ventralen Umfang der Aorta. Die Elastica int. ist bereits vor ihrer Färbbarkeit mit Elastinfarbstoffen als feine Haut unter dem Endothel erkennbar. Die Streitfrage, ob die Elastica int. vom Endothel oder den angrenzenden Zellen der Media gebildet wird, erregt heute weniger die Aufmerksamkeit, da man jetzt mehr die Auffassung zu begründen sucht, daß die faserigen Anteile der Grundsubstanz in loco entstehen. Jedenfalls ist die Beihilfe von Zellen an diesem physiko-chemischen Vorgang morphologisch schwer faßbar. Man erkennt nur eine dichte Anlagerung der ersten elastischen Elemente an die Zelloberflächen.

Wir müssen uns ferner vor Augen halten, daß wir nur die Reihenfolge feststellen, in der die elastische Substanz mit Elastinfarbstoffen färbbar wird. Daß aber vorher eine Substanz mit elastischen Eigenschaften bereits vorhanden war, dürfen wir annehmen. Dafur spricht nicht nur der Nachweis eines feinen, nicht färbbaren Häutchens an Stelle der Elastica int., sondern auch die Tatsache, daß im 3. Monat des Fetallebens funktionell eine vollkommen elastische Aorta bereits vorhanden sein muß, um einen geordneten Kreislauf aufrecht zu erhalten. Wir verweisen ferner auf die Angaben über das Ausblassen der Elastica int. in den kleinsten Arterien, wo ebenso wie an anderen Teilen des elastischen Gerüstes Übergänge zu nichtfärbbaren Strukturen gegeben sind. Schließlich sei daran erinnert, daß bei *Petromyzonten* die unzweifelhaft vorhandene Elastica int. mit Elastinfarbstoffen überhaupt nicht farbbar ist.

Wir stellen somit in der Entwicklung nur das Auftauchen von färbbarem elastischem Gewebe fest und bestimmen den genauen Ort und die Zeit. Diesen Vorgang hat HUECK (1920) nach dem Vorschlag von RANKE (1914) als eine Impragnation der Strukturen mit Elastin bezeichnet. Wir halten mit H. PETERSEN (1924) den Ausdruck „Impragnation" nicht für glücklich, es handelt sich offenbar um eine physiko-chemische Zustandsänderung des Substrates. Hueck (1920) hat insbesondere darauf hingewiesen, daß die entstehende elastische Membran Längsfasernetze darstelle, die in die primär gebildete, kaum färbbare Haut eingelagert sind.

Nach der Bildung der Elastica int., oder gleichzeitig mit ihrem Auftreten erscheinen elastische Fasern in der Media der Aorta. Die Mesenchymzellen,

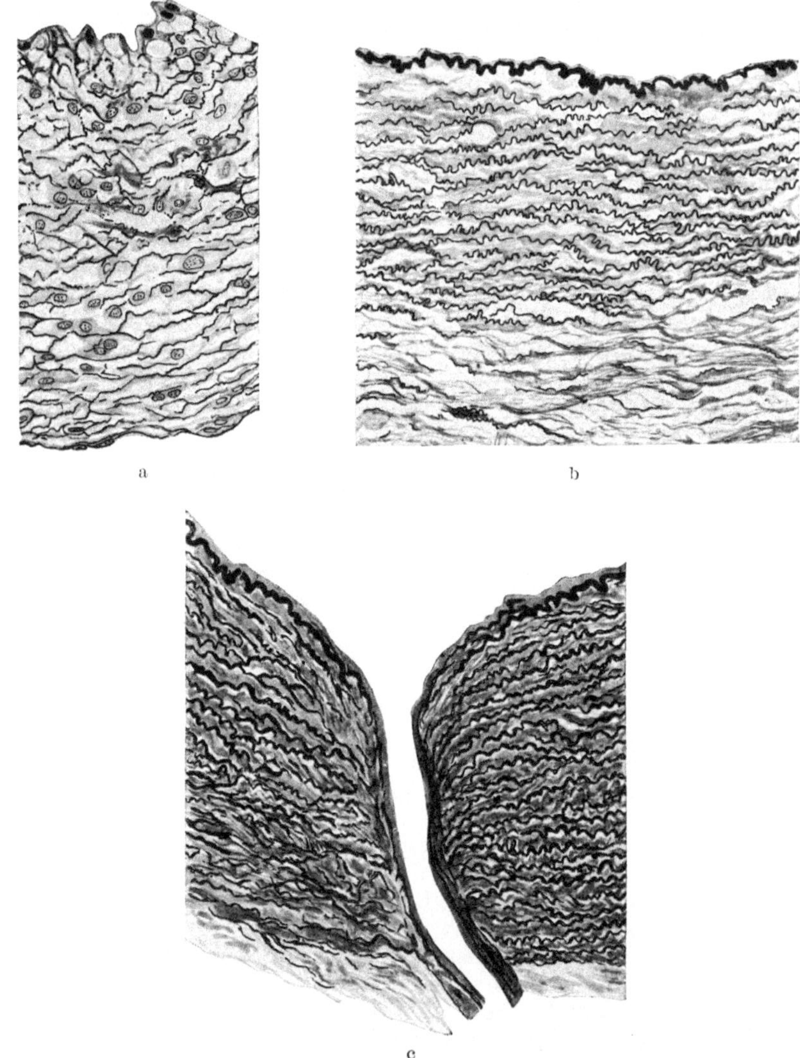

Abb. 86. a Bauchaorta, Querschnitt, menschlicher Embryo von 3,5 cm Lange. Fix. Formalin. Farbung Resorcinfuchsin - Phosphormolybdansaure-Eosin. Vergr. 346×. b Bauchaorta, Querschnitt, menschlicher Embryo, 9 cm Lange. Farbung Resorcinfuchsin. Vergr. 346×. c Bauchaorta, Querschnitt, menschlicher Embryo, 17 cm Lange. Farbung Resorcinfuchsin. Vergr. 346×. Eine kleine Lumbalarterie durchsetzt die Wand. Gez. von B. Schlichting.

die ursprünglich in losem Verband das Endothelrohr umkleideten, sind bei einem Embryo von 3 cm (Steiß-Scheitellänge) dicht zusammengetreten und bilden 3—5 Zellschichten. Die einzelnen Zellen können höchstens kurze Spindeln bilden, da man in fast jeder Zelle einen großen rundlichen Kern sieht, an dem gelegentlich amitotische Einschnürungen vorkommen. Auf diesem Stadium ähneln die Zellen den „epitheloiden" Muskelzellen, sofern nicht ihre Ausläufer infolge schlechter Färbbarkeit sich der Beobachtung entziehen. An der Oberfläche dieser Zellen erscheinen die ersten elastischen Elemente. Nach Krompecher (1928) entstehen die ersten elastischen Elemente durch eine membranartige Ausscheidung besonders differenzierter Zellen, der „Elastoblasten". Diese letzteren sollen später zugrunde gehen. Durch Konfluenz der ersten elastischen Zellmäntel sollen die Membranen entstehen, und in diesen bilden sich Fasern aus.

Bei einem Embryo von 3,5 cm Länge sind die elastischen Fasern schon auf längere Strecken sichtbar (Abb. 86). Sie winden sich zwischen den Zellen hindurch und haben bereits die Neigung, konzentrische Lagen zu bilden. Bei stärksten Vergrößerungen lösen sich die ersten elastischen Elemente meist in Punktreihen auf. Die elastischen Fasern erscheinen also in engstem Anschluß an die sich bildenden Muskelzellen, worauf auch Schilling (1924) aufmerksam macht. Im weiteren Verlauf der Entwicklung (Embryo 4,5 cm) verlieren die Zellen das gedrungene Aussehen, sie strecken sich und bekommen offenbar mehr Ausläufer, das ganze Gewebe wird spaltenreicher. Nach Krompecher (1928) soll die erste Generation von Mesenchymzellen zugrunde gehen, aus der folgenden sollen sich einerseits Muskelzellen, andererseits Bindegewebszellen bilden. Diese strenge Spezifität der Zellen halte ich nicht für erwiesen. Die Media verdickt sich vielleicht durch Umwandlung weiterer Mesenchymschichten in Muskelzellen.

Den weiteren Ausbau des elastischen Gerüstes, in dem erst relativ spät die zarten Verbindungsfasern zwischen den Lamellen sichtbar werden, zeigen die Abb. 86 b, c.

Die muskulösen Arterien besitzen zunächst auch eine Mesenchymverdichtung um das Endothelrohr. Die Mesenchymzellen rücken näher aneinander und bilden eine Art Blastem (Abb. 87 a). Die elastischen Elemente erscheinen später als in der Aorta. In der Nabelarterie erscheint das erste elastische Gewebe bei Embryonen von 5 cm Länge am Nabelende des Gefäßes, später erst am Placentarende [Henneberg (1902)]. Wieweit allgemein die Bildung des elastischen Gewebes in der Arterienwand in der Herznähe beginnend zentrifugal fortschreitet, wäre noch genauer zu untersuchen. Eine deutliche Elastica int. erscheint nach meinem Material in der A. femoralis und radialis im 4. Monat. In einem Fall konnte ich allerdings bereits bei einem Embryo von 5 cm Länge vereinzelte elastische Fasern in der Media vor dem Erscheinen der Elastica int. feststellen. In welchem Grade hier individuelle Schwankungen vorkommen, kann ich nicht beurteilen.

Die Zellen nehmen eine andere Entwicklung als in der Aorta, indem sie vorzüglich zu langen Spindeln auswachsen.

Die Streckung der Muskelzellen zu ringförmig verlaufenden Muskelfasern erfolgt im 4. Monat. Es grenzen sich im 5. Monat die Ringmuskeln nach außen durch eine vielfach unterbrochene elastische Haut ab (Abb. 87 d).

Damit ist eine Grenze gegen die Adventitia gegeben, und es ist wahrscheinlich, daß die weitere Verdickung der Media durch Vermehrung der in ihr liegenden Elemente erfolgt. Die andere Möglichkeit bestünde in einer weiteren Zuteilung mesenchymaler Zellen zur Media und in einer Ausreifung dieser Zellen zu Muskelfasern.

Die Adventitia erlangt am spätesten ihre typische Struktur. Noch im sechsten Monat findet sich hier ein lockeres Gewebe, dessen Fasern scheinbar ringförmig verlaufen. Zu dieser Zeit beschreibt Massloff (1914) die ersten elastischen Fasern in der inneren Schicht der Adventitia. Auch die zuerst auftauchenden elastischen Fasern laufen zum Teil circulär (Abb. 87 d). Im 7. bis 8. Monat

sind die kollagenen Fasern bereits zu Bündeln vereinigt, und die elastischen
Fasern, die nunmehr ausnahmslos in der Längsrichtung verlaufen, sind über
die ganze Adventitia etwa gleichmäßig verstreut. Ob die Ausbildung der
dichten elastischen Faserhülse an der Mediagrenze auf die mit den Gliederbewegungen einhergehenden „äußeren" Längsspannungen der Gefäßwand
zurückzuführen ist, müßte besonders untersucht werden. Vasa vasorum erscheinen nach MASSLOFF (1914) bereits im 4. Monat (12,5 cm Länge).

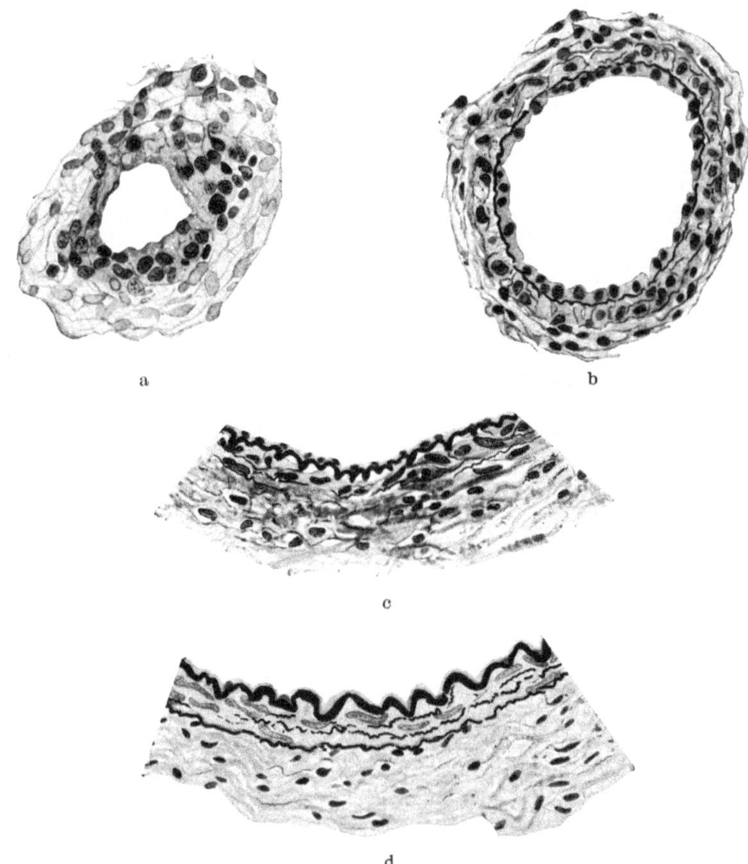

Abb. 87. a Arteria femoralis, menschlicher Embryo von 3 cm Lange. Vergr. 346×. b Arteria
radialis, menschlicher Embryo von 9 cm Lange. Vergr. 346×. c Arteria femoralis, menschlicher
Embryo von 12 cm Lange. Vergr. 346×. d Arteria femoralis, menschlicher Embryo, von 17 cm
Lange. Vergr. 346×.

Auch die in entzündlichen Häuten neugebildeten Capillaren können sich zu
Arterien und Venen umbilden. Dabei wird, wie neuerdings WERTHEMANN
(1928) mit ausführlichen Literaturangaben angibt, das Endothelrohr umgeben
von Fibrocyten, die syncytial zusammenhängen, stellenweise vereinzelt, anderorts gehäuft sich anlagern. Es sind das die ersten noch multipotenten Zellen
der akzessorischen Gefäßhülle. Ein Teil von ihnen gewinnt engere Beziehung
zur Capillarwand und wird zu Pericyten, ein anderer zu histiogenen Wanderzellen (Adventitialzellen). Wenn sich die Capillare in eine Arterie umwandelt,
dann differenzieren sich die Fibrocyten zu glatten Muskelfasern und durchlaufen dabei die Formenreihe, die BENNINGHOFF (1926) aufgestellt hat

(Abb. 37 a). Die Elastica int. differenziert sich nach Werthemann (1928) aus Fibrillen des mesenchymalen Netzes und schließt sich unmittelbar an das Endothelrohr an.

Eine Bildung der glatten Muskelfasern aus Fibrocyten des Gefäßrohres ist schon von Arnold (1867) und Renaut und Dubreuil (1912/13) behauptet worden.

P. Entwicklungsmechanik der Gefäßwand.

Da auch beim Erwachsenen aus Endothelrohren Arterien bzw. Venen hervorgehen können (Wundheilung, Regeneration, Geschwülste), so liegt die Annahme nahe, daß ein Endothelrohr zu jeder Zeit und an jedem Ort das umgebende Mesenchym oder Bindegewebe zur Bildung einer perithelen Gefäßwand veranlassen kann. Die Voraussetzung bildet stets das Vorhandensein eines Kreislaufsystems, an dem der Blutstrom gestaltend angreifen kann, und der der Belastung widersteht. Diese Voraussetzung ist in der Entwicklung gegeben, sobald ein geschlossener Kreislauf gebildet ist. Die Endothelrohre bekommen zunächst einen Mesenchymmantel, der bereits vollkommen elastisch sein muß. Wenn im weiteren Verlauf der Entwicklung die Belastung der Wand größer wird, so finden die funktionellen Eigenschaften des Mesenchymmantels ihren Niederschlag in der Bildung besonderer Gewebe, die zunächst nur quantitativ mehr leisten als das Mesenchym, aus dem sie entstehen. Von diesem Zeitpunkt an kann man dem Blutstrom einen entscheidenden Einfluß auf die Ausgestaltung der Gefäßwand einräumen.

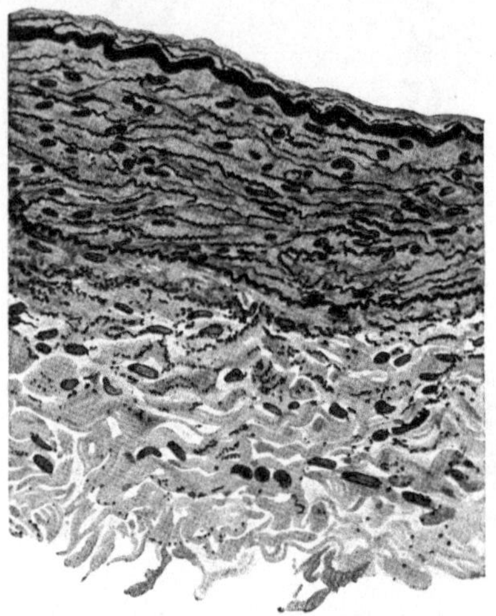

Abb. 88. Bauchaorta eines *Acardiers*. Färbung Resorcinfuchsin. Vergr. 346×. Nach Benninghoff und Spanner (1929).

Roux (1910), der sich zu dieser Frage geäußert hat, meint, daß die „Gefäßwand" auf Grund ererbter Reaktionsqualitäten die Fähigkeit habe, bei intermittierendem starkem Druck die arterielle Wandungsbeschaffenheit „bei kontinuierlichem, relativ schwachem Druck die venöse Wandungsbeschaffenheit auszubilden". „Aber die besonderen lokalen Verschiedenheiten im Bau eines und desselben Systems, z. B. der besondere Reichtum der Aorta, Lungenarterie und der größten Arterien an elastischem Gewebe, müssen im Keimplasma determiniert, also vererbt sein". An anderer Stelle wirft aber Roux (1910) die Frage auf, ob der wesentlich vererbte Bau der größeren Arterien auch durch die relative Stärke des Pulses mit veranlaßt sei.

Nach Benninghoff und Spanner (1929) ließe sich diese Frage entscheiden, „wenn es gelänge, eine sich bildende Aorta so zu durchströmen, daß die „relative Stärke des Pulses" geringer ist als normal, daß mit anderen Worten die Amplitude der rhythmischen Druckschwankungen nur die Höhe besitzt wie in einem peripheren Gefäß. Entwickelt sich dann eine typische Aortenwand, so wäre die Beschaffenheit der Gefäßwand vererbt, entwickelt sich eine muskulöse Arterie, dann wäre der Reiz des Blutstroms entscheidend".

Dieses Experiment ist an den *Akardiern* von der Natur durchgeführt. Die rückläufig durchströmte Aorta des *Akardiers* verhält sich wie ein peripheres

Gefäß des normalen Zwilling. Die rhythmischen Spannungsänderungen der Wand, die mittlere Blutdruckhöhe und die Stromgeschwindigkeit sind denen einer peripheren Arterie gleichzusetzen.

Diese Aorta (Abb. 88) zeigt den typischen Bau einer Muskelarterie. Sie besitzt eine kräftige Elastica int., deutliche Ringmuskeln mit dünnen elastischen Fasern in der Media, eine scharfe Elastica ext. und eine breite Adventitia mit längs verlaufenden elastischen Fasern.

Wir können daraus schließen, daß die Aortenwand sich nicht ortsgemäß entwickelt, aus inneren Bedingungen, die als determinierende Faktoren in der Gefäßwand zu suchen sind, sondern kreislaufsgemäß in Abhängigkeit von dem Verhalten des Blutstroms.

Einen anderen Weg geht THOMA, der die Materialspannungen berechnet, die von den einzelnen Geweben der Gefäßwand getragen werden, und daraus schließt, daß an den Stellen, an denen die stärksten mechanischen Beanspruchungen auftreten, die widerstandsfähigsten Gewebe entstehen. Ein Beweis für eine abhängige Differenzierung der Gefäßwand ist mit dieser Betrachtungsweise nicht zu erbringen [s. auch JORES (1924)].

Schließlich sprechen die bei der Transplantation von Gefäßen gemachten Erfahrungen für eine Anpassungsfähigkeit der Gefäßwand (s. S. 123).

Q. Das postembryonale Gefäßwachstum und die Altersveränderungen.

Die Bearbeitung dieser Fragen ist fast ausschließlich von seiten der Pathologen erfolgt, aus dem Bedürfnis heraus, krankhafte Vorgänge gegen normale Veranderungen schärfer abzugrenzen. Man vergleiche zum folgenden die Zusammenfassungen von JORES (1924) und A. SCHULTZ (1928).

Am genauesten sind die Intimaveränderungen untersucht. In der Aorta besteht bei Neugeborenen die Intima aus dem Endothel und zwei elastischen Lamellen, die stellenweise einheitlich erscheinen, und die durch ihre Stärke sich von den elastischen Lamellen der Media unterscheiden (JORES). Im posturinen Leben entwickelt sich die elastisch-muskuläre Längsschicht zwischen beiden Lamellen. Die ersten Veränderungen können schon wenige Tage nach der Geburt auftreten (JORES). Die „innere Grenzlamelle" (JORES) kann sich weiter auffasern und zu einer elastisch-hyperplastischen Schicht werden. In der Regel tritt ungefähr im dritten Jahrzehnt eine weitere Breitezunahme der Intima ein, hauptsächlich durch Vermehrung des kollagenen Gewebes. In späteren Dezennien ist die Dicke der Intima sehr wechselnd. Daß die Schichtenbildung der Intima allein vom Alter abhängig wäre, ist demnach nicht erwiesen.

Grundsätzlich ähnliche Intimaveränderungen zeigen die muskulären Arterien. Auf Einzelheiten kann hier nicht eingegangen werden. A. radialis [HALLENBERGER (1906)], Gehirnarterien [BINSWANGER und SCHAXEL (1917), HACKEL (1928)], Pulmonalarterien [EHLERS (1904), TORHORST (1904), LJUNGDAHL (1905)], A. mesenterica sup. [SCHMIEDL (1907)], Nierenarterien [JORES, OPPENHEIM (1918)]. Über die Altersveränderungen der Arterien der Geschlechtsorgane vgl. S. 101, die Coronararterien, die etwas abweichende Befunde bieten, werden später besprochen (Kapitel Herz).

Neuerdings hat KUCZYNSKI (1925) bei einem mutmaßlich 118 Jahre alten Individuum in den Organarterien eine Langsfaltung und starke Zerknitterung der elastischen Grenzhaut beschrieben, wodurch auf dem Querschnitt eine scheinbare Vervielfaltigung der Elastica zustande kommt. Der Autor spricht von einer Überdehnung der Elastica und von „fast reiner funktioneller Abnutzung".

Bei Tieren ist die Intimaentwicklung, wo sie auftritt, wesentlich geringer, hat auch einen anderen Charakter. Nach WOLKOFF (1924) kann zwar eine elastisch-muskulöse Langsschicht

zur Entwicklung kommen, doch sind die elastischen Fasern gröber und überwiegen die
Muskelzellen, zur Bildung von Bindegewebe kommt es gewöhnlich nicht so regelmäßig.
Bei kleinen Tieren (*Ratten* und *Mäusen*) kommen solche Altersveränderungen überhaupt
nicht vor; sie sind bei den großen *Huftieren* am deutlichsten, weniger ausgeprägt bei mittelgroßen Tieren. Indessen sind die Angaben bezüglich der Intimaausbildung bei mittelgroßen Tieren (*Hund, Kaninchen, Katze*) widersprechend. Jores (1924) sah hier keine
Intimalage unter dem Endothel.

Die Media verdickt sich nach Grünstein (1896) im Alter, auch findet offenbar
eine Umfangsvergrößerung der Aorta mit Zunahme der Wanddicke durch
Wachstum statt bis etwa zum 50. Lebensjahre, von da erfolgt eine Dilatation
[Kani (1910), Rössle (1910)]. Nach Foster (1909) soll ein Wachstum der

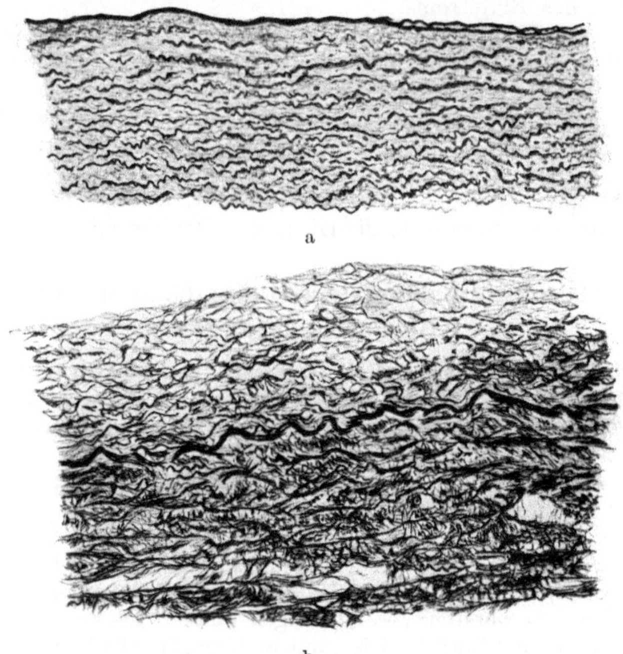

Abb. 89. a Längsschnitt der Aorta thoracica eines Neugeborenen. Elastica-Farbung. b Längsschnitt der Aorta thoracica eines drei Monate alten Knaben. Elastin-Farbung. Media im unteren
Teil der Bilder nicht vollständig gezeichnet. Gleiche Vergroßerung wie a. Nach Jores (1924).

elastischen Elemente bis zum 35. Jahre stattfinden, vom 50. Jahre an eine
Atrophie.

Die Gewebe können ihre Verteilung und ihre Beschaffenheit ändern. So
soll nach Staemmler (1924) bei der A. renalis und lienalis eine „fibröse Entartung" der Muskulatur vorkommen. Im 6. Jahrzehnt bildet diese Erscheinung
einen absolut regelmäßigen Befund, in der Nierenarterie stärker als in der Milzarterie. Die Muskulatur erscheint durcheinander gewürfelt; eine Bindegewebsvermehrung tritt diffus oder herdförmig auf; die elastischen Fasern sind rück-
gebildet. Diese Mediaveränderungen nehmen vom Zentrum nach der Peripherie sehr schnell ab.

Bei den großen Huftieren soll nach A. Zimmermann (1926) umgekehrt die
glatte Muskulatur im Alter zunehmen und die elastischen Fasern an Zahl abnehmen.

Neben der Erweiterung zeigen die Arterien im Alter auch teilweise eine
Schlängelung und eine Verlängerung. Es muß ein Längenwachstum in diesen

Fällen angenommen werden. An der Alterssenkung der Bauchorgane nimmt auch die Aorta teil im Bereich der unteren Brust- und oberen Lendenwirbelsäule. Die Aorta verliert ihre Längsspannung in der Leiche, die Lumbalarterien laufen nicht mehr rein quer, sondern aufsteigend [G. SCHWALBE (1878), VOGT (1921)] und müssen ebenfalls in die Länge wachsen. Ob auf diese oder ähnliche Weise die gelegentlich behauptete Zunahme der Längsmuskeln in der Adventitia sich erklärt, sei dahingestellt.

Auch die Beschaffenheit der Gewebe in der Gefäßwand kann sich mit zunehmendem Alter ändern. So erlangt die elastische Substanz eine andere Färbbarkeit (Elazin, UNNA). Sehr deutlich werden diese Veränderungen bei Anwendung der Färbung mit Kresylviolett nach A. SCHULTZ (1922), so daß der Kundige schon an dem Färbungsausfall einen ungefähren Anhalt für das Alter einer Aorta bekommt. Mit dem Alter soll die Zahl der Elazinfasern immer größer werden.

Mit dem Alter soll auch das auf S. 54 beschriebene mukoide Gewebe zunehmen, eine Erscheinung, die auch bei Tieren festgestellt ist [WOLKOFF (1924)]. Es wurde bereits erwähnt, daß ganz allgemein in schlecht ernährten Bindegewebssubstanzen die Grundsubstanz eine eigentümlich homogene Beschaffenheit besitzen kann, und daß diese Gewebe zur Ablagerung von Kalk und Lipoiden neigen. Die Ablagerung feinster Kalkkörnchen (Nachweis durch Argentum nitricum) tritt schon in frühem Kindesalter auf (s. S. 54). Die Arterien der Bauchorgane und die Aorta enthalten vom 10. Jahre ab Kalk. In den Beckenarterien wird er vom 15. Jahre ab regelmäßig gefunden. Auch der Ductus Botalli (Abb. 90) enthält in der hyperplasierten Intima, teilweise auch in der Media, reichlich Kalk. Von HESSE (1928) ist neuerdings der Kalkgehalt der Arterienasche bestimmt worden. So enthält die Trockensubstanz der Aorta des Erwachsenen 4—6mal mchr CaO als die eines 2jährigen Kindes, die A. femoralis sogar 20mal soviel [s. auch RAVAULT (1928)].

Über die Bedeutung des postembryonalen Intimawachstums sind mehrere Theorien aufgestellt worden. Zunächst hatte THOMA (1883) behauptet, daß das postembryonale Intimawachstum sich auf die sog. „Nabelblutbahn" beschränke und hervorgerufen sei durch den Fortfall des Placentarkreislaufes. Hierdurch würde die Aorta relativ zu weit im Verhältnis zur herabgesetzten Blutmenge; das Mißverhältnis soll teilweise durch aktive Verengerung, teilweise durch Gewebsneubildung in der Intima ausgeglichen werden. Die Gewebe reagieren dabei nach dem ersten histomechanischen „Gesetz" THOMAS, wonach es zu einer Ausbildung von Gewebe mit folgender Verengerung des Rohres kommt, wenn die Randzonengeschwindigkeit des Blutes herabgesetzt wird.

Gegen diese Deutung ist mit Recht geltend gemacht worden, daß das postembryonale Intimawachstum sich gar nicht auf die „Nabelblutbahn" beschränkt, sondern auch anderwärts, z. B. in den Carotiden vorkommt [JORES (1924)]. Außerdem findet nach der Geburt eine Blutverschiebung in den Verdauungstrakt und die Haut statt.

Nach der Theorie von A. ASCHOFF [s. JORES (1924)] ist die Zunahme der Intimaschichten eine Wirkung des Alters. In der ersten oder aufsteigenden Periode findet ein Gefäßwachstum statt, hervorgerufen durch die erhöhten Wandspannungen. In einer zweiten Periode bis Mitte oder Ende des 4. Jahrzehntes bleibt die Gefäßwand fast unverändert, um allmählich in der dritten, absteigenden Periode mit Zunahme des Bindegewebes, das teilweise das elastisch unvollkommen gewordene elastische Gewebe ersetzt, zu altern. Auch dieser Theorie gegenüber äußert JORES (1924) Bedenken, indem er bemerkt: „Das Intimawachstum geht mit dem Alter keineswegs derart parallel, daß eine direkte Beeinflussung des Gefäßsystems durch das Alter angenommen werden darf". —

„Außerdem ist es sehr unwahrscheinlich, daß die Arterienwand in bezug auf Widerstandsfähigkeit gegenüber physiologischen Einflüssen und in bezug auf ihre Fähigkeit zur Regeneration und Hyperplasie eine Ausnahmestellung gegenüber anderen Geweben und Organen haben sollte".

R. Die anatomische Anpassung an geänderte Füllungszustände.

Physiologische Gefäßverödung bei der Umstellung des Kreislaufs nach der Geburt zeigen der Ductus Botalli und die Nabelarterien. Daß der Ductus nach dem Typ der Aorta gebaut ist, wie man früher annahm, erscheint fraglich

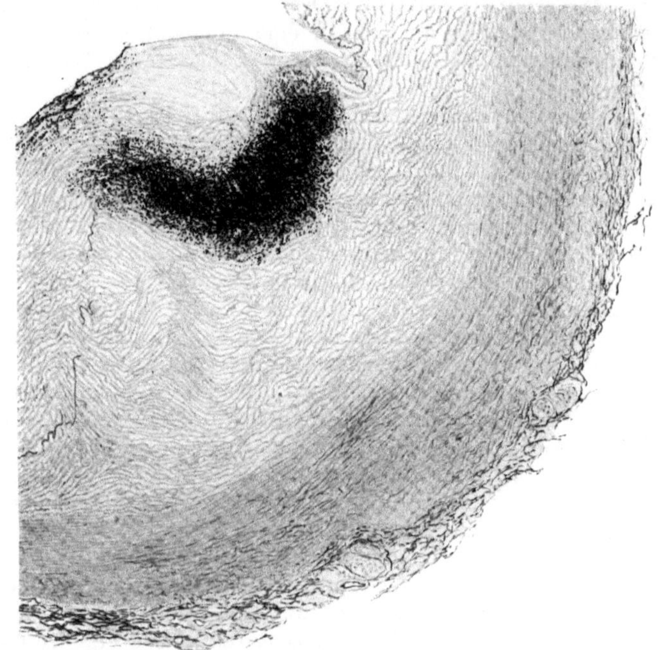

Abb. 90. Ein Stuck vom Querschnitt des Ductus Botalli (erwachsener Mann). Kalknachweis (schwarz) durch Argentium nitricum. Vergr. 40 ×. (Nach einem Praparat von Prof. Schultz-Kiel.) Gez. von B. Schlichting.

nach der neueren Literatur. Die elastischen Elemente sind zarter als in der Aortenwand. Die Beziehungen der Muskeln zu dem elastischen Gerüst sind unbekannt. Eine starke Elastica int. ist ausgeprägt. Ein Elastica ext. fehlt. [Gräper (1921)]. Die Muskelfasern der Media sind nach Melka (1926) in drei Schichten geordnet: Eine starke mittlere Ringschicht und schwächere innere und äußere Längszüge. Die Media ist lockerer und unregelmäßiger gebaut als bei anderen Arterien [Gräper (1921)].

Über die Bedingungen, die zum Verschluß des Ductus führen, herrscht keine Einigkeit [Literatur bei Thorel (1915) und Jores (1924)]. Es ist wohl einzusehen, daß beim Einsetzen der Atmung das Blut nach den Lungen abgelenkt wird, da hierhin ein großes Druckgefälle besteht, während von der Pulmonalis zur Aorta hin ein starker Druckanstieg sich findet. Es ist aber nicht so klar, warum das Blut nicht von der Aorta rucklaufig durch den Ductus in die Pulmonalis fließt. Hierfür ist ein klappenartiger Fortsatz der Aortenwand über die Mündungsstelle des Ductus verantwortlich gemacht worden, durch den funktionell ein Abschluß erzielt wird [Strassmann (1894), Roeder (1904), Fromberg (1914)] und vor allem die spitzwinklige, unter einem Winkel von 33° erfolgende Einmündung des Ductus in die Aorta. Ferner ist an eine Knickung des Ductus gedacht worden, die durch eine Lageverschiebung der Gefäße bei der ersten Atmung zustande kommen soll [LINZENMEYER (1914)].

Der vom Blut nicht mehr durchströmte Ductus obliteriert, indem offenbar unter Führung der Intima das Lumen mehr und mehr sich einengt. Nach MELKA (1926) bildet die Intima schon bei sehr jungen Embryonen Wülste, deren Hauptmasse aus elastischen Fasern, daneben aus Bindegewebe besteht. Diese Wülste führen den Verschluß herbei, der Ductus wäre damit schon durch vererbte Faktoren zur Obliteration vorbereitet, wie schon LANGER (1857) angab. Nach der Geburt wächst in die Wülste aus der Media kollagenes Gewebe ein, wobei an manchen Stellen die Elastica int. vollständig durchdrungen wird.

Noch im 8. Jahre kann der Ductus von der Pulmonalis aus injiziert werden [STRASSMANN (1894)]. Sonst soll die Involution des Ductus bereits 20 Tage post partum erfolgt und die Umwandlung in das Ligamentum Botalli am Ende des 3. Monats beendet sein. An der Wucherung beteiligen sich neben dem Bindegewebe die elastischen Fasern. Es treten Verkalkungen (Abb. 90) auch Knorpelbildungen, Verfettungen auf [WEIZMANN (1911)]. An der Ductusnarbe der Aortenwand findet sich im höheren Alter sehr häufig eine Kalkablagerung. Schließlich wird der Ductus in einen bindegewebigen Strang umgewandelt, in dem elastische Fasern, auch glatte Muskelzellen, verbleiben. Ein sternförmiges, endothelbekleidetes Lumen soll in der Mitte des Verlaufs meist übrig bleiben. Nach GRÄPER (1921) soll das Ligamentum Botalli stets den Gefäßcharakter erkennen lassen. Ebenso wie der normale Bau der Ductuswand verschieden beurteilt wird, bleibt auch jeder Punkt bei der physiologischen Obliteration umstritten. Bei diesem Stand der Frage konnten wir nur die allgemeinsten Züge hervorheben und müssen bezüglich der ausgebreiteten und widerspruchsvollen Literatur auf die Zusammenfassungen von THOREL (1915) und MELKA (1926) verweisen.

Während die physiologischen Gefäßverdickungen einen Grenzfall darstellen, bei dem primär oder sekundär die Durchströmung gänzlich aufhört, sind durch Gefäßunterbindungen im Anschluß an die Entwicklung eines Kollateralkreislaufs auch anatomische Einengungen der Strombahn zu erzielen. Nach Unterbindungen entsteht ein Mißverhältnis zwischen dem Durchmesser des Stammes und dem seiner Verzweigungen. Dieses Mißverhältnis kann der Stamm bis zu einem gewissen Grade funktionell durch Kontraktion der Muskel beseitigen. Die dauernde Einstellung auf eine wesentlich kleinere Lichtung hat aber einen anatomischen Umbau der Wand zur Folge. Hierbei erfolgt entweder eine kompensatorische Intimawucherung mit nachfolgender konzentrischer Atrophie der Media, oder die letztere tritt ganz in den Vordergrund, und die Intimawucherung ist nur angedeutet. Schließlich kann auch die atrophische Verengerung der Media ausbleiben.

Nach Unterbindungen erfolgt eine völlige Obliteration bis zum ersten Astabgang oberhalb und unterhalb der Ligatur; die Intimaverdickung erstreckt sich bis zu den zwei bis vier nächsten größeren Seitenasten [H. SCHULTZ (1877), THOMA (1884)]. Nach eigenen Beobachtungen scheint der Hauptarterienstamm eines amputierten Gliedes nur in der Nähe der Amputationsstelle sich einzuengen. Wird bei einer *Maus* der Schwanz bis auf einen kurzen Stummel amputiert, so wird der Stamm der A. caudalis noch nach 10 Wochen nahezu unverändert gefunden (unveröffentlichte Versuche von E. PETERS), obwohl zur Versorgung des Schwanzrestes nur noch ein Bruchteil des Blutes in Frage kommt. Es liegt hier keine Anpassung vor. Da aber bei den Arterien der *Maus* eine Intimawucherung irgendwelcher Art meines Wissens bisher überhaupt noch nicht festgestellt worden ist, so könnte es sich um eine mangelnde Reaktionsfähigkeit handeln.

Wenn zwischen zwei Ligaturstellen das Gefäß mit Blut gefüllt bleibt, so fehlt eine Intimawucherung in demselben Zeitraum, in dem sie entsteht, wenn der Abschnitt zwischen den Ligaturen leer bleibt [Beneke und Pekelharing (1890)]. Nach Thoma (1893) ist die kompensatorische Intimawucherung von der Randstromgeschwindigkeit des Blutes abhängig, es ist das indessen nicht sehr wahrscheinlich (vgl. Roux [1910]).

Ob die Intimawucherung von den Endothelien ausgeht, wie vielfach vermutet wurde, ist nicht sicher entschieden. Man erkennt frühzeitig ein zellreiches Gewebe, in dem kollagene und elastische Fasern auftauchen. Jores (1924) sah 20 Tage nach der Ligatur der Carotis die ersten elastischen Fasern

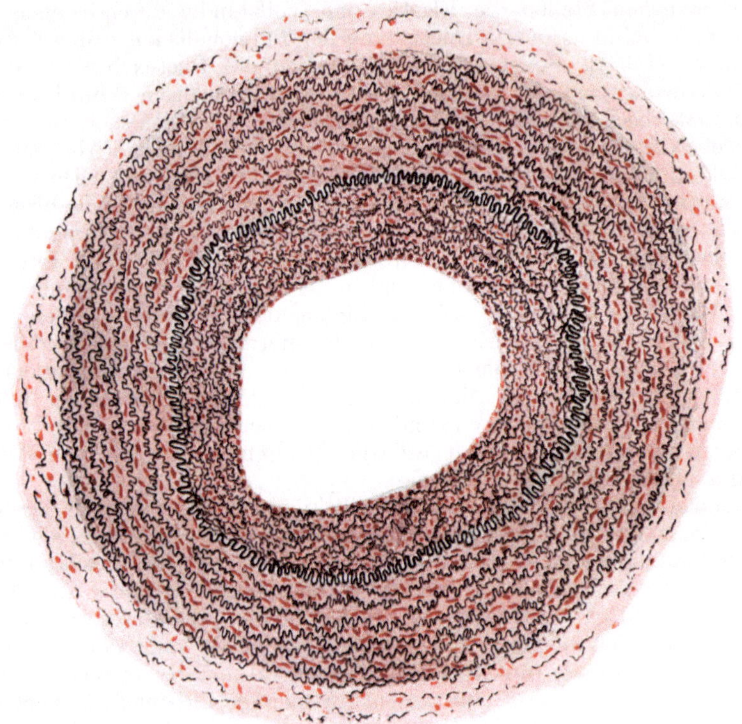

Abb. 91. Intimaverdickung oberhalb der Ligatur einer Carotis des *Kaninchens*, 25 Tage nach der Unterbindung. Elastica-Carmin-Färbung. Nach Jores (1924).

auftreten (Abb. 91). Unter dem Endothel entsteht eine neue elastische Grenzhaut. Nach Schaeffer und Radasch (1924) sollen die zelligen Elemente, die bei der Intimaverdickung auftreten, zum größten Teil aus der Media stammen.

In diesem Zusammenhang sei auch erwähnt, daß Intimawucherungen bei Mediaverkalkungen zum Ausgleich entstandener Niveauunterschiede beobachtet wurden [Mönckeberg, zit. nach Jores (1924)]. Daß ferner bei beginnenden Aneurysmen die Ausbuchtung der Media durch eine Intimawucherung so ausgeglichen werden kann, daß die Weite der Gefäßlichtung bestehen bleibt [nach Jores (1924)]. Vergleiche hierzu ferner die auf S. 100 geschilderten Einengungen der Uterusgefäße nach der Geburt. Auch im Fettgewebe fand ich kleine Arterien, die vermutlich in Anpassung an einen Fettschwund konzentrisch eingeengt waren. Dabei hatte sich, wie bei den Uterusarterien, eine neue engere Elastica int. gebildet.

In allen diesen Fällen zeigt die Intima das Bestreben, die Lichtung des Rohres dem verminderten Bedarf an durchströmender Blutmenge anzupassen oder Niveauunterschiede auszugleichen. Sie kann dabei den übrigen Bestandteilen der Gefäßwand in der Neubildung vorauseilen und stellt ohne Zweifel den am leichtesten reagierenden Bestandteil dar. Das zellreiche Gewebe der ersten Intimawucherung bildet den Mutterboden, in dem weitere Gewebe sich entwickeln.

Entgegengesetzt zu den bisher geschilderten Anpassungen ist das Gefäßwachstum der Umgehungsbahn beim Kollateralkreislauf. Hier können bekanntlich die kleineren Arterienanastomosen, die die verlegte Gefäßstrecke umgeben, zu erheblicher Größe heranwachsen. Wie NOTHNAGEL (1889) feststellte, zeigte sich 6 Tage nach der Unterbindung eine Ausbildung der kollateralen Bahnen. Es wächst eine kleine Arterie zu einer großen heran, indem hauptsächlich die Media sich verdickt, aber auch die Intima sich verstärkt. HABERER (1903) sah bei angeborener Obliteration der Aorta in den erweiterten Spinalarterien eine gleichmäßig starke Verdickung der Media mit einer Intimaverdickung, die an dem Scheitel von Gefäßbiegungen polsterartig ins Lumen vorsprang. Genauere histologische Untersuchungen scheinen wenig vorzuliegen, im Gegensatz zu den Theorien über die Ausbildung des Kollateralkreislaufes. Nach ROUX (1910) ist das Primäre eine nervös bedingte Gefäßerweiterung der Umgehungsbahn. Diese hat eine erhöhte Dehnung der Arterienwand zur Folge, wodurch wiederum eine Hypertrophie der Wandung in der Weite und Dicke ausgelöst wird.

Eine Verdickung der Gefäßwand ohne Änderung der lichten Weite ist dann zu erwarten, wenn die Muskeln der Arterie gegen einen erhöhten Widerstand arbeiten. Es müßte dann eine Aktivitätshypertrophie zustande kommen. Dieser erhöhte Widerstand könnte vom Blutdruck ausgehen; eine Mediahypertrophie bei Hypertonie ist verschiedentlich behauptet worden, indessen sind einwandfreie Messungen der Wanddicke aus naheliegenden Gründen sehr schwer anzustellen. Die Mediamuskeln würden aber auch dann gegen einen erhöhten Widerstand arbeiten, wenn das Gefäßrohr in ein narbiges Gewebe eingebacken ist und nennenswerte Kaliberschwankungen ausführt. Vielleicht ist so der von PHILIPPS [zit. nach JORES (1924)] mitgeteilte Fall zu beurteilen, bei dem in Pleuraschwarten die Arterien eine abnorm dicke Muscularis aufwiesen.

S. Transplantation von Gefäßen.

Literatur siehe bei THOREL (1915). Nach dem gleichen Autor gebe ich die folgende Zusammenstellung der bisher ausgeführten Versuche.

Autoplastik.	1.	Transplantation eines Arterienstückes desselben Tieres.
	2.	Transplantation eines Venenstückes desselben Tieres.
Homöoplastik	3.	Transplantation von frischen Arterienstücken eines anderen lebenden Tieres derselben Art.
	4.	Transplantation von frischen Arterienstücken eines toten Tieres derselben Art.
	5.	Transplantation von konservierten Arterienstücken eines anderen Tieres derselben Art.
Heteroplastik	6.	Transplantation von frischen oder konservierten Arterien oder Venen eines Tieres fremder Art.
	7.	Plastischer Ersatz des Gefäßrohres durch anderes Gewebe (Ureter, Peritoneum usw.).

Funktionell befriedigende Ergebnisse werden von allen aufgeführten Transplantationsarten beschrieben. Makroskopisch wird eine autoplastisch in eine

Arterie implantierte Vene dicker und arterienähnlich. Histologisch ergibt sich eine Zunahme des Bindegewebes in allen drei Schichten. Die Media ist oft um das Vierfache verdickt bei Venenimplantation, ebenso wird von einigen Autoren angegeben, daß die Intima sich verstärke. Im Verein mit der Zunahme der Muskulatur und des Bindegewebes im allgemeinen stellt die Intimawucherung offenbar eine Anpassung der implantierten Vene an die geänderte Beanspruchung dar. Die elastischen Fasern der Media erscheinen vermindert; in der Adventitia wird das Bindegewebe straffer; die Grenze zwischen Media und Adventitia wird unscharf [Fischer und Schmieden (1909)].

Bei homöoplastischer Verpflanzung wird das körperfremde Transplantat langsam ersetzt, so daß auch hier funktionell befriedigende Resultate zustande kommen. Nach einigen Autoren soll indessen das Transplantat erhalten bleiben. Es werden in den ersten Tagen auch Endothelwucherungen beschrieben. Diese Meinungsverschiedenheiten lassen sich wohl darauf zurückführen, daß in den mikroskopisch kontrollierten Fällen die Beobachtungsdauer zu kurz war.

Bei heteroplastischen Verpflanzungen ist kein Zweifel, daß das Transplantat völlig zugrunde geht und durch Intima- und Adventitiawucherungen des Wirtes ersetzt wird. So entsteht schließlich ein bindegewebiger Schlauch, der die Form gut bewahrt, so daß eine implantierte Vene ihre Klappen behält, jedoch sind histologisch weder Muskelzellen noch elastische Fasern mehr nachweisbar.

Selbst ein in die Aorta eines Hundes implantiertes Gummistück erfüllte 15 Monate seinen Dienst [Carrel, zit. nach Thorel (1915)], es war von einer Intima und Adventitia umkleidet.

Literatur.

Adamkiewicz, A.: Kittschichten in den Wandungen der Gefäße. Arch. mikrosk. Anat. 11, 282—285 (1875). — **Aihara, Hiroshi:** Über den Übergang des elastischen in den muskulösen Typus in der arteriellen Gefäßwand. Mitt. med. Fak. Tokyo 23, 93 (1919). — **Anitschkow, N.:** (a) Über die Veränderungen der Kaninchenaorta bei experimenteller Cholesterinsteatose. Beitr. path. Anat. 56, 379 (1913). (b) Über Atherosklerose der Aorta beim *Kaninchen* und über deren Entstehungsbedingungen. Beitr. path. Anat. 59 (1914). (c) Zur Histophysiologie der Arterienwand. Klin. Wschr. 4 (1925). (d) Arteriosklerose. Erg. inn. Med. 28, 1 (1925). — **d'Antona, G.:** Contributi allo studio della parete arteriosa in condizione normali e patologiche. Memoria seconda. Estratto dall' Arch. Sci. med. 37, No 9, 1—33 (1913). — **Aschoff, A.:** (a) Beitrag zur Entwicklungsgeschichte der Arterien beim menschlichen Embryo. Schwalbes Morph. Arb. 2, 1 Bd. 1892. (b) Über die Entwicklungs-, Wachstums- und Altersvorgänge an den Gefäßen vom elastischen und muskulären Typus. Vortrag. Jena 1909. 24 S. (c) Über Atherosklerose und andere Sklerosen des Gefäßsystems. Med. Klin. 1908, 1. Beih. — **Argaud, H.:** Terminaisons nerveuses dans les artères du cordon ombilical. C. r. Soc. Biol. Paris 87, 673 (1922). — **Argaud, R.:** (a) Structure des artères chez les reptiles. Bibliogr. anat. 1905. (b) Sur le mode de transition entre l'artère iliaque interne et l'artère ombilicale chez le nouveau-né. J. Anat. et Physiol. 40, No 3, 299. (c) Recherches sur la structure des artères chez l'*homme*. Toulouse 1903. (d) Sure la structure des artères chez les oiseaux. C. r. Assoc. Anat. Toulouse 1904. Bibliogr. anat., Suppl. 90. (e) Recherches sur l'histo-topographie des éléments contractiles et conjonctifs des parois artérielles chez les *mollusques* et les *vertébrés*. J. Anat. et Physiol. 44, 328, 415 u. 522; 45, 65 u. 176 (1909). — **Arnold, J.:** Über die Umbildung von glatten Muskelfasern in pleuritischen Schwarten. Virchows Arch. 39, 270 (1867).

Backmann: S. Venenliteratur. — **Barach:** Über das Vorkommen von Durckscher Fasern in der Gefäßwand und deren Funktion und Veränderung bei Arteriosklerose. Beitr. path. Anat. 50, 71. — **Barbour:** Die Struktur verschiedener Abschnitte des Arteriensystems in Beziehung auf ihr Verhalten zum Adrenalin. Arch. f. exper. Path. 68, 41 (1912). — **Bardeleben, K.:** Über den Bau der Arterienwand. Sitzgsber. Jena. Ges. Med. u. Naturwiss., Sitzg 10. Mai 1878. — **Bärner, M.:** Über den histologischen Bau der Arterien in der Brust- und Bauchhöhle des *Pferdes* mit besonderer Berücksichtigung der Anpassung dieser Gefäße an die Umgebung. (Jena. Z. Naturwiss. 40). Diss. Gießen 1905. — **Baroni, Benigno:** Ricerche sugli elementi muscolari longitudinalmente nella tunica interna delle arterie dei communi mammiferi domestici e da esperimento. Scritti biol. (raccolti de Luigi Castaldi) 1928, 3—19. — **Baum, H.:** Lymphgefäßsystem des *Hundes*. Berlin: August Hirschwald

1918. — **Baum** und **Thienel:** Über Besonderheiten im Bau der Blutgefäße. Arch. mikrosk. Anat. **63,** 10 (1904). — **Baumgarten, P.:** Über die bindegewebsbildende Fähigkeit des Blutgefäßendothels. Arb. path. Inst. Tübingen **4,** 3, 11 (1903). — **Benninghoff, A.:** (a) Über die Beziehungen zwischen elastischem Gerüst und glatter Muskulatur in der Arterienwand und ihre funktionelle Bedeutung. Z. Zellforschg **6,** 348—396 (1927). (b) Über das elastische Gerüst der Aorta. Verh. anat. Ges. 37. Verslg Frankfurt a. M. Anat. Anz. **66,** Erg.-H., 244—247 (1928). — **Benninghoff** und **Spanner:** Das Gefäßsystem eines *Akardiers.* Morph. Jb. **61,** 380—408 (1929). — **Bergh, R. G.:** Gedanken über den Ursprung der wichtigsten geweblichen Bestandteile des Blutgefäßsystems. Anat. Anz. **20,** 488 (1901/1902). — **Berlinerblau, Fanny:** Über den direkten Übergang von Arterien in Venen. Diss. Berlin: Gebr. Unger 1875. Arch. v. Reichert u. Du Bois-Reymond 1875, S. 177. — **Bindi, F.:** Sul compartamento del tessuto elastico nelle arterie in rapporto a varie eta della vita. Morgagni **50 I** Archivo No 4, 197. Con. tav. Milano 1908. — **Binswanger** und **Schaxel:** Beitrage zur normalen und pathologischen Anatomie der Hirnarterien. Arch. f. Psychiatr. **58** (1917). **Björling, E.:** Über mukoides Bindegewebe. Virchows Arch. **205,** 71 (1911). — **Blum, E.:** Die Querschnittsbeziehungen zwischen Stamm und Ästen im Arteriensystem. Pflügers Arch. **175,** 1—19 (1919). — **Bondi, J.:** Über den Bau der Nabelgefäße. Mschr. Geburtsh. **16,** 265—274 (1902). — **Bonnet, R.:** (a) Über den Bau der Arterienwand. Vortr. med. Ver. Greifswald, 30. Nov. 1895. Dtsch. med. Wschr. **23,** Nr 1, 2 (1896). (b) Über den Bau der Arterienwand. Sitzgsber. niederrhein. Ges. Naturkde Bonn 18. Nov. 1907. (c) Bau der Arterienwand. Verh. anat. Ges. Verslg München **1912,** 7—11. — **Borst, M.:** Chronische Entzündung und pathologische Organisation. Erg. Path. **4,** 461 (1897). — **Bory, L.:** (a) De l'édification élastique dans les artères de l'embryon. C. r. Soc. Biol. Paris **67,** No 35, 644 (1907). (b) Rôle de la tunique interne dans la constitution des parois artérielles. C. r. Soc. Biol. Paris **66,** No 22, 1016 (1909). — **Böshagen, A.:** Über die verschiedenen Formen der Rückbildungsprodukte der Eierstocksfollikel und ihre Beziehungen zu Gefäßveränderungen des Ovariums. Z. Geburtsh. **53,** 323 (1907). — **Bourceret, P.:** Recherches sur le système vasculaire. De la circulation des doigts et de la circulation dérivative des extrémités. C. r. **96,** 1085 (1883). — **Branca, A.:** Précis d'histologie. 3. Aufl. Paris 1914. — **Braus, H.:** Anatomie des *Menschen.* Bd. 2, Eingeweide S. 595. Berlin: Julius Springer 1924. — **Bremer, J. L.:** On the variations of wall thickness in embryonic arteries. Anat. Rec. **27,** 1—13 (1924). — **Brünig:** Die Ernahrung der Gefäßwand. Klin. Wschr. **1924,** 2283. — **Bucura, C. J.:** Über den physiologischen Verschluß der Nabelarterien und über das Vorkommen von Langsmuskeln in den Arterien des weiblichen Genitales. Zbl. Gynak. **27,** Nr 12, 353 (1903). — **Buschi, G.:** (a) Una particolarità di structura dell'aorta umana. Atti Soc. lombarda Sci. med. e biol. **2,** H. 4, 340 (1913). (b) Contributo allo studio del l'istogenesi della parete arteriosa e venosa nell'uomo. noto prev. Atti Soc. lombarda Sci. med. e biol. **4,** 271 (1915). (c) Ulteriore contributo allo sviluppo dell'aorta umana: rapporto tra il calibro del vaso e lo spersore della sua parete nelle variie età. Nota prev. Atti Soc. lombarda Sci. med. e biol. **3,** H. 4, 370 (1915).

Celestino da Costa, A.: Les gaines péri-artérielles de la muqueuse utérine gravidique chez le hérisson. C. r. Soc. Biol. Paris **100,** 515—516 (1929). — **Clara, M.:** Die arterio-venosen Anastomosen der *Vögel* und *Säugetiere.* Erg. Anat. **27,** 246—295 (1927).

Danforth, C. H.: The structural Relations of anterior hepatic arteries. Anat. Rec. **9,** Nr 1 (Proc. amer. Assoc. Anat. 31. Sess.), 72 (1915). — **Debierre, Ch.** et S. **Gerard:** Sur les anastomoses directes entre une grosse artère et une grosse veine par l'intermédiaire d'un vaisseau transversal d'un calibre beaucoup plus fort que le calibre des capillaires ou des vaisseaux dits de Sucquet. C. r. Soc. Biol. Paris, X. s. 11, No 1, 27 (1895). — **Dees, Marie Byrd:** On the fenestrated membrane of Henle. Anat. Rec. **26,** 161—170 (1923). — **Dobrowolski, N. W.:** Über die Veranderungen der Arterien im Verlaufe des Kindesalters. Diss. St. Petersburg 1902. 93 S. — **Dragendorff, O.:** Über die Formen der Abzweigungsstellen von Arterien bei den *Wirbeltieren.* Arb. anat. Inst. **42,** 737 (1911). — **Dubreuil, J.** et J. M. **Payard:** Rubans et lamelles élastiques des parois vasculaires. C. r. Soc. Biol. Paris **95,** 1555—1557 (1926). — **Dürck, H.:** Über eine neue Art von Fasern im Bindegewebe und in der Blutgefaßwand. Virchows Arch. **189,** 62 (1907).

Eberth, C. I.: (a) Blutgefaße und Blutgefaßdrusen. Erg. Anat. **8,** 402 (1898). (b) Die mannlichen Geschlechtsorgane. Bardelebens Handbuch der Anatomie des Menschen. 1904. — **Ebner, V. v.:** (a) Über den Bau der Aortenwand, besonders der Muskelhaut derselben. Unters. Inst. Histol. u. Physiol. Graz 1870. (b) Über klappenartige Vorrichtungen in den Arterien der Schwellkorper. Anat. Anz. Erg.-H. 18, (1900). (c) Vom Gefäßsystem. A., Koellikers Handbuch der Gewebelehre des Menschen. Bd. 3, S. 604—771. 1902. — **Ehlers, H.:** Zur Histologie der Arteriosklerose der Pulmonalarterie. Virchows Arch. **173** (1907). — **Enderlen** und **Borst:** Über Transplantation von Gefäßen und ganzen Organen. Verh. dtsch. path. Ges. **1909,** 126. — **Ercolani:** Del processo anatomico di obliterazione delle arterie e della vena, ombelicale dopo la nascita nell'uomo e negli animali con etc. Memoria dell'Accademia delle scienze dell' istituto di Bologna. Serie III, Tome 1, H. 4, p. 586—602. — **Ernst,**

P.: Über eine funktionelle Struktur der Aortenwand. Beitr. path. Anat. **63**, 141 (1916). — **Evensen, H.:** Beiträge zur normalen Anatomie der Hirngefäße. Histologische und histo-pathologische Arbeiten über die Großhirnrinde, herausgeg. von Nissl. Bd. 2, S. 88. Jena 1909.

Faber, A.: (a) Die anatomischen und physikalischen Verhaltnisse des Ductus Botalli. Arch. f. Anat. **1912**, 157—770. (b) Die Arteriosklerose. Jena: Gustav Fischer 1912. — **Feis, O.:** Untersuchungen über die elastischen Fasern und die Gefäße des Uterus. Arch. Gynak. **87**, 308 (1909). — **Feulgen** und **Voit:** Über einen weit verbreiteten festen Aldehyd. Pflügers Arch. **206**, 389 (1925). — **Fischer, B.:** Experimentelle Untersuchungen über die funktionelle Anpassung der Gefaßwand. Histologie transplantierter Gefaße. Nach gemeinsamen Untersuchungen mit Herrn Schmieden. Verh. Ges. dtsch. Naturforsch. Köln, Sept. **1908 II,** 38. — **Fleisch, A.:** (a) Der Arbeitsverlust bei rascher Dehnung und Entspannung der Arterienwandung. Pflügers Arch. **183**, 71 (1920). (b) Enthält der Arterienpuls eine aktive Komponente? Pflügers Arch. **180**, 138 (1920). (c) Die aktive Förderung des Blutstromes durch die Gefäße. Handbuch der normalen und pathologischen Physiologie. Bd. 7, Teil I, S. 1072. Berlin: Julius Springer 1927. (d) Die Beziehungen zwischen Stamm- und Astquerschnitt im Arteriensystem. Z. Anat. **64**, 543 (1922). (e) Gestalt und Eigenschaften des peripheren Gefaßapparates. Handbuch der normalen und pathologischen Physiologie. Bd. 7, II. Teil. 1927. — **Florian:** Disposition des particules dans le muscle lisse des vaisseaux du cordon ombilical. Publ. de la Fac. Med. Bruo Republ. Tschécosl. 1922/23. — **Foster, L. L.:** Changes occuring in the elastic fibres of the Aorta with advancing age. J. med. Res. **21**, 2 (1909). — **Francillon:** S. Literaturverz. Capillaren. — **Franklin, K. S.** and **F. Haynes:** The histology of the *giraffe's* carotid, functionally considered. J. of Anat. **62**, 115 (1927). — **Frey, H.:** Handbuch der Histologie und Histochemie des Menschen. 2. Aufl. Leipzig 1867. — **Fromberg, W.:** Studien uber den Ductus arteriosus. Arb. path. Inst. Tubingen **9** (1914). — **Fuchs, R. F.:** (a) Die Längsspannung der Aorta. Zbl. Physiol. **12**, 465 (1898). (b) Zur Physiologie und Wachstumsmechanik des Blutgefäßsystems. Arch. f. Physiol. **1900**, 102.

Geberg, A.: Über direkte Anastomosen zwischen Arterien und Nerven in der Nierenkapsel. Internat. Mschr. Anat. u. Histol. **2**, 223 (1885). — **Gérard, S.:** Les cannaux anastomotiques artério-veineux chez l'*homme* et le *singe*. Arch. Sci. méd. **1**, No 5, 455 (1896). — **Gerlach, J.:** Über die Struktur der Gefaßhaute. Sitzgsber. physik.-med. Soc. Erlangen, Sitzg 29. Juli 1872. — **Gilbert, W.:** Untersuchungen über den Bau der Intima der Aorta unter normalen und pathologischen Verhaltnissen. Diss. med. Bonn 1903. — **Gimbert:** Mémoire sur la structure sur la texture des artères. J. de Anat. **36—40**, No 5, 536; No 6, 616 (1865). — **Golowinski, J.:** Beiträge zur Kenntnis vom feineren Bau der Blutgefäße der außerlichen mannlichen und weiblichen Genitalien. Anat. H. **30**, 631 (1905). — **Göppert, E.:** Blutgefaßsystem in Gegenbaurs Lehrbuch der Anatomie des Menschen. 8. Aufl., Bd. 3. 1913. — **Gräper, L.:** Die anatomischen Veranderungen kurz nach der Geburt. III. Ductus Botalli. Z. Anat. **61**, 312—330 (1921). — **Grosser, Otto:** (a) Zur Anatomie und Entwicklungsgeschichte des Gefaßsystems der *Chiropteren*. Arb. anat. Inst. **17**, 203 (1901). (b) Bau und Funktion der arteriovenösen Anastomosen, besonders bei den *Chiropteren*. Verh. morph.-physik. Ges. Wien. **1900—1901**. Zbl. Physiol. **1901**. (c) Über arteriovenöse Anastomosen an den Extremitätenenden beim *Menschen* und den krallentragenden *Säugetieren*. Arch. mikrosk. Anat. **60** (1902). — **Grünstein, N.:** Über den Bau der größeren menschlichen Arterien in verschiedenen Altersstufen. Arch. mikrosk. Anat. **47**, 583 (1896). — **Grynfeltt, E.:** Les bourrelets valvulaires des artères du segment antérieur de l'oeil chez quelques *amphibiens*. C. r. Assoc. Anat. 9. Réun. Lille **1907**, 134—146.

Haberer, v.: Ein Fall von seltenem Kollateralkreislauf bei angeborener Obliteration der Aorta und dessen Folgen. Z. Heilk., Abt. path. Anat., **24** (1903). — **Hackel:** Über den Bau und die Altersveranderungen der Gehirnarterien. Virchows Arch. **266**, 630—639 (1928). — **Hallenberger:** Über die Arteriosklerose der Art. radialis. Dtsch. Arch. klin. Med. **87**, 62 (1906). — **Hänsermann:** Über die Befestigung der Aorta descendens. Anat. Anz. **58**, H. 17/18 (1924). — **Hasse, C.:** Die Saug- und Druckkraft in ihrer Wirkung auf die Flüssigkeitsbewegung im tierischen und menschlichen Körper. Arch. f. Anat. **1917**, H. 1, 25. **Henle, J.:** Handbuch der systematischen Anatomie des Menschen. Bd. 3, Abt. 1. Braunschweig 1868. — **Henneberg, B.:** (a) Ruhende und tätige Muskelzellen in der Arterienwand. Arb. anat. Inst. **17**, 425 (1901). (b) Beiträge zur feineren Struktur, Entwicklungsgeschichte und Physiologie der Umbilicalgefäße des *Menschen*. Anat. H. **19**, 523—568 (1902). — **Hess, W. R.:** (a) Eine mechanisch bedingte Gesetzmäßigkeit im Bau des Blutgefäßsystems. Arch. Entw.mechan. **16**, H. 4, 632 (1903). (b) Untersuchungen uber den Antrieb des Blutstromes durch aktive Gefaßpulsationen. Pflugers Arch. **173**, 159 (1918). (c) Das Prinzip des kleinsten Kraftverbrauches im Dienste hämodynamischer Forschung. Arch. f. Physiol. **1914**, 1. (d) Die Regulierung des peripheren Kreislaufes. Erg. inn. Med. **23** (1923). (e) Die Gesetze der Hydrostatik und Hydrodynamik. Handbuch der normalen und pathologischen Physiologie. Bd. 7, 2. Teil, S. 888—901. Berlin: Julius Springer 1927. (f) Die Verteilung von Querschnitt, Widerstand, Druckgefalle und Strömungsgeschwindigkeit im Blutkreislauf.

Handbuch der normalen und pathol. Physiologie. Bd. 7, 2. Teil, S. 904—932. — **Hesse, Margarete:** Zur Frage nach dem Kalkgehalt der Arterienwandungen. Virchows Arch. **269**, 280—288 (1928). — **Hiller, R.:** Über die Elastizität der Aorta. Diss. Halle a. S. 1884. **Hoggan, G.** and **Hoggan, Fr. E.:** The lymphatics of the walls of the larger bloodvessels and lymphatics. J. of Anat. a. Physiol. **5**, 17 I, 1—23 (1882). — **Hösslin, H. v.:** Beitrag zur Mechanik der Blutbewegung. Dtsch. Arch. klin. Med. **66**, 102 u. 624 (1899). — **Hoyer, H.:** (a) Über unmittelbare Einmündung kleinster Arterien in Gefäßäste venösen Charakters. Arch. mikrosk. Anat. **13**, 603—644 (1877). (b) Über unmittelbare Verbindung zwischen Arterien und Venen. Denkschriften Warschau. ärztl. Ges. Warschau **1873**, H. 1, 51—54. — **Hueck, W.:** (a) Über das Mesenchym. Beitr. path. Anat. **66**, 330 (1920). (b) Anatomisches zur Frage nach Wesen und Ursache der Arteriosklerose. Münch. med. Wschr. **1920**, Nr 19/21. **Hürthle, K.:** (a) Über die Beziehung zwischen Durchmesser und Wandstärke der Arterien, nebst Schätzung des Anteils der einzelnen Gewebe am Aufbau der Wand. (Mitgeteilt nach Untersuchungen von Heptner.) Pflügers Arch. **183**, 253 (1920). (b) Vergleich der Druck- und Durchmesserschwankungen der Arterien. Pflügers Arch. **200**, 49 (1923). (c) Die mittlere Blutversorgung der einzelnen Organe. Handbuch der normalen und pathologischen Physiologie. Bd. 7, 2. Teil, S. 1470—1493. 1927. — **Hwiliwitzkaja:** Über Elastizität, Contractilität und Volumen der menschlichen Leichenaorta. Virchows Arch. **261**, 543 (1920).

Jones, C. H.: Note concernig the endothelium of the small cerebral arteries. J. Anat. a. Physiol. **21**, 672 (1887). — **Jores, L.:** (a) Über Erkrankungen der Arterien der Strumen. Beitr. path. Anat. **21**, 211 (1897). (b) Über die Neubildung elastischer Fasern in der Intima bei Endarteriitis. Beitr. path. Anat. **24**, 458 (1898). (c) Die regressiven Veranderungen des elastischen Gewebes. Erg. Path. **8**, 590 (1902). (d) Wesen und Entwicklung der Arteriosklerose. Wiesbaden 1903. (e) Arterien. Henke-Lubarschs Handbuch der speziellen pathologischen Anatomie und Histologie. Berlin 1924. — **Julin, C.:** Recherches sur l'appareil vasculaire et le system nerveux periphérique de l'*Ammocoetes (Petromyzon planeri)*. Archives de Biol. **7** (1887).

Kani, S.: Systematische Lichtungs- und Dickenmessungen der großen Arterien und ihre Bedeutung für die Pathologie der Gefäße. Virchows Arch. **201**, 45 (1910). — **Keibel, Fr.:** Die Bulbus- und Arterienwülste bei *Petromyzonten*. Z. mikrosk.-anat. Forschg **5**, 353—370, Festschrift Fick (1926). — **Key-Aberg, A.:** Über den Bau der Tunica intima der Aortenwand bei dem erwachsenen *Menschen*. Retzius' biol. Untersuchungen 1881, S. 27. — **Klemensiewicz, R.:** S. Literaturverz. Capillaren. — **Kodera:** Vergleichende Histologie der Lungenarterien der *Wirbeltiere*. Acta med. (jap.) **1** (1927). — **Kokott, W.:** Über den funktionellen Bau des elastischen Gerüstes der Aortenwand. Z. Zellforschg **8**, 772 (1829). — **Kölliker, A.:** Handbuch der Gewebelehre des Menschen. Bd. III, 6. Aufl., bearbeitet von v. Ebner. Leipzig 1902. — **Kon, S.** und **Y. Karaki:** Über das Verhalten der Blutgefäße in der Uteruswand. Virchows Arch. **191**, 456 (1909). — **Krause, K.:** Zur Frage der Arteriosklerose bei *Rind, Pferd* und *Hund*. Beitr. path. Anat. **70**, 121 (1922). — **Kroemer, H.:** Die Aortennarbe der Aorta thoracica. Anat. H. **48**, 507 (1913). — **Krompecher, St.:** Die Entwicklung der elastischen Elemente der Arterienwand. Z. Anat. **85**, 704 (1928). — **Kuczynski, M. H.** und **H. Kopyloma:** Von den körperlichen Veranderungen bei höchstem Alter. Krkh.forschg **1**, 85 (1925). — **Kull, H.:** Les regulateurs de la circulation dans les artères humaines. Fol. neuropath. eston. **3/4**, 376—385 (1925). — **Kumagai, Kuranosuke:** Über den feineren Bau des Arcus aortae. Okayama-Igakkai-Zasshi (jap.) **1926**, 943—947 (1926). — **Kuschew, N. E.:** Über den Ductus Botalli bei Kindern (russ.). Diss. St. Petersburg 1901. 85 S.

Lacoste, A. et **A. Baudrimont:** Structure des artères pulmonaires du dauphin *(Delphinus delphis)*. C. r. Soc. Biol. Paris **94**, No 15, 1148—1150 (1926). — **Laguesse, E.:** Bourrelets valvulaire artériels chez les poissons. *(Labrus, Ctenilabrus)*. C. r. Soc. Biol. Paris **4**, 211 (1892). — **Lange, F.:** Ernahrung der Gefäßwand. Virchows Arch. **248**, 465 (1924). — **Lee, F.:** On the lymphatic vessels in the wall of the thoracic aorta of the cat. Anat. Rec. **23**, 343 (1922). — **Legros:** Das Epithel der Blutgefäße. Anat. et Physiol. **5** (1868). — **Leydig:** Lehrbuch der Histologie des Menschen und der Tiere. 1854. — **Lindhard, J.:** Effect of posture on the outpout of the heart. Skand. Arch. Physiol. (Berl. u. Lpz.) **30**, 395 (1913). — **Linzenmeyer:** Der Verschluß des Ductus arteriosus Botalli nach der Geburt. Z. Gynak. **76** (1914). — **Lipschütz, B.:** Studies on the blood vascular tree. 1. A composite study of the femoral artery. Anat. Rec. **10**, 361 (1915/16). — **Lochmann, F.:** Zur Anatomie und Physiologie der Umbilicalgefäße. Diss. Heidelberg 1900. — **Ljungdahl, M.:** Untersuchungen uber die Arteriosklerose des kleinen Kreislaufs. Wiesbaden 1915.

Marschner, L.: Beitrage zur Anatomie und Physiologie des Herzens und der großen Gefäßstamme der Wassersaugetiere. Breslau 1901. 49 S. — **Masloff, M. S.:** Zur Frage uber die Entwicklung der großen Gefäße (der Aorta und der Art. brachialis) beim menschlichen Embryo. Arch. mikrosk. Anat. **84**, 351 (1914). — **Mayer, P.:** Über Eigentumlichkeiten in den Kreislauforganen der *Selachier*. Mitt. zool. Stat. Neapel **8** (1888). — **Mehnert, E.:** Über die topographische Verbreitung der Angiosklerose nebst Beitragen zur Kenntnis des normalen Baues der Äste des Aortenbogens und einiger Venenstämme. Diss. Dorpat 1888. — **Melka, Jaroslav:** Beitrage zur Kenntnis der Morphologie und Obliteration des Ductus arteriosus Botalli. Anat. Anz. **61,** 16/17, 348—361 (1926). — **Miller:** J. Morph. a. Physiol. **8,** 165 (1893). Zit. nach Hurthle: Die mittlere Blutversorgung der einzelnen Organe im Handbuch der normalen und pathologischen Physiologie. Bd. 7, 2. Teil. 1927. — **Möllendorff, W. von:** S. Literaturverz. Capillaren. — **Moissejeff, E.:** Untersuchungen über die elastischen Eigenschaften der Arterienwand. 2. Mitt.: Zur funktionellen Bedeutung des passiv-elastischen Gerüstes der Arterienwand. Z. exper. Med. **59,** 344—351 (1928). — **Mönckeberg, J. G.:** Das Gefäßsystem und seine Erkrankungen. Handbuch der arztlichen Erfahrungen im Weltkrieg. Path. Anat. **1921,** 8. — **Morpurgo, B.:** Über die Entwicklung der Arterienwand. Sitzgsber. Akad. Wiss. Wien, Math.-naturwiss. Kl. III, **90,** Okt.-H., 22 (1884). — **Mühlmann, M.:** Über die Veranderung der Hirngefaße in verschiedenem Alter. Arch. mikrosk. Anat. **59,** 258 (1901). — **Müller, H.:** Würzburg. Verh. **10,** H. 2/3, 183 (1859). (Nach Bericht uber die Fortschritte der Anatomie und Physiologie, herausgeg. von Henle.)

Naglieri, F.: Osservazioni sulla costituzione e sulla struttura delle arterie ombelicali nei mammiferi domestici. Arch. ital. Anat. **19,** 59—78 (1921). — **Nakonetschny, A.:** Vergleichende Untersuchungen über die Struktur einiger Arterien in kontrahiertem und ausgedehntem Zustande. Virchows Arch. **243** (1923). — **Nothnagel, H.:** Über Anpassungen und Ausgleichungen bei pathologischen Zustánden. III. Abhandl.: Die Entstehung des Kollateralkreislaufes. Z. klin. Med. **15,** 42 (1889).

Okkels, H.: Morphologie particulière du pôle vasculaire du glomérule rénal chez la grenouille. Bull. Histol. appl. **6,** 113—118 (1928). — **Ollendorff, A.:** Zur Frage der glatten Muskelfasern in der Intima der Aorta. Anat. Anz. **38,** 569—573 (1911). — **Oppel, A.:** Über die gestaltliche Anpassung der Blutgefaße unter Berucksichtigung der funktionellen Transplantation. Mit einer Originalbeigabe von W. Roux. Vortr. u. Ausf. uber Entw.mechan. d. Organismen. Leipzig: Wilh. Engelmann 1910. — **Oppenheim:** Über den histologischen Bau der Arterien in der wachsenden und alternden Niere. Frankf. Z. Path. **21,** 57 (1918).

Pankow: Graviditáts-Menstruations-Ovulationssklerose der Uterus-Ovarialgefaße. Arch. Gynak. **80,** 271 (1906). — **Pekelharing, C. A.:** Over woekering van endotheliumzellen in slagaderen. Onderzoekingen gedaan in het physiologisch laboratorium der Utrechtsche hoogeschool. 1890. Reeks I, p. 7. — **Peremeschko, P.:** Zum Bau der Blutgefaße. Zool. Anz. von Carus 1878, Nr 9, 200. — **Petersen, H.:** (a) Histologie und mikroskopische Anatomie. München: J. F. Bergmann 1924. Der noch nicht veröffentlichte Abschnitt: „Das Gefäßsystem“ lag mir im Fahnenabzug vor. (b) Über die mechanische Bedeutung des Baues der Aortenwand. Roux' Arch. **106,** 11 (1925). — **Petroff, J. R.:** Über die Vitalfärbung der Gefaßwandungen. Beitr. path. Anat. **71,** 115—131 (1923). — **Pfeiffer, B.:** Zur Kenntnis des histologischen Baues und der Rückbildung der Nabelgefaße und des Ductus Botalli. Virchows Arch. **167,** 210 (1902). — **Pfister, H. Inés C.:** On the distribution of the elastic tissue in the blood vessels of birds. J. of Anat. **61,** Nr 2, 213—222 (1927). — **Pfitzer, R.:** Über den Vernarbungsvorgang an durch Schnitt verletzten Blutgefaßen. Zbl. med. Wiss. **1878,** Nr 15, 263. — **Philipps, P.:** Über die Neubildung von Arterien in Pleuraschwarten. Inaug.-Diss. Kiel 1891. — **Piana, G. P.:** Osservazione comparative intorno alla struttura delle ultime diramazioni delle arterie pulmonaire. Mem. Accad. Sci. Ist. Bologna, IV. s. 1, 417 (1881). — **Piccoli, S.:** Sulla struttura dei vasi fetali con speciale riguardo al tessuto elastico. Arch. Ostetr. **3,** 589—610 (1912). — **Plenk, H.:** Über argyrophile Fasern (Gitterfasern) und ihre Bildungszellen. Erg. Anat. **26,** 303 (1927). — **Plotnikow, V.:** Untersuchungen über die Vasa vasorum. Diss. Dorpat 1884. — **Pöllot, Wilh.:** Histologischer Bau und Ruckbildung des Ductus arteriosus Botalli. Diss. med. Heidelberg 1909. — **Pozzi, A.:** Nouvelles expérience de suture des vaisseaux de transplantation d'organes et de greffes de membres. Presse méd. **1909,** No 46, 417 (1909). — **Prenant, A.:** Sur les transformation de la paroi des certaines artères dans l'utérus des cobay après parturition. C. r. Assoc. Anat. 21. Réun. Liège **1926,** 495. — **Priebatsch, C.:** Über die Histogenese der Aortenwand der *Säugetiere* mit besonderer Berucksichtigung der elastischen Fasern. Diss. Bern 1903.

Raab, F.: (a) Neue Beiträge zur Kenntnis der anatomischen Vorgänge nach Unterbindung der Blutgefäße. Virchows Arch. **75,** 451 (1878). (b) Über die Entwicklung der Narbe im Blutgefäß nach der Unterbindung. Arch. klin. Chir. **23,** 156 (1878). — **Rachmanow, A. W.:** Zur Frage der Nervenendigungen in den Gefaßen. Anat. Anz. **19,** Nr 21, 555 (1901). — **Ranke, O.:** (a) Zur Theorie mesenchymaler Differenzierungs- und Imprägnationsvorgänge unter normalen und pathologischen Bedingungen (mit besonderer Berücksichtigung der Gefäßwand). Sitzgsber. Heidelberg. Akad. Wiss. **5** (1914). (b) Über die mechanischen Leistungen der Aortenwand. Münch. med. Wschr. **1924,** 1725. (c) Zur Frage der elastischen Systeme, besonders der der Aortenwand. Beitr. path. Anat. **73,** 638 (1925). (d) Über verschiedene Formen der Kompensation der Arterienwand und ihre Störungen. Beitr. path. Anat. **75,** 270 (1926). — **Ranvier, L.:** (a) Technisches Lehrbuch der Histologie.

Leipzig: F. C. W. Vogel 1877. (b) Traité technique d'histologie. 2. Aufl. 1889. (c) Le système vasculaire. Leçon faites au collège de France. J. de Microgr. 15, No 10—11, 295; 16, No 1, 7 (1892). (d) Le système vasculaire. Leçons faites au collège de France Suite. J. de Microgr. 16, No 2, 37 (1892). — **Ranvier et Cornil:** Contributions à l'histoire normale et pathologique de la tunique interne des artères et de l'endocarde. Arch. de Physiol. 1868, No 4, 551. — **Ravault, P.:** Sur l'imprégnation calcaire normale des artères périphériques et leurs différents modes de calcification pathologique. C. r. Soc. Biol. Paris 98, 619—621 (1928). — **Reinecke, O.:** Über den Wandungsbau der Arterien, insbesondere die Struktur des elastischen Gewebes bei *Anamniern* und *Sauropsiden*. Arch. mikrosk. Anat. 89, 15 (1917). — **Renaut, J.:** (a) Note sur l'anatomie générale de l'endartère. G. Méd. Paris 1878, No 19, 229. (b) Filiation connective directe et developpementé des cellules musculaires lisses des artères. C. r. Acad. Sci. Paris 155, No 26, 1539—1542 (1912). — **Renaut et Dubreuil:** Origine conjonctive des cellules lisses des artères. Archives Anat. microsc. 14, 577—607 (1912/13). — **Retterer et Robin, Ceh.:** Sur la distribution des fibres élastiques dans les parois artérielles et veineuses. Robin et Panchet. J. de Anat. 1884, 116. — **Reuterwall, O. P.:** (a) Über die Elastizität der Gefäßwand und die Methoden ihrer näheren Prüfung. Stockholm 1921. (b) Zur Frage der Aortenelastizität. Virchows Arch. 239, 363 (1921). — **Riedel, B.:** Die Entwicklung der Narbe im Blutgefäße nach der Unterbindung. Dtsch. Z. Chir. 6, 457—473 (1876). — **Roeder, H.:** Die Histogenese des arteriellen Ganges. Arch. Kinderklin. 33, 147 (1902). — **Rössle, R.:** Wachstum und Altern der großen Arterien und ihre Beziehung zur Pathologie des Gefäßsystems. Münch. med. Wschr. 1910, Nr 19. — **Rossmüller, E.:** Über den histologischen Bau der Arterien in der Brust- und Bauchhöhle des *Rindes*. Diss. vet.-med. Gießen 1907. — **Rothfeld:** Zur Kenntnis der radiaren elastischen Fasern in der Blutgefäßwand. Anat. Anz. 38, 573—576 (1911). — **Rothfeld, J.:** Über das Verhalten der elastischen Elemente in den kavernösen Körpern der Sexualorgane. Anat. Anz. 32, 248 (1908). — **Rouget, Ch.:** Note sur le dévelloppement de la tunique contractile des vaisseaux. C. r. Soc. Biol. Paris 79, No 9, 559 (1873). — **Roux, W.:** (a) Über die Verzweigung der Blutgefäße. Jena. Z. Naturwiss. 12, 205 (1878). (b) Über die Bedeutung der Ablenkung des Arterienstammes bei der Astabgabe. Jena. Z. Naturwiss. 13, 321 (1879). (c) Gesammelte Abh. Entw.mechan. 2, Leipzig 1895. (d) In Oppel : Über die gestaltliche Anpassung der Blutgefäße. Leipzig 1910. — **Rüdinger:** Über die Hirnschlagadern und ihre Einschließung in Knochenkanälen. Arch. f. Anat. Anat. Abt. 1888, 97.

Sohma, M.: Über die Histologie der Ovarialgefäße in den verschiedenen Lebensaltern, mit besonderer Berücksichtigung der Menstruations- und Ovulationssklerose. Arch. Gynäk. 85, 377 (1908). — **Saito, Osamu:** Beiträge zum Studium der Uterusgefäße. Okayama-Igakkai-Zasshi (jap.) 1926, Nr 435, 431—469; Dtsch. Zusammenfassung 1926, 470—471. — **Sato, S.:** Zum Studium der Entstehung der Gefäßintima. Ric. di Biol. dedicate al prof. Ales. Lustig. Firence 1915. p. 67. — **Sato, T.:** (a) Histologic stucture of arterial wall of large and small blood vessels. Okayama med. J. 439, 832—841 (1926). (b) Über die polsterartige Intimaverdickung der Nierenarterien. Okayama-Igakkai-Zasshi (jap.) 1926, Nr 441, 1055—1060 (1926). (c) Structure of elastica externa and its combination with media of muscular arteries. Okayama med. J. 1927, Nr 444, 30—46. (d) Vergleichende Studien über die histologische Struktur der Arterienwand des großen und kleinen Kreislaufes. Okayama med. J. 1926, Nr 439. (e) Beitrage zur histologischen feineren Struktur der Arterienwand des mannlichen Gliedes mit Berücksichtigung ihrer Altersveranderungen. Okayama med. J. 1927, Nr 445. — **Schaeffer, G. Parsons** and **Henry E. Radasch:** On the obliteration of the lumen of blood vessels. 4. The origin and nature of the moos which comes to occupy the lumen of an artery segment between two ligatures. Amer. J. Anat. 33, 219—241 (1924). — **Schaffer, J.:** (a) Zur Kenntnis der glatten Muskelzellen insbesondere ihrer Verbindung. Z. Zool. 66, 214 (1899). (b) Lehrbuch der Histologie und Histogenese. 2. Aufl. Leipzig: Wilh. Engelmann 1922. — **Schiele-Wiegandt, Valerie:** Über Wanddicke und Umfang der Arterien des menschlichen Korpers. Virchows Arch. 82, 27 (1880). — **Schiefferdecker, P.:** (a) Über den Bau der Wandung der Blutgefäße. Sitzgsber. niederrhein. Ges. Natur- u. Heilk. Bonn, 16. Febr. 1896. (b) Über die Ernahrung der Blutgefäßwandung und die Lymphbahnen derselben. Sitzgsber. niederrhein. Ges. Nat.- u. Heilk. Bonn, 18. Jan. 1897, 6. S. — **Schilling, Fr.:** Histogenose und Histomechanik der Arterienwand. Ber. 2. Tagg. sudwestdtsch. Path. Mannheim April, 1924. Zbl. Path. 34, 615 (1924). — **Schmiedl, H.:** Die histologischen Veranderungen der Art. mesenterica in verschiedenen Lebensaltern. Z. Heilk. Abt. Inn. Med. 28 (1907). — **Schöppler:** (a) Über die feinere Struktur der Hirnarterien einiger Saugetiere. Anat. H. 15 267 (1900). — **Schumacher, S. v.:** (a) Über das Glomus coccygeum des *Menschen* und die Glomeruli caudales der *Saugetiere*. Arch. mikrosk. Anat. 71 (1907). (b) Arteriovenöse Anastomosen in den Zehen der *Vögel*. Arch. mikrosk. Anat. 87 (1915). — **Schultz, A.:** (a) Über die Chromotropie des Gefäßbindegewebes in ihrer physiologischen und pathologischen Bedeutung, insbesondere ihre Beziehungen zur Arteriosklerose. Virchows Arch. 329, 415 (1922). (b) Pathologie der Blutgefäße. Erg. Path. I 22, 207—350 (1927). —

Schultz, N.: Über die Vernarbung von Arterien nach Unterbindungen und Verwundungen. Inaug.-Diss. Leipzig 1877. Dtsch. Z. Chir. **9** (1873). — **Schuemann, T.:** Untersuchungen über die Struktur des elastischen Gewebes der gesunden und kranken Arterienwand. Diss. Dorpat 1892. 25 S. — **Schwalbe, G.:** Über Wachstumsverschiebungen und ihren Einfluß auf die Gestaltung des Arteriensystems. Jena. Z. Naturwiss. **12,** 267 (1878). — **Schwarz:** Changes in the uterine vessels during pregnancy. Amer. J. Obstetr. **6,** Nr 2 (1923). — **Schwarz, Hugo:** Untersuchungen über die chemische Beschaffenheit der elastischen Substanz der Aorta. Z. physiol. Chemie **18,** H. 5/6, 487 (1893). — **Ssolowjew, A.:** (a) Über das Vorkommen von Mastzellen in der Aortenintima. Virchows Arch. **243** (1923). (b) Über die Zwischensubstanz der Blutgefäßwand. Virchows Arch. **241** (1923). — **Stahel, H.:** Über Arterienspindeln und die Beziehung der Wanddicke der Arterien zum Blutdruck. Arch. f. Anat. 1886, 45 u. 307. — **Starinkewitsch, A.:** Über unmittelbare Anastomosen zwischen Arterien und Venen bei den *Vögeln.* Arb. Labor. med. Fak. Warschau, unter Redaktion v. F. Nawrochi (russ.) 1878, H. 4, 152. — **Stich und Zöppritz, H.:** Zur Histologie der Gefäßnaht, der Gefäß- und Organtransplantationen. Beitr. path. Anat. **46,** H. 2 (1909). — **Stöhr, jr.:** Über den formgestaltenden Einfluß des Blutstromes. Wurzburg. Abh. **22,** H. 13 (1925). — **Stöhr-v. Möllendorff:** Lehrbuch der Histologie und der mikroskopischen Anatomie des Menschen mit Einschluß der mikroskopischen Technik. 21. Aufl. Jena: Gustav Fischer 1928. — **Stolper, L.** und **E. Herrmann:** Die Rückbildung der Arterien im puerperalen *Meerschweinchen*uterus. Arch. mikrosk. Anat. **63,** 748 (1904). — **Strasburger:** Elastizitätsmessungen an menschlichen Aorten. Dtsch. med. Wschr. **35,** 1546 (1909). — **Strassmann, P.:** Anatomische und physiologische Untersuchungen über den Blutkreislauf beim Neugeborenen. Arch. Gynäk. **25** (1894); Berl. klin. Wschr. 1894, Nr 21. — **Suchard, E.:** Structure du bulbe du coeur, du tronc artériel et des vaisseaux, qui partent de ce tronc chez quelques batraciens. Archives Anat. microsc. **5,** 457—484 (1902). — **Szasz, H.:** Recherches sur les altérations séniles des vaisseaux sanguins et sur le tissu élastique de l'utérus. Rev. Gynéc. Paris 1903. — **Szasz-Schwarz:** Recherches sur les altérations seniles des vaisseaux sanguin etc. Rev. gynéc. **7,** 593 (1903). — **Strawinski, N.:** Über den Bau der Nabelgefäße und über ihren Verschluß nach der Geburt. Sitzgsber. Akad. Wiss. Wien, Math.-naturwiss. Kl. III **70,** Juli-H. (1874), 16 S., 2 Taf.

Thannhofer, L. v.: Histologische Mitteilungen. II. Die Saftkanalchen der Gefaßwande. Med. Zbl. 1876, Nr 23, 402. — **Thienel, M.:** Vergleichende Untersuchungen uber den mikroskopischen Bau der Blutgefaße der Schultergliedmaßen von *Pferd, Esel, Rind, Kalb, Schaf, Schwein* und *Hund.* Diss. Bonn 1903. 46. S. — **Thoma, R.:** (a) Über die Abhängigkeit der Bindegewebsneubildung in der Arterienintima von den mechanischen Bedingungen des Blutumlaufes. Virchows Arch. **93,** 434 (1883). (b) Die Rückwirkung des Verschlusses der Nabelarterien und des arteriösen Ganges auf die Struktur der Aortenwand. Virchows Arch. **93** (1883). (c) Das Verhalten der Arterien in Amputationsstümpfen. Virchows Arch. **95** (1884). (d) Über Elastizität gesunder und kranker Arterien. Virchows Arch. **116,** 1 (1889). (e) Über Gefäß- und Bindegewebsneubildung in der Arterienwand. Beitr. path. Anat. **10,** 433 (1891). (f) Untersuchungen über die Histogenese und Histomechanik des Gefäßsystems. Stuttgart 1893. S. 1—91. (g) Über den Verzweigungsmodus der Arterien. Arch. Entw.Mechan. **12,** 352—413 (1901). (h) Über die Histomechanik des Gefaßsystems und die Pathogenese der Angiosklerose. Virchows Arch. **204,** 1 (1911). (i) Über die Strömung des Blutes in der Gefäßbahn und die Spannung. Beitr. path. Anat. **66,** 92, 259 u. 377 (1920). (k) Über die Intima der Arterien. Virchows Arch. **230** (1921). (l) Die mittlere Durchflußmenge der Arterien des *Menschen* als Funktion des Gefaßradius. Pflügers Arch. **189** (1921); **194** (1922). (m) Über die Genese und Lokalisation der Arteriosklerose. Virchows Arch. **245,** 78 (1923). — **Thorel, Ch.:** Pathologie der Kreislauforgane. B. Gefaße. Erg. Path. **18,** 1 (1915). — **Toldt:** Lehrbuch der Gewebelehre. 3. Aufl. 1888. — **Torhorst, H.:** Die histologischen Veränderungen bei der Sklerose der Pulmonalarterien. Beitr. path. Anat. **36** (1904). — **Triepel, H.:** (a) Einführung in die physikalische Anatomie. I. u. II. Teil Wiesbaden 1902. III. Wiesbaden 1908. (b) Das elastische Gewebe in der Wand der Arterien der Schadelhöhle. Anat. H. **22,** 189 (1896). (c) Über das elastische Gewebe in der Wand der Gehirnarterien. Dtsch. med. Wschr. **23,** Nr 6, 31 (1897).

Unna: Elastin und Elacin. Mh. Dermatol. **19,** 397 (1894). — **Urbanek, F.** und **F. D. Seber:** Capillarmikroskopische Untersuchungen an der menschlichen Conjunctiva. 2. Über das Vorkommen von derivatorischen Gefäßen im Bereiche des conjunctivalen Gefäßsystems. Wien. klin. Wschr. **41,** Nr 3, 85—87 (1928).

Vastarini-Cresi: (a) Le anastomosi arteria-venose nell'uomo e nei mammiferi. Studio anatomo-istologico. (Istituto anatomico della R. Università di Napoli, diretto dal Prof. G. Antonelli.) Napoli 1903. 176 p. (b) Una differenza istologica non ancora rilevata tra il vaso afferente e il vaso efferente del glomerulo renale dei mammiferi. Anat. Anz. **34,** 94—105 (1909). — **Voigts, Heinr.:** Der Aufbau der normalen Aorta. Inaug.-Diss. Marburg 1904. — **Voss, H.:** Beobachtungen über das Vorkommen der Plasmalfarbung. Z. mikrosk.-anat. Forschg **10,** 583 (1927).

Waegner, O.: Über Lücken und Risse im elastischen Gewebe der Aortenwand. Inaug.-Diss. Dorpat 1893. — **Waldeyer, A.:** Der Bau der Aortenwand bei *Amphibien* und *Reptilien.* Z. mikrosk.-anat. Forschg **11**, 181 (1927). — **Weizmann:** Systematische Untersuchungen über den Ductus resp. das Ligamentum Botalli im Anschluß an einen Fall von Verknorpelung desselben. Diss. Zürich 1911. — **Wermbter, F.:** Über den Umbau der Uterusgefäße in verschiedenen Monaten der Schwangerschaft erst- und mehrgebärender Frauen unter Berücksichtigung des Verhaltens der Zwischensubstanz der Arterienwände. Virchows Arch. **257**, 249 (1925). — **Werthemann, A.:** Über den Aufbau der Blutgefäßwand in entzündlichen Neubildungen, insbesondere in Pleuraschwarten. (Histologische Studie zur Frage mesenchymaler Differenzierungen.) Habil.schr. Springer 1928; Virchows Arch. **270.** **Westphalen, H.:** (a) Histologische Untersuchungen über den Bau einiger Arterien. Inaug.-Diss. Dorpat 1886. (b) Über die Intima der Arteria uterina. Virchows Arch. **106**, 420 (1886). — **Wolff, C. K.:** Elastica und Pseudoelastica der großen Arterien. Ein Beitrag zur Frage der Neubildung elastischer Membranen. Virchows Arch. **270**, 37—50 (1928). — **Wolhynski, Th.:** Über den Bau der Verzweigungsstellen der kleineren Arterien. Z. Zellforschg **7**, H. 1, 83—97 (1928). — **Wolkoff, K.:** Über die Altersveränderungen der Arterien bei *Tieren.* Virchows Arch. **252**, 208 (1924). — **Woodruff, C. E.:** Studies on vasa vasorum. Amer. J. Path. Boston **2**, 567—570 (1926).

Zeitlin: Arteriendefektersatz durch freie Venentransplantation. Zbl. Chir. **19**, 1165 (1927). — **Ziegler, E.:** Untersuchungen uber pathologische Bindegewebs- und Gefäßneubildung. Würzburg: Staudinger 1876. — **Zimmermann, A.:** Vergleichend-anatomische Untersuchungen über den Umfang, den Durchmesser und die Wanddicke einiger Arterienstamme bei *Huftieren.* Z. Anat. **81**, 778 (1926). — **Zimmermann, K. W.:** Über den feineren Bau der Blutcapillaren. Z. Anat. **68** (1923). — **Zwingmann, A. von:** Das elastische Gewebe der Aortenwand und seine Veranderungen bei Sklerose und Aneurysma. Diss. Dorpat 1891.

IV. Venen.

A. Beanspruchung und Leistung der Venen.

Wahrend bei den Arterien die Beziehungen zwischen Struktur und Funktion einigermaßen sicher zu bestimmen waren, liegen die Verhältnisse bei den Venen schwieriger. Hier findet man meist nur den Hinweis, daß die Venenwand einen geringeren Druck auszuhalten habe und daher schwacher gebaut sei. Damit sind aber die wechselnden Bauweisen nicht ausreichend erklärt. Es soll daher der Versuch gemacht werden, die Beanspruchung und Leistung der Venen darzustellen, soweit es bei diesem von der Physiologie etwas stiefmutterlich behandelten Gebiet möglich erscheint und für uns in Frage kommt.

Da das Druckgefalle entlang der Strombahn die Strömung aufrechterhält, so muß in den Venen umgekehrt wie in den Arterien mit fortschreitender Entfernung vom Herzen der Druck ansteigen. Es müßten also die großen Venen relativ dünnwandiger werden als die kleinen, unter Berücksichtigung der Tatsache, daß die Wandbelastung mit steigendem Kaliber unter sonst gleichbleibenden Bedingungen höher wird. Hinzu kommt noch die hydrostatische Druckschichtung, die mit der Körperstellung wechselt und besonders an den Extremitatenvenen zur Geltung kommt, wie denn uberhaupt die Beanspruchung der Venen durch innere und äußere Krafte einem viel größeren Wechsel unterliegt als bei den Arterien. Die Beanspruchung der Venenwand durch den Blutdruck ist also im Durchschnitt sehr gering, die elastisch-muskulösen Ringstrukturen brauchen nur schwach entwickelt zu sein, wie denn in der Tat manche Venen fast muskelfrei sind.

Indessen ist es zum Verständnis des Wandbaues der Venen von der größten Wichtigkeit, daß sie sehr wesentlich von außeren Kraften beeinflußt werden, die starker werden können als der Binnendruck. So wird auf den ersten Abschnitt des Venensystems, der in der Brusthöhle liegt, durch die Atembewegungen eine ansaugende Wirkung ausgeübt, die zu einem negativen Druck in diesen Venen fuhrt. Die Dehnung der Wand wird durch außere Krafte bewirkt, sie ist ganz geringfugig. Diese großen Venen sind verhältnismäßig dunnwandig, sie kommen als Volumspeicher, weniger aber als Energiespeicher in Frage.

Diese großen Venenstamme unterscheiden sich in einem Punkt sehr wesentlich von den peripheren Venen. Je naher dem Herzen, desto geringer ist die Möglichkeit, daß bei einer Verlegung eines Venenstammes durch außere Krafte das Blut durch Anastomosen einen Umweg zum Herzen findet. Daher wird die Notwendigkeit immer dringender, die großen Venenstamme durch ihre Lagerung dem Eingriff solcher Krafte zu entziehen, die den Blutzufluß zum Herzen vorubergehend verlegen könnten, wie das im peripheren System der Fall ist. Das wird bis zu einem gewissen Grade erreicht durch die Einbettung der Venen in die großen Körperhöhlen. Die Krafte, die in der Brusthöhle wirksam werden, fördern sogar den Zufluß zum Herzen. Daß indessen in diesem ganzen System die äußeren Kräfte den Zufluß auch hemmen können, zeigt der Versuch Valsalvas, bei dem der intrathorakale Druck ansteigt und der Einfluß des Blutes in den Thorax gehemmt wird.

Über die Druckverhältnisse in der Bauchhöhle sind wir leider nicht so gut unterrichtet; man darf aber vermuten, daß abgesehen von respiratorischen Schwankungen hier viel mehr Möglichkeiten zu Druckänderungen gegeben sind als in der vom Thorax umschlossenen Brusthöhle. Es ist zu erinnern an die Tätigkeit der Bauchmuskeln bei Rumpfbewegungen, an die Bauchpresse und an die Verschiebung und den wechselnden Füllungszustand der Eingeweide. Hiervon werden besonders die Cava inf. und die V. portae betroffen. Da die untere Hohlvene die größere Blutmenge dem Herzen zuführt, so besteht auch für sie die Forderung nach der Aufrechterhaltung einer bestimmten Querschnittsgröße. Es fragt sich also, ob die Weite dieser Gefäße nur ein Spiegelbild äußerer Kräfte ist, und ob die Venenwand beim kleinsten Wechsel zwischen Innen- und Außendruck hin- und herpendelt. Dann würde z. B. das Kaliber der V. portae nicht abhängig sein können von den wechselnden Kreislaufbedürfnissen während der Verdauung, sondern würde von äußeren Kräften bestimmt, und die untere Hohlvene würde vermutlich dem Herzen sehr wechselnde Blutmengen zuführen.

Die Venenwand besitzt aber Mittel, um sich bis zu einem gewissen Grade selbst zu behaupten und die Kreislaufregulierung, soweit sie von der Venenseite aus erfolgt, unabhängiger zu gestalten. So besitzen besonders die untere Hohlvene und die Pfortader, wie später genauer dargelegt wird, eine kräftige elastisch-muskulöse Längsstruktur. Mit dieser trägt sie einmal die Längsspannung, die jede größere Vene besitzt, da sie über ihre natürliche Länge gedehnt ist. Sie vermag aber diese Längsspannung durch Muskelverkürzung zu erhöhen. Ein in solcher Weise längsgespanntes Rohr setzt einer Lumenänderung durch äußere Kräfte einen gewissen Widerstand entgegen und vermag eine gewisse Druckdifferenz zwischen innen und außen aufrecht zu erhalten. So könnten diese Venen durch Erhöhung ihrer Längsspannung äußeren Kräften, die eine Störung herbeiführen, bis zu einem gewissen Grade widerstehen. Jedenfalls sind sie solchen Kräften nicht völlig widerstandslos preisgegeben und können mit einem kleinen Betrag das Spiel der Venenwand aktiv beeinflussen.

Wir erkennen somit, daß die Aufrechterhaltung der Querschnitte dieser Venen von großer Wichtigkeit ist für die Aufrechterhaltung des Kreislaufs. Die Garantie liegt zum großen Teil in den umgebenden Bedingungen, zum kleineren Teil (besonders für die Bauchvenen) in der selbständigen Regulierung ihrer Wandspannung.

Unter anderen äußeren Bedingungen steht jener Abschnitt des Venensystems, der zwischen den Skeletmuskeln verläuft, Klappen führt und in dem durch Muskelkontraktion und Gliederbewegungen der Binnendruck und die Lumina beeinflußt werden können.

Es sind zunächst große Inhaltsverschiebungen in diesen Venen möglich, ohne wesentliche Beanspruchung der Venenwand. Das ist der Fall, wenn die Venennetze durch äußeren Druck ausgepreßt werden. Dabei erfolgt im Druckgebiet keine Aktion der Gefäßmuskeln und fast keine Beanspruchung der elastischen Fasern, da allein durch das Überführen eines runden Venenquerschnittes zu einem ovalen oder umgekehrt das Fassungsvermögen sich ändert.

Es ist aber ferner beobachtet worden, daß durch Gliederbewegungen der Druck in diesen Venen örtlich derart ansteigen kann, daß das Blut aus den eröffneten Venen herausspritzt. Bei solchen Vorgängen sind Dehnungen der Venenwand zu erwarten, bei denen das elastische Gerüst gespannt wird und beim Druckabfall die gespeicherte Energie zu einem mehr kontinuierlichen Strömungsantrieb mit Unterstützung der Venenklappen verwendet. In diesem Fall wirken die Venen als Windkessel, die Energie liefert nicht das Herz, sondern die Skeletmuskeln. Vermutlich sind nur die Venen, die solchen Druckmechanismen unterworfen sind, klappentragend, während die Venen, die vor solchen Wirkungen geschützt sind, keine Klappen führen.

Entsprechend der Vielfältigkeit dieser venösen Strombahn und entsprechend den zahlreichen „peripheren Herzen" sind zahlreiche Klappen vorhanden, während die Aorta nur einem Motor nachgeschaltet ist und nur an einer Stelle Klappen braucht. Insonderheit könnte das elastische Gerüst dieser peripheren Venen dafür sorgen, daß die nach Zeit und Stärke wechselnden Inhaltsverschiebungen als gleichmäßige Strömung an das Herz gelangen.

Außer einer Wanddehnung durch Steigerung des Binnendruckes kann es auch durch Längsdehnung der Venen zu einer Ansaugung kommen, besonders dann, wenn durch die Einbettung der Venen in ihrer Umgebung eine Querkontraktion vermieden wird. Von W. Braune (1884) sind zahlreiche Örtlichkeiten beschrieben, an denen ein Saug- und Druckmechanismus besonders günstige Angriffspunkte findet. Wir werden damit auf die Adventitia der Venenwand verwiesen, mit deren Hilfe der Einbau der Venen in der Umgebung bewirkt wird, und es ist bekannt, daß diese Adventitia an den Venen besonders ausgeprägt ist. Fernerhin wird unser Augenmerk auf die elastisch-muskulöse Längsstruktur der Venen gerichtet. Diese scheint überall dort besonders kräftig, wo durch Bewegungen wechselnde Langsdehnungen auftreten, wahrend sie an den Stellen fehlt, wo die Venen vor diesen Kräften geschützt sind (z. B. Hirnvenen, Knochenvenen). Mit ihrer elastisch-muskulösen Längsstruktur könnte die Venenwand ihren elastischen Widerstand gegen Längsdehnung einregulieren und damit den Grad der Längsdehnung bei gleichem Krattangriff veränderlich gestalten. Sie kann sich aktiv verkürzen, was ich durch eigene Beobachtung an einer elektrisch gereizten Mesenterialvene des *Rindes*, die eine kräftige Langsmuskulatur besaß, feststellen konnte. Da der Binnendruck die Venen nur wenig versteift und sie daher bei Bewegungen leichter abgeknickt würden, so erscheint das Vermögen einer aktiven Längsanderung auch nutzmaßig.

Indessen hat die Gefahr des Abknickens höchstens bei mittelgroßen Venen Bedeutung, da im übrigen das Venensystem zahlreiche Verbindungen untereinander besitzt und das Blut bei der Verlegung eines Weges zahlreiche Ausweichmöglichkeiten hat, indem es noch durch Klappen herzwarts geleitet wird. Durch diese zahlreichen Verbindungen und die geflechtartige Verteilung an vielen Stellen bekommt, wie hier erwahnt sei, das Venensystem einen wesentlich höheren Rauminhalt als das Arteriensystem.

Bisher haben wir die passive Leistung der Venen besprochen, bei denen die außeren Krafte im Vordergrund stehen, es fehlt noch die aktive Einflußnahme der Venen auf die Kreislaufregulierung. Sofern die Venen Ringmuskeln oder in flachen Spiralen gewundene Langsmuskeln besitzen, können sie ihre lichte Weite andern. Dabei brauchen sie zum Unterschied gegenuber den Arterien nur einen geringen Widerstand zu uberwinden. Die Kaliberschwankungen der Venen sind offenbar größer als die gleichgroßer Arterien und haben viel größere Inhaltsverschiebungen zur Folge als im Arteriensystem, wo ausgiebige Widerstandsanderungen mit relativ kleinen Inhaltsverschiebungen verbunden sind [HESS (1923)]. Bei einer Verengerung großer Venengebiete kann das Blutangebot des Herzens steigen und damit die totale Zirkulationsgröße anwachsen [HESS (1923)]. Umgekehrt können bei einer Erweiterung die entsprechenden Venengebiete vollaufen und damit dem Kreislauf gewissermaßen Blut entziehen. in extremen Fallen bei Shockwirkung soviel, daß das Herz nicht mehr arbeiten kann.

Diese aktiven Querschnittsanderungen des Venensystems beziehen sich auf eine Umstimmung des ganzen Kreislaufs. Es erscheint indessen auch möglich, daß nur die einem Organbezirk nachgeschalteten Venen eine Abflußregulierung aus diesem Bezirk bewirken und damit einen Einfluß auf den Druck und die Strömung in den Capillaren ausuben. Bei einer Verengerung sammelt sich das Blut in den Capillaren, z. B. in der Leber [nach MAUNTNER und PICK (1915)]. Hier sind mehrere Falle zu unterscheiden.

Organe mit großem und konstantem Blutbedürfnis, wie z. B. das Gehirn und die Retina, haben muskelfreie und klappenlose Venen, hier kann von den im Organ liegenden Venen der Abfluß des Blutes nicht reguliert werden.

Das andere Extrem bilden die Schwellkörper bzw. die kavernösen Gewebe, bei denen auch an den abfuhrenden Venen besondere Einrichtungen ausgebildet sind, die zum mindesten die Möglichkeit einer wirksamen Drosselung des abfließenden Blutes erkennen lassen.

Besondere „Drosselvenen", die durch die Kontraktion ihrer Schnurringe das Blut in den vorgeschalteten Capillaren anstauen können, sollen in der Leber von Carnivoren und auch in der Lunge und Niere sich finden. Es sind das Capillarbezirke, die zu den Vasa publica zahlen, also nicht oder nicht ausschließlich der Ernährung des durchströmten Organs dienen. Hier wurde also eine solche Drosselung keine Organschadigung zur Folge haben. Außerdem fehlen in diesen Fallen die typischen Arteriolen, die in der Leber uberhaupt nicht auftreten, in der Lunge sehr weit sind.

Schließlich mussen die Organe mit stark wechselndem Blutbedarf, wie die Muskeln und der Darm, Venen besitzen, die sich dem Ruhe- und Tätigkeitszustand dieser Organe durch Kaliberanderungen anpassen können. Es ist bekannt, daß bei tatigen Organen die austretenden Venen starker gefullt sind als bei ruhenden. Ob im Einzelfall das Fassungsvermögen der Venen sich durch Zusammenfallen und Wiederaufspannen der Venenwand oder durch echte Muskelkontraktion und Umfangsvermehrung andert, muß dahingestellt bleiben.

Diese Betrachtungen zeigen, daß die Venen in ihrem Wandbau mehr von außeren Einwirkungen als von inneren Kraften bestimmt werden, und daß es auch vom physiologischen Standpunkt aus möglich ist, die Venen in drei Abteilungen zu gliedern: die kleinen, die mittelgroßen klappentragenden und die großen, in den Körperhöhlen liegenden.

B. Allgemeiner Bauplau der Venen.

Die Venen sind ausnahmslos dünnwandiger als die Arterien, was auf die geringere Entfaltung der muskulösen und elastischen Elemente zurückzuführen ist. Dahingegen ist das Bindegewebe reichlicher entwickelt, so daß die ganze Textur lockerer erscheint. Gegenüber den dichtgefügten Elementen der Arterienwände sind die Venenwände spaltenreicher, daher im ganzen schlaffer. Die Muskelfasern sind zu Bündeln geordnet.

Dort, wo keine äußeren Kräfte auf die Venen wirken und sie in eine widerstandsfähige Umgebung eingebettet sind, wie z. B. in derbes Bindegewebe, können sie ihre eigene Wand verlieren, indem die Umgebung die Widerstandsleistung übernimmt. An den Körpergegenden, wo die hydrostatische Druckschichtung bei aufrechter Körperhaltung höhere Werte erreicht, sind die Venenwände dicker. So besteht ein deutlicher Unterschied zwischen den freiliegenden Venen, die auf- oder absteigen.

Die Abgrenzung der drei Schichten Intima, Media und Adventitia ist oft verwischt. Es ist das verständlich, da, wie bereits bemerkt ist, die inneren und äußeren Kräfte sehr wechseln. Es fehlt damit auch der Grund für eine schärfere Trennung der inneren Kräfte aufnehmenden Intima und Media und die äußeren Kräfte tragende Adventitia.

Die Intima ist bei großen Venen nicht stärker als bei mittelgroßen und stets geringer ausgebildet als bei den Arterien, die Angaben über die Intimafaserung schwanken sehr.

Die Media wird gewöhnlich an einer schwachen Ringmuskulatur erkannt, die bei mittelstarken Venen ihre stärkste Ausbildung erlangt, im übrigen stellenweise sogar fehlen kann. Die Hauptmasse der Längsmuskeln liegt nach außen von den Ringmuskeln. Man pflegt diese Längsmuskeln der Adventitia zuzurechnen, obwohl kein grundlegender Unterschied im Wandbau vorhanden ist und gelegentlich Ringmuskeln überhaupt fehlen. Statt getrennter Ring- und Längsmuskelschichten kann auch deren Resultierende als Schräglage auftreten, wodurch im ganzen ein spiraliger Verlauf sich ergibt. Es ist ferner zu beachten, daß die Muskelfasern, besonders an den zahlreichen Gefäßabgängen, Schlingen bilden, so daß kompliziertere Anordnungsweisen zustande kommen. Nach Soboroff (1872) ist die Venenmedia am konkaven Teil einer Gefäßkrümmung stärker als am konvexen. Man ersieht daraus, daß ein einzelnes Querschnittsbild nicht viel besagt, es fehlt noch fast vollständig eine mikro-makroskopische Darstellung dieser Verhältnisse.

Wenn man die Längsmuskeln einrechnet, so ist die Adventitia der größeren Venen bei weitem die stärkste Schicht. Das Bindegewebe erscheint lockerer, die elastischen Elemente bilden Längsnetze. Nach außen von den Längsmuskeln folgt noch eine lockere Bindegewebsschicht, die beim Herauslösen des Gefäßes aus dem Körper durchtrennt wird, und die Vasa vasorum an die Gefäßwand heranführt. Manche Venen (Vv. meningeae) besitzen keine abgrenzbare Adventitia.

C. Die kleinsten Venen.

Die postcapillaren Venchen besitzen noch die Bauweise der Capillaren. Die Endothelzellen werden gedrungener, mehr rhombisch. Der Kern ist dementsprechend meistens oval oder gar rundlich. Anzeichen von Kernzerschnürung scheinen hier besonders häufig. Auf dem Endothelrohr liegt auch hier ein Grundhäutchen mit Gitterfasern [Plenk (1927)]. Die Pericyten nehmen nach K. W. Zimmermann (1923) etwas andere Formen an als bei den Capillaren, die Querausläufer sind unregelmäßiger, öfter verbreitert und zackig (Abb. 26); bei größeren Venchen auch sternförmig verästelt, die Orientierung der Seitenäste quer zur Längsachse des Rohres ist keine so strenge (s. Abschnitt „Capillaren").

Solange die Venchen diesen Bau besitzen, sind sie ungeachtet ihrer Größe den Capillaren ähnlich. Auch scheinen es diese Venchen zu sein, durch die im Cohnheimschen Versuch weiße Blutkörperchen hindurchtreten. In der Umgebung dieser Venchen findet sich im

Bindegewebe oft ein buntes Zellbild. Daß gerade dieser Gefäßabschnitt im Körper manchen Abwandlungen unterliegt, wie z. B. in den Sinus der Milz und den lymphatischen Organen, wurde schon früher erwähnt (s. Capillaren).

Das Auftreten echter Muskelfasern in der Venenwand ist durchaus nicht vom Kaliber abhängig, sondern mehr von äußeren Bedingungen. Hier zeigt fast jedes Organ eine Besonderheit. Sofern die kleinen Venen in ein festes Gewebe, wie etwa in ein derbes Bindegewebe eingebettet sind, sind mit gewöhnlichen Methoden Muskelfasern meist nicht feststellbar. Indessen muß bemerkt werden, daß primitiv verzweigte Muskelzellen oft übersehen werden, da sie schwerer darstellbar sind, besonders dann, wenn das Endothelrohr in derbes Bindegewebe eingegraben erscheint. So gibt z. B. SPALTEHOLZ (1893) an, daß

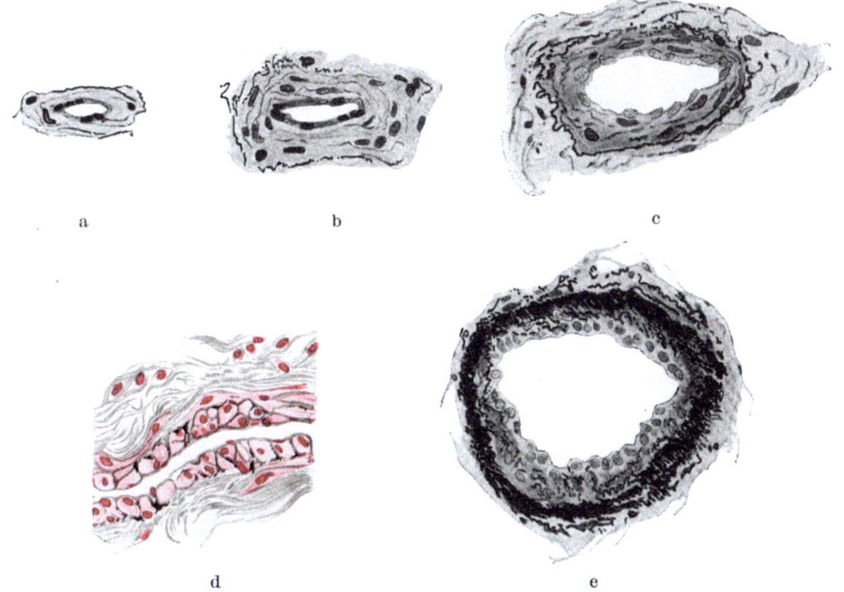

Abb. 92 a—e. Kleine Venen vom Menschen. a—c aus der Haut des Fußruckens, d aus der Adventitia der Arteria iliaca (Langsschnitt), e aus der Submucosa des Dunndarms. Fix. Formalin. Farbung Resorcinfuchsin-Eosin. Vergr. 346 ×.

die subpapillaren Venen der Haut keine Muskelhülle besitzen; sie können als „Riesencapillaren" aufgefaßt werden. Ähnliches gilt für die Knochenmarkvenen und für die kleinen Venen vieler anderer Organe (siehe diese).

An anderen Stellen, wie im lockeren Bindegewebe, kann man schon bei Venchen von 20—30 μ Durchmesser Muskelzellen wahrnehmen. Diese sind anfangs durch weite Zwischenräume voneinander getrennt, die Zellen sind noch kurz und die Kerne länglich oder rundlich. Nach und nach werden die Zellen länger und bilden eine zusammenhangende Schicht (Abb. 92). Schon bei dieser Größe können außen von der einfachen Ringmuskellage vereinzelte langsverlaufende Muskelzellen auftreten (Abb. 92).

Die Adventitia, die bei den kleinsten Venen mit wenigen längsverlaufenden Bindegewebsfasern ihren Anfang macht, ist auf diesem Stadium bereits als lockere Hüllschicht wohl ausgebildet, läßt sich jedoch meist vom umgebenden Bindegewebe nicht scharf abgrenzen.

Mit dem Auftreten von Muskelzellen zeigen sich auch elastische Fasern [und nicht erst bei Venen von 220 μ, wie v. EBNER (1902) in KOLLIKERs Handbuch angibt]. Auch bleibt nach meinen Befunden die Zone unter dem Endothel zunächst frei. Die kräftigsten Fasern finde ich zuerst außen auf der Muskulatur und in der Adventitia (Abb. 92). Schwächere Fasern dringen auch zwischen die Muskelzellen und laufen aus in schwächer färbbare Scheiden an der Ober-

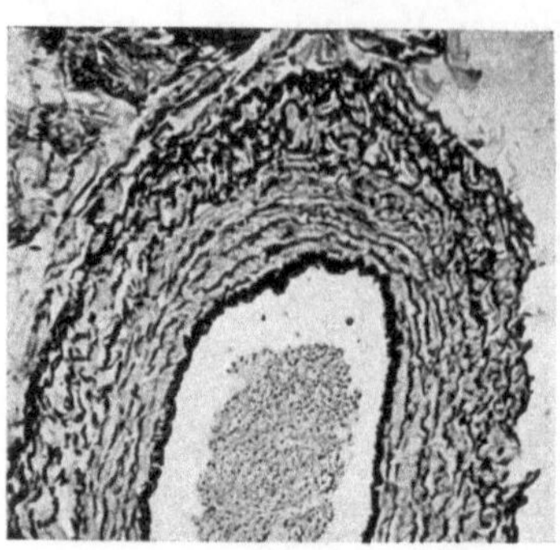

Abb. 93. Kleine Vene aus der Submucosa des menschlichen Dünndarms. Photo. Färbung Resorcinfuchsin. Vergr. 60 ×.

fläche der Muskelzellen, die ähnlich wie bei den kleinsten Arterien vermutlich aus Gitterfasern bestehen. Die Ansammlung von elastischen Fasern auf der Oberfläche der Media ist geradezu charakteristisch für diese kleinen Venen und deutet auf äußere Beanspruchung hin, im Gegensatz zu den kleinen Arterien, deren elastisches Gerüst im wesentlichen durch die Elastica int. dargestellt wird.

Die Vermehrung der Muskellagen bei steigendem Kaliber geschieht nicht allein durch Zunahme der Ringmuskeln, sondern auch durch Auftreten von Längsmuskeln, die außen von den ersteren gelegen sind (Abb. 93). Die Ringmuskeln strahlen oft nach Art einer Irisblende aus und halten sich in verschieden großem Abstand vom Endothel. Die Muskelfasern sind durch lockeres Bindegewebe voneinander getrennt. Die einzelne Faser kann sich stark verzweigen, wodurch ein lockeres Netz von Muskelfasern zustande kommt. Im ganzen ist die Muskulatur durch ihre lockere Zusammenfügung über einen größeren Raum verteilt und stellt als lockeres Netz eine schwächere Ausprägung glatter Muskelverbände dar. Diese kleinen

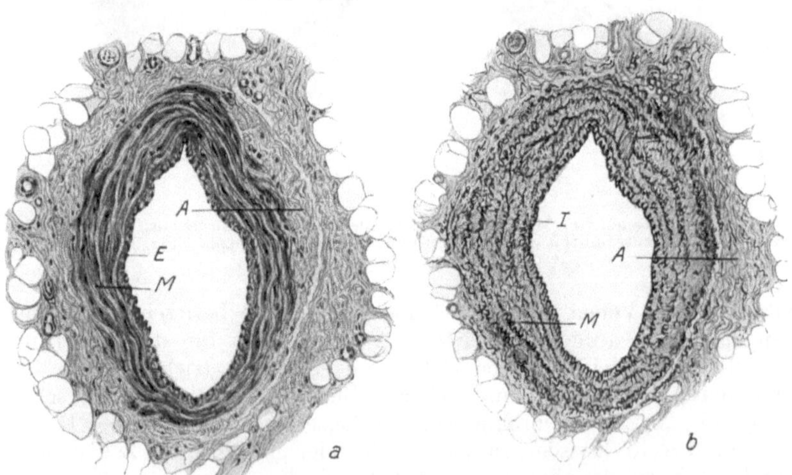

Abb. 94 a, b. Querschnitt durch eine Vena digitalis communis vom Hingerichteten. A Adventitia, E Endothel, I elastische Innenhaut, M Media. Fix. Zenker. a Mit Hamalaun-Eosin, b mit saurem Orcein gefärbt. Vergr. 80 ×. (Nach Schaffers Lehrbuch der Histologie, 2. Aufl. 1922.)

Venen können entsprechend großen Lymphstämmen sehr ähnlich sein. Indessen besitzen die Lymphstämme unter dem Endothel meist eine Längsmuskelschicht, während die Ringfasern schwach entwickelt sind, und es fehlt ihnen das charakteristische elastische Fasergeflecht außen auf der Muskelhaut.

Mit der Zahl der Muskelfasern steigt auch die Zahl der elastischen Fasern, die sich in enger Nachbarschaft bei den Muskelzellen halten und nicht zu selbständigen Membranen zusammentreten. So ist zunächst auch keine Elastica int. vorhanden.

Das Fehlen einer Elastica int. ist durchaus verständlich, da keine systolische Druckerhöhung mehr vorhanden ist, die von der Elastica int., als dem Hauptstück des elastischen Gerüstes kleiner Arterien, umkehrbar gespeichert würde. Die schwache Ringmuskulatur mit den elastischen Begleitfasern hat der Ringdehnung standzuhalten oder den geringen Blutdruck zu überwinden bei einer Gefäßverengerung. Kommt eine aktive Kaliberänderung nicht in Frage, dann kann die Ringspannung auch allein vom Bindegewebe getragen werden. Die elastisch-muskulöse Längsstruktur leistet der äußeren Längsdehnung Widerstand oder paßt den Längenzustand des Gefäßes der veränderlichen Unterlage an.

Bei Gefäßen mit 3—4 Muskelschichten treten die elastischen Fasern bereits zu Längsnetzen zusammen, die vielfach unterbrochen auf der Oberfläche der Muskelzüge lagern und dadurch der ganzen Wand ein geschichtetes Aussehen verleihen. Mit der Schichtung der Muskeln beginnt die Schichtung der elastischen Netze, und damit verteilt sich das elastische Gerüst, das anfangs auf der äußeren Oberfläche konzentriert war, über die ganze Dicke der Wand. Die innerste Netzhaut liegt nunmehr als Elastica int. unter dem Endothel. Diese Anordnungsweise, die in den kleinen Darmvenen frühzeitig ausgeprägt ist, bleibt auch bei den mittelgroßen Venen erhalten. Bei kleinen ektatischen Venen kommt es nach BENDA (1924) zu einer Hyperplasie des elastischen Gewebes.

D. Mittelgroße Venen.

Diese Gruppe ist am meisten untersucht [s. vor allem BARDELEBEN (1877), EPSTEIN (1887), MEHNERT (1888), DELLA ROVERE (1897)], zeigt aber so vielfältige Ausprägungen, daß eine zusammenfassende Beschreibung wegen der zahlreichen Ausnahmen von der Regel nur das Allgemeinste betreffen kann. Dazu kommt, daß individuelle Variationen bei diesen Venen sicher nachgewiesen sind. Zu den mittleren Venen sollen im Anschluß an die vorige Gruppe alle Venen des Körpers mit Ausnahme der großen, in der Brust und Bauchhöhle gelegenen Stämme gerechnet werden. Es ist das zugleich die Hauptmasse der klappentragenden Venen, die unter dem Einfluß der Skeletmuskulatur stehen und dadurch in besonderer Weise beansprucht werden. Diese Venen, die vorübergehend einen höheren Binnendruck haben können, sind am arterienähnlichsten gebaut.

1. Die Intima.

Die Intima besteht in den einfachsten Fällen aus dem Endothel, das einer Elastica int. aufliegt. Diese letztere ist augenscheinlich in allen Fällen ein Netz mit dichtliegenden längsgestellten Fasern oder jedenfalls eine feine Haut mit Längsrippen. Ob eine echte gefensterte Membran an den Venen überhaupt vorkommt, erscheint zweifelhaft. In manchen Fällen kann sich diese Netzhaut spalten oder in ein breiteres Faserwerk auflösen. Alsdann finden sich zwischen diesen Fasern auch längsgestellte Muskelfasern, es kommt eine elastisch-muskulöse Schicht zustande. Indessen erreicht dieser Umbau der Intima nach dem mir vorliegenden Material nicht die Ausdehnung wie bei gleich großen Arterien, weder bei den kleineren noch größeren Venen dieser Gruppe und ist auch ungleichmäßig über einen Gefäßquerschnitt verteilt (vgl. hierzu S. 145). Auch nimmt das elastische Geflecht der Elastica keineswegs mit dem Kaliber an Stärke zu.

In älteren Darstellungen wird jedoch die Dicke der Intima als schwankend bezeichnet [22—90 μ, v. Ebner (1902)], und das Auftreten einer streifigen, zellhaltigen Lage als Regel angesehen, ohne daß das Alter des Individuums berücksichtigt wird.

Glatte Muskelzellen in der Intima wurden in folgenden Venen gefunden: Saphena parva und magna, Femoralis, Poplitea, Cephalica, Basilica, Mediana, Mesenterialvenen, Venen des Uterus gravidus und Nabelvene [zusammengestellt nach v. Ebner (1902)]. Es ist zu bemerken, daß bei einem Gefäßabgang in allen Schichten Längsmuskeln auftreten können, und daß eine Intimaproliferation vom Alter abhängig ist.

2. Die Media.

Die Media ist ausgezeichnet durch eine Ringmuskelschicht, die bei den Venen des Beines die größte Mächtigkeit erreicht, während sie bei den größten Venen sehr gering wird oder ganz fehlt. Die Bezeichnung Media für diese Schicht kann nur damit gerechtfertigt werden, daß die Ringfaserhaut der Venen und Arterien miteinander vergleichbar sind, insofern sie beide die Ringspannungen aufnehmen und das Lumen aktiv ändern können.

Die Muskelfasern sind zu Bündeln vereinigt, die Bündel bilden Netze, wie die Flächenansicht lehrt. In diesem Raumnetz laufen nicht alle Anteile rein zirkulär, einzelne Balken sind gegen die Querschnittsebene geneigt, bilden also Abschnitte von Spiralen. Das Ganze wäre somit ein Muskelgerüst wie etwa in der Harnblase des *Frosches*. Ob an diesem Netz sich Muskelfasern abzweigen, um direkt an das elastische Gerüst anzusetzen, ist nicht untersucht.

Zwischen der Ringmuskellage und der Elastica int. können noch längsgestellte Muskelfasern auftreten (Abb. 96). Man findet sie z. B. in der Umbilicalis, Poplitea, Femoralis, Iliaca und Brachialis, nach Naito (1913) auch an der Basilica und Cephalica. Diese Züge haben keine Beziehung zu Gefäßabgängen. Bei den Venen des graviden Uterus sollen überhaupt nur längsverlaufende Muskeln vorkommen. Im Herzen eines Hingerichteten fand ich ebenfalls Venen, die nur Längsmuskulatur besaßen (Abb. 156). Indessen steht dieser Fall vereinzelt da.

3. Die Adventitia.

Die nach außen von der Ringmuskulatur gelegenen Längsmuskeln werden der Adventitia zugerechnet. Im allgemeinen nimmt die Zahl dieser Längszüge bei den aufsteigenden Venen in dem Maße zu wie die Ringmuskeln abnehmen. So kann man einzelne Bündel oder eine breite Schicht antreffen, die mehrfach dicker ist als die Ringmuskellage. Einzelne Längsbündel findet man in den meisten Venen. Eine ungewöhnliche Mächtigkeit erreichen sie in der V. dorsalis penis (Abb. 112). In beträchtlicher Ausdehnung trifft man diese Muskelzüge in den Venen der Bauchhöhle [Lienalis (Abb. 51), Renalis, Mesentericae, Vv. spermaticae, Iliaca ext. (Abb. 97)]. Vermutlich werden diese Venen durch die Längsmuskulatur instand gesetzt, den Verschiebungen und Ausdehnungen der Organe zu folgen oder die Längsspannung zu erhöhen, wenn im Gefäßinnern ein Unterdruck gegen die Umgebung auftreten sollte. Auch die Längsmuskeln bestehen aus Bündeln, die zu Netzen vereinigt sind. Die Maschen dieses Raumnetzes sind in der Achse des Gefäßes verlängert. Gelegentlich sieht man eine konzentrische Schichtung dieser Netzhäute, so daß noch die Andeutung eines lamellösen Baues vorhanden ist.

Betont wird diese Schichtung durch das elastische Gerüst. An diesem lassen sich entgegen der bisherigen Darstellung zwei Hauptanteile herausheben. Den

Grundstock bilden längsgestellte Netze mit starken Fasern. Diese liegen auf der Oberfläche der Muskelbündel. Da die letzteren ebenfalls Netze bilden, so ist ein Muskelnetz mit einem schwächeren elastischen Netz versehen, beide gehen ohne Ende durch die Venenwand hindurch und erzeugen das Bild einer gewissen Schichtung. Diese elastischen Längszüge können an verengten Gefäßen unregelmäßig geknickt werden, und das ist wohl der Grund, warum man sie oft als Querfasern angesehen hat. Im Gegensatz zu den Arterien, wo der Ringmuskel der Media vorzüglich ringfömig verlaufende elastische Fasern aufwies, läuft das elastische Grundnetz der Venenwand, unbekümmert um die Muskelfaserrichtung parallel der Längsachse des Rohres.

Von diesem Grundnetz zweigen sich feinere Fasern ab, die die Muskelfasern der Länge nach begleiten und auch in die Muskelbündel eindringen. Diese Fäserchen, die oft nur schwach gefärbt werden, sind bei verengtem Gefäß stets fein geschlängelt. Es sind das die Begleitfasern der Muskelzellen, die wir auch in den Arterien gefunden haben.

Schließlich gibt es wechselnd verlaufende Verbindungsfasern, die auch eine radiäre Richtung einschlagen können.

In der Adventitia können die Faserhäute des Grundnetzes bei den großen Extremitätenvenen und der V. jugularis int. so dicht werden, daß sie wie homogene elastische Lamellen aussehen (Abb. 96). Indessen gewahrt man bei Schrägschnitten in diesen Hauten eine Längsstreifung, zum mindesten stehen die Fasern schräg zur Achse des Rohres, besonders in den inneren Teilen der bindegewebigen Adventitiaabschnitte. Durch diese Faserhäute kann auch in der Adventitia eine Schichtung des Bindegewebes oder der Längsmuskeln angedeutet werden. Da das Grundnetz sich an die Oberflächen der Muskelbündel hält, so findet es sich auch auf der äußeren Oberfläche der Ringmuskelhaut und kann hier gelegentlich den Eindruck einer Elastica ext. von HENLE machen.

4. Die kollagenen Fasersysteme der Venenwand und ihre funktionelle Bedeutung.

Einen großen Raum nimmt das Bindegewebe in der Venenwand ein, es ist zugleich Träger der Blutgefäße und verleiht der Vene eine große Festigkeit. Der Berstungsdruck der Venen ist sehr oft größer als der der Arterien, die sie begleiten, was besonders auffallend ist, da die Venenwand viel dünner ist. Für die Beurteilung des bindegewebigen Anteiles der Venenwand ist es ferner von Bedeutung, daß die Venen im Körper ähnlich wie die Arterien über ihre natürliche Länge gedehnt sind. Bei Gliederbewegungen hat die Vene die Möglichkeit, sich um rund $50^0/_0$ im Organismus auszudehnen [nach TRIEPEL (1902)]. Bei einer Dehnung von $55^0/_0$ steigt der elastische Widerstand ziemlich unvermittelt sehr hoch an, woraus mit TRIEPEL zu schließen ist, daß nunmehr eine Streckung und Spannung der praktisch nicht dehnbaren kollagenen Fasern erfolgt ist.

Aus dem Vorstehenden ist zu schließen, daß ähnlich wie bei den Arterien auch das Bindegewebe der Venenwand nicht in der Längsrichtung verlaufen kann, denn die kollagenen Fasern müssen so geordnet sein, daß sie die genannten Verlängerungen der Venen zulassen. Es kämen Fasernetze in Frage, deren Anteile spiralig verlaufen.

Nach v. EBNER (1902) findet sich an einigen größeren Venen des Beines nach außen von der Elastica eine „Langsschicht der Media", die aus kollagenen und elastischen Fasern gebildet sein soll. Wie bemerkt, sind reine Längsfasern unwahrscheinlich.

Zwischen den Muskelbündeln der Media spannt sich ein Netzwerk aus, in dem man Fasern erkennen kann, die beim totenstarren Gefäß in radiärem

Verlauf über die Muskelbündel wegziehen. Welchen Verlauf das übrige intermuskuläre Bindegewebe besitzt, ist schwer zu entscheiden, die Fasermassen scheinen gewellt zu sein. Mit der Erweiterung des Venenlumens verschiebt sich vermutlich das Bindegewebe. Indessen sind die Umformungen der Gewebe bei Kaliberveränderungen noch gar nicht untersucht (vgl. hierzu die Abb. 95, die von einer gedehnten Vene stammt).

In der Adventitia schließlich wird das kollagene Gerüst nach außen hin immer lockerer. Durch makroskopische Präparation von Beinvenen und Betrachtung abgelöster Häute unter dem Polarisationsmikroskop ergab sich folgendes: Die Fasern der inneren Adventitiaschichten nähern sich in der Hauptmasse mehr dem Ringverlauf, indem sie mit der Querschnittsebene einen Winkel von ungefähr 20° bilden. Die Fasern sind aber sehr regelmäßig gewellt, was bei der Untersuchung im Polarisationsmikroskop sehr schön zum Ausdruck kommt.

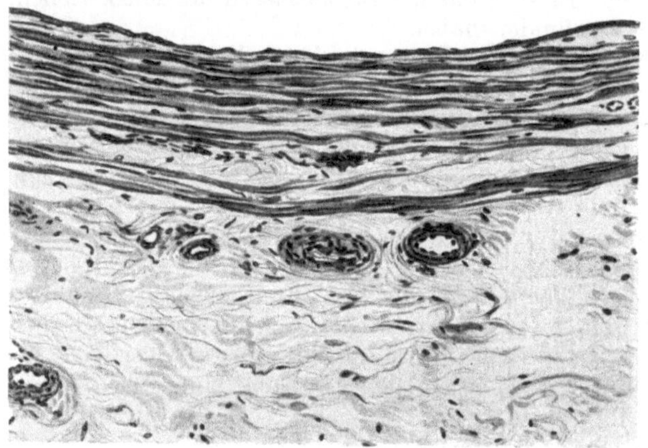

Abb. 95. Vena saphena magna erweitert, Querschnitt (Mensch). Färbung Alauncarmin.
Vergr. 120 ×. Gez. von B. Schlichting.

Durch den Ausgleich dieser Wellungen lassen die Faserzüge eine erhebliche Umfangsvermehrung der Vene zu. Nach außen hin findet man im allgemeinen steilere Faserzüge, die an meinen Präparaten, die fixierten Leichen entnommen waren, keine Wellungen zeigten, sondern gestreckt verliefen. Streckenweise biegen diese Fasern in einen Längsverlauf über. Dazu kommen in der äußersten Adventitia noch Fasern, die zum Teil radiär in die Umgebung ausstrahlen. An Gefäßabgängen wird auch die Adventitiafaserung steiler. Da es bei kollagenen Systemen keinen Anfang und kein Ende gibt, so hängen die kollagenen Spiralen zweifellos untereinander zusammen. Wenn daher bei einer Gefäßerweiterung die Wellungen der flachen Spiralen ausgeglichen sind, so ist eine weitere Querschnittvergrößerung nur dadurch möglich, daß die flachen Spiralen sich aufrollen und dazu einen Materialzuwachs aus den steilen Spiralen bekommen. Dabei muß sich aber das Gefäß gleichzeitig verkürzen.

5. Kurze Beschreibung einzelner Venengebiete dieser Gruppe.

Bei der folgenden Beschreibung sind die individuellen Variationen zu berücksichtigen. Die Angaben gelten für klappenfreie Strecken ohne Gefäßabgänge. Zugrunde gelegt sind die Angaben aus der Literatur, die zum Teil nachgeprüft wurden. Venen mit stark abweichendem Bau werden in einem späteren Kapitel besprochen.

Venen der unteren Gliedmaßen. Die V. saphena magna (Abb. 95) und parva besitzen eine Elastica int. oder an deren Stelle eine elastisch-muskulöse Schicht. Vereinzelt kommen innere Längsmuskeln (auswärts von der Elastica int.) vor. Bei der Saphena parva mit ihren dicht stehenden Klappen reichen sie von Klappe zu Klappe. Die Ringmuskeln bilden den stärksten Muskelbestandteil der Wand (Schichtung von etwa 20—25 Muskelzellen). Die Adventitia ist um vieles breiter als die Media, besitzt ein kräftiges elastisches Gerüst und in wechselndem Maße Längsmuskeln, die auch fehlen können.

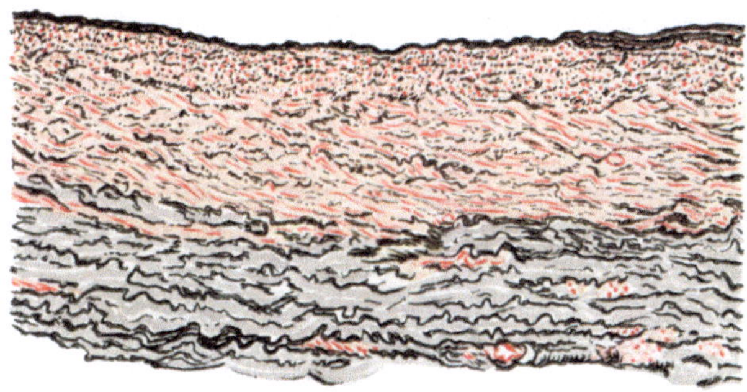

Abb. 96. Querschnitt der Vena poplitea (Decapitatus). Fix. Formalin. Farbung Carmin-Resorcinfuchsin. Vergr. 120×. Gez. von B. SCHLICHTING.

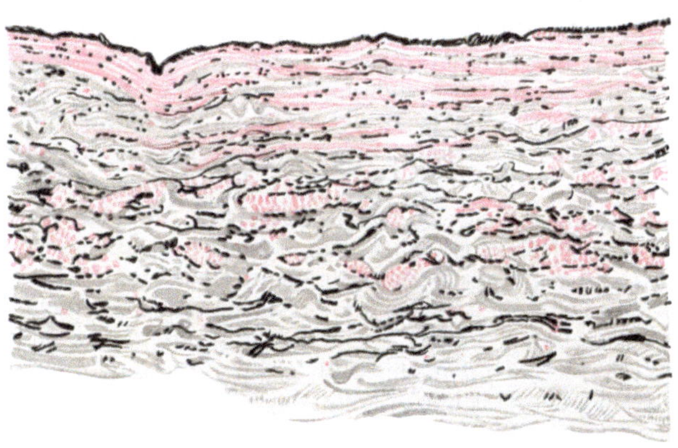

Abb. 97. Querschnitt der Vena iliaca ext. (Decapitatus). Fix. Formalin. Farbung Resorcinfuchsin-Eosin. Vergr. 120×. Gez. von B. SCHLICHTING.

Die V. poplitea (Abb. 96) besitzt eine sehr kräftige muskelreiche Wand. Die Elastica int. ist oft gespalten. Innere und spärliche äußere Längsmuskeln kommen vor. Das elastische Gerüst der Adventitia, die schmäler und dichter ist als an den oben beschriebenen Venen, ist kräftig entfaltet. Andeutungen einer Elastica ext.

Die V. femoralis ist ähnlich der vorigen, doch finden sich zahlreiche äußere Längsmuskeln zu Bündel vereint, besonders zahlreich in dem oberen Abschnitt der Vene.

Die Vv. iliaca ext. und communis (Abb. 97) zeigen eine Abnahme der Ringmuskeln gegenüber den vorigen. Dafür sowohl innere als hauptsächlich äußere Längsmuskeln und breite Adventitia.

Die Venen der oberen Gliedmaßen sind im Durchschnitt muskelschwächer und klappenärmer als die vorigen. Die Hautvenen sind ähnlich gebaut wie die der unteren Extremität. Das Muskelnetz der Media soll etwas grobmaschiger sein, und die Adventitia weniger breit. In der Cephalica, Basilica und Mediana sind innere Längsmuskeln beschrieben. Die äußere Wand der Klappentaschen ist sehr muskelarm und dünn, wie schon die makroskopische Betrachtung lehrt.

Die V. axillaris besitzt stets noch eine Ringmuskulatur, dazu äußere Längsmuskeln. In der V. subclavia wird die Ringmuskelschicht gelegentlich vermißt. Diese Vene zählt bereits zu den muskelarmen, in denen das Bindegewebe an Stelle der Muskelfasern tritt; die elastischen Anteile sind kräftig entwickelt. Gänzlich muskelfrei ist die Subclavia nicht [s. auch Naito (1913)].

Venen der Bauchorgane. Die V. lienalis (Abb. 51) besitzt eine ausgeprägte Ringmuskulatur, wenige äußere Längsmuskeln. In der Renalis erstrecken sich die Längsmuskeln meist durch die ganze Dicke der Adventitia.

Sehr wechselnd sind die Befunde an den Mesenterialvenen. Diese bieten offenbar deshalb so unterschiedliche Bilder, weil sie mehr als bei anderen Venen in wechselnden Füllungszuständen getroffen werden. Ein gleiches gilt für die V. lienalis. Angaben über die Wandstärke haben hier noch weniger Sinn als bei anderen Venen. So können verengte Mesenterialvenen ganz arterienähnlich aussehen.

Es kommt eine alleinige Ringmuskulatur vor, dazu sind aber auch innere Längsmuskeln beschrieben, und bei Tieren, z. B. *Rind,* sind stellenweise fast nur Längsmuskeln vorhanden. Im letzten Fall konnte eine beträchtliche Verkürzung auf elektrische Reizung hin festgestellt werden.

Über Darmvenen mit sphincterartig angeordneter Muskulatur vgl. S. 155.

Es wären systematische Untersuchungen erwünscht über die Frage, wieweit individuelle Besonderheiten und wieweit wechselnde Füllungszustände die Verschiedenheiten bedingen. Es sei daran erinnert, daß offenbar die Venen der Baucheingeweide durch Erweiterung besonders große Blutmengen aufnehmen können.

Von den Venen des Kopf- und Halsgebietes, die als absteigende Venen der hydrostatischen Druckschichtung nicht ausgesetzt sind und daher muskelärmer und dünnwandiger sind als andere gleichgroße Venen, soll die Jugularis besprochen werden. Diese Vene ist noch muskelärmer als die Subclavia und wurde früher zu den muskellosen Venen gerechnet [vgl. die Darstellung v. Ebner (1902)]. Mehnert (1888) fand in der Hälfte der Fälle eine Muskulatur, in der anderen Hälfte ein derbfibrilläres, mit starken elastischen Fasern durchflochtenes Bindegewebe. In 6 von 49 Fällen war eine Ringmuskelschicht in größerer Ausbreitung nachzuweisen, sonst fanden sich nur zerstreute Bündel, die durch breite Bindegewebsschichten mit elastischen Fasernetzen getrennt waren. In 47 Fällen war die Adventitia vollständig oder nahezu frei von Muskelfasern. In zwei Fällen jedoch traten in der Mitte des Verlaufs mächtige Bündel längsverlaufender Fasern auf. Auch Naito (1913) fand Ringmuskeln. Hier zeigt sich eine individuelle Variabilität, deren Ursachen unbekannt sind.

Inwieweit die hydrostatische Druckschichtung oder deren Wegfall den Bau der Venenwand beeinflußt, das würde erkennbar sein, wenn die postnatale Entwicklung der Venen untersucht würde, im Hinblick auf die Aufrichtung des Körpers beim Gehenlernen des Kindes.

E. Die großen Venenstämme.

Mit fallendem Blutdruck wird auch die vorzüglich muskulöse Ringstruktur der Media immer schwächer. In der Adventitia finden sich Längsmuskeln, die besonders in der Cava inf. und der V. portae verhältnismäßig mächtig werden können. Diese Venen sind also keine einfachen Bindegewebsschläuche, wie das noch HENLE und EBERTH für große Abschnitte der Hohlvenen annehmen. Sie können vielmehr durch ihre Längsmuskulatur die Längsspannung des Rohres ändern, und damit einer wechselnden Druckdifferenz zwischen innen und außen Widerstand leisten. Damit wird erreicht, daß das Lumen bis zu einem gewissen Grad auch bei einem Unterdruck des Blutes aufrecht erhalten werden kann, während ein Bindegewebsschlauch sich diesen wechselnden Bedingungen nicht anpassen könnte. Eine Spannungserhöhung zur Sicherung der Lumengröße kann nur in der Längsrichtung erfolgen, da unter den gegebenen Bedingungen eine Vermehrung der Ringspannung zu einer Einengung des Lumens führen müßte. Wir kommen damit zu einem Verständnis für die auffallende Längsmuskulatur dieser Venen (vgl. hierzu S. 132). Daß die Bewegungen des Zwerchfells eine periodische Dehnung der Cava inf. ausführt und damit die Ausbildung einer Längsmuskelschicht veranlaßt, wie FUCHS (1900) und HUSTEN (1927) annehmen, ist nicht sehr wahrscheinlich, es finden sich starke Längsmuskeln auch dort, wo das Zwerchfell gar keinen Einfluß haben kann.

1. Die Hohlvenen.

Die Hohlvenen haben nach den älteren histologischen Untersuchungen von EPSTEIN (1887) und MEHNERT (1888) in neuester Zeit eine umfassende Bearbeitung durch HUSTEN (1927) gefunden. Siehe auch MIYAKE (1929). Man vergleiche ferner einzelne Angaben über das Vorkommen glatter Muskulatur bei NAITO (1913) und Untersuchungen an den Venen bei *Säuglingen* durch SLAVIK (1922).

Die obere Hohlvene. Noch in der Mitte zwischen dem Vorhof und der Azygosmündung ist die Vene von einem Mantel von Herzmuskulatur umgeben,

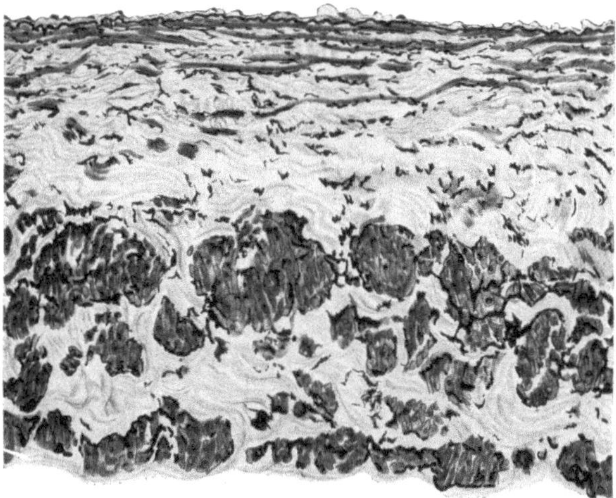

Abb. 98. Querschnitt durch die Vena cava inf. (Mensch). Die äußerste Adventitialfaserung ist fortgelassen. Farbung Resorcinfuchsin-Eosin. Vergr. 120 ×. Gez. von B. SCHLICHTING.

dieser reicht nach HUSTEN sogar bis zu $^2/_3$ der Höhe der Azygosmündung. Die Elastica int. besteht aus Langsfasern, ihre Ausbildung ist sehr wechselnd, vor dem 3. Lebensmonat ist eine als Elastica anzusprechende Faserschicht nicht erkennbar [SLAVIK (1922)]. Eine elastische Haut findet sich erst bei älteren Individuen, gewöhnlich bei gleichzeitiger Intimaverdickung, dann treten auch einzelne Längsmuskeln in der Intima auf. Die Media und Adventitia enthalten elastische Längsnetze, die eine gewisse Schichtung besitzen und im Verhältnis zum Bindegewebe einen erheblichen Anteil am Aufbau der Wand nehmen. Schwächere zirkuläre Begleitfasern der Muskeln sollen erst im Alter auftreten. Die elastischen Bestandteile sind besser entwickelt als in der unteren Hohlvene.

Glatte Muskelfasern werden nie vermißt, sie verlaufen ringförmig und längsgerichtet. Oberhalb der Azygosmündung ist die Wand der Vene dicker, Media und Adventitia sind auch hier schwer abgrenzbar, die Muskelfasern werden häufiger, die Längsfasern sind zu Bündeln geordnet [Husten (1927)].

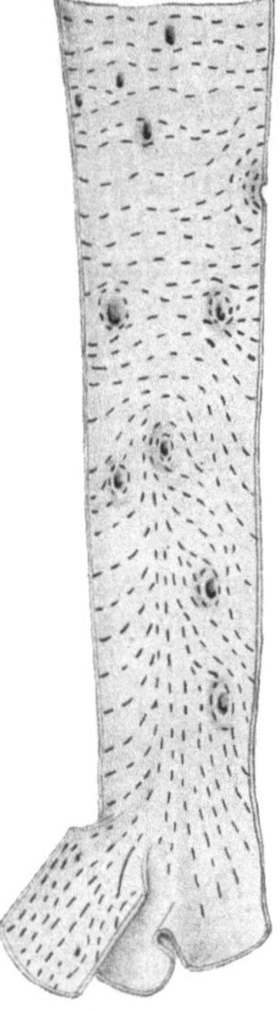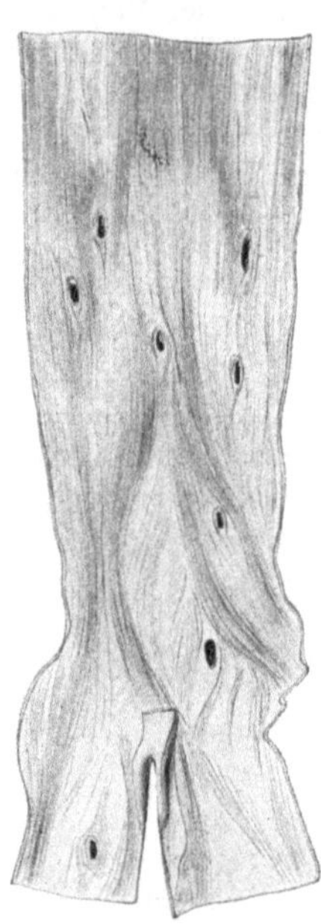

Abb. 99. Die Media der unteren Hohlvene von innen. Durch Spaltung dargestellt.　　Abb. 100. Die Langsmuskelschicht der unteren Hohlvene, nach einem Faserungspraparat.

Die untere Hohlvene zeigt bezüglich der Elastica int. ähnliche Verhältnisse wie die obere Hohlvene. Eine Intimaproliferation ist vom 40. Lebensjahr an in fleckiger Verteilung vorhanden (Husten).

Die Media besitzt eine Ringmuskulatur und ein elastisches Gerüst mit Längsfasern und schwächeren Ringfasern. Die Adventitia ist in der ersten Schicht reich an Bindegewebe, in das vereinzelte Längsmuskelzüge eingelagert sind (Abb. 98). Die Hauptmasse der Längsmuskulatur folgt in einer zweiten Schicht, wo dicke Muskelbündel auftreten, an deren Oberfläche sehr kräftige elastische Längsfasern liegen. Über den Verlauf dieser Längsmuskulatur gibt die Abb. 100 einen Überblick. An einzelnen Stellen kann die Längsmuskulatur bis an die Intima heranreichen. Nach dem Spaltbild Abb. 99, das histologisch nachuntersucht wurde, gelangt ein solcher Längszug oberhalb der Teilungsstelle in die Iliaca an der Rückwand des Gefäßes unter die Intima und strahlt in Querzüge aus, die den ventralen Umfang schlingenförmig umgreifen. Er setzt sich weiterhin in die inneren Längsmuskeln fort, die bei der Iliaca erwähnt wurden. Hier

kann man auf das ganze Gefäß bezogen weder von Ring- noch von Längsmuskeln
reden, sondern nur von Muskelschlingen, die offenbar eine Beziehung zum Abgang
der Iliacae besitzen. Nach MIYAKE (1929) soll die Media caudalwärts stärker
werden.

Eine besonders kräftige Entfaltung soll nach älteren Autoren [vgl. v. EBNER
(1902)] die Längsmuskulatur im Leberteil der unteren Hohlvene erfahren.
Sie erreicht hier eine Mächtigkeit von 0,5 mm und soll ebenfalls an einigen
Stellen an die Intima anstoßen. Das wird neuerdings von MIYAKE (1929) bestätigt.

Die Ausbildung der Muskulatur ist vom Alter abhängig. Hierüber macht
HUSTEN (1927) folgende Angaben. Bei Neugeborenen finden sich nur ganz
vereinzelte Muskelfasern. Vom 3. Monat ab ist eine Ring- und Längsmuskelschicht
erkennbar. Im ersten Jahr erst überwiegt die Muskulatur der Adventitia das
Bindegewebe, sie nimmt noch bis zum zweiten Jahr zu. Die elastischen Längsfasern in der Adventitia des Neugeborenen legen sich mit zunehmender Entwicklung der Muskulatur an diese an. Diese Entwicklung der Muskelbündel geht
von innen nach außen vor sich. Beim heranwachsenden Kinde und jugendlichen
Erwachsenen ist die Muskulatur so ausgebreitet, daß das Bindegewebe der
Adventitia auf schmale Züge verdrängt wird. Mit zunehmendem Alter wird
das Bindegewebe wieder reichlicher. Bei Frauen ist die Media im allgemeinen
schmäler.

Die Hohlvenen, die bis zum 4. Dezennium wachsen, sind beim Neugeborenen
im Verhaltnis zur Körpermasse sehr weit. Beim Erwachsenen ist die Weite
abhängig von der Körpermasse. Eine Intimaproliferation, die vom 25. Lebensjahre an sich findet und vom 40. Lebensjahre an regelmäßig auftritt, geht
zuweilen einher mit einer Hyperplasie der elastischen Elemente und einer Bindegewebsvermehrung der übrigen Wandschichten.

Bei Drucksteigerung in den Hohlvenen infolge kardialer Stauung findet im
ganzen eine Hypertrophie der Wand statt, an der alle Elemente und Wandschichten teilnehmen.

Von LEHMANN (1909) wurde die Entwicklung der unteren Hohlvene beim *Rind* untersucht. Bemerkenswert erscheint, daß beim ausgewachsenen *Rind* die Media, die fetal angelegt wurde, allmählich sich rückbildet unter Verlust der Ringmuskeln, die von außen
nach ihnen sich verlieren. Es wird eine Umordnung der Muskelfasern von der zirkularen
in die longitudinale Richtung angenommen (ähnliche Verhältnisse bei *Pferd* und *Hund*).
Da die großen Venen beim Wachstum mit ihrer Umgebung nicht gleichen Schritt halten
und dabei in einen Längsspannungszustand geraten, ist es mir wahrscheinlich, daß hierdurch die Umordnung der Muskulatur sich erklärt.

2. Die Pfortader.

Die Pfortader besitzt ein Endothel, dessen Zellen nach SUCHARD (1901)
mit ihrem längsten Durchmesser stets senkrecht zur Richtung der äußeren
Muskelfasern stehen. Unter dem Endothel folgt eine zarte Elastica int. Die
Media hat zirkuläre oder schrägstehende Muskelfasern, die nach MEHNERT (1888)
stellenweise fehlen können, im Durchschnitt aber ziemlich kräftig zu sein scheinen.
Dementsprechend kann auch das elastische Gerüst stark entwickelt sein,
MEHNERT will starke elastische Membranen gesehen haben. Wenn die stärkere
Ausbildung der elastisch-muskulösen Rinsgstruktur sich an einem größeren
Material bestätigen sollte, so wäre darin eine Anpassung an den etwas höheren
Blutdruck zu sehen, der in der Pfortader, die im Gegensatz zur unteren Hohl-
vene noch einen Capillarkreislauf vor sich hat, vorhanden ist. Ein gleiches
trifft für die Wurzeln der Pfortader zu. Die Mesenterialvenen sind auffallend
dickwandig und besitzen eine Längsmuskulatur.

Die Adventitia besitzt zahlreiche und mächtige Bündel von Längsmuskeln mit elastischen Längsnetzen (Abb. 101). Als äußerer Abschluß folgt, wie üblich, ein Bindegewebsbelag. Diese Längsmuskeln sollen nach MEHNERT in einigen Fällen fehlen, in anderen Fällen aber außerordentlich entwickelt sein[1].

Einige Angaben über den Stamm der Pfortader bei Tieren macht SUCHARD (1901): Die Fasern der Elastica int. sollen vorwiegend ringförmig verlaufen. Das Bindegewebe ist am schwächsten entwickelt bei der *Ratte,* dann folgt *Kaninchen, Hund,* Mensch. Statt

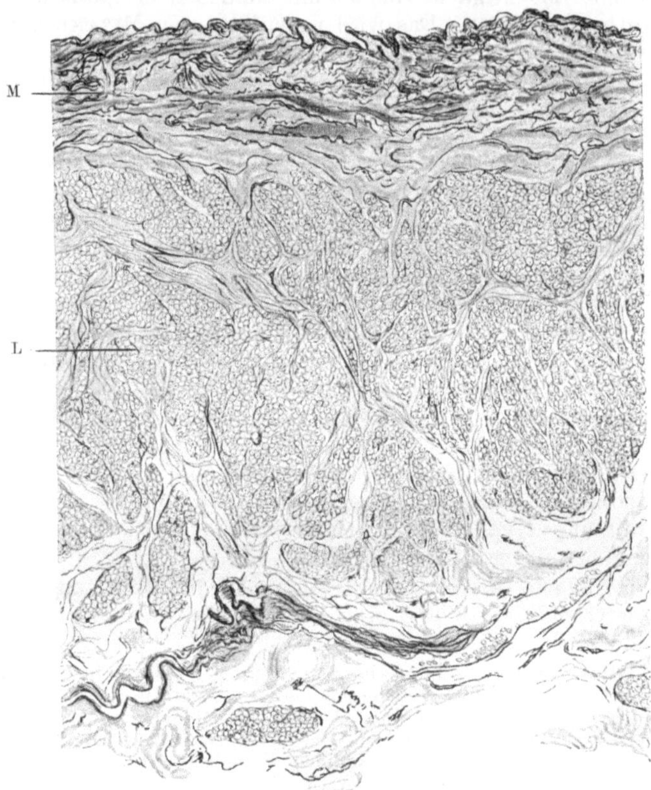

Abb. 101. Querschnitt durch die Pfortader des Menschen. Starke Langsmuskelschicht. M Media mit sparlichen Ringmuskeln, L starke Langsmuskeln der Adventitia. Farbung Resorcinfuchsin-VAN GIESON. Vergr. 120 ×. Gez. von B. SCHLICHTING.

einer Langs- und Ringmuskulatur kann auch die Resultierende beider Richtungen als Schragfasern auftreten bei *Huhn* und *Taube.* Die Endothelzellen bilden polygonale Funf- bis Sechsecke bei *Vogeln,* beim *Kaninchen* und *Meerschweinchen* sind sie entweder quer- gezogen oder polygonal, und bei der *Ratte,* die die starksten Langsmuskeln hat, stehen sie quer.

Bei *Bdellostoma* kann sich nach CARLSON (1904) die Pfortader rhythmisch zusammenziehen.

F. Venenklappen.

Nach v. BARDELEBEN (1878) finden sich die Venenklappen besonders an den Venen der Extremitäten und stehen distal von einem einmündenden Ast

[1] Diese Befunde hat MIYAKE (1929) neuerdings bestätigt. Bei den intrahepatischen Pfortaderästen ist nur bei den größeren eine dünne Elastica int. als Fasernetz wahrnehmbar. In der Media fehlen bei Ästen unter 0,2—0,3 mm die Ringmuskeln. Die Adventitia ist sehr dunn, besitzt wenig langsverlaufende Muskeln, die bei kleinen Venen unter 1—1,5 mm fehlen. Die elastischen Fasern sind spärlich.

(Taschenklappen) oder am Zusammenfluß zweier Stämme (Abb. 106 b), ferner als Astklappen direkt am Eingang in einen Seitenast. Über ihre Verbreitung siehe die Handbücher der Anatomie. Die Klappen haben die Form halbmondförmiger Segel und sind mit ihrem angewachsenen Rand wulstförmig verdickt. Dieser Wulst kann sich proximal über den freien Rand der Klappe ein Stück weit als sog. Hörnchen fortsetzen. Der Raum zwischen Klappe und Venenwand wird als Sinus bezeichnet. Die dem Sinus zugekehrte Klappenfläche besitzt am Grund feine Querfältchen. Die Klappe selbst besteht aus einem derben bindegewebigen Skelet, das von Endothel überzogen ist.

Die Endothelzellen sind an der dem Sinus zugewandten Fläche unregelmäßig quer verlängert, unter ihnen liegen nur vereinzelte elastische Fasern. Auf der gegenüberliegenden Seite sind die Endothelzellen langgestreckt, unter dem Endothel findet sich ein feines Netz elastischer

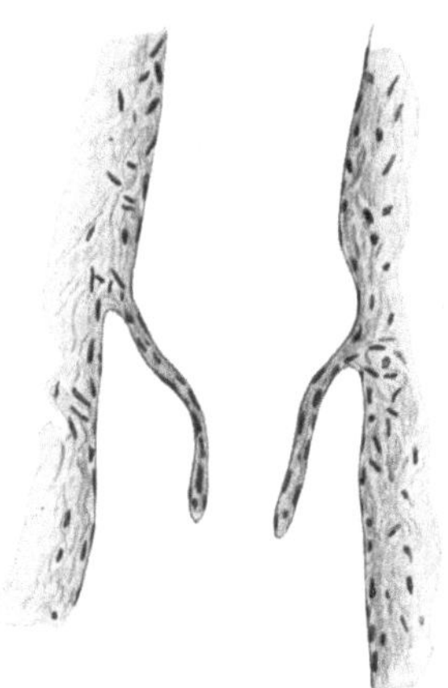

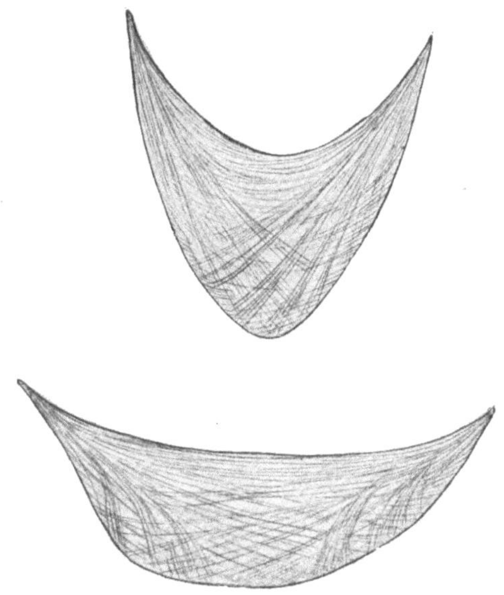

Abb. 102. Langsschnitt durch eine kleine Vene des menschlichen Augenlides mit Venenklappe.

Abb. 103. Faserverlauf im Skelet zweier Venenklappen verschiedener Form.

Fasern, das eine Fortsetzung der Elastica int. darstellt. Falls eine Intimaproliferation einsetzt, sollen auch hier vereinzelte glatte Muskelfasern vorkommen, die sonst in der eigentlichen Klappenmembran fehlen.

Beim *Rinde* finden sich nach Sappey (1894) [zit. nach v. Ebner (1902)] auch in den Klappensegeln Muskeln. Nach Baum und Thienel (1904) finden sich bei den großen Haussäugetieren nur im distalen Teil der Gliedmaßen Muskeln in den Klappen. Ebenso beschreibt Naglieri (1920) in den Venenklappen des *Pferdes* Muskelzellen.

In den Klappenwulst laufen hingegen Muskelzellen und elastische Fasern in der Längsrichtung des Wulstes auch beim Menschen. Dieser vermittelt den Übergang der Membran zur Media der Venenwand und enthält auch kollagene Fasern, die sich in das Skelet der Klappe fortsetzen, und ist reich an Blutcapillaren [Epstein (1887)].

Das Skelet besteht aus sehnigen Bindegewebsbündeln, zwischen denen nur vereinzelt elastische Faserchen von der dem Venenlumen zugewandten Seite der Klappenoberfläche aus eindringen. Diese Bindegewebszüge laufen nicht nur parallel zum freien Rand der Klappe, wie angegeben wird. Von jedem Horn der Sichel strahlt vielmehr ein Fasersystem aus, dessen letzte Enden den gegenüberliegenden angehefteten Klappenrand erreichen. Die Fasersysteme beider Seiten überkreuzen und durchflechten sich daher im Mittelfeld der Klappe. Der Kreuzungswinkel hängt ab von der Form der Klappe (vgl. Abb. 103 und 105). Es wird auf diese Weise eine wirksame Verspannung erzeugt, deren Fasern in bezug auf den in den Klappensinus auftretenden Druck teilweise in der Richtung von Zugspannungslinien liegen. Durch dieses kollagene Skelet sind die Klappen selbst nicht dehnbar, dagegen kann sich die Venenwand im Bereich des Sinus stark ausweiten. Die Ermittlung dieser Systeme gelingt leicht mit Hilfe des Polarisationsmikroskops (Abb. 104) oder der Spaltmethode (Abb. 105).

Interessant ist der Vergleich mit der mechanisch wirksamen Struktur der Semilunarklappen (S. 174) und ein Vergleich der Entwicklung beider Klappen. Während die Semilunarklappen aus Endokardpolstern sich entwickeln, konnte O. JÄGER (1926) eine solche Anlage für Venenklappen nicht finden. JÄGER

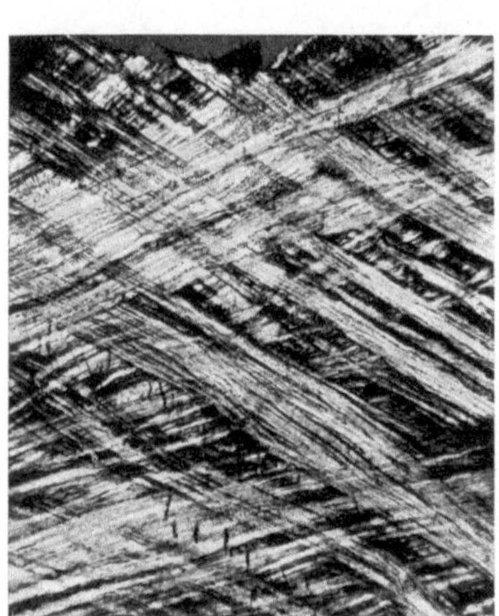

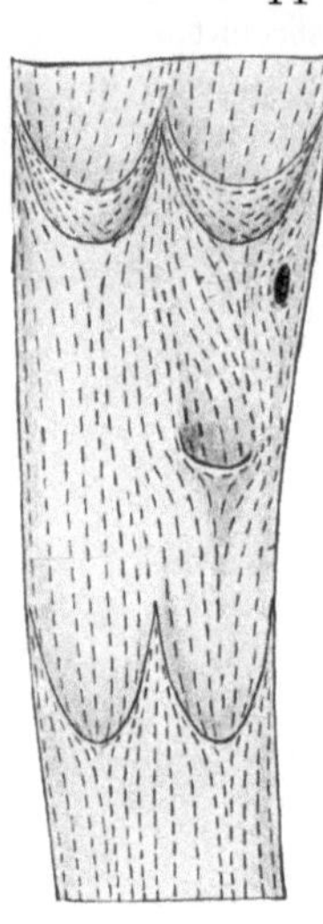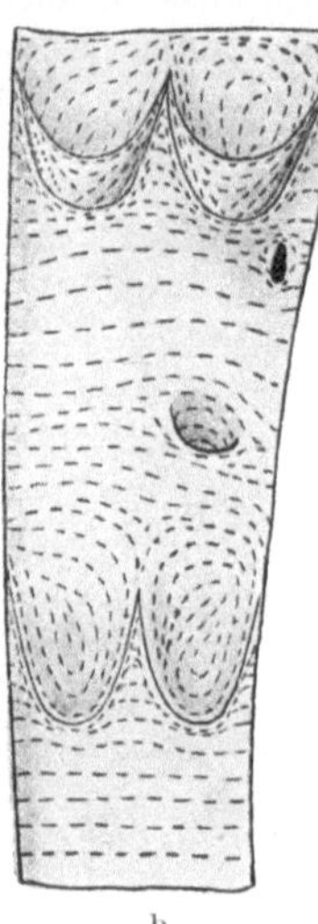

Abb. 104. Mittlerer Teil einer Venenklappe im polarisierten Licht. Man erkennt die Kreuzung der Fasern. Vergr. 60 ×.

Abb. 105 a, b. Venen der unteren Extremität mit Klappen. a Durch die Spaltmethode ist die Intimafaserung dargestellt. b Beeinflussung des Faserverlaufs der Media durch die Klappen nach einem Spaltpräparat.

untersuchte bei *Schweineembryonen* die Entwicklung der Klappen an der Einmündung der V. facialis in die V. jugularis und stellte fest, daß diese Venenklappen durch Vertiefung kleiner Ausbuchtungen der innersten Schichten der Venenwand entstehen. Die Entwicklung beginnt bei Embryonen von 74 bis 83 mm Scheitelsteißlänge, die Klappe ist ausgebildet bei solchen von 100 mm Länge. Ob in dieser Zeit der Embryo mit lebhafteren Bewegungen beginnt, die zu einer Rückstauung des Venenblutes führen könnten, ist nicht bekannt.

Zu ähnlichen Ergebnissen kam gleichzeitig KAMPMEIER und BIRCH (1927) bei menschlichen Feten. Die ersten Klappen treten bei $3^1/_2$ monatlichen Feten auf. An der unteren Extremität erscheinen sie zuerst in den Venen der Kniekehle und Schenkelbeuge. Die erste Anlage ist eine Endothelverdickung. KAMPMEIER nimmt an, daß die Bewegungen der Frucht einen Einfluß auf die Ausbildung der Klappen haben könnten.

Da BENNINGHOFF und SPANNER (1929) bei einem *Akardier* keine Venenklappen in den mittelgroßen Venen fanden, so kann man annehmen, daß die Venenklappen nicht allein auf Grund der Vererbung entstehen. Zu ihrer Bildung bedarf es offenbar einer gewissen Größe des Druckgefälles im Venensystem, die bei dem *Akardier* nicht erreicht wurde.

Die angelegten Venenklappen werden postembryonal zu einem Teil zurückgebildet [Bardeleben (1877), Klotz (1887), Hochstetter (1887)]. Sie erscheinen dann als bogenförmige, sehnig schillernde Zeichnung auf der Intima.

G. Änderungen des Wandbaues durch Klappen und Astabgänge.

Im Bereich der Klappensinus besitzt die Venenwand nach Epstein (1887) unter dem Endothel bereits Längsmuskeln, die von zarten Verzweigungen der elastischen Innenhaut durchzogen werden. Auch die Media hat fast nur Längsmuskeln. Wenn die Klappen sehr dicht stehen, sollen infolgedessen in der Venenwand fast ausschließlich Längsmuskeln vorhanden sein, nach dem Folgenden erscheint das zweifelhaft.

In den Klappensinus der Femoralis fehlt nach Epstein direkt oberhalb des Klappenwulstes auf einer kleinen Strecke jegliche Muskulatur. Nach Löwenstein (1907), der die Verallgemeinerung Cadiats (1877), wonach die Klappenursprungsstellen der Venenwand muskelfrei sein sollen, widerlegt, soll bei jugendlichem Material die Muskulatur nie in Klappenhöhe aufhören.

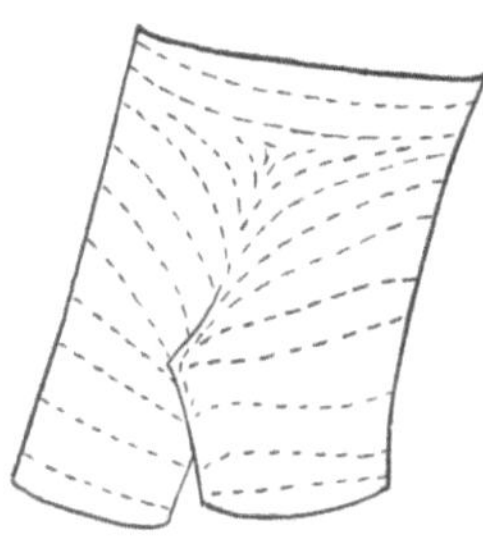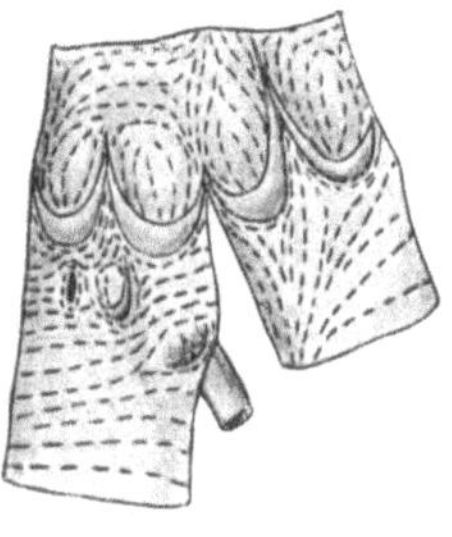

Abb. 106 a, b. Ablenkung des Faserverlaufs der Venenmedia an einer Teilungsstelle. a ohne Klappen, b mit Klappen nach einem Spaltpräparat.

Etwa 5 mm oberhalb des freien Klappenrandes beginnt die Ringmuskulatur und eine normale Elastica int. wieder.

Den Verlauf der Intima- und Mediafaserung an den Klappensinus zeigen die Abb. 105 und 106 b und ergänzen die an Schnitten gewonnenen Befunde. Die Intimafaserung wird nur in die Längsrichtung des Klappenwulstes abgelenkt. Die Media zeigt hingegen, daß die erwähnten Längsmuskeln eigentümliche, wirbelartige Systeme in den Sinus bilden, die in der Mitte des Feldes ihr Zentrum besitzen, den Klappenwulst mit bilden helfen und oberhalb des freien Klappenrandes direkt in die Ringmuskulatur sich fortsetzen. Durch diese wirbelartige Anordnung werden alle jene Faseranteile der Sinuswand, die von der beschreibenden Histologie getrennt aufgeführt werden, zu einem einzigen System verbunden.

Durch diese Anordnung der Muskulatur werden die Venenwände, die im Bereich der Klappensinus wesentlich dünner sind, viel besser geschützt als durch eine reine Längsmuskulatur. Wenn bei einer Rückstauung des Blutes die Sinuswände sich stark vorwölben, so könnte durch eine Kontraktion dieser Muskelfasern die Venenwand jedes Sinus in sich gleichmäßig zusammengezogen oder der Widerstand erhöht werden. Bei der reinen Längsstruktur würde die zirkuläre Komponente für eine gleichmäßige Flächenverkleinerung fehlen.

An den Verzweigungsstellen der Venen hat Epstein (1887) Längsmuskeln beschrieben, die Schlingen bilden und in allen drei Schichten auftreten. Die Intima ist am Scheitel des Teilungsspornes verdickt, die Elastica int. spaltet sich auf. Im Bereich der Längsmuskeln sind die Grenzen der Gefäßwandschichten weniger scharf. Mit Schnittpräparaten ist der Verlauf der Muskelfasern nicht über größere Strecken verfolgbar. Die Abb. 106 zeigt die Zusammenhänge. Die Anordnung der Muskelfasern der Media ist grundsätzlich ähnlich wie an den entsprechenden Stellen der Arterien. Bei diesen wird die ungleich kompaktere Media nur im unmittelbaren Anschluß an den Teilungssporn durch Ausbildung der sog. Stammschleife aus ihrem Ringverlauf abgelenkt. Bei den Venen jedoch strahlt die ganze Mediafaserung konvergierend in die Ausläufer des Teilungsspornes ein. Auch hier ist somit der Teilungssporn in der Media so verankert, als wenn er einem Zug in distaler Richtung ausgesetzt wäre (s. auch Abb. 99 und 100).

Viel verwickelter wird die Anordnung, wenn die beiden Venen, die im Teilungssporn sich vereinigen, an dieser Stelle noch Klappen besitzen (Abb. 106 b). Dann wird der Ringverlauf der Media nicht nur durch den Teilungssporn, sondern auch durch jeden Klappensinus gestört. Auf Schnittbildern würde man Quer-, Längs- und Schrägschnitt durch Muskelfasern in buntem Wechsel finden.

Da die Schichtenbildung der Venenwand an den Verzweigungsstellen verwischt ist und die Muskelfasern in allen Schichten gleiche Richtung haben, so zeigen die Abb. 106 a, b vermutlich nicht nur den Verlauf der Mediafaserung sondern auch der Adventitiamuskeln. Die äußerste kollagene Adventitiafaserung scheint nach einem früher erwähnten Befund bei den Astabgängen mehr in der Längsrichtung zu verlaufen als anderwärts.

Über die Verzweigungsstelle der unteren Hohlvene in die Vv. iliacae siehe diese.

H. Venen von besonderem Bau.

Die hierunter aufgeführten Venen verlaufen zum großen Teil in den Organen und sind für diese charakteristisch. Sie erfahren zum Teil eine Besprechung in den einzelnen Organkapiteln des Handbuches und sind hier der Übersicht halber zusammengestellt.

1. Muskelfreie Venen.

Wo in der Literatur von muskellosen Venen die Rede ist, wäre stets zu prüfen, ob nicht primitive Muskelzellen, von denen bei gewöhnlichen Methoden nur die Kerne sichtbar werden, in einfacher Schicht vorhanden sind. Mit dieser Einschränkung führe ich zum Teil nach der Zusammenstellung v. Ebners (1902) die muskellosen Venen auf.

1. Die Venen des mütterlichen Teiles der Placenta, in deren Wandung allerdings neben dem Endothel „große längliche Zellen" vorkommen sollen. Die oberflächlichen Placentarvenen besitzen Muskelfasern.

2. Die Venen am Nagelbette und die „Riesencapillaren" der Haut, die wie mit Endothel ausgekleidete Lücken in dem derben Bindegewebe aussehen. Nach H. Rabl fehlen den Venen des Nagelbettes, die einen Durchmesser von mehr als 0,13 mm besitzen können, die Muskelzellen.

3. Die Venen in den Milzbalken verlieren ihre eigene Wandung bis auf das Endothel.

4. Die Bluträume der Schwellkörper.

5. Die Venen der Retina (Abb. 107).

6. Die Blutleiter der Dura mater und die Brechetschen Knochenvenen. Diese besitzen außerhalb des Endothels nur eine dünne Lage lockeren Bindegewebes mit vereinzelten elastischen Fasern. Das Bindegewebe hängt unmittelbar mit der harten Hirnhaut bzw. dem inneren Periost zusammen.

7. Die meisten Venen der Pia mater. Nach TRIEPEL (1898) stimmen sämtliche Gehirnvenen in ihrem Bau überein. Auf das Endothel folgt eine strukturlose Membran eigentümlicher Art. Sie soll nicht aus elastischem Gewebe bestehen, sondern vom Bindegewebe herstammen. Darauf folgen Lamellen von abwechselnd längs- und querverlaufenden Bindegewebsfasern. Spärliche glatte Muskelzellen finden sich in mittleren und größeren Venen, wo sie schon KÖLLIKER beschrieb. Sie sind am zahlreichsten in der Nähe der inneren Grenzmembran. Das elastische Gewebe besteht aus feinen Fasern. Am dichtesten angeordnet sind sie in einer mittleren Schicht der größeren Venen, in der äußeren

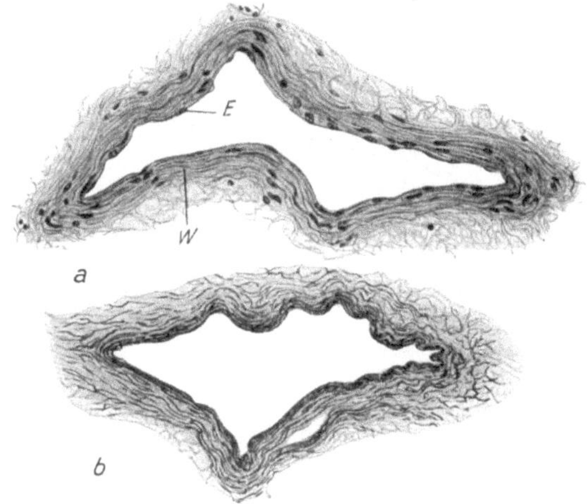

Abb. 107. Querschnitt durch die Vena centralis retinae (Mensch). W Rein bindegewebige Wand. Fix. MÜLLERsche Flüssigkeit, dann Formalin. a Hämalaun-Eosin, b saures Orcein. (Nach SCHAFFER, Lehrbuch der Histologie, 2. Aufl. 1922.)

Schicht kommen zirkuläre Fasern von stärkerem Kaliber hinzu. An der Innenfläche schließlich findet sich bei den größeren Venen ein dichtes Gitter elastischen Gewebes nach Art einer Elastica int.

8. Daß auch die Vv. anonymae, der untere Abschnitt der Jugularis und der obere der V. cava sup. muskelfrei seien, wie das SCHAFFER (1922) in seinem Lehrbuch angibt, ist unwahrscheinlich (s. Abschnitt „große Venenstämme").

2. Muskelreiche Venen.

Im Gegensatz zu den oben besprochenen Venen gibt es solche, in denen die Muskulatur unverhältnismäßig stark entwickelt ist. Hierhin zu zählen sind:

1. Die Venen des schwangeren Uterus, die in allen drei Schichten Muskelfasern enthalten mit Vorherrschen der Längsrichtung. Die Muskelfasern zeigen, wie schon KÖLLIKER angab, im 5. und 6. Schwangerschaftsmonat eine ähnliche Entwicklung wie die Muskelfasern der Uteruswand selbst.

2. Die Venen der Nebenniere haben noch die besondere Bedeutung, daß sie zugleich Ausführungsgänge für die Drüse darstellen. Die V. suprarenalis soll auf Adrenalin nicht ansprechen. Bereits die größeren Venen des Markes fallen durch ihren ungewöhnlichen Reichtum an Muskelfasern auf [vgl. hierzu FERGUSON (1905), DUBREUIL (1920), LICHTWITZ und MARESCH (1921), HENDERSON (1927) und das Kapitel Nebenniere in diesem Handbuch]. Eine Schichteneinteilung ist hier nicht mehr durchführbar (Abb. 108). Die zu innerst liegenden Muskelfasern laufen vorzüglich in der Längsrichtung oder bilden Spiralen, außen finden sich öfter schmale, ringförmig verlaufende Züge. indessen besteht hierin

eine große Wandelbarkeit. Die äußeren Muskelfasern zweigen sich auch in das
Markgewebe ab. Dieser mächtige Muskelbelag kann an einzelnen Stellen des
Gefäßumfanges gänzlich fehlen, hier tritt das Markgewebe unmittelbar an das
Endothel (Abb. 108). Die V. suprarenalis hat eine sehr dünne Media mit spärlichen
Ringmuskeln, eine mächtige Adventitia mit zahlreichen Längsbündeln von
Muskelfasern, dazwischen Bindegewebe und viele elastische Längsfasern.

Die Bedeutung dieses Muskelreichtums ist nicht völlig klar. Die starken
Muskelwülste der Markvenen (Abb. 108) erscheinen wie Polster, die einen

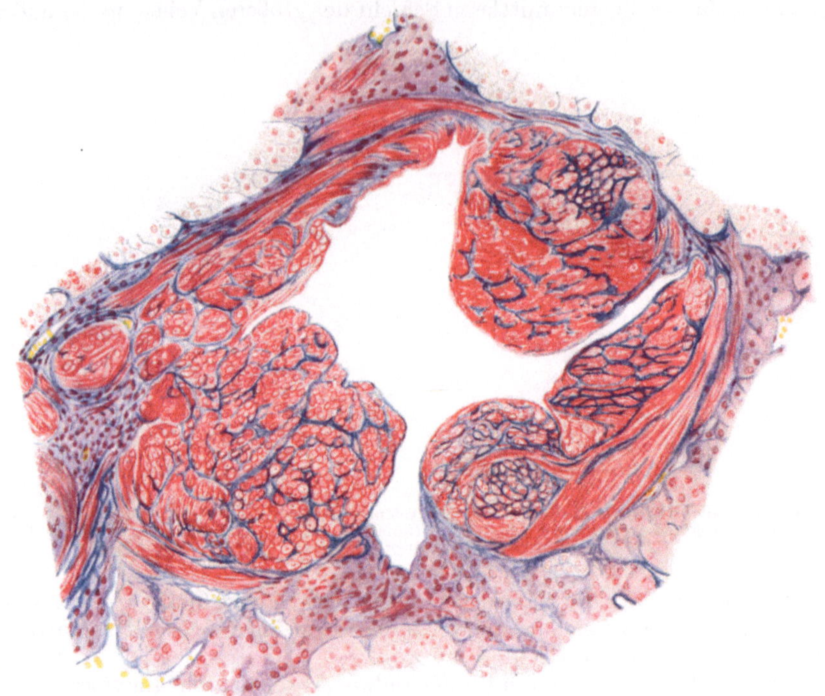

Abb. 108. Querschnitt durch eine Vene aus dem Nebennierenmark (Mensch). Mächtige
Langsmuskelwulste. Färbung Eosin-Methylblau. Vergr. 120×. Gez. von B. Schlichting.

völligen Verschluß dieser Venen ähnlich wie bei den Nabelgefäßen herbeiführen
könnten. Damit wäre die Möglichkeit der Drosselung des Venenblutes, an dem
das Adrenalin ausgeführt wird, gegeben. Nach einer persönlichen Mitteilung
von Prof. v. Möllendorff fehlt indessen dieser Muskelreichtum bei den
Markvenen des *Rindes* und anderer *Säuger.*

3. Eine starke Muskulatur besitzt auch die Nabelvene, worauf schon
Kölliker und Eberth aufmerksam machten. Besonders eindrucksvoll wird
diese Tatsache beim Vergleich des extraabdominalen Teiles der Vene mit dem
wesentlich muskelärmeren intraabdominalen Abschnitt. Nach Henneberg
(1902) überwiegt die Ringmuskulatur, die Längs- und Schrägzüge wechseln
der Menge nach ab. Die Längszüge liegen entweder direkt unter der Elastica
int., oder zwischen den Ringmuskeln, oder außen auf den letzteren. Daß
regelmäßig eine innere Längs-, mittlere Ring- und äußere Längsmuskulatur
vorhanden sei, wie frühere Untersucher angeben, konnte Henneberg nicht
bestätigen. Die Muskelbündel sind plattenförmige Gebilde, die durch verhältnismäßig reichliches interfasciculäres Bindegewebe verbunden sind. Eine Elastica

int. ist stets vorhanden, wo sie stellenweise gespalten ist, liegen zwischen den
Lamellen längsverlaufende Muskelfasern. Die Elastica bildet auch hier ein
Längsnetz elastischer Fasern, wie HENNEBERG ausdrücklich hervorhebt.
Zwischen den Muskeln findet sich eine individuell wechselnde Menge von zarten
Längsfasernetzen. Eine Adventitia fehlt. Man könnte als solche die ganze
Nabelschnursulze betrachten. Die Verbindung des interstitiellen Gewebes der
Media mit der Nabelschnursulze muß eine viel innigere sein als bei den Nabel-
arterien, da man die letzteren aus dem Nabelstrang herausziehen kann, während
die Vene sich von der Sulze nicht trennen läßt (nach persönlichen Mitteilungen
von Prof. RUNGE, Kiel). Vasa vasorum in der Gefäßwand und Capillaren in
der Sulze sind nicht nachgewiesen. Die Ernährung beider muß also vom Gefäßlumen aus geschehen[1].

Mit dem Eintritt in die Bauchhöhle ändert sich der Bau wesentlich. Die
Vene nimmt jetzt den Charakter der übrigen Körpervenen des Neugeborenen
an. Die Elastica int. wird undeutlicher. Die Media zeigt innere Längs- und
spärliche Ringmuskeln; eine Adventitia tritt auf und geht ohne scharfe Grenze
in die Media über. Die Adventitia ist sehr bindegewebsreich und enthält nur
spärliche Muskelzüge. Die elastischen Längsfasernetze der Media werden reichlicher und finden sich wie üblich mit kräftigen Fasern auch in der Adventitia.
Bei den oberflächlichen Placentarvenen fehlt im Vergleich zum Nabelstrang-
teil der Umbilicalvene eine Elastica int., das elastische Gewebe wird überhaupt sehr spärlich, die Muskulatur besitzt keine deutlich gesonderten Bündel
oder Platten.

HENNEBERG (1902) macht ferner kurze Angaben über die Entwicklung
der Nabelvene. Bemerkenswert erscheint, daß das elastische Gewebe später
auftritt als in der Arterie, nämlich bei Embryonen von 7 cm Länge.

Auffallend und erklarungsbedürftig ist der Muskelreichtum des extraabdominalen
Teils der Vene, denn hierin liegt das einzige Abweichende von anderen Venen. Daß die Besonderheiten im Bau der Nabelvene mit einer erhöhten Permeabilitat der Gefaßwand in
Beziehung stünden, wie neuerdings RUNGE und HARTMANN (1927) vermuten, ist wenig
wahrscheinlich, denn damit kann unmöglich der Muskelreichtum, sondern höchstens die
lockere Beschaffenheit des interfasciculären Bindegewebes erklart werden. Das letztere
ist aber für eine Venenwand nichts Abweichendes. Der Muskelreichtum der Wand, der
besonders bei der verengten Vene, die gewöhnlich untersucht wird, in die Augen springt,
könnte einmal durch außere Kräfte bedingt werden, die als Biegungen, Verwindungen
und Zerrungen wahrend des Fetallebens vorkommen konnen und den intraabdominalen
Abschnitt verschonen. Ferner aber ist damit zu rechnen, daß diese Muskulatur beim Ab-
nabeln in Wirksamkeit tritt, um eine Lumenverengerung auszufuhren, die allerdings nicht
zu einem so völligen Verschluß fuhrt wie bei der Arterie

3. Die Drosselvenen.

Unter den Begriff Drosselvenen wollen wir eine Gruppe von Venen
zusammenfassen, die auf Grund ihres Baues besonders dazu befähigt erscheinen,
eine Abflußregulierung aus den zugehörigen Capillarbezirken vorzunehmen.
Diese Venen stehen im Gegensatz zu den muskellosen, sind aber nicht ohne
weiteres den muskelstarken gleichzusetzen. Sie können durch Verengerung
das Blut zum Anstauen bringen. Es handelt sich dabei meist um Vasa publica
von Eingeweiden. Es herrscht noch keine Einigkeit darüber, ob und wieweit
alle hierunter aufgeführten Venen eine solche Leistung ausführen, andererseits
besteht die Aussicht, daß noch andere Venen als Drosselvenen erkannt werden,
z. B. sind vielleicht die Nebennierenvenen hierher zu rechnen. Somit handelt

---

[1] Anm. bei der Korrektur. SHORDANIA (1929) findet im oberen Drittel der Nabelschnur
nicht selten arterielle und venose Ästchen, die vom Gefaßnetz des Nabelringes ausgehen,
und die Ernahrung der Nabelschnur in diesem Teil übernehmen könnten.

es sich nur um den Versuch einer vorläufigen Einteilung, die Entscheidung
liegt in jedem Einzelfall bei der physiologischen Beobachtung.

Die Lungenvenen sind in ihren engen Abschnitten sehr dünnwandig.
Ihr elastisches Gerüst geht in die elastischen Fasern der Lunge über, ihre
Adventitia ist das Lungengewebe selbst. Wieweit Muskelfasern in die Venenwand
reichen, ist nicht bekannt. Von Piana (1883) sind glatte Muskelringe in den
Lungenvenen beschrieben, ähnlich den Muskelringen, die Piana (1881) in den
kleinen Lungenarterien einiger Haustiere fand. Wieweit diese Muskelringe als
Ventile wirken, muß die Physiologie entscheiden. Mauntner (1924) ist für
eine solche Wirkung eingetreten.

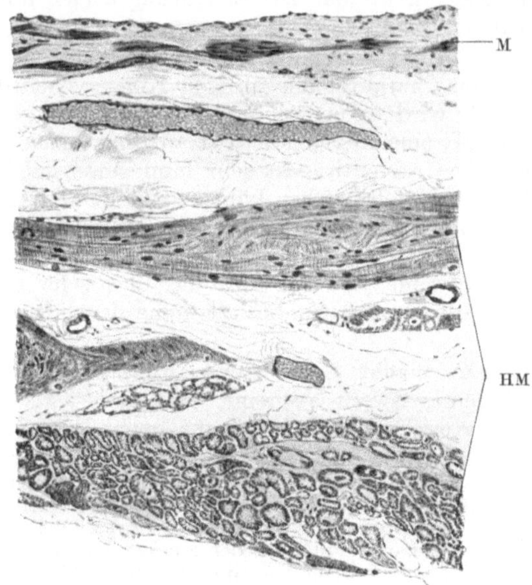

Abb. 109. Querschnitt durch den Stamm einer Lungenvene (Mensch). M Glatte Muskelfasern der
Media, HM Herzmuskelbelag in der Adventitia. Fix. Formalin. Farbung Hamatoxyl.-Eosin.
Vergr. 90 ×. Gez. von B. Schlichting.

In den großen extrapulmonalen Lungenvenen (Abb. 109) ist das elastische
Gerüst sehr dicht. Eine Elastica int. ist meist nicht sicher erkennbar, wie denn
eine Trennung von Intima und Media kaum möglich ist. Das Ganze bildet eine
elastische muskulöse Schicht. Die elastischen Fasern bilden außen Làngsnetze,
nach innen finden sich aber auch Ringfasern. Die Muskelzellen sind dicht umschlossen von diesem elastischen Gerüst, verlaufen ringförmig, stellenweise auch
längs.

Die Adventitia bekommt einen Überzug von Herzmuskelfasern [vgl.
Räuschel (1836), Elischer (1869), Stieda (1877), Arnstein (1877) und
Favaro (1910)]. Diese Fasern laufen ringförmig bzw. spiralig um das Rohr.
Äußere Längszüge [Stieda (1877)] kommen vor. Diese Fasern reichen beim
Menschen bis zur Perikardgrenze.

Diese Herzmuskelfasern sind mehr noch als bei den Hohlvenen von kräftigen
elastischen Fasern begleitet. Die einzelne Herzmuskelfaser steckt in einer Hülse
von elastischen Fasern. Wo die Herzmuskelfasern endigen, drängen sich die
begleitenden elastischen Fasern zu einer sehnenartigen Fortsetzung zusammen.
Ein gleiches findet sich an den Hohlvenen (Abb. 139). Ob sich diese elastischen

Sehnen nur aus den umspinnenden Fasern entwickeln oder auch eine Fortsetzung der Myofibrillen enthalten, konnte nicht entschieden werden.

Wir haben somit den interessanten Fall, daß der Mantel von Herzmuskelfasern die Venenwand bei der Vorhofsystole nicht nur passiv zusammenschiebt, sondern auch die Spannung des elastischen Gerüstes ändert. Dadurch könnte eine systolische Faltung der Venenwand vermieden werden, die eintreten müßte, wenn der Herzmuskelmantel das elastische Gerüst der Venen bis zur völligen Entspannung zusammenschöbe. Das ist eine viel engere Zusammenarbeit der Bestandteile der Venenwand, als man bisher annehmen konnte.

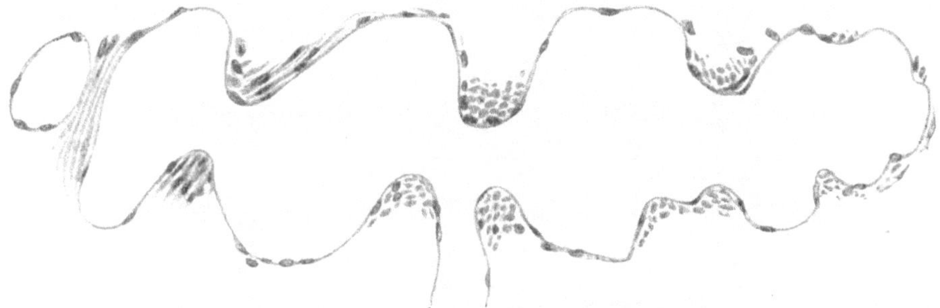

Abb. 110. Lebervene mit Sphincteren vom *Hund*. Nach K. W. ZIMMERMANN (1923).

Ob in den Lungenvenen, die arterielles Blut fuhren, die Vasa vasorum wie bei den anderen Venen bis zur Intima reichen, oder wie bei den Arterien nur in die Media eindringen, ist nicht untersucht.

Die Lebervenen und Darmvenen. Sehr wirkungsvolle Drosselvenen sind nach MAUNTNER und PICK (1915) die Lebervenen. Ihre sperrende Kontraktion kann einen Einfluß auf den Wasserhaushalt der Leber ausüben, aber auch zum Anstauen einer großen Menge Blutes in der Leber führen. Es wurden an den kleinen Lebervenen des Hundes von AREY und SIMONDS (1920), R. H. JAFFÉ, K. W. ZIMMERMANN (1923) und SIMONDS (1923) wulstförmige Muskelverdickungen gefunden. Diese bilden Sphincteren (Abb. 110) und lassen

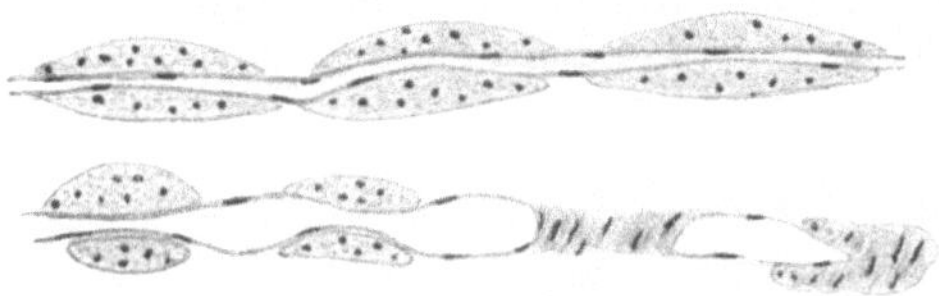

Abb. 111. *Pferd*, Submucosa des Dunndarms, langgeschnittene Venen mit Sphincteren. Nach K. W. ZIMMERMANN (1923).

die Zwischenstrecken ampullenartig hervortreten. Am Abgang eines Seitenastes fand K. W. ZIMMERMANN einen besonders kräftigen Sphincter. Bei *Herbivoren* sollen diese Muskelringe fehlen. Nach LACOSTE und GOUELMINO RISTITSCH (1926) haben die kleinen und mittleren Pfortaderaste der Leber beim *Delphin* zahlreiche Platten und Pfeiler, durch die die Lichtung in viele anastomosierende maschige Hohlen zerlegt wird. Dadurch kann schon bei der Fixation die Lichtung verlegt werden.

Beim Menschen sind nach MIYAKE (1929) die Lebervenen dickwandiger als die Pfortaderäste, sie haben schon von $40\,\mu$ Durchmesser an Muskelfasern. Die Intima ist stark entwickelt, die Media soll bei den größeren Venen fehlen, die Adventitia besitzt Langsmuskeln mit elastischen Fasern, nach außen hin lockert sie sich auf. Bei kleinen Venen besitzt die Media stellenweise Ringmuskeln, die, wie ich vermute, den Sphincteren bei Tieren zu vergleichen sind. Die Intima und Adventitia besitzen zahlreiche elastische Fasern.

Eine ganz ähnliche Verteilung der Muskulatur fand PIANA (1893) in den Wurzeln der Pfortader im Darm des *Pferdes*. K. W. ZIMMERMANN (1923) konnte diesen Befund bestätigen (Abb. 111). Die Anordnung der Sphincteren zeigt eine gewisse Regelmäßigkeit. Vielleicht können diese Venen die Blutfülle der Darmschleimhaut regulieren helfen. Auf die ungewöhnlich starken adventitiellen elastischen Fasermäntel kleiner Darmvenen des Menschen wurde auf S. 137 verwiesen. Die sog. Venennester, die MALL (1888) beim *Hunde* in

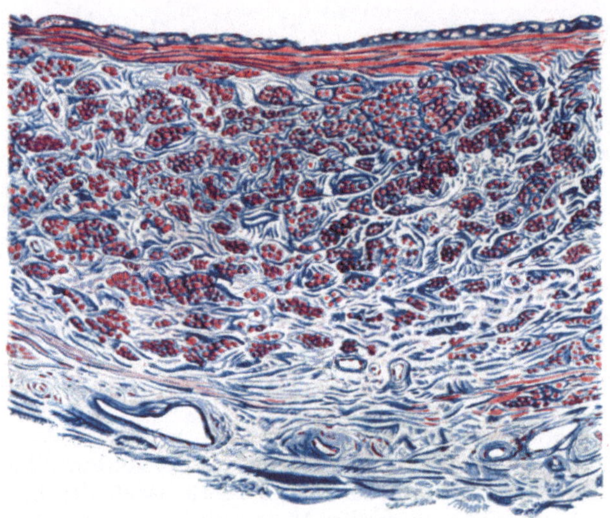

Abb. 112. Querschnitt durch die Vena dorsalis penis (Mensch). Starke Längsmuskulatur. Färbung Eosin-Methylblau. Vergr. 120 ×. Gez. von B. SCHLICHTING.

der Submucosa fand, stellen nach unveröffentlichten Untersuchungen von Prof. SPANNER-Kiel arteriovenöse Anastomosen dar.

Einer kurzen Bemerkung von DURANTE (1929) entnehme ich, daß an den Nierenvenen die Ringmuskulatur ebenfalls auf einzelne Sphincteren zusammengedrängt ist.

Die Penisvenen. Mit einigen Vorbehalten seien in dieser Gruppe auch die Penisvenen aufgeführt. Nach KISS (1921) werden diese Venen bei der Erektion der Schwellkörper des Penis dadurch gedrosselt, daß sie am Ursprung aus den Schwellkörpern bei vermehrtem Zufluß in diese letzteren abgeklemmt werden. Andere Untersucher, wie SAENGER (1904) und BENDA (1902), haben diesen Venen auch einen aktiven Einfluß auf das Zustandekommen der Erektion beigemessen. Jedenfalls zeigen diese Venen, und zwar die Vv. prof. penis, wie dorsalis penis einen auffallenden Bau. Sie zeichnen sich aus durch den Reichtum an Muskulatur, die hauptsächlich in der Längsrichtung verläuft (Abb. 112). An einzelnen Stellen finden sich auch zirkuläre Bündel, die die ersteren umfassen. In beiden Venen wölben sich Längsleisten vor, die von EBERTH (1904) als Intimapolster bezeichnet werden. Nach KISS sind es Längsleisten. Diese können indessen stellenweise fehlen (Abb. 112). Während solchen Leisten an den Arterien eine besondere Begünstigung für die Lumeneinengung zugesprochen wird, nimmt KISS ein gleiches für die Venen ohne Grund nicht an. Die Bedeutung der Längsmuskeln ist darin zu suchen, daß mit ihrer Hilfe die Vene an den Ausdehnungszustand des Penis sich anpassen kann. SAENGER (1904) untersuchte die V. dorsalis penis bei Mensch, *Pferd*, *Rind*, *Schwein*, *Meerschweinchen* und *Affen*. Die Vene ist meist sehr muskelstark, beim *Meerschweinchen* und *Rind* finden sich nur Ringmuskeln, beim *Schwein* überwiegen diese. Die Buckelbildungen stellen Anhäufungen von Längsmuskeln dar, die gegen das Endothel durch eine Schicht elastischen Gewebes abgegrenzt sind, gegen die Media durch eine breite Bindegewebsschicht mit elastischen Fasern.

Schließlich sei auf die sonderbaren Trichtereinsätze verwiesen, die KISS in zwei Fällen in der V. prof. penis auffinden konnte. Es handelt sich um den Einbau eines zweiten, konisch sich verjüngenden Rohres in die Vene, wie bei einer Wasserstrahlpumpe. Der Einsatz besteht aus derbem Bindegewebe (Abb. 113), zwischen dem eine elastische Lamelle sich findet. Über die Bedeutung dieser vorläufig noch nicht als regelmäßiges Vorkommnis bestätigten Einrichtung vgl. KISS (1921).

Auch die Abflußvenen aus den Blutkammern an der Pfote von *Gecko* besitzen nach TANDLER (1903) im Beginn Intimaverdickungen, die aus großen

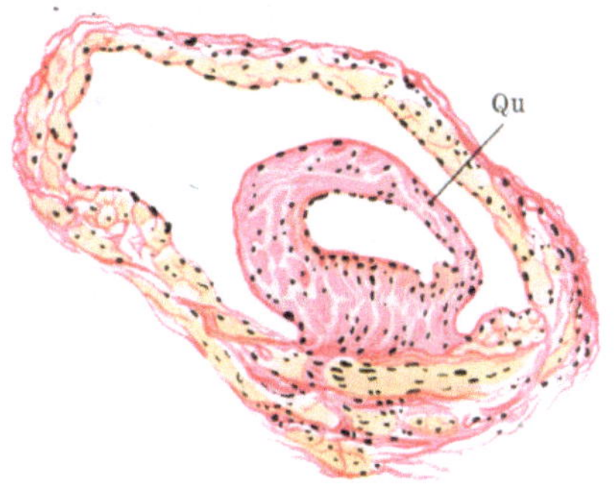

Abb. 113. Querschnitt einer Vena prof. penis mit Trichtereinsatz. 22 jähriges Individuum. Qu Querschnitt des Trichters. Fix. Pikroformol. Farbung Resorcinfuchsin-VAN GIESON. Leitz Ok. 3. Obj. 3¹/₂. Nach KISS (1921).

blasigen Zellen bestehen, die als modifizierte Muskelzellen anzusprechen sind und zur Erzielung eines Verschlusses dienen.

An den Abflußvenen der in der Nasenschleimhaut gelegenen kavernösen Venengeflechte finde ich eine auffallend starke Muskulatur, die teils quer, teils längs geordnet ist, und Wülste in das Lumen vortreiben kann. Hier liegen offenbar auch Drosselvenen vor.

Ob auch die Abflußvenen anderer schwellkörperartiger Bildungen einen entsprechenden Bau besitzen, ist nicht untersucht. Auffallende Längsleisten sahen BAUM und THIENEL (1904) in der Intima der V. digitalis vol. lat. des *Pferdes*.

4. Venenherzen.

Ein besonderes Interesse beanspruchen die pulsierenden Venen des *Fledermaus*flügels, die auch als Venenherzen bezeichnet werden, und die die einzigen Gefäße sind, an denen eine aktive Förderung des Blutstroms bei Warmblütern sicher erwiesen ist. Diese Venenherzen wurden von WHARTON (1852) entdeckt. Schon LEYDIG (1859) bestätigte, daß die contractilen Elemente in der Wand dieser Venen der Muskulatur des Herzens ähnlich sei durch ihre Querstreifung und geflechtartige Anordnung. Siehe weiter LUCHSINGER (1881) und KARFUNKEL (1905).

Die Venenpulsationen haben eine normale Frequenz von 8—10 pro Minute und bilden eine peristaltische Welle, die von der Peripherie nach dem Zentrum läuft [HESS (1918)].

Venenpulsationen, die in ihrer Wirkung ein peripheres Herz darstellen, wurden auch in der Pfortader von *Bdellostoma* beobachtet [CARLSON (1904)], ferner bei *Amia* in den hinteren Körpervenen. Diese Beobachtungen zeigen, daß die primitive Fähigkeit zur Gefäßperistaltik, die vor dem Auftreten eines Herzens (z. B. bei *Amphioxus*) weitverbreitet war, wiedererwachen kann, wenn die vis a tergo des Herzens an einem Punkt des Kreislaufs nicht ausreicht. Histologische Untersuchungen über diese Gefäßabschnitte liegen nicht vor.

Von besonderem Interesse ist es ferner, daß nach Stieda (1877), Arnstein (1877), Akaza (1899) der Überzug von Herzmuskulatur an den Lungenvenen sich bei einigen Tieren in die Lunge hineinerstreckt *(Affe, Maulwurf, Ratte)* und bei anderen *(Fledermaus* und *Hausmaus)* sogar sich bis auf die kleinen Venen fortsetzt. Hier bilden nach Arnstein die Herzmuskelfasern ein Balkenwerk mit längsverlaufenden Pfeilern und dünneren schrägen Querzügen. Nach Grauel (1921) sind bei der *Ratte* bis in die letzten Verzweigungen die Lungenvenen von einer inneren Längs- und äußeren Ringschicht von Herzmuskelfasern umgeben. Schaltstücke fehlen. Favaro (1910) fand auch bei niederen Wirbeltieren ein intrapulmonales Myokard, und bemerkt, daß bei den Säugern das Myokard um so tiefer mit den Venen in die Lunge dringt je kleiner die Säuger sind. Diese Befunde spielen eine große Rolle in der Frage der Homologisierung der Gefäßwandschichten mit dem Herzen.

Ob hierin eine erhöhte Sicherung gegen den Rückfluß von Blut während der Vorhofsystole zu erblicken ist, oder ob eine aktive Förderung des Blutes erfolgt, hängt ganz von den zeitlichen Verhältnissen der Venenkontraktion ab, über die nichts bekannt ist. Würde, wie es wahrscheinlich ist, die Kontraktion vom Herzen aus sich in die Peripherie fortpflanzen, so müßte die Kontraktionswelle dem Blutstrom entgegenlaufen und ihn hemmen.

5. Turbanähnliche Organe bei Rochen.

Eigentümliche, ihrem Aussehen nach als turbanahnliche Organe bezeichnete Bildungen finden sich an einigen Venen der *Rochen.* Von Leydig (1852) entdeckt, wurden sie von Sappey (1880) für Lymphherzen gehalten, von P. Mayer (1888) [zit. nach v. Ebner (1902)] als glattmuskelige Sphincteren erkannt. Sie finden sich an den sonst sehr dünnwandigen Darmvenen, nach Tretjakoff (1926) auch an Venen neben der Wirbelsäule. Nach Tretjakoff (1926) besitzt der Sphincter eine innere Zone, die sehr dicht und kernlos ist und Zellgrenzen kaum erkennen laßt, die äußere Zone besitzt Kerne und Zellgrenzen. Diese mit Sphincteren versehenen, rosenkranzförmigen Gefäße der *Rochen* sollen wie das Sinussystem der *Neunaugen* ein Kollateralgefäßsystem darstellen, welches durch die engen Sphincteren ein an Erythrocyten verarmtes Blut bekommt. Insofern könnte man diese Venen unter die Drosselvenen rechnen.

J. Altersveränderungen.

Hierüber finde ich nur spärliche Angaben, die sich auf systematische Untersuchungen stützen.

Nach Benda (1924) gibt es eine senile Atrophie, bei der sich die Muskelzüge der Media verschmälern und durch Bindegewebe ersetzt werden (Vakatsklerose). Eine geringe bindegewebige Intimaverdickung gesellt sich hinzu (senile Phlebosklerose). Speziale (1928) untersuchte die Vv. saphenae und V. femoralis im Alter von 20—35 Jahren und von 65 Jahren ab. Mit fortschreitendem Alter nehmen die kollagenen und elastischen Elemente an Masse zu. Die elastischen Fasern der Venenwand sind bei älteren Personen oft zu groben Bündeln vereinigt, mit dicken Einzelfasern, die gewunden sind und Unterbrechungen zeigen. Die kollagenen Fasern nehmen einen unregelmäßigen Verlauf an. Häufig ist bei Greisen die Muskulatur der Intima stärker entwickelt. Durch alle diese Vorgänge nimmt die Gesamtdicke der Venenwand zu [s. auch Bindi (1904)].

Für die Altersveränderungen an den Hohlvenen vgl. die Darstellung auf S. 145 nach HUSTEN (1927).

Die fehlende oder im Verhältnis zu den Arterien sehr geringe Intimawucherung im Alter beweist, daß eine Intimawucherung an sich nicht allein aus endogenen Ursachen oder allgemeinen Schädigungen zustande kommt, sondern von der Höhe der Wandbeanspruchung durch den Blutstrom abhängt. Beim Ductus thoracicus, der eine noch geringere Wandbeanspruchung bot als die Venen, fehlt nach BAUM (1929) überhaupt jegliche Altersveränderung der Intima, ebenso wie im ganzen Gefäßsystem kleiner *Säugetiere,* bei denen die Beanspruchung der Gefäßwände geringer ist.

Literatur.

Akaza, S.: Über das Vorkommen von quergestreiften Muskelfasern in der Wandung der Lungenvenen. Mitt. med. Ges. Tokyo **13** (1899). — **Arey** u. **Simonds:** The relation of the smooth muscle in the hepatic veins to shock phenomena. Anat. Rec. **18,** 219 (1920). — **Argaud, R.:** (a) Sur quelques particularités structurales de la grande azygos chez le boeuf. C. r. Assoc. franç. pour Avanc. Sci. Clermont-Ferremel **1908,** 561. (b) Sur la structure des valvules veineuses et l'innervation intracardiaque de l'oreillette droite. Arch. Mal. Coeur **4,** 638 (1911). — **Arnstein:** Zur Kenntnis der quergestreiften Muskulatur in den Lungenvenen. Med. Zbl. **15,** 692—694 (1877).

Backmann, G.: Über gewisse Unregelmäßigkeiten in dem Bau der normalen Venenwandung beim Menschen. Arch. f. Anat. **1906,** H. 6, 311. — **Bardeleben, K.:** (a) Über den Bau der Venenwandung und deren Klappen. Ber. Münch. Naturforsch.verslg **1877,** 228 bis 230. (b) Über Venenelastizitat. Jena. Z. Naturwiss. **12** (N. F. 5) 21 (1878). (c) Über die Entwicklung der Extremitätenvenen des Menschen. Sitzgsber. Jena. Ges. Med. u. Naturwiss. 7. Nov., **1879** 121. (d) Das Klappendistanzgesetz. Jena. Z. Naturwiss. **14,** 467 (1880). — **Baum** u. **Thienel:** Siehe Literaturverzeichnis Arterien. — **Benda, C.:** (a) Über den Bau der Vena dorsalis penis des Menschen. Verh. anat. Ges. Halle **1902.** (c) Venen. Handbuch der speziellen pathologischen Anatomie und Histologie Bd. 2, S. 787—919. Berlin: Julius Springer 1924. — **Benninghoff** u. **Spanner:** S. Literaturverz. Arterien. — **Bindi, F.:** Il tessuto elastico nella safena interna in rapporto a differenti etc. Clin. chir. **12,** Nr 5, 393 (1904). — **Braune, W.:** Das Venensystem des menschlichen Korpers. 1. Lief. Leipzig 1884.

Cadiat: Système veineux. Gaz. méd. Paris **1877,** 118. — **Carlson** (zitiert nach Bethe): Vergleichende Physiologie der Blutbewegung im Handbuch der normalen und pathol. Physiol. Bd. 7, S. 1. 1924.

Descomps, P. et de **Labaubie:** Les veines mésentériques. J. de l'Anat. et Physiol. norm. et Path. **48,** No 4, 337 (1912). — **Dubreuil, S.:** La musculature des veines centrales surrénales de l'hommes. C. r. Soc. Biol. Paris **83,** 1096—1098 (1920). — **Durante, G.:** Migration intra-vasculaire des cellules dites „fixes" de l'organisme. Sang **3,** 369—397 (1929).

Eberth, C. J.: Die mannlichen Geschlechtsorgane. Handbuch der Anatomie des Menschen. Von K. v. Bardeleben, Lief. 12, 1904. S. 310. — **v. Ebner:** Abschnitt Gefaßsystem in Kollikers Handbuch der Gewebelehre. 6. Aufl. 1902. — **Elischer, J.:** Über quergestreifte Muskeln der ins Herz mündenden Venen des Menschen. Sitzgsber. Akad. Wiss. Wien, Math.-naturwiss.Kl. **60** (1869). — **Epstein, E.:** Über die Struktur normaler und ektatischer Venen. Virchows Arch. **40** (1887).

Favaro, G.: Il miocardio polmonare. Contributi all' istologia umana e comparata dei vasi polmonari. Internat. Mschr. Anat. u. Physiol. **27,** 375 (1910). — **Ferguson, J.:** The veins of the adrenal. Amer. J. Anat. **5** (1905).

Gilbert, A. et **Villaret, Maurice:** Contribution à l'étude de la circulation portale. 1. Quelques particularités sur la structure des veines sur-hépatiques, notamment chez le chien. C. r. Soc. Biol. Paris **67,** No 24, 19 (1909/1910). — **Grauel, F.:** Sur la musculature striée des veines pulmonaires du rat. C. r. Soc. Biol. Paris **84,** 291 (1921).

Henderson, Carl F.: The longitudinal smooth muscle of the central vein of the suprarenal gland. Anat. Rec. **36,** 69—78 (1927). — **Henneberg, B.:** S. Literaturverz. Arterien. — **Heß, W. R.:** S. Literaturverz. Arterien. — **Hochwein** u. **Singer:** Untersuchungen am venosen Teil des Kreislaufs. 2. Mitt.: Untersuchungen uber den Bau der Venenwand. Arch. f. exper. Path. **125,** 300 (1927). — **Husten, K.:** Anatomische und histologische Untersuchungen uber Weite und Wand der Hohlvenen unter physiologischen und pathologischen Kreislaufbedingungen. Veroff. Kriegs- u. Konstitut.path. **4,** 1—84 (1927).

Jäger, O.: Die Entwicklung der Venenklappen. Morph. Jb. **56,** 250—262 (1926). — **Jolly, J. et P. Chevalier:** (a) Sur les cellules pariétales des sinus veineux de la rate. C. r.

Soc. Biol. Paris **67**, No 34, 585 (1909). (b) Sur la structure des Sinus veineux de la rate. C. r. Soc. Biol. Paris **70**, No 8, 262 (1911). — **Kampmeier, O. F. u. C. Birch:** The origin and development of the venous valves with particular reference to the saphenous district. Amer. J. Anat. **38**, 451—497 (1927). — **Karfunkel:** Venenherzen der *Fledermaus*. Arch. f. Physiol. **1905**, 538. — **Kiß:** S. Literaturverz. Arterien. — **Klotz, K.:** Untersuchungen uber die Vena saphena magna beim Menschen, besonders rücksichtlich ihrer Klappenverhältnisse. Arch. f. Anat. u. Entw.gesch. **1887**, 159. — **Köppe, H.:** Muskeln und Klappen in den Wurzeln der Pfortader. Arch. f. Physiol. **1890**. — **Köster:** Über die Struktur der Gefäßwände und die Entzündung der Venen. Sitzgsber. niederrhein. Ges. Natur- u. Heilk. Bonn, Sitzgsber. 15. Marz 1875.

Lacoste, A. et M. Gouelmino-Ristitch: Sur quelques particularités de structure des branches intra-hépatiques de la veine porte chez le dauphin. C. r. Soc. Biol. Paris **94**, No 3, 185—190 (1926). — **Laguesse, E.:** Note sur la developpement des veines dans la rate. Soc. Biol. IX. s. **2**, No 13, 161 (1890). — **Landau, E.:** Altersveränderungen des Venensystems'der Nebenniere. Petersburg. med. Wschr. **1908**, Nr 24, 3. — **Lehmann, W.:** Über Bau und Entwicklung der Wand der hinteren Hohlvene des Rindes und Venenklappen bei *Pferd* und *Rind*. Diss. Bern 1908. 38 S. — **Longe, M.:** Contribution à l'étude histologique du system veineux. Paris 1880. — **Löwenstein, A.:** Über die Venenklappen und Varicenbildung. Mitt. Grenzgeb. Med. u. Chir. **18**, 161—168 (1907). — **Luchsinger:** Von den Venenherzen in der Flughaut der *Fledermäuse*. Pflügers Arch. **26**, 445 (1881).

Mall: S. Literaturverz. Capillaren. — **Mauntner:** Wien. Arch. inn. Med. **7**, 251 (1924); zitiert nach Tannenberg und Fischer-Wasels. Handbuch der normalen und pathologischen Physiologie. Bd. 7. 1927. — **Mauntner, H. u. E. P. Pick:** Über die durch „Shockgifte'' erzeugten Zirkulationsstörungen. Münch. med. Wschr. **1915**, Nr 34, 1141. — **Mehnert, E.:** S. Literaturverz. Arterien. — **Miyake, M.:** (a) Über den feineren Bau der Vena cava sup. und inf. Fol. anat. jap. **7**, 389 (1929). (b) Vergleichende Studien über den feineren Bau der Pfortader und Lebervenen. Arb. a. d. med. Univ. Okayama **1**, 158 (1929).

Naglieri, F.: Sulla presenza e sulla disposizione delle fibre muscolari lisce nelle valvole di alcune vene muscolare dell' Equus caballus. Nuovo Escolani **25**, 129—136 (1920). — **Naito:** Verh. jap. path. Ges. Tokyo, 3. Tagg **1913**.

Peindarie, Jean: Les fibres musculaires lisses de la veine centrale surrénale. C. r. Soc. Biol. Paris **83**, 958 (1920). — **Piana, S. R.:** (a) Sur un disposition spéciale de la musculature dans les racines des veines pulmonaires de divers animaux et des racines de la veine porte dans la muqueuse intestinale des équins. Arch. ital. Biol. **21**, H. 2, 11 (1883). (b) Di una speciale disposizione della musculatura nelle radici della vena porta del cavallo e nelle radici delle vena pulmonari del Bue. Monit. zool. ital. **4** (1893). — **Plenk, H.:** S. Literaturverzeichnis Arterien.

Ranvier, L.: Des tissus veineux des ganglions sympathiques. J. de Microgr. **1888**, No 5, 148. — **Remak:** Über contractile Klappensacke an den Venen des Menschen. Dtsch. Klin. **1856**. Nr 3. — **Retterer, Ed.:** Du réseau vasculaire et des espaces caverneux de la rate. C. r. Soc. Biol. Paris **79**, 124, No 3 (1916). — **Runge u. Hartmann:** Über den anatomischen Bau der Nabelvene. Zbl. Gynäk. **1927**, 49—50.

Saenger, L.: Über die Vena dorsalis penis. Diss. phil. Bern 1904. 29 S. — **Schaffer, S.:** Lehrbuch der Histologie und Histogenese. 2. Aufl. Leipzig 1922. — **Schmidt, J.:** Der Blutstrom in der Pfortader unter normalen Verhältnissen und bei experimenteller Beeinflussung. Breslau 1908. — **Shordania, J.:** Über das Gefäßsystem der Nabelschnur. Z. Anat. **89**, 696—726 (1929). — **Skoropodsky, M.:** Recherches sur les structures de veines pulmonaires chez l'homme. Diss. Lausanne 1926. — **Slavik:** Über die Venendystrophie im Säuglingsalter usw. Z. Kinderheilk. **32**, 322 (1922). — **Soboroff:** Untersuchungen über den Bau normaler und ektatischer Venen. Arch. path. Anat. **54**, 137 (1872). — **Spalteholz:** S. Literaturverz. Capillaren. — **Speziale, F.:** Variazioni strutturali delle vene dell'uomo in rapporto all'età ed ai tip iconstituzionali. Rich. Morf. e Biol. anim. **8**, 263—281 (1928). — **Stieda, L.:** Über quergestreifte Muskelfasern in der Wand der Lungenvenen. Arch. mikrosk. Anat. **14**, 243 (1877). — **Suchard, E.:** (a) Observations nouvelles sur la structure du tronc de la veine porte du *rat*, du *lapin*, du *chien*, de l'homme et du *poulet*. C. r. Soc. Biol. Paris **53**, No 7, 192 (1901). (b) De la disposition de la forme des cellules endotheliales du tronc de la veine porte. C. r. Soc. Biol. Paris **53**, No 7, 300 (1901).

Tandler, J.: Beiträge zur Anatomie der *Gecko*pfote. Z. Zool. **75**, 308 (1903). — **Tretjakoff, D.:** Die orbitalen Venensinusse der niederen Wirbeltiere. Gegenbaurs Jb. **56**, 402 bis 445 (1926). — **Triepel, H.:** Die Struktur der Gehirnvenen und die Blutzirkulation in der Schädelhöhle. Arb. anat. Inst. **1898**, 287. S. ferner Literaturverz. Arterien.

Walkoff, F.: Das Gewebe des Ductus arteriosus und die Obliteration desselben. Z. rat. Med. **36**, 109 (1869). — **Wharton, J. T.:** Discovery, that the veins of the bots wing (which are furnished with valves) are endowed with rythmical contractility, and that the outward flow of blood is accelerated by each contraction. Philos. trans. roy. Soc. Lond. **1852**.

Zimmermann, K. W.: Siehe Literaturverz. Capillaren.

V. Das Herz.

A. Entwicklungsmechanik.

Die Grundlage bei der Bildung des Herzens ist der Endothelschlauch, dem aber alsbald ein Abschnitt des visceralen Mesoblastes in Gestalt des myoepikardialen Mantels zur Verfügung steht. Darin besitzt das Herz eine spezifische Anlage, ganz im Gegensatz zur perithelen Gefäßwand, die allerorts und vermutlich zu allen Zeiten aus dem umgebenden Mesenchym sich bilden kann. Während außerdem die histogenetische Ausgestaltung des Herzens sehr frühzeitig einsetzt, beginnt die perithele Gefäßwand erst zu einer Zeit sich zu differenzieren, wo das Herz in seinen Grundzügen bereits fertig gestellt ist. Hierin liegen bedeutsame Unterschiede zwischen Herz und Gefäßen.

Die klarsten Experimente zur Frage der Herzentwicklung wurden an *Amphibien* ausgeführt. Die Anlage des Herzens ist bei einem etwa 2 mm langen Keim mit gerade angedeuteter Medullarplatte ventralwärts rechts und links vom Urmund im freien Rand des sich vorschiebenden Mesoderms zu suchen. Bei anuren und urodelen Amphibien liegen die Verhältnisse etwas verschieden. GOERTTLER (1928) hat den als Herzmaterial in Frage stehenden Mesodermbezirk explantiert. Dieses Zellmaterial, das morphologisch noch ganz indifferent ist, blieb mit einer Ektodermhülle umgeben und pulsierte am 4. oder 5. Tage nach der Operation, freischwimmend oder innerhalb eines jungen Aufzuchttieres. Zur Zeit des Eingriffs war mithin das materielle Schicksal des präsumptiven Herzens bereits festgelegt.

Die Wahrscheinlichkeit, daß das Herzmaterial bei den Amphibien allein aus dem Mesoderm stammt, ist durch diese Versuche weiter gestiegen. Außerdem zeigt sich zwischen rechtem und linkem Anlagematerial des Herzens eine funktionelle Asymmetrie, da offenbar nur die linksseitigen Explantate pulsationsfähig waren. Vielleicht bietet dieses Verhalten einen Schlüssel zum Verständnis der späteren Lageasymmetrie der einzelnen Herzabschnitte zueinander.

Neben der Fähigkeit zur rhythmischen Pulsation, die offenbar zu allererst determiniert ist, besitzt die nur wenig ältere Herzanlage auch die Fähigkeit, die vier Abschnitte des Herzens auszubilden, wie das zuerst von EKMANN (1921) und später in ausführlichen Experimenten von STÖHR (1924, 1925, 1926) gezeigt wurde.

Diese Gestaltungsfähigkeit kommt nach EKMANN (1921) offenbar nur dem myoepikardialen Anteil der Anlage zu, sie bleibt erhalten bei Transplantation der Herzanlage in fremde Umgebung und in einen anderen Organismus. Aus der normalen Entwicklung ist zu schließen, daß auch das Endokard formgebend wirkt. So wird die Vorhofsscheidewand zuerst als reine Endokardsichel angelegt, und bei der Bildung der Klappenwülste ist das Endokard ebenfalls führend.

Trotz dieses beträchtlichen Selbstdifferenzierungsvermögens ist die Anlage kein Mosaik. Es gelang EKMANN (1921), durch Langsspaltung einer einzigen Herzanlage zwei bis fünf zwar entsprechend kleinere, aber annähernd typische, pulsierende Herzen zur Entwicklung zu bringen.

Diese Angaben werden durch COPENHAVERS (1924, 1925) Versuche im wesentlichen bestätigt. Seine Befunde legen aber die Annahme nahe, daß die Determination des Herzens in verschiedenen Achsenrichtungen nicht gleichzeitig erfolgt.

Die Frage, ob die Herzanlage ein harmonisch-aquipotentielles System sei, wird von EKMANN (1921) in positivem Sinne beantwortet. STÖHR (1926) weist indessen daraufhin, daß zur Entwicklung gebrachte Teilstücke der Herzanlage niemals eine ganz typische Gestaltung zeigten. Offenbar sind die dem Material innewohnenden Faktoren nicht ausschließlich maßgebend, und es scheinen nach Stöhrs Untersuchungen besonders die Lagebeziehungen und die Entwicklung eines Blutkreislaufes mitbestimmend für die Ausgestaltung des Herzens zu sein.

B. Das Wandendokard.

1. Der Aufbau des Wandendokards.

Das Endokard überzieht als dünne Haut die ganze Innenfläche der Herzhöhlen und dringt in alle Nischen ein. Es ist funktionell der Gefäßintima gleichzusetzen, wenn wir zunächst von den Klappen absehen, und besitzt wie diese eine gewisse biologische Selbständigkeit. So kann es isoliert erkranken, und diese Tatsache hat besonders die Aufmerksamkeit auf die Herzinnenhaut gelenkt.

Das Endokard ist bei Erwachsenen weißlich oder gelblich glänzend, was dort zum Ausdruck kommt, wo es in dickerer Schicht den Farbton der Muskeln verdeckt. Besonders an der linken Septumfläche erscheint es streifig und hat dadurch schon zur Verwechslung mit den gleichgerichteten Fasern des Reizleitungssystems Anlaß gegeben. An gleicher Stelle findet sich bei der systolischen Kammer eine feine Riffelung [Nagayo (1909), Tandler (1913)], während gröbere Falten nicht vorkommen. Auch sah ich niemals eine so starke Wellung der elastischen Fasern, wie sie bei kontrahierten Arterien vorkommt, während die kollagenen Fasern im kontrahierten Herzen in starke Falten gelegt sind, die sich bei der Diastole wieder ausgleichen.

Zusammenfassend läßt sich sagen, daß das Endokard am dicksten ist in der direkten Fortsetzung der ein- und ausmündenden Gefäße. Es sind das zugleich die glattwandigen Abschnitte des Herzinneren. Eine Ausnahme macht die vordere Wand des Conus pulmonalis, die ja auch mit Muskelbälkchen besetzt ist. Im linken Herzen ist das Endokard durchschnittlich dicker als im rechten, bei Aortenstenose oder Pulmonalstenose wird mit der Hypertrophie des Herzmuskels auch das Endokard der entsprechenden Herzabteilungen dicker. Da das Endokard selbst keine Capillaren führt, muß es vom subendokardialen Gefäßnetz oder im linken Herzen direkt von der Herzhöhle aus ernährt werden. Insofern sind also dem Endokard des rechten venösen Herzens in seiner Dickenentfaltung Grenzen gesetzt. Das ist aber nicht der alleinige Grund, weshalb das rechte Herz ein dünneres Endokard besitzt.

Aus dieser Regel ergibt sich, daß im Bereich der Vorhöfe die Abschnitte, die ursprünglich Sinus- bzw. Venenwand waren, mit Einschluß des Septums ein dickeres Endokard besitzen, als die übrigen mit Kammuskeln besetzten Teile. Im Bereich der Kammern führt die Ausflußbahn das dickere Endokard gegenüber der Einflußbahn. Das ist im linken Herzen deutlicher ausgesprochen als im rechten, und am dicksten wird das Endokard an der Ausflußbahn zur Aorta [Nagayo (1909)]. Die Papillarmuskeln und Muskelbälkchen sollen auf der dem Herzinnern zugekehrten Flache einen stärkeren Endokardbelag haben als auf der entgegengesetzten Oberfläche.

An einzelnen Stellen der Vorhöfe berühren sich, wie Seipp (1886) angibt, Endokard und Epikard ohne Zwischenschaltung von Herzmuskelfasern, hier kommt es zur Verschmelzung beider Haute. An den dünnwandigen Herzen der *Amphibien* ist das auch im Ventrikel der Fall; hier kann man an fixierten Herzen gelegentlich eine hernienartige Ausstülpung dieser muskelfreien Stellen beobachten. An der Vorhofscheidewand dieser Tiere kommt es auch zur Verschmelzung der Endokardblatter von rechtem und linkem Vorhof im Bereich der sehr weiten Maschen des zwischengelagerten Muskelnetzes. Hier entwickelt sich ein Bindegewebe, das man zum Endokard rechnen könnte. In diesen Fallen hat das Endokard einen wesentlichen Anteil am Aufbau der Wand.

Das Endokard zeigt einen Schichtenbau. Die Einteilung in einzelne Schichten ist in verschiedener Weise versucht worden je nach der Stellung, die der betreffende Autor in der Frage der Homologisierung des Endokards mit den Schichten der Gefäßwände einnahm (s. S. 170). So unterscheidet Luschka (1852) drei Schichten, Königer (1903) vier Schichten und Nagayo (1909) an den dicksten Stellen fünf Schichten. Der letzte Autor, der an großem Material eingehende Untersuchungen angestellt hat, stellte vor allem fest, daß der Schichtenbau in den einzelnen Herzabteilungen sehr wechselnd ist und auch mit dem Alter sich ändert.

Wir wollen im folgenden, wie auch v. Ebner, (1902) außer dem Endothel einen Drei-Schichtenbau zugrunde legen (Abb. 114), ohne damit wie Luschka für die Frage der Homologisierung etwas beweisen zu wollen.

1. Endothel.
2. Innere Bindegewebsschicht (subendotheliale Schicht);
3. Elastisch-muskulöse Schicht:
    innere Bindegewebsschicht ⎫
    elastische Grenzschicht ⎬ nach Nagayo (1909).
    Muskelfaserschicht ⎭

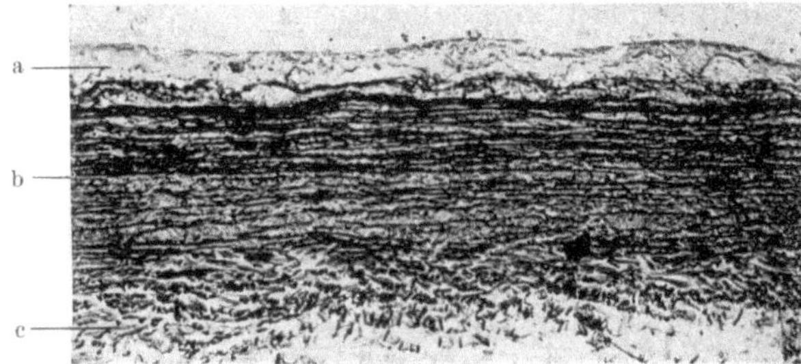

Abb. 114. Endocard des linken Vorhofs oberhalb des Aortensegels (Decapitatus). Längsschnitt a Subendotheliale Schicht (hier sehr stark); b elastisch-muskulose Schicht, c subendocardiale Schicht. Fix. Formol. Färbung Resorcinfuchsin-Eosin. Vergr. 120 ×.

4. Äußere subendokardiale Schicht mit Fasern des Reizleitungssystems und zur Verbindung mit dem Perimysium int.

Das Endothel besitzt rundliche bis ovale Kerne, die gelegentlich eine scharfrandige runde Lücke zeigen. Sie sehen aus wie Lochkerne mit feinen Durchbohrungen, ähnlich wie die Endothelien der Hirngefäße. Die „Löcher" sind vermutlich Fettropfen.

Die innere Bindegewebsschicht ist die dünnste Lage; sie enthält feinste Fäserchen, die nach Mallory sich nur graublau färben (Gitterfasern?), nur selten dünne elastische Fasern und unter den zelligen Elementen gelegentlich auch Muskelzellen. Sie zeigt große Schwankungen in bezug auf ihre Dicke. Eine stärkere Entwicklung wird offenbar als pathologisch angesehen [Königer (1903), Nagayo (1909)].

Die elastisch-muskulöse Schicht zerfällt nach Nagayo (1909) im Bereich der Aortenausflußbahn in eine innere Bindegewebsschicht mit reichlichen elastischen Fasern, eine elastische Grenzschicht und die folgende Muskelschicht. An anderen Stellen ist diese Trennung schlecht durchführbar. Diese Schicht zeigt die meisten Variationen und bedingt im wesentlichen die unterschiedliche Dicke des Endokards. Der innerste Teil, in dem die Muskelfasern nicht fehlen, sondern nur spärlicher und primitiver sind, wird von Nagayo (1909) offenbar als Bindegewebsschicht bezeichnet. Die kräftigsten glatten Muskelzellen liegen oft zu Bündeln vereint in der Außenzone dieser Schicht. Die meisten Muskelfasern finden sich an den dicken Bezirken des Endokards; dort geht die Ausbildung der Endokardmuskulatur nicht parallel mit der Dicke des Myokards (vgl. Vorhöfe und Kammern). Auch findet Nagayo (1909) im atrophischen Herzen eine starke Muskelschicht.

Die subendokardiale Schicht ist neben lockerem Bindegewebe ausgezeichnet durch spärliche, aber kräftige elastische Fasern (Abb. 114), die nach Seipp (1896) im Bereich der Vorhöfe in das elastische Gewebe des Perimysium int. sich fortsetzen. In dieser Schicht finden die Fasern des Reizleitungssystems ihre bindegewebige Scheide, sie enthält außerdem im Gegensatz zu den inneren Schichten die Blutgefäße.

In der Aortenausflußbahn sind die glatten Muskelfasern zu Bündeln vereint (Abb. 115) und von kräftigen elastischen Fasernetzen begleitet („elastische Grenzschicht"). An anderen Stellen des linken Ventrikels ist die Schichtung wesentlich einfacher (Abb. 116 b).

In der rechten Kammer ist die elastisch-muskulöse Schicht entsprechend der geringen Dicke des Endokards sehr schmal. Die Muskelfasern sind nicht gebündelt; ich habe sie indessen nie vermißt, wie es Nagayo für viele Stellen angibt.

In den Vorhöfen finde ich die stärkste Durchmischung von elastischen und muskulösen Elementen. Hier entsteht stellenweise

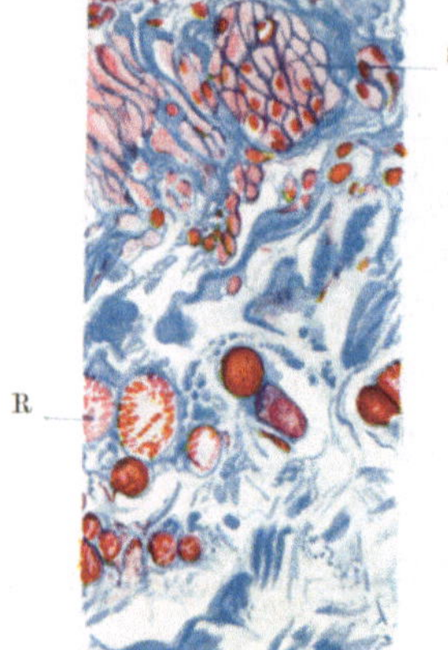

Abb. 115. Endocard auf der Kammerscheidewand (linker Ventrikel) (Decapitatus). g M Glatte Muskelfasern, R Reilzeitungsfasern. Fix. Zenker. Farbung Eosin-Methylblau. Vergr. 266 ×.

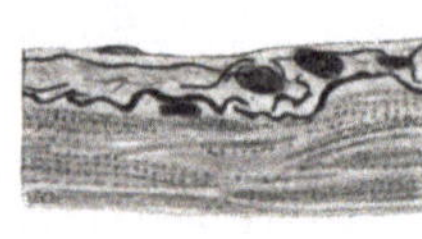
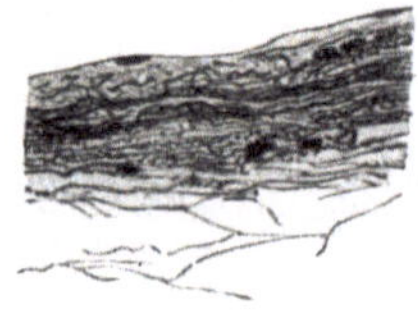

a   b

Abb. 116. a Endocard im linken Herzrohr. Vergr. 266 ×. b Endocard in der linken Herzspitze (Decapitatus). Fix. Zenker.   Farbung Resorcinfuchsin-Eosin. Vergr. 466 ×.

ein Bild ähnlich wie in der Aorta (Abb. 114). Nach Luschka (1852) und Seipp (1896) kommen auch gefensterte Membranen vor. Es kommt nicht zu einer ausgeprägten Bündelung der glatten Muskelzellen. An Stellen mit schwachem Endokard (Abb. 116) sind immer noch reichlich elastische Fasern vorhanden.

Es kann keinem Zweifel unterliegen, daß, wie schon Luschka (1852) hervorhob, das Endokard der Vorhöfe sich unmittelbar in die Venenwand fortsetzt.

Ein besonderes Interesse haben die glatten Muskelfasern des Endokards erweckt. Sie wurden zuerst von Schweiger-Seidl gefunden und von Ranvier, Albrecht und Renaud (zit. nach v. Ebner (1902)] bestatigt. v. Ebner (1902) laßt es dahingestellt, ob Verwechslungen mit Bindegewebszellen vorliegen, und ebenso bezweifelt Koniger (1903) ihr Vorkommen. Monkeberg (1908) und Gibson (1909) haben das Vorkommen von neuem bestatigt. Nagayo (1909) hat dann die oben erwahnte Verteilung der glatten Muskelzellen genauer untersucht, und Benninghoff (1926) ihren feineren Bau geklart.

Die Vermutung von v. Ebner erwies sich insofern als berechtigt, als Übergangsformen zwischen Fibrocyten und glatten Muskelzellen im Endokard vorkommen (Abbildung 117). Diese Zwischenformen unterscheiden sich von den Fibrocyten durch einen scharf begrenzten, strahlig verzweigten Zelleib, ein klares Cytoplasma, das nur in den Ausläufern den Beginn einer Fibrillenbildung zeigt. Diese Zellen finden sich auch in der inneren Bindegewebsschicht und werden an gewöhnlichen Schnittpräparaten garnicht erkannt. Die nächste

Stufe bildet ein lockeres Faserzellnetz (Abb. 118), bei dem die Ausläufer der verzweigten und mit Fibrillen versehenen Muskelfasern miteinander zusammenhängen und damit ein Syncytium bilden. Einzelne freie Enden [dieser Muskelfasern können durch fortgesetzten Zerfall der Fibrillen sich feinfaserig

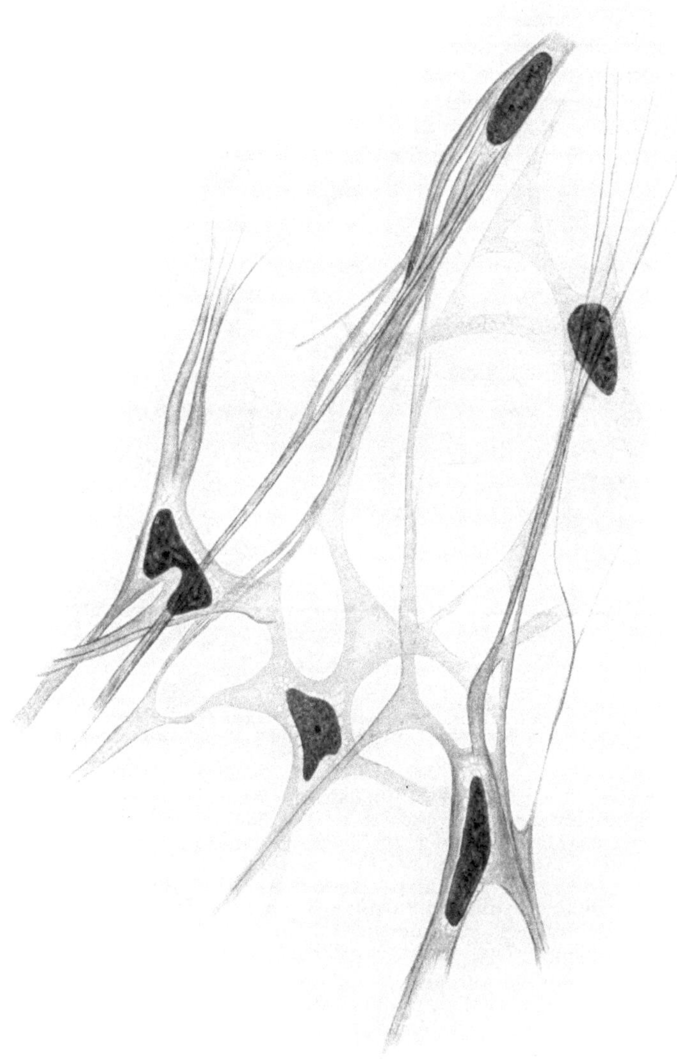

Abb. 117. Gruppe von verzweigten Muskelzellen mit Übergangszelle. Endocard rechte Kammer. Hingerichteter. Vergr. 866 ×. Nach BENNINGHOFF (1926).

verbreitern (Abb. 117) und vielleicht in die Bindegewebsfibrillen übergehen, jedenfalls aber Haftscheiben bilden.

Diese syncytialen Muskelnetze sind funktionell schwache Ausprägungen einer Muskelhaut. Man findet sie z. B. in der rechten Kammer. Dünne Wandstellen haben primitivere Muskelzellen.

Schließlich finden sich die gewöhnlichen spindelförmigen glatten Muskelzellen an dickeren Endokardstellen. Dort, wo es überhaupt möglich war, Häutchenpräparate vom Endokard zu gewinnen, habe ich auch stets Muskelzellen gefunden, so daß ihr Vorkommen noch viel ausgebreiteter ist, als Nagayo angab. Ferner ist das Vorkommen von Muskelzellen nicht auf eine Schicht beschränkt. Meist liegen die primitiveren Formen nach der Herzhöhle zu, und die kräftigeren Zellen, die man auch im Schnitt sehen kann, mehr nach außen. Vermutlich sind dort, wo die Muskelzellen von sehr kräftigen elastischen Elementen begleitet und eingescheidet werden, auch elastische Sehnen im Sinne von Spannmuskeln vorhanden.

Eine besondere Zwischenform zwischen glatten Muskelfasern und Herzmuskelfasern, wie sie Gibson (1909) in verdickten Endokardstellen des rechten Vorhofs beschreibt, habe

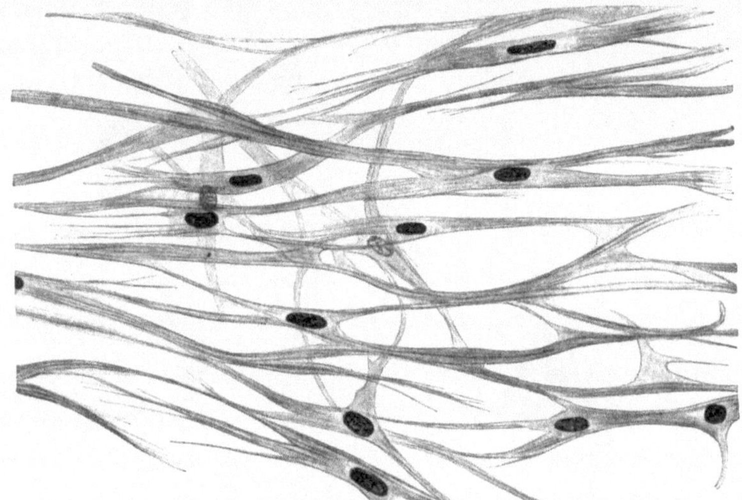

Abb. 118. Lockeres Netz glatter Muskelfasern mit syncytialem Zusammenhang der Zellen. Endokard rechte Kammer. Hingerichteter. Vergr. 360 ×. Nach Benninghoff (1926).

ich nicht gefunden. Auch Aschoff (1910) hat beim *Kalb* als letzten Ausläufer der Vorhofsknotenfasern glatte Muskelfasern beschrieben, die innig mit den quergestreiften verflochten waren und auch allmählich Übergange zu diesen zeigten, so daß an eine genetische Abhangigkeit zu denken ware. Ähnliche Befunde ließen sich an dem Endokarduberzug des Vorhofsseptums erheben. Die syncytiale glatte Muskulatur (Abb. 118) ist allerdings bis auf die fehlende Querstreifung der Herzmuskulatur sehr ähnlich. Sie ist aber nicht auf das Herz beschränkt, die „Übergänge" zum Herzmuskel sind daher vermutlich rein topographisch. In der Umgebung kleiner Gefaße habe ich selbst abgesprengte glatte Muskelfasern gesehen.

Sonst finden sich an zelligen Elementen im Endokard Fibrocyten, Histiocyten (Abb. 119), ferner in geringer Menge lymphocytäre und leukocytäre Formen. Ein Urteil über die Verbreitung dieser Zellen gestattet nur das Häutchenpräparat.

Über die Verlaufsweise der faserigen Elemente des Endokards gibt Nagayo (1909) an, daß in den Kammern die Fasern im wesentlichen in der Längsrichtung laufen, insonderheit sollen sich die Muskelfasern von der linken Kammer ähnlich wie das Reizleitungssystem vom Septum membranaeum zur Herzspitze hin fächerförmig ausbreiten. In den Vorhöfen sollen die glatten Muskelfasern in den oberen Teilen vorwiegend längs, in den unteren Abschnitten mehr querziehen. Auf Grund von Faserungspräparaten, die Fräulein cand. med. E. Renke in meinem Auftrag hergestellt hat, können wir die Angaben

NAGAYOs (1909) im wesentlichen bestätigen und erweitern. Beim Zerlegen des Endokards in einzelne Lamellen ergab sich, daß die elastischen Elemente nicht in allen Schichten die gleiche Richtung zu haben brauchen, es kommen in aufeinander folgenden Schichten spitzwinklige, höchst selten rechtwinklige

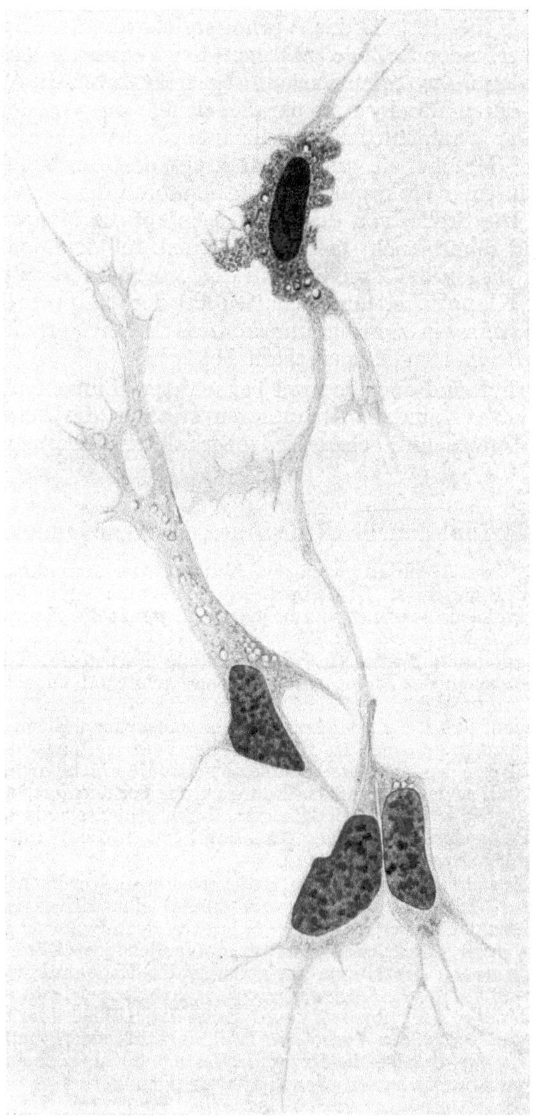

Abb. 119. Drei Fibrocyten, ein Histocyt aus dem Endokard der rechten Kammer von Hingerichteten. Vergr. 1200 ×. Nach BENNINGHOFF (1926).

Überkreuzungen vor. Bei Anwendung der Spaltmethode findet man die Resultierende der Faserverläufe, sie stimmt mit der Richtung der Muskelfasern überein, die aus Schnittpräparaten ermittelt ist. Danach ergibt sich für die Kammern der Längsverlauf, wie ihn NAGAYO (1909) gefunden hat. Durch die Semilunarklappen wird dieser Längszug unterbrochen, indem er in Bahnen umbiegt, die ähnlich wie an den Venenklappen parallel zum Anheftungsrand der Klappen ziehen. In den Vorhöfen richtet sich die Endokardfaserung nicht nach dem Verlauf der Herzmuskelzüge, sondern wird beeinflußt von den einmündenden Venen und den Klappen. In den Vorhöfen, wo das Endokard direkt in die Venenwand übergeht, strahlt die Faserung, die in der Venenwand einen Längsverlauf besitzt, in das Vorhofsendokard aus. So finden sich im rechten Vorhof verbindende Züge zwischen den Venen am glattwandigen Vorhofsdach, sie werden im weiteren Verlauf abgelenkt durch die Valvula Eustachii und Thebesii, zu deren Rändern sie parallel ziehen, um von der Insertionsstelle am Vorhofsseptum strahlenförmig auseinander zu weichen. Ein Teil dieser Züge strahlt zum Herzohr, ein anderer umkreist den Limbus fossae ovalis und kann schließlich in einer Linksspirale in die Membran der Fossa ovalis von oben her einstrahlen. Die Stelle, von der die Fasern auf die Membran überstrahlen, ist wechselnd und damit auch die Faserrichtung auf der Membran. Oberhalb der Segelklappen biegen die Faserzüge in den Vorhöfen stets parallel zum Anheftungsrand der Klappen um und behalten auf den Klappen die gleiche Richtung, so daß sich hier ein zum Ostium konzentrischer Verlauf ergibt, den insbesondere auch die glatten Muskelfasern befolgen.

Im linken Vorhof sind auch je zwei benachbarte Lungenvenen durch Faserzüge untereinander verbunden. Im übrigen strahlen die Züge am Septum in der Mitte nach abwärts und schwenken oberhalb der Klappen nach vorn und hinten um.

2. Die funktionelle Bedeutung des Wandendokards

besteht zunächst in dem Abschluß gegen das Blut und der Aufnahme des direkten Angriffs der Krafte des Blutstroms. Es ist in diesem Sinne eine Schutzdecke, die die kleinen Unebenheiten des Myokards ausebnet und in jedem Zeitpunkt der Herzreaktion eine glatte Innenflache herstellt.

In das Blut eingefuhrte Farbstoffe wie kolloidale Farbstoffe, Tusche usw. werden von den Bindegewebszellen des Endocards gespeichert, ohne daß zunachst die Endothelien sich verandern (s. Ppuhl 1929).

Es ist anzunehmen, daß die elastischen und glattmuskeligen Elemente bei der Systole nicht völlig schlaff werden, da sonst das Endocard der Ventrikel unter dem Einfluß des mit großer Gewalt vorbeistreichenden Blutstroms seine glatte Oberfache nicht bewahren könnte. Es ist andererseits daran zu denken, daß das Endokard der Vorhöfe dort, wo es einen nennenswerten Anteil am Aufbau der Herzwand besitzt, durch seinen elastischen Widerstand die diastolische Umformung der Vorhöfe mit beeinflußt, indem die Wandstellen sich leichter dehnen, die ein dunnes Endokard besitzen.

Es sei in diesem Zusammenhang bemerkt, daß von seiten einiger Pathologen, wie Koniger (1903) und Hertel (1920) [zit. nach Ribbert (1924)] eine diffuse Endokardverdickung als eine Art vikariierender Hypertrophie bei Schwache des Myokards aufgefaßt wird. So spricht Hertel von einer „funktionell elastischen Wandendocardfibrosa". Meines Erachtens ist eine Unterstutzung des Herzmuskels durch das Endokard höchstens im Vorhof denkbar. Auch hier müßte das Endokard irgendwann Arbeit speichern, ehe es diese Energie zur Unterstützung des Myocards abgeben kann. Es ist dabei außer dem Endocard das ganze interstitielle elastische Gerüst des Vorhofs in Rechnung zu setzen, und es fragt sich, wer die Enregie liefert, da der diastolische Druck im Vorhof nur als sehr gering anzusehen ist. Für die Venentrichter und die anschließend glattwandigen Vorhofsteile mit dickem Endokard findet diese Frage ihre Lösung in den elastischen Sehnen des Herzmuskels [Benninghoff (1929)], die in das Endokard ausstrahlen. Die bei der Systole durch Hohlraumverkleinerung erfolgende Entspannung des elastischen Gerüstes wird durch den gleichzeitigen Zug der elastischen Sehnen ausgeglichen. Die Herzmuskeln raffen die elastische Haut und hindern ihre völlige Entspannung. In der Diastole geben sie diese zur Entfaltung frei, indem ihre Sehnen sich entspannen. Dadurch wird erreicht, daß bei der Diastole des Vorhofs, wo nur geringe Kräfte zur Verfugung stehen, die elastischen Schichten nicht aufs außerste gespannt werden, sondern sich möglichst widerstandslos entfalten.

Hier liegt also keine Unterstutzung der systolischen Tatigkeit des fraglichen Vorhofs vor, sondern eine Begunstigung der diastolischen Entfaltung durch Herabsetzung der Spannungen im elastischen Gerust.

Die kollagenen Fasern des Endokards wie auch des Epikards dürfen in keinem Fall vor Erreichung einer maximalen diastolischen Erweiterung in Spannung geraten, da sie sonst ein absolutes Hindernis der Diastole wären oder zerreißen müßten.

Wenn das Schlagvolumen der Herzhöhlen wechselt, muß sich auch das Dehnungsausmaß des Endokards ändern. Mit Hilfe seiner glatten Muskelzellen erscheint das Endokard befähigt, seinen elastischen Widerstand ebenfalls zu ändern und ihn den verschiedenen großen Dehnungen anzupassen. In dem elastisch-muskulösen System wären mithin die glatten Muskelzellen die Widerstandsänderer, indem sie aus dem Endokard in einem Fall eine leicht dehnbare, im anderen Falle eine schwerer dehnbare Haut machen könnten, je nach dem Dehnungsausmaß, das erforderlich ist. Somit brauchte bei großem Schlagvolumen der elastische Widerstand des Endokards nicht zwangsläufig anzusteigen, wie es bei einer nur aus elastischen Fasern bestehenden Haut der Fall ware. Auch NAGAYO (1909) spricht von der Möglichkeit eines verschiedenen Tonus des Endokards. Es ist nicht uninteressant, daß offenbar erst nach der Geburt die glatten Muskelzellen des Endokards sich ausbilden, also zu einer Zeit, wo an das Herz wechselnde Anspruche gestellt werden und eine Tonusänderung des Endokards uberhaupt erst in Frage kommt.

Wenn wir die Faktoren suchen wollen, die die Dicke und die Faserrichtung des Endokards bestimmen, so sind Vorhöfe und Kammern am besten gesondert zu betrachten. An den Vorhöfen kann man das Endokard als eine flachenhafte Ausbreitung der einmundenden Venenwande ansehen. Die Venen sind dabei von einem Mantel von Herzmuskulatur umgeben, und in ihrer direkten Fortsetzung liegen die mit dickem Endokard versehenen Vorhofsteile. Die ubrigen Vorhofsteile erscheinen besonders rechts als exzentrische Aussackungen dieser pulsierenden Venensacke. Die Venen sind also der Hauptsache nach im Endokard verankert und ubertragen damit auch ihre eigene Langsspannung auf das Endokard. Die Vorhöfe sind sozusagen zwischen den Venen ausgespannt, bei der Diastole ziehen die gespannten Venen das dazwischen gelagerte Vorhofsstuck wieder auseinander. So wurde die systolische Vorhofsarbeit in den Venen gespeichert und in der Diastole wiedergewonnen. So sind die Venenmundungen auch Richtpunkte, zwischen denen die diastolisch gedehnten Vorhofswände sich ausspannen. Auf diese Weise erklart sich die planmaßige Anordnung der Endokardfaserung, wobei zu beachten ist, daß diese Faserung noch durch die Zugwirkung der Klappen (Valvula Thebesii, Eustachii und Foraminis ovalis) abgelenkt wird.

In den Kammern sind die abgehenden Artcrien im wesentlichen im Herzskelet verankert. Die Aorta ubertragt ihre stärksten Langsspannungen auf das Septum membranaeum, das seinerseits auch subendokardial in Richtung auf die Herzspitze ausstrahlt, und damit ahnlich wie bei den Venen die Endokardfaserung beeinflußt. Die Hauptfasermasse des Septum membranaceum scheint allerdings in das Trigonum fibrosum dextrum einzustrahlen.

Daneben stimmt die Faserrichtung des Endokards offenbar uberein mit dem Schub, den der mit großer Gewalt gegen die Wande der Ausflußbahn gedrangte Blutstrom erzeugt. Obwohl der Druck, der wahrend der Kammersystole auf dem Endokard lastet, an allen Stellen gleich groß ist, so unterscheidet sich die Beanspruchung der Ausflußbahn von der aller anderen Abschnitte der Kammer dadurch, daß die gesamte Blutmenge einer Kammer wahrend der Austreibungszeit an ihrer Wand vorbeigetrieben wird und gegen sie andrangt. So muß auch die Herzinnenhaut einmal in der Richtung dieses Blutstromes gefasert sein, und ferner um so dicker werden, mit je höherem Druck das Blut vorbeigetrieben wird. Daraus erklart sich die unterschiedliche Dicke des Endokards in der rechten und linken Kammer. Bei der systolischen Umformung der Kammern bleibt der Ausströmungskanal als einzige Lichtung bestehen, alles, was an diesen systolischen Ausströmungskanal grenzt, ist der Wirkung des Blutstromes besonders ausgesetzt. So ist nicht die Hohe des Blutdruckes an sich entscheidend fur die Dicke des Endokards, sondern das Maß der Dehnung, die der Blutstrom direkt (Kammern) oder indirekt uber die Langsspannung der Venen (Vorhöfe) erzeugt.

Das Endokard der Aortenausflußbahn, das normalerweise schon das dickste des Herzens ist, kann offenbar durch verstarkte mechanische Beanspruchung, wie sie bei einer Aorteninsuffizienz auftritt, gelegntlich in Wucherung geraten. Dabei konnen Schwielen entstehen, die durch das zuruckströmende Blut zu hufeisenförmigen oder semilunarklappenahnlichen Erhebungen geformt werden. Wenn auch die Wucherung als solche nicht immer auf mechanische Bedingungen zuruckzufuhren ist, so durfte die Umformung dieser Schwielen zu klappenahnlichen Gebilden wohl sicher durch den Blutstrom veranlaßt sein [vgl. hierzu die Zusammenfassung bei RIBBERT (1924) mit Literatur]. Es durfte das zugleich einer der wenigen Falle sein, wo die formgestaltende Kraft des Blutstromes, der BENEKE (1910 und 1920) einen so großen Einfluß fur die Entstehung der Herzklappenformen einraumt, wahrscheinlich wird [(s. auch STOHR (1925)].

So richtet sich die Anordnung der Endokardfaserung nach ahnlichen Bedingungen wie die Intimafaserung der Aorta, bei der wir feststellten, daß sie den Zugspannungen folgt, die der Blutstrom an Gefaßbiegungen, Gefaßabgangen und Klappeninsertionen erzeugt. In ubertragenem Sinne gilt das auch fur das Endokard.

3. Die morphologische Bedeutung des Wandendokards.

Während die funktionelle Bedeutung des Wandendokards bisher wenig beachtet wurde, haben viele Autoren sich mit der Frage nach der Homologisierung des Endokards mit den Schichten der Gefäßwände beschäftigt, ohne in irgendeiner Richtung einen entscheidenden Beweis führen zu können. Da die ganze Frage bei Tandler (1913) ausführlich behandelt ist, kann ich mich auf die Andeutung der vorliegenden Probleme beschränken.

Während man früher das Endokard der Gefäßintima gleichsetzte, was funktionell gerechtfertigt erscheint, hat Luschka (1852) auf Grund des Zusammenhanges der Venenwände mit dem Endokard behauptet, daß die ganze Gefäßwand dem Endokard homolog sei. Hierin ist ihm Nagayo (1909) gefolgt. Auf Grund sehr umfassender, vergleichend entwicklungsgeschichtlicher Untersuchungen vertrat Favaro (1913) eine neue Auffassung, nach der das Endokard nur der Intima und Media der Gefäße entspreche. Das Myokard hingegen sei in die Adventitia eingelagert, wie bei den mit Herzmuskulatur versehenen Lungenvenen kleiner Tiere, die Adventitia soll sich im interstitiellen Bindegewebe der subendokardialen und subepikardialen Schicht wiederfinden. Favaro (1913) hat für die Schichten des Herzens eine eigene Nomenklatur geschaffen, die seinen Vorstellungen entspricht.

Untersucht man das ausgebildete Herz, so stößt man an den Faserringen der arteriellen Ostien auf ein Zwischenstück, an dem eine Weiterverfolgung der Gefäßwandschichten in das Herz hinein mit Sicherheit nicht mehr möglich ist [Seipp (1896) u. a.]. Hier ist außerdem hinzuzufügen, daß die Aorta und Pulmonalis schon so weitgehend spezialisiert sind, daß an ihnen die typische Dreischichtung der Gefäßwand bereits verwischt ist, besonders insofern die Media den größten Teil der Adventitia in sich aufgenommen hat. Der Schichtenbau der Gefäße ist rein funktionell bedingt und wandelt sich je nach Beanspruchung. In Fragen der Homologisierung würde man daher am besten nur das Endothelrohr und die perithele Gefäßwand zur Einteilung benutzen.

Geht man den entwicklungsgeschichtlichen Weg, so wäre erst einmal eindeutig zu beweisen, woher die zelligen und faserigen Elemente im endokardialen Bindegewebe stammen. Sollte es sich dann bestätigen, daß sie vom myoepikardialen Mantel geliefert werden, so ist weiter zu bedenken, daß dieser sehr frühzeitig als geschlossener Abschnitt des Mesoblast das Endothelrohr umgibt, während die perithele Gefäßwand sehr viel später aus dem Mesenchym sich bildet und noch beim Erwachsenen Capillaren zu dreischichtigen Gefäßen sich umbilden können.

So konnte bis heute trotz vieler Arbeit das Problem nicht eindeutig entschieden werden, und man muß schließlich die Frage aufwerfen, ob denn dieser Homologisierungsversuch überhaupt zum Ziele führen kann. Die Homologiefrage ist nur ein viel beachteter Punkt in der Morphologie des Endokards. Die Bedeutung des Endokards für die Klappenbildung wird in einem besonderen Abschnitt behandelt.

4. Histogenese des Wandendokards.

Wenn wir von den embryonalen Endokardwülsten absehen, so ist über die Histogenese der faserigen Anteile des Wandendokards wenig bekannt, vor allem ist die Herkunft dieser Elemente unklar. Bei Feten ist das Endokard nach Nagayo (1909) äußerst dünn und besteht außer dem Endothel nur aus etwas Bindegewebe. Bei einem 16 cm langen Fet fand Nagayo (1909) noch keine elastischen Fasern, ebensowenig glatte Muskelzellen. Bei Neugeborenen sind elastische Fasern deutlich, während Muskelfasern „noch kaum zum Vorschein kommen". Im 2. Monat sind Muskelzellen in geringer Zahl zu finden, vom 7. Monat an werden sie immer deutlicher, beim dreijährigen Kind finden sich schon Bündel von Muskelfasern.

Untersuchungen über die Histogenese des Endokards bei *Tieren* vgl. FAVARO (1913).

C. Die Herzklappen.

Die Herzklappen werden neben dem Wandendokard gesondert behandelt, da nur die Semilunarklappen allein aus dem Endokard ihren Ursprung nehmen, während in die Entwicklung der Segelklappen auch die Herzmuskulatur eingeht (sekundäre Klappen).

Das Herzendothel ist ursprünglich vom Myoepikard durch einen weiten Spalt getrennt. Während FAVARO (1913) u. a. diesen Spalt für ein Kunstprodukt halten, nehmen andere Autoren an, daß er natürlich sei. An fixierten Präparaten findet man in ihm ein fädiges Gerinnsel ohne Zellen. Dieser Spalt verschwindet bis auf bestimmte Stellen an den Engen des Herzschlauches, am Ostium venosum und im Bulbus cordis. Hier gibt er den Endokardwülsten die Form und organisiert sich weiter, indem auf dem fädigen Netzwerk Zellen erscheinen, die zunächst in der Nähe des Endothels auftreten, während die Nachbarschaft des Myoepikard noch zellfrei ist. MALL (1912) ist der Meinung, daß das fädige Gerüst keine Gerinnungserscheinung sei, sondern von den Ausläufern der Endothelzellen gebildet werde. Die Vermutung liegt nahe, daß die ersten Zellen im Spalt vom Endothel geliefert werden. Bei *Amphibien* findet man schon vor dem Erkennbarwerden der Endokardwülste das Endothel an diesen Stellen in Wucherung [BENNINGHOFF (1921)]. Weiterhin färbt sich das Gewebe mit Hämatoxylin und erinnert an das Gallertgewebe. Erst im letzten Abschnitt der Herzentwicklung, wenn das Herz in seinen wesentlichen Teilen fertig gestaltet ist, erscheint das fibrinös-sehnige Gerüst in den Klappen.

1. Die Semilunarklappen.

Die Semilunarklappen haben die einfachste Entstehung, da sie aus den proximalen Teilen der distalen Bulbuswulste durch Aushöhlung in der bekannten Weise sich bilden. Ursprunglich entstehen seichte Mulden, der Grund der Sinus Valsavae bleibt noch lange gerundet, und erst verhaltnismäßig spät setzt sich die Klappenmembran gegen die Wand des Sinus scharf ab.

Der gewebliche Aufbau der Klappenmembran wurde untersucht von LUSCHKA (1856). CURTIS (1888), VERAGUTH (1895), MÖNKEBERG (1904) (Aortenklappen), TORRIGIANI (1911) (auch Pulmonalisklappen). Die beiden letzten Arbeiten sind mit moderner histologischer Technik ausgefuhrt.

Die Klappen des Herzens entwickeln entsprechend ihrer funktionellen Beanspruchung einen anderen Bau als das Wandendokard. Das Hauptstück bildet bei ihnen eine kollagene Faserplatte, deren Elemente in der Richtung der Hauptzugspannungen liegen und das Skelet der Klappe darstellen. Auf den Oberflächen finden sich elastisch-kollagene Überzüge, die in ihrer Schichtung dem Wandendokard ahnlich sein können. Jedoch sind die Klappen auf dem Querschnitt nicht symmetrisch gebaut, da sie bei den Oberflächen eine unterschiedliche Beanspruchung erfahren. Von der einen Seite her werden die Klappen unter Druck gespannt, an der entgegengesetzten Oberfläche strömt das Blut bei erschlaffter Klappe vorbei und kann hier besonders bei hohem Druck (Semilunarklappen) einen Schub erzeugen. Die letztere Schicht ist daher bei allen Klappen starker entwickelt, sie ist eine elastisch verschiebliche Gleitschicht, die offenbar auch dazu bestimmt ist, eine Faltung der Oberfläche bei erschlaffter

Klappe auszugleichen. Sie verhält sich damit zum Skelet der Klappe ähnlich wie das Wandendokard zum Myokard und besitzt auch ähnliche Schichtung wie das Wandendokard. Andererseits hat die gegenüberliegende Schicht eine dünne elastische Bedeckung, durch die die Unebenheiten des Klappenskelets zum Vorschein kommen.

Bei den Semilunarklappen wird die Verschieblichkeit der elastischen Schichten der Kammerseite gegen die kollagene Faserplatte noch erleichtert durch Zwischenschaltung einer lockeren Bindegewebsschicht.

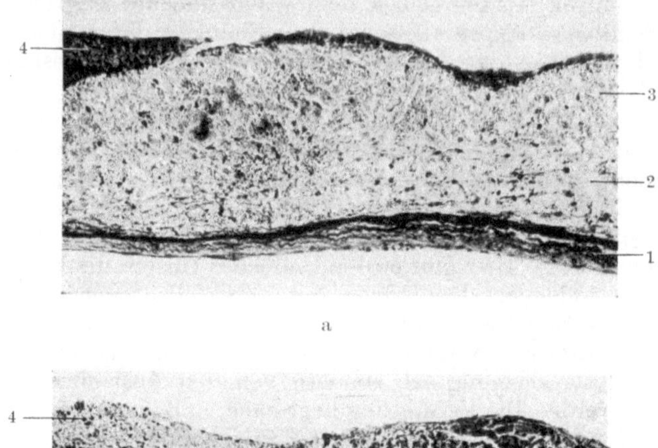

a

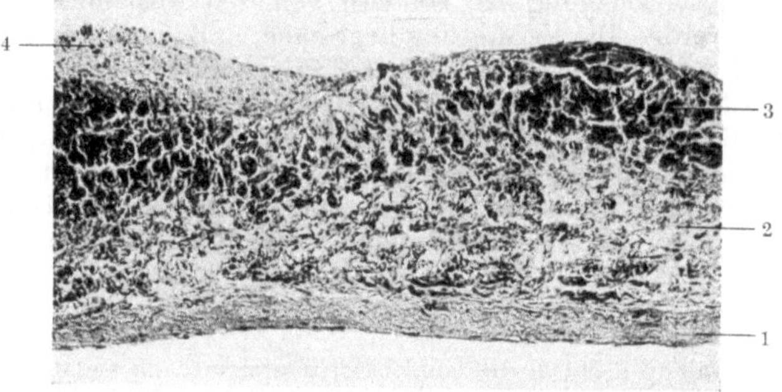

b

Abb. 120. Stuck einer Semilunarklappe der Arteria pulmonalis. Langsschnitt in der Richtung des Rohres (Decapitatus). 1 Ventrikulare Gleitschicht mit elastischen Netzen; 2 Zwischenschicht; 3 das kollagene Skelet der Klappe (Arterienseite); 4 Auflagerung von Blutkörperchen. Fix. Zenker. a Farbung Resorcinfuchsin; b Farbung Mallory. Vergr. 120 ×. Photo.

Die Taschenklappen der Aorta und Pulmonalis sind grundsätzlich gleich gebaut, die Klappen der Pulmonalis sind schwächer. Glatte Muskelfasern und Gefäße fehlen bei beiden. Bei *Wassersäugern* fand Marschner (1901) glatte Muskulatur auf den Semilunarklappen.

Im einzelnen unterscheiden wir somit mit Mönckeberg (1904): 1. eine ventrikuläre elastische Gleitschicht, 2. die Zwischenschicht und 3. die Schicht der Arterienseite, die das Skelet der Klappe trägt.

In der Schicht 1 orientiert man sich am leichtesten an Elasticapräparaten (Abb. 120), hier findet sich in einigem Abstand vom Endothel eine Verdichtung des elastischen Faserwerks, die einer Elastica int. der Arterien ähnlich ist, aus längsverlaufenden dicken elastischen Fasern besteht und die ganze Länge der Klappe durchzieht. Zwischen dieser elastischen Haut und dem Endothel liegen feinere elastische und kollagene Fasern ähnlich wie in der Intima der Aorta (Abb. 120).

Diese subendotheliale Lage trennt MÖNCKEBERG nochmals in zwei Schichten, von denen die eine direkt unter dem Endothel gelegen feine kollagene Fäserchen in allen Richtungen besitzt (Gitterfasern?); ihre elastischen Fäserchen verlaufen meist langs. In der folgenden Lage finden sich mit VAN GIESON nicht färbbare längsverlaufende Fasern und querverlaufende elastische Fasern. Die Trennung dieser beiden Unterschichten ist nicht überall durchführbar, besonders nicht an den Klappen der Pulmonalis. Diese Schichten führen Bindegewebszellen in ähnlichen Formzuständen wie im Endokard.

Die vorerwähnte starke elastische Haut begrenzt einen Streifen kollagener Fasern, die ein relativ breites Bündel bilden und an fixierten Präparaten geschlängelt in der Längsrichtung verlaufen. Elastische Fasern begleiten dieses Bündel. An den Pulmonalisklappen kann dieser kollagene Längsstreif stellenweise sehr schwach werden, dafür besitzen dann die nach dem Endothel zu gelegenen Schichten kollagene Längszüge.

Wenn wir von der Unterpolsterung des Endothels mit einem zarten kollagenelastischen Faserwerk absehen, so besitzen die kräftigsten Elemente der ventrikulären Schicht einen Längsverlauf, wie er auch bei der Spaltmethode sich enthüllt.

Die Zwischenschicht stellt im ganzen ein lockeres Bindegewebe dar mit feinen kollagenen und wenigen feinen elastischen Fasern ohne bekannte Ausrichtung, dazu kommt ein Fibrocytennetz. TRETJAKOFF (1927) bezeichnet sie als basophiles Gallertgewebe. Sie ist funktionell einer Submucosa zu vergleichen.

Nach TORRIGIANI (1911) [zit. nach TANDLER (1913)] soll die geringere Dicke der Pulmonalisklappen auf eine geringere Entwicklung dieser Schicht zurückzuführen sein. Ich kann das insofern nicht bestätigen, als auch das Skelet der Pulmonalis schwacher ist.

Die dritte Schicht, die der Sinuswand zugekehrt ist, führt unter dem Endothel eine sehr schmale Bindegewebsschicht und ist gegen das Skelet abgeschlossen durch ein dünnes elastisches Fasernetz, dessen Elemente quer verlaufen.

Das Skelet selbst besteht aus dichten sehnigen Faserbündeln, die quer ziehen (Abb. 121). Elastische Fasern sollen fehlen oder nur kurze Strecken von den Nachbarschichten aus einstrahlen [MÖNCKEBERG (1904)]. Indessen fand ich an den Klappen der Pulmonalis, die sonst ganz normal erscheinen, in einem Fall äußerst feine elastische Fasern, die die kollagenen Bündel begleiten.

Das Skelet besteht aus spitzwinklig anastomosierenden Bündeln, die auf der Sinusseite gegen die Oberfläche vordrängen und hier eine zarte Rippelung erzeugen, die schon mit bloßem Auge wahrnehmbar ist (Abb. 121a). BOURGERY und JAKOB (1851), die diese Züge allerdings als Muskeln ansprachen, bilden sie ab, LUCHSINGER, zit. nach TANDLER (1913), hat sie wieder beschrieben und mit der mechanischen Beanspruchung der Klappe in Zusammenhang gebracht. Diese Bündel laufen dem freieren Klappenrand parallel und biegen an der Insertionslinie in diese ein. Auch schräge Verbindungen zwischen den Bündeln kommen vor. Zu einer Überkreuzung, wie an den Venenklappen, kommt es nicht. Auf dem Schnitt liegen zwischen den Bündeln dünnere Stellen des Faserskelets (Abb. 120). So bilden die Verstärkungsrippen ein quergestelltes Netz, dessen schmale Maschen bei der Spannung der Klappe auseinanderrücken und bei der relativen Entspannung sich zusammenschieben könnten, unterstützt durch die senkrecht dazu verlaufende elastische Schicht der Aortenseite.

Die Beschaffenheit und Ausbreitung der drei Schichten ist nicht in allen Teilen der Klappe gleich und ändert sich auch mit dem Alter.

Im Nodulus verschmelzen die längsverlaufenden Fasern der Schicht 1. Die elastischen Fasern treten mit der Breitenzunahme der Schicht auseinander und bilden ein Gewirr dünner Fäserchen. Die Schicht 2 wird breiter aufgelockert und zellreich: sie verbindet sich durch kräftige Züge mit der Schicht 3, die an Dicke etwa gleichbleibt [MÖNCKEBERG (1904)].

Am freien Rand selbst, im Bereich der Lunulae, verwischen sich die Grenzen der Schichten; die Schicht 2 schwindet, die Querfaserung der Schicht 3 bildet die Hauptmasse besonders dann, wenn die Lunulae verdünnt sind. Es kommen hier aber erhebliche Schwankungen im Verhalten der einzelnen Schichten vor. Sofern die Lunulae noch nicht abgenutzt sind, können sie ein lockeres Bindegewebe enthalten ähnlich wie die Noduli und bilden mit diesen einen gepolsterten Schließungsrand, der die Abdichtung verbessert.

Am Ansatzrande weichen Schicht 1 und 3 auseinander, wodurch Schicht 2 keilförmig sich verbreitet. Die Elemente von Schicht 1 ziehen proximal, die von Schicht 3 distal (Abb. 123).

Im einzelnen setzt sich Schicht I in das Endokard fort [nicht nur in die subendokardiale Schicht, wie Mönckeberg (1904) angibt]. Die starke elastische Grenzschicht von Schicht 1 entspricht durchaus der gleich beschaffenen Lage, die auf der Muskelschicht des Endokards sich ausbilden kann. Es sind dies vermutlich die starken elastischen Polster, von denen Krehl (1891) und

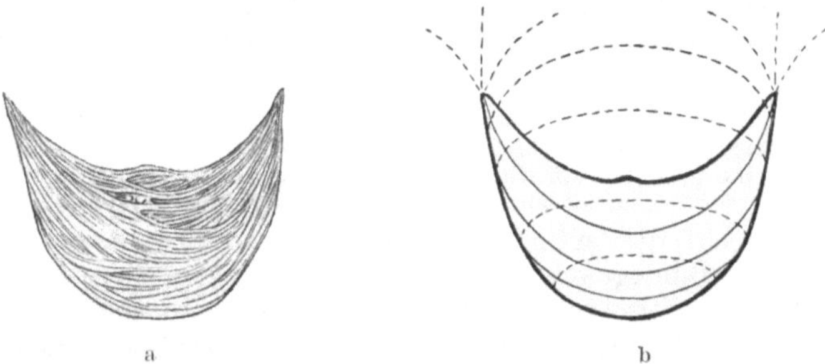

Abb. 121. a Semilunarklappe der Aorta von der Arterienseite aus gesehen. Zeichnung nach Lupenbetrachtung. Hervortreten der kollagenen Bundel. b Die Verankerung der Klappenskelete in der Arterienwand. Die gestrichelten Linien stellen die Faserung der Sinuswand und der Klappenkörner dar.

Fahr (1906) sprechen, deren Fasern weiterhin auch zwischen die Muskelfasern eindringen. Krehl (1891) meint, daß diese elastischen Züge in der Systole gespannt würden und in der Diastole die Klappen öffnen könnten.

In der verbreiterten Schicht 2 treten am Ansatzwinkel kleine Gefäße auf [Mönckeberg (1904)].

Die Faserbündel des Klappenskelets verankern sich distalwärts in der Gefäßwand beziehungsweise der Arterienwurzel, wie es Abb. 121 b zeigt. Wir sehen zunächst davon ab, welches gewebliche Substrat die Insertionslinie der Semilunarklappen antrifft, und bezeichnen es vorläufig als äußere Sinuswand. Die Faserbündel des Skelets treffen nicht senkrecht auf die äußere Sinuswand, sondern biegen spitzwinklig nach distal in die Richtung des Ansatzrandes ein, bekommen damit allmählich einen Längsverlauf. Im Bereich der bogenförmigen Ansatzlinien und besonders dort, wo diese sich spitzwinklig vereinigen, ist die Sinuswand verdickt, was zum Teil darauf zurückzuführen ist, daß im Alter sich in der Schicht 2 Fett ablagert.

In der Fortsetzung der spitzwinkligen Vereinigung zweier Ansatzränder zeigt auch die Gefäßwand mehr oder minder ausgesprochene Erhebungen, die den Klappenhörnchen der Venenklappen entsprechen. Von diesen Stellen strahlen die Fasern des Klappenskelettes radienartig aus, indem sie nicht nur die Intima, sondern auch die innere Media durchsetzen und sich im Bindegewebe der Arterienmedia verankern (Abb. 60 u. 121). Der Verlauf ist in bezug auf die Zugwirkung der gespannten Klappen spannungstrajektoriell.

Ein anderer Teil der aus der Klappe kommenden Züge strahlt vom Insertionsrand aus annähernd quer in die Sinuswand.

Betrachtet man Sinuswand und Klappenmembran als gemeinsame Umgrenzung eines Raumes, so wird diese Tasche innen von Querzügen umrahmt, deren Ebenen allerdings sich gegen die Gefäßmitte etwas neigen, und außen von schwächeren Längszügen, die in der Sinuswand sich mit anderen Systemen durchflechten können (Abb. 121 b). Wir haben damit für jede Tasche ein stärkeres Ring- und ein schwächeres Längssystem, wie wir es bei Gefäßen antreffen. Damit ist gezeigt, daß diese Taschen zur Aufnahme der auftretenden Spannungen die am günstigsten gelagerten Fasersysteme besitzen und somit funktionell gebaut sind. Interessant ist der Vergleich mit den Venenklappen, die kein getrenntes Längs- und Quersystem besitzen, dafür schräge Züge bilden.

2. Die Arterienwurzeln.

Wir haben im vorstehenden von einer äußeren Sinuswand gesprochen, ohne zu beachten, daß diese geweblich eine sehr unterschiedliche Zusammensetzung hat. Da diese Sinuswand die engsten Beziehungen zu den Taschenklappen besitzt, sei sie an dieser Stelle besprochen.

Die Arterien befestigen sich mit sog. arteriellen Faserringen am Herzen. Diese verhalten sich ihrem Bau und ihrer Bedeutung nach wie eine Sehne, die zwischen Herzmuskel und der typischen Arterienwand eingeschaltet ist. Dieses kurze sehnige Rohrstück ist in seiner proximalen und distalen Grenze unregelmäßig begrenzt und liegt in einem Gebiet, wo die anatomische, funktionelle und entwicklungsgeschichtliche Grenze zwischen Herz und Arterien zu suchen ist. Es ist sehr wahrscheinlich, daß aus funktionellen Rücksichten hier eine Verwerfung der Grenzen

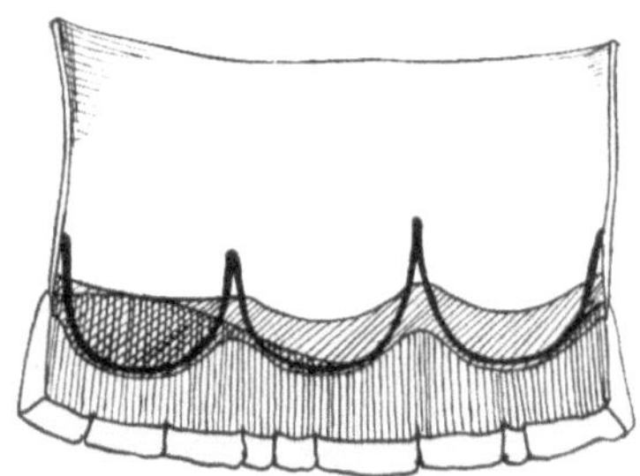

Abb. 122. Schema der Arterienwurzel der Arteria pulmonalis. Langsschraffur Herzmuskel, schräge Schraffur arterieller Faserring, weiß die Arterienwand. Im Bilde links liegt der vordere Klappensinus.

stattgefunden hat, und es ist eine schwierig zu behandelnde Frage, wie die anatomische Grenze zu ziehen sei. Ich verweise in diesem Punkt auf die ausführliche Darstellung bei TANDLER (1913), wo auch die Literatur angeführt ist. Es ist eine alte Erfahrung, daß an solchen Grenzen individuell sehr wechselnde Verhältnisse angetroffen werden. Ich habe trotzdem versucht, nach den vorliegenden Angaben ein ungefähres Schema vom Verlauf des Faserringes an der Pulmonalis zu zeichnen (Abb. 122), muß aber ausdrücklich darauf hinweisen, daß viele Abweichungen möglich sind. Diese Abb. 122 soll eine umständliche Beschreibung ersetzen. Wir entnehmen daraus, daß der Anheftungsrand der Semilunarklappen im Bereich des Faserringes oder der typischen Arterienwand liegen kann. Schließlich wird an einigen Stellen die äußere Sinuswand von Herzmuskulatur überlagert. Im allgemeinen liegen die Spitzen der dreibogigen Ansatzlinien im Bereich der Arterienwand, der Scheitel der Bögen wird gelegentlich von Herzmuskulatur überlagert, der übrige Teil trifft auf den freien Faserring.

Der Übergang der typischen Gefäßwand in den arteriellen Faserring vollzieht sich derart, daß das Bindegewebe der Media zu sehnigen Bündeln sich vereinigt und durch Zunahme des fibrösen Gewebes verstärkt wird (Abb. 123). Die Wand wird dabei in der Regel etwas dünner. Die elastischen Fasern und glatten Muskeln finden keine Fortsetzung. Bei Elasticapraparaten scheint die Aortenwand zugespitzt unter der Intima zu enden [Mönckeberg (1904), Tandler (1913)], das ist indessen nicht die einzige Form des Überganges, wie vermutet wurde; man vergleiche statt Beschreibung Abb. 123.

Bei der Pulmonalis fand ich insofern noch eine Besonderheit, als nach Aufhören der typischen Arterienwand dem fibrösen Faserring etwa in der Mitte von außen her nochmal ein Stück Arterienwand als elastisch-muskulöser Streif aufgelagert war (Abb. 124).

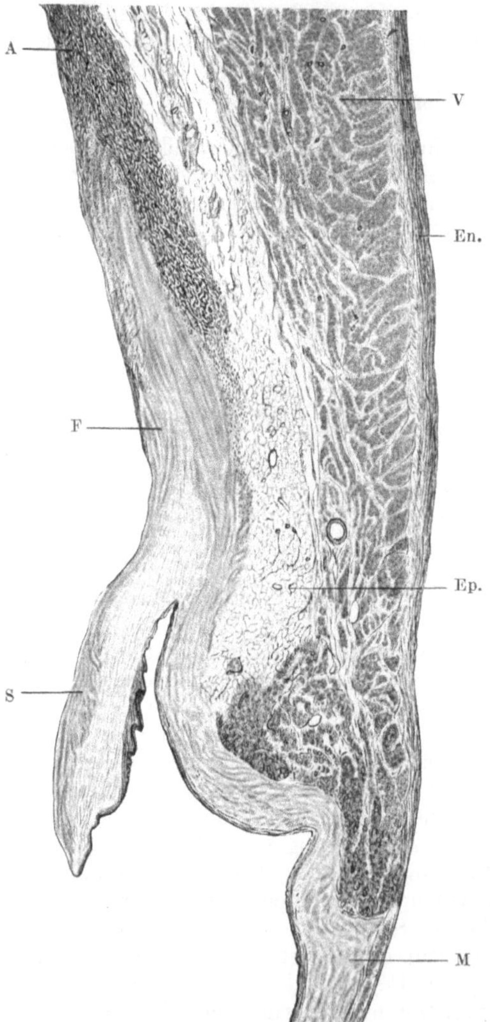

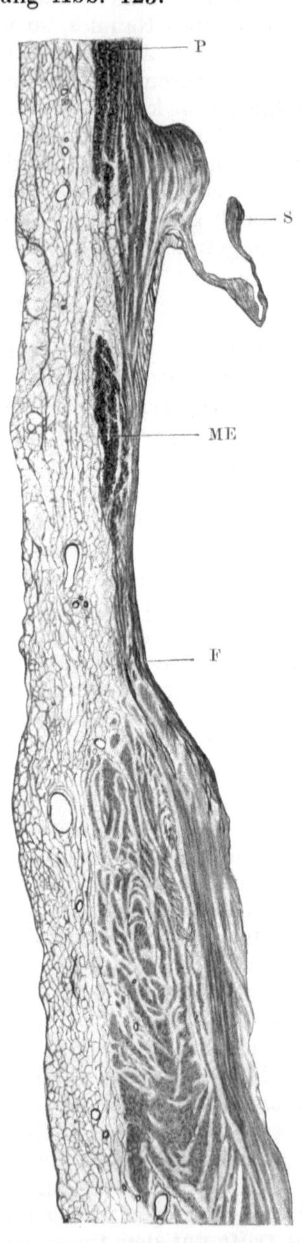

Abb. 123. Längsschnitt durch die Aortenwurzel (Mensch). Elastica-Färbung. Der Schnitt trifft ein Stück der hinteren Semilunarklappe (S) und den Aortenzipfel der Mitralis (M). V Vorhofswand mit Endokard (En.), Ep. epikardiales Fett, A Aortenwand, F Faserring. Vergr. 14 ×. Gez. von B. Schlichting.

Abb. 124. Längsschnitt durch die Wurzel der Arteria pulmonalis (Mensch). P Wand der A. pulmonalis, S linke Semilunarklappe angeschnitten, F sehniger Faserring, der intermuskulär und subendokardial im Ventrikel sich verankert. M. E. Muskulo-elastischer Streif, der dem Faserring außen auflagert. Farbung Resorcinfuchsin. Vergr. 9 ×. Gez. von B. Schlichting.

Solche Fälle belegen klar die Schwierigkeiten exakter Grenzbestimmungen. Die Intima der Arterien nimmt schon oberhalb der Sinus an Stärke ab und bedeckt als dünne Schicht die äußere Sinuswand [TORRIGIANI (1911)].

Ebenso wie der Faserring aus dem Zusammenschluß und der Verstärkung der kollagenen Bestandteile der Arterienmedia sich entwickelt hat, löst er sich am Herzmuskelrand wieder auf. Dabei verteilt er seine Bündel pinselförmig auf das interstitielle Bindegewebe und das Endokard und gewinnt so eine große Oberfläche, auf der er sich zwischen den Muskelfasern verankert. Hierbei werden die inneren Längsmuskelzüge des Myokards bevorzugt. Wir erkennen in der beiderseitigen Auflösung und Verankerung des sehnigen Faserringes ein allgemeines Prinzip, das der Körper bei Übertragung von Zugkräften verwendet.

Es gibt Fälle, wie zumeist am vorderen Sinus der Pulmonalis, wo die Herzmuskulatur sich über die äußere Sinuswand schiebt (Abb. 122). Dann existiert auch ein Faserring, nur fällt seine proximale Grenze nicht mit der Herzmuskelgrenze zusammen, die Vereinigung beider geschieht nicht End zu End, sondern der Fläche nach. Dabei entläßt der Faserring auf seiner Außenfläche Fasern, die zwischen die Herzmuskelfasern eindringen. Proximal überragt der untere Ausläufer des Faserringes als subendokardiale Verdickung den Ansatzrand der Klappen um ein Geringes. Hier ist dann die Faserrichtung vorzüglich parallel zum Ansatzrand.

Besondere Verhältnisse bietet die Aortenwurzel. In einem Teil der Außenwand des linken und hinteren Sinus Valsalvae setzt sich der Faserring unmittelbar in die Faserplatte des Aortenzipfels der Mitralis fort (Abb. 123). Das Gewebe erfährt dabei keine wesentliche Änderung. Von außen schiebt sich Vorhofsmuskulatur mit epikardischem Fett über die Sinuswand. Der untere Rand der Vorhofsmuskulatur, die hier ringförmig verläuft (Abb. 123), ist mit reichlichen elastischen Fasern durchsetzt. Im hinteren Sinus reicht die elastisch-muskulöse Aortenwand am weitesten nach abwärts.

Am rechtsseitigen Umfang des hinteren und rechten Sinus geht der fibröse Ring ohne Grenze in das Septum membranaceum über. Rechts vorn wird die rechte Sinuswand überlagert von der Muskulatur des Conus pulmonalis. Nur im Bereich des übrigen Abschnitts der Aortenwurzel ist die Verankerung des arteriellen Faserringes dieselbe wie in der Pulmonalis.

Der Verlauf der kollagenen Bündel im Faserring ist keineswegs nur ringförmig. Nur die innersten Schichten ergeben als Resultierende einen Ringverlauf. Die äußeren Schichten zeigen auf Schnitten Längs- und Schrägzüge untermischt. Weitere Einzelheiten sind nicht untersucht.

Angaben über das histologische Verhalten des Wurzelgebietes der großen Herzgefäße beim *Pferd* macht BOBKE (1920).

3. Die Atrioventrikularklappen.

a) Entwicklung.

Die Segelklappen zeigen in ihrem Aufbau eine Reihe von Besonderheiten, die nur aus der Entwicklung verständlich werden.

Bei niederen Wirbeltieren *(Fische, Amphibien* und teilweise *Reptilien)* bezeichnet man die Atrioventrikularklappen als primäre, da sie in allen Teilen nur aus den Endokardwulsten sich bilden. Diese Klappen sitzen am Scheitel der Muskelfalte, in der Vorhof und Kammer ineinander übergehen. sie umsaumen ein enges Ostium und bedürfen der Unterstützung der Herzmuskulatur, insonderheit des Atrio-Ventrikularringes, der systolisch das Ostium verengt und die kleinen Klappen schlußfähig macht. Am Ventilmechanismus beteiligt sich somit neben den Klappen noch die Atrio-Ventrikularfalte. Bei *Reptilien, Vogeln* und den *Monotremen* kann neben anderen Klappen eine Muskelfalte sich soweit entwickeln, daß sie allein mit mehr oder minder geringen endokardialen Auflagerungen als Muskelklappe arbeitet.

Eine andere Entwicklung nehmen die Atrio-Ventrikularklappen des Menschen und der übrigen Placentalier. Auch hier ist anfänglich das Ostium atrio-ventrikular sehr eng, es wird systolisch abgedichtct durch Endokardpolster (Abb. 125). Im weiteren Verlauf der Entwicklung wird die Atrio-Ventrikularmuskelfalte zu einer bindegewebigen Platte, die von der Kammer an sie herantretenden Muskelbalken bilden die Chordae tendineae, die übrig bleibenden Muskelstümpfe unter Verschmelzung die Papillarmuskeln (Abb. 125). Die Endokardpolster bilden den Klappensaum. Dabei wird das Ostium mächtig erweitert, die Ursprungslinie der Klappen ist in die äußerste Peripherie verlegt, die Muskelfalte und ihr Endokardpolster sind zu einer passiv mechanischen Einrichtung geworden, die zwangsläufiger arbeitet: die sekundäre Klappe.

Nur in einem verhältnismäßig kurzen Abschnitt ist die Beteiligung der Muskelfalte am Aufbau der Segel ausgeschlossen: das sind jene Anteile der Zipfel, die vom Septum entspringen. Hier müssen die verschmolzenen Endokardkissen den Hauptanteil der Klappe liefern.

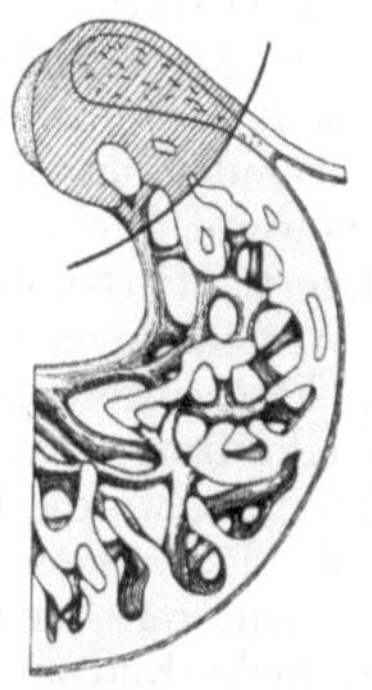

Abb. 125. Vorhof-Kammergrenze eines menschlichen Embryo von 12,4 cm Länge nach einem Plattenmodell, zur Veranschaulichung der Anteile, die in den Aufbau der Segelklappen eingehen. Schräg schraffiert der Muskelanteil u. der Anteil des Epikards, punktiert das Endokardmaterial.

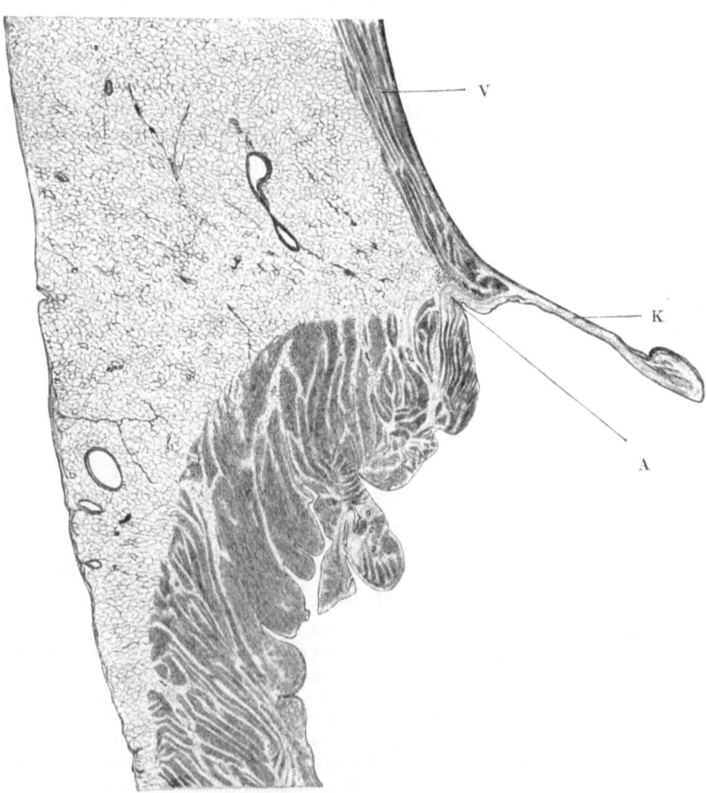

Abb. 126. Langsschnitt durch die Vorhof-Kammergrenze des rechten Herzens. V Vorhofswand mit Endokard, K Klappe A, Anulus fibrosus. Vergr. 6×. Gez. von B. SCHLICHTING.

In den Aufbau der Segelklappen gehen mithin ein: 1. Vorhofsendokard, 2. die basale Vorhofsmuskulatur, 3. das epikardiale Gewebe der primitiven Kranzfurche, 4. die Corticalis und die Bälkchen eines Abschnittes der Kammerbasis, 5. Endokard der Kammer (Abb. 125). Ob man beim Aneinanderreihen der Entwicklungsstufen von einer Rückbildung und dem Ersatz der Muskulatur im Bereich der Klappe sprechen soll oder in streng histogenetischem Sinne von einer Umbildung der Muskulatur in Bindegewebe, steht dahin.

Dieser Vorgang hat weiterhin den Erfolg, daß die ursprüngliche Verbindung zwischen Vorhofs- und Kammermuskulatur, die bei den primären Klappen erhalten bleibt, im Bereich der sekundären Klappen zerstört wird und nur durch die Bildung des Kammerseptums an einer Stelle noch möglich ist (s. Reizleitungssystem).

Mannigfache Reste, die an der ausgebildeten Klappe in wechselnder Ausdehnung angetroffen werden, deuten auf diese Entwicklung hin. Hierzu sind zu rechnen die Reste von Vorhofsmuskulatur und Kammermuskulatur auf der Klappenmembran, die Muskelzüge, die den Chordae anhaften oder sie teilweise ersetzen können, die Klappenhämatome oder Blutsinus, die als endothelbekleidete Räume vermutlich Reste der Spalträume sind, die mit der Muskulatur in die Klappe einbezogen wurden. Schließlich betrachtet BERNAYS (1876) die Noduli Albini als Überbleibsel des fetalen Endokardwulstes, was indessen nicht streng bewiesen ist, da die letzteren, wie oben bemerkt, einen viel größeren Anteil am Aufbau der ganzen Klappe haben können (septale Klappen).

b) Der gewebliche Aufbau.

Der gewebliche Aufbau der Klappe wurde zumeist von seiten der pathologischen Anatomie untersucht, da die häufigen Erkrankungen die Aufmerksamkeit auf den normalen Bau lenkten. Am häufigsten ist das große Mitralsegel, das zugleich die kräftigste Segelklappe darstellt und zum Teil den Zug der Aortenwurzel aufnimmt, den Beschreibungen zugrunde gelegt. [Man vergleiche zum folgenden: LANGER (1880), DARIER (1888), WEBER und PEGUY (zit. nach BEITZKE (1901)), VERAGUTH (1895), SEIPP (1896), BEITZKE (1903), KONIGER (1903), FAVARO (1913), TANDLER (1913) RIBBERT (1924)].

Obwohl die Semilunarklappen und Atrio-Ventrikularklappen eine sehr verschiedene Entwicklung haben, zeigen sie doch unter dem Einfluß der Funktion einen verwandten Bau (vgl. S. 171). Auch die Klappensegel bestehen aus einem fibrösen Skelet und endokardialen Überzügen, die am freien Rand ineinander übergehen. Die Vorhofsfläche, an der das Blut bei geöffneten Klappen vorbeiströmt, ist glatt und besitzt eine stärkere elastische Gleitschicht, mit der sie den Schub des Blutstroms ausgleichen kann und wie in einem Blutgefäß dem vorbeistreichenden Blut eine stets glatte Oberfläche bietet. Von der Kammerfläche her werden die Klappen unter Druck gespannt, hier ist nur eine schwache elastische Endokardlage vorhanden, durch welche die Unebenheiten des Klappenskelets nicht ausgeglichen werden. Es ist ja ganz allgemein der Abschnitt des Einströmungsteils der Kammern, der außerhalb eines von den Klappensegeln, den Chordae tendinae 1. Ordnung und den Papillarmuskeln begrenzten zentralen Raumes gelegen ist, durch Muskelbalkchen und Chordae tendineae unregelmäßig gestaltet, zu ihm gehört auch die Ventrikelfläche der Segelklappen. Nur der Aortenzipfel der Mitralis ist auch auf der Kammerseite relativ glatt, offenbar in Anpassung daran, daß er die Ausströmungsbahn mit begrenzt. Schließlich findet sich auch an den Segelklappen nach dem freien Rand zu eine Schicht lockeren Bindegewebes, die vorhofswärts vom Klappenskelet liegt. Damit zeigt der Grundplan im Bau der Klappenmembran bei Semilunar- und Atrioventrikularklappen eine weitgehende Übereinstimmung.

Im einzelnen besitzt das Endokard auf der Vorhofsfläche der Segel einen ähnlichen Bau wie das Vorhofsendokard. Unter dem Endothel liegt eine schmale subendotheliale Schicht, die ähnlich wie die Intima der Gefäße nahezu homogen erscheint und sehr feine Fäserchen enthält (Gitterfasern?), darunter auch elastische. Hier finden sich auch Fibrocyten und Histiocyten.

Es folgt eine elastisch-muskulöse Schicht (Abb. 127 u. 128). In ihr verlaufen neben kollagenen Fasern elastische Netze, deren Fasern vielfach quer gestellt sind. Die Bildung einer stärkeren elastischen Grenzhaut wie an den Semilunarklappen kommt offenbar nicht vor. Die glatten Muskelfasern können bis zum oberen Drittel der Klappen in Bündelform auftreten, diese werden dann von

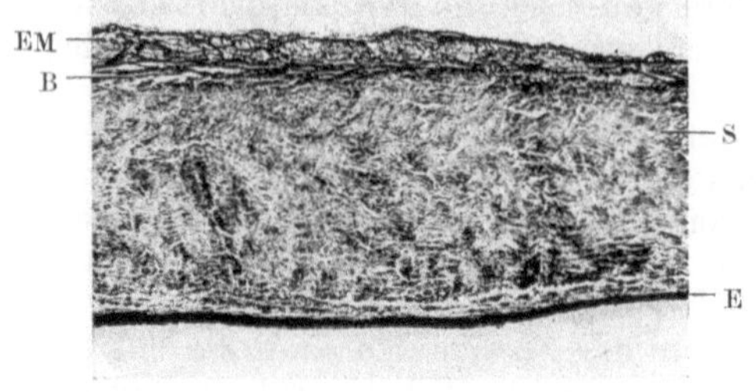

a

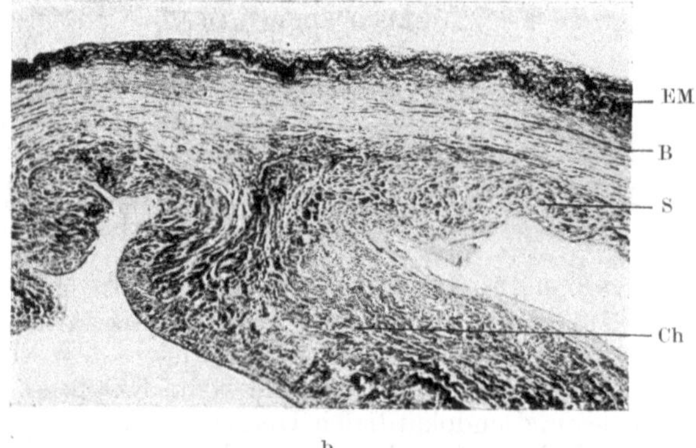

b

Abb. 127. Langsschnitt durch den Aortenzipfel der Mitralis (Mensch). Der rechte Teil der Abb. b liegt nahe dem freien Rande der Klappe. Die Abb. a zeigt die gleiche Klappe naher dem Ursprung. Ch Abgang eines Sehnenfadens. E M Elastisch-muskulose Schicht der Vorhofsseite, die sich in Abb. b nach rechts hin auflockert, hier ohne Muskelfasern. B Bindegewebige Lage (in Abb. b verbreitert), S sehniges Klappenskelet, E elastische Grenzschicht der Kammerseite. Farbung Resorcinfuchsin. Photo. Vergr. 33×.

elastischen Netzen eingescheidet (Abb. 128 a). Gegen den freien Rand hin werden die Bündel immer schmäler, es bleiben noch zerstreute Muskelfasern übrig, bereits im unteren Drittel der Klappe scheinen auch diese zu schwinden.

Nach Beitzke (1903) sollen die glatten Muskelzellen längs verlaufen (von der Wurzel gegen den Schließungsrand). Nach Aschoff [zit. nach Ribbert (1924)] zeigen sie eine Anordnung, „die man wohl als Constrictor oder Dilatator auffassen könnte, wenn man sich die Klappe zu einer irisähnlichen Platte zusammengelegt dächte". Nach meinen Befunden an Schnitten und Spaltpräparaten läuft die Endokardfaserung der Klappe in der Nähe der Klappenwurzel in der Hauptsache parallel mit dieser, darunter auch die Hauptmenge der glatten Muskelzellen. Nach Aschoff kommen außer diesen Muskelfasern noch solche vor,

die von der Vorhofsschicht sich abzweigend in schrägem Verlauf der Mittelschicht zustreben, und zwar an die Insertionsstellen der größeren Sehnenfäden
2. und 3. Ordnung.

Unter der elastisch-muskulösen Schicht folgt eine Lage Bindegewebes mit
starken elastischen Fasern, einer subendokardialen Schicht vergleichbar, sie
ist ungleichmäßig entwickelt (Abb. 127). Tretjakoff (1927) bezeichnet das
Gewebe als basophiles Gallertgewebe. Nach dem
Verlust der glatten Muskelzellen gegen den freien
Rand hin verwischt sich die Schichtung der elastischen Gleitschicht, die Faserbestandteile werden
feiner und mischen sich in einem feinmaschigen
Netzwerk. Am freien Rand selbst sind die elastischen Bestandteile schwach entwickelt, hier erfolgt
der Übergang in die elastische Schicht der Kammerseite des Segels.

Diese letztere ist nach Beitzke (1903) nur $^1/_3$—$^1/_6$
so stark als die elastische Gleitschicht. Sie enthält
elastische Netze (Abb. 128 u. 129) und nach Beitzke
(1903) auch vereinzelte glatte Muskelzellen nahe
der Klappenwurzel. Die letzteren habe ich an
Schnittpräparaten nicht gesehen.

Diese endokardialen Überzüge umschließen den
Hauptteil der Klappe, das Klappenskelet [Klappen-
platte Seipp (1896); Mittelschicht nach Beitzke
(1903); Grundstock nach Königer (1903); Lamina
fibrosa nach Tandler (1913)]. Dieses Skelet besteht wie bei den Semilunarklappen aus sehnigen
Gewebe, das mit Hämatoxylin sich schwach blau
färbt, die Zellen sind den Sehnenzellen vergleichbar. Vereinzelte dünne elastische Fasern kommen
vor, sind aber beim Neugeborenen noch nicht
vorhanden [Seipp (1896)].

Diese Faserplatte stellt eine Verbindung des
Anulus fibrosus mit den Sehnenfäden her. Zwischen
diesen Fixpunkten wird die Platte gespannt und
zeigt eine Faseranordnung, die dem entspricht.
Die stärksten Faserbündel sind schon makroskopisch

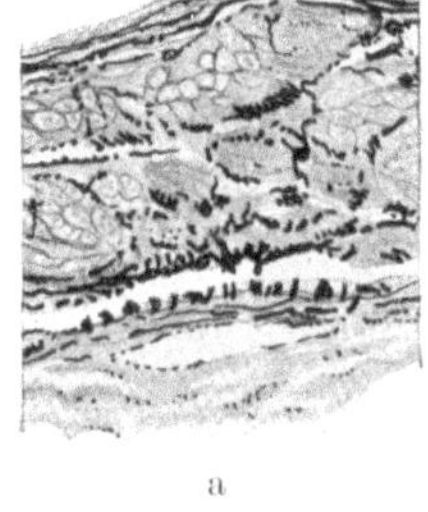
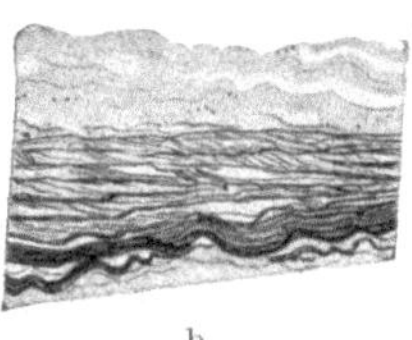

Abb. 128. Aortenzipfel der Mitralis (Mensch) nahe dem Ursprung.
a Vorhofseite mit elastisch-muskulöser Schicht. b Kammerseite
mit elastischer Unterpolsterung.
Farbung Resorcinfuchsin.
Vergr. 266 ×.

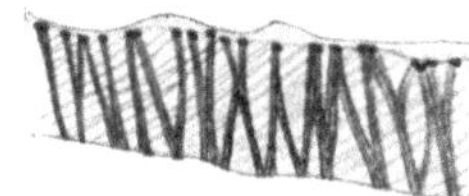

Abb. 129. Elastisches Netz auf
der Kammerseite eines Mitral-
segels (Mensch). Vergr. 466 ×.

erkennbar. So verbinden sich die Chordae tendinea 1. Ordnung kurz hinter
dem freien Klappenrand arkadenförmig untereinander, der Rest strahlt radienartig zur Klappenwurzel. Die Chordae tendinae 2. Ordnung inserieren an
der Ventrikelfläche und bilden hier sehnige Netze, die ebenfalls radiär zur
Klappenwurzel strahlen. Die Sehnenfäden 3. Ordnung überbrücken nach
Tandler (1913) bogenförmig den Scheitel der Klappenfurche.

Die auseinanderstrahlenden Sehnenzüge der Chordae werden somit in dem
Skelet der Klappe zu einer Membran verwoben, in der die Hauptspannungs-
züge deutlich hervortreten. Nahe der Klappenwurzel läuft eine Reihe von
Fasern parallel mit dieser.

An der Klappenwurzel geht die Vorhofsschicht der Klappe in das Endokard
der Vorhöfe über, die subendokardiale Schicht verbreitert sich und umfaßt
den freien Rand der Vorhofsmuskulatur, die, wie unten besprochen wird, mehr
oder minder weit auf die Klappe sich vorschieben kann (Abb. 126). Das Skelet
der Klappe strahlt im wesentlichen in den freien Rand der Kammermuskulatur
ein, indem die Faserbündel sich auseinanderspreizen und zwischen die Bündel

der Herzmuskelfasern eindringen, in genau derselben Weise, wie die Arterienwurzeln sich im Herzen verankern [s. diese (Abb. 126)].

Wenn man an einem Herzen einen Längsschnitt durch die Vorhofkammergrenze legt und an dem Klappensegel zieht, so bemerkt man deutlich, wie der freie Rand der Kammermuskulatur sich einwärts biegt, als Zeichen dafür, daß auf ihn die Zugwirkung der Klappe in erster Linie sich überträgt. Wenn man die Vorhöfe abträgt, so haften die Klappen immer noch fest an der Kammermuskulatur. Im übrigen durchstrahlen die Faserzüge des Klappenskelets das Gewebe des Anulus fibrosus. Da dieser letztere an einigen Stellen des Umfangs schwach entwickelt ist, die Haftung der Klappen aber überall gleich fest ist, so ist die übliche Ausdrucksweise, daß die Segelklappen im Anulus fibrosus befestigt seien, höchst ungenau. Der Anulus stellt mehr eine Verknotung von Fasern dar, die aus verschiedenen Quellen stammen: subendokardiale Schicht, Skelet der Segelklappen, interstitielles Bindegewebe von Vorhof und Kammermuskulatur und epikardiales Bindegewebe. In alle diese Systeme können auch die Fasern der Klappen einstrahlen, die mechanisch bedeutsamste Verbindung ist aber wohl die zur Kammermuskulatur. Besondere Verhältnisse liegen bei den septalen Anteilen der Segelklappen vor. Deren Klappenwurzeln treffen zum Teil auf das Herzskelet und den Faserring der Aorta.

Am freien Rande der Klappen ändert sich der Aufbau, indem, wie bereits oben bemerkt, die Abgrenzung der Schichten sich verwischt und die elastischen Elemente der Vorhofsschicht in feine Fäserchen auslaufen. Es entsteht hier ein lockeres zellreiches Gewebe, das von Königer (1903) als myxomatös, von Ribbert (1924) als „wenig entwickeltes Schleimgewebe", von Tretjakoff (1927) als „basophiles Gallertgewebe" bezeichnet wird und sich mit Hämalaun anfärbt. Dieses Gewebe liegt wie ein Polster auf dem peripheren Saum der Klappe und bildet hier eine zarte durchscheinende Haut, die sich auf den freien Rand der Klappe vorschiebt. Hier überragt es wie eine Schwimmhaut [Ribbert (1924)] die fibrösen Arkaden, die aus der bogigen Vereinigung der Chordae 1. Ordnung entstanden sind. Dieses Gewebe setzt sich andererseits in eine periphere subendotheliale Schicht der Chordae tendinae fort, die den axialen Sehnenfaden umhüllt. Im Schließungsrand findet sich nach Beitzke (1903) sehr häufig etwas Fettgewebe. Nach Ribbert (1924) liegen solche Inseln von Fett mehr in den basalen Abschnitten der Klappen.

Dieses lockere Gewebe gibt dem Klappensaum eine größere Geschmeidigkeit und hat vermutlich die Bedeutung einer Verschiebeschicht, die besonders am Klappensaum nutzmäßig erscheint, da dieser bei den verschiedenen Stellungen der Papillarmuskeln und Chordae während der Herzaktion am meisten in seiner Form verändert wird. So könnte diese Verschiebeschicht kleine Faltungen am Rand ausgleichen und zugleich als Polster die Abdichtung der geschlossenen Klappen erleichtern.

Die Chordae tendineae, die im Verhältnis zu ihrer Dicke auffallend steif sind, bestehen aus zellarmen sehnigen, gefäßlosen Fasern, von denen man annimmt, daß sie alle in der Längsrichtung verlaufen. Unter dem Endothel findet sich eine Fortsetzung jenes lockeren Bindegewebes, das auch die Schwimmhaut bildet. Feine elastische Netze liegen unter dem Endothel und dringen auch oberflächlich in die sehnige Achse ein. Das lockere Bindegewebe kann schon bei Kindern in wechselnder Ausdehnung angetroffen werden. An den Papillarmuskeln setzt sich diese subendotheliale Schicht in das Endokard fort. Die Verankerung der Sehnenfäden an der Papillarmuskelspitze geschieht in der mehrfach geschilderten Weise dadurch, daß die kollagenen Bündel des Sehnenfadens sich pinselförmig aufsplittern und zwischen die längsgerichteten Herzmuskelfasern eindringen und zu Sehnen des Herzmuskels werden. An diesen Orten erfolgt eine stärkere Durchsetzung mit elastischen Fasern. Es verhält sich somit ein Sehnenfaden an beiden Enden grundsätzlich gleich;

er weicht in zahlreiche Faserbündel und schließlich in Einzelfasern auseinander und gewinnt damit eine große Oberfläche, mit der er sich in dem anderen Gewebe verankert.

In den Fällen, wo ein Sehnenfaden aus der glatten Ventrikelwand entspringt, zeigt sich das gleiche Verhalten. Hier entsteht durch das Auseinanderstrahlen ein Sehnenfleck unter dem Endokard.

Die Chordae tendineae können in seltenen Fällen auch Herzmuskelfasern enthalten oder teilweise durch solche vertreten werden (s. Entwicklung).

c) Besonderheiten der Segelklappen.

Die oben geschilderte Entwicklung der Atrio-Ventrikularklappen läßt es verständlich erscheinen, daß außer den Sehnenfäden auch die Klappenmembran zu beiden Seiten Reste von Herzmuskulatur nahe der Klappenwurzel enthalten kann. Da es sich um eine rudimentäre Bildung handelt, erscheint es auch verständlich, wenn die Angaben über das Vorkommen dieser Muskulatur widersprechend lauten [vgl. die ausführliche Darstellung bei Tandler (1913); daselbst Literatur]. Am regelmäßigsten ist das Vorkommen am Aortensegel. Im Falle der Abb. 123 fehlt hier die Muskulatur. Sofern auch in den septalen Abschnitten der Segel Vorhofsmuskulatur auftritt, kann sie nur vom Vorhofsseptum auf die Klappe gelangt sein. Die Annahme von Bernays (1876), daß beim Wachstum der Segel diese mit ihrem Haftrand in die Kammer hineingezogen würden, kann für diesen Fall auch nicht zutreffen, da im Septum atrio-ventriculare noch sehr genau die ursprünglichen Grenzen zwischen Vorhofsscheidewand, Endokardkissen und Kammerscheidewand erhalten bleiben.

Nach Tandler (1913) überschreitet die Vorhofsmuskulatur niemals das obere Drittel der Klappe (vom Haftrand gerechnet), sie zerfällt in einzelne mehr oder minder getrennte Muskelzüge, die längs verlaufen und Gefäße enthalten. Dabei liegt die Vorhofsmuskulatur in jener Schicht, die oben mit der subendokardialen verglichen wurde, und enthält mehr elastische Fasern als an anderen Stellen. Eine besondere Verbindung der Muskelfasern mit Teilen des Klappenskelets ist nicht festzustellen. Auch abgesprengte Stellen von Vorhofsmuskulatur kommen vor. Nach de Castro (1926) tritt nach dem 50. Lebensjahre infolge sklerotischer Prozesse oft ein Schwund dieser Muskelfasern ein.

Auch von der Kammerseite her können Muskelzüge durch die Klappenfurche auf die Unterseite der Segel ziehen. Nach Zuckerkandl (zitiert nach Tandler), der sie am genauesten untersucht hat, finden sie sich in $^1/_5$ aller Fälle am vorderen Segel der Tricuspidalis. Diese Muskelreste leiten sich ebenso wie jene an den Sehnenfaden aus den primitiven Trabekeln der Kammerbasis her. Eine Verbindung von Muskulatur des Vorhofs und der Kammer findet im Bereich der Klappen niemals statt.

Ob die variabel ausgebildete Herzmuskulatur auf den Atrio-Ventrikularklappen einen nennenswerten Anteil an den Schließungsbewegungen besitzt, muß dahingestellt bleiben.

Die Frage nach den Gefäßen der Atrio-Ventrikularklappen hat ausgedehnte Untersuchungen erfahren. Die historische Darstellung dieses Streites dürfte sich erübrigen, da es heute wohl als feststehend gelten kann, daß an normalen Klappen beim Menschen Blutgefäße nur soweit reichen, als Herzmuskelfasern an ihnen vorkommen, wie zuerst Langer (1880) nachwies [Literatur bei Tandler (1913)]. Bei *Schwein, Hund* und *Rind* sind auch im sehnigen Teil der Segel- und Taschenklappen von Langer (1880) Gefäße nachgewiesen.

Die Noduli Albini sind gallertig durchscheinende, knötchenförmige Verdickungen am Rande der Segel. Sie sind bei Neugeborenen und Kindern zahlreicher und stärker entwickelt. Sie bestehen aus einem lockeren Bindegewebe, wie es ähnlich an den Schwimmhäuten vorkommt. Nach Bernays (1876) sollen sie von überschüssigem fetalem Endokardkissengewebe sich herleiten. Warum dieses Gewebe in Knötchenform auftritt, ist damit nicht erklärt (vgl. auch S. 178). Mit zunehmendem Alter verschwinden die Noduli Albini [s. Tandler (1913) und Ribbert (1924)].

Die Bluttaschen (Blutsinus, Klappenhämatome, Blutknötchen, Blutcysten) der Herzklappen kommen bei Kindern bis zum 6. Lebensmonat vor und sind von Luschka (1857) zuerst eingehend beschrieben. Es sind kleine blutgefüllte kugelige oder mehrfach ausgebuchtete Räume bis etwa 1 mm Durchmesser; sie kommen an allen Klappen vor, am häufigsten an der Mitralis. Man findet sie am Schließungsrand etwas höher als die Noduli Albini im Bereich der Sehnenfädenansätze; hier sind sie in den endokardialen Überzug eingebettet und von Endothel ausgekleidet. Wie Ribbert (1924) mit ausführlichem Literaturnachweis darstellt, gehen von den Bluttaschen feine Kanäle

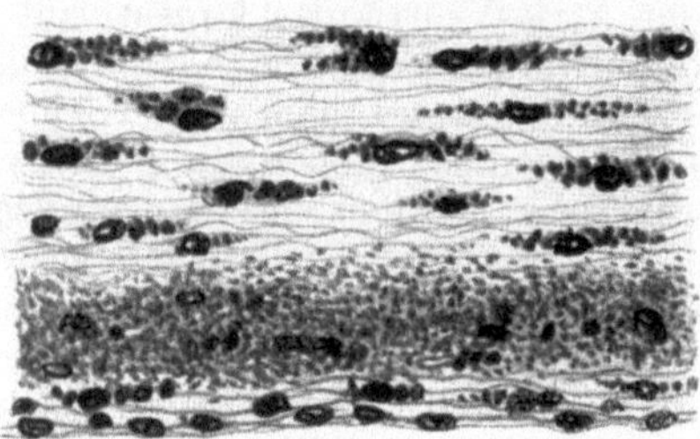

Abb. 130. Weißer Fleck der Mitralis. Nach Ribbert (1924).

aus, die auf der dem Blutstrom abgewandten Seite ins Herzlumen münden. Die Kanälchen sind aber spaltförmige Endotheleinbuchtungen, laufen meist gewunden, können blind endigende Ausläufer besitzen oder auch mit anderen Bluträumen in Verbindung treten. Man hat sie daraufhin irrtümlicherweise für ein die Klappen versorgendes Blutgefäßsystem angesprochen oder als Überreste fetaler Gefäße, die umschriebene Erweiterungen erfahren hätten. Nach Ribbert (1924) handelt es sich um jene endothelbekleideten Buchten und Spalten, die im Fetalleben zwischen der trabekularen Herzmuskulatur lagen und bei der Bildung der sekundären Klappen in diese einbezogen wurden.

Eine Zirkulation in diesen Räumen erscheint ausgeschlossen. Das geronnene Blut wird organisiert unter Bildung von Hämosiderin. In seltenen Fällen sollen Bluttaschen auch bei Erwachsenen bestehen bleiben.

Im Aortenzipfel der Mitralis stellen die sog. weißen Flecke eine auffallende Veränderung dar, die vermutlich solange als physiologisch zu betrachten ist, als es nicht zu einer Schädigung und Einschmelzung des Gewebes kommt. Diese Flecke sind von Beitzke (1901), Martius und Sato [zitiert nach Ribbert (1924)] besonders untersucht. Sie sind bei Kindern grauweiß, bei Erwachsenen gelblichweiß, von unregelmäßiger Begrenzung und wechselnder Größe, finden sich stets an der Ventrikelfläche der Klappen, oft in der Gegend der Sehnenfädenansätze. Mikroskopisch zeigen sie eine Einlagerung von Lipoiden, die bei Kindern zunächst in den Zellen, später auch in der Grundsubstanz sich finden (Abb. 130). Diese Fetteinlagerung hat eine gewisse Ähnlichkeit mit jener in der elastisch-muskulösen Schicht der Arterienintima und findet sich bei allen Erwachsenen. Höhere Grade der Verfettung und stärkere Kalkablagerungen führen zu pathologischen Veränderungen.

4. Die Valvula venae cavae inferioris (Eustachii).

Genauere Angaben über den geweblichen Aufbau dieser Klappe beim Menschen habe ich in der Literatur nicht gefunden. In dem von mir untersuchten Fall (Abb. 131) fand sich unter dem Endothel eine Bindegewebsschicht mit

kräftigen elastischen Netzen, ohne erkennbare Schichtung. An der Venenseite
der Klappe war diese elastische Schicht etwas kräftiger. Angrenzend an diese
elastische Schicht liegen auf der Venenseite Züge von kräftigen glatten Muskelfasern, die aber gegenüber der endokardialen Schicht eine gewisse Selbständigkeit zeigen, so daß sie nicht ohne weiteres mit der elastisch-muskulösen Lage
des Endokards vergleichbar erscheinen. Im Inneren der Klappe liegen Herzmuskelfasern, die gegen den freien Rand hin spärlicher werden. Die Herzmuskelfasern sind wie an den Mündungsstücken der großen Venen von elastischen

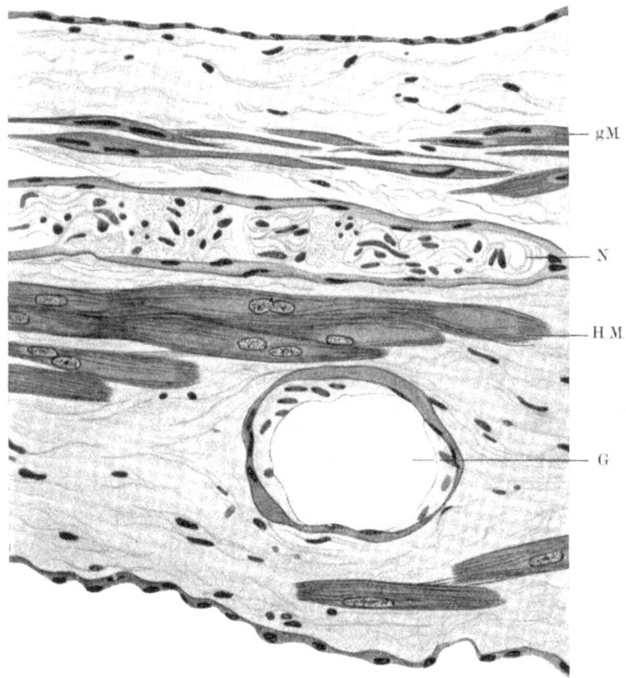

Abb. 131. Querschnitt durch die Valvula vena cava inf. (Decapitatus). gM. Glatte Muskelfasern
auf der Venenseite, N Nerv, G Blutgefaß. HM Herzmuskelfasern. Fix. Formol.
Färbung Hämatoxyl-Eosin. Vergr. 170 ×.

Fasern umsponnen. Dazu kommen Blutgefäße und markhaltige Nervenfasern.
Wo die Klappe am Vorhofsseptum haftet, treten die kollagenen und elastischen
Elemente dichter zusammen und strahlen unter das Endokard aus. Diese Züge
finden zum Teil ihre Fortsetzung in der sog. Todaroschen Sehne [Tandler
(1913)], die ihrerseits bis zum Trigonum fibrosum dextrum verläuft, zum Teil
strahlen Fasern der Klappen in den Limbus foveae ovalis. Den gleichen Weg
nehmen die Faserzüge, die aus der Valvula Thebesii sich entwickeln. Beim
Hunde soll die muskulöse Valvula Thebesii ein elastisches Faserpolster enthalten [Mair (1904)]. Da diese Klappen in einem wechselnden Ausbildungszustand angetroffen werden, ist ihr Aufbau auch schwankend [Scaffidi (1909)].

5. Die Valvula foraminis ovalis.

Diese ursprüngliche Klappe läßt auch beim Erwachsenen in ihrem geweblichen Aufbau noch deutlich ihre Herkunft erkennen. Die Klappenmembran,

beim Erwachsenen als Pars membranacea septi atriorum bezeichnet, besaß wie jede Klappe eine Seite, an der das Blut vorbeistrich (Gleitschicht) und eine,

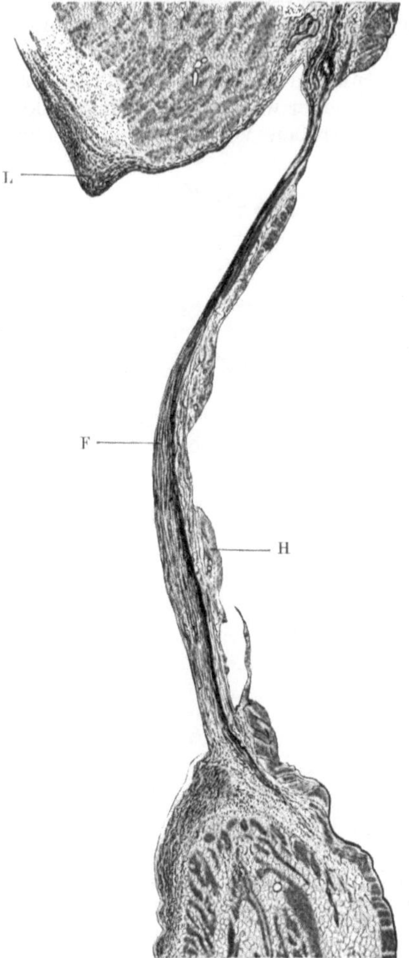

Abb. 132. Horizontalschnitt durch die Valvula foraminis ovalis (Decapitatus). L Limbus foraminis ovalis; F elastisch-kollagene Faserplatte dem rechten Vorhof zugewandt; H Herzmuskelbelag am linken Vorhof. Fix. Formol. Farbung Resorcinfuchsin. Vergr. 9 ×. Gez. von B. Schlichting.

von der aus sie durch den Druck des Blutes geschlossen wurde. Die Gleitschicht besitzt bei allen Klappen die stärkere elastische Lage. Etwas Ähnliches findet sich auch an der Pars membranacea septi atriorum, indem die nach dem rechten Vorhof zu gelegene Schicht mit zahlreichen elastischen Fasern durchsetzt ist, wie ich im Falle der Abb. 132 fand. Zwischen diesen elastischen Elementen finden sich kollagene Fasern, so daß im ganzen eine kollagenelastische Bindegewebsplatte hergestellt wird. An Schnitten habe ich glatte Muskelfasern in ihr nicht gesehen. Als einfache Endokardverdickung kann man diese Platte nicht auffassen, sie ist höchstens ein funktionell umgewandeltes Endokard. Auf der dem linken Vorhof zugewandten Seite findet sich ein dünner Belag von Herzmuskulatur, zwischen dem in unserem Fall Fettzellen eingestreut waren.

Dort, wo die Verwachsung des ursprünglich freien Klappenrandes mit dem Limbus foraminis ovalis stattgefunden hat, erkennt man eine Bindegewebsbrücke, die sehr verschieden breit sein kann und in etwa $30\,^0/_0$ der Fälle Durchbrechungen aufweist. Der Limbus selbst trägt in unserem Falle am freien Rand ein Bindegewebspolster mit reichlichen elastischen Fasern (Abb. 132). Ein gleiches findet sich am hinteren Rand der Fovea ovalis im rechten Vorhof. In dieses letzte Polster geht die Fasermasse der Pars membranacea zum größten Teil über. Zur Ergänzung dieser Befunde vgl. die Angaben über den Faserverlauf auf S. 168.

D. Endokard und Herzklappen bei Tieren.

Bei *Fischen, Amphibien* und *Reptilien* ist das Wandendokard eine äußerst zarte Haut, zumal bei den kleinen Formen. Unter dem Endothel sind nur Spuren von feinsten Fasern nachweisbar, elastische Fasern fehlen bei kleineren Formen. Diesen Zustand durchläuft auch das Endokard der menschlichen Embryonen. Nur die Auskleidung des zentralen Kammerraumes besitzt eine etwas stärkere subendotheliale Lage, da sich in ihr die Chordae tendinae der primären Klappen verankern, die nur aus dem Endokardkissen hervorgehen und daher auch keine Papillarmuskeln besitzen. An diesen Stellen können auch elastische Fasern auftreten. Da im Bereich der Einströmungsbahn die Chordae tendineae sich im Endokard verankern und dieses dadurch verdicken, so fällt ein Unterschied gegen die Ausströmungsbahn, die sonst das stärkste Endokard besitzt, nicht auf. Wo Endokard und Epikard sich berühren oder wie am Vorhofsseptum zwei Endokardblätter durch lockere Muskelnetze getrennt sind, treten zahlreichere Fasern auf. Bei der *Schildkröte* fand SHANER (1923) glatte Muskelfasern im subendokardialen Bindegewebe, besonders reichlich am dorsalen und ventralen Rand des Vorhofsseptums. In der Kammer verlieren sich die Fasern, sind aber im Einströmungsgebiet noch deutlich.

Die Klappenmembran der Atrioventikularklappen besteht bei *Fischen* und *Amphibien* aus zahlreichen verzweigten Zellen, zwischen denen eine faserige, mit Hämatoxylin färbbare Intercellularsubstanz vorhanden ist. Die Widerstandsfähigkeit wird offenbar durch den Turgor des Gewebes hergestellt. Die Bulbuswülste der *Petromyzonten* haben nach KEIBEL (1925) den Typus des chondroiden Gewebes.

Für die Reptilien gibt GREIL (1903) an, daß das Klappengewebe dem vesiculösen Gewebe ähnlich sei.

Bei der *Taube* fand ALBRECHT (1887) glatte Muskelfasern im Endokard und FAVARO (1913) solche auf den Segelklappen. Die Muskelklappe der *Vögel* enthält keine glatten Muskelzellen; bei ihr schiebt sich das Epikard zwischen die beiden Muskellamellen bis zum freien Rand, wo es mit dem Endokard in Beziehung tritt und damit die Muskulaturen von Vorhof und Kammer trennt [FAVARO (1913) ausführliche Darstellung].

Bei kleinen Säugern wie *Maus, Ratte, Meerschweinchen*, ist das Endokard außerordentlich zart. Je größer die Tiere sind, desto dicker wird das Endokard, aus dem primitiven Zustand mit wenigen kollagenen (oder Gitterfasern?) entwickelt sich ein Schichtenbau mit elastischen Fasern und glatten Muskelnetzen.

Eine Untersuchung über das Endokard von *Hund* und *Pferd* liegt von MAIR (1904) vor. Der Autor betont nicht, daß das Endokard in der Fortsetzung der ein- und ausmundenden Gefäße besonders stark sei. Besonders zahlreiche elastische Netze findet er im Endokard der Herzspitze, der Papillarmuskeln des Septums und des Ursprungs der Herzklappen. Im linken Vorhof ist es vornehmlich beim *Pferd* wesentlich dicker als im rechten. Im Bereich der Fovea ovalis sollen beide Endokardblatter verdickt sein. Die Herzklappen zeigen grundsätzlich ähnliche Befunde wie beim Menschen. Im allgemeinen sind beim *Pferd* die elastischen Fasern zahlreicher, aber meist feiner als beim *Hund*.

E. Das Herzskelet des Menschen.

Als Herzskelet bezeichnen wir mit POIRIER und TANDLER die Bindegewebskörper, die als Faserringe die Ostien umsäumen, als Trigona fibrosa die Zwickel zwischen den Faserringen ausfüllen und das Septum membranaceum bilden. Die einzelnen Anteile des Skeletes sind histologisch verschiedenartig gebaut, und hierfür läßt sich nur ein Verständnis gewinnen durch Beachtung der Funktion. Wir schicken daher eine funktionelle Betrachtung voraus.

Das Trig. fibros. dext. mit den anschließenden Bindegewebsmassen wird von englischen Autoren auch als „central fibros body" bezeichnet und als eine zentrale Sehne betrachtet. Seine Bedeutung als Insertionsstelle der Herzmuskeln ist sicher überschätzt worden, obwohl nicht zu bestreiten ist, daß es sich auch in Herzmuskeln verankert. Dieser zentrale Bindegewebskörper scheint vielmehr als ein Verknotungspunkt von Bindegewebszügen, die von den drei Ostien, der Kammer- und Vorhofsscheidewand und zum Teil von den angrenzenden Segelklappen zusammenstrahlen, und gleichzeitig ihre Spannungen, die von all diesen Teilen ausgehen, übertragen. So ist dieses Trigonum während der Herztätigkeit starken Zerrungen und inneren Verschiebungen ausgesetzt. Es ist demnach knorpelähnlich.

Anders verhält sich das Septum membranaceum, es erscheint als „eine modifizierte Fortsetzung der Aortenwandung auf das Septum ventriculorum" [HOLL (1911)]. Es liegt in der Richtung der starken Längsspannungen, die sich von der Aorta auf das Herz übertragen. Wenn man bei aufrechtgestelltem Herzen ein Lot von der Spitze des Spatium intervalvulare dextrum nach abwarts fällt, so stößt man auf das Septum membranaceum, und zwar auf jenen Teil, der nach TANDLER (1913) den geringsten Variationen unterworfen ist. Die Spitze des Spatium intervalvulare dextrum bildet die Vereinigung der freien Rander von hinterer und rechter Semilunarklappe. Von diesem Punkt entwickelt sich ein Längsfasersystem, das in der Intima und angrenzenden Media

der Aorta zum Scheitel des Aortenbogens aufsteigt (vgl. S. 84). Wie früher
dargestellt, trägt dieses System die stärksten Längsspannungen, die im Arcus
auftreten und im Herzen ihren Gegenzug finden. Das Septum membranaceum
liegt also unter Zwischenschaltung des Faserringes der Aorta in der direkten
Fortsetzung dieses Streifens stärkster Längsspannungen, seine funktionelle
Bedeutung wird damit in ein neues Licht gerückt. Hierzu kommt, daß der Haftrand des medialen Zipfels der Tricuspidalis über das Septum hinwegzieht und
es in einer neuen Richtung beansprucht.

Die Arterienwurzel mit ihren Faserringen war schon früher besprochen,
desgleichen wurde der Anteil der Klappenwurzeln am Aufbau der Anuli fibrosi
bereits erörtert.

Der histologische Aufbau des Septum membranaceum zeigt ein sehniges
Bindegewebe, dem nach Seipp (1896) einige elastische Fasern beigemengt sind.

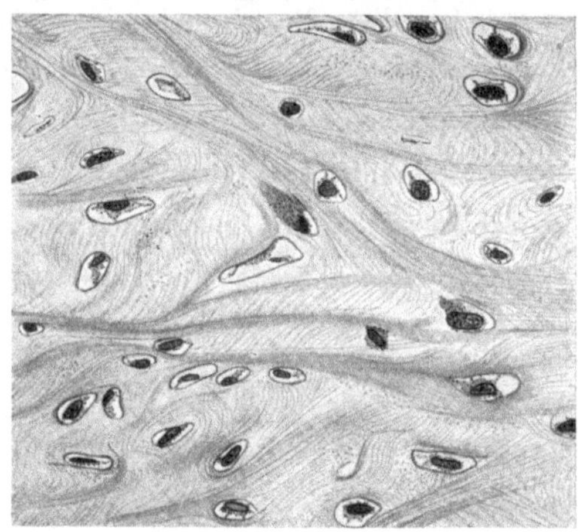

Abb. 133. Knorpelartiges Gewebe aus dem Trig. fibros. dext. (Decapitatus). Fix. Formol. Farbung
Hamatoxyl. Vergr. 333 ×.

Nach W. Gruber [zitiert nach Tandler (1913)] sollen in $10^0/_0$ der Falle im
Septum auch Muskelfasern vorkommen. Die Bindegewebsplatte des Septum
ist an beiden Seiten überzogen vom Endokard. Auf dem oberen Rand des
Septum musculare reitet das membranöse Septum, indem es sich in zwei Lamellen spaltet, die Jarisch (1912) als Processus tendineus aortae sinister und
dexter bezeichnet. Die linke Lamelle ist die stärkere, insofern die Fasern sich
zu sehnigen Bündeln eng aneinanderlegen, die rechte Lamelle kann zwar dicker
sein, ist aber lockerer gebaut. Sie gelangen unter das Endokard und laufen von
hier in das intermuskuläre Bindegewebe aus.

Dorsalwärts geht das Septum membranaceum in das Trigonum dextrum
über und ändert dabei seine Struktur. Die Bindegewebsplatte des fibrösen
Septums besitzt Faserzüge, die im Bogen sich dorsalwärts wenden, um in das
Trigonum einzustrahlen. Das Trigonum selbst hat eine knorpelartige Konsistenz
und eine knorpelartige Struktur, nur ist es umstritten, zu welcher Art von
Knorpelgewebe es zu rechnen sei. Luschka (1856) und Poirier (1901) beschreiben Knorpelzellen, Henle (1866) bestreitet diesen Befund. Favaro
(1910) spricht von vesiculösem Stützgewebe und Retterer und Lelièvre
(1912) von einem „Tissu vesiculo-fibro-élastique“.

Nach meinen Befunden an zwei menschlichen Herzen (Abb. 133) hat die
Intercellularsubstanz Ähnlichkeit mit der der Faserknorpel, die kollagenen

Züge laufen in verschiedenen Richtungen und färben sich stellenweise mit Hämatoxylin mattblau. Die Zellen sind rundlich oder oval, besitzen eine Kapsel, in der der Zelleib sich unter der Wirkung der Fixierung zusammengezogen hat. Um einen echten Faserknorpel handelt es sich nicht, da die Chondrone fehlen, das Gewebe steht aber dem Faserknorpel nahe und bildet eine der zahlreichen Übergangsformen in der Gruppe der Stützgewebe, die noch nicht klassifiziert sind. PETERSEN (1924) beschreibt ein ähnliches Gewebe, bei dem allerdings die Fibrillen strenger ausgerichtet sind als Knorpelsehne. Es ist nach den Literaturangaben naheliegend, daß das Gewebe sich der einen oder anderen Gruppe von Knorpelgewebe mehr nähern kann. Elastische Fasern habe ich nicht gefunden.

Die Anuli fibrosi bilden ein Geflecht von Bindegewebszügen, die sich aus dem intermuskulären Bindegewebe des Vorhofs der Kammer entwickeln. Ihnen mischen sich Züge bei, die vom Epikard und aus der Klappenmembran der Segelklappen stammen. Die Befestigung des Klappenskeletes geschieht im wesentlichen in der Ventrikelmuskulatur (s. S. 182). Daher kann der Anulus fibrosus an einzelnen Stellen so dünn werden, daß er makroskopisch kaum erkennbar ist. Nach außen geht der Anulus in das epikardiale Fettgewebe über. Nicht sehr zahlreiche elastische Fasern sind den kollagenen Bündeln beigemengt und laufen zum Teil zirkulär. Der Anulus verbindet den Vorhof nur mit dem intermuskulären Gewebe der innersten Muskelschichten der Kammer. Die dem Faserring benachbarten Muskelfasern sind von elastischen Netzen umsponnen. Einzelne Muskelfasern von Kammer und Vorhof können im Bereich des Anulus sehr dicht beieinander liegen, ein direkter Übergang ist aber nicht erwiesen.

Nach RENAUT [zitiert nach v. EBNER (1902)] sind die Faserringe der venösen Ostien der Ort, an dem beim *Schaf* die ersten elastischen Fasern auftreten (Embryo von 12 mm Länge).

F. Das Herzskelet bei Tieren.

Bei Tieren kann das Stutzgewebe in den zentralen Teilen des Herzskeletes die verschiedensten Abwandlungen zeigen und sich auch mit zunehmendem Alter in eine widerstandsfahige Modifikation umwandeln. Nach RETTERER und LELIÈVRE (1912) besitzen *Pferd* und *Schwein* an dieser Stelle ein ahnliches Gewebe wie der Mensch, beim *Hund* ist ein Knorpel vorhanden. Nach ELLENBERGER-BAUM (1921) findet sich jedoch bei *Pferd, Schwein* und *Pflanzenfressern* ein Herzknorpel dort, wo die rechte caudale Semilunarklappe sich befestigt. VANZETTI (1911) fand, daß beim *Kaninchen* ein hyaliner Knorpel mit zunehmendem Alter sich entwickelt. Auch FAVARO (1912) beschreibt Knorpelbildungen an der Aortenwurzel bei verschiedenen *Saugern*; ferner HAUSOTTER (1924). KATSCHINSKY (1923) macht genauere Angaben uber den Herzknorpel bei *Pferden* und findet auch in den Semilunarklappen Knorpeleinlagerungen.

Bei *Wiederkauern* und *Dickhautern* findet sich der Herzknochen, über dessen Vorkommen und histologische Entwicklung VAERT (1886) Angaben macht. Einen „Herzknochen" beschreibt GROSSMANN (1923) bei *Rothirsch, Reh, Gemse* und *Sikahirsch*. Beim *Schaf* wandelt sich der hyaline Knorpel durch enchondrale Ossifikation in Knochen um, ebenso beim *Büffel* [ZANINI (1918)].

Auch bei *Vogeln* findet sich ein Herzknorpel, der nach STIEFEL (1926) im Faserring der Aorta, seltener auch der Pulmonalis auftritt. Es handelt sich offenbar um einen hyalinen Knorpel, der in den Randpartien faserig wird.

Bei *Schildkröten* und *Krokodilen* findet sich der BOJANUSsche Knorpel, der zwischen den Wurzeln der A. pulmonalis der Aorta sinistra und dextra liegt und auch den Klappen Stutzpunkte abgeben soll [GREIL (1903)]. Bei alteren Exemplaren kann ein Knochenkern auftreten. REINECKE (1917) beschreibt bei *Iguana* genau die Form und Lage der Herzknorpel, die rein hyalin sind.

Knorpel- und Knochenbildung können unter krankhaften Verhaltnissen auch an menschlichen Herzklappen vorkommen [s. RIBBERT (1924)].

G. Der Herzmuskel.

Die Schilderung der histologischen Elemente der Herzmuskeln erfolgt im Abschnitt „Gewebe" dieses Handbuchs; für die Beschreibung der ins makroskopische Gebiet reichenden Faserverläufe sind die Handbücher der Anatomie zuständig; hier ist nur die mikroskopische Anatomie der Herzmuskeln zu behandeln. Auf die histologischen Elemente gehen wir insofern ein, als sie uns zur Bestimmung regionaler oder funktioneller Verschiedenheiten der Teile des Herzmuskels dienlich sein können.

Aus dem Streit der Meinungen läßt sich das eine mit Sicherheit herausheben, daß die Myofibrillen ohne Unterbrechung von einer Muskelfaser zur anderen ziehen, auch unter Benutzung der Seitenäste. Sie stellen ein wahres Syncytium dar, mag man im übrigen über die Kittlinien denken, was man will. Die Herzmuskelfasern bilden auf diese Weise ein Netzwerk mit langen schmalen Spalten. Freie Enden bilden die Ausnahme und werden weiter unten besprochen. Dieses mikroskopische Netz 1. Ordnung wird durch Bindegewebszüge, in denen die gröberen Verzweigungen der Blutgefäße verlaufen, in Bündel zerlegt, die ihrerseits wieder ein Netzwerk bilden, so daß die Herzmuskeln der Vorhöfe oder der Kammern einen allseitigen Zusammenhang besitzt. Das gröbere Netzwerk 2. Ordnung wiederholt bis zu einem gewissen Grade die Anordnung des Netzes 1. Ordnung. Trotz dieses Zusammenhanges, der makroskopisch wahrnehmbar ist, können die Züge in verschiedenen Teilen des Herzmuskels eine unterschiedliche Streichrichtung besitzen. Hierauf gründet sich die Präparation der einzelnen Schichten des Herzmuskels an den Kammern, die aber nur durch künstliche Trennung der Zusammenhänge darzustellen sind. Der Richtungswechsel dieses gröberen Netzes ist eine überzeugendere Einteilung für die Beschreibung der Verlaufsweise der Herzmuskulatur als die Darstellung von Längszusammenhängen. Im letzteren Fall wird man von einem Fixpunkt an den Ostien ausgehen und kann auf mehreren Wegen das Netzwerk bis zu einem anderen Fixpunkt verfolgen. Ein relativ unregelmäßiges Netzwerk bilden die Fleischbalken der Kammern, die zusammen mit den Papillarmuskeln als Reste des in phylo- und ontogenetischen Frühstadien bestehenden Maschenwerkes stehen geblieben sind. Ihre Verlaufsweise wird vor allem durch eine vergleichende Betrachtung verständlich. Bei allen in die Herzhöhlen vorspringenden Muskelzügen laufen die Herzmuskelfasern in der Längsrichtung dieser Züge.

Die einzelnen Bündel, die das Netz 2. Ordnung bilden, sind an fixierten Querschnitten meist abgeplattet, weniger rundlich.

Der Zusammenhang der Fasern ist innerhalb des Netzes 1. Ordnung in verschiedenen Abschnitten des Herzens verschieden. Heidenhain (1901) bemerkt hierzu, daß an den Trabekeln und Papillarmuskeln „über lange Strecken hin verlaufende individualisierte Herzmuskelfasern gar nicht vorhanden sind". Es liegt hier eine Plexusbildung vor, indem die einzelne Faser nach sehr kurzem Verlauf sich in Teiläste auflöst, die wieder neue Faserindividuen zusammensetzen usf. In anderen Abschnitten finden sich echte Lamellenbildungen, indem die Fasern breite seitliche Verschmelzungen eingehen, so z. B. unter dem Endokard. An den Vorhöfen wiederum ist nach Heidenhain (1901) die Zahl der Anastomosen geringer.

Auf Unterschiede zwischen der Vorhofs- und Kammermuskulatur hat wohl zuerst Minervini (1898) hingewiesen, seine Ergebnisse wurden von Polczewska und Zimmermann (1910) bestätigt. Diese Autoren suchen die Zellentheorie des Herzmuskels zu stützen. Auch sie finden, daß seitliche Anastomosen oder Zacken an den Vorhofsfasern gewöhnlich vollständig fehlen, es kommt zu

„seitlichen Verwachsungen" oder Lamellenbildung, so daß bis zu 5 nebenein-
anderliegende kernhaltige Segmente vorkommen. Dabei bleibt die Querstreifung
aller Territorien in gleicher Höhe; sie treffen an der „Grenzmembran" zusammen,
die hier Verstärkungsleisten besitzt. Die Schaltstücke sind viel dünner und
einfacher gestaltet als im Ventrikel, die komplizierten Schaltstückklappen
fehlen. Nach A. E. COHN (1909) sind sie in den Vorhöfen auch seltener als in
den Kammern, besonders in der linken, wo sie wiederum am häufigsten in den
Papillarmuskeln und Muskelbalken zu finden seien.

Das Kaliber der Vorhofsfasern wechselt innerhalb weiterer Grenzen als das
der Ventrikelfasern [MÖNCKEBERG (1924)]. Man findet ganze Bündel von auffallend breiten Fasern neben solchen von geringem Kaliber. Daß die „Muskelzellen" der Vorhöfe kleiner seien als die der Ventrikel, wie MINERVINI (1898)
angibt, trifft daher nicht durchgehend zu. Auf diese Frage kommen wir bei
Besprechung des Reizleitungssystems zurück. v. EBNER (1912) gibt als Durchmesser der Herzmuskelfasern 9—22 μ an, LETULLE (1897) [zit. nach MÖNCKE-
BERG (1924)] 5—25 μ, ja bis 30 μ. Im hypertrophischen Herzen fand MÖNCKE-
BERG als Durchschnittszahlen 32—40 μ.

Nach MINERVINI (1898) ist auch das Sarkoplasma in den Vorhofsfasern
auf jeder Altersstufe reichlicher entwickelt und demgemäß die Fibrillenzahl
relativ geringer. Auch ASCHOFF und TAWARA (1906) geben an, daß die Quer-
und Längsstreifung der Vorhofsfasern weniger deutlich hervortreten, ferner
seien die Kerne auffallend groß.

Was die Kerne der Herzmuskelfasern anlangt, so liegen diese bekanntlich
in einer Sarkoplasmaanhäufung inmitten der Faser, sehr selten unter der Oberfläche, wo sie dann das Sarkoplasma nach HEIDENHAIN (1901) bzw. die Grund-
membran nach ZIMMERMANN (1910) vorbuchten. Zwei dicht beieinander liegende
Kerne, die offenbar durch Amitose entstanden sind, sind nichts Seltenes.

Auf Querschnitten bilden nicht runde Kernformen die Regel, sondern leicht gezackte
Formen, die mit leistenartigen Erhebungen versehen sein können; ASCHOFF (1909), DIETRICH
(1910). Diese Leistenkerne sind nach ZIMMERMANN (1910) dadurch entstanden, daß die
Kernmembran mit der Grund- und Mittelmembran der benachbarten Fibrillen verbunden
ist und hier bei der Schrumpfung des Kerninhaltes festgehalten wird. STADLER (1907)
[zitiert nach MONCKEBERG (1924)] glaubt, daß solche Leistenkerne durch Pressung entstehen. Ich konnte auch an Bindegewebszellen entsprechende Leistenkerne finden, die
Abdrucke von Fibrillenbündeln besitzen [BENNINGHOFF (1923)].

Am kontrahierten Herzen sind die Kerne kurzer und breiter als am erschlafften [INADA
(1905)]. Nach FORSTER (1906) sollen die Kerne bei der Kontraktion eine spiralige Drehung
erfahren. Diese Auffassung hat HEUBNER (1907) gegenüber LANGE verteidigt und meint,
daß das Vorkommen gegensatzlich gewundener Spiralen beweisend sei. Außerdem beschreibt AMORIN (1922) perinucleare Spiralfaden, die sich mit der Uransilbermethode von
CAJAL nachweisen lassen und ein Produkt der Kernmembran sein sollen.

Mitosen kommen bei Erwachsenen offenbar nicht vor. Nach TANGL (1889),
SOLGER (1900), HOYER [zit. nach v. EBNER (1902)] finden sie sich nur bei Em-
bryonen und jungen Tieren kurz nach der Geburt. Dahingegen entstehen die
Doppelkerne wohl sicher durch Amitose [SOLGER (1900)].

Schließlich bildet der reichlichere Glykogengehalt eine Besonderheit der
Vorhofsfasern. Im einzelnen sind allerdings die Angaben über den Glykogengehalt des erwachsenen Herzmuskels noch widersprechend. Das fetale Myokard
hat fast stets reichlich Glykogen. In der Vorhofswand Erwachsener finden
sich nach MÖNCKEBERG (1924) glykogenhaltige Faserbündel zwischen glykogen-
freien. Nach BERBLINGER (1912) sind namentlich die Herzohren durch ihren
Glykogengehalt ausgezeichnet, auch dann, wenn in der übrigen Herzmuskulatur
kein Glykogen nachzuweisen ist. In der Kammer soll nach MÖNCKEBERG (1924)
in der Regel kein Glykogen nachzuweisen sein, demgegenüber berichtet BERB-
LINGER (1912) über Glykogennachweis in verschiedenen Teilen des Herzens,

der unter 25 Fällen 18mal gelang. Nach Lipska-Mlodowska (1917) ist der Glykogengehalt des Herzens wechselnd; er ist auch unabhängig vom Gehalt der Skeletmuskeln an Glykogen; es findet keine Speicherung statt. Auch besteht keine direkte Beziehung zum Sarkoplasmareichtum, wie Arnold (1909) betont.

Auf Grund der vorstehend aufgeführten Eigenschaften hat man auch die Vorhofsmuskulatur als die weniger differenzierte gegenüber der Kammermuskulatur bezeichnet.

Über die Heilungsvorgänge nach Verletzungen und Entzündungen des Myokards vgl. Mönckeberg (1924). Hier sei nur auf die interessante Angabe von v. Oppel (1901) und Anitschkow (1913) verwiesen, daß ein „myogenes" Granulationsgewebe zustande komme. Es sollen „Muskelfasern mit verloren gegangener contractiler Substanz" als „Myocyten" sich dem Granulationsgewebe beimischen. Eine Regeneration des Herzmuskels kommt nicht zustande. Es sind offenbar nur Anläufe zu einer solchen vorhanden, unter Bildung von Kernreihen usw. Ob die Myocyten sich wieder in Muskelfasern umwandeln, ist zweifelhaft [vgl. die Zusammenfassung von Mönckeberg (1924)].

H. Das Perimysium internum.

Das Perimysium int. bildet zwischen den Muskelfasern zarte Faserwerke und wird in der Umgebung der großen Blutgefäße, die zwischen den Bündeln verlaufen, etwas reichlicher. Wo das Muskelnetz 2. Ordnung etwas lockerer ist, wie an den Vorhöfen, wird auch das Bindegewebe stärker. An den dünnen Stellen der Vorhöfe tritt das Perimysium int. mit dem subepikardialen und subendokardialen Gewebe zu einer gemeinsamen Faserhaut zusammen, die auch die muskelfreien Bezirke abdichtet. In der Kammermuskulatur ist die Abscheidung von sekundären Muskelbündeln durch das Perimysium int. meist unvollstandig. Das intermuskuläre Herzbindegewebe geht kontinuierlich in das Herzskelet über, so daß man das letztere auch als Verdichtungspunkte des Herzbindegewebes ansehen kann. Die zelligen Elemente des Herzbindegewebes sind offenbar die gleichen wie im Perimysium int. der Skeletmuskeln: Fibrocyten (Histiocyten?), Fettzellen. Anitschkow (1912) beschreibt außerdem sog. „Myocyten". Deren Kerne sind scharf konturiert mit zentraler Anhäufung des Chromatins; das Cytoplasma ist sehr hell basophil. Sie sollen von zerfallenen Muskelfasern abstammen (s. oben).

Das Faserwerk des Bindegewebes muß so geordnet sein, daß es der diastolischen Erweiterung der Herzhöhlen den geringstmöglichen Widerstand entgegensetzt. Fortlaufende Züge parallel den Muskelfasern aus kollagenen Fasern sind unwahrscheinlich, und ebenso kollagene Fasern, die jede Muskelfaser zirkulär umspinnen. Hingegen sind Längszüge, die mit schräg verlaufenden Fasern verbunden sind, möglich, da das, was die Längszüge an der Dilatation an Lange zusetzen müssen, aus den Schrägzügen genommen werden kann, und umgekehrt.

Nach Auffassung der Mehrzahl der Pathologen kann eine dauernde Überdehnung der Herzwände zu einer Bindegewebsvermehrung führen. Dieses Bindegewebe soll die Überdehnung bremsen. Es wird aber gleichzeitig ein vermehrtes Bindegewebe auch die Widerstände bei der inneren Verschiebung erhöhen und damit gleichzeitig jede diastolische Erweiterung erschweren.

An Faserarten beteiligen sich am Aufbau des Herzbindegewebes: Silberfibrillen, kollagene und elastische Fasern. Die Silberfibrillen sind von Neuber (1912), Achucarro-Calandre (1913), Quast (1925) und Plenk (1927) eingehend untersucht. Es finden sich als äußerste Lage dicke Längsfasern, die gestreckt oder geschlängelt verlaufend sich aufspalten in quere oder schräge Fasern (Abb. 134). Diese umhüllen die einzelne Muskelfaser und verästeln sich schließlich in feinste Fäserchen, die ein häutchenartiges Geflecht bilden, das dem Sarkolemm, sofern ein solches vorhanden ist, am nächsten liegt. Nach Marcus (1925) sollen die perimysialen Fasern feinste Fortsätze in die Muskelfaser hineinschicken. Nach Chlopkow (1926) treffen die Querfäserchen mit den Streifen zusammen; die homogene Grundlage des Häutchens sei das Sarkolemm.

Das ganze Faserwerk bildet keine wahren Netze, sondern nur Geflechte (Quast). Es ist anzunehmen, daß die gröberen Anteile des Geflechts der Silber-

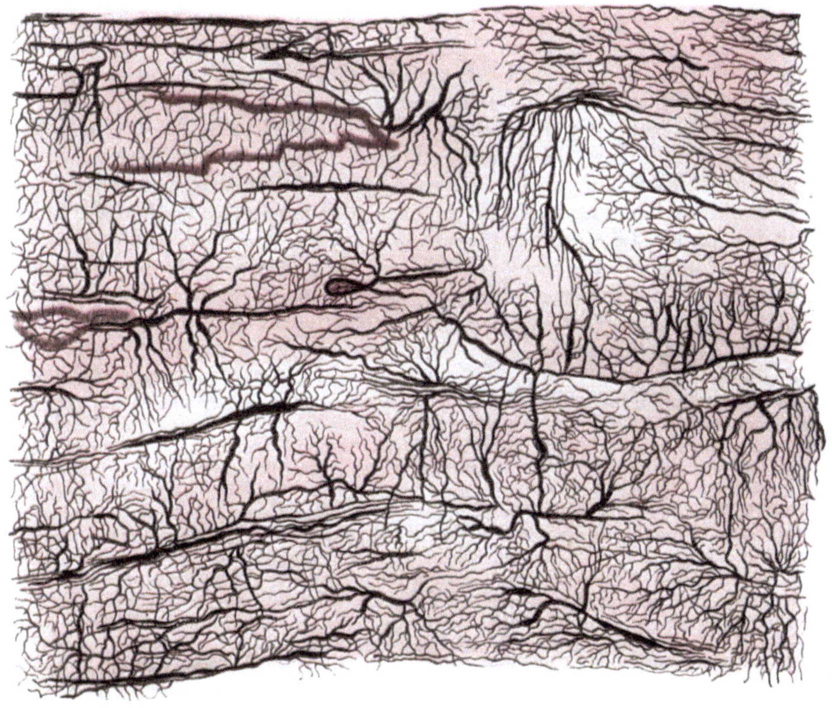

Abb. 134. Darstellung des Muskelbindegewebes vom Gitterfasertyp. Biondi, Imprägnationsmethode. Nach Quast (1925).

fibrillen in die kollagenen Fibrillen übergehen. Jedenfalls lassen sich auch mit Kollagenmethoden zarte Fasern auf der Oberfläche der Herzmuskelfasern darstellen, aber nicht von der Reichhaltigkeit, wie bei den Silberfibrillen. An den Zwickeln, wo größere Gefäßstämmchen liegen, ist das kollagene Gewebe jedenfalls vorherrschend. Auch Bruno (1926) hat mit Silber ein Fasernetz auf den Muskelfasern dargestellt, das in das Perimysium übergeht.

Welche Bedeutung die Silberfibrillen besitzen, ist unklar, da man ihre mechanischen Eigenschaften nicht bestimmen kann.

Sofern der Herzmuskel Sehnen entwickelt, gehen die Fasern des „Fibrillenstrumpfes" in die Sehnenfasern über. In diesem Fall hat das Herzmuskelbindegewebe die gleiche Bedeutung wie am Skeletmuskel. Da aber die Sehnenbildung gering ist gegenüber der Masse des Herzmuskels, und dieser an sich schon durch seine netzige Anordnung einen Längszusammenhang besitzt, so kann die Bedeutung der umhüllenden Silberfibrillen auch nicht wie bei glatten

Muskel in der Herstellung der Längsverbindung der Muskelfasern beruhen. Man könnte aber annehmen, daß das Bindegewebe des Herzmuskels, das mit seinen feinsten Ausstrahlungen, den Silberfibrillen, sich auf der Oberfläche der Muskelfasern verankert, besondere Bedeutung hat für den Einbau und die verschiebliche Anheftung der zahlreichen Blutgefäße am Herzmuskel.

Das elastische Gewebe im Herzmuskel ist bei Neugeborenen noch nicht ausgebildet. Hier trifft man es nur in der Umgebung der Gefäße und an den Venenmündungen [Seipp (1896), Melnikow-Raswedenkow (1899), Fahr (1906)]. Im Alter von 4—7 Jahren entwickelt sich nach Fahr (1906) ein feines Netz von elastischen Fasern um die einzelne Muskelfaser. Mit dem Alter nehmen die elastischen Fasern zu, in den Vorhöfen stärker als in der Kammer [Pocharisky (1904), Miller und Perkins (1927)]. Die Verteilung der elastischen Elemente über den Herzmuskel ist keineswegs gleichmäßig. Als allgemeine Regel läßt sich aufstellen, daß überall dort, wo das Bindegewebe stärker angehäuft ist, auch die elastischen Fasern vermehrt sind und von diesen Zentren aus mit feineren Fasern zwischen die einzelnen Muskelfasern vordringen. Hieraus folgt, daß alle Ausstrahlungen des Herzskelets zwischen den Herzmuskeln von zahlreichen elastischen Fasern begleitet sind, ebenso die Spitzen der Papillarmuskeln, daß ferner die Vorhöfe, die bindegewebsreicher sind, auch verhältnismäßig mehr elastische Fasern besitzen als die Kammer. Schließlich bildet das Bindegewebe in der Umgebung der Blutgefäße einen Ausstrahlungspunkt für elastische Fasern, auch steht das subendokardiale Fasernetz mit dem intermuskulären in Verbindung.

Dazu stimmt auch die Verteilung der elastischen Fasern in tierischen Herzen. Bei *Amphibien* besitzt die Herzkammer nur am sog. Atrio-Ventrikulartrichter, in dem sich die Klappen verankern, etwas Bindegewebe und die einzigen elastischen Fasern; ähnlich bei den kleinen *Reptilien*. Nach Pocharisky (1904) sollen auch bei den *Vögeln* elastische Fasern nur in der Umgebung der Blutgefäße vorkommen, zwischen den Muskelfasern aber fehlen. Das gleiche gilt für kleine *Säuger,* bei denen das Herzbindegewebe kaum nachweisbar ist. Erst bei größeren *Säugetieren* kommen mit der Zunahme des Bindegewebes elastische Fasern auch abseits von den Gefäßverzweigungen vor. Nach A. Mair (1904) finden sich bei *Hund* und *Pferd* intermuskuläre elastische Fasern besonders in der Nachbarschaft der fibrösen Faserringe, in den Papillarmuskeln, in der Nähe der Klappenursprünge und an der Herzspitze. Am wenigsten elastische Fasern findet man in den mittleren Myokardpartien. Auch hier sind die Vorhöfe bevorzugt, die Fasern sind zahlreicher und oft stärker. Die feinsten Fasern werden in den Herzohren beschrieben (beim *Pferd* nur im rechten).

Auch unter krankhaften Verhältnissen soll nach Fahr (1906) in Schwielen das elastische Gewebe reichlich vorhanden sein. Allerdings soll nach Stadler (1907) [zitiert nach Moncke-berg (1924)] bei einer Bindegewebsvermehrung infolge dauernder Überdehnung das elastische Gewebe nicht vermehrt sein, was nach dem Vorstehenden auffällig erscheint.

Wenn wir die Anordnung der elastischen Fasern im einzelnen betrachten, so sind auch in den Vorhofsmuskeln die elastischen Elemente nicht gleichmäßig verteilt. Hier sind die Venenmündungen bevorzugt. In deren Wand finden sich Bündel von Herzmuskelfasern, die außen von Bindegewebe und starken elastischen Fasern umscheidet sind, und bei denen jede einzelne Muskelfaser von einem elastischen Fasernetz umsponnen ist (Abb. 135). Dabei laufen zwischen zwei Muskelfasern stärkere elastische Längsfasern, die durch schräge Züge verbunden sind, so daß eine ähnliche Anordnung zustande kommt wie bei den Silberfasern (Abb. 136). Andere Bündel besitzen weit weniger elastische Elemente, so daß man nicht behaupten kann, daß die Vorhofsfasern durchgehends von elastischen Netzen umsponnen seien. Die stärkste Umspinnung finde ich im Herzmuskel der großen Venen und in der Nähe des Faserringes der Ostien.

In den Kammern sind abseits von den Bindegewebsherden die elastischen Fasern spärlich. Solche dichte Umspinnung, wie einzelne Bündel des Vorhofs sie zeigen, habe ich in der Kammer auch bei älteren Individuen nicht gefunden.

Ich kann die Angabe von FAHR (1906), daß jede Muskelfaser von feinen elastischen Netzen umsponnen sei, insofern nicht bestätigen, als abseits von den stärkeren perimysialen Zügen auch bei älteren Individuen meist keine vollständigen Netze um jede Muskelfaser vorhanden sind, sondern nur einzelne Fasern, die zum großen Teil parallel zur Faser zu verlaufen scheinen. An der Herzspitze scheinen mehr elastische Fasern vorhanden zu sein; es müßte das an einem großen Material geprüft werden.

Die Frage nach der funktionellen Bedeutung des elastischen Gewebes im Herzen ist bezüglich der Venentrichter und anschließenden Vorhofsteile schon auf S. 168 behandelt. Auch bei den Kammern hat man angenommen, daß die

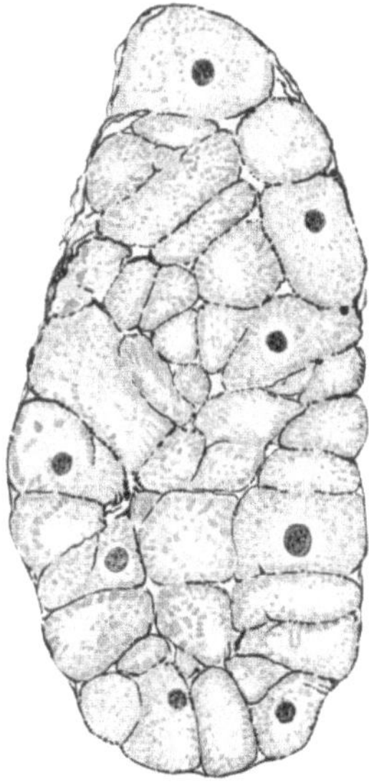

Abb. 135. Querschnitt durch ein Muskelbundel am Cavatrichter. Jeder der großen Herzmuskelfasern ist von elastischen Fasern umsaumt. Vergr. 340×. Nach BENNINGHOFF (1929.)

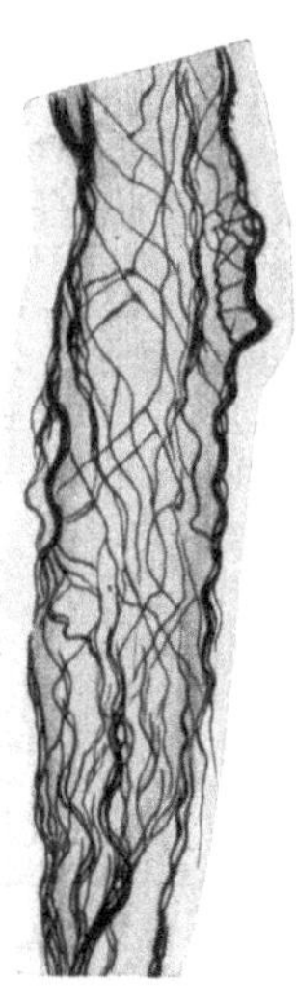

Abb. 136. Dicker Flachschnitt aus der Wand der oberen Hohlvene an der Mundung. Besonders starke elastische Faserhulle. Vergr. 340×. Nach BENNINGHOFF (1929).

elastischen Elemente den Herzmuskel unterstützen könnten, und zwar entweder in der Systole oder in der Diastole. KREHL (1891) hat wohl als erster darauf hingewiesen, daß in der Systole die elastischen Fasern „gedrückt und gezogen werden" und „das Herz im Anfang der Diastole öffnen" könnten. FAHR (1906) hat sich dieser Ansicht angeschlossen und findet bei dauernd gesteigerter Inanspruchnahme des Herzens, z. B. bei lange bestehender Arteriosklerose, das elastische Netz „kompensatorisch" verstärkt. Es wird also zumeist angenommen, daß das elastische Gewebe systolische Arbeit speichert und diastolisch wieder abgibt. Voraussetzung dafür ist, daß die elastischen Elemente schräg oder quer zur Muskelfaser verlaufen, damit sie bei der Verdickung der Muskelfaser gespannt werden können, oder daß elastische Sehnen vorhanden sind. Das letztere habe ich bisher nur im Vorhofsbereich gefunden, in der Kammer könnte man elastische Sehnen dort, wo das elastische Gewebe reichlich auftritt, erwarten. In der diastolischen Entspannung des elastischen Gerüstes der Kammer erblicke ich nur eine indirekte Unterstützung des Herzmuskels dadurch, daß durch Einlagerung von elastischen Fasern in das Herzbindegewebe dieses eine diastolische Verschiebung automatisch und widerstandslos vollziehen kann. Die Arbeit, die systolisch im elastischen Gerüst des Herzmuskels gespeichert wird, könnte in der Diastole dazu verbraucht werden, um die Widerstände des Herzbindegewebes bei der Diastole aufzuheben. Je mehr Bindegewebe vorhanden ist, desto größer müßten diese Widerstände werden, desto mehr elastische Fasern wären nötig. Bei der Betrachtung tierischer Herzen bestätigt sich diese Auffassung. Die Vermehrung der elastischen Fasern im Alter ist meines Erachtens im Herzen wie auch anderorts darauf zurückzuführen, daß das Bindegewebe flüssigkeitsärmer wird, eine erhöhte innere Reibung bekommt und in seiner Verschiebefunktion an Elastizität einbüßt. Dieser Verlust wird durch Vermehrung der elastischen Elemente kompensiert.

J. Die Sehnen des Herzmuskels.

Die Sehnen des Herzmuskels sind entweder kollagen oder elastisch oder gemischt. Elastische Sehnen finden sich dort, wo das elastische Gerüst des Vorhofs sich verdichtet, so in der Umgebung der Venenmündungen [BENNINGHOFF (1929)]. |Kollagene Sehnen trifft man dort, wo das Herzbindegewebe sich zum Herzskelet und den Chordae tendineae verdichtet. Im Verhältnis zur Masse des Herzmuskels sind sie sehr wenig zahlreich, so daß schon deshalb die Vorstellung übertrieben ist, als ob alle Herzmuskelfasern am

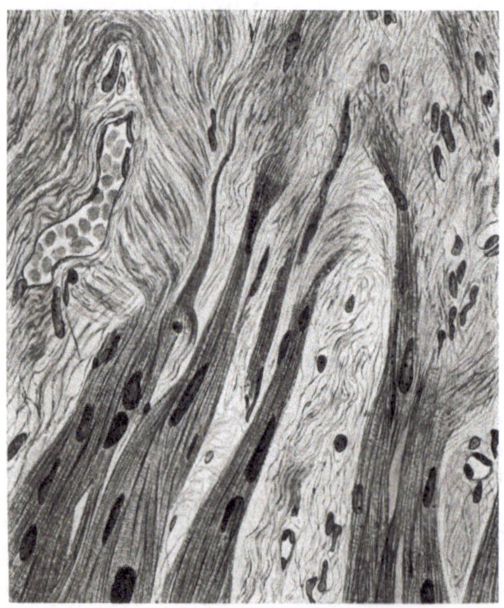

Abb. 137. Sehnen der Herzmuskelfasern am Anulus fibrosus der rechten Kammer (Decapatitus). Fix. ZENKER. Färbung Hämatoxyl-Eosin. Vergr. 320 ×. Gez. von B. SCHLICHTING.

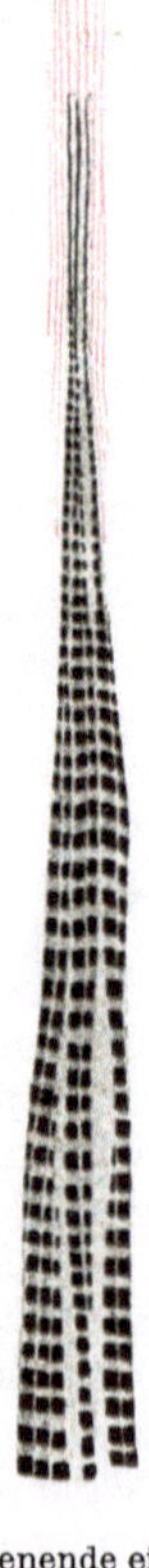

Abb. 138. Sehnenende einer Herzmuskulatur, vom Papillarmuskel linker Ventrikel (♀ 46 Jahre). Fix. ZENKER. Farbung Eisenhämatoxyl.-VAN GIESON. Nach QUAST (1925).

Herzskelett ihren Ursprung und ihre Insertion haben müßten, wie es MALL (1911) sich vorstellt. Dergleichen ist bei einem Hohlmuskel nicht erforderlich, und von den Muskelzügen, die an das Herzskelet heranreichen, geht nur ein kleiner Teil in Sehnen über. Man wird den tatsächlichen Verhältnissen mehr gerecht, wenn man die Sehnen nicht vom Herzmuskel aus betrachtet, sondern vom Herz-skelet. Es kommt gar nicht darauf an, daß das Herzskelet wie ein Skeletstück bewegt werde, sondern daß es im Muskel verankert ist, damit es Vorhöfe, Kammern und die Aorta fest miteinander verbinden kann. Eine solche Verbindung von Muskelsystemen geschieht am wirksamsten durch Sehnen. Die Sehne erscheint hier als Befestigungsmittel des Herzskelets und nicht als Zielpunkt aller Herzmuskelfasern.

Phylo- und ontogenetisch betrachtet sind das Herzskelet und die Sehnen sekundäre Bildungen, indem sie einen ursprünglich muskulösen Zusammenhang unterbrechen. *Fische, Amphibien* und *Reptilien* kommen ohne solche Sehnen aus.

Zur Bildung von Sehnen zweigen sich aus dem Netz der Herzmuskulatur Fasern ab, die mit einer Spitze enden. Unzweifelhafte Enden sind nur an den Faserringen der Ostien und an den Papillarmuskeln zu finden, im Vorhof auch unter dem Endokard. Im Innern des Herzmuskels sind, wie v. EBNER (1902) betont, solche Enden „schwer aufzufinden". Die Enden sind nach v. EBNER (1902) entweder stumpf oder spitz kegelförmig, oft mit sekundären Spitzen. Im Schnitt habe ich ebensowenig wie QUAST (1925) stumpfe Enden gesehen, dafür einen Zerfall in mehrere Zipfel, die nur aus wenigen Fibrillen bestehen, ähnlich wie bei einigen glatten Muskelzellen.

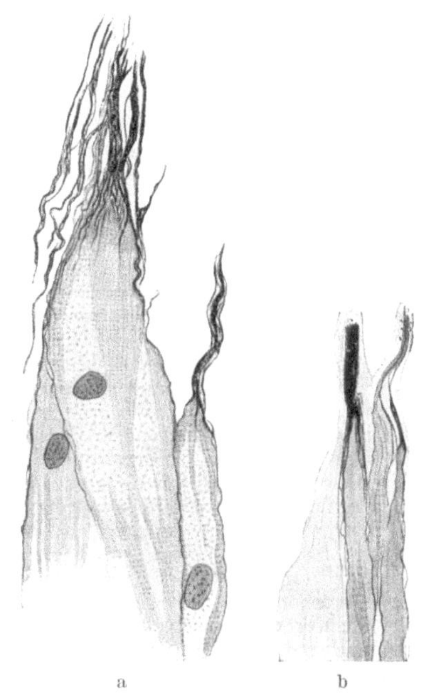

Abb. 139 a, b. Elastische Sehnen von Herz-muskelfasern. a Aus der Wand der oberen Hohlvene. b Aus der Wand einer Lungenvene. Farbung Resorcinfuchsin-Eosin. Vergr. 340 ×. Nach BENNINGHOFF (1929).

Die feineren Verhältnisse des Sehnenübergangs hat neuerdings QUAST (1925) genau untersucht. Er findet, daß die Myofibrillen unter Verlust ihrer Querstreifung und unter Änderung ihrer Färbbarkeit direkt in die kollagenen Fibrillen übergehen (Abb. 138). An der Verbindungsstelle findet sich eine Anhäufung von Muskel- und Bindegewebskernen und Sarkoplasma. Hierzu kommt, daß das oben beschriebene Flechtwerk von Silberfibrillen auf der Oberfläche der Herzmuskelfasern sich am Sehnenende in die Längsrichtung einstellt und ebenfalls unter Änderung der Färbbarkeit in die Sehnenfibrillen sich fortsetzt. So kann auch der Fibrillenstumpf auf der Oberfläche der Herzmuskelfaser zur Kraftübertragung verwandt werden. Den kollagenen Sehnen sind meist einige elastische Fasern am Muskelende beigemengt.

Die elastischen Sehnen finden sich im Herzmuskelbelag der großen Venen (siehe diese) und im anschließenden Teil des Vorhofdaches [BENNINGHOFF (1929)]. Die Herzmuskelfasern liegen im subendokardialen Gewebe oder strahlen in dieses ein. Die elastische Sehne entwickelt sich aus dem elastischen Fibrillennetz an der Oberfläche der Herzmuskelfaser, indem die Fasern dicht zusammentreten (Abb. 139), in ähnlicher Weise, wie es oben für die Silberfibrillen beschrieben wurde, und wie es bei den glatten Muskelzellen der Aortenwand des *Ochsen* der Fall ist (s. S. 82). Diese Sehnen gehen in das elastische Gerüst über und spannen dieses systolisch (s. S. 94).

K. Das Reizleitungssystem.
1. Allgemeines.

In den Arbeitsmuskel des Herzens ist ein zweites „spezifisches Muskelsystem" eingebaut, das der Reizleitung und zum Teil der Reizbildung dient. Es überbrückt die bindegewebige Trennung von Vorhof und Kammer (Brückenfasern, Übergangsbündel, Atrio-Ventrikularbündel). Ein anderer Abschnitt dieses Systems liegt an der alten Grenze von Sinus und Vorhof, die muskulös verbunden bleiben, daher keiner „Brückenfasern" bedürfen, dieser Teil ist als Sinusknoten im wesentlichen ein Ort der Reizbildung.

Der physiologische Ablauf in diesem System beginnt mit der Reizbildung, es folgt die Reizleitung und ihre Übertragung auf den Arbeitsmuskel. Der historische Ablauf in der Entdeckung des Systems geht den umgekehrten Weg. Am langsten bekannt sind die Endausstrahlungen in Gestalt der subendokardial gelegenen, von Purkinje (1845) entdeckten Fasern. Es folgt erst 1893 die Entdeckung des Atrio-Ventrikularbündels durch His jr. (Hissches Bundel). Tawara (1906) stellt den Zusammenhang zwischen dem Bündel von His und den Purkinjeschen Fasern sicher und findet am Anfang des Hisschen Bündels den Knoten: Aschoff-Tawarascher Knoten. Erst damit waren die anatomischen Bruchstucke zu einem System zusammengeschlossen. Schließlich entdecken Keith und Flack (1907) den Sinusknoten oder Keith-Flackschen Knoten.

Nachdem die Grundzüge bekannt waren, folgen zahlreiche Arbeiten über Einzelfragen, wie die Bindegewebsscheide, die Gefaß- und Nervenversorgung, die makroskopische Darstellung [Zusammenfassung bei Tandler (1913)] und überaus zahlreiche Nachuntersuchungen bei Tieren. Eingehende Untersuchungen über das mikroskopisch-anatomische Verhalten der spezifischen Muskulatur wurden von Mönckeberg angestellt (neuere zusammenfassende Darstellungen 1921, 1924, 1926), dem wir uns im wesentlichen anschließen. Mönckeberg beschreibt auch die Verlaufsweise des Reizleitungssystems in mißbildeten Herzen. Die Entwicklung des Reizleitungssystems beim Menschen beschrieb zuerst Mall (1912). Vergleichende Betrachtungen, die schon His jr. (1893) begonnen hatte, wurden besonders fortgeführt von Keith und Flack (1907) und Mackenzie (1910). Hieran schlossen sich auch vergleichend physiologische Betrachtungen [Mangold (1914)]. Auf Grund einer vergleichenden Betrachtung des Herzmuskels kommt Benninghoff (1923) zu einer Erklärung der Verlaufsweise des Systems im Menschenherzen.

Die von Romberg (1890) und Kent (1892) beschriebenen Muskelzüge, die die Kranzfurche überbrücken sollen, sind von Nachuntersuchern nicht bestätigt worden. Nur Tandler (1913) hat in einem Falle beim Menschen eine solche Muskelbrücke gefunden [1].

2. Das Atrioventrikularsystem.

Wir schicken eine kurze Beschreibung der Verlaufsweise dieses Systems voraus, die sich auf die mikroskopische Untersuchung stützt, weitere Einzelheiten bieten die oben angeführten Zusammenfassungen, eine morphologische Würdigung dieser deskriptiven Angaben bringt das letzte Kapitel.

Der Anfangsteil ist rechts oberhalb des Trigonum fibrosum dextrum in die Vorhofsmuskulatur eingebettet und wurde wegen seiner histologischen Struktur von Aschoff und Tawara als Atrioventrikularknoten bezeichnet. Die gewöhnlichen Herzmuskelfasern des Vorhofs strahlen von allen Seiten in den pilzförmigen Anfangsteil ein [Mönckeberg und A. E. Cohn (1909)]. Daß dieser Teil des Vorhofs zum alten Sinusgebiet gehöre, wie mehrfach behauptet wurde, ist schon von Tandler (1913) bestritten worden. Der Knoten erscheint eher als ein umgewandelter Rest des basalen Ringmuskels des Vorhofs, der zu einer Zeit bestand, als das venöse Ostium noch eng war, primäre Klappen trug und mithin die muskulöse Verbindung zwischen Vorhof und Kammer im ganzen

---

[1] Neuerdings behaupten Shindo und Ohmari (1928), bei *Ratten, Meerschweinchen* und *Kaninchen* ein dorsales Nebensystem gefunden zu haben, das vom Tawaraschen Knoten nach kaudal abzweigt. Ein zweites ventrales Nebensystem soll bei *Meerschweinchen* und *Kaninchen* den Stamm des Reizleitungssystems ventro-kranialwärts fortsetzen.

Umfang des Ostiums vorhanden war. Der Knoten durchsetzt im weiteren Verlauf das Trigonum fibrosum dextrum und geht ohne scharfe Grenze in den Stamm über (Crus commune, TANDLER). Dieser verläuft am unteren Rand des Septum membranaceum und umsäumt damit das ursprüngliche Foramen interventriculare (Abb. 140). Am tiefsten Punkt des Septum membranaceum teilt sich der Stamm, indem er auf dem Scheitel des muskulösen Kammerseptums „reitet". Nach mehr oder minder langem Verlauf an den Abhängen des Kammerseptum schließen sich die Schenkel an bogenförmige Muskelbalken an, die das Kammerseptum mit den Fußpunkten der großen konstanten Papillarmuskeln

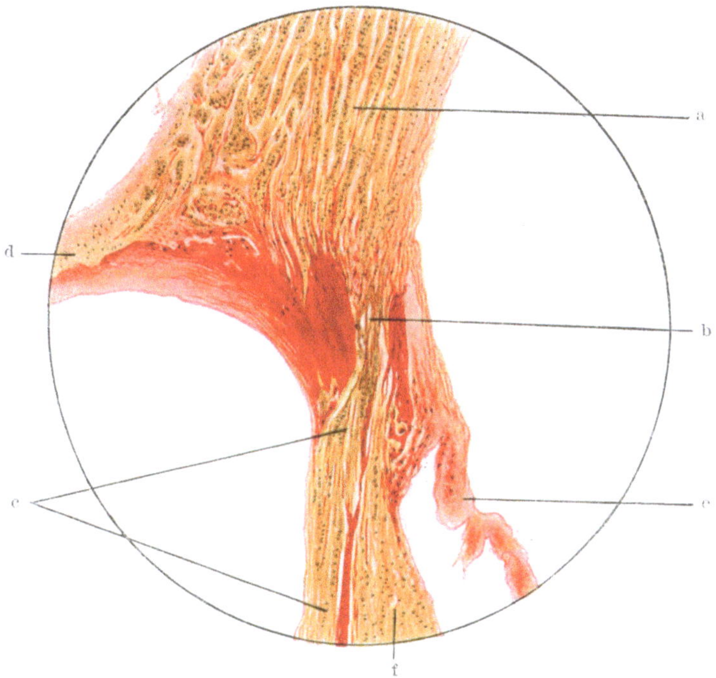

Abb. 140. Oberer Abschnitt des Atrioventrikularsystems, Horizontalschnitt (Lupenvergrößerung). a Vorhofsseptummuskulatur, b Atrioventrikularknoten, c Crus commune, d medianes Mitralsegel, e medianes Trikuspiralsegel, f Ventrikelseptummuskulatur. Nach MÖNCKEBERG (1924).

verbinden. Diese Muskelbogen lagen ursprünglich in gleicher Höhe mit dem Foramen interventriculare zu einer Zeit, wo das Kammerseptum in der ersten Anlage erkennbar wird, und bildeten daher mit diesem zusammen die Umgrenzung des primitiven Herzschlauches, der als zentrale Höhle in dem Schwammwerk der Kammer noch lange erkennbar bleibt. So läuft also das Atrio-Ventrikularsystem auf Muskelzügen, die als Konturfasern des Herzschlauches bezeichnet werden können (vgl. S. 211). Wenn die muskulöse Stütze schwindet, dann können die Schenkel als falsche Sehnenfäden frei durch den Ventrikelraum zu den Papillarmuskeln hinziehen.

Im einzelnen verläuft der rechte Schenkel nach Abzweigung des linken ein Stück weit nach vor und setzt damit unter geringer Neigung nach abwärts die Richtung des Stammes fort. Auf diesem Wege liegt er meist subendokardial. Dann taucht er in das Myokard unter und zieht im Bogen nach abwärts dicht hinter dem vordersten septalen Papillarmuskel vorbei, der oft nur einen Sehnenfleck darstellt, und gewinnt die Bahn des Moderatorbandes (der Trabecula septomarginalis, Tandler). Damit hat er die bogenförmige Leitbahn zum vorderen großen Papillarmuskel erreicht und liegt wieder subendokardial. Die Verzweigung erfolgt erst am Fuße des Papillarmuskels. Ein Ast zieht an die vordere Ventrikelwand, ein zweiter verzweigt sich im Trabekelwerk, das sich an den Papillarmuskel anschließt, ein dritter schließlich läuft nach hinten und erreicht zum Teil rückläufig wieder das Septum (Mönckeberg). Der Bereich unmittelbar unter den Ostien soll frei bleiben von den Ausbreitungen des Reizleitungssystems.

Der linke Schenkel gewinnt gleich bei seinem Eintritt in die linke Kammer unterhalb des Septum membranaceum eine subendokardiale Lage und breitet sich hier fächerförmig aus. Es ist dabei kein rundlicher Strang wie der rechte Schenkel, sondern besteht aus abgeplatteten Bündelchen. Diese streben oft in zwei Hauptzüge geordnet den Fußpunkten der vorderen und hinteren Papillarmuskelgruppe zu. Die bogigen Muskelbalken, mit deren Hilfe sie den Kammerhohlraum überqueren, sind unregelmäßig gestaltet, oft netzförmig verbunden, streckenweise ziehen sie ohne Leitmuskel als falsche Sehnenfäden zu den Papillarmuskeln. Das letztere ist fast die Regel bei den *Huftieren*. Andererseits kommt es vor, daß die bogigen Leitbahnen noch auf das Ventrikelseptum als erhabene Wülste zur Eintrittsstelle des linken Schenkels konvergierend heraufziehen [Koch (1922)], diese Leitbündel entsprechen dann der Trabecula septo-marginalis des rechten Herzens. Die Übergänge in die Herzmuskulatur erfolgen erst an den Papillarmuskeln, von hier aus strahlen zugleich die Endausbreitungen der spezifischen Muskulatur in das Trabekelwerk der Herzspitze. Rückläufig steigen die Ausbreitungen an den Wänden wieder zur Herzbasis. Dabei soll wie im rechten Herzen eine Zone in der Klappenfurche freibleiben und zugleich der obere Teil der glatten Ausflußbahn. Sehr schön lassen sich an *Huftier*herzen die glykogenhaltigen Fasern durch Jod darstellen, wobei man ihre netzförmige Ausbreitung genau verfolgen kann [Ungar (1924)].

Der histologischen Struktur nach lassen sich die Elemente der spezifischen Muskulatur von dem Arbeitsmuskel meist unterscheiden, doch gibt es beim Menschen Fälle, in denen man allein nach der Struktur der Faser keine Entscheidung treffen kann. Charakteristisch bleibt dann nur der Zusammenschluß der Elemente zu einem System und die Beziehung zu anderen Geweben [Mönckeberg (1908), Romeis (1914), Benninghoff (1923)].

Am Atrioventrikularsystem lassen sich histologisch zwei große Abschnitte unterscheiden. Der Tawarasche Knoten, der Stamm und die Anfangsteile der Schenkel sind schmalfaserig, die Endausbreitung breitfaserig. Die Fasern des Knotens sind durchschnittlich schmäler als die umgebenden Myokardfasern und bilden ein regelloses Netzwerk, in dem Knoten mit sternförmiger Gestalt vorkommen (Abb. 141). Die Kerne liegen in kurzen Abständen, sind rund, oval bis stäbchenförmig, von verschiedener Größe, mit Kernkörperchen. Bei einzelnen Fasern liegt der Kern in einer größeren ovalen Höhle (Hohlfasern). Die Fibrillen sind im Verhältnis zum Sarkoplasma gering an Zahl, was eine blassere Färbung zur Folge hat. Aus dem gleichen Grund ist auch die Querstreifung weniger deutlich. An den Knotenpunkten der Fasern zeigen die Fibrillen oft einen wirren Verlauf (Abb. 142,2). Nach Aschoff und Nagayo-(1908), Mönckeberg (1908 und 1921) sind die Knotenelemente des Vorhofsteils im postuterinen Leben stets glykogenfrei.

Aschoff und Koch teilen den ganzen Knoten in einen Vorhofsknoten und einen Kammerknoten. Nach Koch zerfällt der Vorhofsknoten wieder in einen parallelfaserigen oder facherförmigen Abschnitt und einen geflechtartigen Teil, nach Mönckeberg (1921 und 1924) entbehrt diese Einteilung jeder histologischen Grundlage, beim Menschen sei der Knoten durchaus einheitlich aufgebaut.

Koch (1922) möchte daran festhalten, daß wenigstens beim *Rind* und einigen anderen *Tieren* ein Unterschied deutlich sei, indem bei der Bestschen Glykogenfärbung die Fasern des Vorhofsknotens ungefärbt bleiben, die maschenförmig angeordneten Kammerknotenfasern sich hingegen leuchtend rot färben (Abb. 141). Obwohl die Fasern beider Abschnitte kontinuierlich ineinander übergehen, ist die Grenze auf Grund der Färbung scharf. Der Kammerknoten soll nach Koch trotz seiner Lage im Vorhofsgebiet sich von der Kammermuskulatur herleiten

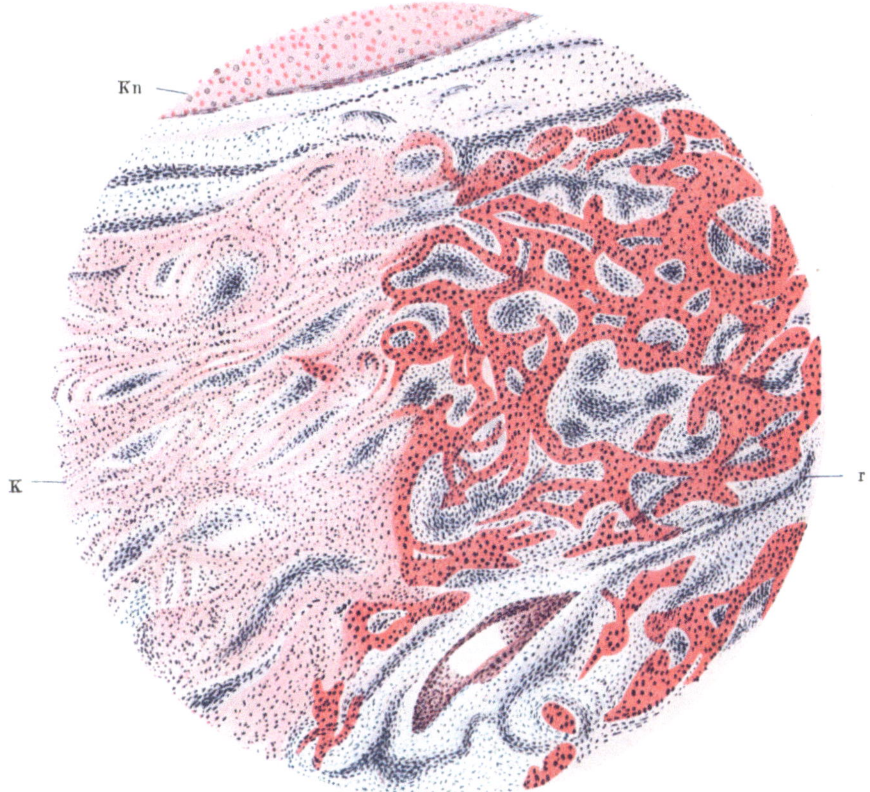

Abb. 141. Schnitt durch den Atrioventrikularknoten *(Kalb)*. V Vorhofsknoten, K Kammerknoten, Kn Knorpel. Glykogen-Färbung. Nach Aschoff (1907).

und die Zweiteilung auch funktionell bedeutungsvoll sein. Physiologisch ist noch nicht sicher erwiesen, ob die Leitungsverzögerung, die im Knoten stattfindet, im Vorhofsteil erfolgt. Die gewöhnlichen Vorhofsfasern setzen sich mit ihren Fibrillen kontinuierlich in den Knoten fort.

Die Knotenfasern werden von Bindegewebe umsponnen, dem sich nach Renon und Géraudel (1913) zahlreiche feine elastische Fasern beimengen. Bei älteren Individuen nimmt das Bindegewebe zu. Es finden sich auch vereinzelte Fettzellen am Rande und mitten im Knoten [s. auch Bullard (1921)]. Auffallend sind ferner die zahlreichen und weiten Blutgefäße.

Der Stamm entwickelt sich allmählich aus dem Knoten, indem das Netzwerk der Fasern sich mehr streckt, so daß die Elemente ungefähr parallel zur Achse des Bündels liegen. Die Breite der Fasern und die Verteilung der Fibrillen bleibt im wesentlichen die gleiche, jedoch tritt die Querstreifung deutlicher hervor, auch kommen Gebilde vor, die den Kittlinien ähnlich sehen. Das Bindegewebe zerlegt die Fasern in einzelne Bündel.

Kurz vor der Teilung lockert sich der Stamm etwas auf und erscheint daher breiter.

Der rechte Schenkel behält zunächst die gleichen Strukturverhältnisse wie der Stamm, er wird bald nach der Teilung schmäler und diese Reduktion setzt sich auch im intermuskulären Abschnitt fort. So konnte MÖNCKEBERG

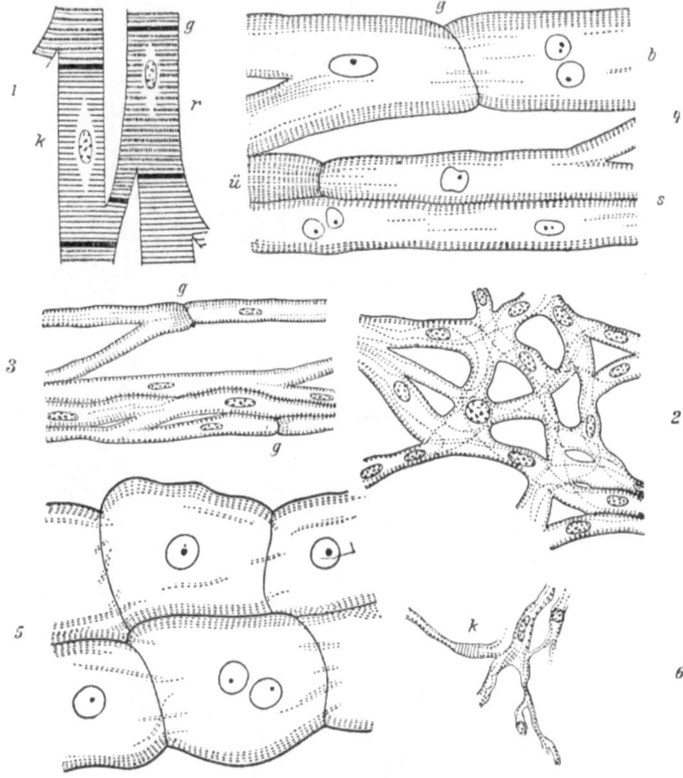

Abb. 142. Zusammenstellung der Faserarten in den verschiedenen Abschnitten des Reizleitungssystems. 1. Herzmuskelfasern vom Menschen (schematisch). r Reizzustand, k Kontraktionszustand, g Glanzstreifen. 2. Aus den Atrioventrikularknoten des Menschen. Schmalfaseriges dichtes Netzwerk, radienartige Ausstrahlung der Fasern aus den Knotenpunkten. 3. Aus dem atrioventrikularen Bündel (Crus commune) des Menschen. g Glanzstreifen, Längsverlauf der Fasern; spärliche Verzweigungen; bundelweise Aneinanderlagerung. 4. Aus der ventrikulären Ausstrahlung des Bündels (breitfaseriger Teil, sog. PURKINJE-Fasern) (Mensch). b Breite, s schmale Fasern, die bei ü in die Mykardfasern übergehen. g Glanzstreifen, die eine segmentale Gliederung der Fasern andeuten. 5. Aus einem PURKINJE-Faden des *Kalbs*herzens. Plumpe, zellartige Segmente, deren Grenzen den Glanzstreifen der Fasern entsprechen durften. 6. Aus dem Sinusknoten des Menschen. Sehr schmale Fasern, mit allen wesentlichen Merkmalen von Herzmuskelfasern: deutliche Querstreifung (Ruhe und Kontraktionszustand bei k), Verzweigung, binnenständige, vereinzelte Kerne. Nach BURIAN (1924).

(1924) nach 2 mm langem Verlauf im Herzmuskel auf dem Querschnitt 69 Fasern zählen, nach weiteren 4,5 mm 54 und schließlich 44 Fasern. Diese Reduktion kommt nicht durch Astabgabe, sondern durch Faserverschmelzung zustande. Nach dem Austritt aus der intermuskulären Verlaufsstrecke nimmt der Schenkel plötzlich stark an Dicke zu, auf einer Strecke von knapp 1 mm fand MÖNCKEBERG eine Verdopplung der Faserzahl, und außerdem geht an dieser Stelle der schmalfaserige Abschnitt in den breitfaserigen über.

Der linke Schenkel ist ebenfalls in seinem Anfangsteil schmalfaserig. Er liegt in dem lockeren subendokardialen Gewebe, begleitet von elastischen Fasern, in den Interstitien sammeln sich im Alter Fettzellen. Die Fasern sind zu Bündelchen vereinigt und hängen durch mannigfache Anastomosen zusammen. Der Übergang in den breitfaserigen Abschnitt findet nicht bei allen Fasern in gleicher Höhe statt wie beim rechten Schenkel. Der breitfaserige Abschnitt der Schenkel, der in die Endausbreitungen des Systems übergeht, hat die gleiche Struktur

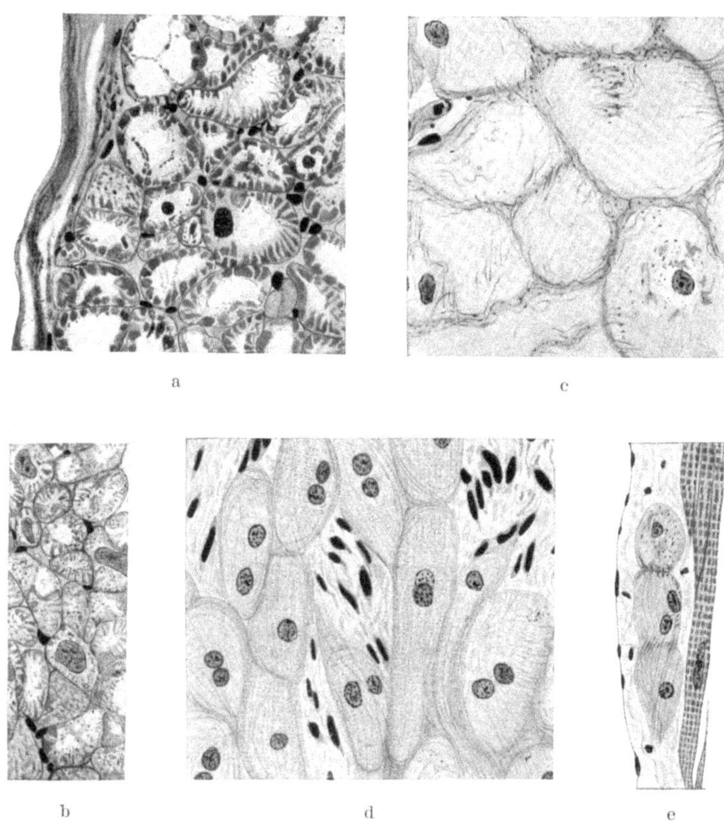

Abb. 143 a—e. Spezifische Muskulatur beim Menschen und einigen Tieren. a Reizleitungsfasern auf dem Moderatorband (Mensch). b Herzmuskelfasern des Moderatorbandes (Mensch) zum Vergleich. c PURKINJESche Fasern auf dem Moderatorband *(Schaf)*. d Stamm des Reizleitungssystems *(Kalb)*. e Kammerseptum der Taube mit subendokardialen PURKINJEschen Fasern. Vergr. 333 ×.

wie diese. Die Unterschiede gegen den Arbeitsmuskel können sehr gering sein, dann wird die Verfolgung des Systems schwierig, oder sie sind sehr erheblich, dann kann man die Fasern mit den PURKINJEschen Fasern der *Huftiere* vergleichen.

In atrophischen Herzen tritt besonders der breitfaserige Abschnitt des Reizleitungssystems deutlicher hervor, da das spezifische Muskelsystem nicht an der Atrophie teilnimmt. Dadurch vergrößern sich die Kaliberunterschiede zwischen den Endausbreitungen und den Myokardfasern [MONCKEBERG (1924)].

Im breitfaserigen Abschnitt werden die Brückenbildungen seltener, dafür treten mehr seitliche Verschmelzungen auf, man findet auch Faserknoten, in denen die Fibrillen sich vielfach überkreuzen (Abb. 142, 143).

Bemerkenswert ist das unterschiedliche Kaliber der einzelnen Fasern, das auf dem Querschnitt das Drei- und Mehrfache einer gewöhnlichen Herzmuskelfaser ausmachen kann, daneben aber finden sich auch viel kleinere Fasern. Selbst im Verlauf ein und derselben Faser finden sich Anschwellungen, die meist in der Höhe des Kernraumes liegen. In diesen Fällen ist das Sarkoplasma um den Kern vermehrt; es entstehen Hohl- oder Röhrenfasern mit bauchigen Auftreibungen. Die Fibrillen treten dann noch mehr zurück als im schmalfaserigen Teil des Systems und sind entweder randständig oder in anderen Fällen unregelmäßig über die Faser verteilt (Abb. 143 a). Das Sarkoplasma wird als homogen, feinkörnig oder wabig beschrieben, vermutlich spielt hier die Fixation eine Rolle. Die Kerne stehen weniger dicht als im schmalfaserigen Abschnitt, ihre Form und Größe unterliegt Schwankungen.

Die Fasern zeigen eine Querstreifung von wechselnder Deutlichkeit, auch kommen Kittlinien vor, die nach Mönckeberg sich anders verhalten sollen als

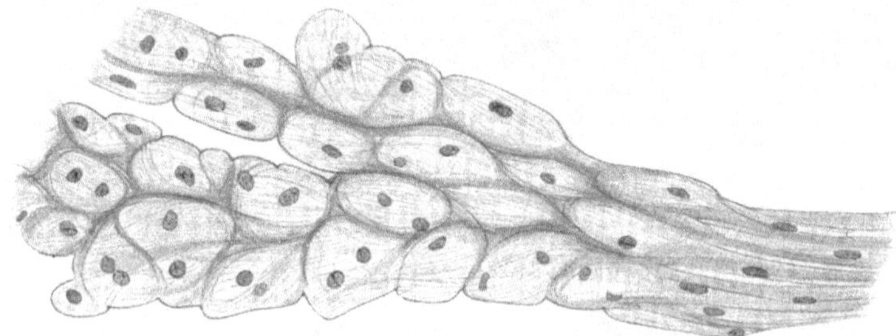

Abb. 144. Übergange von Purkinjeschen Fasern in Herzmuskelfasern. Hautchenpraparat vom Endokard *(Schaf)*.

die des Arbeitsmuskels, nach Ogata (1914) bestehen keine wesentlichen Unterschiede. Im polarisierten Licht zeigen die Purkinjeschen Fasern des *Kalbs*herzens isotrope und anisotrope Bänder [Johnstone (1923)]. Nach van der Stricht und Wingate Todd (1920) werden die Fasern von einer Endomysiummembran umhüllt, die girlandenförmig mit den Z-Streifen zusammenhängt.

Über den Glykogengehalt des breitfaserigen Abschnittes sind die Angaben nicht einheitlich. Während bei *Huftieren* der Glykogenreichtum nicht zu bestreiten ist und man diese Eigenschaft als Mittel zur Darstellung des Systems verwenden kann, scheint beim Menschen der Gehalt schwankend zu sein [Aschoff-Nagayo (1907)]. Nach Mönckeberg (1908) scheint nur bei kräftigen Individuen in gutem Ernährungszustand Glykogen vorzukommen. Berblinger (1912) hingegen fand einen hohen Glykogengehalt, der auch nicht bei allen Kachexien schwindet. Die Form der Glykogeneinlagerung: Zentraler homogener Glykogenpfropf, diffuse Durchtränkung mit halbmond- und sichelförmigen Körperchen, kleine Granula in Kernnähe hängt nach Neukirch (1910) von der Konservierung ab, eine gleichmäßige Anordnung granulärer Längs- und Querreihen soll dem natürlichen Zustand am nächsten kommen. Nach Bruni (1924) liegt bei Rinderfeten das Glykogen teils im perinucleären Sarkoplasma, teils im Fibrillenmantel.

Der Übergang der Endausbreitungen in die Herzmuskulatur erfolgt schließlich unter Verlust der spezifischen Struktur. Dabei tauchen die Systemfasern meist zwischen die Muskelfasern ein und geben ihre subendokardiale Lage auf. Am schönsten lassen sich diese Übergänge wiederum bei *Huftieren* zeigen, wo sie schon von Kölliker beschrieben sind (Abb. 144). Hier kann man Purkinjesche Fasern tief in der Kammerwand finden.

Auch die Endausbreitungen besitzen eine bindegewebige Scheide mit elastischen Fasern. Für das Herz des *Schafes* beschreibt REIS (1926) auch Gitterfasern im HISschen Bündel. Wenn der Arbeitsmuskel in soviel Bindegewebe eingescheidet wäre wie das ganze Reizleitungssystem, so würde seine Tätigkeit zweifellos erschwert sein. So kann man annehmen, daß die Bindegewebshülle die Kontraktion und Dilatation des Reizleitungssystems nicht begünstigt. Worin ihre funktionelle Bedeutung liegt, ist unklar, man könnte daran denken, daß sie einen Schutz der Reizleitungsfasern vor Überdehnung darstellen. Auch wenn die Verzweigungen des linken Schenkels als abnorme Sehnenfäden auftreten, können sie eine äußerst starke Bindegewebshülle besitzen (Abb. 145).

Neben den echten Sehnenfäden, die nur aus sehnigem Gewebe bestehen, kommen nach MÖNCKEBERG (1908) falsche Sehnenfäden vor, die nur gewöhnliche Herzmuskelfasern enthalten, ferner solche, die daneben noch Reizleitungsfasern führen, und schließlich solche, die nur aus Fasern der letzten Art bestehen.

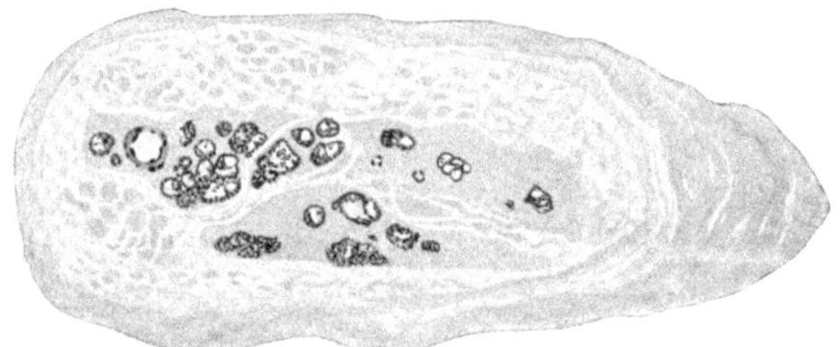

Abb. 145. Falscher Sehnenfaden der linken Kammer (Mensch). Farbung Eosin-Methylblau. Vergr. 46 ×.

CURRAN (1910) gibt an, daß das Reizleitungssystem in einer bindegewebigen Röhre verlaufe, die mit Lymphe gefüllt sei und als eine Bursa funktioniere. Andere Untersucher haben das nicht bestätigen können [MÖNCKEBERG (1924), LHAMONS (1912))]. A. E. COHN (1913) und AAGARD und HALL (1915) haben durch Injektion der Lymphspalten bei Huftieren die Ausbreitungen des Reizleitungssystems teilweise dargestellt, doch fehlt die mikroskopische Kontrolle, so daß man nicht weiß, ob es Teile von subendokardialen Lymphsystemen sind. Bereits EBERTH hatte die Scheiden der PURKINJEschen Fasern injiziert, und ein Netzwerk beschrieben, das mit den Lymphgefäßen nichts zu tun habe.

Die Blutversorgung des Knotens geschieht nach HAAS (1911) im menschlichen Herzen durch einen Ast der rechten Coronararterie, der von der hinteren Coronarfurche aus gegen das Vorhofseptum vordringt: „Ramus septi fibrosi". Dieser Ast, auch als Art. propria des Systems bezeichnet, kann im Knoten nach vorn verfolgt werden oder sich beim Eintritt in den Knoten aufteilen. Die Verzweigungen reichen auch noch auf die oberen Schenkelabschnitte. Ein zweiter Ramus septi ventricularis sup. der rechten Kranzarterie versorgt die hinteren Teile des linken Schenkels, dessen vordere Abschnitte von der linken Kranzarterie versorgt werden. Der rechte Schenkel liegt im Verzweigungsgebiet beider Kranzarterien. Beim *Hunde* geschieht die Versorgung des Atrioventrikularsystems vorwiegend aus der linken Kranzarterie, beim *Kalb* sind beide Gefäße annähernd gleichmäßig beteiligt.

SPALTEHOLZ (1924) bestätigt im wesentlichen die Darstellung von HAAS (1911), findet aber eine viel größere Variabilitat. Nur der Knoten wird konstant durch ein Gefäß versorgt, das von hinten an ihn herantritt und meistens aus der rechten Kranzarterie kommt. Die größeren Gefäße des Systems sind nicht unabhängig von den Gefäßen der Umgebung, und die Gefäßversorgung daher nicht völlig selbständig. Die zugehörige Vene soll nach Géraudel (1928) in ein Foramen Thebesii des rechten Herzohrs einmünden.

Die Zahl der feinsten Gefäße im Atrioventrikularsystem des *Kalbes* ist nach Johnstone, Wakefield und Currey (1922) sehr viel geringer als im benachbarten Herzmuskel. Nach Wearn und Zschiesche (1928) ist die Zahl halb so groß als im Arbeitsmuskel.

Da die nervösen Elemente fur die Beurteilung des Reizleitungssystems eine besondere Bedeutung haben, so sei auch an dieser Stelle kurz hervorgehoben, daß im Atrio-Ventrikularknoten des Menschen bisher Ganglienzellen nicht nachgewiesen sind, wohl aber bei Tieren: Tawara (1906) und Fahr (1910) beim *Hammel*, Eversbusch (1916) bei der *Katze*, Wilson (1909) bei *Kalb, Schaf* und *Schwein*, A. E. Cohn (1909) bei der *Ziege*, Scaglia (1927) beim *Rind*. Dagegen fanden Engel (1910) und Morison (1912) im linken Schenkel auch beim Menschen marklose Nervenfasern, die umspinnende Netze bilden. Die Angaben, daß der Vagus und Accelerans in besonderer Weise am spezifischen Muskelsystem angreifen derart, daß die linksseitigen Nerven mehr zum Sinusknoten, die rechtsseitigen vorwiegend zum Atrio-Ventrikularsystem ziehen, stützen sich auf physiologische Experimente. Nach Wol·hynski (1928) sind beim *Kalb* die Nervenfasern des Reizleitungssystems auch der makroskopischen Untersuchung zugänglich.

3. Der Sinusknoten.

An der Grenze von Sinus und dem alten Vorhofsgebiet hatte bereits Wenckebach (1906) ein verbindendes Muskelbündel beschrieben, das dem Atrioventrikularsystem analog sein sollte. Keith und Flack (1907) fanden dann bei der Nachprüfung dieses Befundes den Knoten. Die ausführlichste Beschreibung dieses Sinusknotens findet sich bei Koch (1922, daselbst auch Literatur).

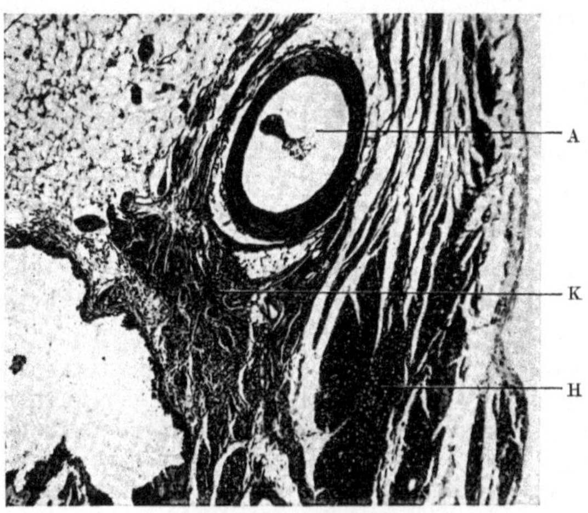

Abb. 146. Querschnitt durch den Sinusknoten (Mensch). K Knotengewebe; H Herzmuskulatur; A Arterienzweig. Vergr. 26 ×. Photo.

Der Sinusknoten hat die Form einer Rübe und beginnt mit einem geschwollenen Kopfteil an der oberen Hohlvene kurz unterhalb des „Herzohr-Cava-Winkels". Er läuft dem Sulcus terminalis entlang, angelehnt an die Crista terminalis, in einer Länge von 2—3 cm, sein Durchmesser beträgt etwa 1—2 mm [Koch (1922)]. Vom Perikard ist er meist durch Bindegewebe und Fett getrennt, der untere Ausläufer kann an das Endokard heranreichen.

Nach Pace (1924) teilt sich der Sinusknoten beim Schaf in zwei Schenkel, von denen der hintere den typischen Verlauf hat, der vordere in die Gegend des

Vorhofsseptums zieht. Nach SEGRE (1926) soll auch beim Menschen der Sinusknoten doppelt sein, er umgreift die Hohlvenenmündung hufeisenförmig. Der rechte Schenkel entspricht dem KEITH-FLACKschen Knoten. Die Querbrücke fehlt noch beim Neugeborenen, beim Erwachsenen wird sie von einigen reizleitenden Fasern gebildet. Bei Wiederkäuern soll nach BRUNI (1924) der Knoten

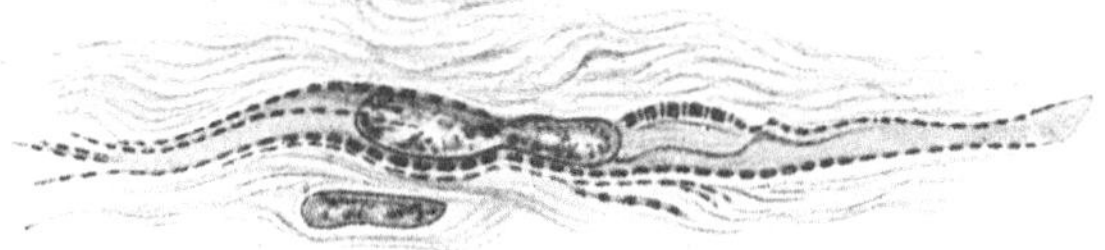

Abb. 147. Einzelne Muskelfasern aus dem Sinusknoten eines menschlichen Herzens. Typische Querstreifen (Q. J. Z.) der vorwiegend randständigen Fibrillen. Vergr. 1000 ×. Nach BURIAN (1925).

stets hufeisenförmig sein. Beim *Pferde* sind beide Teile des Hufeisens getrennt. Beide Anteile können bei verschiedenen Tieren verschieden groß sein.

Bei schwacher Vergrößerung (Abb. 146) fällt zunächst der Bindegewebsreichtum auf, der viel größer ist als beim Atrioventrikularknoten. Das Bindegewebe ist reich an elastischen Fasern [RENON und GÉRAUDEL (1913)]. Durch diese Bindegewebsmasse zieht ein starker Arterienast, der im Sulcus terminalis verläuft. Eingebettet in das Maschwerk dieses Bindegewebes liegen die schmalen Muskelfasern des Knotens, die im Kopfteil ein wirres Geflecht bilden, nach dem

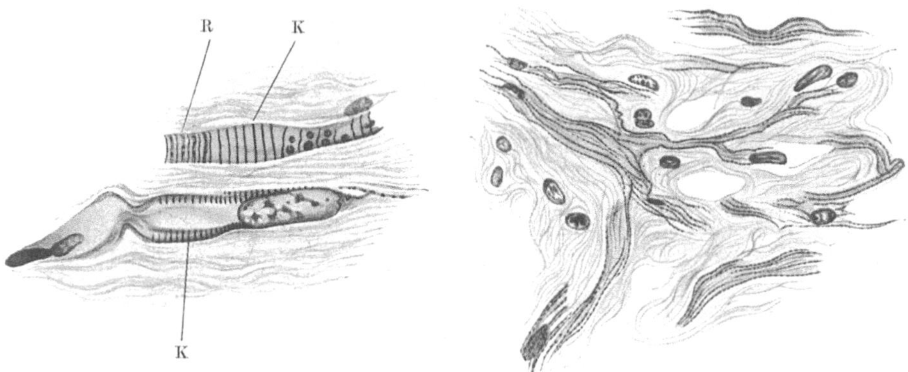

Abb. 148. Muskelfasern aus dem Sinusknoten eines menschlichen Herzens. Vorwiegend Kontraktionsstreifung (K). daneben Ruhestreifung (R). Vergr. 1000 ×. Nach BURIAN (1925.)

Abb. 149. Verzweigungen und Verbindungen quergestreifter Muskelfaserchen vom Sinusknoten eines menschlichen Herzens. Vergr. 500 ×. Nach BURIAN (1925).

Ausläufer zu sich allmählich in die Längsrichtung einstellen. Die einzelne Faser ist dünner als die übrigen Vorhofsfasern; es sind aber auch an ihnen die Grundzüge einer Herzmuskelfaser erkennbar. Vermutlich bilden sie ein Netzwerk, dessen Elemente in allen Richtungen des Raumes verlaufen. Auf dem Längsschnitt wechselt die Faserbreite, so daß die Faser unregelmäßig begrenzt ist. Durch den großen Sarkoplasmagehalt treten die Fibrillen zurück. Diese verhalten sich ähnlich wie im Atrioventrikularknoten. Eine Querstreifung ist bei gewöhnlichen Färbeverfahren kaum erkennbar, bei Eisenhamatoxylinfärbung treten sie jedoch deutlich hervor [BURIAN (1925)] (Abb. 147). Die Kerne liegen axial, nehmen oft die ganze Breite der Faser ein, sind vielgestaltig wie beim Atrioventrikularknoten und scheinen etwas dichter zu sein als die der gewöhnlichen Vorhofsfaser. Auch BRUNI (1924) fand bei Rinderfeten eine deutliche Querstreifung.

Nach NAGAYO (1901) ist bei Huftieren der Glykogengehalt der Knotenfasern vermehrt gegenüber den Vorhofsfasern, beim Menschen sind die Befunde unsicher [KOCH (1922)]. Beim *Schaf* konnte LA FRANCA (1922) eine Abnahme des normalen Glykogenbestandes nach einer durch Coffein bewirkten Tachykardie feststellen.

Die oben erwähnte Arterie des Sinusknotens stammt nach KOCH (1909) aus der rechten Kranzarterie, die zwei sich vereinigende Äste zum Knoten entsendet. Der eine entspringt bald nach dem Abgang der Kranzarterie, steigt aufwärts, umkreist die obere Hohlvene von hinten her und gelangt dann in den Sulcus terminalis. Hier vereinigt er sich mit einem zweiten Ast, der vor der unteren Hohlvene an der seitlichen Vorhofswand in die Höhe steigt. Die aus der Vereinigung beider Äste gebildete Arterie verläuft im Sulcus terminalis und durchsetzt den Sinusknoten. SPALTEHOLZ (1924) betont, daß der Cavatrichter fast ebenso oft von der linken Kranzarterie versorgt wird, auch ist ein arterieller Ring um den Cavatrichter nicht die Regel (zahlreiche Abbildungen!). Eine Begleitvene kommt nach GÉRAUDEL (1928) nicht vor; zahlreiche kleine Venen, die vom Sinusknoten kommen, münden in das rechte Herzrohr. Nach MOUCHET und NOUREDDINE (1926) kommt der Arterienast des Sinusknotens in $70^0/_0$ der Fälle aus der rechten Coronararterie.

Auf den Nervenreichtum des Sinusknotens haben schon KEITH und FLACK (1907) hingewiesen. KOCH (1922) findet einen kraftigen Nervenstamm, der am Knoten vorbeizieht; auch im Knoten selbst sieht man Querschnitte von Nervenfasern. Auch Ganglienzellen fanden sich reichlich in der Nachbarschaft des Knotens. B. und A. OPPENHEIMER (1912) haben die Nerven eingehend mit der Methylenblaumethode untersucht. Sie fanden ein reichliches, feinverzweigtes Nervennetz, das die Fasern des Knotens umspinnt, bei *Huftieren*. Beim Menschen und *Hund* waren die Ergebnisse negativ. Beim *Schaf, Kalb, Ochsen* und *Hund* sollen die Ganglienzellen konstant fehlen. Bei der *Katze* fand EVERSBUSCH (1916) einige Ganglienzellen. Mit gewöhnlichen Färbemethoden fanden OPPENHEIMER (1912) ebenso wie FAHR (1910) gelegentlich Ganglienzellen auch beim Menschen.

Der Übergang der Knotenfasern in die Vorhofsmuskulatur erfolgt allmählich unter Zunahme der Faserbreite und deutlicherem Hervortreten der Querstreifung. MÖNCKEBERG (1924) beschreibt fünf Verbindungszüge zwischen Knoten und Vorhofsfasern. 1. Fasern, die an der Cava sup. parallel zu ihrer Längsachse abwärts verlaufen, etwas hinter dem oberen Abschnitt des Knotens umbiegen und sich dann von hinten her in diesen einsenken. 2. Fasern, die subepikardial am oberen Rande des Herzohres verlaufen und am vorderen oberen Ende des Knotens in ihn eintreten. 3. Fasern, die subendokardial oder intramural vorn an der Cavavorhofsgrenze verlaufen, zur Ringmuskulatur des Cavaltrichters gehören und ebenfalls ziemlich weit oben und vorn mit dem Knoten in Verbindung treten. 4. Fasern, die aus dem Schwanz des rübenförmig gestalteten Knotens [THOREL (1910)] austreten, sozusagen die direkte Fortsetzung des letzteren bilden und in parallelen, etwas schräg nach abwärts verlaufenden Zügen weit bis zur Hinterfläche des Vorhofs, vielleicht sogar bis ins Septum zu verfolgen sind, dabei aber weit oberhalb des oberen Randes der Cava inferior verlaufen. Alle diese Fasern haben in einiger Entfernung vom Knoten durchaus den Charakter „gewöhnlicher" Vorhofsfasern. Der Sinusknoten liegt sozusagen an einem Ausstrahlungspunkt der Vorhofsmuskulatur, seine Lage als Reizbildungszentrum ist daher sehr günstig. Der Artrioventrikularknoten wird auf dem kürzesten Weg durch das Vorhofsseptum erreicht.

4. Sarkoplasmareiche Fasern außerhalb des Reizleitungssystems.

Es ist mehrfach die Frage untersucht worden, ob außer dem Sinusknoten und dem Atrioventrikularsystem noch weitere Anteile eines Reizleitungssystems im Herzen zu finden seien. So glaubte vor allem THOREL (1910) eine Verbindung zwischen Sinusknoten und Atrioventrikularknoten durch PURKINJEsche Fäden gefunden zu haben. Das Vorkommen eines solchen spezifischen Verbindungssystems wurde aber von allen Nachuntersuchern bestritten. Neuerdings hat SEGRE (1926) diese Frage wieder behandelt und auch Verbindungszüge beschrieben, die aber aus gewöhnlichen Herzmuskelfasern bestehen.

Es kann indessen nicht bestritten werden, daß auch außerhalb des Reizleitungssystems, besonders im Vorhof, sarkoplasmareiche Fasern vorkommen, die besonders dem breitfaserigen Abschnitt des Reizleitungssystems sehr ähnlich sehen. So beschreibt THOREL (1910) an der oberen Hohlvene, an der Vorhofcavagrenze, im Sulcus terminalis und an der hinteren Seite des rechten Vorhofs „typische Purkinjesche Muskelfasern". TANDLER (1913) fand solche Fasern an den Hohlvenen und am Septum atriorum, ROMEIS (1914) am Sinusknoten, FREUND (1912) in der Gegend des Sinus coronarius und an anderen Stellen des Vorhofs, HEDINGER (1910) ebenfalls im Sulcus terminalis und der oberen Hohlvene. Schließlich hatten bereits TAWARA (1906) und MÖNCKEBERG (1908) an mehreren Stellen des Vorhofs ohne Zusammenhang mit dem Reizleitungssystem sarkoplasmareiche Fasern beschrieben. Ich kann diese Befunde bestätigen und möchte hinzufügen, daß diese Fasern auch in der Kammermuskulatur und an der Mündung der Lungenvenen anzutreffen sind. Die breitfaserigen Bündel der oberen Hohlvene sind stark mit elastischen Fasern durchsetzt (Abb. 135). Von SCHWARTZ (1910) und PACE (1911) wurden solche Fasern auch im Wiederkäuerherzen gefunden. Ferner beschreibt ASCHOFF (1910) ein rundliches Knötchen von PURKINJEschen Fasern im Septum fibrosum bei *Rind* und *Schaf*.. Ich habe auch beim Menschen an dieser Stelle sarkoplasmareiche Fasern gefunden, die sehnig endigen (s. u.), MÖNCKEBERG (1924) hat mit Recht betont, daß beim Menschen die einzelne Faser des Reizleitungssystems nicht so charakteristisch sei, „daß man daraus allein auf die Beigehörigkeit zweifelhafter Elemente zum spezifischen Muskelsystem schließen dürfte."

Der Nachweis, daß diese Muskelfasern sich mit dem Bindegewebe, den Gefäßen und den Nervenfasern zu einem System zusammenschließen, ist nicht erbracht. Es muß daher betont werden, daß außer dem Sinusknoten und dem Atrioventrikularsystem keine spezifischen Muskelsysteme nachgewiesen sind.

Die Frage nach der Bedeutung der sarkoplasmareichen breitfaserigen Muskelfasern des Herzens bedarf weiterer Aufklärung. Zu einem geringen Teil kann schon die Vorbehandlung des Präparates einen Einfluß auf die unterschiedliche Faserbreite haben. Man findet gelegentlich Röhrenfasern in den oberflächlichen Partien eines fixierten Stückes und schmale geschrumpfte Fasern mit deutlich verbreiterten Interstitien im Inneren des Stückes. Dann ist die Faser um so schmäler, je größer die Interstitien werden, und die breiten hellen Fasern machen einen gequollenen Eindruck; sie liegen dicht und spaltenlos aneinander. Ein gleiches hat BURIAN (1925) beobachtet. Indessen kann auf diese Weise wohl der Unterschied vertieft, aber nicht restlos erzeugt werden.

Es wäre ferner zu ermitteln, ob mit zunehmendem Alter die fraglichen Fasern deutlicher hervortreten, denn bei Neugeborenen und Kindern scheinen sie nicht deutlich zu sein. MONCKEBERG (1924) fand bei einem fast hundertjährigen Mann fast den ganzen Vorhof aus Röhrenfasern aufgebaut, und KOCH (1922) betont, daß man die Röhrenfasern am Cavatrichter besonders an sehnigen Endigungen von Muskelbündeln findet. Ich kann diese Angaben von KOCH (1922) bestätigen und hinzufügen, daß dergleichen auch am Kammerseptum vorkommt, und daß diese Muskelzüge einen besonderen Reichtum an elastischen Fasern besitzen. Es sei ferner daran erinnert, daß die Faserbreite und der Sarkoplasmagehalt in der Vorhofsmuskulatur an sich schon viel schwankender ist als in den Kammern.

Es ist damit zu rechnen, daß beim postembryonalen Wachstum der Myokardfasern, besonders an den Vorhöfen, nicht alle Fasern sich in genau der gleichen

Weise differenzieren, so daß die erwähnten Unterschiede zum Vorschein kommen. Den morphologischen Unterschieden entsprechen vermutlich auch funktionelle, und es stellt sich die Frage, ob denn der Herzmuskel in allen seinen Teilen ein gleichmäßig roter, trüber Muskel sei, wie Keith (1907) und Schaefer (1912) angeben. Nach Schaefer (1912) sollen nur der Sinusknoten, der Atrioventrikularknoten und die Endausbreitungen aus hellen Fasern bestehen.

Lewis (1912) [zit. nach Rothberger (1926)] hat versucht, die Muskelfasern des Herzens ihrer Größe und ihrem Glykogengehalt nach in folgende absteigende Reihe zu ordnen: Purkinjesche Fasern, Vorhof, Kammer, Knotengewebe. „Dieselbe Reihenfolge gilt für die Leitfähigkeit, dagegen die umgekehrte für die Refraktärphase, so daß diese also beim Knoten am größten ist". Deshalb sei der Tawarasche Knoten die natürliche Blockierungsstelle. Hier ist schon ein Hinweis gegeben für die oben aufgestellte Vermutung, wie die histologisch unterschiedlichen Herzmuskelfasern des Vorhofs auch funktionell verschiedenartig sein könnten.

Die histologische Ausdeutung der spezifischen Muskulatur hat mannigfache Ansichten zutage gefördert, die aber heute größtenteils als überwunden gelten können. Schon lange bevor die Zugehörigkeit der Purkinjeschen Fäden zum Reizleitungssystem bekannt war, ist lebhaft daruber gestritten worden, ob diese Fasern als primitiv zu bezeichnen seien oder nicht. Schon Gegenbaur (1877) hat mit Recht betont, daß es nicht in ihrer Entwicklung aufgehaltene Fasern sein könnten, da ein Wachstum des Protoplasmas erfolgt sein musse. Nur das Fibrillen-Sarkoplasmaverhaltnis gleicht einer embryonalen Entwicklungsstufe der Herzmuskelfasern. Die Purkinjeschen Fasern sind nach Lehnert (1868) und Frisch (1869) [zitiert nach v. Ebner (1902)] bereits bei 6 cm langen *Schaf*embryonen erkennbar.

Reichert erblickte in den Purkinjeschen Fasern einen Spannmuskel des Endokards. Die glatten Muskelfasern, denen diese Bedeutung zukommt, waren noch nicht bekannt.

Keith (1906) und Mackenzie (1910) haben das Knotengewebe als ein Zwischenglied zwischen Muskel- und Nervenfasern betrachtet; jedoch kann davon histologisch keine Rede sein. Auffallend ist ferner die Bemerkung von Tandler (1913), daß das Reizleitungssystem Eigenschaften besitze, „welche die Zugehörigkeit desselben zur Muskulatur mehr als zweifelhaft erscheinen lassen". Wenig überzeugend klingt schließlich die Äußerung von Koch (1922), daß man bei der Betrachtung des Knotengewebes „an nervöses Gewebe zu denken" sich veranlaßt sehe. Gute histologische Praparate können keinen Zweifel lassen, daß selbst der Sinusknoten alle Merkmale von Muskelfasern besitzt (Abb. 147—149). Ferner haben physiologische Untersuchungen ergeben, daß isolierte Teile des Reizleitungssystems sich automatisch kontrahieren und auf verschiedene Pharmaca ebenso reagieren wie der Herzmuskel. Die „Purkinjeschen Fasern sind die widerstandsfähigsten, vielleicht sogar die letzten Zellen des ganzen Körpers, die noch pulsierendes Leben bergen" [Pick (1924)].

Aus dem „embryonalen" Aussehen der Fasern und ihren mannigfachen Übergangsformen zu gewöhnlichen Herzmuskelfasern hat man auch geschlossen, daß sie eine Quelle für die Neubildung von Muskelfasern darstellen könnten (Henle). So glauben van der Stricht und Wingate Todd (1920) genetische Übergänge annehmen zu konnen. Es soll eine Purkinjesche Mutterzelle durch Spaltung in 2—3 Tochterzellen zerfallen, es können außerordentlich kleine Gebilde von der Größe der glatten Muskelzellen entstehen, und schließlich soll eine Umwandlung in gewöhnliche Herzmuskelfasern vorkommen. Einen Ersatz dieser letzteren aus spezifischen Elementen hatte auch Retzer (1920) behauptet. Cady (1921) ist dieser Auffassung mit besonderen Untersuchungen entgegengetreten. Man weiß außerdem, daß die Reizleitungsfasern an der Hypertrophie des Herzmuskels keinen Anteil haben [Monckeberg (1924)].

5. Das Reizleitungssystem in der Tierreihe.

Der Herzschlauch kontrahiert sich nach seiner Bildung zunächst in Form einer peristaltischen Welle, die am Venenende beginnend, zum arteriellen Pol hin ausläuft. Diese Bewegungsform macht es wahrscheinlich, daß die noch wenig differenzierten Elemente des Myoepikards um das Rohr zirkulär verlaufen, wie es auch von Mall (1912) angegeben wird. Die einzelnen Abteilungen des *Wirbeltier*herzens, die sich im folgenden durch Ausweitung des Schlauches anlegen, setzen sich voneinander durch ringförmige Zonen ab, in deren Wand die Elemente einen ringförmigen Verlauf behalten resp. stärker hervortreten lassen. Diese Ringfasern stellen die Umgrenzung der Ostien dar. An ihrer Innenwand erscheinen Endokardpolster, die zusammen mit den Sphincteren die Herzabteilungen ventilartig gegeneinander abschließen.

Der Übergang der peristaltischen zur bleibenden Form der Herzbewegung fällt nach W. His jr. (1893) zeitlich zusammen mit dem Erscheinen der Trabekel im Kammerraum (beim *Hühnchen*) und erfolgt noch vor dem Auftreten nervöser Elemente im Herzen. His schließt daraus in Anlehnung an Gaskell (1883), daß die Erregungsleitung und ihre Verzögerung an der Vorhofkammergrenze allein durch die Anordnung und Beschaffenheit der Muskulatur an dieser Stelle bedingt sei. V. Skramlik (1921) hat für das *Froschherz* diese Auffassung angenommen. Es liegt in der Tat eine Umschaltung des Faserverlaufs vor, da die Vorhofsfasern und die sich bildenden innersten Kammertrabekel senkrecht auf diesen Sphincter zustrahlen, nachdem sie vorher untereinander sich verflochten haben [Benninghoff (1923)].

Die Sphincteren und die zentralen Kammertrabekel sind abgespaltene Reste des Herzschlauches, die ihren primären Zusammenhang im Entwicklungsprozeß behaupten, sie sind als „Konturfasern des Herzschlauches" das primäre Reizleitungssystem der Tiere, die primäre Klappen behalten und keine Unterbrechung des Muskelzusammenhanges an den Ostien erfahren [Benninghoff (1923)]. Zugleich sind nur diese klappentragenden Sphincteren der Sitz der Automatie beim *Frosch* mit Ausnahme der Hohlvenen [v. Skramlik (1921)]. Ein solches primitives Reizleitungssystem besitzen die *Fische, Amphibien* und *Reptilien*.

Bei diesen Tieren besteht die ungeteilte Kammer aus einem Schwammwerk, das eine zentrale, der Kontur des Herzschlauches entsprechende Lichtung besitzt, die umzogen wird von schlingenförmigen Konturfasern. Diese hängen mit dem klappentragenden Atrioventrikularring an der Vorhofsbasis zusammen und können ventral und dorsal zu einer Muskelplatte (Bulboaurikularlamelle) verschmelzen, die von der Kammerbasis umwachsen wird, so daß sie vom Vorhof aus in die Kammer eingestülpt erscheint [Benninghoff (1921)]. Die Muskelplatten sind ein Stück weit durch das Bindegewebe der Kranzfurche von der Kammermuskulatur getrennt, die Faserverbindung erfolgt erst in der Tiefe des zentralen Kammerraumes. Nach dem Vorgang von His jr. (1893) wurde das ganze System auch als Atrioventrikulartrichter bezeichnet, es ist das nichts weiter als die primäre Verbindung zwischen Vorhof und Kammer [näheres siehe bei Benninghoff (1921 und 1923)].

Das Äquivalent des Reizleitungssystems bei niederen *Wirbeltieren* ist somit in den Sphincteren der Ostien und den davon ausstrahlenden Muskelfasern zu suchen. Diese Systeme haben die Eigentümlichkeit, daß sie die Kontur des Herzschlauches bewahren, um die sich die Herzabteilungen anbauen. Es sind mithin konservative Reste des Herzschlauches. Bemerkenswert ist ferner, daß bei den Tieren, die einen selbständig pulsierenden Bulbus besitzen, die Reizleitung und ihre Verzögerung an der Kammer-Bulbusgrenze ebenfalls von den Muskelfasern getragen werden kann, die von der Kammer aus in das Ringsystem am Ostium arteriosum einbiegen. Hier wäre ein dritter, bisher wenig beachteter Abschnitt des Reizleitungssystems zu suchen. Da diese Systeme zugleich im Dienste des Ventilabschlusses sich kontrahieren, so ist hier eine Reizübertragung durch oder mit der Kontraktion vorhanden.

Über die Frage, ob diese Verbindungsmuskulatur einen spezifischen Charakter habe, liegen mehrere widersprechende und unsichere Angaben vor. Das Bedürfnis, für eine besondere Funktion eine besondere Struktur zu finden, ist oft kritiklos befriedigt worden; kein Autor bringt histologische Abbildungen. Selbst bei *Säugetieren* sind, wie oben bemerkt, die Merkmale der spezifischen Muskulatur oft so wenig deutlich, daß daraus allein auf eine Zugehörigkeit zum Reizleitungssystem nicht geschlossen werden kann. Das gilt erst recht für die Verbindungsmuskulatur bei niederen *Wirbeltieren*. Auch hier ist von einem Knotengewebe im Sinne eines neuro-muskulösen Zwittergewebes der englichen Autoren keine Rede. Diese Behauptungen haben nur Verwirrung in die ganze Frage gebracht. Es wird angegeben, daß die Fasern sarkoplasmareicher, die Querstreifung undeutlich, die Kerne größer seien als bei den übrigen Herzmuskelfasern. Auch seien die Fasern verbreitert. Diese Eigenschaften kommen nach meinen Untersuchungen vor, sind aber nur wenig deutlich und finden sich vor allem auch in anderen Abschnitten des Herzmuskels, so daß schon der Kontraktionszustand und der Einfluß der Fixierung eine Rolle spielen könnte bei der Ausbildung dieser Unterschiede.

Bei *Fischen* kommt nach Keith und Flack (1907), Keith und Mackenzie (1910) und Mackenzie (1913) am Atrioventrikularsystem spezifisches Gewebe vor, desgleichen am Sinus. Indessen sollen bei nahe verwandten Formen schon große Unterschiede bestehen.

Bei *Amphibien* sollen an der Sinus-Vorhofgrenze nach His jr. (1893) und F. B. Hofmann (1902) nur einzelne Bündel ausgewechselt werden, die den Sphincter überbrücken. Nach Mackenzie (1910) findet sich „Knotengewebe" in großer Menge an den Remakschen Ganglien. Keith verlegt das Knotengewebe sogar in das Gebiet der Lungenvenenmündung, es wird dann von einer Konzentration des „nodalen" Gewebes gesprochen [Koch (1922)].

Sonderbarerweise weist nach den gleichen Autoren das Atrio-Ventrikularsystem keine spezifische Muskulatur auf; das bestätigt auch v. Skramlik (1921). Die Angaben von Külbs (1912) über das Verhalten des Atrio-Ventrikulartrichers beim *Frosche* sind von mir richtig gestellt worden [Benninghoff (1921)].

Physiologisch sind nach Mangold (1914) die Atrioventrikularleitungsbahnen beim *Frosch* nicht alle gleichwertig, insofern das dorsale und die beiden lateralen Bündel am besten die Koordination aufrecht erhalten. Die anatomischen Befunde können damit trotz gegenteiliger Behauptung nicht in Übereinstimmung gebracht werden [Benninghoff (1921)].

Am widersprechendsten sind die Angaben bei den *Reptilien*. Hier hätte manch unnütze Arbeit vermieden werden können, wenn die Autoren, die sich auf der Suche nach spezifischer Muskulatur befanden, die grundlegenden Arbeiten von Gaskell (1883) und Greil (1903) über den Bau des *Reptilien*herzens berücksichtigt hätten. Am *Schildkröten*herzen sind von Gaskell (1883) überhaupt die ersten anatomisch-physiologischen Untersuchungen über die Reizleitungsabschnitte des *Wirbeltier*herzens ausgeführt worden. Von Gaskell (1883) stammen auch die ersten Angaben über eine besondere Struktur des Atrioventrikularsystems. Er beschreibt auch den Atrioventrikularring, der von Greil wieder entdeckt wurde. Die späteren Autoren haben ihn meist übersehen.

Einen spezifischen Charakter der Übergangsmuskulatur leugnen Bräunig (1904) bei der *Ringelnatter*, Külbs und Lange (1911) bei der *Eidechse*, während Keith und Flack (1907) die Atrioventrikularverbindung als ähnlich derjenigen bei *Fischen* und *Amphibien* beschreiben und Laurens (1913) ebenfalls spezifische Muskulatur findet. Ich selbst habe keine spezifische Muskulatur finden können. Eine räumliche Trennung von Muskulatur und Nerven glaubten auf Grund mangelhafter Technik Külbs und Lange (1911) annehmen zu müssen. Dogiel (1907) und Imchanitzky (1909) haben beim *Frosch*, der *Schildkröte* und der *Eidechse* eine muskulöse Verbindung zwischen Vorhof und Kammer sogar geleugnet. Das ist aber ein leicht beweisbarer Irrtum.

Ein besonderes Interesse hat ein Strang erregt, der vom Sinus kommend über die Kranzfurche hinweg zur Kammer zieht. Er hat die verschiedensten Namen bekommen (Literatur siehe bei MANGOLD (1914)]; man fand in ihm Nervenbündel und Ganglienzellen. Nach MACKENZIE (1913) soll dieser Strang spezifische Muskulatur führen. Da dieser Strang keine Bedeutung für die Überleitung besitzt [MANGOLD (1914)], so hätten wir „spezifische Muskulatur" außerhalb des Reizleitungssystems. Hier offenbart sich wieder die ganze Unsicherheit in der Beurteilung der spezifischen Muskulatur. Es wäre nur zu wünschen, daß solche Behauptungen auch mit Abbildungen belegt würden.

Die physiologischen Untersuchungen von LAURENS (1913) ergaben, daß beim *Eidechsen-* und *Schildkröten*herzen nicht der ganze Umfang der Atrioventrikularverbindung hinsichtlich seiner erregungleitenden Fähigkeit von gleicher Bedeutung ist. Nur die beiden lateralen Bündel können die Koordination aufrecht erhalten, die übrigen Anteile nicht. LAURENS (1913) glaubt dann durch histologische Untersuchungen festgestellt zu haben, daß die beiden seitlichen Bündel sich tiefer in die Kammer erstrecken, breiter sind und sich inniger mit der Ventrikelmuskulatur verbinden.

Besondere Verhältnisse liegen bei den *Krokodiliern* vor, da hier zum ersten Male in der *Tier*reihe eine Kammerscheidewand sich bildet und an der Vorhof-Kammergrenze eine Unterbrechung der muskulösen Verbindung im Bereich der Muskelklappen stattzufinden scheint. Genauere Untersuchungen hierüber wären erwünscht. MACKENZIE (1913) gibt an, daß nur noch vom rechten Vorhof zur Kammer ein Verbindungsbündel bestehe, ähnlich wie bei den Vögeln. Nach SWEET (1923) wird die Sinus-Vorhofsverbindung durch einen Muskelring dargestellt.

Bei den *Vögeln* wurde von MACKENZIE [zit. nach KOCH (1922)] ein wohlausgebildeter Sinusknoten mit spezifischer Struktur zwischen der Cava sup. et inf. gefunden. MANGOLD (1914) hatte an der gleichen Stelle physiologisch den Ursprungsort der normalen Herzerregung nachgewiesen.

Das Atrioventrikularsystem ist durch die Unterbrechung der alten Muskelverbindung am Ostium venosum infolge der Bildung sekundärer Klappen (s. S. 177) und durch die rechtsseitige Muskelklappe auf eine schmale Brücke eingeengt, die von dorsal und rechts her an das Kammerseptum sich anlehnt. So vermuteten zuerst MANGOLD und KATO (1914) auf Grund von Durchschneidungsversuchen ein Muskelbündel, das dorsal vom rechten Vorhof kommend, um den Winkel am Ansatz der Muskelklappe herum an die Kammerscheidewand herantritt und hier senkrecht nach abwärts strahlt, ohne den Umweg nach vorn über das Moderatorband zu nehmen. Diese Bahn bleibt bei den Vögeln offen, da sie im rechten Herzen außer der Muskelklappe keine sekundären Segelklappen besitzen, die diese Brücke unterbrechen würden [BENNINGHOFF (1929)]. Ein Schenkel des Bündels durchbricht an der Atrioventrikulargrenze das Septum, um auf den linken Ventrikel überzugehen. MACKENZIE (1913) hat offenbar an gleicher Stelle ein rechtsseitiges Verbindungsbündel gefunden, das aber aus nicht spezifischer Muskulatur besteht [s. auch DRENNAN (1927)]. KÜLBS (1912) beschrieb wiederum andere Befunde, nach denen die Verbindungsfasern von rechts und links an das Kammerseptum herantreten sollen, was sehr unwahrscheinlich ist. Ob eine dem Atrioventrikularknoten entsprechende Durchflechtung der Fasern vorhanden ist, läßt sich aus den vorliegenden Angaben nicht ersehen. Man kennt schon seit langem PURKINJEsche Fasern im Vogelherzen [OBERMEYER (1867), LEHNERT (1868), FRISCH (1869), H. K. HOFMANN (1902), TAWARA (1906)]. Sie verlaufen teils subendokardial (Abb. 143 e), teils dringen sie mit den Blutgefäßen ins Myokard. Einen Zusammenhang mit dem Reizleitungssystem behauptet TANG (1922) gefunden zu haben, ebenso einen Übergang in die Herzmuskelfasern. Die Kerne sind nach TANG (1922) von einem GOLGIschen Netzapparat umgeben. Die kugeligen Mitochondrien werden im Alter bläschenförmig und zerfallen.

6. Die Entwicklung des Reizleitungssystems.

Die Bahn des Reizleitungssystems im *Säugetier*herzen wird aus einer historischen Betrachtung bis in alle Einzelheiten verständlich. Nach Benninghoff (1923) bilden sich die groben Verzweigungen des Reizleitungssystems aus den Konturfasern des Herzschlauches (s. S. 211); insbesondere ist der Atrioventrikularknoten ein Rest des Atrioventrikularringes. Seine rechtsseitige Lage ist darauf zurückzuführen, daß beim Aufbau des Kammerseptums, der bei den *Krokodiliern* zum ersten Male erfolgt, ein kleiner Abschnitt des Atrioventrikularringes von rechts her in das Septum eingeschaltet wird. Alle übrigen Teile der primären Atrioventrikular-Muskelverbindung werden bei der Bildung der sekundären Klappen bindegewebig unterbrochen. Der Stamm entspricht jener Konturfaser, die durch das Kammerseptum in ihrer ursprünglichen Lage erhalten wird. Der rechte Schenkel folgt der alten Grenze zwischen Bulbus und Kammer, die bei den *Reptilien* zum Teil als Muskelleiste erscheint, bei *Säugetieren* als Moderatorband oder Trabecula septomarginalis (Tandler) bekannt ist.

Genau genommen ist nur die Pars septo-papillaris dem sog. Bulbusteil der Muskelleiste homolog (Benninghoff), und nur dieser Abschnitt des Moderatorbandes trägt den rechten Schenkel des Reizleitungssystems. Ein Teil dieser Muskelleiste bildet auch den ventralen Abschnitt der Kammerscheidewand; daher zieht der rechte Schenkel in der Fortsetzung des Stammes am weitesten nach ventral. Die Bahn des linken Schenkels kommt dadurch zustande, daß die linksseitigen Konturfasern unter dem Einfluß veränderter Durchströmungsbedingungen bei der Abtrennung der linken Kammer sich neu orientieren, sie legen sich mit einem Schenkel an den freien Rand des Kammerseptums an. Alle Konturfasern behalten nur noch eine Verbindung zum Vorhof auf dem Weg über den freien Rand des Kammerseptums. Die übrigen Verbindungen werden unterbrochen, indem aus ihnen die Sehnenfäden und die Papillarmuskeln werden. Die Beziehungen der Schenkel des Reizleitungssystems zu den Papillarmuskeln erklären sich aus der Tatsache, daß beide aus einer gemeinsamen Anlage hervorgehen [näheres s. Benninghoff (1923)].

Im Gegensatz zu dieser Darstellung hält Retzer (1904) das Reizleitungssystem für einen Neuerwerb. Auch Tandler (1913) glaubt, daß es autochthon entstanden sei.

Die ontogenetische Entwicklung des Reizleitungssystems hat am eingehendsten Mall (1912) untersucht. Schon bei einem Embryo von 7 mm Länge fand Mall (1912) das Atrioventrikularbündel, das hinter dem dorsalen Endokardkissen aus der Gegend des Vorhofsseptums nach abwärts zieht. Zu dieser Zeit sind Vorhof und Kammer noch durchgehend muskulös verbunden. Beim Embryo von 13 mm ist die Teilung in die Schenkel am freien Rand des sich bildenden Kammerseptum zu sehen, es beginnt jetzt auch die Unterbrechung der übrigen Muskelverbindungen zwischen Vorhof und Kammer für gewöhnlich erst links, dann rechterseits, einige Nebenverbindungen können länger bestehen bleiben. Das Atrioventrikularbündel ist anfangs verhältnismäßig breit, bei einem Embryo von 20 mm ist es schon rundlich; hier konnte ich seine Fortsetzung auf das Moderatorband feststellen, während der linke Schenkel als breites plattes Band den Stamm verläßt. Fahr [zit. nach Koch (1922)] konnte bei Feten von 16 mm Länge noch keine sichere Teilung in die Schenkel beobachten. Mall (1912) ebenso wie Tandler (1913) erkennen die erste Anlage des Atrioventrikularbündels an dem Kernreichtum und der „dunklen Färbung", Mall betont besonders die Abgrenzung durch Lymphspalten von der Umgebung und glaubt, daß der Eintritt von Nervenfasern in das System, der bei Embryonen von 20 mm erfolgt, einen Einfluß auf die Differenzierung haben könnte.

Neuerdings macht STIÉNON (1925) bemerkenswerte Angaben über die Entwicklung des Reizleitungssystems. Dieser Autor findet beim Embryo von 8,5 mm als erste Anlage am freien Rand der Trabekel des Kammerseptums eine Zone von großen hellen Zellen mit viel Plasma. Später kommt die bindegewebige Abscheidung. Im folgenden entstehen alle Teile des Reizleitungssystems bis zu den PURKINJEschen Fasern aus der Trabekelmuskulatur, indem diese als Leitbahn dient [s. BENNINGHOFF (1923)] und das Aufbaumaterial liefert. An Stellen, an denen während der Entwicklung keine Trabekel vorhanden waren, sollen sich später auch keine Elemente des Atrioventrikularsystems finden.

Nach TAWARA (1906) ist bei 10—11 Wochen alten Embryonen der Vorhofsabschnitt des Atrioventrikularsystems an seinen großen blassen und fibrillenarmen Zellen erkennbar. MÖNCKEBERG findet im 5. Embryonalmonat im Atrioventrikularbündel ebenfalls aneinander gereihte Zellen mit spärlichen durchlaufenden Fibrillen. RETZER (1908) läßt beim Schwein das Atrioventrikularbündel vom Sinus aus wachsen und findet die ersten Anfänge dieser Entwicklung bei Embryonen von 15—20 mm. Er dürfte mit dieser Auffassung allein dastehen.

Der Sinusknoten ist nach STIÉNON (1926) in seiner ersten Anlage bei einem Embryo von 48 mm erkennbar, nachdem schon früher (bei 22,4 mm) Ganglienzellen in der Vorhofswand nachweisbar sind. Er sproßt aus vom Myokard, das in das subepikardiale Gewebe Fortsätze schickt, die sich um die kleine Arterie des Sulcus terminalis lagern. Im 5. Monat ist der Knoten fertig differenziert. Auch BRUNI (1924) betont, daß die Entwicklung des Sinusknotens seine muskulöse Natur beweise. KOCH (1922), der nur ältere Embryonen vom 3.—5. Monat untersucht hat, bemerkt, daß zu dieser Zeit der Sinusknoten relativ größer sei als im ausgewachsenen Herzen. Der Sinusknoten soll engste Beziehungen zu den Sinusklappen besitzen und sich direkt in die rechte Sinusklappe fortsetzen. Auch an der Basis der linken Sinusklappe soll Knotengewebe vorkommen, indessen waren die Unterschiede gegen den Herzmuskel undeutlich.

L. Das Epikard.

Das Epikard besteht aus dem Epithel, der bindegewebigen Lamina propria und dem subepikardialen Gewebe. Das letztere verbindet sich mit dem interstitiellen Bindegewebe des Myokards. An den Vorhöfen ist es an den fettfreien Stellen derbfaserig und tritt stellenweise in Verbindung mit dem subendokardialen Gewebe. Das subepikardiale Gewebe trägt die Nerven und Gefäße

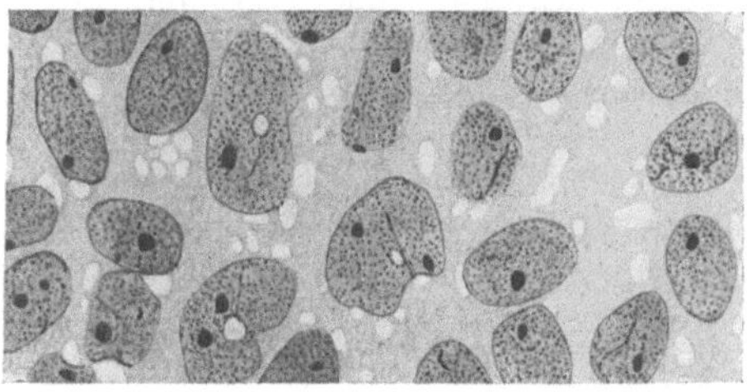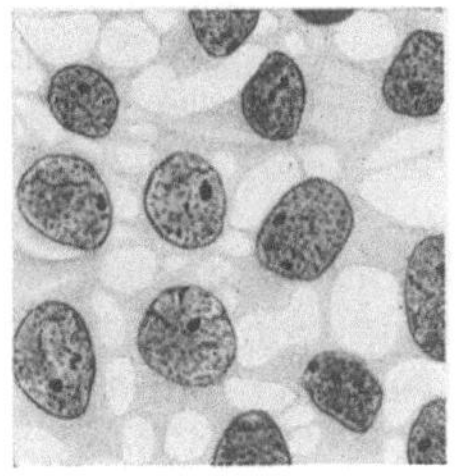

a   b

Abb. 150 a, b. Epikardiales Epithel von der Fläche aus gesehen. Hautchenpräparat. Von verschiedenen Stellen desselben Herzens (Hingerichteter). a Große platte Kerne, wenig Intercellularspalten. b Kleine runde Kerne, weite Intercellularspalten. Fix. ZENKER. Färbung Eisenhämatoxyl. Vergr. 720 ×.

und enthält außerdem das Fett, das in gesetzmäßiger Weise über die Herzoberfläche verteilt ist, und an diesen Stellen das Epikard von dem Myokard abdrängt. Jedoch kann das Epikard an einigen Stellen in Form schmaler Spalten in das Fett einschneiden. Im subepikardialen Bindegewebe kommen bisweilen auch Lymphdrüsen vor.

Das Epithel ist einschichtig; basale Ersatzzellen scheinen zu fehlen. Nach Soulié (1897) ist die Höhe des Epithels von dem Ausdehnungszustand des

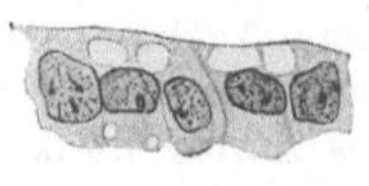

Abb. 151. Schnitt durch das epikardiale Epithel vom Vorhof *(Schaf)*. Fix. Formalin. Farbung Hamatoxyl-Eosin. Vergr. 720 ×.

Herzens abhängig. So findet man plattes bis zylindrisches Epithel; beim Menschen kann es hochprismatisch werden. Gleiche Befunde von Ribbert (1896), Herxheimer (1900) und Tsunoda (1909). Nach Tsunoda (1909) bleibt das Epithel in der Kranzfurche dicker als an anderen Stellen. Nach meinen Befunden sind die Kerne rundlich, oft von sehr ungleicher Größe (Abb. 150), enthalten feinverteiltes Chromatin, 1—2 Nucleolen und gelegentlich eine Fettvakuole. Andeutungen von Amitosen oder Kernverschmelzungen kommen vor. Auch die Dichte der Chromatinstruktur wechselt (Abb. 150). Damit zeigen die Kerne fast alle Eigentümlichkeiten der Fibrocytenkerne.

Im Cytoplasma finde ich gelegentlich große helle Vakuolen (Abb. 150 u. 151). Zwischen den Zellen kommen durchwandernde Rundzellen vor. Intercellularbrücken sind vorhanden, denn an dem gleichen Herzen fand ich an einer Stelle einen epithelialen Verband (Abb. 150 a), an anderen Stellen mächtig erweiterte Intercellularspalten (Abb. 150 b), die nicht allein durch einen Schrumpfungsprozeß entstanden sein können. Die Weite der Intercellularspalten scheint demnach zu wechseln. Dieser Befund erinnert an das Verhalten der Pleuroperitonealepithelien, bei denen ein Durchtreten körperlicher Elemente durch Intercellularspalten sicher gestellt ist. Ich nehme an, daß in der serösen Herzbeutelhöhle auf Grund der mitgeteilten Befunde ähnliches möglich ist. Den Perikardialepithelien werden die gleichen Eigenschaften wie den Pleuroperitonealepithelien zugeschrieben.

Der Nachweis feinster Härchen auf den Herzbeutelepithelien gelang Boit (1913). Er fand Flüssigkeitstropfen zwischen den Härchen und schließt daraus auf eine Resorption. Auch v. Brunn (1901) konnte diesen Befund beim Menschen und einigen Tieren erheben. Beim Menschen sind die Härchen des Epikardepithels niedriger als die der Pleura. (Über

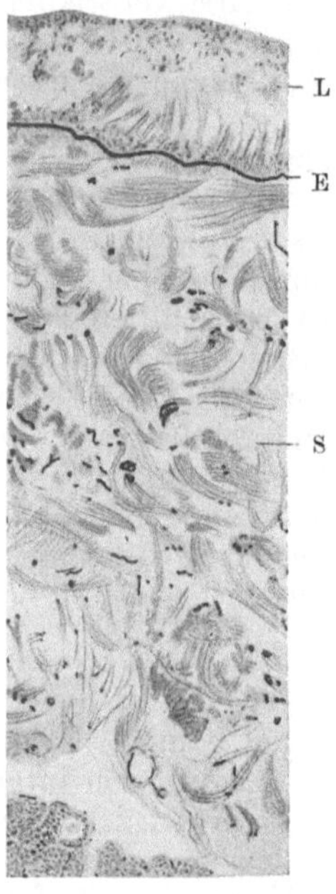

Abb. 152. Epikard vom linken Vorhof, Nahe einer Lungenvene (Mensch). L Lamina propria: E elastische Grenzhaut; S derbes subepikardisches Gewebe. Farbung Resorcinfuchsin-Eosin. Vergr. 176 ×.

die Reaktionsweise dieser Epithelien s. den Abschnitt „Gewebe der serösen Membranen" von Maximow in diesem Handbuch Bd. II/1).

Die Lamina propria ist von wechselnder Stärke. Im allgemeinen scheint sie an den Vorhöfen kräftiger zu sein als am Ventrikel, sofern der letztere mit Fett bedeckt ist; systematische Untersuchungen fehlen. Eine ins Pathologische übergehende Verdickung ist schon mit bloßem Auge als sehniger Fleck gelegentlich wahrnehmbar. Die Genese dieser Sehnenflecke ist umstritten [s. näheres darüber bei Mönckeberg (1924)].

An den Vorhöfen kann eine gewisse Schichtung ausgeprägt sein. In diesen Fällen liegt unter dem Epithel eine feinfaserige Schicht, die Kollagenfarbstoffe schlecht annimmt. Es folgt die eigentliche Lamina propria mit kollagenen Faserbündeln und elastischen Fasern. Gegen das subepikardiale Gewebe kann ein Abschluß durch ein stärkeres elastisches Netz erfolgen (Abb. 152). Diese Schichtung ist aber keineswegs überall deutlich.

Die Faserrichtungen der *Lamina propria* sind unbekannt, der Gehalt an elastischen Fasern ist gering. Nach MAIR (1904) besitzt bei *Pferd* und *Hund* das Epicard eine äußere, mittlere und innere elastische Schicht. Im Sulcus coronarius ist nur die äußere Schicht vorhanden. Im Vorhofsepikard sind die Fasern stärker als im Ventrikel. Sie gehen direkt in die Adventitia der Venen über. Bindegewebszellen sind ziemlich reichlich vertreten. Histiocytäre Formen mit Hinneigung zu Rundzellen kommen vor.

An den Umschlagsstellen des Epikards setzt sich ein Teil der Lamina propria in das fibröse Blatt des Perikards fort, ein anderer Teil geht in die Adventitia der Gefäße über.

M. Das Perikard.

Der Herzbeutel besitzt zuinnerst eine Tunica serosa, als widerstandsleistende Haut eine Tunica fibrosa und als äußerste Schicht das epiperikardiale Bindegewebe [TANDLER (1913)]. Die letztere stellt die Verbindung mit den Nachbarorganen her, enthält stellenweise festere Züge, die als Bänder beschrieben werden, ferner Fetteinlagerungen, und wird von GÖPPERT (1913) nicht mehr zum Perikard gerechnet.

Die Serosa besitzt ein einreihiges Epithel, das höher ist als die übrigen Endothelien [SOULIÉ (1897)]. Von dem epikardialen Epithel scheint es nicht wesentlich verschieden zu sein. TONKOFF (1899) fand bei Tieren (*Katze, Hund, Kaninchen, weiße Ratte* und *Vögeln*) vielkernige Zellen, die bis zu 15 Kerne enthielten. Gegen SOMMER (1903), der diesen Befund durch eine mangelhafte Methode erklären wollte, hat TONKOFF (1904) mit Recht seine Befunde verteidigt. Die Kerne sind offenbar durch Amitose entstanden. LACROIX (1891) hat beim Perikard des *Meerschweinchens* eigentümlich rosettenartige und beim *Schaf* maulbeerartig gestellte Zellgruppen mit Silber dargestellt [zitiert nach v. EBNER (1902)]. Diese Bildungen haben eine gewisse Ähnlichkeit mit jenen von kleinen Zellen umstellten Poren, die auch an anderen serösen Häuten beschrieben sind. Nach Injektion von Tusche in die Herzbeutelhöhle tritt diese in die Lymphwege über [REHN (1913)].

Unter dem Epithel liegt eine dünne schmale Schicht aus lockerem Bindegewebe, die sich im Alter verdickt [ROTH (1921)]. Es folgt eine Lage feiner elastischer Fasern, die sich stellenweise zu einer Elastica int. verdichten können. Nach außen hin werden die Fasern gröber und leiten mit den lockeren Bindegewebszügen zu der Tunica fibrosa über. An den Umschlagstellen des Perikards wird diese Schicht dicker.

Die Tunica fibrosa besteht aus kollagenen Faserbündeln, zwischen denen wenige elastische Fasern vorkommen. An vielen Stellen findet man im mikroskopischen Schnitt eine Spaltung in zwei Lamellen, dazwischen liegt lockeres Bindegewebe mit Gefäßen, in dem zahlreichere elastische Fasern auftreten. An den Umschlagstellen an den Arterien sendet dieses fibröse Blatt starke Züge in die Adventitia der Gefäße. An den Venen ist die Verknüpfung nicht so stark; nach dem epiperikardialen Bindegewebe zu wird der Gehalt an elastischen Fasern stärker. Über den Aufbau des kindlichen Perikards macht ROTH (1921) nähere Angaben.

Die Faserung, die ich für einen Fall untersucht habe, läuft im allgemeinen von der Herzbasis abwärts zum Zwerchfell und ist innen und außen an mehreren

Stellen verschieden (Abb. 153). Die äußere Faserung der Vorderseite besitzt ein kräftiges System, das von dem Umschlagsrand an der Aorta und Pulmonalis schräg zur Herzachse zum Centrum tendineum zieht. Auf der Rückseite strahlt die Faserung von der Verbindungslinie zwischen oberer und unterer Hohlvene (Fixationslinie des Herzens) aus schräg über die Vorhöfe und verläuft, die untere Hohlvene umfassend, zum Zwerchfell. Die Faserung über dem rechten Vorhof gelangt an den rechten Abhang des Perikards über der rechten Kammer. Die Faserung über dem linken Vorhof zieht in die Gegend der linken Kranzfurche. Die innere Faserung des Perikards läuft an den Vorhöfen und am arteriellen Herzpol, ferner an der Anheftungslinie am Centrum tendineum senkrecht zur äußeren Faserung und biegt von da in arkadenförmigen Zügen in

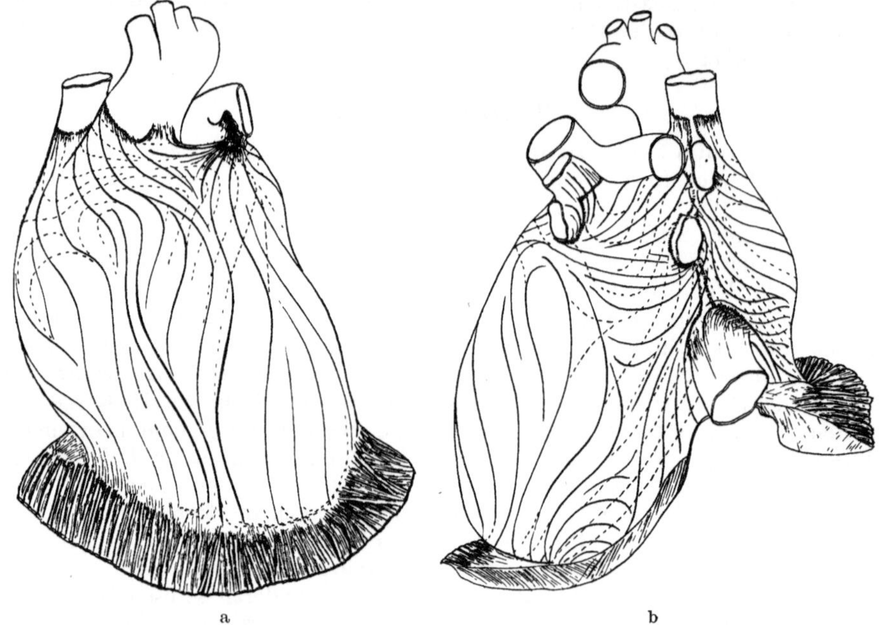

a   b

Abb. 153 a, b. Faserverlauf im Herzbeutel. a von ventral; b von dorsal.

die Richtung der äußeren Faserung ein. Weitere Einzelheiten ersehe man aus Abb. 153.

Nach Mair (1904) verlaufen bei *Hund* und *Pferd* die inneren elastischen Fasern zirkulär, die oberflächlichen mehr längs, an der Perikardbasis gehen sie direkt in die Adventitia der großen Gefäße über.

Man erkennt aus dem Vorstehenden, daß durch den Verlauf der Herzbeutelfaserung jene Richtungen betont sind, in denen man eine Fixation des Herzens durch den Herzbeutel schon früher vermutet hat: 1. in der Fixationslinie obereuntere Hohlvene, 2. vom arteriellen Herzpol fast senkrecht zum Zwerchfell. In der Vorhofsgegend ist der Herzbeutel durch sich kreuzende Fasern besonders gesichert; über den Kammern fehlen stärkere Fasern, die quer zur Herzachse verlaufen. Ich vermute, daß in dieser Richtung stärkere Beanspruchungen fehlen. Der Herzbeutel ist nicht nur eine Gleitschiene, er scheint auch die Pulsationen mit seiner Membran aufzufangen und so die Nachbarschaft zu schützen.

Die Arterien des Perikards stammen aus dem Verzweigungsgebiet benachbarter Stämme und stehen mit den Coronararterien in Verbindung. Es kommen in Frage: Äste der Art. mammaria int. (Ramus pericardiaco-phrenicus), Rami pericardiaci der Art. phrenicae sup. und gelegentlich kleinere Äste der Arterien des vorderen und hinteren Mediastinums [GÖPPERT (1913), TANDLER (1913)].

N. Die Blutgefäße des Herzens.

Über die Verlaufsweise der Herzarterien vergleiche man die monographische Darstellung von SPALTEHOLZ (1924).

BONNET (1907) und EDHOLM (1912) haben darauf hingewiesen, daß die Kranzarterien durch eine kräftige innere Längsmuskelschicht ausgezeichnet seien. EDHOLM (1912) rechnet diese Schicht zur Media. WOLKOFF (1923) konnte aber nachweisen, daß diese Längsmuskelschicht aus einer Intima- verdickung entsteht, die erst mit dem 30. Lebensjahre ihre volle Ausbildung erfährt. Es besteht außerdem ein Unterschied zwischen dem Arterien- stamm und den feineren Ästen, in- sofern die letzteren eine einfacher ge- baute Intima besitzen. Es kann somit die Intimaverdickung zeitlich verfolgt werden, oder örtlich, indem man bei erwachsenen Individuen von den kleinen Ästen zum Hauptstamm fort- schreitet. Die Intimaverdickungen bilden beim Erwachsenen einen nor- malen Befund und sind viel starker ausgeprägt als an anderen Arterien [vgl. auch HIYEDA (1926)].

Die zeitlich-örtliche Entwicklung der Intima schildert WOLKOFF (1923) wie folgt: Die zunächst einfache Ela- stica int. spaltet nach innen zu die „innere Grenzlamelle" (JORES) ab. Zwischen beiden Blättern treten längsgestellte glatte Muskelfasern auf (elastisch-muskulöse Schicht). Durch weitere Zerspaltung und Auffaserung der inneren Grenzlamelle entsteht die elastisch-hyperplastische Schicht. Auch im Anschluß an das äußere Blatt der Elastica int. setzt eine

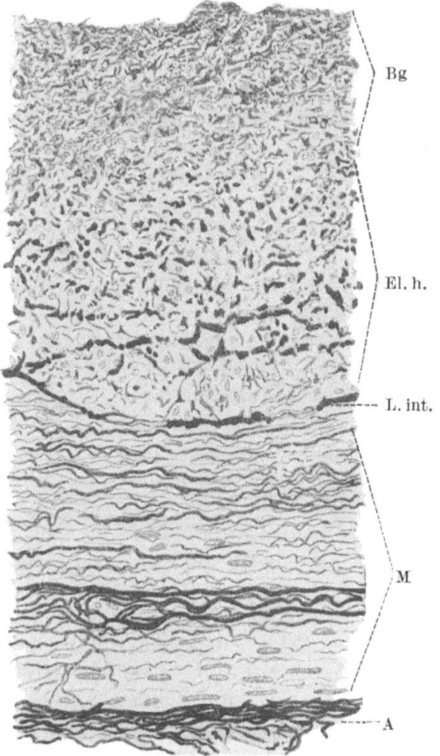

Abb. 154. Querschnitt durch den Anfangsteil der rechten Kranzarterie (36 jahriger Mann). Voll- standig entwickelte Intima. Die bindegewebige Schicht der Intima geht in die hyperplastische, diese letztere in die elastisch - muskulose ohne scharfe Grenze uber. Nach WOLKOFF (1924.)

Faserbildung ein, durch die die Elastica int. aufgelöst wird, was nach meinen Befunden auch am Stamm der Kranzarterien nicht der Fall zu sein braucht. An einzelnen Stellen des Gefäßumfanges beginnt dieser Prozeß schon mit 15 Jahren. Schließlich kann bisweilen eine schmale subendotheliale Binde- gewebsschicht auftreten. Die Abgrenzung der drei Schichten verwischt sich meist (Abb. 154). Die elastischen Elemente verlaufen im wesentlichen in der Längsrichtung, die zelligen Elemente haben in den inneren Schichten das Aussehen von Fibrocyte, in den äußeren gleichen sie Muskelzellen.

Diese vollständig entwickelte Intima trifft man nach dem 30. Lebensjahre in den Hauptstämmen. Sie kann an Breite die Media übertreffen (Abb. 154).

An den Abgangsstellen von Seitenästen ist die Intima regelmäßig verdickt. Barbour (1912) glaubt, daß die Abgabe der zahlreichen Äste die Ursache für das Auftreten der inneren Längsfasern sei.

Auch an kleinen Ästen, an denen die Intima sonst nicht stark ausgebildet ist, treten an den Gefäßabgängen ungewöhnlich hohe Polster auf.

Es sei hier daran erinnert, daß schon Lancisi darauf hingewiesen hat, daß an den Abgangen von größeren Ästen eine Einschnürung der Gefaßwand auftrete. Bourgery (1851) hat das bestatigt. Er nennt das einen Sphincter. Ich finde das gleiche an einem Injektionspräparat deutlich ausgepragt. Die Einengung kommt offenbar durch die Intimaverdickung zustande. Ferner behauptete Lancisi, an den Abgangen kleinster Muskelaste Klappen gefunden zu haben, Bourgery (1851) bildet eine solche ab.

Rechte und linke Kranzarterie sind in ihrem Anfangsteil nach Wolkoff (1923) dadurch unterschieden, daß in der linken Arterie die bindegewebige Schicht schwächer entwickelt ist, die elastisch-muskulöse und hyperplastischen Schichten dagegen stets stärker sind als in der rechten. Die Media der linken Kranzarterie enthält zahlreichere und stärkere elastische Fasern als die der rechten.

Die Intima der kleinen Arterien enthält eine Elastica int., die bereits durch eine elastisch-muskulöse Schicht gespalten sein kann. Die Elastica int. bildet ein dichtes Längsfasernetz. In meinen Fällen von zwei Hingerichteten war bei kleinen Arterien keine Intimaveränderung festzustellen. In den mittelgroßen Ästen ist die innere Grenzlamelle entweder unterbrochen oder fehlt bereits ganz; es bildet sich die hyperplastische Schicht aus.

Die Media enthält bei allen Arterien ringförmig verlaufende glatte Muskelfasern, die von elastischen Fasern begleitet werden. In den inneren Mediaschichten sind die elastischen Fasern meist dünner. Die Beziehungen zwischen glatter Muskulatur und elastischem Gerüst sind derart, daß ohne Zweifel eine sog. muskulöse Arterie vorliegt. Von einer Arterie von elastischem Typ, wie sie Barbour (1912) bezeichnet, kann keine Rede sein. Der Übergang zwischen Aorta und Kranzarterie ist schroff. In kleinen Ästen finde ich einige Längsmuskeln in der äußeren Media.

Die Adventitia der großen Stämme ist im Verhältnis zu anderen Arterien nicht stark entwickelt. Eine Elastica ext. findet sich nirgends. Die Grenze gegen die Media ist oft verwischt. Neben kollagenen Faserzügen finden sich elastische Netze aus groben Fasern, die nach Wolkoff (1923) in den mittelgroßen Ästen zirkulär verlaufen sollen. In den Hauptstämmen finden sich auch Längsfasern. In den kleinen Ästen ist die Adventitia relativ breiter; hier verlaufen die elastischen Fasern nur in der Längsrichtung. Glatte Muskelzellen habe ich vereinzelt in der weiteren Umgebung kleinerer Arterien gefunden.

Wolkoff (1923) hat auch die Altersveränderungen der Intima bei Tieren untersucht. Sie erreichen hier niemals so hohe Grade wie beim Menschen; es bildet sich nur die elastisch-muskulöse Schicht. Bei größeren Tieren (*Kühe, Pferde*) kann der Prozeß schon in der Fetalzeit beginnen; hier sind die Veränderungen auch im späteren Alter am ausgeprägtesten. Beim *Kaninchen* kommt es an den Verzweigungsstellen der Kranzarterien zu einer Intimaverdickung; bei einigen Tieren findet sich die Altersverdickung nur an der Mündung der Hauptstämme *(Kaninchen, Katze, Hund, Affe)*, bei anderen ist sie bis in die mittelstarken Äste zu verfolgen *(Kuh, Pferd)*. Die Veränderungen der Intima sind bei Tieren in der Aorta schärfer ausgesprochen als bei den Kranzarterien; sie fehlen bei den kleinsten Tieren *(Mäuse* und *Ratten)*.

Die Kranzarterien bei *Vogeln* beschreibt Reinecke (1917). Auch hier ist der Übergang aus der Aorta schroff; es bildet sich schnell eine muskulöse Arterie, auf der dem Herzmuskel zugewandten Seite sollen elastische Lamellen langer erhalten bleiben. Reinecke (1917) beschreibt unter dem Endothel eine Elastica int. Auf seiner Abbildung ist sie nur undeutlich; er beschreibt ferner in Anlehnung an die Darstellung von EDHOLM (1912) eine innere Längsfaserschicht, die aber nicht durch eine elastische Haut von der Ringfaserschicht abgegrenzt sei. Diese Längsfaserschicht ist wahrscheinlich eine elastisch-muskulöse Intima. Bei der *Ente* und *Gans* erreicht sie nur selten die Dicke der Media. In der Media sollen neben den elastischen Begleitfasern der Muskelzellen auch Radiärfasern auftreten. Die Adventitia enthält an der Grenze zur Media Reste von konzentrischen Lamellen, nach außen starke elastische Längsfasern.

Über den Bau der Herzarterien bei *Reptilien* ist nichts bekannt.

Nach VASTARINI-CRESI (1903) sollen die Herzarterien einen besonderen Reichtum an Vasa vasorum besitzen, deren Capillaren spindelförmige Erweiterungen zeigen.

Für die Beurteilung des Baues der Herzarterien ist zu beachten, daß sie zunächst als muskulöse Arterien ohne längeres elastisches Übergangsstück aus der Aorta hervorgehen. Hier wäre daran zu denken, daß nach Aussage der Physiologie das Maximum der Arteriendurchströmung in die Diastole fällt. [SPALTEHOLZ (1924) vermutet allerdings, daß die beginnende Systole die arterielle Blutbahn erweitert.] Es kommt scheinbar der systolische Druckzuwachs in den Herzarterien nicht voll zur Geltung, erst mit der Windkesselwirkung der Aorta erfolgt das Maximum der Durchströmung.

Die zweite Besonderheit bildet die starke Intimaverdickung. Diese findet sich offenbar nur bei Arterien von einer bestimmten Größe an aufwärts. Bei den kleinsten *Säugern* fehlt sie, desgleichen bei den kleinsten Arterien der großen *Säuger*. Ferner besteht eine deutliche Beziehung zum Gefäßabgang, bei manchen mittelgroßen Tieren findet sie sich nur an diesen Stellen, bei anderen nimmt sie von hier ihren Ausgang. Eine besondere Beanspruchung der Gefäßwand bei den Astabgängen besteht bei allen Gefäßen. Daß beim Herzen der rasche Zerfall der Äste auf einer kurzen Gefäßbahn von Bedeutung ist für die starke Intimawucherung, ist möglich. Unerklärt bleibt, warum beim Menschen die Intimaverdickung besonders stark ist. Der Versuch, die abweichende Adrenalinwirkung auf die Kranzarterien mit ihrem besonderen Bau zu erklären, ist bisher nicht eindeutig gelungen [vgl. die Darstellung bei GANTER (1926) im Handbuch der normalen und pathologischen Physiologie].

Die Capillarausbreitungen im Herzen haben nach SPALTEHOLZ (1924) Ähnlichkeit mit denen im Skeletmuskel (s. S. 22). MEIGS (1891) erwähnt, daß die Arteriolen den gleichen Bau besäßen wie die großen Stämme, und HEYNEMANN (1896) bemerkt, daß vielfach kleinste Gefäße aus relativ großen Stämmen hervorgehen. MEIGS (1891) nimmt außerdem an, daß die Zahl der Arteriolen geringer sei als in anderen Organen, und vermißt in den tiefsten Partien der Muskulatur Begleitvenchen der Arteriolen. Das letztere würde den Verhältnissen beim Skeletmuskel entsprechen (Abb. 9). Die Capillaren sollen auffallend weit sein, einige sollen die Muskelfasern durchbohren. Ich habe das nicht gefunden. Die übrigen Autoren, die das Capillarnetz des Herzmuskels erwähnen, betonen wie SPALTEHOLZ (1924) die Ähnlichkeit mit dem des Skeletmuskels. Die Maschen des Capillarnetzes sollen mehrere Muskelfasern umschließen. Nur KÖSTER [zitiert nach TANDLER (1913)] behauptet, daß jede Muskelfaser von den Maschen des Netzwerkes umgeben sei. ALBRECHT (1903) führt als Besonderheit an, „daß die Maschen nie rechteckige Form besitzen, daß vielmehr die Capillaren stets unter mehr oder weniger spitzem Winkel aneinanderstoßen".

Neuerdings haben WEARN und ZSCHIESCHE (1928) die Capillarversorgung des Herzmuskels bei Menschen, *Kaninchen* und *Katze* untersucht. Die Capillaren bilden ein Netzwerk, dessen Maschen 3—4mal so lang als breit sind. Zum Unterschied gegen den Skeletmuskel findet WEARN, daß schräge und quere Anastomosen zwischen den die Herzmuskelfasern begleitenden Capillaren häufiger sind. In allen untersuchten Herzen kommen bei der Kammer auf

1600 Muskelfasern 1000—1100 Capillaren. In den Vorhöfen und den Purkinjeschen Fasern ist die Zahl niedriger, 500—560. Die geringere Versorgung der Purkinjeschen Fasern hatten schon Johnstone, Wakefield und Currey (1922) festgestellt. Weitere Untersuchungen hätten neben der Capillarzahl die Faserbreite und die Arbeitsleistung bei verschiedenen Tieren zu berücksichtigen. [Die Arbeit von Renaut und Mollard (1905), in der die feinsten Verzweigungen der Arterien, Capillaren und Venen besprochen werden, war mir nicht zugänglich.]

Genauere Angaben über die mikroskopische Anatomie der Herzvenen sind spärlich. Die Herzvenen sind sehr dünnwandig, sie sind darin den Hirnvenen

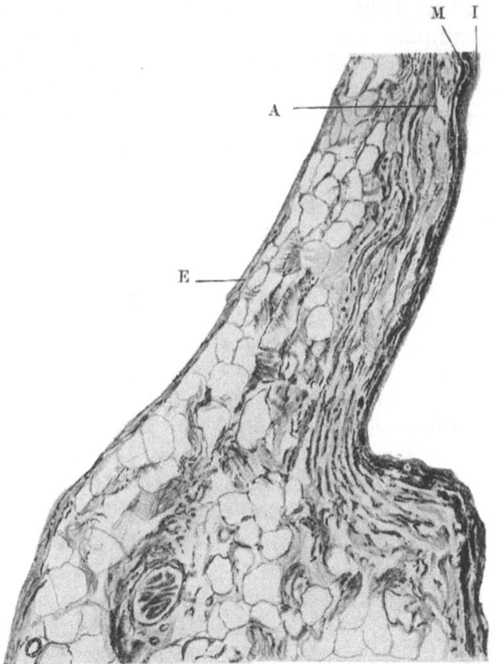

Abb. 155. Vena coronaria sinistra, Stuck eines Querschnitts (Mensch). I Intima; M Media, vereinzelte Muskelzellen; A Adventitia, die in das subepikardiale Fettgewebe übergeht. E Epikard. Färbung Resorcinfuchsin-Eosin. Vergr. 120 ×.

ähnlich. Die kleinen und mittelgroßen Venen bestehen neben dem Endothel nur aus Bindegewebe und elastischen Fasern. Nach v. Ebner (1902) bestehen noch Herzvenen von 0,2 mm Durchmesser und darüber nur aus einem feinsten Häutchen, das von Endothel ausgekleidet ist. Die Herzmuskelfasern rücken bei den mittelgroßen Venen bis an die Media heran. Die mit gewöhnlichen Färbemethoden darstellbaren glatten Muskelzellen treten erst bei größeren Venen auf, jedoch kann ich nicht angeben, bei welchem Durchmesser die ersten Muskelzellen sichtbar werden. Es scheint das Schwankungen zu unterliegen. Die großen Herzvenen (Abb. 155) besitzen einige glatte Muskelfasern, die vorwiegend ringförmig oder schräg zur Gefäßachse verlaufen, dazwischen Bindegewebe mit elastischen Fasern, die sich aber nicht zu einer Elastica int. verdichten. Durch die Adventitia sind die Herzvenen im intermuskulären Bindegewebe befestigt. Wo die Venen dem Herzmuskel aufliegen, kann die glatte Muskulatur fehlen [s. auch Faure (1922)].

So tritt das aktiv wirkende Gewebe in der Venenwand ganz zurück. Trotz der dünnen Wand könnte es vermöge seines Bindegewebes sehr widerstandsfähig sein. Die Venen werden offenbar passiv vom Herzmuskel beeinflußt, das Maximum ihrer Durchströmung wird in der Systole angenommen.

Nach T. SATO (1926) finden sich Altersveränderungen schon im mittleren Lebensalter als knotige Intimaverdickung; die Media nimmt ab; die Adventitia verdickt sich. In einem Herzen vom Hingerichteten fand ich ein abweichendes Verhalten, hier waren die kleinen und mittelgroßen Venen im Herzmuskel ungewöhnlich dickwandig. Sie besaßen ausschließlich Längsmuskelfasern (Abb. 156). Dieser Befund ist vorläufig unerklärt.

Am Sinus coronarius findet sich in der Adventitia ein Herzmuskelbelag, der nach TANDLER (1913) zu innerst ringförmig geordnet ist; außen ziehen Längs- und Schrägfasern über ihn hinweg.

Im subepikardialen Bindegewebe hat A. NUSSBAUM (1912) arteriovenöse Anastomosen beschrieben. Sie sollen histologisch sich wie erweiterte Capillaren verhalten.

Nach LEWIS (1904) entstehen bei *Kaninchen*embryonen die Kranzarterien am 14. Tag

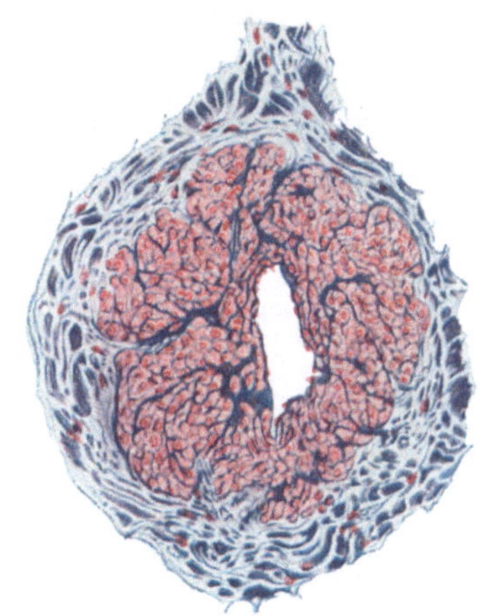

Abb. 156. Querschnitt durch eine kleine Vene im Papillarmuskel (Decapitatus). Ungewöhnlich starke Langsmuskulatur. Fix. ZENKER. Färbung Eosin-Methylblau. Vergr. 160 ×. Gez. von B. SCHLICHTING.

als undeutliche Sprossen, mit $16^1/_2$ Tagen waren sie bereits an der Herzspitze angelangt. Sie verlaufen im Myokard [vgl. auch MARTIN (1894)]. Die Kranzvene sproßt schon mit 13 Tagen aus dem Sinus venosus; 1 Tag später ist sie bereits in zwei Äste zerlegt; vgl. ferner GRANT (1926).

O. Die Venae minimae Thebesii.

Nach EVANS und STARLING (zitiert nach HÜRTHLE im Handbuch der normalen und pathologischen Physiologie 1927) fließt durch den Sinus venosus nur 60% des Coronarstromes. Der Rest muß durch die Venae parvae cordis oder die Venae minimae Thebesii gehen.

Die letzteren münden nach LANGER (1880), [ältere Literatur siehe bei TANDLER (1913)] durch die Foramina Thebesii hauptsächlich in den rechten, aber auch in den linken Vorhof, ferner in die Kammer. In den Vorhöfen stellen sie Verbindungen zu oberflächlichen Venen dar oder sind Ableitungen aus kleineren Capillarbezirken. In den Ventrikeln stehen sie nur in Verbindung mit capillaren Venengebieten (?). A. NUSSBAUM (1912) hatte das Vorhandensein von Venae minimae im Bereich der Kammern geleugnet. Durch die sorgfältigen Untersuchungen von CRAINICIANU (1923) ist aber LANGER wieder bestätigt worden, ebenso durch KRETZ (1928). Nach KRETZ (1928) sind die Venae minimae im Ventrikel besonders reichlich am Septum und in der Gegend der Herzspitze vorhanden. Beide Autoren halten es für möglich, daß bei langsamem Verschluß der Kranzarterien die Thebesiusgefäße die Ernährung des Herzens übernehmen. Es werden vereinzelte Fälle von doppelseitigem Verschluß der Kranzarterien berichtet, in denen das Herz arbeitsfähig war. In diesen Fällen müßte allerdings ein weitreichender Umbau des gesamten Gefäßsystems stattgefunden haben. Von welcher Stelle des Coronarkreislaufs aus die THEBESIschen Gefäße das Blut ableiten, ist nicht sicher ermittelt. Wearn (1928) konnte bei Injektionen der Coronarvenen die Capillaren nicht füllen, die Flüssigkeit nahm ihren Weg durch die Thebesischen Gefäße.

P. Die Ernährung des Herzens bei niederen Wirbeltieren.

Der Herzmuskel bei *Amphibien* und *Reptilien* kann auf zwei Wegen ernährt werden. Einmal direkt von der Herzhöhle aus, indem das Blut in der ungeteilten Kammer das Schwammwerk der Muskelbalkchen umspult (in diesen Fällen ist nur ein äußerst zartes Endokard vorhanden), oder zweitens durch ein Coronargefäßsystem. Die Ausbildung eines Coronarkreislaufs geht Hand in Hand mit der Verdickung der Trabekularmuskulatur zu kompakten Muskelschichten. Je stärker diese Muskelschichten werden, um so weiter breiten sich die Kranzgefäße aus. Nach Grant und Regnier (1926) liegen die Coronargefäße zuerst auf dem Herzen und dringen mit dem sich entwickelnden Myokard in das Herz ein. Wieviel von der Herzmuskulatur direkt ernährt wird, und wieviel von den Kranzgefäßen, hängt scheinbar auch von der Größe des Herzens ab und nicht allein von seiner Stellung im System.

Bei manchen *Knochenfischen* besteht eine kompakte Rindenschicht des Kammermuskels, die von Blutgefäßen versorgt wird. Bei *Haien* fand Carazzi (1905) ein Gefäßsystem. Vermutlich besitzen alle *Fische* mit rein venösem Herzen ein eigenes Gefäßsystem; trotzdem habe ich bei *Knochenfischen* in den zentralen Trabekeln keine Gefäße gefunden. Bei den einheimischen *Amphibien* fand ich nur in der Kranzfurche kleinste Gefäße; die Hauptmasse der Kammer wird direkt von innen her ernahrt. Bei *Reptilien* hat Spalteholz (1908) wohlausgebildete Kranzgefäße dargestellt; indessen hat das zentrale Trabekelwerk bei kleinen Formen keine Gefäße. Der Bulbus hat wohl stets eigene Vasa vasorum. Die Vorhöfe scheinen keine eigenen Gefäße zu besitzen; das wäre indessen für besonders den rechten Vorhof, der von innen her nur venöses Blut fuhrt, nachzuprüfen.

Auch in der Entwicklung der *Saugetiere* wird ein Stadium durchlaufen, in dem die Ernährung des Herzens von der Herzhöhle aus erfolgt. Minot und Lewis (1904) bezeichnen das als sinusoidale Zirkulation. Ob die Venae minimae Thebesii aus den Spalten des Trabekelwerks (Sinusoide) sich ableiten, muß dahingestellt bleiben. Diese Spalten mußten sekundären Anschluß an das Coronargefäßsystem bekommen. Die Bluttaschen der Segelklappen leitet Ribbert (1924) aus solchen Spalträumen zwischen den Trabekeln ab.

Q. Die Lymphgefäße des Herzens.

Zusammenfassende Darstellungen bei Bartels (1909), Tandler (1913), vor allem die Monographie von Aagard (1924)[1] mit vollstandigem Literaturverzeichnis. Über die Entwicklung s. Cash (1913) und Kampmeyer (1928).

Es lassen sich drei Lymphgefäßsysteme unterscheiden: die subepikardialen, die myokardialen und die subendokardialen. Alle drei hängen miteinander zusammen. Hinzu kommen noch die Lymphgefäße des Perikards.

Die subepikardialen Lymphgefäße sind am längsten bekannt und am besten untersucht. Sie bilden ein dickes Netzwerk, dessen größere Stämme den Blutgefäßen folgen. So sammelt ein rechter Lymphstamm die Lymphe ungefähr aus dem Gebiet der rechten Kranzarterie, tritt zwischen Aorta und Pulmonalis und verläßt über den Aortenbogen das Perikard. Der linke Hauptstamm verfolgt rückläufig etwa die Bahn der linken Kranzarterie, tritt hinter die Pulmonaliswurzel und verläßt das Perikard hinter dem Aortenbogen.

Im subperikardialen Bindegewebe liegen zuweilen Lymphdrüsen, die vermutlich in den Lymphstrom eingeschaltet sind. Sie finden sich gelegentlich an der Aorta oder der Pulmonalis [näheies s. bei Tandler (1913)].

Die subendokardialen Lymphgefäßnetze [Luschka, Masini, Wedl, Eberth und Belajeff; zitiert nach v. Ebner (1902)] reichen auf die Atrioventrikularklappen nur soweit Muskelfasern auf ihnen vorhanden sind. An den Chordae tendineae sollen sie fehlen, in der Nähe des angehefteten Bandes der Semilunarklappen sollen vereinzelte Lymphgefäße vorhanden sein. Die Gefäße sollen einen Durchmesser von 10—250 μ besitzen.

---

[1] Diese eingehendste Darstellung des Lymphgefaßsystems des Herzens ist mir im Original leider nicht zuganglich gewesen.

Strittig ist die Frage über die Ausbreitung der Lymphgefäße im Herzmuskel. Hier sind die eigentlichen Lymphgefäße von den Gewebsspalten zu trennen. Nach BIZZOZERO und SALVIOLI (1878) sind Lymphgefäßnetze mit höckerigen Ausbuchtungen vorhanden. Es fragt sich, ob diese Netze nur zwischen den Muskelbündeln verlaufen oder jede einzelne Herzmuskelfaser umspinnen. ALBRECHT (1903) verlegt die größeren Lymphgefäßstämmchen in die interfasciculären Räume und behauptet, daß die Muskelfasern in den Maschen eines Capillarnetzes stecken. Nach BOCK (1905) liegen die Lymphcapillaren den Blutcapillaren eng an [vgl. hierzu auch RENAUT und MOLLARD (1905), ferner TALIANI (1914)].

Eine andere Auffassung geht dahin, daß innerhalb der primären Muskelbündel eigentliche Lymphcapillaren fehlen und nur zahlreiche Gewebsspalten vorhanden sind, die zuerst von HENLE beschrieben, auch als HENLEsche Spalten bezeichnet werden. Diese Saftspalten umscheiden auch die Blutgefäße. Nach NYSTRÖM [zitiert nach V. EBNER (1902)] sollen zahlreiche feine Saftkanälchen in die Muskelfasern eindringen. Vielleicht ist das Eindringen von perimysialen Fasern in die Substanz der Muskelfasern, das neuerdings von MARCUS (1925) beobachtet wurde, hiermit in Zusammenhang zu bringen. Ob die Gewebsspalten in offener Verbindung mit den Lymphgefäßen stehen, ist unentschieden. KAMPMEYER (1928) fand Klappen in den Lymphgefäßen des Kammergebietes, an der Vorhofkammer sind sie selten, sie fehlen im Myokard.

Die Lymphgefäße des Perikards verhalten sich ähnlich wie die anderer seröser Häute. Sie hängen nach älteren Angaben mit denen des Bauchfelles zusammen. Nach Tuscheinjektion in den Herzbeutel fanden REHN (1913) und andere [Literatur s. bei BRAUER und FISCHER (1927) im Handbuch der normalen und pathologischen Physiologie, Bd. 7] eine Verbreitung der Tusche in Abführungen, die über einige Lymphknoten auf dem Herzbeutel zum vorderen und hinteren Mediastinum führen [vgl. hierzu auch BOIT (1913), GARINSTEIN (1913), KLÖSE (1922)].

Als regionäre Lymphdrüsen für Herz und Herzbeutel gelten die mediastinalen Lymphdrüsen auf der Vorderseite der Luftröhrengabelung. SHORE (1928) hat neuerdings bei Tieren durch Einspritzen von Tusche und Carmin in das Herzfleisch und in den Herzbeutel die abführenden Lymphwege bei Tieren zu ermitteln versucht. Der Autor findet hierbei vor dem rechten Ast der A. pulmonalis 1—2 tusche- bzw. carmingefüllte Lymphknoten. Beim Menschen finden sich nach Endokarditis diese Lymphdrüsen geschwollen, hinzu kommt eine Gruppe von Knoten, die rechts von der unteren linken Lungenvene der hinteren Wand des Herzbeutels aufliegt.

Literatur.

Aagard, O. C.: Les vaisseaux lymphatiques du coeur chez l'homme et chez quelques *mammifères.* Copenhague: Lewin u. Munksgaard. Paris: Véteau. 1924. p. 478. — **Aagard, O. C. u. H. C. Hall:** Über Injektionen des Reizleitungssystems und der Lymphgefäße des *Säugetier*herzens. Anat. H. 51, 357—427 (1915). — **Achucarro, N. y L. Calandre:** El metodo del tanino y la plata amoniacal aplicado al estudio del tejido muscular cardiaco del hombre y del *carnero*. Trab. Labor. Invest. biol. Univ. Madrid 11, 131 (1913). **Ackerknecht, E.:** (a) Die Papillarmuskeln des Herzens. Wien. tierarzt. Mschr. 6, H. 10/11 (1919). (b) Vergleichendes über die Lokalisation der Segelklappenveranderungen im Herzen unserer *Haustiere*. Virchows Arch. 240, 87 (1922). (c) Die sog. abnormen Sehnenfaden des menschlichen Herzens. Anat. Anz. 56, 385 (1923). — **Albrecht, E.:** Der Herzmuskel und seine Bedeutung fur Physiologie, Pathologie und Klinik des Herzens. Berlin 1903. — **Amorin, M. de Freitas:** Filamento espiral perinuclear de Hortega-Gorriz na fibra muscular estriada humana no myocardio. Rev. Méd. 3, No 22, 11 (1922). — **Anitschkow, N.:** (a) Über die Histogenese der entzündlichen Veranderungen des Myokards. Z. Herzkrkh. 4, 329 (1912). (b) Experimentelle Untersuchungen uber die Neubildung des

Granulationsgewebes im Herzmuskel. Beitr. path. Anat. **55**, 373 (1913). — **Arnold, E.**: Zur Morphologie des Glykogens des Herzmuskels nebst Bemerkungen über dessen Struktur. Arch. mikrosk. Anat. **73**, 726 (1909). — **Aschoff, L.**: (a) Über den Glykogengehalt des Reizleitungssystems des *Säugetier*herzens. Nach Untersuchungen des Herrn Dr. Nagayo. Verh. dtsch. path. Ges. Kiel **1908**, 150. (b) Über die neueren anatomischen Befunde am Herz usw. Med. Klin. **1909**, Beih. (c) Referat über die Herzstörungen in ihren Beziehungen zu den spezifischen Muskelsystemen des Herzens. Verh. dtsch.-path. Ges. **14**, 3 (1910). — **Aschoff u. Tawara**: Die heutige Lehre von den pathologisch-anatomischen Grundlagen der Herzschwäche. Jena 1906.

Babes, V.: Etude sur la myocarde. Segmentation, fragmentation et transformation scléreux des fibres musculaires. C. r. Soc. Biol. Paris **64**, 616 (1909). — **Beitzke, H.**: Über die sog. weißen Flecken am großen Mitralsegel. Virchows Arch. **163** (1903). — **Beneke, R.**: (a) Über die atrophische Fensterung der Semilunarklappen und des Netzes. Ein Beitrag zur Lehre von der funktionellen Gestaltung. Arch. Entw.mechan. **30 II**, 254 (1910). (b) Über Herzbildung und Herzmißbildung als Funktionen primärer Blutstromformen. Beitr. path. Anat. **67** (1920). — **Benninghoff, A.**: (a) Beiträge zur vergleichenden Anatomie und Entwicklungsgeschichte des *Amphibien*herzens. Morph. Jb. **61**, 355 (1921). (b) Über die Beziehungen des Reizleitungssystems und der Papillarmuskeln zu den Konturfasern des Herzschlauches. Verh. anat. Ges. 32. Verslg Heidelberg **1923**, 185 (1923). (c) Über elastische Sehnen des Herzmuskels. Z. Zellforschg **9**, 147 (1929). (d) Über die Entwicklung der Muskelarchitektur im Innern der menschlichen Herzkammern. Morph. Jb. **63**, 207 bis 242 (1929). (e) Über die Formenreihe der glatten Muskulatur und die Bedeutung der Rougetschen Zellen an den Capillaren. Z. Zellforschg u. mikr. Anat. **4**, 125 (1926). — **Berblinger**: Das Glykogen im menschlichen Herzen. Beitr. path. Anat. **53**, 351 (1912). — **Bernays, A. C.**: Entwicklungsgeschichte der Atrioventrikularklappen. Morph. Jb. **2** (1876). — **Bobke, A.**: Untersuchungen uber den histologischen Bau des Wurzelgebietes der großen Herzgefäße beim *Pferde*. Diss. Leipzig 1920. — **Bock, H.**: Die Lymphgefäße des Herzens. Anat. Anz. **27**, 33 (1905). — **Boecke, J.**: (a) On the developpment of the myocard in *teleosts*. (Kon. Akad. van Wetenschappen te Amsterdam.) Proc. roy. Akad. Amsterdam **6**, 218 (1903). — (b) Beitrage zur Entwicklungsgeschichte der *Teleostier*. II. Die Segmentierung des Kopfmesoderms, die Genese der Kopfhöhlen, das Mesoderm der Ganglienleisten und die Entwicklung der Hypophyse bei den *Muränoiden*. Petrus Camper, Teil 2. 1904. — **Boit**: Über Herzbeutelresorption. Bruns' Beitr. **86**, 1 (1913). — **Borcer, J.**: Sur l'origine du coeur, des cellules vasculaires migratrices et des cellules pigmentaires chez les *teleostiens*. C. r. Acad. Sci. Paris **149**, No 17, 688 (1909). — **Bräunig**: Über muskulose Verbindungen zwischen Vorkammern und Kammer bei verschiedenen *Wirbeltieren*. Arch. f. Physiol. **1904**, Suppl., 7. — **Bremer, J. L.**: The development of the aorta and aortic arches in *rabbits*. Amer. J. Anat. **13**, 111 (1912). — **Browicz**: Über anormale Sehnenfäden im Herzen und deren eventuelle Bedeutung. Arch. path. Anat. **145**, 649 (1896). — **Bruni, C.**: (a) Morfogenesi ed istogenesi del fascio atrio-ventricolare. (Nota riass.). M. Fig Nuovo Ercolani **1922**, 233 (1922). (b) Sul glicogeno del miocardio di feti bovini. Clin. vet. **46**, No 10, 644—651. (c) Osservazioni e considerazioni sullo sviluppo del nodo del seno nel cuore dei ruminanti. Monit. zool. ital. **35**, 1—13 (1924). — **Brunn, M. v.**: Über die Entzundung seröser Häute usw. Beitr. path. Anat. **30**, 417 (1901). — **Bruno, G.**: (a) Il sarcolemma della fibra del miocardio. Arch. ital. Anat. **23**, 659—674 (1926). (b) La struttura del sarcolemma delle fibre del miocardio e la sua importanza per la funzione contrattile. Bull. Soc. Biol. sper. **1**, 513—516 (1926). (c) Istogenesi del miocardio ed origine dei capillari e dei sinusoidi nel cuore dell' uomo. Bull. Soc. Biol. sper. **1**, 97—100 (1926). — **Bullard, H. Hays**: On the ocurrence and physiological significance of fat in the muscle fibers af the normal myocardium and atrio-ventricular system: interstitial granules (mitochondria) and phosphorlipines in cardiac muscle. Amer. J. Anat. **19**, 1 (1921). — **Burian, F.**: (a) Zur Histologie des Sinusknotens des menschlichen Herzens. Anat. Anz. **59**, 306—312 (1924—1925). (b) Zur Histologie der spezifischen Muskelsysteme im menschlichen Herzen. Lotos. Prag. **72** (1924).

Cady, Lee J.: A microscopical study of the sinoventricular Bundle of the Rabbit's heart; withe reference to the data relative to its functional interpretation, especially in terms of a source of replacement of degenerated myocardium. Anat. Rec. **21**, 375 1921). — **Carazzi**: Sul sistema arterioso di *selache* maxima e di altri *squalidi (Acanthias vulg. Mustelus vulg., Seyllium catulus, S. canicula, Squatina vulg.)*. Anat. Anz. **26**, 63 (1905). — **Cash, J. R.**: On the developement of the lymphatics in the haert of the embryo *pig*. Anat. Rec. **13**, 451—491 (1913). — **De Castro, Ugo**: Disposizione anatomica e significato dei muscoli atrio-valvulari con speciale riguardo alla funzione delle valvole atrio-ventriculari del cuore. Cuore **10**, 441—467 (1926). — **Ceravolo, M.**: Contributo alla migliore conoscenza de nodo del seno (nodo di Keith e Flack). Fol. med. (Napoli) **1921**, 16. — **Chlopkow, A.**: Zur Frage über die Struktur des Herzmuskelsarkolemms der *Säugetiere*. Anat. Anz. **61**, Nr 20/21, 432—442 (1926). — **Cohn, A. E.**: (a) On the auriculo-nodal junction. Heart 1, 2 (1909). (b) Zur Frage der Kittlinien der Herzmuskulatur. Verh. dtsch. path. Ges. 13. Tagg Leipzig 1909, 182. (c) Beobachtungen an Injektionspräparaten des Reizleitungssystems im *Ochsen*herzen. Heart 4, 225 (1913). — **Congdon, E. D.:** The embryonic structure of trian heart muscle with thome considerations regarding its earliest contraction. Anat. Rec. 15, 135 (1918). — **Copenhaver, W. M.:** (a) Experimental study of the development of the heart of Amblystoma. Anat. Rec. 29, 110 (1924). (b) Heteroplastic transplantation of the heart of Amblystoma punctatum. Anat. Rec. 31, 299 (1925). — **Crainicianu, A.:** Anatomische Studien über die Coronararterien und experimentelle Untersuchungen über ihre Durchlässigkeit. Virchows Arch. 238, 1 (1922). — **Creuzfeldt, O.:** Das Flächenwachstum der menschlichen Atrioventrikularklappen. Inaug.-Diss. Jena 1897. 31 S. — **Curran, E. S. A.:** A constant bursa in relation with the bundle of His. Anat. Anz. 35, 89—97 (1910). — **Curtis, F.:** Structure des valvules sigmoides de l'aorte et de l'artère pulmonaire; vascularité de la tunique moyenne des gros vaisseaux. Soc. Biol. 1888, No 26, 591. — **Cush, J. R.:** On the development of the lymphatics in the heart of the embryo *pig*. Anat. Rec. 13, 451 (1917).

Darier, J.: Les vaisseaux des valvules du coeur chez l'homme à l'etal normal et à l'état pathologique. Arch. Physiol., 1. Juli 1888, No 5, 35. — **Dietrich, A.:** Die Elemente des Herzmuskels. Sammlung anat.-physiol. Vortr. u. Aufs. H. 12. Jena: Gustav Fischer 1910. 46 S. — **Drennan, M. R.:** The auriculo-ventricular bundle in the *birds* heart. Brit. med. J. 1927, Nr 3450, 221—222.

Ebner, V. v.: (a) Über den feineren Bau der Herzmuskelfasern mit besonderer Rücksicht auf die Glanzstreifen. Sitzgsber. Akad. Wiss. Wien, Math.-naturwiss. Kl. III 129, 1—40 (1920). (b) Abschnitt Herz. Handbuch der Gewebelehre von Köllicker. — **Edholm, G.:** Über die Arteria coronaria cordis des Menschen. Anat. Anz. 42, 124 (1912). — **Ekman, G.:** Experimentelle Beiträge zur Entwicklung des Bombinator-Herzens. Översikt av Finska Vetenskaps. Societetens Förh. 63, Nr 5 (1920/21). — **Ellenberger, W.** u. **H. Baum:** Vergleichende Anatomie der *Haustiere*. 15. Aufl. 1921. — **Engel, Irmgard:** Beiträge zur normalen und pathologischen Histologie des Atrioventrikularbündels. Diss. Freiburg 1910; Beitr. path. Anat. 48, 499 (1910). — **Eversbuch, G.:** Anatomische und histologische Untersuchungen über die Beziehungen der Vorhofsganglien zu dem Reizleitungssystem des *Katzen*herzens. Dtsch. Arch. klin. Med. 120 (1916).

Fahr, Th.: (a) Das elastische Gewebe im gesunden und kranken Herzen und seine Bedeutung fur die Diastole. Virchows Arch. 185, 29 (1906). (b) Zur Frage der atrioventrikulären Muskelverbindung im Herzen. Verh. dtsch. path. Ges. 12. Tagg Kiel 1908, 153. (c) Zur Frage der Ganglienzellen im menschlichen Herzen. Zbl. Herzkrkh. 2, 195 (1910). — **Faure, Ch. L.:** Note sur une anatomie de structure de la veine coronaire chez. l'homme. C. r. Soc. Biol. Paris 87, 1070—1071 (1922). — **Favaro, G.:** (a) Sopra il significato dell' endocardio. Communicazione fatta all' Acad. med. di Padova. 28. Jan. 1910. Padova 1910. 4 S. (b) Interno si rapporti di continuita fra endocardio e tuniche vascolari. Anat. Anz. 35, 534 (1910). (c) Soviluppo e struttura delle valvole seno atriali degli anamni. Monit. zool. ital. 22, No 1, 1—3 (1911). (d) Sulle cartilagini cardiache dei *mammiferi*. (Atti Mem. R. Accad. Sci. let. ed arti Padova 28, Disp. 2. Padova: Rondi 1912. 7 S. e) Ricerche embr. ed anatom. intorno al cuore dei *vertebrati*. Parte I. 1913. (f) Der Abschnitt über das Gefäßsystem der *Cyclostomen* in Brauns Tierreich. Bd. 6, Abt. 1, S. 337. 1908. — **Firket, P.:** De la présence du faisceau interauriculo-ventriculaire (faisceau de *His*) chez l'homme. C. r. Assoc. Anat. Paris. 10. Reun. Marseille 1908, 164. — **Forster, E.:** Zur Frage der Formveranderung der Herzmuskelkerne. Dtsch. Arch. klin. Med. 86 (1906). **La Franca:** Se glycogène de l'appareil spècifique du coeur dans ses raports avec la fonction cardiaque. Arch. internat. Physiol. 17, 266—270 (1922). — **Freund, H. A.:** Klinische und pathologisch-anatomische Untersuchungen über Arrhythmia perpetua. Dtsch. Arch. klin. Med. 104 (1912). — **Frisch, A.:** Zur Kenntnis der Purkinjeschen Faden. Sitzgsber. Wien. Akad. Wiss., Math.-naturwiss. Kl. 60, 341 (1869). — **Fuchs, R. F.:** Zur Physiologie und Wachstumsmechanik des Blutgefaßsystems. Med. Habil.schr. Erlangen. Jena 1902.

Gaetani, de S.: Il fascio atrioventriculare nell' uomo. Anat. Anz. 39, 207 (1911). — **Gaskell:** On the innerva ion of the heart with especial reference to the heart of the tortoise. J. of Physiol. 4, 43 (1883). — **Gegenbaur, C.:** Notiz über das Vorkommen der Purkinjeschen Faden. Morph. Jb. 3, 633 (1877). — **Géraudel, E.:** Les veins des cardio-necteurs. Arch. Mal. Cœur 21, 148—151 (1928). — **Gibson, A.:** On the primitive muscle tissues of the human heart. Brit. med. J. 1909, Nr 2507, 149. — **Goerttler, K.:** Die Bedeutung der ventrolateralen Mesodermbezirke fur die Herzanlage der *Amphibien*keime. Verh. anat. Ges. Frankfurt a. M. 1928, 132—139. — **Grant, R. T.:** Development of the cardiac coronary vessels in the rabbit. Heart 13, 261—266 (1926). — **Grant, R. T.** u. **M. Regnier:** The comparative anatomy of the cardiac coronary vessels. Heart 13, Nr 4, 285—317 (1926). — **Greil, A.:** Beitrage zur vergleichenden Anatomie und Entwicklungsgeschichte des Herzens und des Truncus arteriosus der *Wirbeltiere*. Morph. Jb. 31, 125 (1903). — **Grossmann, Herm. E.:** Über Herzknochen. Verh. zool. Ges. 28, 41—42 (1923).

Haas, G.: Über die Gefäßversorgung des Reizleitungssystems des Herzens. Anat. H. **43**, 629 (1911). — **Hammer, F.:** Untersuchungen über die sogenannten Klappenhämatome. Zugleich ein Beitrag zur Frage der Klappen des menschlichen Herzens. Virchows Arch. **193**, 238 (1909). — **Hansemann, v.:** Untersuchungen an der Herzmuskulatur im ultravioletten Licht. Verh. dtsch. path. Ges. 13. Tagg Leipzig **1909**, 68. — **Hausotter, E.:** Das Herzskelet der *Haussauger Pferd, Rind, Schaf, Schwein, Hund, Katze.* Wien. tierärztl. Mschr. **1924**, H. 6, 311. — **Hedinger:** Über Herzbefunde bei Arrhythmia perpetua. Frankf. Z. Path. **5** (1910). — **Heidenhain, M.:** Über die Struktur des menschlichen Herzmuskels. Anat. Anz. **20** (1901). — **Herxheimer, G.:** Über Sehnenflecke und Endokardschwielen. Beitr. path. Anat. **32**, 461 (1900). — **Hertel:** Endokardfibrose. Frankf. Z. Path. **24** (1920). — **Heubner, W.:** Die Spiralwindung der Herzmuskelkerne. Dtsch. Arch. klin. Med. **88**, 601—603 (1907). — **Heynemann, N.:** Über die Art der Blutgefäßverteilung des Herzens. Arch. f. Physiol. **1896**, H. 5/6. — **His, W. jun.:** (a) Die Entwicklung des Herznervensystems bei *Wirbeltieren.* Abh. math.-physik. Kl. sächs. Akad. Wiss. 18. Leipzig 1891. (b) Die Tätigkeit des embryonalen Herzens und seine Bedeutung für die Lehre der Herzbewegung beim Erwachsenen. Arb. med. Klin. Leipzig **1893.** — **His, W. jun.** u. **F. Romberg:** Beiträge zur Herzinnervation. Fortschr. Med. **8**, 374 u. 416 (1890). — **Hiyeda, Kentaro:** Beiträge zum normalen histologischen Bau der Coronararterien, zugleich über die beginnenden sklerotischen Veränderungen derselben respektive deren Veranderungen bei verschiedenen akuten Infektionskrankheiten. J. of orient. Med. **4**, 17—18 (1926). — **Hofmann, F. B.:** (a) Das intrakardiale Nervensystem des *Frosches.* Arch. f. Anat. **1902.** (b) Beitrage zur Lehre von der Herzinnervation. Pflügers Arch. **72**, 409 (1908). — **Hofmann, H. K.:** Beiträge zur Kenntnis der Purkinjeschen Faden im Herzmuskel. Z. Zool. **71**, 486 (1902). — **Hoffmann, P.:** Ein Beitrag zur Kenntnis der sogenannten Kittlinien der Herzmuskelfasern. Diss. med. Leipzig 1909, 31 S. (Gekrönte Preisschrift.) — **Holl, M.:** Makroskopische Darstellung des atrioventrikularen Verbindungsbündels am menschlichen und tierischen Herzen. Denkschr. Akad. Wiss. Wien **87** (1911). — **Holmes, A. H.:** The auriculo-ventricular bundle in *Mammals.* J. of Anat. **55**, 268 (1922).

Inada: Experimentelle Untersuchungen über die Form der Herzmuskelkerne usw. Dtsch. Arch. klin. Med. **83**, 274 (1905). — **Iziksohn, J.:** Über die gestaltliche Anpassungsfahigkeit des *Frosch*herzens an großen Substanzverlust. Arch. Entw.mechan. **35**, 724 (1913).

Jarisch, A.: Pars membranacea septi ventriculorum des Herzens. Sitzgsber. Akad. Wiss. Wien, Math.-naturwiss. Kl. **121**, H. 5 (1912). — **Johnstone, P. N.:** Studies of artrioventricular bundle with polarized light. Anat. Rec. **26**, 145—152 (1923). — **Johnstone, P. N.** u. **Frank H. Wakefield:** On the character of the Purkinje fibers in various regions of the atrio-ventricular bundle. Anat. Rec. **24**, 223 (1922). — **Jordan, H. E.** u. **J. B. Banks:** A study of the intercalated discs of the heart of the *beef.* Amer. J. Anat. **22**, 285 (1917). — **Jordan, H. E.** and **K. B. Steele:** A comparative microscopic study of the intercalated discs of *vertebrate* heart muscle. Amer. J. Anat. **13**, Nr 2, 151 (1912).

Kampmeier, O. F.: On the lymph flow of the human heart, with reference to the development of the channels and the first appearance, destribution, and physiology of their valves. Amer. Heart J. **4**, 210—222 (1928). — **Katschinsky, P.:** Die Herzknorpel des *Pferdes.* Inaug.-Diss. Bern 1923. — **Keibel** (1925). S. Literaturverz. Arterien. — **Keith** and **Flack:** The form and nature of the muscular connections between the primary divisions of the *vertebrate* heart. J. of Anat. **41** (1907). — **Keith** and **Mackenzie:** Recent researches on the anatomy of the heart. Lancet **1910**, 1, 101. — **Kent, A. F. G.:** Researches on the structure and function of the *mammalian* heart. J. of Physiol. **14** (1892). — **King, M. R.:** The sinoventricular system as demonstrated by injection method. Amer. J. Anat. **19**, 149 (1921). — **Knower, H.:** Effects of early removal of the heart and arrest of the circulation on the developement of *frog* embryos. Anat. Rec. **1**, 161 (1907). — **Koch, W.:** (a) Über die Blutversorgung des Sinusknotens und etwaige Beziehungen des letzteren zum Atrioventrikularknoten. Münch. med. Wschr. **56**, 2362 (1909). (b) Der funktionelle Bau des menschlichen Herzens. Berlin u. Wien 1922. — **Königer:** Histologische Untersuchungen über Endokarditis. Arb. path. Inst. Leipzig **1903.** — **Köster:** Über Endarteriitis und Arteriitis. Sitzgsber. niederrhein. Ges. Natur- u. Heilk. Bonn, 20. Dez. 1875. — **Krehl, L.:** Beitrage zur Kenntnis der Füllung und Entleerung des Herzens. Abh. sachs. Ges. Wiss., Math.-physik. Kl. **17**, 341 (1891). — **Kretz, J.:** Über die Bedeutung der Venae minimae Thebesii für die Blutversorgung des Herzmuskels. Virchows Arch. **266**, 647—675 (1928). — **Külbs** u. **W. Lange:** Anatomische und experimentelle Untersuchungen über das Reizleitungssystem im *Eidechsen*herzen. Z. exper. Path. u. Ther. **8**, 313 (1911). — **Kurkiewicz, T.:** Zur Kenntnis der Histogenese des Herzmuskels der *Wirbeltiere.* Bull. internat. Acad. Sci. Cracovie **1909**, 148.

Lacroix, E.: Contribution à l'histologie normal et pathol. du pericarde. Thèse de Lyon 1891. — **Lange, W.:** Die anatomischen Grundlagen für eine myogene Theorie des Herzschlages. Arch. mikrosk. Anat. **84**, 215 (1914). — **Langer, L.:** (a) Über die Blutgefaße der Herzklappen des Menschen. Sitzgsber. Akad. Wiss. Wien, Math.-naturwiss. Kl. III 82 (1880). (b) Über die Foramina Thebesii im Herzen des Menschen. Wien. Anz. 1880, Nr 16, 127. — **Laurens, H.:** Die atrioventrikuläre Erregungsleitung im *Reptilien*herzen und ihre Störungen. Pflügers Arch. **150,** 139 (1913). — **Lehnert:** Über die Purkinjeschen Fäden. Arch. mikrosk. Anat. **4,** 26 (1868). — **Lelièvre, Aug.** et **Ed. Retterer:** Structure du myocarde des *mammiferes.* C. r. Soc. Biol. Paris **66,** No 18, 811 (1909). — **de Lemos Torres, A.:** On the cartileginous tissue of the heart of *ophidia.* Anat. Rec. **13,** 443—445 (1917). — **Lhamon, R. M.:** The sheath of the sino-ventricular bundle. Amer. J. Anat. **13,** 55—70 (1912). — **Lipska-Mlodowska:** Zur Kenntnis des Muskelglykogens und seiner Beziehungen zum Fettgehalt der Muskulatur. Beitr. path. Anat. **66,** 18 (1917). — **Luschka, H.:** (a) Das Endokardium und die Endokarditis. Virchows Arch. **1852.** (b) Die Struktur der halbmondförmigen Klappen des Herzens. Arch. physiol. Heilk. **1856.** (c) Die Anatomie des Menschen in Rücksicht auf die Bedürfnisse der praktischen Heilkunde bearbeitet Bd. 1, Abt. 1, S. 355. Tübingen 1862.

Mackenzie, J.: (a) The „Nodal tissue" of the *vertebrate* heart. J. of Path. **14** 404 (1910). (b) Zur Frage des Koordinationssystems im Herzen. Verh. dtsch. path. Ges. **1910,** 90. (c) The excitatory and connecting muscular system of the heart. 17. internat. med. Kongr. **1913.** — **Mair, A.:** Vergleichende Untersuchungen über die elastischen Fasern des Herzens von *Hund* und *Pferd.* Diss. vet.-med. Bern 1904. 87 S. — **Mall, E. P.:** (a) On the muscular architecture of the ventricles of the human heart. Amer. J. Anat. **11,** 211 (1911). (b) On the development of the human heart. Amer. J. Anat. **13** (1912). — **Mangold, E.:** Die Erregungsleitung im *Wirbeltier*herzen. Slg anat. u. physiol. Vortr. u. Aufsätze. Jena: Gustav Fischer 1914. — **Mannilow, N. G.:** Purkinjesche Faden im Endokardium eines *Elefanten*herzens. Anat. Anz. **40,** 88—95 (1912). — **Mannu, A.:** Osservazioni sul pericardio dei *Mammiferi.* Arch. ital. Anat. **19,** 355 (1923). — **Marcus, H.:** Über den feineren Bau des Herzmuskels. Z. Zellforschg **2,** 203 (1925). — **Marceau, F.:** (a) Recherches sur l'histoires et le developpement comparés des fibres de Purkinje et des fibres cardiaques. Bibliogr. Anat. **10,** 1—70 (1901). (b) Recherches sur la structure et le développement comparés des fibres cardiaques dans la série des *vertebres.* (Fin.) Thèse sc. nat. de Paris **1903.** Ann. de Sci. natur., VIII. s. **19,** No 5/6, 241. — **Marschner, L.:** Beitrage zur Anatomie und Physiologie des Herzens und der großen Gefäßstämme der *Wassersaugetiere.* Breslau 1901. 49 p. — **Martin, H.:** Recherches anatomique et embryologiques sur les artères coronaires cardiaques chez les vertébrés. Paris 1894. — **Massini, O.:** Sui limfatici del cruore. Arch. Sci. med. **11,** 359—366 (1887). — **Meigs, A. V.:** (a) The microscopical anatomy of the human heart; showing the existence of capillairies within the muscular fibres. Trans. College Physicians at Philadelphia, II. s. **13,** 99 (1891). (b) The microscopical anatomy of the human heart transactions of the college of physicians of Philadelphia. 1. April 1891. Amer. J. med. Sci., Juni **1891,** 583. 14 S. (c) The penetration of the muscular fibres of the human heart by capillaries, and the existence in that organ of very large capillaries. J. Anat. a. Physiol. **33 II,** 243 (1899). — **Melnikow-Raswedenkow:** Histologische Untersuchungen über das elastische Gewebe in normalen und in pathologisch veranderten Organen. Beitr. path. Anat. **26,** 546 (1899). — **Mergoni, G. B.:** Il fascio atrio-ventricolare di HIS. Boll. Soc. med. Parma, II. s. **3,** H. 2, 14. — **Miller, A. N.** and **Ormane Perkins:** Elastic tissue of the heart in advancing age. Amer. J. Anat. **39,** Nr 2, 205—217 (1927). — **Minervini, R.:** Particolarita di struttura delle cellule musclari del cuore. Anat. Anz. **15,** Nr 1 (1898). — **Mironesco, Th.:** Le chondriome du réseau de Purkinje du coeur. C. r. Soc. Biol. Paris **1** (1912). — **Mönckeberg, J. G.:** (a) Über das Verhalten des Pleuroperitonealepithels bei der Einheilung von Fremdkorpern. Beitr. path. Anat. **34,** 489 (1903). (b) Der normale histologische Bau und die Sklerose der Aortenklappen. Virchows Arch. **176** (Folge 17 6), H. 3, 472 (1904). (c) Untersuchungen über das Atrioventrikularbündel im menschlichen Herzen. Jena: Gustav Fischer 1908. (d) Über die sogenannten abnormen Sehnenfaden im linken Ventrikel des menschlichen Herzens und ihre Beziehung zum Atrioventrikularbündel. Verh. dtsch. path. Ges. 12. Tagg Kiel **1908,** 160. (e) Zur Entwicklungsgeschichte des Atrioventrikularsystems. Verh. dtsch. path. Ges. 16. Tagg Marburg **1913, 228.** (f) Das Gefaßsystem und seine Erkrankungen. Handbuch der arztlichen Erfahrungen im Weltkrieg. Path. Anat. 1921. S. 8. (g) Der funktionelle Bau des Saugetierherzens. Mit einem Nachtrag von A. SCHOTT. Handbuch der normalen und pathologischen Physiologie. Bd. 1, 1. Halfte. S. 85—113. Berlin: Julius Springer 1926. (h) Das spezifische Muskelsystem im menschlichen Herzen. Erg. Path. II **19,** 328 (1921). (i) Die Erkrankungen des Myokards und des spezifischen Muskelsystems. Handbuch der speziellen Pathologie, Anatomie und Histologie. Bd. 2, S. 290—555. 1924. — **Morison:** On the innervation of the sino-auricular node and the auriculo-ventricular bundle. J. Anat. **46,** 319—327 (1912). — **Moriya, G.:** Über die Muskulatur des Herzens. Anat. Anz. **24,** 523 (1904). — **Mouchet, A.** et **A. Noureddine:** Sur l'artère de l'atrio-necteur. Ann. d'Anat. path. **3,** No 1, 41—48 (1926). — **Muskatello, G.:** Über den Bau und das Aufsaugungsvermogen des Peritoneum. Virchows Arch. **142,** 327 (1895).

Nagayo, M.: (a) Zur normalen und pathologischen Histologie des Endocardium parietale. Beitr. path. Anat. **45**, H. 2, 283 (1909). (b) Der Glykogenbefund des Sinusknotens. Mitt. med. Ges. Tokyo **1910**. — **Nagel:** Handbuch der Physiologie, Teil I, S. 760. Braunschweig 1909. — **Neuber, E.:** Die Gitterfasern des Herzens. Beitr. path. Anat. **54** (1912). — **Neukirch:** Über morphologische Untersuchungen des Muskelglykogens und eine neue Art seiner Fixation. Virchows Arch. **200**, 77 (1910). — **Nußbaum, A.:** Über das Gefäßsystem des Herzens. Arch. mikr. Anat. I **80**, 450 (1912).

Obermeyer: Über Struktur und Textur der Purkinjeschen Fäden. Arch. Anat. Phys. u. wiss. Med. **1867**, 245 u. 358. — **Ogata, Tomosaburo:** Über die Morphologie der Reizleitungsfasern und Muskelfasern im menschlichen Herzen. Frankf. Z. Path. **15**, 127 (1914). — **Oliveira, R. S.:** Sur la structure du faisceau de HIS et de ses branches dans le coeur du molton (ovis aries L.). Fol. anat. Conimbrigensis **1**, 10 (1926). — **Oppel, W. v.:** Über Veränderungen des Myokards unter Einwirkung von Fremdkörpern. Virchows Arch. **164**, 406 (1901). — **Oppenheimer, B. G.** and **Adele:** Nerve fibrils in the sino-auricular node. J. of exper. Med. **16** (1912).

Pace, J.: (a) Ricerche sul tessuto nodale sopraventricolare del cuore. Atti Accad. med.-chir. Napoli **1911**. (b) Nuove richerche e considerazioni sul nodo del seno del cuora dei *mammiferi*. Riforma méd. **38**, 385 (1922). (c) Nuovi studi nel tessuto specifico del cuore. Coltura med. mod. **1**, 646 (1922). (d) Dix années de recherches sur le tissue spécifique du coeur. Arch. Mal. Cœur. **17**, 193—207 (1924). — **Perez, Ch.:** Réseau de soutien du coeur chez les *muscides*. C. r. Soc. Biol. Paris **64**, No 10, 477 (1909). — **Petersen, G.:** Über das atriventrikulare Reizleitungssystem bei den *Haussäugetieren*. Arch. Tierheilk. **44**, H. 1/2, 97 (1918). — **Petersen, H.:** S. Literaturverz. Arterien. — **Petin, S. J.:** Über den Bau des Myokards. Mitt. Sitzg. Abt. Histol. u. Embryol. 9. Pirogowschen Ärzteverslg St. Petersburg 5. (18.) Jan. 1904. Ber. Russk. Wratsch **1904**, Nr 4. — **Pick, E. P.:** Über das Primum und Ultimum moriens im Herzen. Klin. Wschr. **3**, Nr 16, 662 (1924). — **Plenk** (1927): S. Literaturverz. Arterien. — **Pocharissky, J. F.:** Über das elastische Gewebe der Herzventrikel in normalen und pathologischen Zustanden. Eine vergleichende histologische Studie. Beitr. path. Anat. **35**, H. 3, 510 (1904). — **Pogenowska, J.:** Beitrage zur Kenntnis der Histologie des Herzens bei den *Teleostiern, Ganoiden* und *Selachiern* mit besonderer Berücksichtigung der elastischen Elemente. Feschschrift für J. NUSSBAUM zum 30jahrigen Jubilaum 1911, S. 133—152 (polnisch). — **Poirier, P.:** Sur l'anatomie et la physiologie du péricarde. Bull. Soc. Chir. Paris **29**. — **Poirier, P.** et **Dupuy:** Les franges séro-graisseuses prépéricardiques. Bull. Soc. Anat. Paris **1889**.

Quast, P.: Zur Histologie der Muskel-Sehnengrenze und über das interfasciculare Bindegewebe des Herzmuskels. Z. mikrosk.-anat. Forschg **4**, 1—40 (1925).

Rappe, C.: Über Gefaße in den Herzklappen. Diss. med. Göttingen 1904. — **Regaud, C.:** Sur les mitchondries des fibres musculaires du coeur. C. r. Acad. Sci. Paris **149**, No 7, 426 (1909). — **Rehn:** Arch. klin. Chir. **102** (1913). Zit. nach BRAUER und FISCHER im Handbuch der normalen und pathologischen Physiologie. Berlin 1927. — **Reinecke** (1917): S. Literaturverz. Arterien. — **Reis, O.:** Sur la structure du faisceau de HIS et de ses branches dans le coeur du mouton. Fol. anat. Univ. Caimbrigensis **1926**. — **Renaut, J.** u. **Mollard, J.:** Le myocard. Rev. gén. Histol. **1** (1905). — **Renon** et **Geraudel:** Ricerche du noeud de Keith et Flack et du faisceau de HIS en fibrilles elastiques. C. r. Soc. Biol. Paris **27** (1913). — **Retterer, Ed.** et **H. Neuville:** Pétrification du squelette cardiaque d'un vieux poncy. C. r. Soc. Biol. Paris **72**, No 11, 438 (1912). — **Retterer, Ed.** e **Aug. Lelièvre:** (a) Du developpement et de la structure des os du coeur de quelques ruminants. C. r. Soc. Biol. Paris **72**, No 9, 371. (b) Des variations de structure du squelette cardiaque des *vertebres*. C. r. Soc. Biol. Paris **72**, No 10, 390 (1912). — **Retzer, R.:** (a) Some results of recent investigation on the *mammalian* heart. Anat. Rec. **2**, 149—155 (1908). (b) The sino-ventricular bundle: A functional interpretation of morphological findings. Contr. to Embryol. Carnegie Inst. Wash. **9**, 145—156 (1920). — **Reuter:** Studien zur Entwicklungsgeschichte des Wirbeltierherzens. Z. Anat. **75**, 705 (1925). — **Ribbert, H.:** (a) Über das Endothel in der pathologischen Histologie. Vjschr. naturforsch. Ges. Zürich **41** (1896). (b) Endokard. Handbuch der speziellen pathclogischen Anatomie u. Histologie. Berlin: Julius Springer 1924. — **Romeis:** Beiträge zur Arrhythmia perpetua. Dtsch. Arch. klin. Med. **114** (1914). — **Roth, H.:** Über transperikardiale Herzverletzungen. Virchows Arch. **233**, 309 (1921). — **Rothberger, C. J.:** Allgemeine Physiologie des Herzens. Handbuch der normalen und pathologischen Physiologie. Bd. 7, 1. Hälfte, S. 574. Berlin: Julius Springer 1926. — **Rovere, J. della:** Sulle fibre elastiche delle vene superficiali degli atri. Anat. Anz. **13**, 196 (1897).

Sato, T.: Über die histologische Struktur der Herzvenen und ihre Altersverschiedenheiten beim Menschen. Okayama-Igakkai-Zasshi (jap.) **1926**, Nr 440, 995—941 (1926). — **Scaffidi:** Untersuchungen über die Existenz und den feineren Bau der Eustachischen Klappen im Herzen verschiedener *Säugetiere*. Ref. im Ellenberger-Schützschen Jahresbericht für 1909. S. 261. — **Scaglia, G.:** L'apparato nervoso contenuto nel sistema atrio-ventricolare di *Bos taurus*. Arch. ital. Anat. **24**, H. 4, 658 (1927). — **Schäfer, P.:** Das Herz als ein aus hellen und trüben Fasern zusammengesetzter Muskel. Zbl. Herzkrkh. **1912.** — **Schmaltz, R.:** Die Purkinjeschen Fäden im Herzen der *Haussäugetiere.* Arch. Tierheilk. **12,** 161 (1886). — **Schockaert, Alice:** Nouvelles recherches comparatives sur la texture et le développement, du myocarde chez les *vertebres.* Archives de Biol. **24,** H. 2/3, 277 (1909). — **Schönberg, S.:** Über Veränderungen im Sinusgebiet des Herzens bei chronischer Arrhythmie. Frankf. Z. Path. **2,** 153 (1908). — **Schwartz, G.:** Untersuchungen über das Sinusgebiet im *Wiederkäuer*herzen. Diss. vet.-med. Gießen 1910. — **Schweigger-Seidel, F.:** Das Herz. Strickers Handbuch der Lehre von den Geweben. Bd. 1, S. 177. 1871. — **Segre, R.:** (a) Recherches sur la portion sino-auriculaire du systeme de conduction du coeur humain. Arch. Mal. Cœur. **19,** No 5, 295—302 (1926). (b) Sulla musculatura degli atri cardiaci e suoi rapporti col sistema di conduzione dell' eccitamento. Atti Soc. lombarda Sci. med. e biol. Milano **15,** H. 3, 184—200 (1926). — **Seipp, L.:** Das elastische Gewebe des Herzens. Anat. H. **1896,** H. 17, 1. — **Shaner, R. F.:** On the smooth muscle in the *turtle's* heart. Anat. Rec. **25,** 71 (1923). — **Shore, L. R.:** The lymphatic drainage of the heart (A prelim. comm.) J. of Anat. **62,** Nr 2, 125—134 (1928). — **v. Skramlik, E.:** Über die anatomische Beschaffenheit der Überleitungsgebilde des *Kaltbluter*herzens. Z. exper. Med. **14,** 246 (1921). — **Solger:** Zur Kenntnis und Beurteilung der Kernreihen im Myokard. Anat. Anz. **18,** 115 (1900). — **Sommer, A.:** Zur Kenntnis des Perikardepithels. Arch. mikrosk. Anat. **62,** H. 4, 719 (1903). — **Soulié, A.:** Sur les variations physiologiques que subissent dans leur forme et dans leurs dimensions les cellules endothéliales de l'épicard et de la plèvre pulmonaire. C. r. Soc. Biol. Paris, X. s. 4, 145—146 (1897). — **Spalteholz, W.:** (a) Zur vergleichenden Anatomie der Aa. coronariae cordis. Verh. anat. Ges. Berlin **1908.** (b) Die Arterien der Herzwand. Anatomische Untersuchungen an Menschen und Tierherzen. Leipzig: S. Hirzel 1924. — **Stadler, E.:** Experimentelle und biologische Beiträge zur Herzhypertrophie. Dtsch. Arch. klin. Med. **91,** 98 (1907). — **Stiefel, K.:** Das Herz des melanotischen *Seidenhuhns.* Anat. Anz. **61,** 177—201 (1926). — **Stiénon, L.:** (a) Recherches sur l'origine du système purkinien dans le coeur des *mammiferes.* Archives de Biol. **35,** 89—115 (1925). (b) Recherches sur l'origine du noend sinusal dans le coeur des *mammiferes.* Archives de Biol. **36,** H. 4, 523—539 (1926). — **Stöhr, jun.:** (a) Experimentelle Studien an embryonalen *Amphibien*herzen. III. Mitteilung. Roux' Arch. **106,** 409 (1925). (b) IV. Mitt. Roux' Arch. **112** (1927). — **Sweet, F. H.:** The connecting systems of the *reptile* heart-*Alligator.* Anat. Rec. **26,** 129—140 (1923).

Taliani, F.: Ricerche sui linfatici del erore. Ricerche fatte nel laboratorio die anatomia normale delle R. Università di Roma etc. Pubbl. del F. Todaro. Vol. 18, p. 69 (1914). — **Tandler, J.:** Anatomie des Herzens. Jena: Gustav Fischer 1913. — **Tang, E. H.:** Beiträge zum feineren Bau der Purkinjeschen Fasern im Herzen der Vögel. Anat. Anz. **55,** 385 (1922). **Tangl, F.:** Über die Herzhypertrophie und das physiologische Wachstum des Herzens. Virchows Arch. **116,** 432 (1889). — **Tawara:** Das Reizleitungssystem des *Säugetier*herzens. Jena 1906. — **Thorel, Ch.:** Über die supraventrikularen Abschnitte des sog. Reizleitungssystems. Verh. dtsch. path. Ges. **14** (1910). — **Tonkoff, W.:** (a) Über die vielkernigen Zellen des Plattenepithels. Anat. Anz. **16,** 256—260 (1899). (b) Zur Kenntnis des Perikardialepithels. Arch. mikrosk. Anat. **63,** 628 (1904). — **Torrigiani, C. A.:** Studio sullo sviluppo e sulla struttura dei seni del Valsalva e delle valvole semilunare nel cuore umano. Arch. ital. anat. **9,** 570—598 (1911). — **Tretiakoff, D.:** (a) Le tissu chondroide dans le coeur de l'homme. Arch. russ. d'Anat. **1,** 233 (1916). (b) Das basophile Gallertgewebe. Z. mikrosk.-anat. Forschg **12** (1927). — **Tsunoda, T.:** Histologische und experimentelle Untersuchungen zur Pathogenese der Sehnenflecke des Herzens. Frankf. Z. Pathol. **3,** 220 (1909). — **Tufts, J. M.:** Some observation upon structure of the Purkinje fibres. Anat. Rec. **22** (1922).

Ungar, R.: Zur Anatomie der spezifischen Muskelsysteme im Menschenherzen. Lotos. Bd. 72, S. 209—231. Prag 1924.

Vaert, G.: Über Vorkommen, anatomische und histologische Entwicklung sowie physiologische Bedeutung des Herzknochens bei *Wiederkauern.* Diss. Erlangen 1886. — **Van der Stricht** u. **Wingate Todd:** Fibres de Purkinje du coeur humain à l'état pathologique. C. r. Soc. Biol. Paris **83,** 679—682 (1920). — **Vanzetti, Ferruccio:** (a) Sulla presenza di isole cartilaginee nel cuore di coniglio. Giorn. Accad. Med. Torino **73,** No 3/4, 174—175 (1910). (b) Sur la présence du tissu cartilagineuse dans le coeur de *lapin.* Arch. ital. Biol. **56,** H. 2, 265 (1911). — **Vastarini-Cresi, G.:** Sulla pretesa esistenza di anastomosi arteriovenose nelle pareti del cuore. Atti Accad. med.-chir. Napoli **75,** 18 (1921). — **Veraguth, O.:** Untersuchungen uber normale und entzundete Herzklappen. Arch. path. Anat. **139** (1895.) — **Vialleton, L.:** Etude sur les coeur des *lamproies.* Archives Anat. microsc. **6** (1903/1904). — **v. Vintschgau, M.:** Einige Bemerkungen uber die physiologische Bedeutung der Muskelfasern in der Wand des Sinus venosus cardiacus. Pflugers Arch. **64,** 79 (1896).

Wagner, G.: Über die quergestreiften Muskelfasern des Herzens. Sitzgsber. Ges. Naturwiss. Marburg **1872,** Nr 10, 141—154. — **Wearn, J. T.:** The rôle of the Thebesian vessels in the circulation of the heart. J. of exper. Med. **47,** 293—316 (1928). — **Wearn, J. T.** and **Luise S. Zschiesche:** The extent of the capillary bed of the heart. J. of exper. Med.

47, Nr 2, 273—291 (1928). — **Wenckebach:** Beiträge zur Kenntnis der menschlichen Herztätigkeit. Arch. f. Phys. **1906** u. **1907.** — **Wilson, J. S.:** The nerves of the atrioventricular bundle. Proc. roy. Soc. Lond., Ser. B. **81** (1909). — **Witzemann, S.:** Über die Noduli valvularum semilunarium und ihre physiologische Bedeutung bei unseren Haustieren. Vet.-med. Diss. Bern 1923. — **Wolhynski, Th.:** Innervation des Herzkammer- und Vorhofseptums des *Kalbes.* Z. Anat. **86,** 608—638 (1928). — **Wolkoff, K.:** Über die histologische Struktur der Coronararterien des Menschenherzens. Virchows Arch. **241,** 72 (1923). — **Woroschiloff, W. K.:** Faserknorpelringe der Herzostien. Protokoll 9. Jsitzg Ges. Naturforsch. Univ. Kasan, 12. Mai 1878 (russ.).

Zanini, P.: (a) Contributo allo studio dei rapporti esistenti fra le valvole sigmoide e aortiche el e ossa cardis del bovino. Atti Soc. Nat. et Mat. Modena **5,** 7—10 (1918). (b) Attorn o all'ossificazione dell'anella fibroso aortico del Bos bulbalus. Atti Soc. Nat. e Mat. Modena, V. s. **4,** 32 (1918). — **Zagorowsky, N.:** Se tissu chondroide dans le coeur des *vertébrés.* (Französ. Résumé.) Arch. russ. d'Anat. **4,** 91—118 (1925). — **Zimmermann, K. W.** u. **von Palczewska Irene:** Über den Bau der Herzmuskulatur. Arch. mikrosk. Anat. **75,** 41 (1910). — **Zuckerkandl:** Anatomische Beitrage. II. Über Muskelgewebe in der Kammerfläche der Valvula tricuspidalis. Allg. Wien. med. Ztg. **22.**

Nachtrag: **Pfuhl, W.:** Die Histiocyten der Herzklappen, ihre Form und ihr Verhalten gegen Vitalfarbstoffe und verschiedene Reizstoffe. Z. mikrosk.-anat. Forschg **1929.**

Lymphgefäße, Lymphknötchen und Lymphknoten[1].

Von **T. Hellman**-Lund.

Mit 83 Abbildungen.

I. Die Lymphgefäße, die Lymphbahnen.

A. Allgemeines.

Ebenso wie Blutgefäße nahezu überall in unserem Körper vorhanden sind, so gibt es auch zwischen ihnen in unseren Organen und Geweben so gut wie überall Lymphgefäße. Während aber die Blutgefäße zu einem vollkommen geschlossenen System gehören, welches dem Blute eine ständige Zirkulation, den Blutkreislauf, gestattet, nehmen im Gegensatz dazu die Lymphgefäße aus dem peripheren Gewebe ihren Ursprung und finden zentral in zwei großen Stämmen, die in die Venen des Halses einmünden, ihr Ende. Sie stellen, bildlich ausgedrückt, ein Drainagesystem an der Seite des Blutgefäßsystems dar, welches die aus den Blutgefäßen herstammende Gewebsflüssigkeit des Körpers in Form der Lymphe aufnimmt, und diese Flüssigkeit wieder als solche in das Blut zurückbefördert. Dabei wird ein großer Teil der Schlacken aus dem Gewebe mitgenommen und weggeschafft, wie auch die Lymphgefäße zum Transport von Sekretionsprodukten vieler Art in Anspruch genommen werden. Die Lymphgefäße, die von dem Darmkanale ihren Ursprung nehmen, dienen daneben vor allem auch als Transportweg der meisten hier aufgenommenen Nahrungsstoffe.

Die Lymphgefäße sind erst in „neuerer Zeit" bekannt geworden, wenn auch, wie Mascagni (1787) angibt, schon Aristoteles die Lymphbahnen gesehen hat und auch andere Altmeister der Anatomie vor allem die Chylusgefäße beobachtet haben sollen. Die eigentliche Entdeckung erfolgte aber doch erst zu Anfang des 17. Jahrhunderts. Zu dieser Zeit wurden namlich die Chylusgefäße zum erstenmal von Asellius (1627) naher untersucht, und nicht lange danach wurde der Ductus thoracicus von Pecquet (1651) entdeckt [vgl. Most (1927)]. Im Januar 1651 fand Rudbeck und im April 1652 demonstrierte er öffentlich, daß Lymphgefäße von verschiedenen Stellen des Körpers in diesen Ductus thoracicus zusammenfließen und daß der Duktus selbst in die großen Venenstämme auf der linken Seite des Halses mundet. Hiermit war die Anordnung des Lymphgefäßsystems im großen und ganzen klargelegt [Tigerstedt (1894)].

Mit diesen Entdeckungen war der Grund zu einer naheren Erforschung des Verlaufes der Lymphbahnen, ihrer Anordnung und Topographie gelegt, und die Untersuchungen auf diesen Gebieten wurden auch unmittelbar begonnen. Schon Th. Bartholinus (1653) suchte durch Lufteinblasung in die Lymphbahnen diese besser sichtbar zu machen, und seit dieser Zeit ging die standig wachsende Kenntnis von den Lymphbahnen mit der Entwicklung der Injektionstechnik Hand in Hand. Die durch Nuck (1692) eingefuhrte Quecksilberinjektionsmethode erwies sich bedeutend erfolgreicher als die früher angewandten Methoden; diese und andere Injektionsmethoden erreichten in den Händen solcher Meister der Technik wie Hunter, Cruickshank, Mascagni, Sappey, Hyrtl, Teichmann u. a. eine immer größere Vollendung. Erst im 19. Jahrhundert mußten sie fur noch gunstigere Methoden weichen. Unter diesen ist die von Gerota (1896) eingefuhrte sog. Gerotasche Methode außerordentlich wertvoll.

---

[1] In das bereits 1927 beendete Manuskript wurde Ende 1929 und Anfang 1930 die neue Literatur, soweit moglich, nachgetragen.

In der Regel bediente man sich in älterer Zeit direkter Injektionen der Injektionsmasse in die Lymphbahnen. Dieses Verfahren wurde allmahlich in großer Ausdehnung durch eine indirekte Injektionsmethode ersetzt, die sog. Einstichmethode. Bei dieser werden die Lymphgefäße von in das Gewebe eingeführter Injektionsmasse gefullt. Es ist besonders Fohmann (1832, 1833), der sich um diese Methode große Verdienste erworben hat.

In letzter Zeit hat Magnus (1922, 1923) eine Methode der Darstellung von Lymphgefaßen durch Gasfüllung angegeben. Er tropft auf die Gewebsfläche (evtl. nach Verletzung derselben) Wasserstoffsuperoxyd auf, welches bei Berührung mit der im Lymphgefaßsystem stets vorhandenen Katalase freien Sauerstoff bildet. Dieser füllt die Lymphgefäße und die letzteren kommen so zum Vorschein. Diese Methode ist stark kritisiert worden, hat aber auch Verteidiger gefunden [Stübel (1923), Flaskamp (1927), Rostock (1928)]. Ihr Leistungsvermögen ist jedoch zweifelhaft [s. Marchand (1924) und Oehme (1928)]. Eine gewisse Bedeutung als Komplement zu der Einstichmethode will jedoch Baum (1928) dieser Magnusschen Methode zuschreiben. Vonviller (1923) ist es gelungen, die Lymphgefäße der Conjunctiva vital mit Brillantkresylblau zu färben.

Die mikroskopische Anatomie der Lymphgefaße ist ebenfalls Gegenstand vieler sehr genauer Untersuchungen gewesen. Unter den älteren Forschern auf diesem Gebiete können Ranvier (1873, 1895), Flemming (1876) und v. Ebner (1902) erwähnt werden. Über die Verhältnisse des Endothels hat uns v. Recklinghausen (1862, 1871) durch seine Silberimprägnationsmethode eingehend unterrichtet. Trotzdem muß man jedoch sagen, daß unsere Kenntnis von der mikroskopischen Anatomie der Lymphgefäße noch mangelhaft ist.

Eingehende historische Übersichten findet man bei Bartels (1909), Delamare (1909) und Aagaard (1924); ich weise auf die Arbeiten dieser Autoren hin. Die beiden ersten behandeln das Lymphgefäßsystem im ganzen, der letztere gibt einen eingehenden Bericht uber die Entwicklung der Lehre von den Lymphgefaßen.

Die Lymphgefäße bilden miteinander während ihres Verlaufes von der Peripherie bis zu ihrem Übergang in die Lymphgefäßstämme außerordentlich reichliche Anastomosen. Besonders ist dies bei den kleineren Lymphgefäßen der Fall. Während ihres Verlaufes gegen das Zentrum wird die Anzahl der Lymphgefäße immer geringer, bis sie sich in zwei zentrale Hauptstämme vereinigen. Hierbei wird jedoch ihr Kaliber nicht wie bei den Venen in entsprechendem Maße weiter.

Auch zwischen größeren Lymphgefaßen sind Verbindungszweige vorhanden, wie auch Kommunikationen zwischen den abfuhrenden Lymphgefaßen zweier anatomisch getrennter Organe vorkommen. Es können sich auch größere Lymphgefäße in zentripetaler Richtung selbst wiederholt teilen und wieder zusammenfließen [auch der Ductus thoracicus, Pensa (1908) u. a.], oder sich mit in der Nachbarschaft liegenden Lymphgefaßen vereinigen.

Seit langem hat man es für ein Gesetz gehalten, daß ,,alle Lymphgefäße vor ihrer Endigung in das Venensystem irgendwie mindestens eine, meistens mehrere oder viele Lymphknotenetappen passieren (die Hauptstämme ausgenommen)''. Dieses Gesetz, das Bartels (1909) unter der Bezeichnung ,,Schaltungsgesetz'' stark hervorhebt, dürfte auch als allgemein gültig angesehen werden können. Zwar sind einzelne Fälle beschrieben worden, wo man gefunden hat, daß irgendein Lymphgefäß auf seinem Wege überhaupt keine Lymphknoten passierte [Teichmann (1861), Bartels (1909), Baum (1912, 1918)]. Marhorner, Caylor, Schlotthauer und de Pemberton (1927) beschreiben z. B. in 3 Fällen von 20 beim *Menschen* Lymphgefäße, die direkt von Gland. thyreoidea zu der rechten V. subclavia verliefen, ohne einen Lymphknoten zu passieren. Man kann jedoch nicht behaupten, daß diese vereinzelten Ausnahmefälle die Bartelssche Regel widerlegen können.

Nach Baum (1918, 1928) kommt es jedoch besonders beim *Hund* und beim *Pferde* nicht selten vor, daß die Lymphgefaße in ihrem ganzen Verlauf keinen Lymphknoten passieren, was auch Caylor, Schlotthauer und de Pemberton (1927) beim *Hund* konstatieren.

Es ist andererseits eine Tatsache, daß die Lymphgefäße nicht selten an Lymphknoten, ja sogar in Ausnahmefällen auch an Lymphknotengruppen, gegen die ihr Lauf gerichtet ist, vorbeiziehen, um in einen anderen Lymphknoten einzumünden [Most (1906) u. a.]. Häufig findet man, daß das Vas afferens eines Lymphknotens durch eine außerhalb des Lymphknotens verlaufende Anastomose mit dem Vas efferens desselben Knotens in direkter Verbindung steht [Teichmann (1861), Toldt (1888), Kling (1904)].

Stahr (1898) will die Lymphknoten in eigentliche regionäre Lymphknoten, Hauptknoten, welche unter allen Umständen passiert werden müssen, und in Schaltknoten, welche hier und da in den Verlauf der Stämme auf ihrem Wege zu den regionären Drüsen eingeschaltet sind, einteilen, eine Einteilung, die jedoch, wie er selbst angibt, sich nur schwer durchführen läßt.

Das Gebiet, von welchem die Lymphgefäße eines Lymphknotens ihren Ursprung nehmen, nennt man das tributäre Gebiet des Lymphknotens. Den Lymphknoten selbst bezeichnet man als regionär für dieses Gebiet. Eine Gewebspartie oder ein Organ sendet im allgemeinen die Lymphgefäße zu verschiedenen Lymphknoten (dasselbe Gebiet ist dann tributär für mehrere Lymphknoten, hat also mehrere regionäre Lymphknoten) wie auch die einzelnen Lymphknoten immer Lymphgefäße von verschiedenen Gebieten und Organen erhalten (also regionär für verschiedene tributäre Gebiete sind).

Key und Retzius (1876) haben gezeigt, daß die Saftbahnen der peripherischen Nerven keinen Abfluß in das allgemeine Lymphgefäßsystem des Körpers haben, sondern nur in die serösen Räume des Zentralnervensystems (vgl. S. 254ff.), was bei perineuralen Infektionen von Bedeutung ist. [Naheres hieruber s. z. B. Binswanger und Berger (1898), Zwillinger (1912), Baum (1912).]

Man darf annehmen, daß die Lymphe aus den Lymphgefäßen dem Blute so gut wie ausnahmslos durch die zwei großen Lymphgefäßstämme, den Ductus thoracicus und den Ductus lymphaticus dexter zugeführt wird. Eine direkte Einmündung eines Lymphgefäßes in eine Vene hat man laut Bartels (1909) nicht sicher feststellen können. Die Fälle, die beim *Menschen* beschrieben wurden, sind älteren Datums und durchaus nicht beweisend [Bartels (1909)], was auch Huntington (1910) in einer Diskussion hervorhebt. (Literatur und eingehende Kritik bei Bartels, S. 80).

Baum (1911, 1912, 1916, 1918) glaubt jedoch durch Injektionen sichere Beweise dafür geliefert zu haben, daß bei *Rindern* die Lymphgefäße in das Venensystem auch an anderen Stellen als in die Halsvenen einmünden können, und zwar auch in Venen, die weit entfernt vom Brusthöhleneingange liegen. Dies soll auch in noch stärker ausgeprägter Weise beim *Hunde* der Fall sein. Nach Job (1918) sind solche Einmündungen auch bei der *Ratte* vorhanden. Silvester (1910, 1912) beschreibt bei *südamerikanischen Neuweltaffen* eine regelmäßige Einmündung sowohl des Eingeweidestammes als auch des Lymphstammes der Beckengliedmaßen in das Venensystem in Höhe der Vv. renales. Der Ductus thoracicus und der Truncus lymphaticus dexter sind bei diesen Tieren stark reduziert. Mc Clure (1910) hebt, auf embryonale Studien gestützt, hervor, daß solche lymphatiko-venöse Verbindungen in der Sakrolumbal- oder Thorakalregion zufalligerweise als Reste der Lymphherzenformationen vorkommen können, und Huntington (1910) führt diese Auffassung naher aus, wenn er schreibt: „Es kann nicht überraschen, daß bei einigen *Saugetier*arten nicht nur das typische jugulare Lymphherz sich entwickelt, sondern auch an anderen Stellen im erwachsenen Zustande Verbindungen zwischen den lymphatischen Gefaßen und den Venen vorgefunden werden. In diesen Fallen handelt es sich um die Übertragung von mehreren reduzierten Lymphherzen aus der Ahnenreihe auf den *Säuger*typus, anstatt des einzigen jugularen, welches ein Charaktermerkmal der ganzen Klasse ist. Diese uberzahligen Rudimente der phylogenetisch früheren Serie von lymphatiko-venösen Herzen vermitteln dann die vielfachen Verbindungen zwischen den Lymphgefäßen und den Venen bei denjenigen Tieren, wo die angefuhrten atypischen Verhaltnisse sich vorfinden." Auch in das Pfortadersystem können nach Baum (1922, 1925) Lymphgefäße einmunden. „Es munden", sagt er, „bei *Menschen, Pferd, Rind, Schwein* und *Hund* die Lymphgefäße der Serosa und Subserosa der Leber, zum Teil ohne Lymphknoten passiert zu haben, in das Pfortadersystem ein, indem sie teils in die interlobularen Zweige der Pfortader, zum Teil in deren Capillaren einmunden."

Nach den gewöhnlichen Angaben folgen die größeren Lymphgefaße in ihrem Verlaufe den Blutgefäßen, diese mit engeren oder weiteren Maschen umflechtend [so auch Bartels (1909)].

Diese Angabe ist nach Baum (1912) fehlerhaft. ,,Es ist fast selbstverstandlich", sagt er, ,,daß bei der großen Anzahl der Lymphgefäße, die vorhanden sind, ein Teil von ihnen auch die Blutgefaße begleitet; aber es gilt dies eben nur für einen Teil, und zwar nur für den kleineren der Lymphgefaße. Am ehesten gilt es vielleicht fur die Lymphgefaße des Hodens, nachstdem für die des Ovariums und Uterus, Magens, Darmes usw." Diese Anordnung hat er sowohl für das *Rind,* den *Hund* und das *Pferd* beschrieben, und er hebt (1928) wieder hervor, daß ,,die größeren Lymphgefäße durchaus nicht alle neben Blutgefäßen liegen".

Mediane Kreuzungen der Lymphgefäße, d. h. Lymphgefäßursprung innerhalb der einen und Weiterverlauf zu den Lymphknoten der anderseitigen Körperhälfte sind nicht selten. Dies gilt jedoch nur für die Gewebe und Organe, die in oder in der Nähe der Medianebene des Körpers liegen. [Bartels (1901, 1909), Baum (1911, 1912, 1928) u. a.]

Polya und v. Navratill (1903) haben z. B. nach Injektion der Lgl. mandibularis media von der Wangenschleimhaut aus zwei Lymphgefaße aus dem Knoten heraustreten sehen, von denen das eine nach der anderen Körperhalfte zu den Lgl. cervicales prof. superiores herüberzog, während das andere auf derselben Seite verblieb und in normaler Weise zu den dortigen oberen tieferen Cervicalknoten verlief. Bei Untersuchungen über die Lymphgefäße des Gaumens hat Sassier (1927) in 33 Fallen von 50 solche mediane Kreuzungen gefunden.

Die Lymphgefäßnetze liegen in den serösen Häuten, in den Schleimhäuten und in der Haut tiefer in dem Gewebe als die Blutgefäße (Teichmannsche Regel). Während die Blutcapillaren bis dicht unter das Epithel emporsteigen, dringen die Lymphcapillaren nicht in das oberste bindegewebige Stratum ein [v. Recklinghausen (1871), Chrzonsczewsky-Trzaska (1898), Zalewski (1928)]. Die Knotenpunkte der lymphcapillaren Maschen liegen dabei entweder im Mittelpunkte der von den Blutcapillaren umsponnenen Gewebsteile oder in seiner Nähe. Doch bilden im allgemeinen die Lymphcapillaren weitere Maschen als die Blutcapillaren, und ihre Maschen haben auch eine unregelmäßigere Form und zeigen große Schwankungen in ihrem Kaliber.

Nach Schweitzer (1907, 1909) liegen jedoch im Zahnfleisch Lymphbahnen auch peripherwarts von den Blutcapillaren.

Nach v. Recklinghausen (1871) laßt sich die Regel aufstellen, ,,daß die kleineren und capillaren Lymphröhren möglich weit entfernt von den Blutcapillaren verlaufen. Es bietet diese Anordnung offenbar die zweckmaßigste Art der Drainage. Alle Flüssigkeit, welche aus den Blutcapillaren ausschwitzt, muß zuerst das Gewebe passieren, um in die Lymphcapillaren zu gelangen".

Es kommen, wie gesagt, die Lymphgefäße so gut wie überall in unseren Organen und Geweben vor. In den Geweben aber, welche keine Blutgefäße enthalten, sind auch keine Lymphgefäße vorhanden [v. Recklinghausen (1871)]. Es gibt aber mehrere Stellen im Körper, wo Lymphgefäße fehlen, wenigstens sind sie dort nicht nachgewiesen worden. Dies gilt vor allem für das Zentralnervensystem, das Parenchym der Milz, der Knochenmark, die Epithelien, die Knorpel, die Häute des Augenbulbus, den Fruchtteil der Placenta usw.

Bartels (1909) glaubt, ,,daß der Nachweis von Lymphgefaßen noch fast uberall gelingen wird, wo Blutgefaße zu einem Organ treten, wenngleich nicht notwendigerweise in völlig gleicher Ausbreitung. In gewissen Geweben und Organen freilich werden entsprechend dem ganzlichen Mangel an Blutgefaßen auch keine Lymphgefaße vorauszusetzen sein". Im Laufe der Zeit sind auch Lymphgefaße in vielen Organen und Geweben gefunden worden, wo fruher keine solche nachzuweisen waren. So galt es fruher als eine ausgemachte Tatsache, daß die Zahnpulpa frei von Lymphgefäßen war [z. B. Ollendorff (1898)]. Es gelang inzwischen Schweitzer (1907), solche hier sowohl im ausgebildeten Zahne wie auch im embryonalen Zahnkeime zu injizieren. Das Vorkommen von Lymphgefaßen in der quergestreiften Muskulatur — mit Ausnahme der Herz- und Diaphragmamuskulatur — ist im allgemeinen bezweifelt worden. Nach Sabin (1913) sollen die Lymphgefäße nicht in die Zwischenräume zwischen den gestreiften Muskelfasern hineinwachsen. Es ist jedoch Aagaard (1913) gelungen, durch Injektionen zu zeigen, ,,daß die quergestreifte Muskulatur des Menschen außerordentlich reich an wahren Lymphgefaßen ist, deren Form und Verlaufsweise dem Muskelgewebe angepaßt sind". Baum (1912) gibt u. a. auch an, daß er in einigen Knorpeln (Larynx- und Trachealknorpel) des *Rindes* (also einem Gewebe ohne Blutgefaße) wie auch in der Milz durch Einstich Lymphgefäße ohne weiteres injizieren konnte.

Die Stromrichtung in den Lymphgefäßen ist unter normalen Verhältnissen wohl immer zentripetal, was besonders von dem Vorhandensein von zahlreichen Klappen der Lymphgefäße abhängig ist. Bartels (1909) will dies als „Leistungsgesetz" bezeichnen. Er gibt jedoch an, daß ganz wenige Ausnahmen von dieser Regel bekannt sind (s. Bartels S. 69).

Nach Tendeloo (1925) kommt eine rückläufige Bewegung der Lymphe unter normalen Umständen vor, „wie bei der hin- und hergehenden Bewegung in der Lunge, indem bei der Einatmung nicht alle Lymphgefäße sich in gleichem Maße erweitern und ebensowenig sich bei der Ausatmung gleichmäßig verengern. Ferner wird wahrscheinlich bei jeder Husten- und Preßbewegung Lymphe, ebenso wie Blut, aus den Brustgefäßen in die des Kopfes, des Armes und des Beines gepreßt. Die Beobachtung hat gelehrt, daß rückläufige lymphogene Verschleppung von Körperchen aus der Brust- in die Bauchhöhle oft anzunehmen ist, ... leichter als hämatogene. Allerdings wissen wir nichts von der Rolle und nicht genügend Genaues von der Verteilung der Klappen der Lymphgefäße. Übrigens wird jede Beeinträchtigung der Lymphabfuhr zur Brusthöhle die rückläufige Strömung begünstigen".

Dieser Auffassung stehen jedoch in gewissem Maße die auf jahrelange Forschungen, sowohl anatomischer als auch klinischer Natur, gegründete Anschauungen gegenüber, die Most in seiner Chirurgie der Lymphgefäße 1917 zusammenfaßte. „Ein retrograder Lymphtransport", sagt er, „ist in größerem Umfange relativ selten, und tritt nur bei schweren Zirkulationsstörungen auf, welche vorerst den ganzen dichten Klappenapparat der Lymphgefäße insuffizient gemacht haben; denn der reiche, dichtgestellte Klappenapparat sichert anderenfalls in außerordentlich wirksamer Weise die Richtung des Lymphstroms. Eine Infektion innerhalb der Lymphbahnen schreitet zunächst von einer regionaren Drüsengruppe zu der nächsten regionaren Drüsengruppe etappenweise weiter, und zwar entsprechend der Richtung des Lymphstromes [Cornets Lokalisationsgesetz, Cornet (1912)]". Auch Beitzke (1925) hebt hervor, „daß der Lymphstrom unter normalen Verhältnissen so gut wie überall eine fest bestimmte Richtung hat, und daß daher die Möglichkeit zur Ausbreitung von Infektionen entgegen diesem Lymphstrom nicht ohne weiteres gegeben ist" (vgl. auch Kampmeier, S. 242).

B. Morphologie.

Nach ihrer Größe und nach ihrem Baue können die Lymphbahnen, die Lymphgefäße des Menschen, in folgende Gruppen eingeteilt werden:
1. Lymphgefäßstämme, Hauptsammelrohre, Hauptstämme (Trunci lymphatici), unter welchen der Ductus thoracicus eine Ausnahmestellung einnimmt und hier für sich behandelt wird,
2. Lymphgefäße (im engeren Sinne),
3. Lymphcapillaren und
4. Lymphscheiden.

1. Lymphgefäßstämme. Trunci lymphatici.

a) Der Milchbrustgang. Ductus thoracicus.

Der Ductus thoracicus (Abb. 1) beginnt an der Zusammenflußstelle der beiden Trunci lymphatici lumbales und des Truncus lymphaticus intestinalis, die gewöhnlich in der Höhe des zweiten Lendenwirbels liegt. Er erweitert sich bald zu einer mehr oder weniger stark hervortretenden Ampulle oder Zisterne, Cisterna chyli (Abb. 2), welche gewöhnlich in der Höhe des ersten Lenden- und des zwölften Brustwirbels ihre Lage hat. Sie kann jedoch mitunter etwas höher oder niedriger liegen und bisweilen auch ganz fehlen. Im letzteren Falle wird sie gewöhnlich durch ein Netzwerk von Lymphbahnen ersetzt. Dies soll nach Jossifow (1906) in 40—50$^0/_0$ der Fälle vorkommen. Die Cisterna chyli liegt gewöhnlich etwas rechts von der Aorta, und der Ductus thoracicus verläuft anfangs ebenfalls rechts hinter der Aorta zwischen diesem Gefäße und der V. azygos. Nach der Passage des Hiatus aorticus weicht der Duktus allmählich nach links ab und folgt dann der linken Seite des Oesophagus bis in die Höhe des 5. bis 7. Halswirbels. Hier bildet er einen Bogen über die

linke Pleurakuppel, um gewöhnlich nach einer neuen ampullären Ausbuchtung
in den Vereinigungswinkel zwischen V. jugularis interna und V. subclavia
einzumünden. Während seines Verlaufs nimmt er einige Lymphbahnen aus der
Umgebung auf. Zu diesen gehören die drei Hauptstämme, Truncus jugularis,

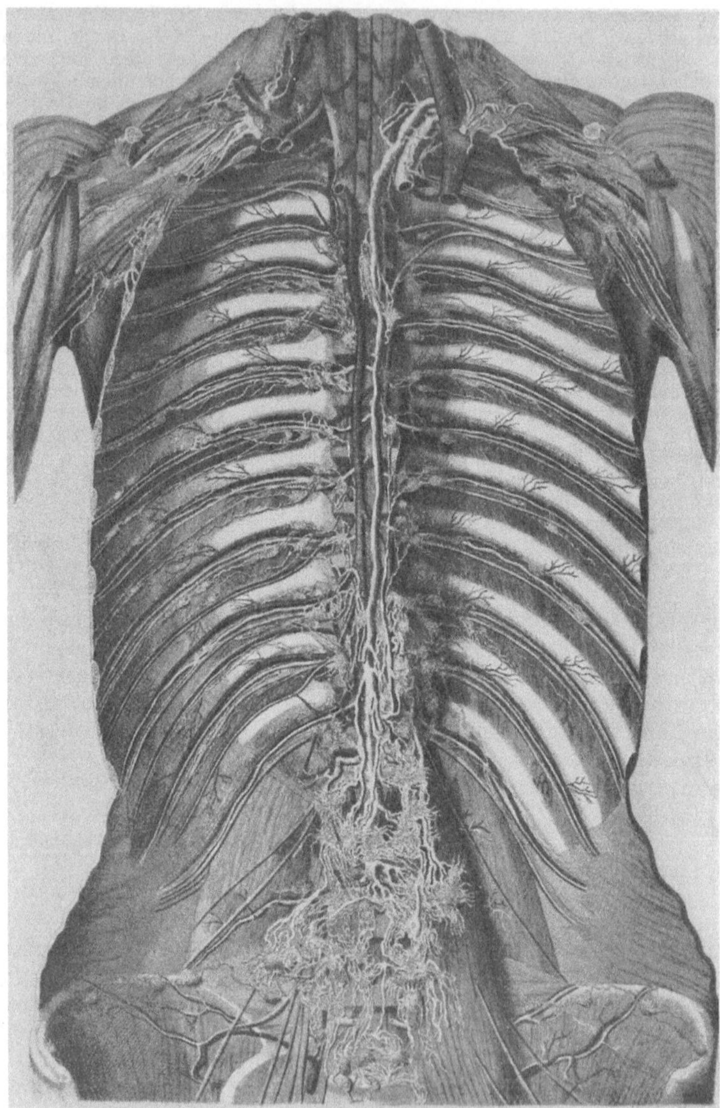

Abb. 1. Ductus thoracicus und Ductus lymphaticus dexter beim *Menschen* mit ihren hauptsächlichen
Zuflüssen aus Mascagni: Vasorum lymphaticorum corporis humani historia et ichnographia. Siena
1787. Tab. XIX.
Abdominis et thoracis cavitate aperta, musculis abdominalibus et costis dissectis, demptis visceribus
utriusque cavitatis, cum cava, et aorta, deletis demum musculis intercostalibus internis, et musculo
psoa dexteri lateris, ostendit ductum thoracicum a sua origine usque ad ejus in venas sanguineas
infertionem cum omnium vasorum, quae ipsi originem praebent, concursu in glandulis circà aortam
et cavam sitis; praeterea lymphaticorum intercostalium decursum ac finem, et quaedam ex pul-
monibus procedentia dissecta, nonnullas demum glandulas axillares, ac inferiores colli utriusque
lateris, cum truncis lymphaticis majoribus, qui utrinque in angulum externum inter jugularem
internam et subclaviam, vel in subclaviam, aut in jugularem circà angulos terminantur.

subclavius und bronchomediastinalis, welche unmittelbar vor der
Mündung des Duktus in den Venenwinkel sich mit demselben vereinigen. Die
Art der Einmündung kann wechseln; der Duktus kann sich in zwei bis vier
[nach TEICHMANN (1887) sogar acht] Einmündungsäste teilen und die Einmündung kann auch an einem anderen Punkte der Halsvenen als in dem genannten Venenwinkel vor sich gehen (z. B. in die V. subclavia, die V. jugularis
oder in die V. anonyma).

Was die zahlreichen Variationen im Verlauf und makroskopischen Aussehen des Ductus
thoracicus, sowie der Lymphbahnen überhaupt betrifft, so verweise ich diesbezüglich vor
allem auf BARTELS (1909). Spatere Angaben finden sich z. B. bei
BOURGUET (1913), DAVIS (1915), LISSIZYN (1922), OBENDORFER (1925),
CORREIA (1926). LISSIZYN findet unter anderem, daß der Duktus-
bogen zwei Typen zeigt. Bei dem einen ist der Bogen flach und
erreicht nur die Höhe des 7. Halswirbels, bei dem anderen steigt er
bis zum 5. Halswirbel auf. Der Bogen ist bei weiter Apertura thor. sup.
flacher, so daß bei Frauen der erste Typus der häufigere ist (22 von
27 Fallen). Die Form des Duktusbogens beeinflußt auch seine Mundungsstelle.

In seinem Bau erinnert der Ductus lymphaticus wohl am
meisten an eine Vene. v. EBNER (1902) gibt jedoch an,
daß er in gewisser Hinsicht mehr einer Arterie ähnelt, denn
er ist relativ reich an Muskulatur im Vergleich mit Venen
von gleicher Größe. Die Wanddicke des Duktus nimmt
allmählich von unten nach oben zu ab, was von einer
gradweisen Gewebsverminderung in allen Schichten der
Wand bedingt ist.

Der Ductus thoracicus zeigt auch nicht unbedeutende
lokale Unregelmäßigkeiten sowohl in bezug auf die Wanddicke wie die innere Organisation der Wand. Besonders
die Muskelanordnung kann bedeutende, lokale Verschiedenheiten aufweisen.

Gewöhnlich spricht man auch bei der Membrana
accessoria (sekundären Gefäßwand) des Ductus lymphaticus von den drei klassischen Wandschichten: Tunica
intima (interna), Tunica media und Tunica adventitia (Intima, Media und Adventitia). Gleichzeitig
wird jedoch im allgemeinen betont, daß eine solche schärfere
Abgrenzung sich nicht durchführen läßt. Verschiedene
Forscher wie BARTELS (1909), DELAMARE (1909) und KAJAVA

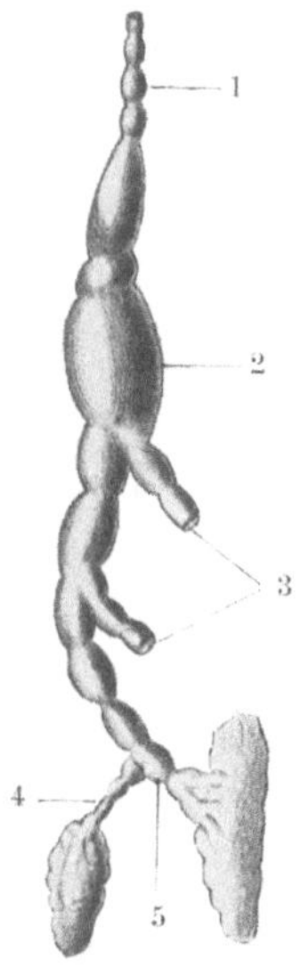

Abb. 2. Der Anfang
des Ductus thoracicus
mit Cisterna chyli.
[Nach JOSSIFOW (1906),
Taf. I, Fig. 9.] Mensch.
1. Ductus thoracicus,
2. dessen ampullen-
artige Erweiterung,
3. Trunci intestinales,
4. und 5. Trunci
lumbales.

(1921) wollen die mittlere Schicht des Ductus lymphaticus nicht mit der Media
der Blutgefäße vergleichen. Um dies zu markieren, will KAJAVA für die Media
der Lymphbahnen die Bezeichnung: „bindegewebige-muskulöse Schicht"
einführen.

Wenn ich trotzdem den Namen Media hier aufnehme, so geschieht dieses mit Reser-
vation und nur aus dem Grunde, weil diese Benennung sich so eingeburgert hat und so
einfach ist.

Die Intima (Abb. 3) besteht, wo sie am besten ausgebildet ist, aus Endothel,
kollagenem und elastischem Gewebe und glatten Muskelfasern. Wo sie so gut
ausgebildet ist, kann sie durch eine Lamina elastica interna (Elastica
interna) von der Media abgegrenzt werden [RIEDER (1898), KAJAVA (1921)
u. a.]. v. EBNER (1902) gibt für die Intima eine Dicke von 13—22 μ an.

Das Endothel zeigt bei Silberimprägnation wohl abgegrenzte Zellen (S. 249).

Das kollagene Gewebe ist an verschiedenen Stellen sehr verschieden
ausgebildet. Es kann völlig fehlen oder es kann aus mehr oder weniger
reichlichen Zügen bestehen. Nicht selten ist es in Form von radiärgestellten

Zwischenwänden zwischen Zügen glatter Muskulatur geordnet (Abb. 3). Eine fibrilläre Struktur ist nicht immer zu beobachten [KAJAVA (1921)].

Das elastische Gewebe besteht hauptsächlich aus in longitudinaler Richtung verlaufenden, sehr feinen Fasern, welche mit der Elastica interna in Zusammenhang stehen.

Die glatten Muskelfasern sind in der Regel zu längsverlaufenden Bündeln angeordnet, von den oben erwähnten, radiärgestellten Wänden des kollagenen Gewebes umgeben und seitlich abgeplattet (Abb. 3). Die Intimamuskulatur ist caudal am kräftigsten ausgebildet, in den oberen Teilen dagegen sehr schwach, besonders an der Einmündungsstelle. In dem caudalen Teil findet man auch im Anschluß an und oberhalb der hier liegenden Klappen lokale Verdickungen

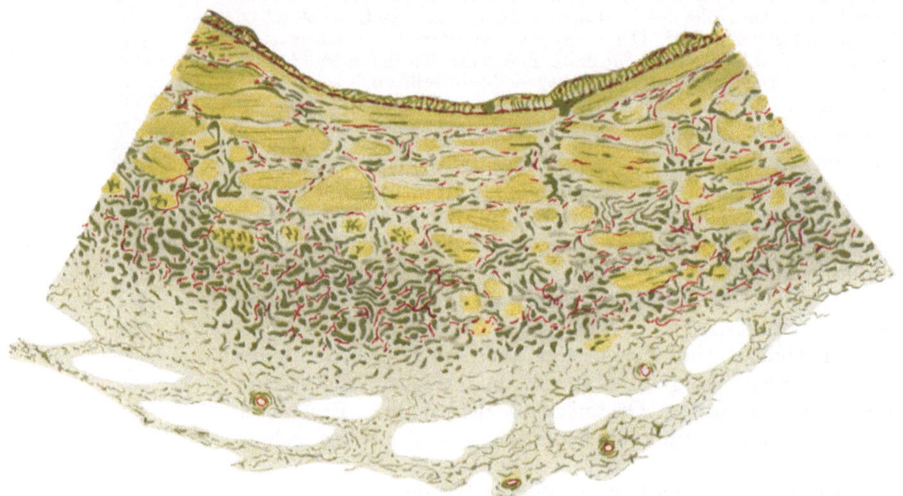

Abb. 3. Ein Teil der Wand des abdominalen Teils des Ductus thoracicus eines erwachsenen Mannes. [Nach KAJAVA (1921), Fig. 1.] Fàrb. WEIGERTS Resorcinfuchsin und Pikro-Indigocarmin. Die Vergrößerung entspricht ungefahr Leitz Obj. 6, Ok. 2. Bindegewebe grun, Muskulatur gelb, elastisches Gewebe rot.

dieser Muskelfasern („Intimakissen"), welche das Lumen einbuchten. Sie werden von KAJAVA (1921) als eine kompensatorische Hypertrophie bei partieller Dilatation der Gefäßwand erklärt.

Diese Erklärung stimmt mit der Erklärung z. B. von BACKMAN (1900) von dem Auftreten der Intimakissen in den Venen überein.

Die Elastica interna besteht aus einem Geflecht von im allgemeinen längsverlaufenden Fasern, welche bisweilen eine einzige, bisweilen einige durch Bindegewebe getrennte Membranen bilden. Auch diese sind in den caudalen Teilen des Duktus am kräftigsten ausgebildet und am häufigsten vorhanden. In dem Halsteil des Duktus, besonders vor seiner Einmündung, ist die Elastica interna nur schwach ausgebildet oder fehlt ganz. An den Stellen, wo eine deutliche Elastica interna fehlt, kann keine scharfe äußere Grenze für die Intima gezogen werden. Die Muskulatur der mittleren Schicht rückt dann auch sehr oft bis dicht unter die Endothelschicht heran [KAJAVA (1921)].

Die verschiedene Ausbildung der Elastica interna in verschiedener Höhe des Ductus thoracicus ist nach KAJAVA wahrscheinlich von dem·verschiedenen Druck in diesen Teilen des Duktus bei der aufrechten Stellung des *Menschen* abhangig.

Die Media, die bindegewebig-muskulöse Schicht (KAJAVA), bildet in der Regel die stärkste Wandschicht des Ductus thoracicus (Abb. 3) und ihre

Dicke wird von v. EBNER (1902) als 56 μ dick angegeben. Sie tritt besonders in den caudalen Partien hervor, um im kranialen Teile bedeutend an Stärke abzunehmen.

Wo die Media am besten ausgebildet ist, findet man die Bündel der glatten Muskelfasern in drei Schichten verlaufend, einer mittleren, zirkulären sowie einer inneren und einer äußeren, longitudinalen. Am konstantesten ist die innere Schicht, wo die längsverlaufenden Muskelbündel wie in der Intima zwischen radiären Bindegewebssepten angeordnet sind. Die zirkuläre Anordnung der Muskelbündel in der mittleren Schicht tritt nur schwach hervor. In der Regel verlaufen die Bündel schief oder in Spiralen, bisweilen können sie sogar longitudinal angeordnet sein. Die äußere Schicht ist gewöhnlich am schwächsten ausgebildet, kann jedoch bisweilen die vorherrschende sein, ausnahmsweise sogar zwei Drittel der Muskelwand bilden. Dieses letztere Verhalten findet man nicht so oft in dem Ductus thoracicus wie in den übrigen Lymphgefäßstämmen. Wo die äußere Schicht stark ausgebildet ist, ist die mittlere Schicht in der Regel schwach und umgekehrt.

RIEDER (1898) will nur zwei Muskelschichten in der Wand des Ductus thoracicus unterscheiden, nämlich eine innere zirkulare und eine außere longitudinale. „Im großen ganzen" sagt er jedoch, „besteht aber nur eine Muskelschicht, die längs, quer und schrag verlauft." Es gibt viele der Intima benachbarte Muskelfasern, die zirkular verlaufen; nach außen hin wird die Längsrichtung immer mehr überwiegend. Die Muskelbundel sind von den für die Lymphgefaße charakteristischen feinen elastischen Fäserchen umsponnen.

Das Bindegewebe bildet dicht unter der Elastica interna eine fein fibrilläre Schicht, deren Fasern mit den Bindegewebsfasern der Intima durch die Maschen der Elastica in Verbindung stehen. Zwischen den Muskelbündeln verlaufen starke Bindegewebszüge, welche nach außen hin immer stärker werden und gleichzeitig eine immer mehr longitudinale Verlaufsrichtung annehmen (Abb. 3).

Das elastische Gewebe ist hier relativ schwach entwickelt, wird jedoch in den äußeren Partien etwas kräftiger.

Die verschiedenen Bestandteile der Media sind alle in den caudalen Partien des Duktus besser ausgebildet als in den cephalen. Die Media ist dementsprechend in der unteren Brustregion mehr als doppelt so dick wie in der oberen. Die Wanddicke des Ductus thoracicus wird auch hauptsächlich durch die Dicke der Media bestimmt [KAJAVA (1921)].

Die Adventitia stellt keine abgrenzbare Schicht dar (Abb. 3). Die äußeren Lagen der Media gehen vielmehr beinahe direkt in das umgebende Bindegewebe über. Doch gibt es eine Schicht außerhalb der Media, wo die Bindegewebsbündel mehr grobfibrillär sind und hauptsächlich in der Längsrichtung der Gefäße verlaufen. In diesen Partien sind auch die elastischen Netze etwas reichlicher als in der Media. Nach außen hin geht diese Schicht, welche also die Adventitia darstellt, in ein mehr fein fibrilläres und in der Regel Fettgewebe enthaltendes Bindegewebe über.

Gefäße (Vasa vasorum) und Nerven sind hier reichlich vorhanden. Die letzteren können bis unter das Endothel verfolgt werden [KYTMANOFF (1900), LAWRENTJEW (1926, 1927)].

Die Cisterna chyli (das PECQUETsche Receptaculum) besitzt, wenn sie ausgebildet ist, dickere Wände als die benachbarten Partien des Ductus thoracicus. Besonders die Muskelbündel sind hier kräftiger und die elastischen Netze reichlicher als sonst. Zahlreiche Intimakissen sind vorhanden. Die Elastica interna kann in mehrere dünne Netzmembranen zersplittert sein [PENSA (1908), BARTELS (1909), DELAMARE (1909), KAJAVA (1921) u. a.].

Der Ductus thoracicus ist mit Klappen versehen. Diese sind nach KAJAVA (1921) keine einfachen Endothelduplikaturen, wie es z. B. DELAMARE (1909) angibt, sondern viel komplizierter gebaut. Ihr basaler Teil ist mäßig verdickt

und schließt sowohl kollagenes Bindegewebe als auch längsverlaufende Muskelzüge ein (vgl. Abb. 4 von den Klappen im Truncus lumbalis). Auch diese
letzteren dringen relativ weit in die freie Klappe hinein vor. Die Elastica interna
setzt sich auch in der Klappe eine Strecke weit fort, so daß man sie in dem
dem Gefäßlumen zugewendeten Teile der Klappe finden kann. Der freie
Rand der Klappe, der zentralwärts gerichtet ist, besteht nur aus dem Endothel
und aus einer dünnen Bindegewebslamelle. Die Gefäßwand der Klappe gegenüber weist keine Elastica interna auf. Unmittelbar zentral von jeder Klappe
buchtet die Gefäßwand aus, wodurch der Ductus thoracicus besonders im
ausgedehnten Zustande ein variköses Aussehen erhält.

Über die Anzahl und die Lage der Klappen des Ductus thoracicus liegen sehr verschiedene
Angaben vor. Nach Delamare (1909) sind sie sparlich und liegen 6—10 cm voneinander
entfernt. Besonders in der Pars thoracalis kommen sie nur vereinzelt vor, was gut mit
der Darstellung Bartels (1909) übereinstimmt. „Ziemlich einstimmig", sagt B., „wird angegeben, daß die Klappen des Ductus thoracicus am häufigsten am Ende und am Anfang,
am spärlichsten in der Mitte, in der Pars thoracalis des Milchbrustganges sind." Nach
Braus (1924) gibt es überhaupt keine Klappen in dem oberen Teil, nach Kopsch (1922)
dagegen sind sie sowohl im oberen wie im unteren Teil zahlreich. Er gibt an, daß sie mehrere
Zentimeter voneinander entfernt liegen, was nicht mit der Untersuchung von Kampmeier
(1928) uber die Verhältnisse bei menschlichen Embryonen übereinstimmt. Wenn, sagt
Kampmeier, der Ductus thoracicus eine Länge von 38—45 cm hat, so wird die Anzahl
der Klappen bei dem angegebenen Abstand bedeutend weniger, als er bei seinen Untersuchungen gefunden hat. Er könnte bei einem Fetus von 4,3 Monaten 42 Klappen zählen,
und etwa dasselbe bei einem Neugeborenen. Es gibt jedoch eine außerordentliche Variabilität der Klappenanzahl im späteren Alter, was Kampmeier in einer anderen Arbeit
(1928) damit erklärt, daß schon die Zahl der Anlagen nicht konstant ist, daß viele niemals
uber dieses Anlagestadium hinauskommen oder auch in dieses Stadium wieder verschwinden
und daß die Zahl der Klappen auch dadurch reduziert wird, daß sogar weit fortgeschrittene
Klappenanlagen noch der Degeneration anheimfallen können. Die zahlreichsten und am
besten ausgebildeten Klappen finden sich in der Zone, wo der Ductus thoracicus zwischen
Aorta und Oesophagus liegt und in der Nahe des Diaphragmas. Der Bau der Klappen und
ihre Anordnung im fertig ausgebildeten Zustand machen einen Rückstrom des Inhalts
unmöglich. Rouvière (1924) gibt nur zwei schließende Klappen im Ductus thoracicus an,
die an der Einmündungsstelle liegen. „Die übrigen Klappen sind insuffizient und kommen
nur spärlich vor." Nach Correia (1926) sind Klappen in dem unteren Teil nur schwer
auffindbar. Bei der Passagestelle hinter der Aorta sind ein oder zwei vorhanden, und erst
in dem Cervicalteil nahe der Einmündungsstelle kommen sie in größerer Menge vor.

An der Einmündungsstelle des Ductus thoracicus in das Venensystem liegt
nach den meisten Angaben gewöhnlich ein wohlausgebildetes Klappenpaar,
was jedoch zweifelhaft ist.

Nach Correia (1926) z. B. kommen hier immer suffiziente Klappen vor. Bartels
(1909) findet sie jedoch in der Regel nicht, Buy und Argaud (1906, 1907) finden eine Doppelklappe an dieser Stelle nur in 20%. „Bei unvollkommenem Klappenmechanismus", sagen
sie, „wird der Eintritt von Venenblut entweder durch eine Torsion des Duktusendes oder
durch sehr schräge Durchbohrung der Venenwand verhindert." Bartels (1909) wie Obendorfer (1925) sprechen von einem „ureterartigen Verschluß" der Mundungsstelle, was
auch Kampmeier (1928) richtig findet. Eine typische, gut funktionierende Klappe gibt
es selten, warum man auch nicht selten Blut im naheliegenden Teil der Duktus findet.

b) Die übrigen Lymphgefäßstämme.

Als Lymphgefäßstämme sind auch die folgenden größeren Lymphbahnen
zu rechnen:

1. Der Ductus (Truncus) lymphaticus dexter,
ein kurzer Lymphgefäßstamm, der durch Zusammenfluß folgender Lymphgefäßstämme entsteht:

2. Der Truncus lymphaticus jugularis oder cervicalis dexter,

3. der Truncus lymphaticus subclavius dexter und

4. der Truncus lymphaticus bronchomediastinalis oder retrosternalis dexter.

Diese Lymphgefäßstämme sammeln die Lymphe hauptsächlich aus dem rechten Arm, der rechten Seite des Kopfes und des Nackens, aus einem Teil der rechten Brustkorbshälfte, der rechten Lunge, dem rechten Teil des Herzens und aus einem Teil der oberen Fläche der Leber auf.

5. Der Truncus lymphaticus jugularis oder cervicalis sinister,
6. der Truncus lymphaticus subclavius sinister,
7. der Truncus lymphaticus bronchomediastinalis oder retrosternalis sinister.

Diese drei Lymphgefäßstämme münden in den Ductus thoracicus und nehmen die Lymphe hauptsächlich aus den oben genannten Partien der linken Körperseite auf.

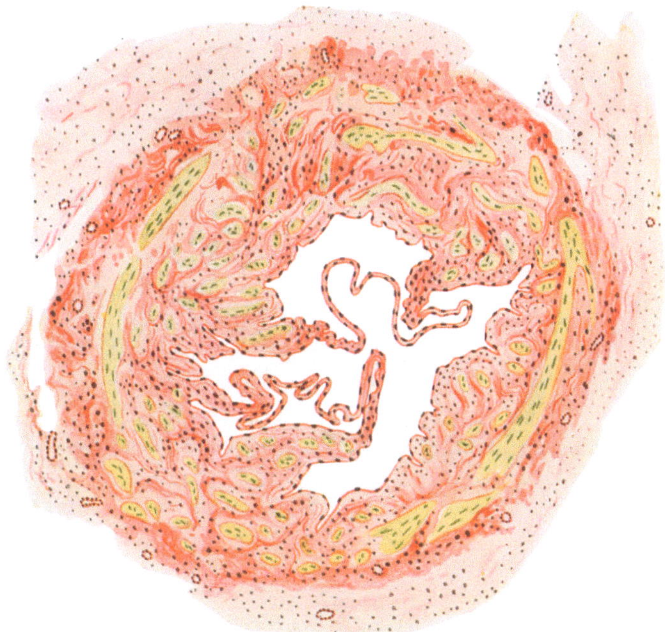

Abb. 4. Der basale Teil eines Truncus lymphaticus lumbalis mit zwei Klappen von einem erwachsenen Manne. [Nach KAJAVA (1921), Fig. 5.] Farb. Hamat.-VAN GIESONS Pikrinsaure-Saurefuchsin. Die Vergroßerung entspricht ungefahr Leitz Obj. 6, Ok. 2.

8. Der Truncus intestinalis,
welcher unter Vereinigung mit den beiden im folgenden anzuführenden Lumbalstämmen den Ductus thoracicus bildet. Er sammelt hauptsächlich „die Chylusgefäße" (Vasa lactea) auf.

9. Die Trunci lumbales (dexter et sinister),
welche hauptsächlich die Lymphe von den unteren Extremitäten empfangen.

Bezuglich der bedeutenden Variationen, die in der Ausbildung und dem Verlaufe dieser Lymphgefäßstamme vorkommen, sei besonders auf die Arbeit BARTELS' (1909) hingewiesen.

Was die mikroskopische Anatomie dieser Lymphgefäßstämme betrifft, so liegen diesbezüglich keine naheren Untersuchungen vor. Gewöhnlich wird angegeben, daß sie einen ähnlichen Bau wie der Ductus lymphaticus haben, mit einer relativ wohl ausgebildeten Media. Ich gebe in Abb. 4 einen Querschnitt durch einen Truncus lumbalis nach KAJAVA wieder. Die Zusammensetzung der Wand und die davon abhängige Wanddicke ist äußerst verschieden;

16*

die Grenzen zwischen Intima, Media und Adventitia treten noch weniger klar hervor als beim Ductus thoracicus. Eine Elastica interna ist doch vorhanden [z. B. Rieder (1898)]. Kajava (1921) gibt auch an, daß man diese Elastica wie im Ductus thoracicus auch in den gröberen Lymphgefäßstämmen an den meisten Stellen finden kann, und daß sie die Intima mit genügender Deutlichkeit abgrenzt. In der Media ist nach demselben Autor, wie früher hervorgehoben, besonders die äußere, längsverlaufende Muskelschicht nicht selten ungewöhnlich dick, so daß sie zwei Drittel der ganzen Muskelwand umfassen kann.

2. Die Lymphgefäße. (Im engeren Sinne.)

Die Lymphgefäße im engeren Sinne stellen den Teil der Lymphbahnen dar, welche zwischen den Lymphcapillaren und den Lymphgefäßstämmen

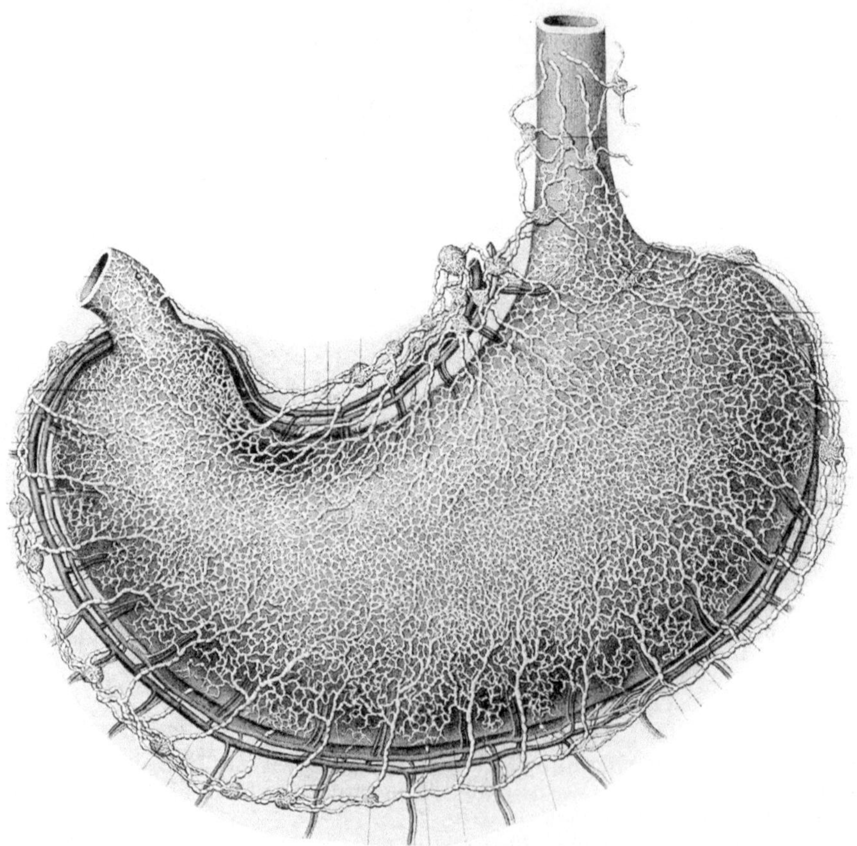

Abb. 5. Die Lymphcapillaren und die Lymphgefäße des Ventrikels des *Menschen*. [[Nach Sappey (1885), Taf. XXV, Fig. 1.]

eingeschaltet ist. Sie entstehen durch den Zusammenfluß von Lymphcapillaren und die Grenze zwischen diesen und den Lymphgefäßen wird allgemein an die Stelle verlegt, wo die Klappen aufzutreten beginnen (Abb. 5). Auch die Form der Lymphbahnen ändert sich an dieser Stelle. Die Lymphcapillaren haben eine sehr unregelmäßige Gestalt und sind mit zylindrischen oder sinuösen Ausbuchtungen versehen; die Lymphgefäße dagegen bekommen durch die

Klappeneinlagerungen eine rosenkranzähnliche, aber dessenungeachtet doch eine mehr gleichmäßig dicke Form (Abb. 5 u. 12). Die Lymphgefäße verlaufen im allgemeinen nicht gestreckt, sondern mehr oder weniger bogenförmig. Gegen die Lymphgefäßstämme zu werden die Lymphgefäße allmählich größer, was in nicht geringem Grade durch eine dickere Accessoria bedingt ist. Die Grenze gegen die Lymphgefäßstämme ist noch weniger deutlich. Von vielen Seiten wird auch dieselbe noch weiter zentralwärts verlegt, als ich dies hier gemacht habe. Als Lymphgefäßstämme bezeichnen nämlich mehrere Verfasser nur den Ductus thoracicus und den Ductus lymphaticus dexter.

Die Lymphgefäße bestehen aus einem Endothel und einer Membrana accessoria (sekundäre Gefäßwand, Umhüllungshaut, Perithel).

Das Endothel ist wie in den Lymphcapillaren gebaut (siehe später nebst den Abb. 13 und 14).

Der Bau der Accessoria ist noch nicht näher studiert worden, so daß über dieselbe nur vereinzelte Angaben vorliegen. Nach allem zu urteilen, müssen jedoch Verschiedenheiten ihres Baues in verschiedenen Gebieten des Körpers wie bei den Venen vorhanden sein.

Eine solche Annahme wird u. a. durch eine Angabe von DELAMARE (1909) gestutzt. Er gibt namlich an, daß die Ausbildung der Muskulatur in den Lymphgefaßen sehr verschieden ist, so daß bisweilen auch etwas größere Lymphgefaße ganz von Muskelfasern frei sein können, wie die Lymphgefäße des Panniculus adiposus. Uber andere Verschiedenheiten s. u. die Beobachtungen von KÖLLIKER und WEYRICH. Ich verweise auch zu den neulich von BAUM und KIHARA (1929) publizierten Beobachtungen über den Bau der Lymphgefaße bei einigen *Haustieren*, s. später S. 270.

Es ist wohl anzunehmen, daß die Lymphgefäße schon bei ihrem Ursprung mit einer deutlichen

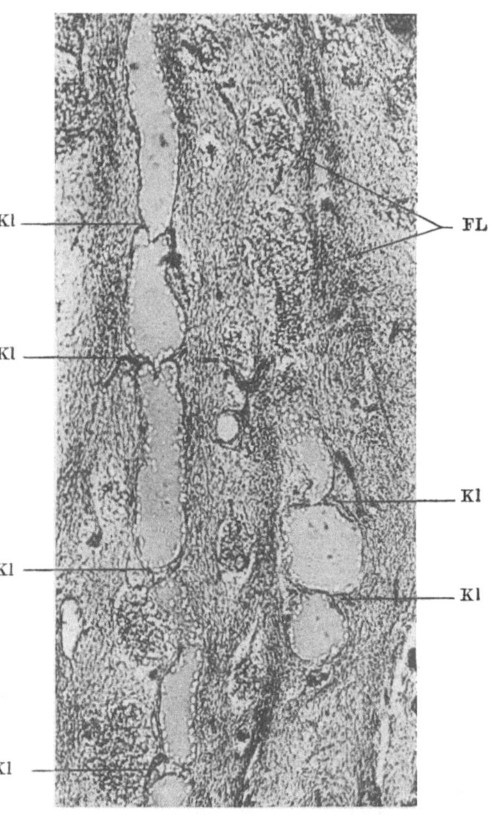

Abb. 6. Embryonale Lymphgefaße aus der Parotisgegend. Das eine Gefaß kann man durch die ganze Abbildung als eine korallenkettenahnliche Bildung folgen. Zwei Klappenpaare treten deutlich hervor, zwei andere lassen sich hier, wie auch in dem naheliegenden Lymphgefaß vermuten. Kl. Die Stellen, wo die Klappen ausgebildet sind. FL Fettleber in Ausbildung. Menschlicher Embryo, 28 cm. Cell. Hamatox.-v. GIESON. Vergr. 40 : 1.

Accessoria ausgerüstet sind. In erster Hand schließen sich Bindegewebsfasern und elastische Netze an das Gefäß an; allmählich treten auch glatte Muskelfasern hinzu. Die letzteren scheinen zuerst schräg oder in der Längsrichtung des Lymphgefäßes zu verlaufen. Schon bei etwas größeren Lymphgefäßen (z. B. bei den Lymphgefäßen der Subcutis) kann man, auch wenn sie ausgedehnt sind, zwei Muskelschichten unterscheiden, eine innere mit schräg oder in der Längsrichtung verlaufenden und eine periphere mit eher zirkulär verlaufenden Muskelfasern. Diese letztere, zirkuläre Schicht besteht jedoch anfänglich nur aus ein bis zwei Fasern in der Dicke. Je größer das Lymphgefäß wird, desto deutlicher treten jedoch die beiden Schichten hervor [Rieder (1898)].

Flemming (1876) fand bei kleinen Lymphgefäßen die Muskulatur nur aus einzelnen oder 2—3 getrennt liegenden Muskelspindeln bestehend. Nach v. Ebner (1902) besitzen die Lymphgefäße des Mesenteriums von *Säugern* bei einer Dicke von 30—40 μ schon eine bindegewebige äußere Wand, und bei solchen von 0,2 mm Dicke sind schon die gleichen Schichten vorhanden, die auch bei mittelstarken Gefäßen von 2—3 mm Dicke vorkommen. „Es besitzen", sagt er, „diese Gefaße drei Haute. Die Intima besteht aus einem Endothel von verlängerten, jedoch kürzeren Zellen und einer einfachen, selten doppelten elastischen Netzhaut mit Längsrichtung der Fasern, die mit Bezug auf die Starke ihrer Fasern und die Enge der Maschen mannigfachen Schwankungen unterworfen ist, jedoch nie starkfaserig oder zu einer wirklichen elastischen Haut wird (nach Weyrich fehlt diese Haut in den Lymphgefäßen des Mesenteriums, wogegen Kölliker dieselbe in denen des Plexus lumbalis und der Extremitäten immer vorfand). Dann folgt eine stärkere Media aus querlaufenden glatten Muskeln, mit feinen, ebenfalls queren elastischen Fasern, endlich eine Adventitia mit längsverlaufendem Bindegewebe, spärlichen Netzen feiner elastischer Fasern und einer größeren oder geringen Zahl schief und der Lange nach verlaufenden glatten Muskelbündeln. Diese letzteren fand Kölliker in den Extremitaten noch an Gefäßen von 0,2 mm Dicke und hält dieselben für ein gutes Merkmal, um Lymphgefaße von kleinen Venen zu unterscheiden." Diese Darstellung ist sehr klar, aber es dürfte wohl unzweifelhaft sein, daß dieselbe zu stark schematisiert ist. Nach übereinstimmenden Angaben neuerer Forscher kann man nicht einmal im Ductus thoracicus die drei klassischen Schichten der Gefäßwand gut abgrenzen. Dies durfte daher in den kleinen Lymphgefaßen noch schwieriger sein. So spricht auch z. B. Delamare (1909) nur von longitudinalen, schiefen und transversalen Muskelzügen, von welchen die letzteren im allgemeinen dominieren.

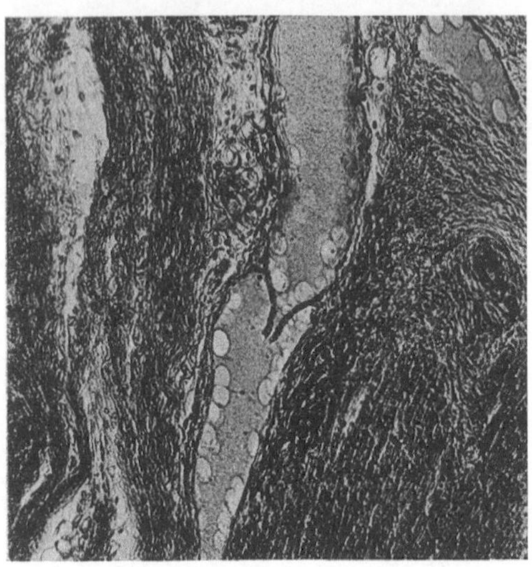

Abb. 7. Embryonales Lymphgefäß, aus der Parotisgegend mit Klappe. Die Ausbuchtung zentral von der Klappe tritt hervor. Menschlicher Embryo, 28 cm. Cell. Hamatox.-v. Gieson. Vergr. 50:1.

Elastische Netze umspinnen in Form feiner und feinster Fäserchen die Muskelfasern resp. Muskelbündel [Rieder (1898), Delamare (1909)]. Kontinuierlich und auf weitere Entfernung hin verlaufende Systeme von elastischen Netzen finden sich ebenso spärlich wie dickere Bündel. Die elastischen Netze treten daher nur auf Längsschnitten der Muskulatur deutlich hervor, auf Querschnitten kommen sie weniger zum Vorschein, was den Lymphgefäßen gegenüber den Blutgefäßen ein sehr charakteristisches Aussehen gibt [Rieder (1898)]. Die elastischen Netze der Lymphgefäße stehen in engen Beziehungen zu dem in ihrer Umgebung.

In kontrahiertem Zustande ist das Gefäßlumen stark verengt und die innere Muskelschicht springt in Form halbmondförmiger Buckel oder unregelmäßig gestalteter Hahnenkämme oder in anderer Weise in das Lumen vor [Rieder (1898)].

Die Klappen der Lymphgefäße sind zahlreich. Sie werden z. B. in einem Lymphgefäß, das die ganze obere Extremität durchläuft, auf ungefähr 60—80, in einem, das die untere Extremität durchläuft, auf ungefähr 80—100 geschätzt [Delamare (1909)]. Kopsch (1922) gibt ebenfalls an, daß die Klappen in den

Lymphgefäßen ziemlich dicht hintereinander stehen, dichter als bei den Venen. „An kleinen Gefäßstämmchen folgen die Klappen in Abständen von etwa 2—3 mm aufeinander; in größeren Stämmen vergrößern sich die Abstände auf 6—12 mm". Abb. 6 und 7 zeigen mehrere solche Klappen in den Lymphgefäßen des Parotisgebietes bei einem menschlichen Embryo von 28 cm Länge.

Diese Klappen bestehen nur aus Duplikaturen der Intima und der freie Teil der Klappe ist immer zentralwärts gerichtet (Abb. 6 und 7). Das Endothel ist auf seiner inneren Seite dem in den übrigen Teilen des Lymphgefäßes gleich, auf der äußeren Seite sind die Endothelzellen polygonal und haben nach allen Richtungen hin eine etwa gleiche Größe [DELAMARE (1909)]. Im allgemeinen sind nach KAMPMEIER (1928) die Klappen bicuspidal, wobei sie jedoch oft in Größe einander ungleich sind. Nicht selten findet man nur eine Klappe, was sicherlich von einer Reduktion oder Suppression der anderen abhängt. Tricuspidale Klappen hat KAMPMEIER nicht gesehen.

Die Einfügung von Klappen in die Lymphgefäße bedingt, daß dieselben in erweitertem Zustande eine perlenschnur-, rosenkranz- oder korallenkettenähnliche Form bekommen. Das Gefäß wird nämlich unmittelbar oberhalb jeder Klappe etwas weiter als unmittelbar unterhalb derselben (Abb. 7). In den Wänden dieser supra-valvulären Ausbuchtungen treten besonders die schräg verlaufenden (obliquen) Muskelbündel hervor [DELAMARE (1909)].

3. Die Lymphcapillaren.

Die Lymphcapillaren stellen ein feines und aller Wahrscheinlichkeit nach auch ein in sich geschlossenes Röhrensystem dar. Durch dasselbe werden so gut wie alle unsere Organe und Gewebe gut drainiert. Die Capillaren beginnen mit Schlingen (Abb. 8) oder mit netzförmigen Formationen (Abb. 32), mit fingerförmigen Bildungen oder mit zottenartigen Blindsäcken (cul-de-sac) (Abb. 9), in welche also die Lymphe aus der Gewebsflüssigkeit in erster Hand aufgenommen wird, und gehen zentralwärts in die Lymphgefäße über (Abb. 5 und 12).

Im allgemeinen findet man die Schlingen und die Netze im Innern der Organe und Gewebe, die zottenartigen Anfange unter dem Deckepithel. Es gibt jedoch keine scharfe Grenze hinsichtlich der Verteilung dieser verschiedenen Arten des Beginns der Lymphgefäße. So kann z. B. in den Darmzotten statt eines keulenförmigen Chylusgefaßes eine Schlinge oder ein Netz vorhanden sein (Abb. 32). Unter dem Hautepithel sind wohl schlingenförmige Anfänge das gewöhnliche [CHRZONSZCZEWSKY-TRZASKA (1898)].

Die Lymphcapillaren zeigen überall eine sehr wechselnde Weite. Allgemeine Angaben, die über ihre Breite mitgeteilt wurden, müssen daher mit Kritik aufgenommen werden. Sie sind nämlich reichlich mit Ausbuchtungen, mit sinuösen und zylinderförmigen Erweiterungen versehen, die unvermittelt aus sehr feinen Capillarröhrchen hervorgehen können. BARTELS (1909) gibt sogar an, daß „gerade die sehr schroffen Übergänge von ziemlich weiten Räumen zu plötzlich ganz engen, für Injektionsmassen kaum noch passierbaren, fadenförmigen Kanälen für Lymphcapillaren besonders charakteristisch sind" (Abb. 10 bis 12).

Die Lymphcapillaren können auch an verschiedenen Stellen sehr verschieden weit sein. So gibt MOST (1917) an, daß z. B. die MORGAGNIschen Taschen des Kehlkopfes ein reiches, weitkalibriges, dichtes Capillarnetz besitzen, welches sich auf den wahren Stimmenlippen rasch derart verengt, daß seine Injektion schwer und meist nur unvollkommen gelingt. Nach BARTELS (1909) sind auch „die Lymphcapillaren und die kleineren Lymphgefaße innerhalb der Organe viel weiter als die Blutgefaßcapillaren und die kleineren Blutgefaße. Außerhalb der Organe kehrt sich dieses Verhaltnis um".

Die Lymphcapillaren bilden Maschen, die in der Weise zwischen die Blutcapillaren eingelagert sind, daß die Knotenpunkte der lymphcapillaren Maschen ungefähr im Mittelpunkt der von den Blutcapillaren umsponnenen Gewebsteile liegen. Im allgemeinen bilden jedoch die Lymphcapillaren weitere und mehr

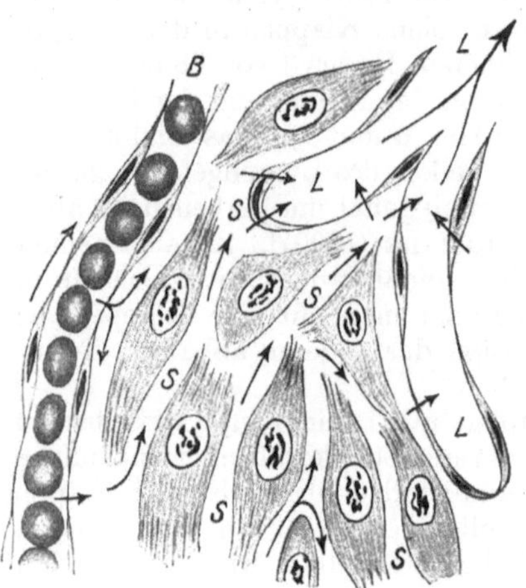

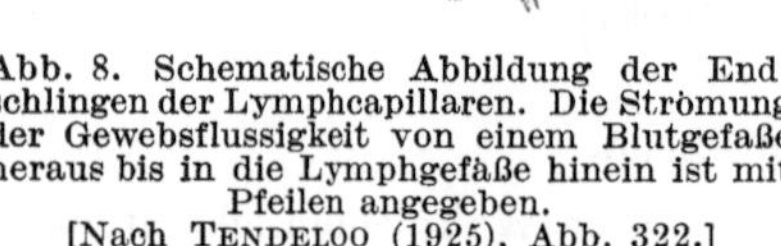

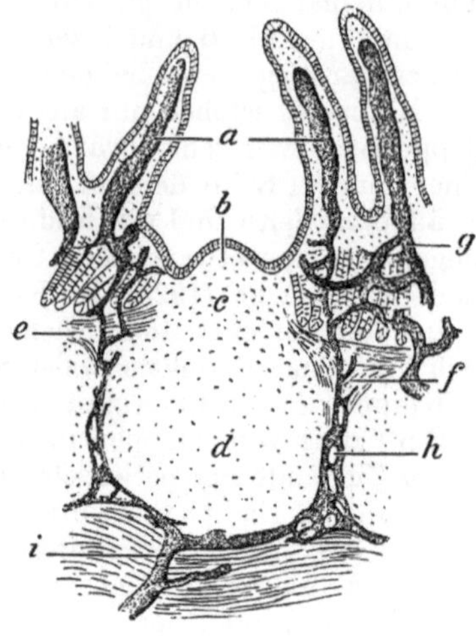

Abb. 8. Schematische Abbildung der Endschlingen der Lymphcapillaren. Die Strömung der Gewebsflussigkeit von einem Blutgefaße heraus bis in die Lymphgefäße hinein ist mit Pfeilen angegeben.
[Nach Tendeloo (1925), Abb. 322.]

Abb. 9. Vertikalschnitt durch den Eingangsteil des Blinddarmes der *Katze* mit zottenfuhrender Oberflache. [Nach Frey (1863), Taf. IV, Fig. 14.] a Zotten mit den Chylusgefaßen; b Follikelkuppe; c verbindende follikulare Substanz; d Follikelgrund; e Muscularis mucosae; f bindegewebige Scheidewand zwischen den Follikeln; h Umhullungsraum; i Lymphgefaß der Submucosa.

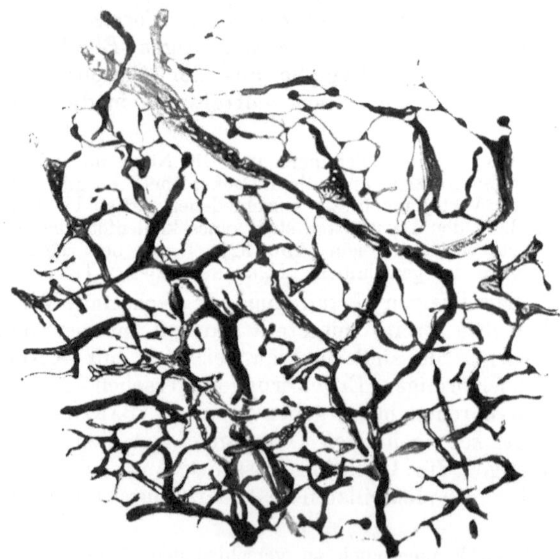

Abb. 10. Embryonale Lymphgefäße. Schweineembryo von 6$^{1}/_{2}$ cm Länge. Einstichinjektion der Haut. [Nach Bartels (1909), Fig. 9, S. 43.] Formolfixierung. Aufhellung im Stück. Vergr. etwa 16:1.

unregelmäßige Maschen als die Blutcapillaren. Über ihre Lage im Verhältnis zu den Blutcapillaren siehe S. 236.

Die Wand der Lymphcapillaren besteht nur aus einem zarten Endothel [v. Recklinghausen (1871), Bartels (1909)]. Die Endothelzellen sind im allgemeinen größer als jene der Blutcapillaren. Ihre mit Silbersalz imprägnierten Grenzen zeigen in den Lymphcapillaren wie in übrigen Lymphgefäßen meist einen sehr gezackten und unregelmäßigen Verlauf (Abb. 13 und 14). Die Abb. 13 gibt einen Vergleich der Endothelzellen in den Lymphgefäßen, Arterien und Venen. Die Abb. 14 zeigt, daß die Endothelzellen in den Lymphgefäßen

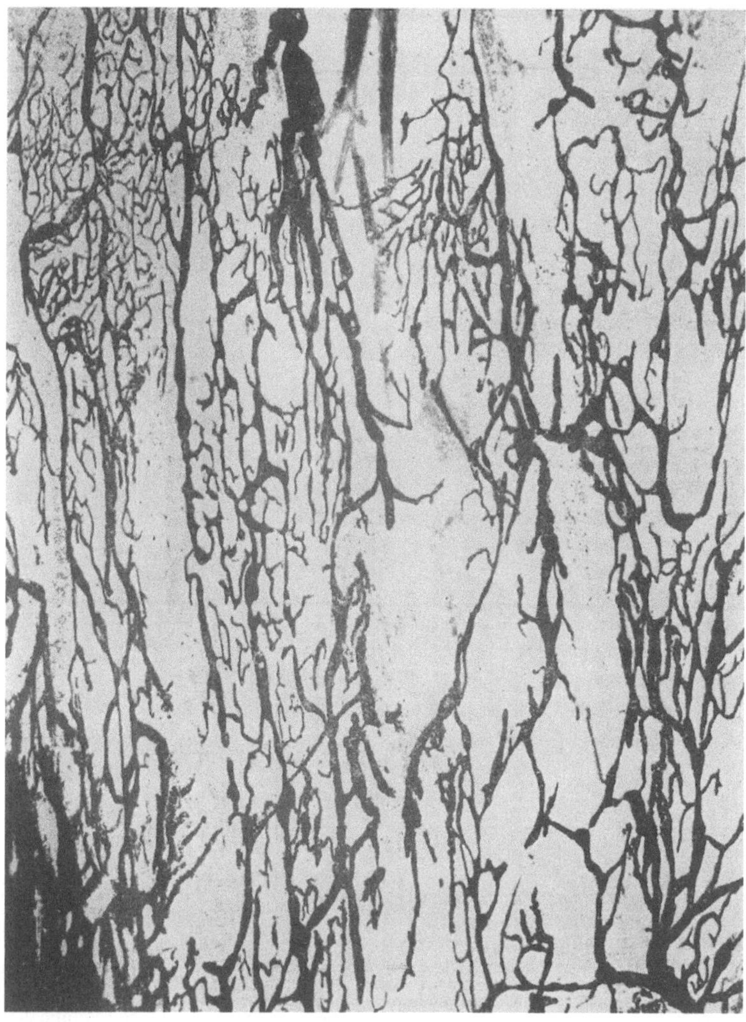

Abb. 11. Lymphcapillaren und Lymphgefäße des Epikards (vorderer Teil des linken Ventrikels). *Mensch*. [Nach AAGAARD (1924), Abb. 26, S. 221.] Mikrophotographie. Vergr. etwa $^9/_1$.

sehr unregelmäßig geformt werden können. Diese Grenzlinien hat man auf Grund ihres wellenförmigen Verlaufs mit den Außenkonturen eines Eichenblattes oder mit den Zickzacklinien der Sutura lamboidea verglichen. Von KLEIN und BURDON-SANDERSSON (1872) wird u. a. angegeben, daß die Endothelzellen der Lymphcapillaren stärker vorspringen und ein trüberes Cytoplasma besitzen als die Endothelzellen der Blutcapillaren. Man hat den Eindruck, sagt RENAUT (1901), als wären die Lymphcapillaren mit Perlen besetzt, besonders wenn sie nur wenig ausgedehnt sind. Die Kerne sind oval. Nicht selten ist das Cytoplasma vakuolisiert und die Kerne sind verändert, so daß man auf einen beginnenden Zellenuntergang schließen kann.

Im Gegensatz zu den Lymphgefäßen besitzen die Lymphcapillaren keine Klappen. Sie zeigen jedoch zahlreiche, kleine Vorsprünge der Wand, welche sogar kreisförmige Gestalt annehmen [Kopsch (1922) u. a.] und also gewissermaßen als Klappen funktionieren können.

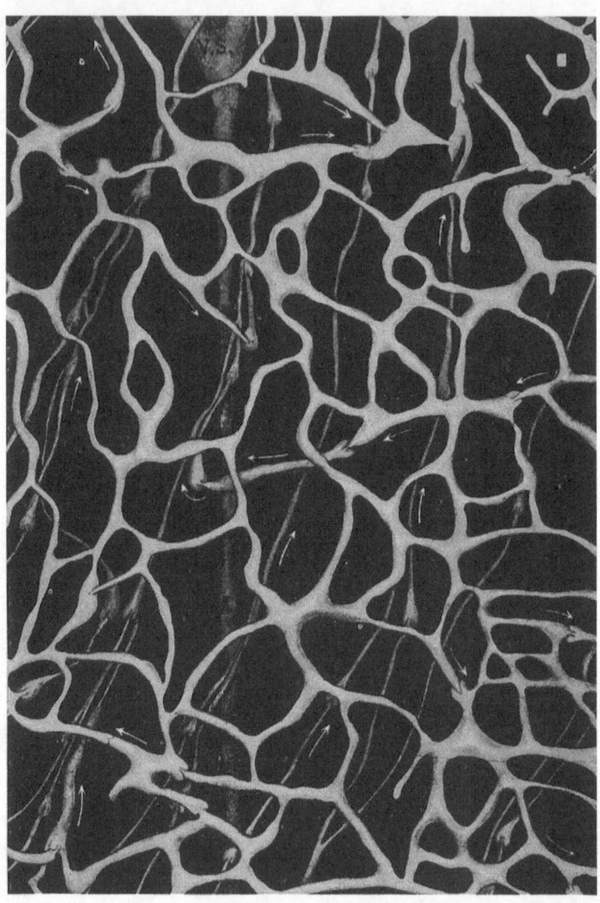

Abb. 12. Rekonstruktion eines kleinen Teils der lymphatischen subcutanen Plexus am Oberschenkel eines 130 mm langen menschlichen Embryos. [Nach Kampmeier (1928). Abb. 31, S. 443.] Man beachte die zahlreichen Klappen, wovon einige auch in dem Lymphcapillarnetz zu liegen scheinen. Der subcutane Plexus geht in tiefere, regelmäßiger angeordnete und mehr gestreckte, dünnere Lymphbahnen über. V. S. Vena saphena magna.

Diese Vorsprünge in dem Capillarlumen wurden schon von v. Recklinghausen (1871) bemerkt. „Die capillaren Röhren", sagt er, „sind bis zu den feinsten Zweigen noch mit varikösen Buchten versehen; diese Ausbuchtungen liegen sehr häufig in den Knotenpunkten der Netze und setzen meist so plötzlich ein, daß querverlaufende Vorsprünge in das Lumen des Gefäßes hineinragen, welche wiederum so gerichtet sind, daß sie gewissermaßen Klappen bilden."

Wie oben angegeben wurde, ist es wahrscheinlich, daß die Lymphcapillaren ein in sich geschlossenes Röhrensystem darstellen, welches zentralwärts in die Lymphgefäße übergeht, d. h., die Lymphcapillaren beginnen mit

geschlossenen Endverzweigungen. Diese Auffassung ist jedoch nicht allgemein angenommen, wenn auch die Mehrzahl der Forscher sich derselben
angeschlossen haben. Es besteht also immer noch ein Streit zwischen den
Anhängern der „peripher geschlossenen" und denen der „peripher offenen"
Lymphbahnen.

Es ist gegebenenfalls mit großen Schwierigkeiten verbunden, sicher festzustellen, ob die Lymphcapillaren wirklich blind endigen. Injektionsversuche
können nicht zu einem sicheren Resultate führen, denn es handelt sich hier ja
um feine Röhrchen, welche mit höchst subtilen Wänden ausgerüstet sind. Wir
finden auch, daß verschiedene Forscher, die sich eingehend mit dem Lymphgefäßsystem beschäftigt haben, zu verschiedenen Resultaten gekommen sind.

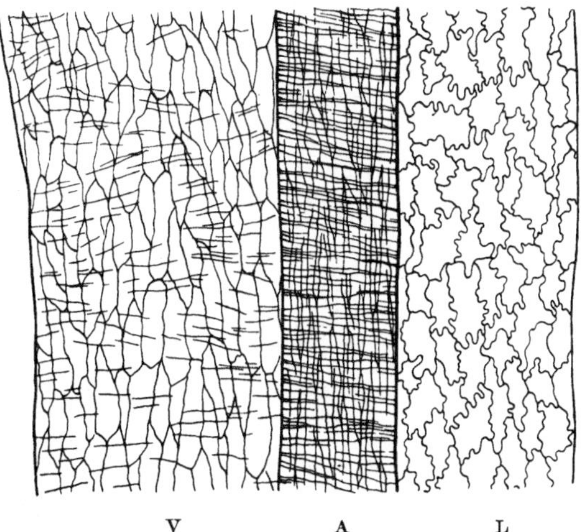

Abb. 13. Das Endothel einer Vene, einer Arterie und eines Lymphgefäßes (zusammengestellt).
[Nach CASPARIS, Anat. Rec. Bd. 15, 1918/1919, S. 97.] Vom Omentum einer ausgewachsenen *Katze*.
Injektion der Arterien mit 0,25 % AgNO₃. Die Querlinien sind von den glatten Muskelfasern bedingt.
V Vene; A Arterie; L Lymphgefäße.

So sagt z. B. BAUM (1912), daß er „die feste Überzeugung gewonnen hat, daß
die Lymphgefäße auch bei den *Säugetieren* (speziell beim *Rinde*) mit offenen
Stomata oder funktionell gleichwertigen Einrichtungen beginnen".

In einer Arbeit zusammen mit TRAUTMANN (1925/1926) bildet er auch offene Kommunikationen zwischen dem Lymphgefäßnetz der Nasenschleimhaut und der Nasenhöhle bei den
Haustieren ab. „Serienschnitte zeigen", sagen sie, „daß sich von dem in der Propria mucosae
liegenden Lymphgefäßnetze sehr feine, injizierbare Kanälchen in senkrechter oder schräger
Richtung abzweigen, um die Membrana basilaris zu durchbohren und nach Durchsetzung
des Epithels in das Lumen der Nasenhöhle zu münden."

AAGAARD (1924) gibt dagegen an, daß er bei seinen Studien zu dem Resultate
gekommen ist, daß die Lymphcapillaren sich ihrer Umgebung gegenüber ebenso
verhalten wie die Blutcapillaren [so auch COFFIN (1906)]. Sie sind beide von
dem sie umgebenden Gewebe durch eine aus dicht beisammen liegenden Zellen
bestehende Membran abgegrenzt, in welcher keine präexistierenden Öffnungen
vorhanden sind. MOST (1917) nähert sich dieser Auffassung. „Auch die Erfahrungen bei der Lymphgefäßinjektion", sagt er, „sprechen nicht für ein
Bestehen wenigstens größerer Stomata.... Andererseits sprechen die Erfahrungen der parenchymatösen Injektion.... an der Leiche wie auch am Lebenden
dafür, daß die ersten Anfänge der Lymphbahnen kein so festes Wandgefüge
besitzen wie die Blutbahnen." BARTELS (1909) durchhaut resolut den Gordischen
Knoten, wenn er sagt: „Die Frage nach den Anfängen des Lymphsystems,

nach der Entstehung des Lymphstroms aus dem Saftstrom, ist eine philosophische, keine anatomische Frage." Wir möchten jedoch der Hoffnung Ausdruck geben, daß dieser Satz in der Zukunft nicht allzu lange Gültigkeit haben möge.

Die Frage nach dem Anfange des Lymphgefäßsystems hat eine sehr interessante historische Entwicklung durchgemacht. Im Anfang wollte man die Lymphcapillaren direkt von den Blutcapillaren ableiten und also auch die Bildung der Lymphe direkt aus dem Blut annehmen. Man glaubte im 18. und zu Beginn des 19. Jahrhunderts, daß zahlreiche, feinste Verbindungen, Vasa serosa (Boerhave, Haller) zwischen den Lymph- und den Blutgefäßen vorhanden seien. Andere waren von der Auffassung, daß die Lymphgefäße mit breiten offenen Mündungen beginnen (Hunter). Durch die erstgenannten feinen Röhrchen sollten wohl das Blutplasma, nicht aber die Blutkörperchen den Lymphbahnen zugeführt werden können. Diese Lehren wurden erst in der Mitte des 19. Jahrhunderts durch die Lehre von den Saftkanälchen, dem Saftröhrensystem (Kölliker) ersetzt. Nach dieser sollten die spindel- und sternförmigen Bindegewebszellen hohle, von Membranen umgebene Gebilde mit flüssigem Inhalt darstellen, und mit einem Kerne versehen sein, der der Wand anlag [Schwann (1839), Virchow (1858)]. Diese Zellen sollten miteinander verbunden sein und auch Anschluß sowohl an die Blutgefäße, als auch an die Lymphgefäße besitzen. Durch die zahlreichen Verbindungen dieser Hohlgebilde sollte in den Geweben ein System von Röhrchen entstehen, in dem eine Saftströmung vor sich ging und durch welche eine Verbindung auch zwischen den Blut- und Lymphgefäßen zuwege gebracht wurde. Schon im Jahre 1862 wurde jedoch diese Theorie durch die „Saftluckentheorie" von v. Recklinghausen ersetzt. Er gründete dieselbe auf die Bilder, die er mit seiner Silbernitratimpragnationsmethode erhielt. Nach dieser sind es nicht intracelluläre Kanälchen, sondern die intercellularen und interfibrillaren, in der Grundsubstanz liegenden Spalten und Lücken, welche eine Saftströmung gestatten. Diese Spalten und Lucken (Saftkanalchen oder Lymphwurzeln) sollten auch mit dem Lymphcapillarsystem durch Öffnungen zwischen den Endothelzellen, die auch die feinsten Lymphcapillaren bekleideten, in offener Verbindung stehen. Die Größe dieser Öffnungen kann etwa das Doppelte der Größe eines roten Blutkörperchens erreichen. Nur wenig spater trat jedoch His (1863) fur eine geschlossene Endothelwand der Lymphgefaße ein. Er leugnete das Vorkommen von Saftkanalchen im Sinne von v. Recklinghausen und hält die Verbindung der von ihm als Saftkanälchen gedeuteten Teile mit den Lymphgefaßen nur fur eine scheinbare.

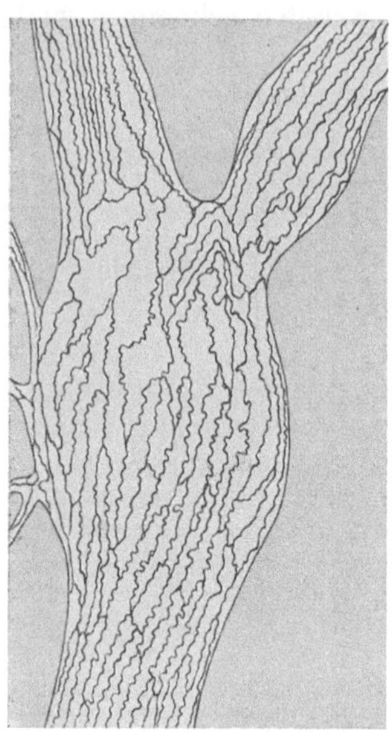

Abb. 14. Die Endothelgrenzen eines Lymphgefaßes des Mesenteriums. Stigmata. *Mensch* (Neugeborenes). [Nach Bartels (1909), Fig. 14, S. 52.] Mesenterium mit $\frac{1}{2}\%$ Arg. nitr. versilbert, in Xylol aufgehellt. Vergr. etwa 120:1.

Ein Durchtritt der Lymphe durch das Endothel kann, da dieses keine Löcher besitzt, nur zwischen den Zellen erfolgen, und es ist möglich, „daß die Zellen nur durch eine weiche Zwischensubstanz zusammengehalten wären, die nach Bedarf bald da, bald dort ausweicht". Er will doch das Vorhandensein von Stomata nicht völlig leugnen und glaubt selbst „derart zu deutende Bildungen in den Lymphwegen des Darms gesehen zu haben".

Mit diesen letzten Untersuchungen wurde die Frage nach den Stomata und Stigmata der Lymphgefaßwand aktuell [Lit. s. Bartels (1909) und Walter (1912)]. Man fand solche Stomata sowohl in der Endothelwand der serösen Raume als auch in dem Endothel der Blut- und der Lymphgefäße. Sie wurden im allgemeinen als präformierte Öffnungen in der Gefäßwand angesehen. Besonders schön ausgebildete derartige Öffnungen wurden z. B. beim *Frosche* gefunden [Schweigger-Seidel und Dogiel (1866)]. Arnold (1875) fand neben diesen Stomata auch kleine, in die Kittleisten eingebettete Punkte, deren Größe unter normalen Verhaltnissen schwankt und welche er Stigmata nennt (Abb. 14). Letztere könnten nach diesem Verf. keine ständig vorhandenen Öffnungen sein, sondern sie sollten zufälligerweise durch Verbreiterung und Auflockerung der Kittsubstanz entstehen [u. a. bei Durchwanderung der Leukocyten, was schon v. Recklinghausen (1863) wahrgenommen hatte]. Andere Forscher leugneten jedoch die Existenz dieser Offnungen in den Gefaßen des *Menschen* unter normalen Verhältnissen, wieder andere wollten sie schlechtweg als Kunstprodukte erklaren. Sie wurden auch als Ansammlungen der

Kittsubstanz angesehen [WALTER (1871)]. KOLOSSOW (1893) glaubt durch Behandlung der Präparate mit einer besonderen Methode zeigen zu können, daß die Endothelzellen miteinander durch Protoplasmafortsätze zusammenhängen. Bei Ausdehnung des Endothels entstehen Öffnungen zwischen den Intercellularbrücken, welche sich als Stomata oder Stigmata präsentieren, um nach Aufhören der Ausdehnung wieder zu verschwinden.

Endlich hat WALTER (1912) die Stomatabildungen im Endothel der serösen Höhlen bei verschiedenen Klassen der *Vertebraten* untersucht und ist zu dem Resultate gekommen, daß Stomata als Öffnungen in dem Endothel überhaupt nicht vorkommen. „Verbindungen der serösen Höhle mit den Lymphgefäßen sind nicht vorhanden. Die seröse Höhle ist ein völlig geschlossener Sack." Die Resorption findet durch die Zwischensubstanz statt. Das Epithel zieht sich auf Reize zusammen, wobei Verbreiterungen der Zwischensubstanz entstehen. Solche sind im Ruhezustande nicht vorhanden. Auch feste Partikel sollten durch diese Verbreiterung resorbiert werden können. Die Untersuchungen von MC CALLUM (1903) und KÜTTNER (1903) weisen in dieselbe Richtung. Feste Partikel werden nach dem ersteren Verf. hauptsächlich durch Phagocyten zwischen die Zellen des Epithels transportiert [vgl. auch FLOREY (1927)]. Was diese serösen Höhlen betrifft, so ist man durch diese und andere Untersuchungen wohl jetzt allgemein zu der Auffassung gekommen, daß sie als Bestandteile des Lymphgefäßsystems nicht zu rechnen sind. Man will auch gezeigt haben, daß die Deckzellen der serösen Höhlen und die Endothelzellen der Lymphbahnen sowohl im Bau als auch in der Entwicklung getrennt sind.

Schließlich soll hier angeführt werden, daß CUÉNOT (1889) zwei Arten des Ursprungs der Lymphgefäße unterscheidet; sie sollen teils in der Gestalt von feinen Lymphbahnen beginnen, welche mit Endothel ausgekleidet sind und mit den Bindegewebsinterstitien oder den Blutcapillaren in keiner Beziehung stehen, teils aus den Interstitien der Lymphknoten, zwischen den Zellen derselben entstehen [vgl. die Auffassung SCHLEMMERs über die in dem lymphatischen Gewebe der Tonsillen beginnenden Lymphcapillaren (s. dieses Handbuch Bd. V/1, S. 267)]. KUMITA (1909) glaubt in den Nebennieren sogar intracelluläre Lymphcapillaren gefunden zu haben, eine Auffassung, die auch sein Lehrer HASSE (1909) vertritt.

4. Lymphscheiden.

Bei Injektionsversuchen hat man gefunden, daß die Injektionsmasse, z. B. Gefäße, Nerven und Drüsen völlig umscheiden kann. Man zog daraus den Schluß, daß man es hier mit Räumen zu tun habe, welche die betreffenden Gebilde völlig umschließen, mit Lymphscheiden, die mit dem Lymphgefäßsystem in Zusammenhang stehen [VIRCHOW (1851), ROBIN (1853), HIS (1865)]. Diese Lymphscheiden spielten auch früher in der Lehre von dem Lymphgefäßsystem eine große Rolle, und ihr Vorkommen wurde allgemein anerkannt. Besonders schön ausgebildet fand man sie im Nervensystem, aber man konstatierte sie auch z. B. in der Leber, in der Milz, in der Magen- und Darmschleimhaut, in den Knochen (Abb. 15) usw. Ihre Existenz wurde besonders durch Beobachtungen bei niedrig stehenden *Vertebraten,* die wohl ausgebildete Lymphscheiden oder Lymphsäcke besitzen (Abb. 23), gestützt (vgl. S. 266). Auch heute noch wird ihre Existenz von verschiedenen Seiten angenommen.

Wie diese Lymphscheiden gebaut sind, geht aus folgender Darstellung von KOPSCH (1922) hervor: „Ein Lymphgefäß kann ein Blutgefäß kleinerer oder größerer Art zur Achse haben..... Denkt man sich ein Blutgefäß von einem Netz von Lymphgefaßen umsponnen und dieses Netz allmählich so verdichtet, daß ein ununterbrochener Lymphraum daraus hervorgeht, so ist die Form der adventitiellen oder perivascularen Lymphgefäße zustande gebracht. Der wirkliche Entwicklungsvorgang aber ist dieser Vorstellung eher entgegengesetzt, da es sich aller Wahrscheinlichkeit nach nicht um den Schwund von Septen, sondern um eine von Anfang an möglichst geringe Anlage von Septen handelt. Von Strecke zu Strecke können übrigens bindegewebige endothelbedeckte Spangen zwischen der äußeren Wand des Blutgefaßes und der inneren Wand des umliegenden Lymphgefäßes mehr oder minder reichlich vorhanden sein (Abb. 15). Man kennt diese zierlichen Gebilde schon seit langer Zeit; sie spielen auch im menschlichen Körper eine sehr bedeutende Rolle."

Lymphscheiden sind auch 1915 von SIEDLECKI in den Flughauten der *fliegenden Drachen* beschrieben worden. Man kann die Blutgefaße mitten in den größeren Lymphgefäßen als helle Streifen sehen. Manchmal sieht man auch, wie die Blutgefaße aus diesen Scheiden austreten. Es gibt jedoch viele, besonders kleine Lymphgefaße, die nicht von Blutgefaßen begleitet sind.

Bartels (1909) bestreitet das Vorhandensein solcher Lymphscheiden. „Wenn man", sagt er, „als zum Lymphgefäßsystem gehörig nur endothelbekleidete Kanäle, welcher Gestalt sie immer seien, betrachten will, so kann man das Vorhandensein von Lymphscheiden nicht anerkennen". Es sind also in der Regel nur Gewebsspalten, die bei den Injektionen um die Gefäße gefüllt werden [so auch Marchand (1909)]. Handelt es sich aber um endothelbekleidete Räume, also um „echte Lymphräume", so sind diese wohl nichts anderes als zu einem scheinbaren Ganzen zusammengeflossene, sehr dicht beisammenliegende Gefäße. Dadurch, daß sie auch noch gewunden zu sein pflegen, wird die Täuschung im mikroskopischen Bild, zumal auf Schnitten, noch größer (Bartels).

Bartels sagt jedoch schließlich, es sei eine mußige Frage, ob man in diesen „Scheiden" nun einzelne Capillaren sehen will, die so dicht gelagert sind, daß sie schließlich zu einem

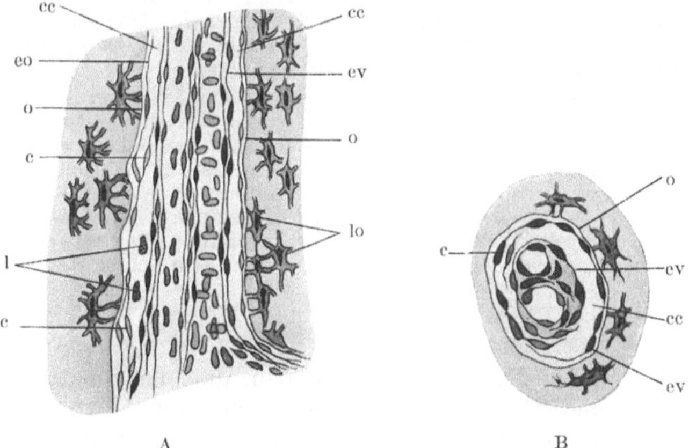

Abb. 15. Lymphgefaße („Lymphscheiden") im Knochen. [Nach Rauber (1880).] A Langsschnitt, B Querschnitt durch einen Haverschen Kanal vom Hammer des *Menschen*. v Vene, a Arterie, ev Endothel des Gefaßbundels, cc circumvascularer (perivascularer) Lymphkanal, c Verbindungszweig zwischen dem Endothel des Gefaßbundels und des Haverschen Kanales, eo Endothel des Haverschen Kanales, o Knochengrenze, l Lymphkorperchen oder Derivate von solchen innerhalb des circumvascularen Kanales, lo Knochenhohlen mit den Knochenzellen. Vergr. 300:1.

großen Raum zusammenfließen [z. B. Ranvier (1896)] oder einen großen Raum, welcher eigentlich aus zahlreichen kleineren besteht.

Key und Retzius (1876) wiesen nach, daß die zuerst von Henle gefundenen, die (spinalen und sympathischen) Nerven umscheidenden, endothelbekleideten Räume, Perineuralscheiden (Key-Retzius), Henlesche Scheiden (Ranvier), nicht mit dem Lymphgefäßsystem im Zusammenhang standen (vgl. S. 235). „Diese Saftbahnen besitzen nun aber", sagen sie, „keinen Ablauf direkt nach außen in das allgemeine Lymphgefäßsystem des Körpers. Nie sahen wir nämlich wirkliche Lymphgefäße (bei Injektionen) von denselben aus sich füllen. Dagegen haben sie den mehrfach erwähnten Ablauf gegen die serösen Räume der nervösen Zentralorgane hin." Sie gehören also nicht zu dem allgemeinen Lymphgefäßsystem, was auch Sabin (1913) u. a. hervorheben. Aagaard (1922) meint, man solle hier von „Lymphscheiden" nicht sprechen, wie es z. B. von seiten Gerotas (1896, 1897) geschah, weil dies Veranlassung zu dem Mißverständnisse geben kann, daß die Gewebsflüssigkeit, welche in geringem Maße innerhalb der Nervenscheiden zu finden ist, mit der Lymphe in den Lymphgefäßen identisch sei. Die intramuralen Spalten, die perivasculären Räume (die Virchow-Robinschen Räume) des Gehirns und des Rückenmarks stehen auch nur mit den subarachnoidealen Räumen in Verbindung.

Es ist auch vorgekommen, daß man diese Perineuralscheiden mit Lymphgefäßen verwechselt hat. So beschreibt z. B. SAPPEY (1888) bei Injektionen in den Darm ein Netz mit Lymphseen, welches er zum Lymphgefäßsystem rechnet. AAGAARD (1922) wies jedoch mit Bestimmtheit nach, daß dieses Netz sich vollständig mit dem Bilde des Plexus AUERBACHI deckt, daß es sich also hier um eine Injektion in die Perineuralscheiden dieses Plexus gehandelt hatte.

Schon KEY-RETZIUS fanden jedoch, daß man die Lymphgefäße der Nasenschleimhaut vom Subdural- und Subarachnoidealraum zuweilen injizieren kann. BAUM (1912, 1928) und BAUM und TRAUTMANN (1925/26) haben dies bestätigt und glauben feststellen zu können, daß bei einer solchen Injektion „die Injektionsflüssigkeit sowohl in die Lymphspalten aller Cerebrospinalnerven bis in deren Endverzweigungen, selbst bis in die Hautnerven oder die Verbindungen der spinalen Nerven zum N. sympathicus eindringt bzw. eindringen kann, und daß sich von diesen Lymphspalten aus Lymphgefäße füllen, die in entsprechende Lymphknoten einmünden". Nach diesen Untersuchungen gibt es also einen gewissen Zusammenhang zwischen diesen Saftbahnen des Nervensystems und den Lymphbahnen. In neuerer Zeit wollen IWANOW (1928, 1929), IWANOW und ROMODANOWSKY (1928) und PIGALEW (1929) Lymphgefäße, die unmittelbar von den Meningen abgehen, gesehen haben. Fremdkörper, die in den Liquor cerebrospinalis eingebracht werden, finden sich zum Teil in der Arachnoidea zurückgehalten, teils werden sie, die letztere durchdringend, auf Lymphbahnen herausbefördert, und werden in Lymphknoten und anderswo im lymphatischen System abgelagert. Eine Herausbeförderung durch die PACCHIONIschen Granulationen erkennen sie jedoch auch an.

C. Embryologie.

In älterer Zeit wurde der Ursprung des Lymphgefäßsystems mit dem des Blutgefäßsystems zusammen studiert und es machten sich diesbezüglich verschiedene Auffassungen geltend, ohne daß man zu einem entscheidenden Resultate kam. Nach HERTWIG (1893) herrschten damals hauptsächlich drei verschiedene Meinungen. Nach der ersten sollten sich die Gefäßhohlraume aus Spaltlücken entwickeln, welche bei der Anlage des Mesenchyms zwischen den Keimblättern frei bleiben. Die Abgrenzung dieser Räume sollte in der Weise erfolgen, daß benachbarte Mesenchymzellen sie einscheiden und ein Gefäßendothel bilden. „Das Blutgefäßsystem und das Lymphgefäßsystem", sagt ZIEGLER, „gehen in der ersten Anlage aus Resten der primaren Leibeshöhle (Zwischenraum zwischen den primaren Keimblattern) hervor, welche, bei der allgemeinen Ausbreitung des Bildungsgewebes (Mesenchyms) zuruckbleibend, als Gefäße, Lakunen oder Interstitien von demselben umschlossen und in dasselbe aufgenommen werden." Nach der zweiten Ansicht sollten sich die Gefaße in der Weise bilden, daß sich im Mesenchymgewebe Zellen in Reihen aneinanderlegen und daß im Innern dieser Zellstrange Hohlraume entstehen, wobei die oberflachlichsten Zellen die Endothelwand liefern, die übrigen dagegen zu Blutkörperchen werden sollten [SCHWANN (1839)]. Nach der dritten Ansicht sollte das Gefaßendothel aus Zellen des Darmdrüsenblattes hervorgehen. Es sollte sich (vielleicht durch Abschnurung) ein Endothelsackchen bilden und dieses sollte eine selbstandige Anlage darstellen, welche durch Sprossenbildung den Gefaßbaum aus sich hervorgehen läßt.

Wenn die ersten Gefaße einmal angelegt sind, so wachsen sie selbstandig weiter und lassen durch eine Art von Sprossung immer neue Seitenaste aus sich hervorgehen. „Man beobachtet", sagt HERTWIG, „daß von der Wand der bereits ausgehöhlten Gefaße solide, dunne Sprossen ausgehen, die von spindelförmigen Zellen gebildet werden und mit anderen sich durch Queraste zu einem Netzwerk verbinden. Die jüngsten und feinsten dieser Sprossen bestehen nur aus wenigen aneinandergereihten Zellen oder selbst nur aus einer einzigen, als Höcker dem Endothelrohr aufsitzenden Zelle, die sich in einen langen Protoplasmafaden auszieht. In die soliden Sprossen erstreckt sich hierauf von den bereits fertiggestellten Gefaßen aus eine kleine Aussackung hinein, die sich allmahlich verlangert und dabei zu einem Rohr ausweitet, dessen Wand von den auseinandergedrangten Zellen der Anlage hergestellt wird."

„Über die Art und Weise, wie die Sprossenbildung vor sich gehen soll", sagt HERTWIG weiter, „herrschen ubrigens auch noch zwei verschiedene Meinungen. Bilden sich die soliden Gefäßsprossen allein durch Wucherung der Wandzellen von Endothelröhren, oder nehmen an ihrer Entstehung benachbarte Bindegewebszellen teil? Wahrend RABL an dem Satz

festhält, daß neue Gefäßendothelien immer nur aus bereits bestehenden ihren Ursprung
nehmen, teilen Kòlliker, Mayer, Ruckert Befunde mit, die zu beweisen scheinen, daß
die endothelialen Gefäßröhren sowohl von sich aus weiter wuchern, als auch unter Mitbeteiligung von Bindegewebszellen des umhüllenden Gewebes sich verlangern.“

Die Auffassung über die Genese der Lymphgefäße hatte sich indessen gegen
Ende des vorigen Jahrhunderts inzwischen derart befestigt, daß man wohl
ganz allgemein ihre Entstehung aus Gewebsspalten annahm, die sich durch den

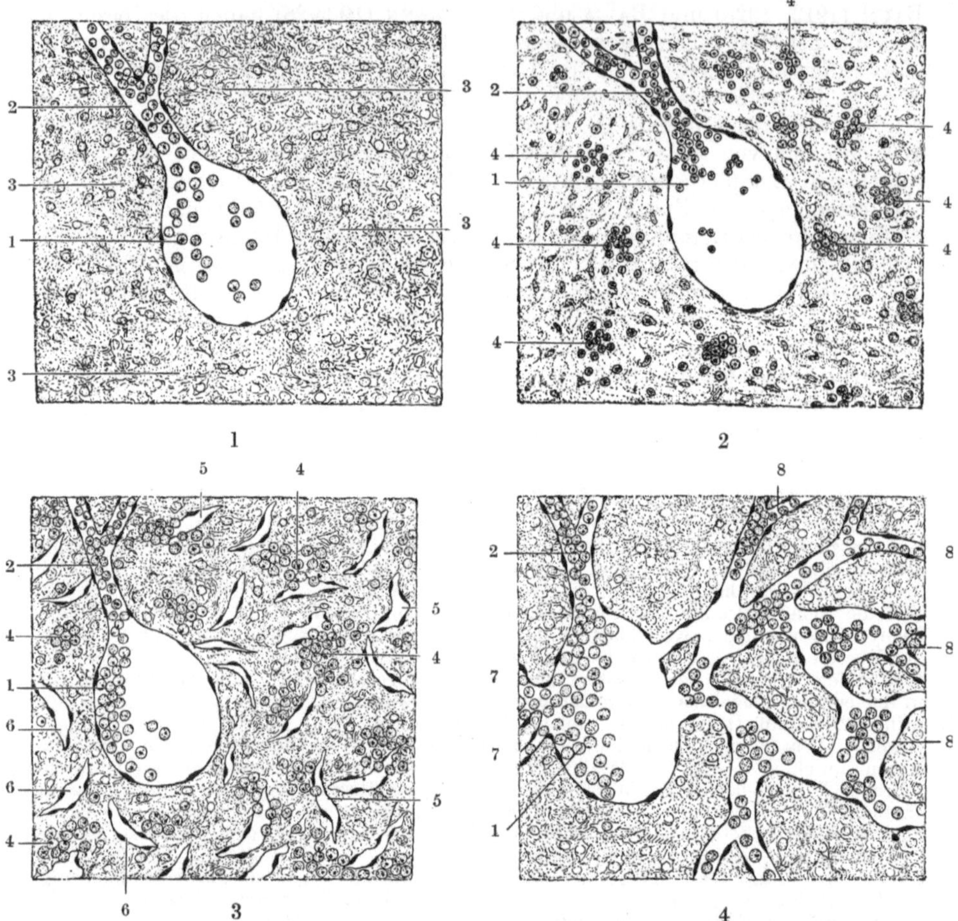

Abb. 16.

Abb. 16 u. 17. Die Entwicklung des jugularen Lymphsackes nebst angrenzenden Lymphbahnen
beim *Katzen*embryo. Schematisch. [Nach Huntington, Amer. J. Anat. **16**, 274—278 (1914),
Abb. 4—11.] 1. Vena praecardinalis. 2. Dorso-medialer Venenast. 3. Mesenchym. 4. Blutinseln im
Mesenchym. 5. Mesenchymspalten, erste Anlage des jugularen Lymphsackes. 6. Mesenchymspalten,
Anlagen brachio-cephaler Venenanastomosen. 7. Brachio-cephale Venenanastomosen. 8. Blut-
fuhrender Lymphgefäßplexus („haemophoric lymphatic plexus“) mit der Vene in Verbindung tretend.
Anlage des jugularen Lymphsackes. 9. Jugularer Lymphsack; Entleerung der Blutkörperchen

Druck der in denselben angesammelten, von der Gewebsflüssigkeit abstammenden Flüssigkeit erweitert und verlängert hatten [Gulland (1894)]. Diese Ausbildung von Lymphgefäßen sollte zuerst in der Peripherie erfolgen, worauf die
so gebildeten Lymphgefäße allmählich zentripetal vorwachsen sollten, um sich
zuletzt den Venen zu nähern und sich mit ihnen zu vereinigen. Dies war die
Lehre von der zentripetalen Ausbildung des Lymphgefäßsystems.

Dieser Auffassung stand jedoch die Lehre von der zentrifugalen Ausbildung des Lymphgefäßsystems gegenüber, nach welcher die Lymphgefäße durch Sprossung direkt aus den Venen entstehen sollten. Dabei sollten Lymphsäcke im Anschluß an die Venen ausgebildet werden, und von diesen aus sollten die Lymphgefäße allmählich vom Zentrum nach der Peripherie in den Körper einwachsen, bis das ganze Lymphgefäßsystem ausgebildet ist.

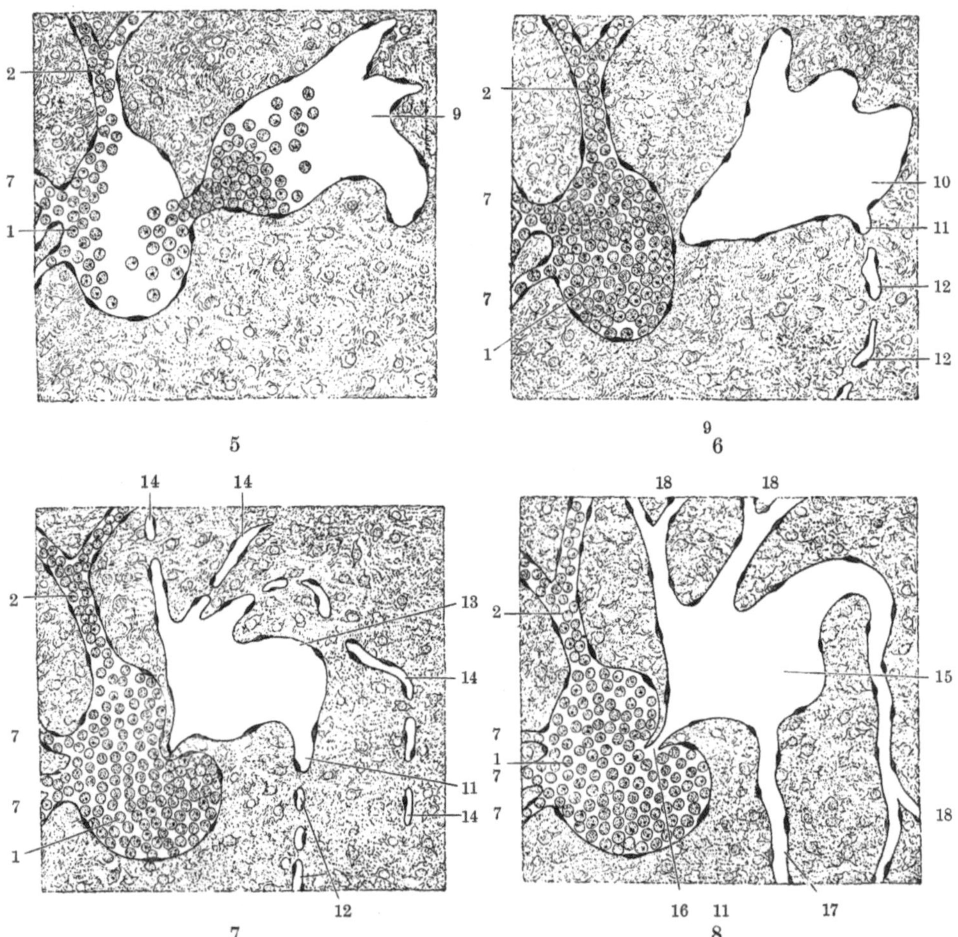

Abb. 17.
in die Vene. 10. Jugularer Lymphsack, von der Vene temporär getrennt. 11. Einmundungsstelle des Ductus thoracicus im Lymphsacke. 12. Anlagen des Ductus thoracicus. 13. Jugularer Lymphsack, der eine erneute Verbindung mit der Vene und Verbindungen mit den umgebenden Lymphgefäßen auszubilden anfangt. 14. Anlage jugularer und cephaler Lymphgefäße. 15. Jugularer Lymphsack. 16. Permanente lymphatico-venöse Verbindung. 17. Ductus thoracicus. 18. Jugulare und cephale Lymphgefäße.

Die Lehre von der zentripetalen Entwicklung des Lymphgefäßsystems ist in letzterer Zeit besonders von HUNTINGTON und MC CLURE durch zahlreiche Arbeiten gestützt und verteidigt worden. Ihre Lehre kann jetzt folgendermaßen zusammengefaßt werden.

Der jugulare Lymphsack, Saccus lymphaticus jugularis, der in diesem Zusammenhang vielleicht das größte Interesse auf sich gezogen hat, entsteht, wie alle echten Lymphgefäße, unabhängig von dem Venensystem aus primären Lymphräumen und Lymphkanälen in dem Mesenchym. Es bilden sich hier in frühen Entwicklungsstadien dorsolateral von der Vena cardinalis anterior zuerst zahlreiche kleine Ansammlungen von Blutzellen, welche gegen das indifferente Mesenchym nicht scharf abgegrenzt und den ersten Gefäßanlagen in der extraembryonalen Area vasculosa durchaus ähnlich sind (Abb. 16 : 2). Bald darauf erscheint eine Anzahl intercellulärer Spalten im Mesenchym, die von einem Endothel, welches in situ und unabhängig von anderen Endothelien zur Ausbildung gekommen ist, begrenzt werden und den Blutinseln eng angelagert sind (Abb. 1 : 63). Diese Spalten bilden durch Zusammenfließen einen Plexus von mit Endothel ausgekleideten Röhrchen, ringsum die Blutinseln und die Blutzellen treten in diesen Plexus, der sich bald in einen buchtigen Sack, den jugularen Blutsack, umwandelt, hinein. An zahlreichen Punkten (10—14) entstehen jetzt Verbindungen mit den Venen (Abb. 16 : 4), und die Blutzellen werden in dieselben entleert (Abb. 17 : 5). Die Lymphgefäße sind also jetzt eine kurze Zeitlang blutführend („haemophoric lymphatic"). Der jugulare Lymphsack verliert nach dieser Entleerung vorübergehend die Verbindungen mit den Venen (Abb. 17 : 6). Er nimmt jetzt die unabhängig von ihm im Mesenchym ausgebildeten Lymphgefäßstämme auf und tritt in oder in der Nähe des Vereinigungswinkels zwischen Vena jugularis interna und Vena subclavia wieder mit dem Venensystem in Verbindung (Abb. 17 : 7 und 8). Der Lymphsack verengert sich allmählich und geht schließlich nur in einen Verbindungsteil zwischen den Trunci und dem Venensystem über, in „ein Receptaculum von verhältnismäßig großem Kaliber und von größerer Wanddicke als die Lymphgefäße" [Huntington und Mc Clure (1910)]. Auch dieser kleine Teil bildet sich also unabhängig von dem Venensystem aus.

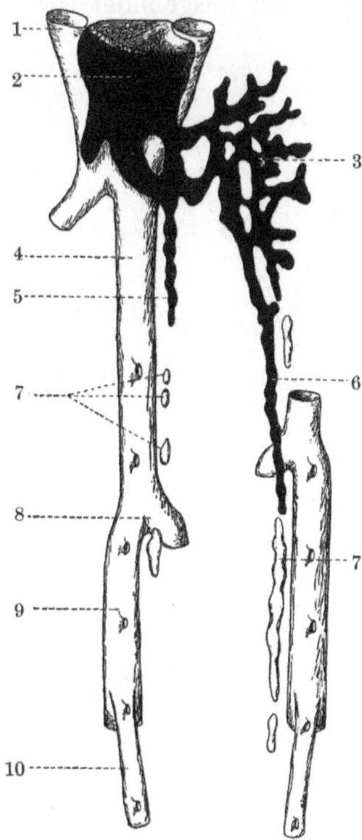

Abb. 18. Rekonstruktion uber die Entwicklung der Lymphgefaße (schematisch gezeichnet, von hinten gesehen). [Nach Kampmeier (1912), Fig. 13, S. 439.] *Schweine*embryo, 22 mm. Injektion des jugularen Lymphsackes. Die bei der Injektion gefullten Lymphgefaße sind schwarz gezeichnet. In der Fortsetzung der Milchbrustgange finden sich noch nicht angeschlossene Hohlraume, die also nicht injiziert worden sind. 1 V. jugularis externa. 2 Jugularer Lymphsack. 3 Plexus lymphaticus. 4 V. praecardinalis sin. 5 Ductus thoracicus sin. 6 Ductus thoracicus dexter. 7 Nicht injizierte Hohlraume. 8 Ductus Cuvieri. 9 V. postcardinalis. 10 Azygos.

Huntington und Mc Clure (1910), Kampmeier (1912), Miller (1912) u. a. nahmen fruher an, daß der jugulare Lymphsack aus den Kardinalvenen entstehe, und zwar auf dieselbe Weise, wie es auch die Anhanger der „zentrifugalen Lehre" annehmen, und daß also der zentralste Teil des Ductus thoracicus venösen Ursprungs sei. Von dieser Auffassung, die z. B. noch Braus (1924) in sein Lehrbuch aufnimmt, sind die beiden erstgenannten Forscher später wieder abgekommen. West (1914/1915) will auch die Richtigkeit dieser neuen Auffassung konstatiert haben, und in seiner Arbeit 1928 stimmt auch Kampmeier derselben bei.

Die Ausbildung der Lymphsäcke von dem Lymphgefäßplexus aus geht nach Kampmeier (1922) durch Reduktion zahlreicher Zwischenwande und Kanalchen vor sich. Durch Druck der sich ansammelnden Lymphe wird ihr Lumen wahrscheinlich erweitert, ehe ein Ausgang in das venöse System sich ausgebildet hat. Über die Ausbildung des jugularen Lymphsacks bei der *Maus* s. Higgins (1926).

In gleicher Weise wie dieser Lymphgefäßplexus entstehen auch andere Teile der Lymphbahnen bei *Saugetieren,* wie z. B. die primitiven ulnaren Lymphstamme [Huntington

(1914)], sowie auch u. a. die Ductus thoracici beim *Hühnchen* [MILLER (1913)] und die Lymph-gefäße im allgemeinen bei der *Forelle* [MC CLURE (1914)]. Sie dienen während eines rasch vorübergehenden Stadiums dem Bluttransport. [In diesem Zusammenhang will ich nennen, daß E. R. und E. L. CLARK (1926/27) bei *Amphibien* in vivo ein Aufnehmen von extra-vasierten roten Blutkörperchen durch die Lymphcapillaren gesehen haben. Wenn experi-mentell ein Extravasat hervorgerufen wurde, das in der Nähe einer Lymphcapillare lag (näher als 76 μ), so konnten sie sehen, wie eine Sprosse von der Lymphcapillare sich bildete und gegen das Extravasat hervordrang. Binnen wenigen Stunden wurden die meisten Blutkörperchen wieder durch Aufnehmen in dieser Capillare zum Gefäßsystem „gerettet".

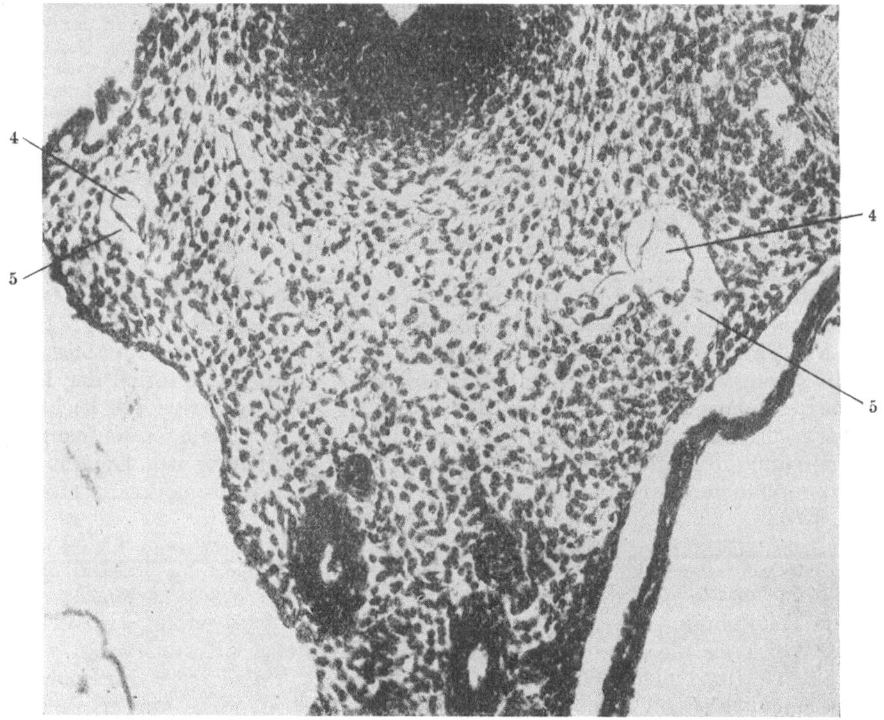

Abb. 19. Durchschnitt der oberen Brustgegend eines 13,5 mm *Katzen*embryos. (Nach HUNTINGTON, Verh. d. Anat. Ges. 1910, 85, Abb. 3.) 4 Atrophierende embryonale Vene. 5 Perivenöser, extraintimaler Lymphraum.

Die Blutcapillaren haben in gewissem Maße dasselbe Vermögen. Erst wenn die Blutkorper-chen eine langere Zeit außerhalb der Gefaße liegen bleiben, werden sie von Phagocyten aufgenommen.]

Die Ausbildung geht an anderen Stellen in einer etwas verschiedenen Weise vor sich, so z. B. bei der Ausbildung des Ductus thoracicus der *Säuge-tiere* (Abb. 18). Es entstehen hier ringsum den nur vorübergehend vorhandenen ventro-medialen Wurzelplexus der Azygosvenen unabhängige, intercellulare, dis-kontinuierliche Mesenchymräume, in welchen sich die Lymphe ansammelt. Die Produkte der ersten Blutbildung im Mesenchym werden nicht von diesen Räumen aufgenommen, sondern direkt durch die Wurzeln des Azygossystem in den Blutkreislauf abgeführt. Dann lösen sich diese Wurzeln, welche von den wachsenden Lymphraumen eng umhüllt sind (extraintimale Lymphräume) von den Azygosstämmen ab, atrophieren und werden topographisch von Lymph-bahnen ersetzt [HUNTINGTON und MC CLURE (1910), MC CLURE (1910)]. In einer bestimmten Reihenfolge kommt es so zu einer Zunahme dieser Hohlräume an Breite und an Länge und zu ihrem Zusammenfließen zu stärkeren, durch Anastomosen verbundenen kontinuierlichen Kanälen, welche sich schließlich cephal mit dem jugularen Lymphsack vereinigen (Abb. 18). Dann schwinden zuerst die auf der ventralen Seite der Aorta gelegenen Stämme, so daß schließlich nur ein Paar von dorsal gelegenen, durch Anastomosen verbundenen Stämmen übrigbleibt. Der eine von diesen nimmt überhand, der andere bildet sich zurück [Grodzinski (1922)].

Die extraintimale oder perivenöse Entwicklung der Lymphgefaße soll in der Weise vor sich gehen, daß die lymphatischen Hohlraume in enger Verbindung mit den embryonalen Venen entstehen. Diese Hohlraume bilden sich ringsum die Venen in der Weise aus, daß ihr Lumen außerhalb des venösen Endothelrohres liegt (Abb. 19). Letzteres steckt demnach im Inneren eines sie umhullenden lymphatischen Raumes verborgen, dessen Wand von einem Endothel bekleidet ist, das nicht von dem Endothel der Blutgefäße herstammt. Die betreffenden Venen sind nur temporäre Komponenten des embryonalen Blutgefaßsystems. Sie werden bald von den definitiven Venen abgeschieden, kollabieren und verschwinden spater ganz und werden also in topographischem Sinne von lymphatischen Gefaßen ersetzt [Huntington und Mc Clure (1908), Huntington (1910)]. Dieses Kollabieren ist nach Kampmeier (1912) vielleicht die Folge einer Einwirkung des Lymphdrucks auf die Außenflache, die sich mit dem Sinken des Blutdruckes in ihnen steigert. „Entlang funktionierenden Venen ist Lymphgefaßbildung in dieser Weise nicht zu beobachten.‟

Auch die peripheren Lymphgefäße werden jedoch hauptsächlich extraintimal als Hohlräume, als voneinander getrennte Rohrsegmente, angelegt. Diese fließen zu Kanälen zusammen und werden durch Endothelien, die eine unabhängige Modifikation der Mesodermzellen sind und nicht von dem Endothel der Blutgefäße herstammen, umgeben. Der Zusammenfluß geht in zentripetaler Richtung vor sich, bis das ganze Lymphgefäß ausgebildet ist. In diesem Zusammenhang will ich auf die Auffassung Downeys über die Ausbildung der Lymphsinus der Lymphknoten unabhängig von den Lymphgefäßen aufmerksam machen (s. S. 326).

Auch bei vielen anderen *Wirbeltieren* kann man eine solche zentripetale Lymphgefäßausbildung konstatieren (vgl. z. B. Abb. 22, nach Mc Clure, welche die Entwicklung der cephalen Lymphgefaße bei einer *Regenbogenforelle* darstellt).

Die Entstehung der Lymphgefäße beim *Säugerembryo* erfolgt also in derselben Weise wie die erste Anlage des Blutgefäßsystems, aber unabhängig von demselben [Huntington (1910), Mc Clure (1914)]. Der einzige nennenswerte Unterschied liegt in der weniger deutlich hervortretenden, vorhergehenden Bildung von mesodermalen Strängen („Vascularsträngen‟) als Vorläufer der Entwicklung der lymphatischen Hohlräume im Vergleiche mit den soliden mesodermalen Anhäufungen, welche die ersten Anlagen des hämalen Gefäßsystems kennzeichnen [Huntington (1910)].

Diese Auffassung von einer zentripetalen Entwicklung des Lymphgefaßsystems ist fruher von Budge (1887), Fulleborn (1895) und Sala (1899) vertreten und spater u. a. von Stromsten (1911, 1912), Kampmeier (1912, 1922), Miller (1913), Allen (1913), West (1914) aufgenommen und bestätigt worden. Auch Bartels (1909) und Most (1917) schließen sich dieser Lehre, welche sie fur die wahrscheinlichste halten, an.

Die Lehre von der zentrifugalen Ausbildung des Lymphgefäßsystems wurde durch Arbeiten von u. a. Platner (1844), Prevost und Lebert (1844) und His (1863) begründet, welche der alten Auffassung Schwanns (1839), daß die Gefäßcapillaren durch Aneinanderlagerung von Bindegewebszellen entstehen sollten, entgegentraten. Es wurde der Begriff „Wachstum durch Sprossung‟ eingeführt. Dieser Wachstumsmodus wurde von Langer (1866, 1868), Rouget (1873) u. a. angenommen. Ranvier (1895, 1897) führte diese Auffassung weiter und kam zu dem Schlusse, daß die Lymphgefäße bei ihrer Ausbildung kontinuierlich bis in ihre Endverzweigungen peripherwärts auswachsen. Sie stammen von den Venen, aus welchen sie wie Drüsen hervorwachsen. „Man kann‟, sagt RANVIER, „das ganze Lymphgefäßsystem als eine von dem Venensystem ausgehende reichlich verzweigte vasculäre Drüse ansehen. Sie bildet als Sekret die Lymphe, welche in das Venensystem abgegeben wird. Bei den Säugetieren und bei den anderen Vertebraten können diese „Drüsen" sich an verschiedenen Punkten anlegen und auswachsen". Dieser Auffassung schließt sich auch VIALLETON (1903) an.

In letzter Zeit ist diese Theorie besonders von SABIN verteidigt und gestützt worden. Nach dieser Verfasserin wachsen die Lymphgefäße ursprünglich durch Sprossung direkt aus den Venen aus und bilden in erster Hand durch Verschmelzung die Lymphsäcke.

Der jugulare Sack (Abb. 20) erscheint bei 8—9 mm langen *menschlichen Embryonen* an der lateralen Seite der Vena cardinalis anterior in der Nähe des CUVIERschen Ganges und entsteht durch Zusammenfluß von mit Blut gefüllten Gefäßsprossen der vorderen und hinteren Kardinalvenen und dem gemeinsamen Stamm oder Plexus, welcher den Ursprung für die primitive Vena ulnaris und Vena thoraco-epigastrica bildet. Es ist besonders für den *Menschen* charakteristisch, daß der jugulare Sack eine große Ausdehnung längs der primitiven Vena ulnaris besitzt. Die Lymphgefäße dringen dann von diesen Lymphsäcken aus allmählich vom Zentrum gegen die Peripherie hin in den Körper ein (Abb. 20). Dies geschieht in bestimmter Reihenfolge und in charakteristischen Zonen und Schichten. Man kann daher in den früheren Entwicklungsstadien lymphatische und nicht lymphatische Zonen des Embryonalkörpers unterscheiden; die Lymphgefäße können in immer ausgedehnteren Zonen injiziert werden, bis sie schließlich die ganze Körperoberfläche einnehmen [SABIN (1902, 1913), HEUER (1908), POLINSKI (1910), HOYER (1912), GRODZIŃSKI (1926) u. a.]. Bei diesem Vordringen der Lymphgefäße

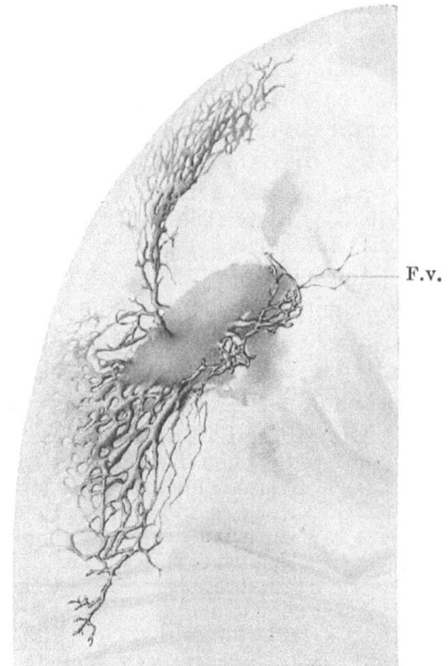

Abb. 20. Injektion des jugularen Lymphsackes eines 3,5 cm langen *Schweineembryo*, nach SPALTEHOLZ durchsichtig gemacht. [Nach A. H. CLARK (1912/13), S. 51, Abb. 2.] Vollständige Injektion des Suprascapular- und Occipitalplexus und unvollständige Injektion des im Entstehen begriffenen Cervicalplexus. Der Sackstiel zeigt schwach seine Ausdehnung nach innen vom Arm. F. v. Vena facialis.

zeigen sie ebensolche periphere Endothelsprossen, wie sie als Zeichen des zentrifugalen Wachstums der Blutgefäße bekannt sind [SABIN (1911)].

Außer diesen paarigen jugularen Säcken gibt es bei Säugetieren auch paarige iliakale Säcke, die von dem Winkel zwischen den Segmentalvenen und dem Plexus der Renalvenen aussprossen; schließlich sind noch zwei kleine, unpaarige Säcke vorhanden, der retroperitoneale oder praaortale Sack und die Cisterna chyli, die alle von der Vena mesonephritica ihren Ursprung nehmen. Auch von diesen sprossen die Lymphgefäße zentrifugal in der oben beschriebenen Weise aus. Die jugularen Sacke übernehmen anfangs die Ableitung der Lymphe aus der vorderen Körperhälfte, die iliakalen die aus der hinteren, während der retroperitoneale Sack, von welchem die Chylusgefäße aussprossen, für die Ableitung der Lymphe aus den Eingeweiden sorgt. Die verschiedenen Lymphsäcke vereinigen sich dann miteinander. Die iliakalen wachsen mit dem retroperitonealen zusammen und die Cisterna chyli verbindet durch den Ductus thoracicus wiederum diese mit dem jugularen Sack. Der Ductus thoracicus entsteht in seinem jugularen Teil aus dem linken jugularen Sack; sein größter Abschnitt entsteht jedoch aus einem Plexus, der von der Cisterna chyli ausgeht und die Aorta umgibt und von den mesonephritischen Venen abstammt.

Die peripheren Lymphcapillaren wachsen nach dieser Lehre durch Sprossung ihrer Endothelien und nicht durch Vergrößerung oder Aushöhlung von Bindegewebsspalten.

Die erste Anlage des Lymphgefäßsystems erscheint beim *menschlichen Embryo* von 8—30 mm Länge; die jugularen Lymphsäcke werden bei 8 und 20 mm langen Embryonen angelegt, die Ausbildung der übrigen Säcke und der Zusammenfluß derselben zu einem primitiven System durch den Ductus thoracicus vollführt sich bei Embryonen zwischen 20 und 30 mm Länge. Bei solchen zwischen 30 und 80 mm Länge werden nach der Annahme Sabins die Lymphsacke in die primären Lymphknoten umgewandelt und zu dieser Zeit erfolgt die Ausbreitung der peripheren Lymphgefäße.

Nach Lewis (1905) nehmen die Lymphgefaße von zahlreichen kleinen, losgelösten Teilen der Blutgefaße in der Umgebung der Hauptstamme ihren Ausgang, was auch Hoyer (1912) fur möglich halt.

Ich habe die Lehren von der zentripetalen und der zentrifugalen Entwicklung des Lymphgefäßsystems nebeneinander angeführt; denn wenn auch die „zentripetale Lehre" die meisten Anhänger gefunden hat, so ist es doch wohl sicher, daß das letzte Wort in dieser schwierig zu lösenden Frage noch nicht gesprochen ist.

Die Gegner der zentripetalen Theorie fuhren an, daß diese hauptsachlich auf Schnittstudien und Rekonstruktionen basiert ist, und sie halten es fur unmöglich, nicht injizierte Lymphbahnen zu rekonstruieren [Sabin (1911), E. R. Clark (1911), E. L. Clark (1912)]. E. R. Clark (1911) zeichnet erst ein Gefaßsystem an lebendem Materiale ab, und sucht es dann nach der Herstellung von Schnitten zu rekonstruieren, was ihm jedoch nur stuckweise gelingt. Die Gegner der zentrifugalen Theorie heben hervor, daß diese Theorie hauptsachlich auf Injektionsstudien beruht. Es ist jedoch unmöglich, das Lymphgefaßsystem vor der Zeit des Auftretens zusammenhangender Kanale zu injizieren [Huntington (1911), Stromsten (1912)]. Kampmeier (1912), der einen der von Sabin injizierten *Schweineembryonen* studiert hat, zieht den Schluß, daß die Injektionsmethode fur die Erforschung der Genese des Lymphgefäßsystems nur insofern brauchbar ist, als sie zeigen kann, wieweit sich die Mesenchymraume zu hauptsachlich in zentrifugaler Richtung verlaufenden, langeren Gangen vereinigt hatten. Die nicht angeschlossenen Hohlraume werden nicht gefullt (Abb. 18), aber man kann sie aus diesem Grunde allein nicht einfach als Artefakte bezeichnen. „Wenn", sagt Mc Clure (1912), „diese Raume im Mesenchym, die zweifellos Lymphe enthalten, nicht zur Ausbildung der Lymphgefaße in zentripetaler Richtung dienen, so kann man ihr Vorhandensein nicht erklaren. Wie sollte man sich ubrigens denken, daß die Lymphe die zentrifugale Ausbildung der Lymphgefaße abwarte, oder daß die Ausbildung der Lymphgefaße gegen den Strom vor sich gehe [Mc Clure (1915)].

Wie auch diese erste Ausbildung der Lymphgefäße erfolgen möge, so muß man doch, wie Hertwig (1893) hervorhebt, annehmen, daß sie später selbständig wachsen und neue Seitenäste aus sich hervorgehen lassen können. Dieses Herauswachsen geschieht durch Sprossung (vgl. S. 255). Dieser Sprossungsprozeß ist in späterer Zeit besonders von Coffin (1906) (an Dünndarmschlingen, die in Bauchwunden eingenäht wurden) sowie von E. R. Clark (1909, 1911, 1912) und E. L. Clark (1912) an lebendem Material, wie *Froschlarven* und *Hühnerembryonen*, die längere Zeit studiert werden konnten, bestätigt worden.

Nach Allen (1913) entstehen die größeren Langsstämme der Lymphgefaße bei *Polistrotrema* durch Verschmelzung mesenchymaler Hohlraume, die intersegmentalen und kleineren Aste durch Sprossung aus den Hauptstammen. Alle bisherigen Beobachtungen uber die Sprossung bei Gefäßbildung beziehen sich nach Allen auf kleinere Gefaße.

E. R. und E. L. Clark fanden bei ihren oben erwähnten Untersuchungen, daß die Wand einer Lymphcapillare „in stetiger Tätigkeit" begriffen war.

Von derselben wachsen — sowohl von den Seiten als von den Enden — zahlreiche, anfangs kernlose, spitze Fortsätze aus. Diese können eingezogen werden und an anderen Stellen wieder erscheinen. Bald wandern Kerne von der Lymphgefäßwand in sie ein. Einige erhalten Lumina und werden zu dauernd bestehenbleibenden Lymphgefäßen, andere bilden sich zurück. Durch Zusammentreffen der Ausläufer benachbarter Capillaren entstehen Anastomosen. Die anfangs solide Verbindung wird dann ausgehöhlt. Mit den Mesenchymzellen haben diese Ausläufer keine nähere Beziehung. Die Endothelien bilden in der Gegend des Wachstumsbezirkes ein Syncytium; Endothelgrenzen lassen sich mit Silberimprägnation nicht darstellen.

Ein solches Auswachsen der Lymphgefäße steht, wie ich glaube, auch mit den Auffassungen Mc Callums (1902) und Bartels (1909) in Übereinstimmung [siehe die Darstellung und Diskussion Bartels (1909, S. 42—47)].

Es ist auch als erwiesen zu betrachten, daß neue Lymphgefäße, und zwar nicht nur Lymphcapillaren, sondern offenbar auch sogar größere Lymphgefäße, sich bei pathologischen Prozessen neu bilden können. So hat man z. B. durch Injektionen das Vorhandensein von Lymphgefäßen in Tumoren, in pleuritischen Schwarten usw. konstatiert [Talke (1902), Guyot (1905)]. Sowohl klinisch als auch experimentell ist ferner festgestellt worden, daß neue Anastomosen, neue Kommunikationswege zwischen getrennten Lymphbahnen sich ausbilden können.

In letzter Zeit haben E. R. Clark (1922) und E. R. Clark und E. L. Clark (1925) das Wachstum der Blut- und Lymphgefäße nach Durchschneidung und Isolierung derselben (bei *Amphibien*) studiert. Die Blutgefäße verheilten nach verhältnismäßig kurzer Zeit. Auch die Lymphcapillaren behalten ihre Vitalität lange Zeit bei und können wieder in das Lymphgefäßsystem aufgenommen werden, wenn auch die Heilung viel langsamer erfolgt als bei den Blutcapillaren. Das Endothel der Lymphgefäße ist ebenso wie das der Blutgefäße spezifisch. Das neue Lymphgefäßendothel geht durchaus von praexistierenden Lymphgefäßendothelien aus. Eine Transformation von Lymph- in Blutcapillaren findet nicht statt. Die Bindegewebszellen beteiligen sich bei der Ausbildung der Capillaren nicht, und es findet auch keine Umwandlung der Endothelzellen in Mesenchymzellen statt.

Baum (1926) hat auch durch Versuche an *Hunden* konstatiert, daß nach der Exstirpation von Lymphknoten die V. afferentia und V. efferentia nach 12—14 Tagen wieder geschlossen waren. Ein Lymphgefäßnetz bildete sich schon wenige Tage nach der Operation im Operationsgebiete und meist über dieses hinaus aus. Reichert (1926) fand, daß, nach Durchtrennung des Oberschenkels von *Hunden* mit Ausnahme der Blutgefäße und des Knochens, sowohl tiefe als oberflächliche Lymphgefäße vom 4. bis 8. Tage regenerierten. Das postoperative Ödem distal von der Operationsstelle begann am 2. und verschwand allmählich am 4. Tag.

Die erste Anlage der Lymphgefäßstämme ist nach allen Autoren bei allen *Wirbeltieren* eine paarige und symmetrische. So werden nach Hoyer (1908) erst zwei cephal verlaufende Lymphstämme, die Ductus cephalici, und zwei caudal verlaufende, die Ductus thoracici, angelegt. Bei fortschreitender Entwicklung bilden sich Anastomosen aus, und Hand in Hand damit kommt es zur Rückbildung einzelner Abschnitte, wodurch eine Asymmetrie entsteht. Zeichen der ursprünglich symmetrischen Anlage kann man jedoch auch später noch oft bemerken. Bei gewissen Tierarten persistieren z. B. zeitlebens zwei Ductus thoracici (bei *Vögeln*, beim *Seehund*, bei den *Beuteltieren* und beim *Känguruh*), bei anderen verbleiben nur einzelne Abschnitte des Ductus thoracicus doppelt, wie dies ja nicht selten auch z. B. bei *Menschen* beobachtet werden kann [Kopsch (1922)].

Alle *Wirbeltiere* zeigen auch den gleichen Plan einer lymphatisch-venösen Verbindung an vier Stellen, von denen zwei im vorderen und zwei im hinteren Rumpfabschnitt gelegen sind, wo sie in der Regel eine bilateral symmetrische Lage einnehmen; doch kann es auch zu einer Vermehrung der Vereinigungspunkte zwischen dem lymphatischen und dem venösen System kommen (z. B. bei *Amphibien* infolge von Zunahme der Zahl der bilateral symmetrisch gelagerten Lymphherzen) [Jossifow (1905)] (vgl. S. 235).

Die Ausbildung der Klappen des Lymphgefäßsystemes beginnt schon sehr frühzeitig im Embryonalleben [Ranvier (1897)].

Nach neueren Untersuchungen von Kampmeier (1927, 1928) entstehen die Klappen in den Lymphgefäßen im allgemeinen einige Wochen früher als in den Venen. Sie werden nämlich in den Lymphgefäßen größtenteils zwischen

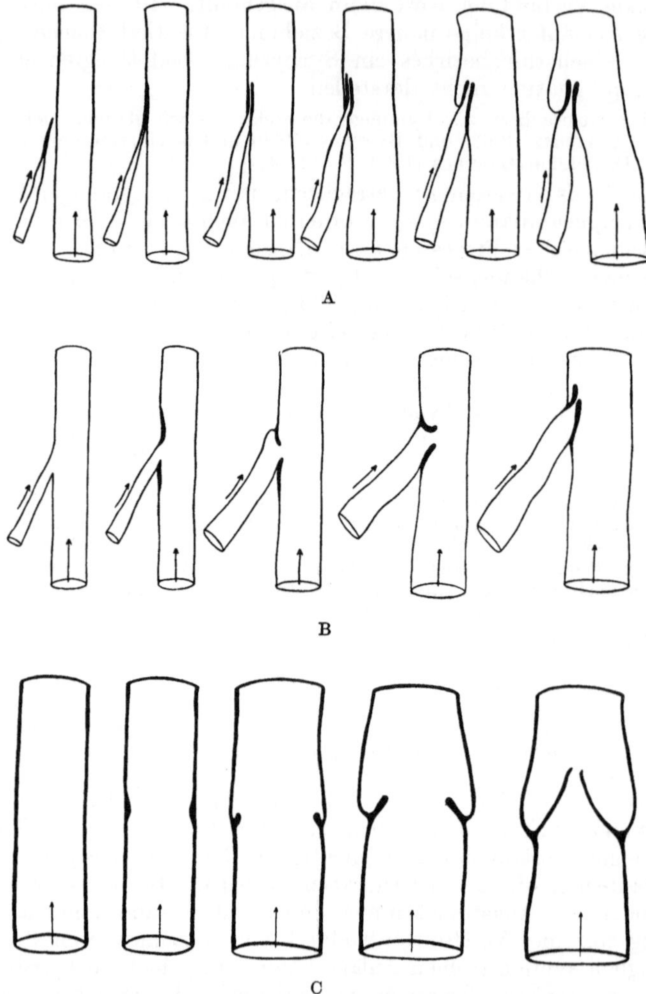

Abb. 21. Diagramme, die verschiedene Ausbildungsformen der Klappen der Lymphgefäße demonstrieren. [Nach Kampmeier (1928), Fig. 33, S. 448.]

dem Ende des zweiten und dem Anfang des fünften Embryonalmonats und in einer hauptsächlich zentrifugalen Reihenfolge angelegt. Zuerst sieht man sie in der Nähe der jugularen Lymphsäcke und in dem cephalen Teil des Ductus thoracicus auftreten, dann in den Lymphgefäßen der Extremitäten und erst dann in dem caudalen Teil des Duktus. Bei den Lymphgefäßen der Extremitäten treten sie zuerst in den des Trigonum femorale auf, erst später in den mehr peripher verlaufenden Lymphgefäßen.

Kampmeier (1928) hat 3 verschiedene Ausbildungsweisen der Klappen beim *Menschen* konstatiert, die am besten ohne weitere Beschreibung von Abb. 21, welche aus seiner Arbeit genommen ist, auszulesen sind. Den ersten Modus (A) findet man beim Stadium der früheren Ausbildung der Lymphgefäße und dort, wo ein Lymphgefäß sich mit einem anderen vereinigt, der zweite (B) tritt an der Mündungsstelle einer schon ausgebildeten Anastomose ein, der dritte (C) schließlich ist ein späterer Vorgang, welchen man in den größeren Lymphgefäßen, lange nachdem sie „kontinuierlich" geworden sind, observieren kann. Die Ausbildung der Klappen wird immer durch lebhafte Epithelproliferationen eingeleitet.

D. Altersanatomie.

Schon früh machte man die Beobachtung, daß die Lymphgefäße bei Kindern und bei älteren Individuen etwas verschieden ausgebildet sind. Sie schienen bei Kindern reichlicher vorhanden und auch relativ groß zu sein. Gehen wir z. B. zu Bichat (1818), der dieses Kapitel in seiner „Anatomie generale" genau behandelt, so finden wir, daß man in dieser Zeit sogar Verschiedenheiten in der Ausbildung der Lymphgefäße an verschiedenen Stellen sehen wollte. Es sind nur, schreibt Bichat, die oberflächlich liegenden Lymphgefäße, die beim Kinde besser ausgebildet sind als bei älteren Individuen, die Chylusgefäße dagegen treten bei alten Personen am besten hervor. Wie sich die übrigen tiefer liegenden Lymphgefäße verhalten, kann er nicht sagen, glaubt doch, daß auch diese bei alten Personen am besten ausgebildet sind. Langhans (1875) mißlingt, die Lymphgefäße der Brustdrüse bei alten Individuen zu injizieren, was er damit erklären will, „daß der größte Teil derselben wohl obliteriert ist".

Die heute vorliegenden Angaben über die Altersveränderungen der Lymphgefäße sind spärlich und gewöhnlich schwankend. Wir finden jedoch z. B. bei Most in vielen seiner Arbeiten diesbezüglich ganz bestimmte Angaben. So schreibt er 1908: „Während bei Neugeborenen die Lymphgefäße relativ weit, die Capillarnetze relativ dichtmaschig und reich entwickelt sind, so daß ihre Darstellung durch Injektion für gewöhnlich keine wesentlichen Schwierigkeiten bereitet, ändert sich dieses Verhältnis schon in den ersten Lebensjahren, und mit zunehmendem Alter werden die Saugadern der Regel nach bedeutend enger, relativ zarter und spärlicher." Dasselbe gibt er auch 1917 an. „Bei Neugeborenen zeigen die Lymphbahnen eine hohe Stufe der Ausbildung sowohl hinsichtlich der Zahl der Gefäße und Maschen, als auch hinsichtlich der Weite der einzelnen Kanäle. Neubildung und Entwicklung der Lymphbahnen halten schon in den ersten Lebensjahren nicht immer mit dem Wachstum des Organismus gleichen Schritt. Beim Erwachsenen ist dieses Nichtmitwachsen oder dieses Abnehmen an relativer Zahl und relativer Weite geradezu auffallend."

Baum und Kihara sind bei kürzlich erschienenen (1929) Untersuchungen über den Einfluß des Lebensalters auf den Bau der Lymphgefäße bei *Hund, Rind, Schwein* und *Pferd* zu dem Resultate gekommen, daß durch das Alter bedingte, deutliche, charakteristische Unterschiede im Bau des Ductus thoracicus und der Lymphgefäße sich nicht erkennen lassen, wenn auch im allgemeinen die sämtlichen Bauelemente der Gefaßwand bei jungen Tieren zarter als bei alten Tieren sein dürften.

Ich will dies hier nur anführen, um die Aufmerksamkeit auf dieses Kapitel zu lenken. Speziell auf diese Frage gerichtete Untersuchungen liegen, die von Baum und Kihara ausgenommen, bisher noch nicht vor. Die gegenwärtigen Auffassungen, die im großen und ganzen mit der Darstellung Mosts zusammenfallen, grunden sich nur auf zufallige Beobachtungen, bei den Lymphgefaßinjektionen aufgebaut.

E. Vergleichende Anatomie.

Der ursprüngliche Typus des Gefäßsystems ist ein lymphatischer. Bei *Metazoen* weist auch die erste auftretende Zirkulation einen lymphatischen Typus auf. Bei höheren Formen bildet sich infolge der gesteigerten Verbrennung in den Geweben und des erhöhten Sauerstoffbedarfes dieser Typus sekundär in den hämalen um [Huntington (1910)]. Die frühesten Anfänge einer solchen gemischt lymphatisch-hämalen Zirkulation finden sich beim *Amphioxus* [Gegenbauer (1901), Huntington (1910)]. Bei *Knochenfischen* kommt es wohl gewöhnlich zu einer Trennung der beiden Systeme. Besondere Lymphbahnen,

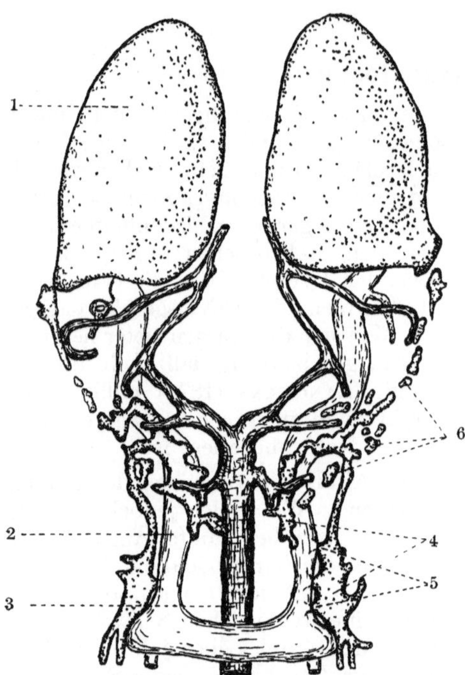

Abb. 22. Rekonstruktion von den Lymphgefaßen, Arterien und Venen des Kopfes und der Pharynx eines 31 tagigen *Regenbogenforellen*embryos. Methode von Born. Ventrale Ansicht. Schematische Zeichnung. [Nach McClure (1915), Fig. 4, S. 289.] 1 Subokularer Lymphsack. 2 V. praecardinalis. 3 Aorta. 4 Lymphsacke in Ausbildung. 5 Lymphatiko-venose Verbindungen. 6 Isolierte Lymphgefaßanlagen.

teilweise in Form von großen, lakunären Räumen „Lymphsinus", welche als Scheiden die Blutgefäße umgeben, kommen zur Ausbildung. Bei anderen Arten fungieren die Venen teilweise oder zu gewissen Zeiten als Lymphgefäße, Venae lymphaticae [Favaro (1905/1906), Allen (1910), Huntington (1910)]. Klappen kommen bei den *Fischen* nicht vor [Leydig (1852)].

Die *Fische* besitzen nach Možejko (1913) kein eigentliches Lymphgefäßsystem, sondern gewisse Venen ubernehmen die Funktion der Lymphgefäße und werden infolge dieses teilweisen Funktionswechsels immer mehr spezialisiert, indem sie allmahlich eine mehr oder weniger sinusoide Form annehmen. Die Lymphgefaße sind also modifizierte Venen, und Možejko schlägt für dieses System den Namen „venolymphatisches System" vor. Wohl ausgebildete Lymphgefaße sind jedoch sowohl bei *Teleostiern* und *Ganoiden,* wie auch bei einigen *Elasmobranchen* beschrieben worden [Mc Clure (1913, 1914), Hoyer und Michalski (1915), Burne (1927), Hoyer (1928)]. Bei der *Forelle* finden Hoyer und Michalski (1915) sowohl Seitenlymphstämme und paarige Ductus thoracici wie auch ein caudales Lymphherz. Ein wohlausgebildetes Lymphsystem bei der *Forelle* findet auch Mc Clure (1914), wie die Abb. 22 [nach

Mc Clure (1915)] zeigt. Favaro (1908) findet bei *Teleostiern* sehr komplizierte, aus einem Atrium und einem Ventriculus bestehende, mit regelmaßig angeordneten Klappen und einem selbständigen Myocardium versehene Lymphherzen. Nach Allen (1913) sind *Polistotrema, Myxine* und die *Aale* die einzigen fischartigen *Vertebraten* mit pulsierenden Caudalherzen.

Bei *Amphibien* und *Reptilien* treten die Lymphbahnen ebenfalls in großer Ausdehnung unter der Form von umfangreichen, teilweise die Blutgefäße einscheidenden Lymphräumen und Lymphsäcken hervor (Abb. 23), welche nicht mit Klappen versehen sind (dies hatte schon Panizza im Jahre 1833 gezeigt). Dagegen findet man bei ihnen oft zahlreiche, kompliziert gebaute Lymphherzen [entdeckt von J. Müller (1832, 1834)], durch welche die Zirkulation im Gange gehalten wird. An der Übergangsstelle zwischen den Gefäßen und den Lymphherzen kommen jedoch Klappenbildungen vor [Hoyer (1904, 1905), Goldfinger (1907), Zacwilichowski (1917)], und Fedorowicz (1920) beschreibt

4 verschiedene Typen derselben. Die Lymphherzen sind mit quergestreifter Muskulatur, die aus den Myotomen stammt, ausgerüstet [WALDEYER (1864), ALLEN (1913), SABIN (1913), GRODZIŃSKI (1926), POLLOLAG (1926)].

LANGER (1866—1868) will in den für Scheiden gehaltenen lymphatischen Räumen, welche beim *Frosch* die Blutgefäße umgeben, nichts anderes als durch die Injektion zu einem scheinbaren Ganzen zusammengeflossene, sehr dicht aneinanderliegende Gefäße sehen (vgl. S. 254).

Bei *Gymnophionen* gibt es eine große Zahl, jederseits etwa 100, intersegmental angeordnete Lymphherzen [MARCUS (1909)]. Bei den *urodelen Amphibien* ist ihre Anzahl ebenfalls sehr groß [WELIKY (1887)]. HUNTINGTON (1910) gibt 14—20 an und nach HOYER und UDZIELA

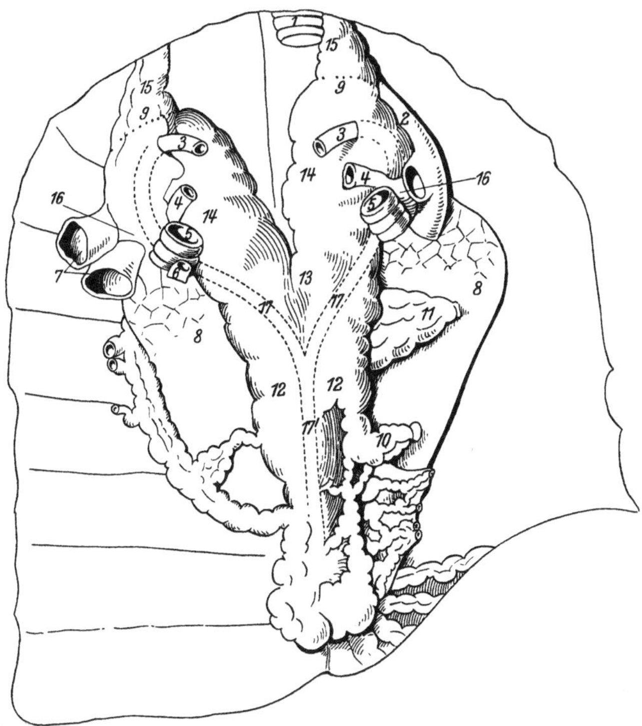

Abb. 23. Lymphsystem einer Schildkröte. [Nach JOS. MEYER (1844), Fig. 28.] 1 Trachea. 2 Venae jug. 3 Aorta dextra atque sin. 4 Art. pulm. d. e. sin. 5 Bronchus d. e. s. 6 V. pulm. s. 7 Portio V. subcl. d. atque cavae extrinsecus retractae. 8 Pulmones. 9 Puncta, quibus occlusionem postulatam significare volui. 10 Plex. lymph. intestinorum. 11 Plex. lymph. e duodeno, stom. et hep. proveniens. 12 Cisterna lymph. 13 Locus, in quo cist. in duos dividitur ductus thor. 14 Duct. thor. d. et s. 15 Extremitates ant. ductuum thor. in colli latere. 16 Locus, quo ductus thoracici in Vv. subclavias effundi dicuntur. 17 Aortae duae. 17′ Aorta abd., cisterna ductibusque lymphaticis inclusa.

(1912) findet man beim *Salamander* jederseits 15 Lymphherzen. Bei *Anuren* sind sie auf ein kraniales und ein caudales Paar reduziert [HUNTINGTON (1910)]. Nach anderen Angaben sind sie jedoch auch hier in größerer Menge vorhanden. Nach WELIKY (1886) kommen ebenso wie bei *Sideron* und *Salamandra*, so auch bei den *Froschlarven* mehrere Lymphherzen vor; er selbst konnte jedoch sicher nur 2 oder 3 jederseits sehen; nach HOYER (1904, 1905) gibt es bei den *Froschen* jederseits 3 hintere und FEDOROWICZ (1913) beschreibt hier jederseits zwei, die jedoch in spateren Stadien verschmelzen. Die *Reptilien* besitzen im erwachsenen Zustande nur ein caudales Paar, doch wird das kraniale in der Ontogenese in einer rudimentaren Form noch angelegt [HUNTINGTON (1911)]. Nach JANICKI (1926) kann man bei *Lacerta* das Pulsieren dieses Herzens mit bloßen Augen sehen. Es schlagt 60—70 mal in der Minute, wahrend das Blutherz in derselben Zeit nur 40 Schlage zeigt.

Die Lymphgefaße entstehen embryonal bei den *Reptilien* hauptsachlich in fast oder ganz venenfreien Mesenchymabschnitten, also nicht extraintimal [HUNTINGTON (1911)].

Sie treten auch embryonal nicht in den Dienst des Bluttransportes [Huntington (1914)].
Bei *Froschlarven* zirkuliert das Blut bereits, wenn die Lymphgefäße sich anzulegen beginnen [Hoyer (1912)].

Bei *Vögeln* nähert sich das Lymphgefäßsystem bereits in seinem Aussehen der bei den Säugetieren vorhandenen Form. Die Ausbreitung der Lymphgefäße ist reichlicher, die Lymphherzen fehlen oft oder sind nur vorübergehend im Embryonalleben vorhanden [Budge (1882)]. Doch kommt bei manchen *Vögeln* z. B. *Schwan, Storch, Gans, Strauß* und *Kasuar,* während des ganzen Lebens ein mit Muskulatur ausgerüstetes caudales Lymphherz vor [Stannius (1843), Sabin (1909, 1912)]. Andere Arten zeigen ein solches nur in der Embryonalzeit [Sala (1899)]. Huntington (1910) glaubt, daß bei *Vogelembryonen* auch ein rudimentäres kraniales Lymphherz vorhanden ist. Auch Klappen beginnen in den Lymphbahnen aufzutreten und bei einigen *Vögeln* sind auch regelmäßig Lymphknoten mit einem relativ einfachen Bau (s. Kap. Lymphknoten) anzutreffen.

Bei den *Säugern* zeigt das Lymphgefäßsystem im großen und ganzen dieselbe Anordnung und denselben Bau wie beim *Menschen.* Die Lymphherzen sind geschwunden, treten jedoch im Embryonalstadium noch als Lymphsäcke auf, die aber niemals in ihrer Wandung Muskulatur besitzen [Sabin (1909)]. Die Lymphsäcke bilden sich zu Bindegliedern zwischen dem Blut- und dem Lymphgefäßsystem um. Im allgemeinen kommt eine Verbindung, der jugulare Lymphsack, zur Ausbildung; nur in Ausnahmefällen kann man noch weitere Verbindungen finden (vgl. S. 235), die als Reste anderer Lymphsäcke, als Lymphherzformationen, zu deuten sind [Mc Clure (1910), Huntington (1910), Kampmeier (1919)]. Klappen sind in großer Menge vorhanden und die lymphatischen Einlagerungen, besonders in die Lymphknoten, werden zahlreich.

Von mehreren Forschern [z. B. von Bartels (1909)] wird jedoch eine Homologisierung dieser Lymphsäcke der *Säugetiere* mit den Lymphherzen anderer Tiergruppen als nicht zutreffend angesehen.

Phylogenetisch ist also das Lymphgefäßsystem das Primäre, das Blutgefäßsystem das Sekundäre, trotz der späteren Prominenz des letzteren. Die Sonderung der beiden Systeme wird im Laufe der Entwicklung immer schärfer, so daß in der Ontogenese der Säuger auch die Anlagen getrennt erscheinen. Die Ontogenese zeigt gegenüber der Phylogenese umgekehrte Verhältnisse, nämlich eine Verzögerung im Auftreten der lymphatischen Anlage, entsprechend der überwiegenden Bedeutung des Blutgefäßsystems gegenüber dem Lymphgefäßsystem. Die sekundäre Vereinigung des letzteren mit dem Venensystem durch Vermittlung der jugularen Lymphsäcke, sowie der ganze Charakter des fertigen Lymphgefäßsystems als „Schattenbild" des Venensystems erweisen, daß die Lymphgefäße der *Säuger* ihre sekundäre Stellung gegenüber dem dominierenden Blutgefäßsystem erst im Laufe der Phylogenese erhalten haben [Marcus (1909), Huntington (1910)].

Nach Možejko (1913) tritt zuerst bei den *Amphibien* ein „echtes Lymphgefäßsystem" auf, das mit dem der *Saugetiere* gleichgestellt werden kann. Da das Venen- und das Lymphgefäßsystem also bei den niedersten *Vertebraten (Fischen)* einheitlich ist und die sog. Lymphgefäße der *Fische* bei den Embryonen dieser Tiere morphologisch und physiologisch als Venen erscheinen, und da die venöse Funktion bei den niedersten Vertretern der Klasse *(Leptocardien, Cyclostomen)* entschieden der vorherrschende, die lymphatische Funktion aber auch bei den höchsten Vertretern der Klasse manchmal kaum zu erkennen ist, so ist, nach Možejko, das Lymphgefäßsystem als spatere Erwerbung aufzufassen und von dem Blutgefäßsystem, und zwar aus seiner venösen Abteilung herzuleiten.

Wenn auch große Übereinstimmungen in der Anordnung und dem Baue des Lymphgefäßsystems innerhalb der verschiedenen Klassen und Ordnungen der *Säugetiere* vorhanden sind, so kommen doch andererseits sicherlich nicht unbedeutende Variationen in dieser Hinsicht vor. Hierüber haben wir doch bis jetzt keine eingehenden Kenntnisse; nur bezüglich unserer *Haustiere* liegen detailliertere Untersuchungen vor, und die Variationen bei ihnen im Vergleich mit dem *Menschen* können wir also schon einigermaßen überblicken.

Der Ductus thoracicus hat bei unseren *Haustieren* eine Länge, die ungefähr der Hälfte der Körperlänge entspricht. Er scheint sehr regelmäßig mit einer gut ausgebildeten Cisterna chyli versehen zu sein, die jedoch überall, ausgenommen beim *Pferde*, Inselbildungen zeigt. Beim *Hunde* ist sie sackförmig. Der Duktus ist auch beim *Pferd*, *Rind* und *Hund* reichlich mit Klappen versehen, beim *Schwein* sind dieselben spärlicher. Die Klappen liegen cephal besonders dicht [HUBER (1909)]. Die Wand des Ductus thoracicus der *Haustiere* enthält bedeutend weniger Muskulatur als beim *Menschen*. Dasselbe gilt teilweise auch für das elastische Gewebe, während der Bindegewebsanteil bei diesen Tieren bedeutend kräftiger zu sein scheint als beim *Menschen*. Wie beim *Menschen* lassen sich die 3 Schichten, Intima, Media und Adventitia nur schwierig trennen. Nach WOLF (1920) sind sie jedoch bei der *Ziege* ziemlich gut ausgebildet, und BAUM und KIHARA gebrauchen in ihrer 1929 publizierten Arbeit noch diese Einteilung.

Schon RANVIER (1873) hob hervor, daß das Muskelgewebe des Ductus thoracicus beim *Menschen* verhaltnismäßig reichlicher entwickelt ist als bei *Säugetieren*. Er glaubte, daß dieses in der aufrechten Körperhaltung des Menschen seinen Grund hat. Diese Erklarung wurde auch in den spāteren Darstellungen aufgenommen und auch KAJAVA (1921) ist der Ansicht, daß die „Regelmäßigkeit in dem Starkeverhältnis (beim Menschen) der sonst so unregelmaßig gebildeten Wand des Brustganges wohl kaum anders zu erklären ist wie als eine Folge von statischen Momenten bei aufrechter Körperhaltung" (vgl. S. 240).

Die Muskulatur in der Wand des Ductus thoracicus der *Haustiere* ist auch an verschiedenen Stellen sehr verschieden ausgebildet. So kann sie hier und da ganz und gar fehlen [nach RICHTER (1907) beim *Pferd*, nach HUBER (1909) beim *Rinde*)]. Bei der *Ziege* ist sie gut ausgebildet [WOLF (1920)]. Die Muskelfasern verlaufen bei diesen Tieren auch, ebenso wie beim *Hund* und beim *Schwein*, mehr in longitudinaler, resp. in schiefer Richtung als beim *Menschen*. In der Intima des *Rindes* hat sie einen zirkulären Verlauf [HUBER (1909)]. Nach BAUM und KIHARA (1929) gibt es hier keine Muskulatur; in der Media überwiegen die zirkulären Muskelfasern. Beim *Hunde* ist die Muskulatur überhaupt sehr schwach, nach WOLF (1920) jedoch ziemlich gut ausgebildet. HUBER findet dieselbe bei diesem Tiere nirgends in Muskelbündeln angeordnet.

Das elastische Gewebe bildet keine Tunica elastica interna, weder beim *Pferde*, wo dieses Gewebe immerhin relativ reichlich ist [RICHTER (1907)] noch beim *Rinde* [HUBER (1909)]. Bei der *Ziege* gibt es jedoch nach WOLF (1920) eine Elastica interna. TISCHUTKIN (1898) gibt an, daß der *Hund* ein beinahe ebenso reichlich ausgebildetes, elastisches Gewebe besitzt wie der *Mensch*; dagegen ist dasselbe beim *Kaninchen* und bei der *Ratte* nur spärlich vorhanden. Bei allen diesen Tieren hat er doch eine Elastica interna gefunden. Elastica externa gibt es nicht.

Das Bindegewebe ist wie gesagt in der Wand des Ductus thoracicus bei unseren *Haustieren* sehr stark entwickelt. Besonders beim *Schweine* ist es sehr mächtig [WOLF (1920)]. In der Intima des *Pferdes* findet RICHTER im allgemeinen nur feine kollagene Fibrillen, aber das Bindegewebe kann jedoch auch hier so reichlich sein, daß es bis zu $1/_4$ der ganzen Wand bildet. Beim *Hunde*, der, wie früher erwähnt, nur wenig Muskulatur in der Wand des Ductus thoracicus enthält, überwiegt das Bindegewebe in der ganzen Wand sehr stark.

Bei *Pferd* und *Hund* findet sich an der Mündungsstelle des Ductus thoracicus stets eine Ampulle; beim *Rind* und beim *Schwein* fehlt die Ampulle häufig [HUBER (1909)].

Was die **übrigen Lymphbahnen** betrifft, so kannte man früher keine Verschiedenheiten ihres Baues bei den verschiedenen *Säugetieren*.

Neuerlich haben inzwischen Baum und Kihara (1929) über den Bau der Lymphgefäße bei den *Haustieren* (*Pferd, Rind* und *Hund*) etwas Näheres berichtet. Die Lymphgefäße (vom D. thoracicus abgesehen) teilen sie in zwei Gruppen, muskelhaltige (Abb. 24) und muskelfreie (Abb. 25) Lymphgefäße. Die größeren gehören zwar am meisten zu den muskelhaltigen, die kleineren zu den muskelfreien, noch mehr ist aber der Bau der Wand von der Tierart abhängig. So sind z. B. beim *Hunde* die meisten Lymphgefäße muskelfrei, während beim *Pferd* und *Rind* der größte Teil der größeren und auch vereinzelte kleinere Lymphgefäße muskelhaltig sind. Die Lymphgefäße verschiedener Organe sind auch in dieser Hinsicht verschieden. Die Lymphgefäße der Milz sind z. B. bei allen Tierarten muskelfrei, obgleich sie

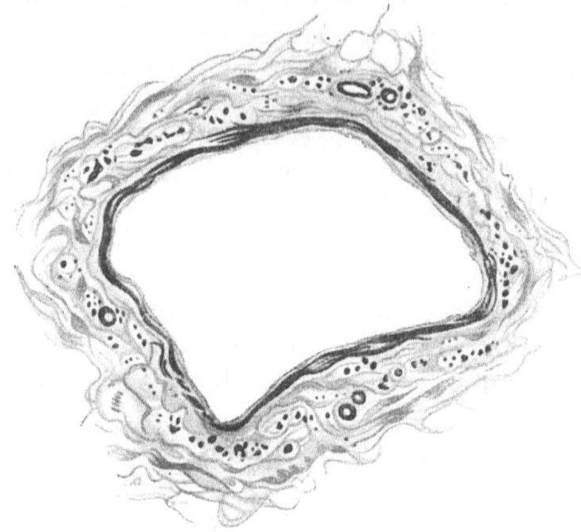

Abb. 24. Querschnitt durch ein Vas afferens des Lgl. popliteus des *Rindes*, in dem die Muskulatur der Media in Form eines Muskelbandes auftritt. [Nach Baum und Kihara (1929), Taf. IV, Abb. 3.]

inzwischen verhältnismäßig groß sind; die Lymphgefäße der Leber sind beim *Hunde* muskelfrei, während sie bei den übrigen Tieren teils muskelfrei, teils muskelhaltig sind. Man kann daher keinesfalls sagen, daß die Muskulatur in der Wand erst bei Lymphgefäßen von bestimmter Größe ab auftritt.

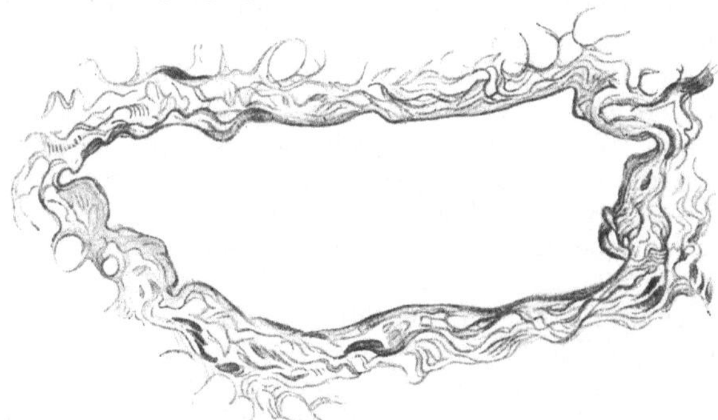

Abb. 25. Querschnitt durch ein muskelfreies Lymphgefäß (aus dem Sulcus coronarius des Herzens des *Rindes*). [Nach Baum und Kihara (1929), Taf. IV, Abb. 1.]

Die Muskulatur kann anderseits in gewissen Fällen ungewöhnlich stark (dick) sein und die Muskelfasern können so gedrängt aneinanderliegen, daß man geradezu von Lymphgefäßen mit arteriellem Typus sprechen könnte.

Strukturelle Unterschiede zwischen Vasa afferentia und Vasa efferentia desselben Lymphknotens wurden nicht konstant gefunden, wenn auch gewisse Unterschiede öfters beobachtet wurden.

Die makroskopische Anordnung der Lymphbahnen ist bei den verschiedenen *Säugetieren* (besonders bei *Haustieren* untersucht) bedeutenden Schwankungen unterworfen, auf welche ich hier jedoch nicht näher eingehen kann. Ich will nur anführen, daß z. B. die größeren Lymphgefäße beim *Hunde* ganz allgemein Netze bilden, während eine solche Netzbildung beim *Rinde* und beim *Pferde* nur selten beobachtet wird [BAUM (1918, 1928)]. Auch in der Anordnung der peripheren Lymphcapillaren können Verschiedenheiten konstatiert werden. So bestehen z. B. bei gewissen Tieren die Chylusgefäße in den Darmzotten durchgehends aus einem einfachen Gefäß (zentraler Chylusraum) (Abb. 9), bei anderen aus mehreren miteinander anastomosierenden Capillaren (Abb. 32), was schon v. RECKLINGHAUSEN (1871) und RANVIER (1896) hervorgehoben haben. Diese Unterschiede sind jedoch teilweise von der Breite der Zotte abhängig.

F. Physiologie.

Die Aufgabe der Lymphgefäße ist es, aus der Gewebsflüssigkeit, dem Gewebssafte (LUDWIG) des Körpers, die Lymphe aufzunehmen und diese dem Blute zuzuführen. Die Lymphgefäße des Darmkanals, die Chylusgefäße, stehen außerdem speziell im Dienste der Nahrungsaufnahme. Ein großer Teil der durch die Darmschleimhaut resorbierten Nahrungsstoffe nimmt diesen Weg zu den Blutgefäßen, welche sie dann weiter im Körper verteilen.

Die Fettsubstanzen treten dabei in den Chylusgefäßen deutlich in Form von Fetttröpfchen hervor und verleihen bei Ansammlung zahlreicher, kleiner Fettkugelchen dieser Art der Lymphe ein milchahnliches Aussehen; die Chylusgefäße können daher nach der Nahrungsaufnahme als milchweiße Streifen, Vasa lactea, hervortreten.

Bei hungernden Tieren kann man dagegen die Chylusgefäße makroskopisch nicht wahrnehmen, was darauf beruht, daß die Lymphe unter diesen Verhaltnissen auch hier, wie im ubrigen Lymphgefäße, transparent und nur sehr schwach gelb gefärbt ist.

Die Gewebsflüssigkeit durchdringt überall unsere Gewebe und Organe. Sie ist überall in den nicht abgegrenzten, wohl im allgemeinen kleinen Spalten und Räumen vorhanden, welche die Zellen, Fibrillen und andere geformte Gewebsbestandteile zwischen sich frei lassen, und sie stammt aus den Blutcapillaren. Letztere sind überall durch ihr Endothel von diesen Spalten und Räumen abgetrennt. Die Gewebsflüssigkeit unterscheidet sich in ihrer Zusammensetzung mehr oder minder von dem Blutplasma. Dies deutet darauf hin, daß das Endothel der Blutcapillaren sich bei der Bildung der Gewebsflüssigkeit nicht nur passiv verhält, sondern daß es bei diesem Prozesse eine aktive Rolle spielt. Wenn man diesen Vorgang auch nicht näher kennt, so muß man doch gegenwärtig annehmen, daß es sich hierbei sowohl um eine Filtration, eine Osmose (Diffusion), wie auch um eine Sekretion handelt.

Die Gewebsflüssigkeit als solche besitzt an verschiedenen Stellen des Organismus eine verschiedene Zusammensetzung, und diese ihre Zusammensetzung unterliegt überall stetigen Änderungen. Die Lebensprozesse des Gewebes führen zu einem stetigen Austausch zwischen den geformten Gewebsbestandteilen und der sie umgebenden Gewebsflüssigkeit, deren Zusammensetzung hierdurch immerwahrend beeinflußt wird. Eine „Gewebsatmung" geht überall vor sich.

Von einer rein theoretischen Erwagung ausgehend, hat R. HEIDENHAIN die aus der „Quellungsflussigkeit der Zellen und Fasern" der Gewebe stammende Flussigkeit als Gewebslymphe von der aus dem Blute der Blutcapillaren stammenden Flussigkeit, der Blutlymphe, unterschieden. Fur letztere Flussigkeit sind, soweit damit ihre Abstammung aus dem Blute bezeichnet werden soll, auch noch die Benennungen: Ernahrungsflussigkeit, Ernahrungsplasma und Ernahrungstranssudat angewendet worden [KLEMENSIEWICZ (1912)]. OEHME (1928) unterscheidet Capillartranssudate, Gewebsflussigkeit und in dem Lymphgefäßsystem fließende Lymphe im engeren Sinne. Die drei Flussigkeiten entstehen der Reihe nach auseinander.

Aus dieser Gewebsflüssigkeit bildet sich die Lymphe. Die Lymphcapillaren sind ebenso wie die Blutcapillaren von der Gewebsflüssigkeit völlig abgetrennt. Dies ist wenigstens die heute allgemein angenommene Auffassung. Die Lymphe hat auch eine andere Zusammensetzung als die Gewebsflüssigkeit. Wir dürfen annehmen, daß bei der Bildung der Lymphe aus der Gewebsflüssigkeit ähnliche Prozesse vor sich gehen wie bei der Ausbildung der Gewebsflüssigkeit aus dem Blute. Auch hier muß man annehmen, daß es sich sowohl um eine **Filtration**, eine **Osmose (Diffusion)** und um eine **Sekretion** handelt [siehe Notkin (1925)].

Die **Filtrationstheorie** wurde von Ludwig (1861, 1863), die **Diffusionstheorie** von Cohnstein (1894) und die **Sekretionstheorie** von Heidenhain (1888, 1891, 1894) aufgestellt [vgl. die Zusammenstellung von Herz (1899)]. Nach dieser letzteren Theorie genügen die physikalischen Krafte nicht zur Erklarung der Lymphbildung, sondern die Zellen der Capillarwand sollen auch durch ihre Lebenstatigkeit aktiv bei der Bildung der Lymphe beteiligt sein.

Nach Starling (1926) spielt jedoch die **Filtration** bei dem Durchdringen einer Endothelwand eine nicht unwesentliche Rolle. Die Menge der aus dem Blute ausfließenden Gewebsflussigkeit in einem gewissen Gebiet ist namlich in hohem Grad von der Differenz zwischen dem Drucke in den Blutcapillaren und dem Drucke in dem extravascularen Gewebe abhangig. Hierbei hat aber die Permeabilitat der Endothelwand eine große Bedeutung und diese ist in verschiedenen Gebieten sehr verschieden. Die größte Permeabilitat zeigt das Endothel der Lebercapillaren. Bei einem nur wenig erhöhten Druck in diesen Capillaren kommt es zu einer bedeutenden Transsudation, und dieses Transsudat stimmt in seiner Zusammensetzung mit der Zusammensetzung des Blutplasmas sehr nahe uberein. In den Extremitaten dagegen ist die Permeabilität der Capillarwande bedeutend geringer. Die Durchlassigkeit der Capillarwande kann jedoch durch Einfuhrung von gewissen chemischen Substanzen (**Lymphagoga**) bedeutend erhöht werden. Solche Lymphagoga beeinflussen nach Heidenhain (1891) den Blutdruck nicht.

Asher und seine Mitarbeiter (1898—1900, 1905) sehen in der Lymphe ein Produkt der Gewebetatigkeit, der Arbeit der Gewebe und Organe, die „**cellularphysiologische**" Theorie; die Änderung im Stoffwechsel, welche durch diese Arbeit bedingt ist, übt einen Einfluß auf die Lymphbildung aus. Blutdrucksteigerung allein hat keinen Einfluß auf dieselbe. „In diesem Sinne erscheint die Ansicht gerechtfertigt, daß die Lymphe, als ein Produkt des Stoffwechsels, ähnlichen Vorgängen ihre eigenartige stoffliche Zusammensetzung verdankt wie die Sekrete beim Sekretionsvorgange" [Klemensiewicz (1912)].

Oehme (1928) gibt eine kritische Übersicht aller dieser Theorien und betont am Ende seiner Darstellung, „daß es sich heute nicht mehr darum handeln kann, der einen oder anderen Lymphbildungstheorie die größere Wahrscheinlichkeit zuzusprechen. Nicht mit dem logisch-alternativen aut--aut, sondern mit dem koordinativen et--et ist auch begrifflich das Lebendige anscheinend besser zu erfassen". Man muß also nach ihm sowohl hämodynamische, physikalisch-chemische und cellularphysiologische Faktoren zu Hilfe nehmen, wenn man die Bildung der Lymphe erklären will [vgl. auch Marchand (1924)].

Die Lymphe nimmt einen großen Teil der **Abbauprodukte**, **Abfallsstoffe** und teilweise auch **Sekrete** des Organismus, sowie daneben auch **Fremdkörperchen** und dergleichen auf, die durch die die Haut und die Schleimhaute bekleidenden Epithelien eindringen, um dies alles zentralwärts zu führen. Besonders die körperlichen Substanzen können jedoch nicht ohne weiteres in das Venensystem gelangen. In den Verlauf der Lymphgefäße ist nämlich hier und da lymphatisches Gewebe eingeschaltet, und in diesem werden diese Bestandteile der Lymphe „abfiltriert". Schon hierdurch wird die Zusammensetzung der Lymphe während ihres Verlaufes gegen das Zentrum geändert; die Lymphe wird „gereinigt". Andererseits werden besonders von seiten des lymphatischen Gewebes **geformte Elemente** an die Lymphe abgegeben. Die Zusammensetzung der Lymphe ändert sich also während ihres Verlaufes von der Peripherie bis zu ihrer Einmündung in das Venensystem stark. Naheres s. die Physiologie der Lymphknoten S. 370—381.

Die Bedeutung dieser Transporte von Fremdkörpern tritt besonders bei pathologischen Zuständen deutlich hervor. „Die topographische Anordnung der Lymphbahnen", schreibt Winkler (1924), „wie ihre weitgehende Verbreitung in den verschiedensten Geweben ermöglichen, daß alle die Oberfläche des Körpers oder seine Eingeweide ergreifenden Schädlichkeiten zu jeder Phase ihrer Entwicklung und weiteren Ausbildung jene gleichfalls befallen. Diese Gefahr wird durch deren Tätigkeit noch erheblich gesteigert, nämlich ihre physiologische Bestimmung, die mannigfachsten, dem eigenen Körper oder der Außenwelt entstammenden Gebilde — organischer wie anorganischer Natur — aufzunehmen und innerhalb des vielverzweigten Gefäßnetzes weiter zu befördern, wie der alte Name „Saugadersystem" treffend zum Ausdruck bringt. Diese Aufgabe hat zur Folge, daß kaum irgendwelche pathologische Veränderung — mag es sich um jugendliche oder altere, akute, chronische, in Heilung begriffene oder bereits abgelaufene Vorgänge handeln — das Lymphgefäßsystem unbehelligt läßt."

Die Vorwärtsbewegung der Lymphe geschieht unter geringem Druck, nach Weiss [zit. nach Vialleton (1903)] bei einem Drucke von 1,0—1,05 mm Hg, ist also langsam. In physiologischen Lehrbüchern wird im allgemeinen nur angegeben, daß die Stromgeschwindigkeit der Lymphe bedeutend kleiner ist als in Venen entsprechender Größe (die Geschwindigkeit des Blutstromes in kleineren Venen und Blutcapillaren wird etwa auf 4—5 cm in der Minute geschätzt). „Sowohl beim Tier als auch beim Menschen", sagt Most (1917), „ergießt sich der Lymphstrom aus dem verletzten Ductus thoracicus am Halse oft rhythmisch mit der Atmung, während man weder am Tiere noch bei den Operationen am Menschen die Lymphe aus anderen durchtrennten Lymphstämmen spontan austreten sieht."

Es ist gewiß schwierig, die Stromgeschwindigkeit der Lymphe näher anzugeben, denn diese zeigt gewiß große Schwankungen sowohl mit der Größe der Gefäße, wie auch mit anderen Verhältnissen, z. B. mit der Lage der Extremitäten, mit der Ruhe oder Bewegung usw. Sicher ist auch, daß die Stromgeschwindigkeit in den Lymphknoten, in welchen die Strombahn sich bedeutend erweitert, sehr vermindert wird, wohl beinahe in Stillstand übergeht. Die Lymphsinus der Lymphknoten sind am nächsten als kleine Seen zu betrachten, welche die Lymphe zu passieren hat. Es ist offenbar, daß dies für die Reinigung der Lymphe von großer Bedeutung ist (s. S. 373).

Es kann jedoch von Interesse sein, einige Angaben über die Stromgeschwindigkeit der Lymphe in der Literatur zu referieren. So sagt Oehme (1928): „Einen Anhalt für die Schnelligkeit der Fortbewegung gewinnt man daraus, daß indigschwefelsaures Natron in ein Lymphgefaß des Fußes injiziert, in 10 Minuten im Ductus thoracicus auftreten kann. Pepton hat man in 20 Minuten diesen Weg zurücklegen sehen. Die sehr viel kürzere Zeit, 1 Minute, 20 Sekunden, bis 3 Minuten, 20 Sekunden, in der nach Tschirwinsky salicylsaures Natron dieselbe Strecke durcheilt, halten erfahrene Forscher für eine auf Irrtum beruhende Angabe. Cohnstein beobachtete, daß in die Gewebe des Unterschenkels injiziertes Ferrocyannatrium in 75—100 Minuten erst bis zur Nierenhöhe vorgedrungen war." Höber (1928) gibt an, daß Weiss am Hauptlymphstamm vom Hals des *Pferdes* eine Geschwindigkeit von 240—300 mm pro Minute feststellte, „also eine etwa 60mal geringere Geschwindigkeit als in einem größeren Blutgefaß. In den kleinen Lymphgefäßen ist die Geschwindigkeit also entsprechend noch viel kleiner".

Die Gesamtmenge der Lymphe, welche beim Menschen pro Tag in das Blut abfließt, wird nach Braus (1924) auf 1—2 Liter geschätzt. Nach Most (1917) dagegen muß man diese Menge bei normalen Menschen auf 6 Liter und mehr pro 100 kg Körpergewicht berechnen.

Diese letztere Angabe nahert sich mehr den Verhaltnissen bei den Tieren. Nach Overton (1907) darf man namlich annehmen, daß die Lymphmenge, die taglich bei Tieren in das Venensystem zuruckkehrt, etwa $^1/_5$—$^1/_4$ des Gesamtgewichtes des Tieres betragt.

Die Kräfte, welche die Lymphe vorwärts treiben, sind verschiedener Art. Tendeloo (1925) faßt seine Auffassung hierüber in folgender Weise zusammen: Es machen sich geltend:

1. die Herzwirkung, die das Blut auch aus den großen Venen und damit auch die sich damit mischende Lymphe ansaugt;

2. die inspiratorische Saugkraft des Brustkastens;

3. die Schwerkraft (lymphostatischer Druck), für die über den Venae subclaviae befindliche Lymphe;

4. Muskelwirkung (Bedeutung der Klappen in den Lymphgefäßen; ob auch Lymphgefäßmuskeln mitwirken, ist unbekannt;

5. die Atembewegungen für die Lymphe in den Lungen;

6. Lymphherzen bei *Amphibien, Reptilien, Fischen* und *Vögeln,* und schließlich

7. die Vis a tergo; der Druck der neugebildeten und nachrückenden Gewebsflüssigkeit.

Tendeloo (1925) schreibt der Herztatigkeit die größte Bedeutung zu. Diese scheint auch an sich genugend zu sein, um den Lymphstrom in Bewegung zu halten. Er weist in diesem Zusammenhange darauf hin, daß bei Herzschwache Stauungsödem entsteht, ferner auch darauf, daß Cohnheim auf einem curarisierten, kunstlich atmenden *Hund* „verstärktes Einfließen der Lymphe in die Vena subclavia bei jeder Herzdiastole" beobachtet hat.

Nach Most (1917) wird der Strom der Lymphe durch die Druckschwankungen im Thorax kraftig unterstützt. Gerade die saugende Kraft führt bei der Einatmung die Lymphe dem Ductus thoracicus zu und bei der Ausatmung werden die intrathorakalen Lymphstamme ins Venensystem ausgepreßt. Nach Jossifow (1904) spielt der direkte Druck des Zwerchfells auf die Cisterna chyli in beiden Phasen der Respiration eine Rolle fur die Lymphbewegung. Der thorakale Teil der Cisterna chyli wird vor allem wahrend der Inspiration erweitert bei gleichseitiger Kompression des abdominalen Abschnittes durch die Zwerchfellschenkel.

Stahrling (1926) gibt an, daß die Muskelwirkung (Skeletmuskeln) für die Lymphströmung in den Extremitäten von größter Bedeutung ist. In einer ruhenden Extremitat ist die Strömung aufgehoben, durch aktive und passive Bewegungen kommt sie wieder in Gang.

Heller (1869, 1911) und Lieben (1910) haben angegeben, daß die Lymphe auch durch aktive Kontraktionen der Muskulatur in der Gefäßwand vorwarts getrieben wird. Diese Kontraktibilität der Lymphgefaße wurde von Stricker (1865) entdeckt, und spater wieder von ihm selbst (1878) und von Mayer (1885) konstatiert. Florey (1927) und Carleton und Florey (1927) haben bei *Ratte* und *Meerschweinchen* rhythmische, sich über das Lymphgefäß fortbewegende Kontraktionen an größeren Lymphgefäßen gesehen, die unter der Kontrolle der Nerven standen. Ihre Anzahl war gewöhnlich 8—10 in der Minute, konnte bis 22 steigen oder bis 2 sinken. Bei vielen anderen untersuchten Tieren waren sie nicht vorhanden. Beim *Eichhörnchen* aber kontrahierten sich die kleineren, nicht mit Muskulatur ausgerüsteten Lymphgefäße auf elektrische und mechanische Reize, ein Vorgang, welcher für die Kontraktilität der Endothelien spricht.

Nach His soll auch die Anordnung der elastischen Fasern in der Gefäßwand fur die Lymphbewegung förderlich sein. Die Gegenwart von Bindegewebe, elastischem Gewebe und Muskelgewebe in den Wanden der Lymphgefaße verleiht diesen ihre Resistenz und die Fähigkeit der Erweiterung und Zusammenziehung. Die Wande können nach Sappey (1888) einem Druck von 30—40, bisweilen selbst von 60—80 cm Quecksilber widerstehen. Sie sind stärker als die Arterien, aber weniger als die Venen dilatierbar.

Die Bedeutung der Schwerkraft merkt man bei Stauungsödem bei geschwächter Herztätigkeit; dasselbe verschwindet bei Höhenlage [Tendeloo (1925)].

Die Bedeutung der Klappen für die Lymphbewegung wird im allgemeinen gleichgestellt mit der Bedeutung der Venenklappen für die Blutbewegung. Gegen eine solche Auffassung wendet sich Vialleton (1902, 1903). Er will die Ausbildung der Klappen als eine Folge der Lymphknoteneinlagerungen in das Lymphgefäßsystem ansehen. Die Klappen kommen zur Entwicklung, um das Hindernis für den Lymphstrom, das diese Lymphknoten mit ihrem komplizierten Baue verursacht, zu überwinden. Der Lymphstrom würde ins Stocken geraten, wenn nicht durch die Klappen die Wirkung dieser Rückstauung aufgehoben würde. Die Klappen sind auch nur bei solchen Tieren ausgebildet, bei welchen Lymphknoten sich vorfinden. Sie fehlen also bei *Fischen, Amphibien* und *Reptilien,* die keine Lymphknoten haben. Daß Klappen auch bei den *Vögeln* fast vollständig fehlen, hat seinen Grund teils darin, daß hier Lymphknoten nur selten vorkommen, teils aber in dem Bau dieser Lymphknoten, der dem

Lymphstrom den Durchtritt gestattet, ohne ein Hindernis für denselben zu bilden. An den Lymphgefäßen der Extremitäten ist nach VIALLETON jedoch die Funktion der Klappen als Hilfseinrichtungen gegen die Schwere nicht ganz auszuschließen, aber es handelt sich da vielleicht um die Anpassung an eine neue Funktion. Die Spärlichkeit der Klappen im Ductus thoracicus läßt sich teils durch die Abwesenheit von Lymphknoten, teils durch die aspiratorische Wirkung des Thorax erklären (vgl. S. 237).

Das Venensystem kann nach allem zu urteilen bisweilen vikariierend für die Lymphgefäße eintreten. Wenn z. B. bei einer Operation der Abfluß der Lymphgefäße einer Extremität scheinbar verschlossen wird, braucht deswegen keine definitive Lymphstauung zu entstehen [TENDELOO (1925)]. COHNHEIM (1882) will auch experimentell nachgewiesen haben, daß eine solche Absperrung der Lymphbahnen einer Extremität keine Lymphstauung, wenigstens kein Ödem hervorzurufen vermag, solange nur der Blutabfluß ungehindert vor sich geht. Die Gewebsflüssigkeit wird unter diesen Verhältnissen durch einen „Rücktritt" [TENDELOO (1925)], eine „Rücktransudation" [KLEMENSIEWICZ (1912)] in die Blutbahnen hineingeleitet. Nach TENDELOO (1925) entsteht Ödem nur dann, wenn die Transsudation der Blutbahnen vermehrt ist und der Abfluß durch die Lymphe resp. der „Rücktritt" in das Blut unbedingt verhältnismäßig ungenügend ist.

Nach MOST (1917) kann man bisweilen, auch wenn ausgedehnte Lymphgebiete oder die Hauptstamme verlegt sind, nennenswerte und erhebliche Störungen vermissen. Dank der mannigfachen Kommunikationen und Kollateralen, die das Lymphgefäßsystem überall aufweist oder dank der sich allmählich neubildenden kollateralen Lymphwege werden solche Störungen oft genug ausgeglichen. Auch die Rücktranssudation der ödematösen Gewebsflüssigkeit in die Blutbahnen tritt vikariierend ein. In vielen Fällen von Lymphstauung wird man daher auch nach anderen Ursachen, vor allem nach Störungen des Blutumlaufes, nach entzundlichen und infektiösen Momenten oder vasomotorischen Einflüssen suchen müssen.

Die Absperrung des Ductus thoracicus kann dagegen zu erheblichen Zirkulationsstörungen, besonders im Chylusgebiete, führen. Hier können sich Lymphe und Chylus bis in die feineren Capillargebiete zurückstauen und diese erweitern. Auch kann es zu Extravasaten und chylösen Ergüssen (Chylothorax, Chylascites) kommen. Aber auch eine Unterbrechung des Ductus thoracicus braucht solche Störungen keineswegs regelmäßig hervorzurufen. Kollateralen können auch hier vorhanden sein und neue kollaterale Wege können sich vielleicht auch hier ausbilden.

Auch OPIE (1913) gibt an, daß ein Verschluß des Ductus thoracicus nur ein vorübergehendes Odem zur Folge hat, welches — wenigstens zum Teil — durch die Etablierung einer kollateralen Lymphzirkulation abgefuhrt wird. Im Laufe von 2—4 Tagen kann auch ein neuer Kanal, der in den proximalen Teil des unterbundenen Duktus einmündet, ausgebildet werden (vgl. auch S. 263).

Literatur.

Aagaard, O. C.: (a) Über die Lymphgefaße der Zunge, des quergestreiften Muskelgewebes und der Speicheldrüsen des *Menschen.* Anat. H. **47**, 493—648 (1913). (b) Om Lymfekarrene i tyndtarmens vaeg. Festskrift till Th. Rovsing. Kobenhavn 1922. (c) Zur Anatomie der Lymphgefaße des Dunndarms. Z. Anat. **65**, 301—327 (1922). (d) Les vaisseaux lymphatiques du coeur chez *l'homme* et chez quelques *mammifères.* Copenhague et Paris 1924. — **Abderhalden, E.:** Lehrbuch der Physiologie. Bd. 2, S. 347—361. 1925. — **Allen, W. F.:** (a) Distribution of the lymphatics in the tail-region of *Scorpaenichthys marmoratus.* Amer. J. Anat. **11**, 1—53 (1910). (b) Studies on the developement of the venolymphatics in the tail-region of *Polistotrema (Bdellostoma) stouti.* First communication: Formation of the caudal hearts. Quart. J. microsc. Sci. **234**, 309—360 (1913). — **Arnold, J.:** Über die Beziehungen der Blut- und Lymphgefaße zu den Saftkanalen. Virchows Arch. **62**, 157—194 (1875). — **Asellius, G.:** De lactibus sive lacteis venis quarto vasorum meseraicorum genere novo invento Gasp. Aselli Cremonensis anatomici Ticinensis. Dissertatio qua sententiae anatomicae multae, vel perperam receptae conuelluntur, vel parum perceptae illustrantur. Mediolani 1627. — **Asher:** (a) Untersuchungen über die Eigenschaften und die Entstehung der Lymphe. 2. Mitt. Z. Biol. **37**, 261 (1899). (b) Die Bildung der Lymphe. Biochem. Zbl. **4** (1905). — **Asher u. Barbera:** Untersuchungen über die Eigenschaften und die Entstehung der Lymphe. 1. Mitt. Z. Biol. **36**, 154 (1898). — **Asher u. Busch:** Untersuchungen über die Eigenschaften und die Entstehung der Lymphe. 4. Mitt. Z. Biol. **40**, 333 (1900). — **Asher u. Gies:** Untersuchungen über die Eigenschaften und die Entstehung der Lymphe. 3. Mitt. Z. Biol. **40**, 180 (1900).

Backman, G.: Über gewisse Unregelmäßigkeiten in dem Bau der normalen Venenwand beim *Menschen*. Arch. f. Anat. **1900**, 311. — **Baetjer, W. A.:** The origin of the mesenteric lymph sac in the pig. Anat. Rec. **2**, 55—57 (1908). — **Baranski, J.:** Die Entwicklung der hinteren Lymphherzen bei der *Unke* (*Bombinator*). Bull. Acad. Sci. Cracovie, Ser. B, **1911**, 170—178. — **Bartels, P.:** (a) Über den Verlauf der Lymphgefäße der Schilddrüse bei *Säugetieren* und beim *Menschen*. Anat. H. **16**, 333—379 (1901). (b) Das Lymphgefäßsystem in Bardelebens: Handbuch der Anatomie des Menschen Bd. 3, S. 1—280. Jena 1909. — **Bartholinus, Th.:** (a) De lacteis thoracis in homine brutisque, nuperrime observatis. Historia anatomica. Hafniae 1652. (b) Vasa lymphatica nuper Hafniae in animantibus inventa et hepatis exsequiae. Hafniae 1653. — **Baum, H.:** (a) Übertreten von Lymphgefäßen uber die Medianebene nach der anderen Seite. Dtsch. tierärztl. Wschr. **1911**. (b) Der Zirkulationsapparat. Ellenbergers Handbuch der vergleich. mikroskopisch. Anatomie der Haustiere. Bd. 2, S. 1—147. 1911. (c) Können Lymphgefäße, ohne einen Lymphknoten passiert zu haben, in den Ductus thoracicus einmünden? Z. Inf.krkh. Haustiere **9**, 303—306 (1911). (d) Können Lymphgefäße direkt in Venen einmünden? Anat. Anz. **39**, 593—602 (1911). (e) Das Lymphgefäßsystem des *Rindes*. Berlin 1912. (f) Die Lymphgefäße des Nervensystems des *Rindes*. Z. Inf.krkh. Haustiere **12**, 387 — 396 (1912). (g) Können Lymphgefäße direkt in das Venensystem einmünden. Anat. Anz. **49**, 407 — 414 (1916). (h) Das Lymphgefäßsystem des *Hundes*. Berlin 1918. (i) Über die Einmündung von Lymphgefäßen in der Leber in das Pfortadersystem. Anat. Anz. **56**, 97—103 (1922). (k) Die Lymphgefäße der Leber des *Pferdes*. Z. Anat. **76**, 645—652 (1925). (l) Folgen der Exstirpation normaler Lymphknoten für den Lymphapparat und die Gewebe der Operationsstelle. Dtsch. Z. Chir. **195**, 241—266 (1926). (m) Das Lymphgefäßsystem des *Pferdes*. Berlin 1928. (n) Zur Technik der Injektion der Lymphgefäße in Abderhalden: Handbuch d. biol. Arbeitsmethoden Bd. 7, S. 849—866. 1928. — **Baum, H. u. Kihara:** Untersuchungen über den Bau der Lymphgefäße und den Einfluß des Lebensalters auf diese. Z. mikrosk.-anat. Forschg **18**, 159—198 (1929). — **Baum, H. u. A. Trautmann:** Die Lymphgefäße in der Nasenschleimhaut des *Pferdes, Rindes, Schweines* und *Hundes* und ihre Kommunikation mit der Nasenhöhle. Anat. Anz. **60**, 161—181 (1925/1926). — **Beitzke, H.:** Über lymphogene Staubverschleppung. Virchows Arch. **254**, 625—638 (1925). — **Bichat:** Anat. gén. **2** (1818). — **Binet, L.:** Sur l'existence, chez le *chien*, de vaisseaux lymphatiques allant directement du canal thoracique à certains ganglions du médiastin. C. r. Soc. Biol. Paris **93**, 1150—1151 (1925). — **Binswanger, O. u. H. Berger:** Beitrage zur Kenntnis der Lymphzirkulation in der Großhirnrinde. Virchows Arch. **152**, 525—544 (1898). — **Bourguet, J.:** Recherches sur le canal thoracique. Bibliogr. anat. **23**, 66—81 (1923). — **Braus, H.:** Anatomie des Menschen. Bd. 2. Berlin 1924. — **Budge, A.:** (a) Über Lymphherzen bei *Hühner*embryonen. Arch. f. Anat. **1882**, 350—358. (b) Untersuchungen über die Entwicklung des Lymphsystems beim *Hühner*embryo. Arch. f. Anat. **1887**, 59—88. — **Burne, R. H.:** A contribution to the anatomy of the ductless glands and lymphatic system of the angler fish (*Lophius piscatorius*). Philos. Trans. roy. Soc. Lond. **215**, 1—56 (1927). — **Buy, G. et R. Argaud:** (a) Sur quelques particularités du mode de terminaison du canal thoracique. Bibliogr. Anat. **15**, 312—315 (1906). (b) Un cas de canal thoracique forcé. Bibliogr. Anat. **16**, 126—127 (1907).

Carleton, H. M. and H. Florey: The mammalian lacteal: its histological structure in relation to its physiological properties. Proc. roy. Soc. Lond. **102**, 110—118 (1927). — **Casparis, H. R.:** Lymphatics of the omentum. Anat. Rec. **15**, 93—99 (1918/1919). — **Caylor, H. D., Schlotthauer, C. F. u. J. de Pemberton:** Observations on the lymphatic connections of the thyroid gland. Anat. Rec. **36**, 325—333 (1927). — **Chrzonszczewsky-Trzaska, N. A.:** Über meine Methode der physiologischen Injektion der Blut- und Lymphgefäße. Virchows Arch. **153**, 110 — 129 (1898). — **Clark, A. H.:** On the fate of the jugular lymphsacs and the development of the lymph channels in the neck of the *Pig*. Amer. J. Anat. **14**, 47—62 (1912/1913). — **Clark, E. L.:** (a) Injection and reconstruction of the jugular lymph „sac" in the *Chick*. Anat. Rec. **6**, 260—264 (1912). (b) General observations on early superficial lymphatics in living *Chick* embryos. Anat. Rec. **6**, 247—251 (1912). (c) Observations of the lymphflow and the associates morphological changes in the early superficial lymphatics of *Chick* embryos. Amer. J. of Anat. **18**, 399—440 (1915). **Clark, E. L. and E. R. Clark:** On the early contractions of the posterior lymph hearts in *Chick* embryos, their relation to the body movement. Anat. Rec. **8**, 80—81 (1914). — **Clark, E. R.:** (a) Observations on living growing lymphatics in the tail of the *Frog* larvae.

Anat. Rec. 3, 183—198 (1909). (b) An examination of the methods used in the study of the development of the lymphatic system. Anat. Rec. 5, 395—414 (1911). (c) Further observations on living growing lymphatics: their relation to the mesenchyme cells. Amer. J. Anat. 13, 350—379 (1912). (d) Reactions of experimentally isolated lymphatic capillaries in the tails of *Amphibian* larvae. Anat. Rec. 24, 181—191 (1922). — **Clark, E. R.** and **E. L. Clark:** (a) Observations on the development of the earliest lymphatics in the region of the posterior lymph heart in living *Chick* embryo. Anat. Rec. 6, 253—259 (1912). (b) A study of the reaction of lymphatic endothelium and of leucocytes in the tadpole's tail, towards injected fat. Amer. J. Anat. 21, 421—448 (1917). (c) Reactions of cells in the tail of *Amphibian* larvae to injected croton oil (aseptic inflammation). Amer. J. Anat. 27, 221—254 (1920). (d) The fate of extruded erythrocytes: their removal by lymphatic capillaries and tissue phagocytes, as seen in living *Amphibian* larvae. Amer. J. Anat. 38, 41—70 (1926). — **Clattenburg, H. A.:** The thoracic duct of the adult *Guinea-pig*. Anat. Rec. 12, 113—138 (1917). — **Coffin, H.:** On the growth of lymphatics in granulation tissue. Bull. Hopkins Hosp. **1906**, 277—278. — **Cohnheim:** Vorlesungen über Pathologie. Berlin 1882. — **Cohnstein, W.:** Zur Lehre von der Transsudation. Virchows Arch. 135, 514—536 (1894). — **Cornet:** Die Skrophulose. Wien 1912. — **Correia, M.:** Le canal thoracique chez *l'homme*. Fol. anat. Univ. Conimbr. 1, 1—20 (1926). — **Cruikshank, W.:** The anatomy of the absorbing vessels of the *human* body. London 1786. — **Cuénot, L.:** Etudes sur le sang et les glandes lymphatiques dans la série animale. Partie 1: *Vertébrés*. Arch. Zool. expér. 7, 1—89. Paris 1889.

Davis, H. K.: A statistical study of the thoracic duct in *Man*. Amer. J. Anat. 17 (1915). — **Delamare, G.:** Les lymphatiques. Anatomie Générale. Traité d'Anatomie humaine von Poirier et Charpy. Tome 2: 4. Paris 1909. — **Dziurzynski, A.:** Untersuchungen über die Regeneration der Blut- und Lymphgefaße im Schwanze von *Froschlarven*. Bull. l'Acad. Sci. Cracovie **1911**.

Ebner, V. v.: Gefäßsystem. Köllikers Handbuch der Gewebelehre des Menschen. Leipzig 1902.

Favaro, G.: (a) Ricerche intorno alla morfologia ed allo sviluppo dei vasi, seni e cuori caudali nei *Ciclostomi* e nei *Pesci*. Atti Ist. Veneto Sci. 65, 1—279 (1905/1906). (b) Über den Ursprung des Lymphgefaßsystems. Anat. Anz. 33, 75—77 (1908). — **Fedorowicz, S.:** (a) Untersuchungen über die Entwicklung der Lymphgefaße bei *Anurenlarven*. Bull. internat. Acad. Sci. Cracovie **1913**, 290—297. (b) Embouchure des coeurs lymphatiques dans les veines des *amphibies*. Bull. internat. Acad. Sci. Cracovie **1920**, 56—61. — **Flaskamp:** Neue Wege der Lymphgefäßdarstellung. Mschr. Geburtsh. 76, 353—355 (1927). — **Flemming, W.:** Zur Anatomie kleinerer Lymphgefäße. Arch. mikrosk. Anat. 12, 507—512 (1876). — **Florey, H.:** (a) Observations on the contractility of lacteals. Part I. J. of Physiol. 62, 267—272 (1927). (b) Observations on the contractility of lacteals. Part II. J. of Physiol. 63, 1—18 (1927). (c) Reactions of and absorbtion by lymphatics, with special reference to those of the diaphragm. Brit. J. exper. Path. 8, 479—490 (1927). — **Fohmann, V.:** (a) Mémoires sur les communications des vaisseaux lymphatiques avec les veines et sur les vaisseaux absorbants du placenta et du cordon ombilical. Liège 1832. (b) Mémoire sur les vaisseaux lymphatiques de la peau, des membranes muqueuses, sereuses, du tissu nerveux et musculaire. Liège 1833. — **Frey, H.:** Über die Lymphbahnen der Peyerschen Drüsen. Z. Zool. 13, 28—85 (1863). — **Fülleborn, Fr.:** Beiträge zur Entwicklung der Allantois der *Vögel*. Diss. Berlin 1895.

Gegenbauer, C.: Vergleichende Anatomie der *Wirbeltiere* mit Berücksichtigung der Wirbellosen. Bd. 2. Leipzig 1901. — **Gerota, D.:** (a) Über Lymphscheiden des AUERBACHschen Plexus myentéricus der Darmwand. Sitzgsber. preuß. Akad. Wiss., Physik.-math. Kl. 2, 887—888 (1896). (b) Zur Technik der Lymphgefäßinjektion. Eine neue Injektionsmasse der Lymphgefaße. Polychrome Injektion. Anat. Anz. 12, 216—224 (1896). (c) Sur la gaine du plexus myentéricus de l'intestin. Verh. anat. Ges. 1897, 117—118. — **Goldfinger, G.:** Über die Entwicklung der Lymphsacke in den hinteren Extremitäten des *Frosches*. Bull. internat. Acad. Sci. Cracovie **1907**, 259—277. — **Grodziński, Z.:** (a) Zur Entwicklung des Ductus thoracicus bei *Schweine*embryonen. Bull. internat. Acad. Sci. Cracovie **1922**, 183—184. (b) Über das Lymphgefaßsystem des jungen und erwachsenen *Amblystoma mexicanum* (Cope). Bull. internat. Acad. Sci. Cracovie **1926**, 955—978. — **Gulland, G. L.:** The development of lymphatic glands. J. Path. a. Bacter. 2 (1894). — **Guyot, G.:** Über das Verhalten der Lymphgefaße der Pleura bei proliferierender Pleuritis. Beitr. path. Anat. 38, 207—220 (1905).

Hart, C.: Über das Vorkommen und die Bedeutung des retrograden Lymphtransportes im Bereich des Angulus venosus sinister. Münch. med. Wschr. **1908**, 1577—1578. — **Hashiba, G. K.:** The lymphatic system of the *Guinea-pig*. Anat. Rec. 12, 331—356 (1917). — **Hasse, C.:** Fragen und Probleme auf dem Gebiete der Anatomie und Physiologie der Lymphwege. Arch. f. Anat. **1909**, 327—330. — **Heidenhain, R.:** (a) Beitrage zur Histologie und Physiologie der Dunndarmschleimhaut. Pflügers Arch. 43 (1888). (b) Versuche und Fragen zur Lehre von der Lymphbildung. Pflügers Arch. 49, 209 (1891). (c) Neue Versuche über die Aufsaugung im Dünndarm. Pflügers Arch. **56**, 579 (1894). — **Heller, A.:** (a) Über selbständige rhythmische Kontraktionen der Lymphgefäße bei den *Säugetieren*. Zbl. med. Wiss. **1869**, 545. (b) Über die Fortbewegung der Lymphe in den Lymphgefäßen. Zbl. Physiol. **25**, 375 (1911). — **Hertwig, O.:** Lehrbuch der Entwicklungsgeschichte des *Menschen* und der *Wirbeltiere*. Jena 1893. — **Herz, N.:** Kritische Beiträge zur Lehre von der Lymphbewegung. Diss. Heidelberg 1899. — **Heuer, G. J.:** The development of the lymphatics in the small intestine of the *Pig*. Anat. Rec. **2**, 57—58 (1908). — **Higgins, G. M.:** The jugular lymph sac in the albino *Mouse*. Amer. J. Anat. **37**, 95—125 (1926). — **His, W.:** (a) Über das Epithel der Lymphgefäßwurzeln und über die von Recklinghausenschen Saftkanälchen. Z. Zool. **13**, 455—473 (1863). (b) Über ein perivasculares Kanalsystem in den nervösen Zentralorganen und über dessen Beziehungen zum Lymphsystem. Z. Zool. **15**, 127—142 (1865). — **Höber, R.:** Lehrbuch der Physiologie des Menschen. Berlin 1928. — **Holmgren, E.:** Lärobok i histologi. Stockholm 1920. — **Hoyer, H.:** (a) Über die Lymphherzen der *Frösche*. Bull. internat. Acad. Sci. Cracovie **1904**, 228—237. (b) Über das Lymphgefäßsystem der *Frosch*larven. Anat. Anz. (Verh. anat. Ges. Genf. **1905**), **27**, 50—62 (1905). (c) Untersuchungen über das Lymphgefäßsystem der *Frosch*larven. Bull. internat. Acad. Sci. Cracovie **1905**, 417—430. (d) Untersuchungen über das Lymphgefäßsystem der *Frosch*larven. Bull. internat. Acad. Sci. Cracovie **1908**. (e) Zur Entwicklung der Lymphgefäße bei *Wirbeltieren*. Verh. 8. internat. zool. Kongr. Graz **1910**, 485—489. Jena 1912. (f) On the lymphatic vessels of *Scyllium canicula*. Anat. Rec. **40**, 143—145 (1928). — **Hoyer, H.** u. **W. Michalsky:** Das Lymphgefäßsystem bei *Forellen*embryonen *(Salmo fario L.)*. Bull. internat. Acad. Sci. Cracovie. **1915**, 212—216. — **Hoyer, H.** u. **S. Udziela:** Untersuchungen über das Lymphgefäßsystem von *Salamander*larven. Gegenbauers Jb. **44**, 535—557 (1912). — **Huber, Fr.:** Der Ductus thoracicus von *Pferd, Rind, Hund* und *Schwein*. Diss. Leipzig 1909. — **Huntington, G. S.:** (a) The genetic interpretation of the development of the lymphatic system in the *Cat*. Anat. Rec. **2**, 19—45 (1908). (b) The phylogenetic relations of the lymphatic and blood vascular systems in *vertebrates*. Anat. Rec. **4**, 1—14 (1910). (c) The genetic principles of the development of the systemic lymphatic vessels in the *mammalian* embryo. Anat. Rec. **4**, 399—424 (1910). (d) Über die Histogenese des lymphatischen Systems beim *Säuger*embryo. Anat. Anz. (Verh. anat. Ges. Brüssel) **37**, 76—94 (1910). (e) Diskussion zu dem Vortrag Silvesters. Ver. anat. Ges. Brüssel. Anat. Anz. **37**, 113 (1910). (f) The development of the lymphatic system in the *Reptiles*. Anat. Rec. **5**, 261—276 (1911). (g) The anatomy and development of the lymphatic vessels in the domestic *Cat*. Mem. Wistar. Inst. Anat. a. Biol. Vol. 1. Philadelphia 1911. (h) Die Entwicklung des lymphatischen Systems der *Vertebraten* vom Standpunkte der Phylogenese des Gefäßsystems. Anat. Anz. **39**, 385—406 (1911). (i) The genetic relations of lymphatic and haemal vascular channels in the embryos of *Amniotes*. Anat. Rec. **8**, 76—78 (1914). (k) The development of the *mammalian* jugular lymph sac, of the tributary primitive ulnar lymphatic and of the thoracic ducts from the view point of recent investigations of *vertebrate* lymphatic ontogeny, together with a consideration of the genetic relations of lymphatic and haemal vascular channels in the embryos of *amniotes*. Amer. J. Anat. **16**, 259—316 (1914). (l) The development of the lymphatic drainage of the anterior limb in embryos of the *Cat*. Anat. Rec. **9** (1915). — **Huntington, G. S.** and **C. Mac Clure:** (a) The development of the main lymph channels of the *Cat* in their relations to the venous system. Anat. Rec. **1**, 36—41 (1907). (b) The anatomy and development of the jugular lymphsacs in the domestic *Cat*. Anat. Rec. **2**, 1—18 (1908). (c) The anatomy and development of the jugular lymph sacs in the domestic *Cat*. Amer. Anat. J. **10**, 177—311 (1910).

Iwanow, G.: (a) Über die Abflußwege aus den submeningealen Räumen des Rückenmarks. Z. exper. Med. **58**, 1—21 (1928). (b) Über die Abflußwege aus den Subarachnoidealräumen des Gehirns und Rückenmarks und über die Methodik ihrer intravitalen Untersuchung. III. Mitt. Z. exper. Med. **64**, 356—375 (1929). — **Iwanow, G.** u. **K. Romodanowsky:** Über den anatomischen Zusammenhang der cerebralen und spinalen submeningealen Räume mit dem Lymphknotensystem. I. Mitt. Methodik und wichtigste Beobachtungen. Z. exper. Med. **58**, 596—607 (1928).

Janicki, S.: Untersuchungen über den Bau der Lymphherzen bei *Eidechsen*. Bull. internat. Acad. Sci. Cracovie **1926**, 107—114. — **Job, T. T.:** Lymphatico-venous communications in the common *Rat* and their significance. Amer. J. Anat. **24**, 467—485 (1918). — **Jossifow, G. M.:** (a) Über die Bedeutung des Cisterna chyli für die Lymphbewegung. Russk. Wratsch. **2**, 1009—1010 (1904). (b) Das Ausfließen von Lymphe in das Blut bei *Wirbeltieren*. Russk. Wratsch. **4**, 714 (1905). (c) Hat die Placenta Lymphgefäße? Arch. f. Anat. **1905**, 333—336. (d) Sur les voies principales et les organes de propulsion de la lymphe chez certains *poissons* osseux. C. r. Soc. Biol. Paris **58**, 205—207 (1905). (e) Sur les voies principales et les organes de propulsion de la lymphe chez certains *poissons*. Archives Anat. microsc. **8**, 398—423 (1906). (f) Der Anfang des Ductus thoracicus und dessen Erweiterung. Arch. f. Anat. **1906**, 68—74.

Kajava, Y.: Zur mikroskopischen Anatomie des Ductus thoracicus und der Trunci lymphatici des *Menschen*. Acta Soc. Medic. fenn. Duodecim 3, 1—24. Helsinki (1921). — **Kampmeier, O. F.:** (a) The development of the thoracic duct in the *Pig*. Amer. J. Anat. 13, 401—476 (1912). (b) The value of the injection method in the study of lymphatic development. Anat. Rec. 6, 223—232 (1912). (c) On the origin of lymphatics in *Bufo*. Amer. J. Anat. 17, 161—210 (1914/1915). (d) A summary of a monograph on the morphologie of the lymphatic system in the anuran *Amphibiae*, with especial reference to its origin and development. Anat. Rec. 16, 341—353 (1919). (e) The development of the anterior lymphatics and lymph hearts in *Anuran* embryos. Amer. J. Anat. 30, 61—132 (1922). (f) On the origin and development of the lymphatic valves. Anat. Rec. 35, 43—44 (1927). (g) The genetic history of the valves in the lymphatic system of *Man*. Amer. J. Anat. 40, 413—457 (1928). (h) Further observations on the numerical variability, position, function and fate of the valves in the *human* thoracic duct. Anat. Rec. 38, 225—231 (1928). — **Key, A. u. G. Retzius:** Studien in der Anatomie des Nervensystems und des Bindegewebes. Bd. 1, 2. Teil, S. 1—228. Stockholm 1876. — **Kistler, R. H.:** The thoracic duct in the *Rabbit*. Anat. Rec. 11, 233—250 (1917). — **Klein, E.:** Anatomy of the lymphatic system. 1. Serous membranes. London 1873. — **Klein, E. u. Burdon-Sandersson:** Zur Anatomie der serösen Häute im normalen und pathologischen Zustande. Zbl. med. Wiss. 1872, 17—22. — **Klemensiewicz, R.:** Die Pathologie der Lymphströmung. Handbuch der allgemeinen Pathologie von KREHL und MARCHAND. Bd. 2, 1. Teil. S. 341—455. Leipzig 1912. — **Kling, C.A.:** Studien über die Entwicklung der Lymphdrüsen beim *Menschen*. Arch. mikrosk. Anat. 63 (1904). — **Knower, H.:** The origin and development of the anterior lymph hearts and the subcutaneous lymph sacs in the *Frog*. Anat. Rec. 2, 59—62 (1908). — **Kolossow, A.:** Über die Struktur des Pleuroperitoneal- und Gefäßepithels (Endothels). Arch. mikrosk. Anat. 42, 318—383 (1893). — **Kopsch, Fr.:** Rauber-Kopschs Lehrbuch und Atlas der Anatomie des *Menschen*. Leipzig 1922. — **Kölliker, A.:** Histologische Studien an *Batrachier*larven. Z. Zool. 43 (1886). **Kumita:** (a) Über die Lymphgefäße der Nieren- und Nebennierenkapsel. Arch. f. Anat. 1909, 49—58. (b) Über die Lymphbahnen des Nierenparenchyms. Arch. f. Anat. 1909, 99—110. (c) Über die parenchymatösen Lymphbahnen der Nebenniere. Arch. f. Anat. 1909, 321—326. — **Küttner, H.:** Über die perforierenden Lymphgefäße des Zwerchfells. Zbl. Chir. 30, 65—67 (1903). — **Kytmanof, K. A.:** Über die Nervenendigungen in den Lymphgefäßen der *Säugetiere*. Anat. Anz. 19, 369—377 (1901).

Langer, C.: Über das Lymphgefäßsystem des *Frosches*. Abh. Akad. Wiss. Wien, Math.-naturwiss. Kl. 53, 395—422 (1866); 55, 593—636 (1868); 58, 198—210 (1868). — **Langhans, Th.:** Die Lymphgefäße der Brustdrüse und ihre Beziehungen zum Krebse. Arch. Gynäk. 8, 181—193 (1875). — **Lawrentjew, A. P.:** (a) Zur Lehre von der Innervation des Lymphsystems. I. Mitt. Über die Nerven des Ductus thoracicus beim *Hunde*. Anat. Anz. 60, 475—481 (1926). (b) Zur Lehre von der Innervation des Lymphsystems. II. Mitt. Über die Nerven der Lymphgefäße in der Bauchhöhle. Anat. Anz. 63, 268—277 (1927). — **Lewis, Fr.:** The development of the lymphatic system in *Rabbits*. Amer. J. of Anat. 5, 95—111 (1905). — **Leydig, F.:** Beitrage zur mikroskopischen Anatomie und Entwicklungsgeschichte der *Rochen* und *Haie*. Leipzig 1852. — **Lieben:** Über die Fortbewegung der Lymphe in den Lymphgefäßen. Zbl. Physiol. 24, 1164 (1910). — **Lissizyn, M.:** Ductus thoracicus. Nowy chirurgitschewsky arch. Vol. 1, p. 577—584. 1922. — **Ludwig:** Lehrbuch der Physiologie. Leipzig 1861.

Mac Callum, W. G.: (a) Die Beziehung der Lymphgefäße zum Bindegewebe. Arch. f. Anat. 1902, 273—291. (b) The relations between the lymphatics and the connective tissue. Bull. Hopkins Hosp. 14, 1—9 (1903). (c) On the relation of the lymphatics to the peritoneal cavity in the diaphragm and the mechanism of absorption of granula materials from the peritoneum. Anat. Anz. 23, 157—159 (1903). — **Mac Clure, Ch. F. W.:** (a) The development of the thoracic and right lymphatic ducts in the domestic *Cat (Felis domestica)*. Anat. Anz. 32, 533—543 (1908). (b) The extra-intimal theory and the development of the mesenteric lymphatics in the domestic *Cat (Felis domestica)*. Anat. Anz. (Verh. anat. Ges. 24. Verslg Brussel) 37, 101—110 (1910). (c) A few remarks relative to Mr. Kampmeiers paper on the value of the injection method in the study of lymphatic development. Anat. Rec. 6, 233—248 (1912). (d) The development of the lymphatic system in *Fishes*. Verh. 17. internat. Kongr. Med. London 1913. (e) The development of the lymphatic system in the *Trout*. Anat. Rec. 8 (1914). (f) On the provisional arrangement of the embryonic lymphatic system. Anat. Rec. 9, 281—296 (1915). (g) The development of the lymphatic system in the light of the more recent investigations in the field of vasculogenesis. Anat. Rec. 9, 563—579 (1915). — **Mac Clure, Ch. F. W. and Ch. Silvester:** A comparative study of the lymphatico-venous communications in adult *Mammals*. Anat. Rec. 3, 534—552 (1909). — **Magnus, G.:** (a) Darstellung der Lymphwurzeln von serösen Hauten und ihre Bedeutung fur die Pathologie. Arch. klin. Chir. 121, 128—130 (1922). (b) Die Darstellung der Lymphwurzeln in menschlichen und tierischen Geweben, ihr Verhalten in serösen Hauten und ihre Bedeutung für die Pathologie. Dtsch. Z. Chir. 175, 147—178 (1922).

(c) Eine Methode der Darstellung von Lymphgefäßen durch Gasfüllung. Abderhalden: Handbuch der biologischen Arbeitsmethoden Bd. 5, 2. Teil, S. 451—478. 1923. (d) Über die Resorptionswege aus serösen und synovialen Höhlen. Dtsch. Z. Chir. 182, 325—340 (1923). (e) Die Darstellung von Lymphraumen durch Gasfüllung. Verh. anat. Ges. Heidelberg. Anat. Anz. 57, 78—82 (1923). — Marchand, F.: Die örtlichen reaktiven Vorgänge (Lehre von der Entzündung) in Handb. der allg. Path. (Krehl-Marchand) Bd. 4, 1, S. 78—649. 1924. — Marchand, L.: Des espaces périvasculaires dans les centres nerveux. Bull. Soc. Anat. Paris 84, 382—383 (1909). — Marcus, H.: Beiträge zur Kenntnis der Gymniophionen. 2. Über intersegmentale Lymphherzen nebst Bemerkungen über das Lymphsystem. Gegenbaurs Jb. 38 (1909). — Marhorner, H. R., H. D. Caylor, C. F. Schlotthauer u. J. de Pemberton: Observations on the lymphatic connections of the thyroid gland in Man. Anat. Rec. 36, 341—348 (1927). — Mascagni, P.: Vasorum lymphaticorum corporis humani historia et ichnographia. Siena 1787. — Mayer, S.: Über die blutleeren Gefäße im Schwanze der Batrachierlarven. Sitzgsber. Akad. Wiss., Math.-naturwiss. Kl. Wien, 91, 204 (1885). — Meyer-Bisch, R. u. Fr. Günther: Physiologie und Pathologie der Lymphbildung. Erg. Physiol. 25, 574—642 (1926). — Mierzejewski, L.: Beitrag zur Entwicklung des Lymphgefäßsystems des Vogels. Bull. internat. Acad. Sci. Cracovie 1909. — Miller, A. M.: The development of the jugular lymph sac in Birds. Amer. J. Anat. 12, 473—492 (1912). — Miller, A. N.: Histogenesis and morphogenesis of the thoracic duct in the Chick; development of blood cells and their passage to the blood stream via the thoracic duct. Amer. J. Anat. 15, 131—198 (1913). — Most, A.: (a) Die Topographie des Lymphgefäßapparates des Kopfes und des Halses. Berlin 1906. (b) Über die Topographie des Lymphgefäßapparates im kindlichen Organismus und ihre klinische Bedeutung. Arch. Kinderheilk. 48 (1908). (c) Die Topographie des Lymphgefäßapparates des menschlichen Körpers und ihre Beziehungen zu den Infektionswegen der Tuberkulose. Bibliogr. Med. Abt. C 1908. (d) Chirurgie der Lymphgefäße und der Lymphdrüsen. In Küttner: Neue dtsch. Chir. Stuttgart 1917. (e) Zur Darstellung der Chylusgefäße in vivo. Anat. Anz. 64, 119—128 (1927). — Moussu, G.: Recherches sur l'origine de la lymphe de la circulation lymphatique périphérique. J. Anat. et Physiol. 37, 365—384, 550—574 (1901). — Možejko, B.: Über das Lymphgefäßsystem der Fische. Anat. Anz. 45, 102—104 (1913). — Müller, J.: (a) Lymphherzen bei Fischen. Poggendorffs Ann. Phys. Chem. 1832, 158. (b) Über die Existenz von vier getrennten, regelmäßig pulsierenden Herzen, welche mit dem lymphatischen System in Verbindung stehen, bei einigen Amphibien. Arch. Anat. Physiol. u. wiss. Med. 1834, 296—303.

Notkin, J. A.: Die Aufsaugung in den serösen Höhlen (Die Bedeutung der Lymphgefäße). Virchows Arch. 255, 471—493 (1925). — Nuck, A.: (a) Adenographia curiosa et uteri foeminei anatome nova. Lugd. Bat. 1692. (b) De inventis novis epistola anatomica. Lugd. Bat. 1692.

Obendorfer, S.: Atherosklerose des Ductus thoracicus. Verh. dtsch. path. Ges. 20, 247—252 (1925). — Oehme, C.: Das Lymphsystem. Handb. d. normal. u. pathol. Physiol. Bd. 6: 2, S. 923—994. 1928. — Oeller, H.: Lymphdrüsen und lymphatisches System. Handb. d. norm. u. pathol. Physiol. Bd. 6: 2, S. 995—1109. 1928. — Oertel, O.: Die Lymphgefäße in ihren Beziehungen zu den Zähnen und zum Zahnfleisch. Vjber. Zahnchir. 5, 84—86 (1922). — Ollendorff, A.: Über den Zusammenhang der Schwellungen der regionaren Lymphdrüsen zu den Erkrankungen der Zähne. Dtsch. Mschr. Zahnheilk. 16, 249—265 (1898). — Opie, E. L.: Trombosis and occlusion of lymphatics. J. med. Res. 29 (1913). — Overton, E.: Über die Bildung und Resorption der Lymphe in Nagels Handbuch der Physiologie. Braunschweig 1907.

Panizza, B.: Sopra il systema linfatico dei Rettili. Pavia 1833. — Pecquet, J.: Experimenta nova anatomica, quibus incognitum chyli receptaculum et ab eo per thoracem in ramos usque subclavios vasa lactea deteguntur. 1651. — Pensa, A.: (a) Studio sulla morfologia e sulla topografia della cisterna chili e del ductus thoracicus nell' nomo ed in mammiferi. Rich. Labor. Anat. norm. 14, 1—36. Roma 1908. (b) Osservazioni sulla morfologia dei vasi linfatici degli arti nei mammiferi. Anat. Anz. 34, 379—399 (1909). — Pigalew, I.: Zur Methodik der Injektionen des Lymphsystems vom Subarachnoidealraum aus. Z. exper. Med. 66, 454—458 (1929). — Platner, E. A.: Einige Beobachtungen über die Bildung der Capillargefäße. Arch. Anat., Phys. u. wiss. Med. 1844, 525/526. — Poliński, W.: Untersuchungen über die Entwicklung der subcutanen Lymphgefäße der Säuger, insbesondere des Rindes. Bull. internat. Acad. Sci. Cracovie, Ser. B. 1910, 313—332. — Pollolag, K.: Untersuchungen über Lymphherzen der Schlangen. Bull. internat. Acad. Sci. Cracovie 1926, 115—122. — Pólya, E. u. D. v. Navratill: Untersuchungen über die Lymphbahnen der Wangenschleimhaut. Dtsch. Z. Chir. 66, 122—175 (1903). — Prevost et Lebert: Mémoire sur la formation des organes de la circulation et du sang dans les Batraciens. Ann. des Sci. natur. 1—3 (1844). — Pugliese, Angelo: Beitrage zur Lehre von der Lymphbildung. Arch. ges. Physiol. 72, 603—617 (1898).

Ranvier, L.: (a) Du système lymphatique. Progrès méd. 64, 186—202 (1873). (b) Développement des vaisseaux lymphatique des mammifères. C. r. Acad. Sci. Paris 121, 1105 (1895). (c) La théorie de la confluence des lymphatiques et la morphologie du système lymphatique de la *grenouille*. C. r. Acad. Sci. Paris **122**, 970—975 (1896). (d) Des lymphatiques de la villosité intestinale chez le *rat* et la *lapin*. C. r. Acad. Sci. Paris **123**, 923—925 (1896). (e) Morphologie et développement des vaisseaux lymphatique chez les *mammifères*. Archives Anat. microsc. **1**, 69—81 (1897). (f) Morphologie et développement du système lymphatique. Archives Anat. microsc. **1**, 137—152 (1897). — **Rauber:** Die Lymphgefäße der Gehörknöchelchen. Arch. Ohrenheilk. **15**, 81—90 (1880). — **Reagan, Fr.:** A possible clue to the origin of anterior lymphatics. Anat. Rec. **38**, 59 (1928). — **Recklinghausen, v.:** (a) Die Lymphgefäße und ihre Beziehung zum Bindegewebe. Berlin 1862. (b) Das Lymphgefäßsystem. In STRICKERS Handbuch der Lehre von den Geweben des Menschen und der Tiere. Bd. 1, S. 214—250. 1871. — **Reichert, Fr. L.:** The regeneration of the lymphatics. Arch. Surg. **13**, 871—881 (1926). — **Renaut, P.:** Note sur les capillaires lymphatiques du tissu conjonctif lâche. C. r. Soc. Anat. Paris **1901**, 223—224. — **Richter, H.:** Eine Untersuchung über den histologischen Bau des Ductus thoracicus des *Pferdes*. Berl. tierärztl.Wschr. **1907**, 213—216. — **Rieder:** Beiträge zur Histologie und pathologischen Anatomie der Lymphgefäße und Venen. Zbl. allg. Path. **1898**. — **Robin:** Recherches sur quelques particularités de la structure des capillaires de l'encéphale. J. d. l. Physiol. **1853**. — **Rostock, P.:** Die Darstellung der Lymphspalten nach MAGNUS. Dtsch. Z. Chir. **208**, 354—373 (1928). — **Rouget, Ch.:** Mémoire sur le développement la structure et les propriétés physiologiques des capillaires sanguins et lymphatiques. Arch. de Physiol. **5** (1873). — **Rouvière, H.:** Anatomie humaine. Paris 1924. — **Rudbeck, O.:** Nova exercitatio anatomica exhibens ductus hepaticos aquosus et vasa glandularum serosa, nunc primum inventa, aeneisque figuris delineata. Arosiae 1653.

Sabin, Fl. R.: (a) On the origin of the lymphatic system from the veins and the development of the lymph hearts and thoracic duct in the *Pig*. Amer. J. Anat. **1**, 367—389 (1902). (b) On the development of the superficial lymphatics in the skin of the *Pig*. Amer. J. Anat. **3**, 183—195 (1904). (c) Further evidence on the origin of the lymphatic endothelium from the endothelium of the blood vascular system. Anat. Rec. **2**, 46—55 (1908). (d) The lymphatic system in the *human* embryo, with a consideration of the morphology of the system as a whole. Amer. J. Anat. **9**, 43—91 (1909). (e) A critical study of the evidence presented in several recent articles on the development of the lymphatic system. Anat. Rec. **5**, 417 bis 446 (1911). (f) Die Entwicklung des Lymphgefäßsystems in KEIBEL und MALL: Handbuch der Entwicklungsgeschichte des *Menschen*. Bd. 2. Leipzig 1911. (g) On the origin of the abdominal lymphatics in *mammals* from the vena cava and the renal veins. Anat. Rec. **6**, 335—342 (1912). (h) Der Ursprung und die Entwicklung des Lymphgefäßsystems. Erg. Anat. **21**, 1—98 (1913). (i) The method of growth of the lymphatic system. Science (N. Y.) **44** (1916). — **Sala, L.:** Sullo sviluppo dei cuori linfatici e dei dotti toracici nell'embrione di *pollo*. Monit. zool. ital. **10**, 244—252 (1899). — **Sappey, Ph. C.:** (a) Anatomie, Physiologie et Pathologie des vaisseaux lymphatiques. Paris 1874. (b) Description et iconographie des vaisseaux lymphatiques. Paris 1885. (c) Traité d'anatomie descriptive. Paris 1888. — **Sassier, P.:** Lymphatiques de la voûte palatine, du voile du palais et de la luette. Ann. d'Anat. path. **4**, 933—935 (1927). — **Schäfer, E. A.:** Textbook of microscopic anatomy. Quains Anat. Vol. 2. London 1912. — **Schwann:** Struktur und Wachstum der Tiere und Pflanzen. Berlin 1839. — **Schweigger-Seidel** u. **Dogiel:** Über die Peritonealhöhle bei *Fröschen* und ihren Zusammenhang mit dem Lymphgefäßsystem. Ber. sächs. Ges. Wiss. **7**, 247 (1866). — **Schweitzer, G.:** (a) Über die Lymphgefäße des Zahnfleisches und der Zähne beim *Menschen* und bei *Säugetieren*. Arch. mikrosk. Anat. **69**, 807—908 (1907). (b) Über die Lymphgefäße des Zahnfleisches und der Zähne beim *Menschen* und bei *Säugetieren*. Arch. mikrosk. Anat. **74**, 927—999 (1909). — **Shore, L. R.:** (a) Photomicrographs of capillary system and lymphatics of heart. C. r. Assoc. Anat. **22**, 264—265 (1927). (b) The lymphatic drainage of the *human* heart. J. of Anat. **63**, 291—313 (1929). — **Siedlecki, M.:** Über die lymphatischen Gefäße in den Flughauten der *fliegenden Drachen*. Bull. internat. Acad. Sci. Cracovie, Ser. B. **1915**, 26—36. — **Silvester, Ch. F.:** (a) On the presence of permanent lymphatico-venous communications at the level of the renal veins in adult South American *Monkeys*. Verh. anat. Ges. Brussel **1910**. Anat. Anz. **37**, 111—113 (1910). (b) On the presence of permanent communications between the lymphatic and the venous systems at the level of the renal veins in adult South American *Monkeys*. Amer. J. Anat. **12**, 447—472 (1912). — **Stahr, H.:** Über den Lymphapparat des äußeren Ohres. Anat. Anz. **15**, 381—387 (1899). — **Stannius, H.:** Über die Lymphherzen der *Vogel*. Arch. Anat., Physiol. u. wiss. Med. **1843**, 449—452. — **Starling, E. H.:** Principles of human physiology. p. 867—874. London 1926. — **Stricker, S.:** (a) Studien uber den Bau und das Leben der capillaren Blutgefäße. Sitzgsber. Akad. Wiss. Wien, Math.-naturwiss. Kl. **52**, 379 (1865). (b) Untersuchungen uber die Kontraktibilitat der Capillaren. Med. Jb. **1878**. — **Stromsten, Fr. A.:** (a) On the relations between the mesenchymal spaces and the development of the posterior lymph hearts of *Turtles*. Anat. Rec. **5**, 173—178 (1911). (b) On the development of the prevertebral (thoracic) duct in *Turtles* as indicated by a study of injected and uninjected embryos. Anat. Rec. **6**, 343—356 (1912). — **Stübel, A.:**

Die Methode der Darstellung von Lymphwurzeln durch Gasfüllung nach Magnus und ihre Kontrolle durch den mikroskopischen Schnitt. Virchows Arch. **244**, 287—298 (1923).
Talke: Zur Kenntnis der Lymphgefäßneubildung in pleuritischen Schwarten. Beitr. path. Anat. **32** (1902). — **Teichmann, L.:** (a) Das Saugadersystem vom anatomischen Standpunkte. Leipzig 1861. (b) Über die Ausmündung der Lymphgefaße in die Venen beim *Menschen* (vorl. Mitt.). Sitzgsber. Akad. Wiss. Krakau, Math.-naturwiss. Sect. **15** (1887). — **Tendeloo:** Allgemeine Pathologie. Berlin 1925. — **Tigerstedt, R.:** Die Entdeckung des Lymphgefäßsystems (Olaus Rudbeck oder T. Bartolinus). Skand. Arch. Physiol. (Berl. u. Lpz.) **5**, 89 (1894). — **Tischutkin:** Die elastischen Fasern des Ductus thoracicus von *Mensch, Hund, Kaninchen, Ratte.* „Der Arzt", Petersburg 1898. — **Toldt:** Lehrbuch der Gewebelehre. Stuttgart 1888.
Vialleton, L.: (a) Sur la relation qui existe entre la structure des ganglions et la présence des valvules dans les troncs lymphatiques. C. r. Soc Biol. Paris **54**, 1516—1518 (1902). (b) Lymphatiques valvulés et ganglions lymphatiques. Bibliogr. Anat. **12**, 19—31 (1903). (c) Les lymphatiques du tube digestif de la *torpille (Torpedo marmorata Rioso).* Archives Anat. microsc. **5**, 378—456 (1903). — **Vierth:** Über rückläufige Metastase in den Lymphbahnen. Beitr. path. Anat. **18**, 515—533 (1895). — **Virchow, R.:** (a) Über die Erweiterung kleinerer Gefäße. Virchows Arch. **3**, 427—462 (1851). (b) Die Cellularpathologie. Berlin 1858. — **Vonwiller, P.:** Observations sur le système lymphatique. C. r. Soc. Anat. Paris **1923**.
Waldeyer, W.: Anatomische und physiologische Untersuchungen über die Lymphherzen der *Frösche.* Z. ration. Med. **21**, 105 (1864). — **Walter, R.:** Über die „Stomata" der serösen Höhlen. Anat. H. **46**, 273—341 (1912). — **Walther:** Beitrag zur Histologie des Brustfells. In Landzert: Beiträge zur Anatomie und Histologie. 1871. S. 76—98. — **Weliky, W.:** (a) Über die Anwesenheit vielzähliger Lymphherzen bei den *Frosch*larven. Zool. Anz. **9**, 524—525 (1886). (b) Über die Lymphherzen bei *Triton taeniatus.* Zool. Anz. **10**, 529 (1887). (c) Weitere Untersuchungen über die Lymphherzen und Lymphgefäße einiger *Amphibien.* Jb. Anat. u. Physiol. 1888. — **West, R.:** The origin and early development of the posterior lymph heart in the *Chick.* Anat. Rec. **8**, 93—95 (1914). Auch in Amer. J. Anat. **17**, 403—436 (1914/1915). — **Weyrich, H.:** De textura et structura vasorum lymphaticorum. Dorpat 1851. — **Winkler, Karl:** Lymphgefaße. In Henke-Lubarsch: Handbuch der speziellen pathologischen Anatomie und Histologie. Bd. 2, S. 933—1078. 1924. — **Wolf, H.:** Der histologische Bau des Ductus thoracicus von *Ziege, Schwein* und *Hund.* Diss. Leipzig 1920.
Zacwilichowski, J.: Die Entwicklung der Lymphherzen beim *Molch (Molge vulgaris).* Bull. internat. Acad. Sci. Cracovie, Ser. B. **1917**, 134—146. — **Zalewski, A.:** Lymphatiques de la capsule articulaire chez *l'homme* et résorption par les synoviales. Trav. Soc. Sci. Vilno **4** (1928). Zit. Anat. Ber. **16** (1929). — **Zwillinger, H.:** Die Lymphbahnen des oberen Nasenabschnitts und deren Beziehungen zu den perimeningealen Lymphdrusen. Arch. f. Laryng. **26**, 66—78 (1912).

II. Die Lymphknötchen und die Lymphknoten.

A. Einleitung.

Das Gewebe, welches die Lymphknötchen und die Lymphknoten bildet, wurde zuerst in der Mitte des vorigen Jahrhunderts näher bekannt. Man fand da, daß dieses Gewebe durch seinen Reichtum an kleinen Zellen sich deutlich von anderen Geweben unterschied, daß es ein Gewebe sui generis war, und man fing an, seine nähere Struktur mit großem Interesse zu studieren. Die Reticulumzellen wurden unter den übrigen Zellen entdeckt, das Cytoplasma der kleinen Lymphocyten wurde wahrgenommen und die alte Lehre von den „nackten Kernen" definitiv aus der Welt geschafft.

Man führte für dieses neue Gewebe verschiedene Benennungen ein. Von Kölliker wurde es als cytogenes Gewebe bezeichnet, His benannte es adenoides Gewebe, Henle konglobierte Drüsensubstanz, Frey retikuläres Gewebe und Ellenberger cytoblastisches Gewebe. Die Benennung lymphoides (oder später lymphadenoides) Gewebe, welche Benennung jetzt wohl die allgemeinste ist, wurde von Waldeyer eingeführt.

Im Anfang wurden zu diesem „lymphoiden" Gewebe nur bestimmte Organe und deutlich abgegrenztes Gewebe gezählt. So gibt z. B. Henle (1861) an, daß man zu den „konglobierten Drüsen" die Lymphknoten, die Tonsillen, die solitären und aggregierten Follikel, die Malpighischen Körperchen der Milz, oder vielleicht, wie er sagt, die ganze Milz, die Thymus und die Trachomdrüsen der Conjunctiva rechnen müsse. Von anderen wurde auch das Knochenmark einbezogen.

In der nächsten Zeit wurden allmählich die Grenzen dieses Gewebes noch etwas enger gezogen. So wurden von mehreren Forschern zu dem „wirklichen" lymphoiden Gewebe nur die Lymphknoten, die Tonsillen, die solitären und aggregierten Follikel und die Malpighischen Körperchen der Milz gerechnet. Die übrigen Gewebe wurden als in ihrem Bau von diesen mehr oder weniger abweichend ausgeschieden.

Es dauerte inzwischen nicht lange, bis der Begriff des „lymphoiden Gewebes" wieder erweitert wurde. Man behauptete nämlich, daß dieses Gewebe auch diffus in dem Körper eingelagert sein könnte. Eine solche diffuse Einlagerung dieses Gewebes, die also „ohne bestimmte Gestalt" hervortrat und welche W. Krause schon 1861 als „Lymphinfiltration" beschrieben hatte, fand man an verschiedenen Stellen. Bartels (1909) gibt z. B. ein solches „diffuses lymphoides Gewebe" an folgenden Plätzen an: „In vielen Schleimhäuten, besonders im Darmkanal, in den Lungen, der Luftröhre, der Urethra (Burch), den weiblichen Geschlechtsorganen, in der Conjunctiva, dem Knochenmark." Bei der Einführung dieses Begriffes wurden also auch mehrere von den früher abgesonderten Geweben wieder als „lymphoide" aufgefaßt.

Wie weit man den Begriff „lymphoides Gewebe" erweitern kann, geht aus den Einleitungsworten, mit welchen Jolly (1923) dieses Kapitel in seiner Traité technique d'hematologie begleitet, hervor. Er sagt dort u. a.: Das embryonale Bindegewebe kann in situ durch direkte Umwandlung der Mesenchymzellen die lymphoiden Zellen ausbilden. Dies findet an einigen Stellen ausgiebiger als an anderen statt. So werden Herde ausgebildet, wo die lymphoiden Zellen sich ansammeln und sich vermehren und wo sie die Maschen der anastomosierenden Mesenchymzellen ausfüllen. Ein lymphoides Gewebe ist ausgebildet. Das lymphoide Gewebe kann sich also diffus überall dort ausbreiten, wo es Bindegewebe gibt. Wir finden es an verschiedenen Stellen, in der Darmwand, in der Leber, in den Testikeln, in den Nieren, in der Pankreas, in den Speicheldrüsen, in dem Respirationstraktus usw. Dieses Gewebe kann auch wirkliche Organe bilden, wie die Milz und die Lymphknoten. Die Prädilektionsstelle seiner Ausbildung ist um den Gefäßen herum. So sammelt es sich in der Milz im Anschluß zu den Blutgefäßen, in den Lymphknoten im Anschluß zu den Lymphgefäßen. Die Milz und die Lymphknoten sind in eigentlicher Meinung wirkliche lymphoide Organe. Das Knochenmark ist auch nichts anderes als ein lymphoides Gewebe, in dem Inneren der Knochen eingelagert. Endlich verbindet sich das diffuse lymphoide Gewebe des Digestionskanales mit dem Epithel und bildet so ein neues Gewebe, das lymphoepitheliale Gewebe, eine Symbiose zwischen den Lymphocyten und den Epithelzellen aus. Dieses Gewebe kann auch wirkliche Organe ausbilden (die Tonsillen, die Bursa Fabricii bei den *Vögeln,* die Thymus).

Wenn man den Begriff „lymphoides Gewebe" so weit faßt, wenn man von einem diffusen lymphoiden Gewebe spricht, das sich hier und dort zur Bildung mehr oder weniger abgegrenzter Organe zusammenschließen kann, so muß man doch darüber klar sein, daß dieses Gewebe an verschiedenen Stellen des Körpers gewissermaßen einen verschiedenen morphologischen Bau und ohne Zweifel auch eine verschiedene physiologische Aufgabe hat. Freilich gehören diesem Gewebe überall die beiden Hauptbestandteile des lymphoiden Gewebes, die Lymphocyten und das Reticulum an, aber an vielen Plätzen sind diese Elemente so mit anderen Zellenelementen vermischt, daß sie mehr oder weniger in den Hintergrund treten. Diese eingestreuten Zellenelemente sind auch an verschiedenen Stellen verschieden.

Diese Tatsache, daß das „lymphoide Gewebe" so weit gefaßt, kein einheitliches Gewebe ist, ist gewiß jedem auf diesem Gebiete arbeitenden Forscher bekannt. Man hat sich aber damit begnügt, nur zwischen einem diffusen und einem organbildenden lymphoiden Gewebe zu unterscheiden, jedoch ohne zwischen ihnen bestimmte Grenzen aufzustellen. Ich selbst habe (seit 1914) es notwendig gefunden, wie man es früher gemacht hat, als „echtes", „wirkliches" lymphoides Gewebe die Lymphknoten, die solitären und aggregierten Follikel, die Tonsillen und die lymphatischen Arterienscheiden der Milz von den übrigen zu diesem Gewebe gerechneten mehr oder minder diffusen Einlagerungen abzutrennen.

In seiner Schrift „Die lymphatischen Organe" (1926) führt Aschoff in gewisser Hinsicht eine neue Einteilung ein. Er teilt nicht nur das alte „lymphoide Gewebe" in zwei verschiedene Hauptgruppen, sondern verleiht auch jeder einzelnen Gruppe eine besondere Bezeichnung. Er unterscheidet zwischen dem „lymphatischen Gewebe", einem Begriff, der sich nicht ganz mit demjenigen deckt, der früher bisweilen unter dem Namen „echtes lymphoides Gewebe" ging, und dem „lymphoiden Gewebe", welches wenigstens alles, was man früher diffuses lymphoides Gewebe genannt hat, in sich schließt. Ich nehme diese Benennungen hier auf, wenn ich auch nicht ganz mit Aschoff darüber einig bin, was zu diesen beiden Gruppen zu zählen ist.

Aschoff geht davon aus, daß man mit „lymphatischem Gewebe" eigentlich nur „das für die lymphatischen Organe charakteristische Gewebe, nämlich die keimzentrenhaltigen Follikel verstehen kann". „Lymphatisches Gewebe im obigen Sinne", finden wir, sagt Aschoff, „bekanntlich im ganzen Organismus zerstreut. Aber je nach der besonderen Anordnung durfen wir wohl drei Gruppen unterscheiden:

1. Das lymphatische Gewebe in den Lymphknoten; es ist an besonderen Stellen in die Lymphgefäße, und zwar als flachenhaft körnige Masse eingeschaltet. Es besitzt zu- und abfuhrende Lymphgefäße.

2. Das subepitheliale, lymphatische Gewebe; es findet sich in körniger oder flachenhaft körniger Anhäufung in der Schleimhaut der Luftwege, der Verdauungswege und des Harn-Geschlechtsapparates. Es besitzt nur abfuhrende Lymphgefäße.

3. Das lymphatische Gewebe in der Milz und im Knochenmark. Hier handelt es sich um körnige Massen, die an besonderen Stellen des Blutgefaßsystems eingelagert sind. Sie besitzen weder zufuhrende, noch abfuhrende Lymphgefaße. Wenigstens sind letztere umstritten.

Ob es sich nun um flachenhaft körnige oder um körnige Anordnung des lymphatischen Gewebes handelt, uberall besteht dasselbe aus dem gleichen Material, nämlich aus einem feinmaschigen Reticulum, in welches die Lymphocyten eingelagert sind. Erst durch die Entwicklung der Keimzentren erhalt dieses Gewebe eine Gliederung, insofern man nun an jedem einzelnen Lymphknötchen einen Kern und eine Randzone unterscheiden kann.

Neben diesem echten lymphatischen Gewebe gibt es im Körper noch ein anderes Gewebe, welches zwar auch vorwiegend aus Lymphocyten besteht, aber sich doch in der Anordnung und in der Funktion von den eigentlichen Lymphknötchen unterscheidet, vor allem keine Keimzentren bildet. Wir können dieses Gewebe auch als lymphoides Gewebe bezeichnen. Es bildet vielfach Hüllen um die eigentlichen Lymphknötchen und zeigt mehr diffuse oder strangförmige Anordnung. Nur durch die eigenartige Zusammenlagerung von lymphatischem und lymphoidem Gewebe entstehen die lymphatischen Organe."

Dieser Auffassung gemäß will also Aschoff z. B. nur die Rinde, nicht das Mark der Lymphknoten (s. unten) als lymphatisches Gewebe auffassen.

Kohn (1925) will die Bezeichnung „lymphoretikulares Gewebe" fur alle diese Organe und Gewebe einfuhren. Dieses Gewebe teilt er in „selbstandige Organe", „subepitheliale Knötchen" und „ungeformte Einlagerungen" ein.

Aschoff faßt also nur Bildungen, die aus „keimzentrenhaltigem Follikel" bestehen als lymphatisches Gewebe auf. Wie ich sogleich auseinandersetzen will, ist es in der Regel nicht richtig, die lymphatischen Organe als aus „keimzentrenhaltigen Follikeln" zusammengesetzt anzusehen. Ein solches Verhalten findet man nur bei den Peyerschen Platten, die aus Solitärfollikeln, Follikeln (Noduli lymphatici solitarii) bestehen; bei den übrigen lymphatischen Geweben kann man aber von dem Vorhandensein von eigentlichen „keimzentrenhaltenden Follikeln" nicht sprechen und daher auch nicht diese Bildung als Grundlage einer Einteilung benutzen. Dazu kommt, daß die „Keimzentren" auch ganz zufällige Gebilde des lymphatischen Gewebes sind.

Wir wollen das „lymphatische" Gewebe folgendermaßen definieren: Das lymphatische Gewebe ist das gut oder wenigstens in gewissem Grade deutlich abgegrenzte Gewebe, welches von einem retikulären, von Mesenchym stammenden, Grundgewebe aufgebaut ist, in dessen Maschen so gut wie ausschließlich lymphocytäre Zellenelemente eingelagert sind. In diesem Gewebe können Sekundärknötchen („Keimzentren") auftreten.

Diese Definition ist zwar beinahe ausschließlich morphologisch, dürfte aber auch in physiologischer Hinsicht ein einheitliches Gewebsgebiet abgrenzen.

Das „lymphoide" Gewebe dagegen sollte alles, was früher unter diffusem lymphoiden Gewebe zusammengefaßt war, und was jetzt nicht dem lymphatischen Gewebe zugeführt werden kann, umfassen. Eine nähere Definition dieses Gewebes kann jedoch nicht gegeben werden. Es ist nämlich kein einheitliches Gewebe, sondern ihm gehören sowohl morphologisch als sicher auch physiologisch verschiedene Gewebsarten an. Eine nähere Beschreibung dessen ist aber nicht Aufgabe dieses Kapitels.

Als lymphatisches Gewebe können wir also folgendes abgrenzen:

1. Die solitären Follikel (Noduli lymphatici solitarii, Lymphknötchen (einzelne oder aggregierte), wo sie auch immer auftreten.

2. Die Tonsillen: Gaumen-, Zungen- und Rachentonsillen.

3. Die weiße Milzpulpa und

4. die Lymphknoten, im ganzen, also sowohl die Rinde als das Mark. In allen diesen Geweben können Sekundärknötchen auftreten.

Von dem lymphatischen Gewebe können wir folgendes ausschließen und bis auf weiteres „lymphoides Gewebe" nennen:

1. Das Knochenmark, welches hauptsachlich aus nichtlymphoiden Zellen aufgebaut und also am besten überhaupt nicht dem lymphoiden Gewebe zuzurechnen ist. Nur zufällig, wenn auch nicht ganz selten (S. 299), treten Solitärknötchen, also lymphatisches Gewebe, dort auf. Dies ist jedoch nicht für das Knochenmark besonders charakteristisch. Solitärknötchen können ja als zufallige Bildungen vom lymphatischen Gewebe auch anderswo (in der Haut, in der Schilddrüse, in den Speicheldrüsen usw.; vgl. S. 299) auftreten.

2. Die Thymus, die schon morphologisch zum großen Teil (Mark) von dem lymphatischen Gewebe abweicht, und mit einem vom Epithel stammenden Reticulum ausgerüstet ist. Die Lymphocyten dieses Organs sind dagegen zweifellos mit den Lymphocyten des lymphatischen Gewebes identisch [HAMMAR (1907, 1923)] und sind nicht Abkömmlinge epithelialer Elemente, wie es STÖHR (1906) und SCHRIDDE (1923) behaupten; Sekundärknötchen treten in ihr nicht auf. Einzelne solche Beobachtungen müssen fehlerhaften Deutungen zugeschrieben werden. Physiologisch ist sie sicher auch in wichtigen Punkten von dem lymphatischen Gewebe verschieden.

3. Das diffuse lymphoide Gewebe (die Lymphinfiltration, KRAUSE) der Schleimhäute (besonders des Darmes). Hier gibt es in dem fibrillär-retikulären Gewebe keineswegs überwiegend Lymphocyten, sondern auch reichlich leukocytäre und myelocytäre Elemente, besonders eosinophile Leukocyten. Daneben gibt es auch zahlreiche Plasmazellen, die sich z. B. im Darme wahrend des Verdauungsprozesses stark vermehren. Übrigens wechseln der Zellgehalt und auch die Zellelemente sehr bedeutend während verschiedener Nahrungszustände und bei verschiedener Fütterung. Die aus lymphatischem Gewebe bestehenden Solitärfollikel und die PEYERschen Platten sind von diesem diffusen Gewebe scharf abgegrenzt, was auch z. B. aus den Photographien Abb. 34, 35, 37 und 38 hervorgeht.

4. Die rote Milzpulpa. Es ist selbstverständlich nicht möglich, die rote Milzpulpa, die sich ja hauptsachlich aufbaut aus einem besonders beschaffenen venösen Capillarnetz und einer nur relativ wenig hervortretenden Intercapillarsubstanz, die ein verschiedene Zellen (u. a. auch rote Blutkörperchen) enthaltendes Reticulum besitzt, mit dem lymphatischen Gewebe auf eine Stufe zu stellen. Es ist auch selten geschehen, daß man die ganze Milz als „ein lymphoides Organ", wie es z. B. JOLLY und LEWIN (1911) und JOLLY (1923) gemacht haben, betrachtet hat.

5. Die ubrigen „diffusen lymphoiden Ansammlungen", wie z. B. die Lymphzelleninfiltrationen der Leber, der Speicheldrusen usw. Die im Netz vorkommenden sog. Milchflecken (Tâches laiteuses, RANVIER), Trubungen (v. RECKLINGHAUSEN), gehören wahrscheinlich nicht zu diesem Gewebe, sondern bilden sich zu Fettgewebe aus (vgl. Bd. II : 1 dieses Handbuches S. 343—347).

Mitunter können sich jedoch in diesen Ansammlungen Solitärknötchen abgrenzen, also lymphatisches Gewebe sich ausbilden. Auch Sekundärknötchen können in diesen ausgebildet werden. Freilich sind manchmal die Grenzen zwischen einer Anhäufung lymphoider Zellen, einem „diffusen lymphoiden Gewebe" und einem Solitärknötchen, das in Ausbildung steht, schwierig zu ziehen (vgl. S. 291—292). Fehlt aber zwischen den lymphoiden Zellen ein besonderes retikuläres Stroma, so liegt sicher nur eine solche Anhaufung in dem gewöhnlichen Bindegewebe vor.

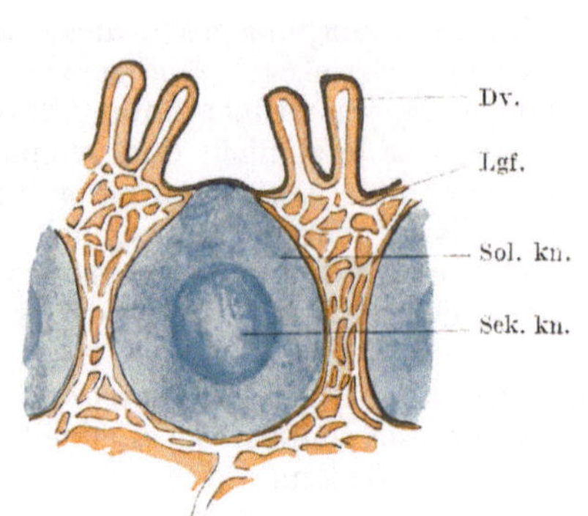

Abb. 26. Solitärknötchen des Darmes.

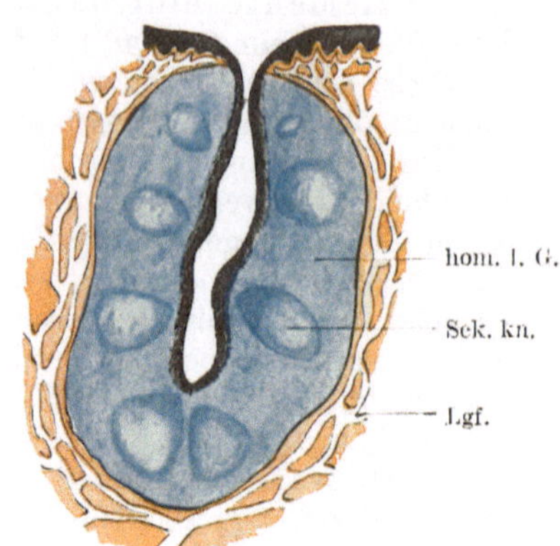

Abb. 27. Tonsille.

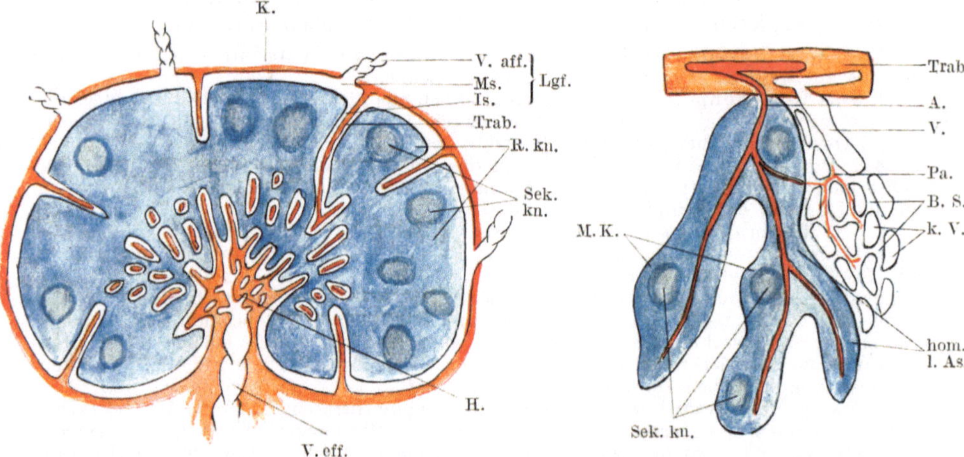

Abb. 28. Lymphknoten.   Abb. 29. Lymphatische Arterienscheiden in der Milz.

Abb. 26—29. Schema. A. Arterie. B.S. Billrothsche Stränge der roten Milzpulpa. D.v. Darmvillus. H. Hilus. hom. l. G. homogenes lymphatisches Gewebe. hom. l. As. homogene lymphatische Arterienscheide (weiße Milzpulpa). Is. Intermediarsinus. K. Kapsel. k.V. capillare Venen der roten Milzpulpa. Lgf. Lymphgefäße. M.K. Malpighische Korperchen. Ms. Marginalsinus. Pa. Penicillarterie. R.kn. Rinderknoten (mit eingelagertem Sekundärknötchen). Sek. kn. Sekundarknötchen. Sol. kn. Solitärknötchen (Lymphfollikel). Trab. Trabekel. V. Vene. V. aff. Vas afferens. V. eff. Vas efferens.

Grenzen wir das lymphatische Gewebe so ab, können wir sagen, daß es überall denselben Bau zeigt, daß es vorzugsweise an den Lymphbahnen, aber auch an den Blutbahnen gelagert ist, und daß in demselben Sekundärknötchen auftreten können. Es soll auch schon hier hervorgehoben werden, daß dieses Gewebe, das überall einen gleichen Bau besitzt, ohne Zweifel auch überall dieselbe Funktion zu erfüllen hat, wenn auch lokale Verhältnisse diese Funktion etwas, aber wahrscheinlich nur wenig, beeinflussen können.

Der Einlagerungsmodus dieses lymphatischen Gewebes ist jedoch verschieden, und wir können hierbei drei verschiedene Hauptformen unterscheiden:

1. Als Solitärfollikel, Lymphknötchen, Noduli lymphatici solitarii, d. h. isolierte, knötchenförmige, mehr oder weniger rundliche Anhäufungen des lymphatischen Gewebes besonders in Schleimhäuten des Darmkanals, der Luftwege usw. eingelagert (vgl. S. 291). Sie sind in der Regel von Lymphbahnen umflossen (Abb. 26, 32 und 33). In ihrer Mitte liegen die Sekundärknötchen (Abb. 26, 36 und 41). Diese Solitärfollikel haben, wenn sie in den Schleimhäuten aneinandergelagert sind, eine große Neigung zusammenzufließen. So bilden sich die aggregierten Follikel, die PEYERschen Platten des Darmes aus. Man kann jedoch in der Regel immer ihren Ursprung aus Einzelfollikeln erkennen (Abb. 39 und 40).

2. Als eine homogene, nicht geteilte, lymphatische Gewebseinlagerung. Diese Einlagerung ist von ihrem ersten Anfang an homogen und entsteht nicht durch Zusammenfließen von Einzelknötchen. So verhält es sich bei den Tonsillen (s. Bd. V : 1, S. 255) und bei der weißen Milzpulpa (Abb. 27, 29, 30 und 31).

Diese Gewebseinlagerungen sind, wo sie sich bei den Lymphgefäßen (z. B. in den Tonsillen) vorfinden, von diesen in toto umsponnen (Abb. 27); in der Milz ist das lymphatische Gewebe den Blutgefäßen angelagert. Die Sekundärknötchen liegen in diesem Gewebe zerstreut (Abb. 27, 29, 30 und 31).

3. Als ausgeprägte Organbildung: Die Lymphknoten. Diese kommen dadurch zustande, daß eine kompakte, lymphatische Gewebsmasse durch die Lymphgefäße zersplittert wird (Abb. 75, 78 und 79), wodurch in der Rinde größere lymphatische Haufen, die also nicht den Solitärfollikeln gleichzustellen sind, in dem Mark aber strangförmige Bildungen desselben Gewebes entstehen (Abb. 43). Der Anschluß an die Lymphbahnen wird hier also ein mehr inniger aber im großen und ganzen derselbe wie anderorts. Die Sekundärknötchen liegen in den Rindenhaufen, Rindenknötchen, oder — wie ich sie hier, um Verwechslungen zu entgehen besser bezeichnen will — in den Rindenknoten (übrigens eine alte Benennung) zerstreut (Abb. 28, 43 und 44).

Diese Darstellung des Einlagerungsmodus des lymphatischen Gewebes weicht ja von der gewöhnlichen etwas ab. Im allgemeinen gilt die Auffassung, daß der „Follikel" (mit seinem evtl. „Keimzentrum") die Einheit des lymphatischen Gewebes ist [SCHUMACHER (1925), ASCHOFF (1926)]. BRAUS vertritt in seiner „Anatomie des Menschen" eine solche Auffassung, wenn er sagt: „Kurz hingewiesen sei hier auf das Vorkommen von ganzen Herden von Einzelfollikeln, Noduli lymphatici aggregati. Am bekanntesten sind die PEYERschen Flecken im Dunndarm. Im Wurmfortsatz liegen die Anhäufungen um die enge Lichtung in einer röhrenförmigen Scheide herum. Dieses leitet uber zu den mantelförmigen Umhullungen der Krypten bei den Mandeln, die nichts anderes sind als Herde von Lymphfollikeln, die in einer Flache liegen, allerdings nicht in einer der Ebene so nahekommenden Flache wie die PEYERschen Haufen, sondern in einer stark gekrummten Flache. Das Prinzip ist immer das gleiche. Charakteristisch ist, daß die einzelnen Follikel Stuck fur Stuck ihre Selbstandigkeit bewahren, aber nicht einzeln, sondern zu vielen nebeneinander liegen. Nur selten verschmelzen Nachbarn partiell miteinander und fast nie wird die Anordnung in einer Schicht zugunsten einer mehrschichtigen Lage aufgegeben. In den Lymphknoten sind die Rindenknötchen eines der wesentlichsten Bestandteile; sie heißen so, weil sie eine Schicht von Lymphknötchen, Noduli, in der Rinde bilden. Sie unterscheiden sich in nichts von den solitaren und aggregierten Follikeln, sind insbesondere selbstandig gegeneinander und nur in einer Schicht ausgebreitet." Diese Auffassung ist indessen fehlerhaft, durch eine Verwechslung zwischen Lymphknotchen (Noduli lymphatici solitarii) und Sekundarknotchen (FLEMMINGsche „Keimzentra") zustande gekommen (s. unten). Die Abb. 51 von MAXIMOW in diesem Handbuch Bd. II : 1, S. 336, scheint mir auch irrefuhrend, denn man sieht in derselben nicht die Grenze zwischen dem dunklen Rand des Sekundärknötchens und dem umgebenden lymphatischen Parenchym (s. meine Abb. 28 und 45), was vermutlich auf einer Atrophie des letztgenannten Gewebes beruht.

Alles lymphatische Gewebe besitzt also die Fähigkeit, die **Sekundärknötchen** (die Flemmingschen „Keimzentra") in sich auszubilden. Dies trifft sowohl für die Solitärknötchen als auch für das homogene nicht aufgeteilte lymphatische Gewebe in den Tonsillen und in der Milz wie auch für die Lymphknoten zu.

Es ist notwendig, den Begriff „Sekundärknötchen" klarzulegen, denn über diese Frage ist man nicht einig und in der Literatur ist daher auf diesem Gebiete eine große Verwirrung eingetreten. Einerseits werden die Benennungen „Follikel", „Lymphknötchen", „Sekundärknötchen" und „Keimzentrum" durcheinander geworfen, andererseits werden die Solitärfollikel, die Malpighischen Körperchen und die Rindenknoten (Rindenknötchen) der Lymphknoten, welche alle nicht vergleichbare Bildungen sind, mit dem Namen Follikel versehen. Sowohl Flemming (1885) als auch von Ebner (1899) weisen auf dieses Verhältnis hin. Man stellt, wie sie sagen, Gebilde innerhalb der verschiedenen lymphatischen Gewebspartien nebeneinander, die nichts miteinander zu tun haben.

Der Begriff Sekundärknötchen oder Keimzentrum wurde von Flemming aufgestellt. Der Name „Keimzentrum" ist nach ihm „die physiologische Bezeichnung" für das, was er in morphologischem Sinne „Sekundärknötchen" nennen will.

Wie ich (1926) klargelegt habe, hat unzweifelhaft schon Flemming sowohl das helle Zentrum, als auch die oft scharf begrenzte, dunkle Randpartie (den im Schnitte „dunklen Ring") dieser Herde in diese Benennungen hineingezogen. Sie stellen also die runden Herde dar, die im Zentrum der Solitärknötchen, in den homogenen lymphatischen Einlagerungen der Tonsillen und der Milz und in den Rindenknoten der Lymphknoten eingelagert sind (vgl. die schematischen Zeichnungen, Abb. 26—29 und die Mikrophotographien, Abb. 30, 31, 36, 39, 40, 41, 43, 44, 45). Diese Bildungen sind es, die man im allgemeinen (in den Tonsillen, in der weißen Milzpulpa und in den Lymphknoten) fehlerhaft „Follikel" nennt.

Betrachtet man die Darstellung Flemmings (1885), so bekommt man gewiß an mehreren Stellen den Eindruck, daß er mit der Bezeichnung „Keimzentrum" oder „Sekundarknötchen" nur das helle Zentrum meint. So ist auch spater seine Darstellung gedeutet worden. Aus anderen Stellen geht jedoch deutlich hervor, daß er auch den dunklen Ring in diese Bezeichnungen mit einschließt. Aus der Arbeit von Drews (1885) uber die Gaumentonsillen kann man es besonders deutlich herauslesen. Drews schreibt S. 340: „Die Sekundärknötchen in den Tonsillen haben an Tinktionspraparaten teils hellere, teils aber auch etwas dunklere Gesamtfarbung als das umgebende Gewebe..... Es wird dies („die dunklere Farbung der Sekundarknötchen") darauf zu beziehen sein, daß es sich dabei teils um solche Knötchen handelt, in welchen die Zellteilungen schon abgelaufen sind oder zeitweise ruhen, und also hauptsachlich kleine, dichtgelagerte Tochterzellen vorhanden sind, teils um Schnitte, in denen nur ein peripherischer Teil eines Knötchens abgetragen, das Zentrum mit den Teilungen nicht gefaßt worden war." Flemming fügt zu diesen Zeilen folgende Anmerkung hinzu: „Ähnliches kann man auch in den Lymphdrusen und Mundknötchen finden und ich schließe mich daher ganz der Erklarung an, welche Drews hier gegeben hat." Es ist also zweifellos so, daß Flemming, wenn auch nicht von Anfang an, so doch allmahlich sich dafur bestimmt hat, in die Bezeichnung „Sekundärknötchen" resp. „Keimzentrum" auch den äußeren, dunklen Ring einzubeziehen. Ròhlich (1928) ist daher zu einer richtigen Auffassung gekommen, wenn er sagt: „Das Centrum germinativum mit der es umgebenden dunklen Zone möchte ich als Sekundärknötchen bezeichnen."

Aus den Darstellungen von Drews und Flemming geht weiter hervor, daß es Sekundärknötchen gibt, die in dem lymphatischen Gewebe ganz als dunkle Herde hervortreten, da die Lymphocyten in ihnen dichter liegen als in dem übrigen lymphatischen Gewebe. Sie glaubten, daß dies Sekundarknötchen waren, in welchen die mitotische Tatigkeit aufgehört hatte und in welchen nur dichtgelagerte Tochterzellen vorhanden waren, oder daß sie Sekundarknötchen in zufälliger Ruhe darstellten. „Keimzentrum" war ja nach Flemming „die physiologische Bezeichnung" fur das, was er in morphologischem Sinne „Sekundärknötchen" nennen will. Diese Benennung bezieht sich also sowohl auf die Stelle der Tatigkeit, als auch auf den Platz, wo das Resultat dieser Tatigkeit aufgespeichert wird, sowohl auf den hellen zentralen Herd, als auch auf den dunklen, umgebenden Ring. Ist die Tätigkeit zu Ende geführt oder für den Augenblick eingestellt, so wird der ganze Arbeitsplatz von den Arbeitsprodukten eingenommen, aber auch unter diesen Verhältnissen muß die Bezeichnung für den Arbeitsplatz beibehalten werden. STÖHR drückt sich also (1891) fehlerhaft aus, wenn er sagt: „Keimzentrum und Ring bilden das Sekundärknötchen (den „Follikel") der Autoren." „Keimzentrum" und Sekundärknötchen ist dieselbe Bildung; beide schließen in sich den „Ring" ein.

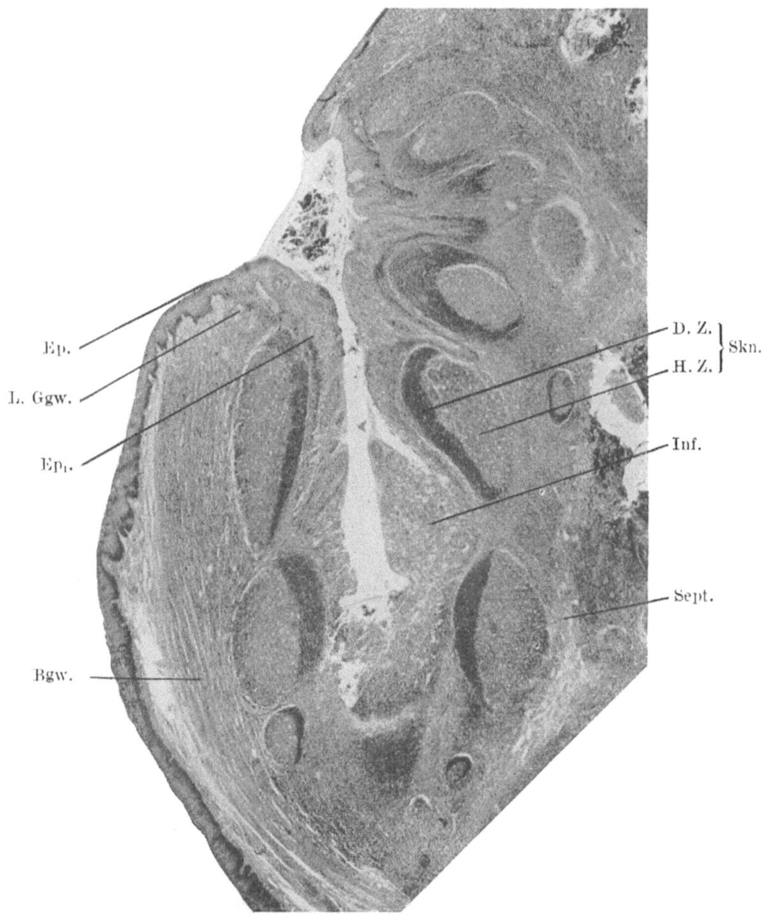

Abb. 30. Wohl abgegrenzte Sekundärknötchen in einer *menschlichen* Tonsille. Cell. Hämatox.-Eosin. Photo. Vergr. ²¹/₁. Bgw. Bindegewebe (Kapsel); Ep. Oberflachliches Epithel; Ep₁. Übergang in Kryptenepithel; Inf. Zelleninfiltration des Epithels; L.Ggw. Lymphatisches Grundgewebe: Skn. Sekundärknötchen (D.Z. dunkle, periphere Zone; H.Z. helles Zentrum); Sept. Bindegewebiges Septum, zwischen den Lobuli eindringend.

Die Sekundärknötchen sind also nicht mit den Bildungen, die man mit den Namen „Lymphknötchen" oder „Follikel", oder „Solitärknötchen" (Noduli lymphatici solitarii) bezeichnet, identisch. Solche „Lymphknötchen", „Follikel", „Solitärknötchen" finden sich nur als rundliche, abgegrenzte Einzelbildungen oder wie z. B. im Darme als Konglomerate zu den PEYERschen Platten zusammengeflossen (vgl. S. 296).

Die Sekundärknötchen, die FLEMMINGschen „Keimzentra", sind also eingelagert:

1. In der Mitte der Solitärknötchen (Abb. 26, 39, 40 und 41).

2. Zerstreut in dem homogenen lymphatischen Gewebe der Tonsillen und den lymphatischen Arterienscheiden der Milz (Abb. 27, 29, 30 und 31). „Follikel" sind hier nicht vorhanden.

In den Tonsillen können sie aber bisweilen als Bestandteile knötchenförmiger, unter dem Epithel gelegener Auftreibungen auftreten (Abb. 30), was wohl dazu Anlaß gegeben hat, daß man hier das lymphatische Gewebe aus verschmolzenen Lymphknötchen (Follikeln) hat hervorgehen lassen wollen. Auch in der Milz liegen die Sekundarknötchen in

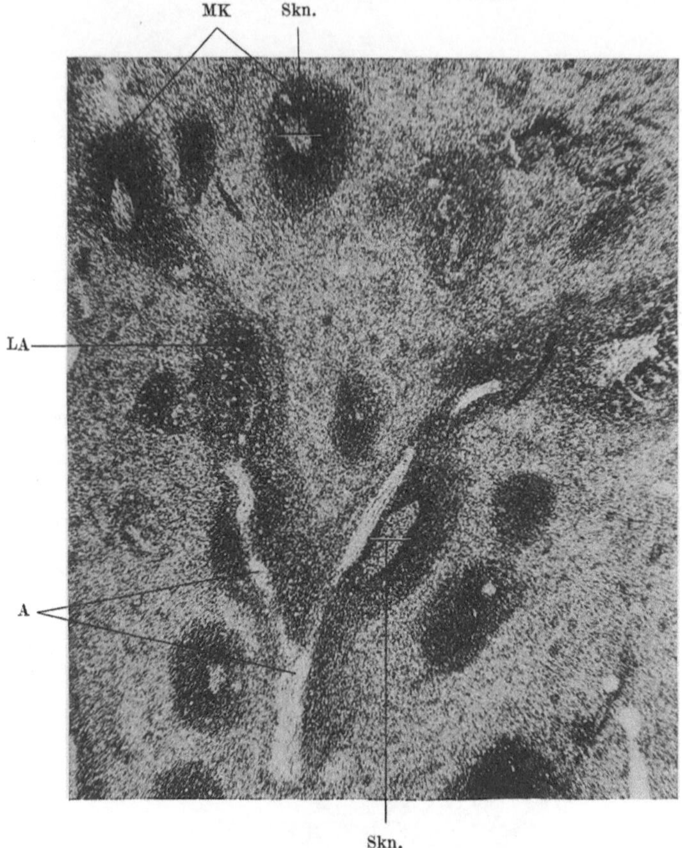

Abb. 31. Lymphatische Arterienscheiden in der Milz eines 10jährigen Kindes. Sekundarknötchen in dem Malpighischen Körperchen. Einige Diameter der Sekundarknötchen sind markiert, um die äußeren Grenzen dieser Bildungen zu zeigen.
L A lymphatische Arterienscheide. MK Malpighische Körperchen. Skn. Sekundarknötchen. A Arterie. Hamat. Vergr. 35:1.

knotenförmigen Auftreibungen der lymphatischen Arterienscheiden, den sog. Malpighischen Korperchen (Abb. 29 und 31). Offenbar kann es sich ebensowenig hier wie bei den Tonsillen um eine Verschmelzung von Lymphknötchen, d. h. Follikel, handeln, was übrigens deutlich durch die Untersuchungen von Hellsten (1928) hervorgeht. Diese Anschwellungen („Noduli lymphatici", lienales Malpighii) sind also mit den Solitärfollikeln, Noduli lymphatici solitarii, nicht vergleichbar. Sowohl was die Tonsillen als die Milz betrifft, erhebt sich übrigens die Frage, ob nicht diese Anschwellungen wenigstens zum großen Teil durch die Ausbildung der Sekundärknötchen bedingt sind.

3. In den vom Marginalsinus und den Intermediärsinus abgegrenzten Rindenknoten der Lymphknoten (Abb. 28, 43 und 44). Follikel sind nicht vorhanden.

Diese Rindenknoten können beim *Menschen,* wenn auch selten, so klein sein, daß sie nur einem einzigen Sekundärknötchen Platz einräumen. In der Regel sind sie doch von größerem Umfang, und schließen im allgemeinen mehrere Sekundärknötchen ein. Nicht selten sind die abgrenzenden Intermediärsinus so spärlich, daß man den Eindruck hat, daß die Rinde fast nur aus einer großen, homogenen, lymphatischen Masse bestehe [vgl. Heudorfer (1921)], in welcher die Sekundärknötchen zerstreut liegen. Im ersten Falle, wo ein kleiner Rindenknoten ein einziges Sekundärknötchen einschließt (Abb. 28 und 44), kann man den Eindruck erhalten, als wäre ein Solitärfollikel (Follikel) vorhanden, und auch an der Oberfläche der Rinde können Anschwellungen vorkommen, die schon makroskopisch der Oberfläche ein kleinknotiges, „follikuläres" Aussehen verleihen. Im letzteren Falle kann man jedoch immer mikroskopisch konstatieren, daß diese Knötchen im Anschluß an unterhalb derselben liegende Sekundärknötchen ausgebildet sind. Diese knötchenförmigen Bildungen sind es, die dazu Anlaß gegeben haben, die Rinde des Lymphknotens als aus zusammengeschmolzenen Solitärfollikeln bestehend aufzufassen.

Wenn man also über den Bau dieser lymphatischen Organe und Gewebe klar werden will, so muß man zuerst darauf verzichten, ihren Aufbau durch eine Ansammlung und Verschmelzung von Solitärfollikeln zu erklären. Die Ausbildung der Tonsillen, des lymphatischen Gewebes der Milz und auch der Lymphknoten zeigt deutlich, daß sie nicht in dieser Weise zustande kommen. Nur in den Peyerschen Platten ist eine Verschmelzung der Solitärfollikel entstanden (Abb. 37 und 38). Dann muß man aber auch über die Abgrenzung und die Einlagerung der Sekundärknötchen klar sein. Jede Verwechslung dieser Sekundärknötchen mit den Lymphknötchen, Follikeln, Solitärknötchen (Nodulus lymphaticus solitarius) muß vermieden werden. Auch in diesem Handbuch Bd. II:1, S. 335 ff. ist Maximow eine solche Verwechslung passiert.

Der Name „Sekundarknötchen" ist also die indifferente Bezeichnung Flemmings für diese runden Herde in dem lymphatischen Gewebe. Sie ist keine gute Benennung, denn sie fordert, daß es auch „Primärknötchen" geben soll, was aber im allgemeinen nicht der Fall ist. Nur in den Solitarfollikeln, Lymphknötchen, Noduli lymphatici solitarii, und in den Peyerschen Platten, die aus solchen verschmolzenen Solitärknötchen bestehen, haben wir solche „Primarknötchen". In dem übrigen lymphatischen Gewebe liegen die Sekundärknötchen dagegen zerstreut in größeren homogenen lymphatischen Anhaufungen, die nichts mit den Lymphknötchen gemeinsam haben. Zwar gibt es knötchenförmige Bildungen, Ausbuchtungen, auch in diesen Organen und Geweben (so Vortreibungen des Epithels der Tonsillen, die Malpighischen Körperchen der Milz, oberflächliche Ausbuchtungen der Rindenknoten); sie sind aber etwas ganz anderes; wahrscheinlich sind sie zum großen Teil durch die Ausbildung der Sekundarknötchen bedingt. Man kann, wenn man will, diese Ausbuchtungen als „Primarknötchen" betrachten, man darf sie aber nicht mit den „Lymphknötchen", „Solitärknötchen", verwechseln.

Ich habe den Namen „Sekundarknötchen" beibehalten, denn dieser Name ist indifferent und hat sich schon etwas eingebürgert; vielleicht wäre es aber besser, den von Dietrich vorgeschlagenen, ebenfalls indifferenten Namen „Funktionszentrum" aufzunehmen. Es scheint mir dagegen vorlaufig nicht gut zu sein, Benennungen anzuwenden, die etwas über eine postulierte Funktion dieser Herde aussagen. Deswegen habe ich den viel benutzten Namen „Keimzentrum" hier nicht anwenden wollen, auch nicht die von mir selbst vorgeschlagene Benennung „Reaktionszentrum", oder den von Wetzel (1926) gebrauchten Namen „Abwehrherde". Heiberg hat den Namen „Leistungsmittelpunkte" einfuhren wollen, was mir jedoch sprachlich weniger gut erscheint.

B. Die Lymphknötchen. Die Solitärknötchen. Die Solitärfollikel. Noduli lymphatici solitarii. Die Lymphonoduli.

Die Lymphknötchen sind kleinere oder größere aus lymphatischen Geweben bestehende Knötchen, deren Abgrenzung gegen die Umgebung, wenn auch nicht immer ganz scharf, so doch in gewissem Grade deutlich hervortritt. Sie sind oft von Lymphgefäßen oder Lymphsinus umsponnen; in welcher Ausdehnung aber dies gilt, ist noch nicht erforscht. Sekundärknötchen können in ihnen auftreten, oft fehlen sie jedoch.

Die Grenze zwischen den diffusen lymphoiden Infiltrationen und den abgegrenzten Lymphknötchen ist gewiß nicht scharf. Es ist nicht immer möglich, mikroskopisch sicher zu entscheiden, wann man eine etwas dickere Infiltration von Lymphzellen vor sich hat, oder wann man von einem Lymphknötchen sprechen darf. Die Lymphknötchen bilden sich ja auch oft mitten in diffusen lymphoiden Infiltrationen aus, so z. B. im Darme, zunächst als kleine Anhäufungen engliegender Zellen, welche Anhaufungen sich dann vergrößern und sich allmahlich von der Umgebung trennen. Es hangt also manchmal von der subjektiven Schätzung ab, ob man von einem Lymphknötchen sprechen will. Rein praktisch ist eine Ansammlung von lymphoiden Zellen erst in dem Fall als ein Lymphknötchen zu betrachten, wenn dieselbe eine in gewissem Grade deutliche, d. h. eine verhältnismaßig scharfe Abgrenzung zeigt. Eine solche Auffassung wird auch allgemein in der Literatur vertreten. Vor allem darf man nicht die Forderung aufstellen, daß die Bildung ein Sekundarknötchen enthalten sollte, um als Lymphknötchen rubriziert zu werden. Wollte man dies tun, so müßte man

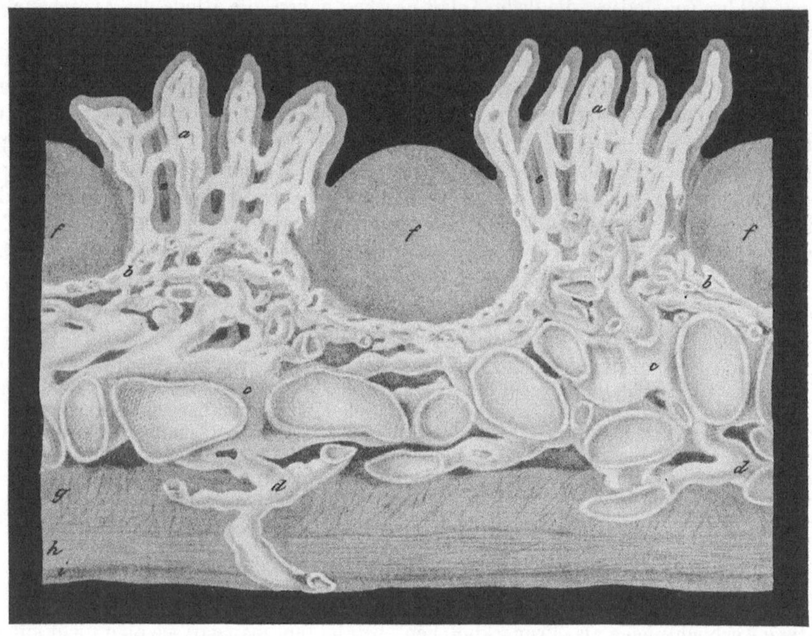

Abb. 32. Senkrechter Schnitt durch die Dicke der Darmwand des untersten Teiles des Ileum in der Gegend der Peyerschen Drusen, vom *Hammel*. [Nach Teichmann (1861), Fig. 3, Tafel XI.] a Chylusgefaße in den Darmzotten, b die oberflachliche, c die tiefe Schicht des Chylusgefaßnetzes, d ausfuhrende, mit Klappen versehene Chylusgefaße, e Lieberkuhnsche Drusen, f Lymphknotchen, g Ringmuskel, h Langsmuskelschicht, i Peritonealuberzug. Vergr. $^{30}/_1$.

z. B. eine große Menge von den wohl abgegrenzten Lymphknötchen des Darmes (Abb. 34) von dieser Bezeichnung ausschließen, was man aber nicht tun kann. Man darf nicht vergessen, daß die Sekundärknötchen nur zufallige Bildungen des lymphatischen Gewebes sind. Schon Virchow (1864, 1865) definiert ein Lymphknötchen („Lymphom") folgendermaßen: „Charakteristisch ist allein die Zusammensetzung aus dichtgedrangten, einkernigen Rundzellen, „Lymphzellen", welche in mehr oder weniger großen Haufen in einem feinen Netz (Reticulum) von bindegewebigen Elementen enthalten sind" [vgl. auch Nishikawa (1927)].

Wir nennen also Lymphknötchen (Solitärknötchen) nur die einzeln oder aggregiert, vor allem in Schleimhäuten, aber auch anderswo liegenden, aus lymphatischem Gewebe bestehenden, deutlich abgegrenzten kleinen Knötchen.

Die Lymphknötchen treten an verschiedenen Stellen unseres Körpers auf, zeigen aber ihren typischsten Bau in dem Digestionstraktus. Bei unserer Beschreibung gehen wir daher von den Darmlymphknötchen, den Solitärfollikeln des Darmes, aus.

Der erste, der diese Lymphknötchen zum lymphatischen System in Beziehung brachte, war Brucke (1851), der uber die Solitarfollikel des Darmes eingehende Untersuchungen unternahm. Sie sind bald danach u. a. von TEICHMANN (1861), HIS (1862) und FREY (1863) näher studiert worden.

Die Solitärknötchen des Darmes sind, voll ausgebildet, zum Teil in der Schleimhaut, zum Teil im submukösen Gewebe eingelagert. Sie bilden rundliche,

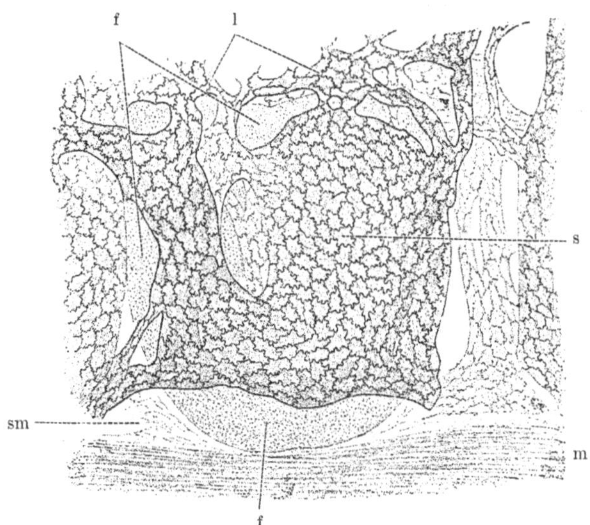

Abb. 33. Aus einem PEYERschen Haufen des Darmes der *Katze*. Silberinjektion der Lymphgefäße. (Nach v. EBNER, Köllikers Handbuch der Gewebelehre, Bd. 3, Fig. 997, S. 202.) Vergr. $^{85}/_1$. f Follikel; s sinusartig erweiterte, l rohrenformige Lymphgefäße mit Endothelzellen, deren Grenzen schwarz gefarbt sind; m Muskelhaut; sm Submucosa.

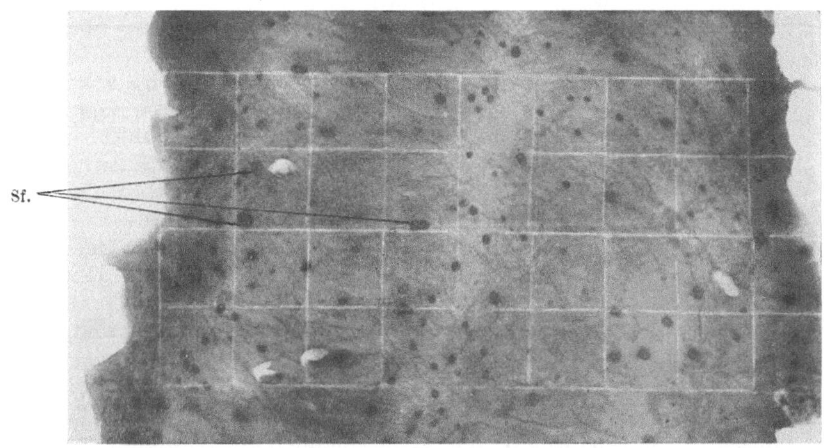

Abb. 34. Ein Teil des Dickdarms eines 13jahrigen Knaben durch Ertrinken gestorben. Farbung nach HELLMAN (1921). Fur Zahlung der Solitarfollikeln mit einem Stempel mit Quadratzentimetereinteilung gestempelt. Die Solitarfollikeln (Sf.) treten in verschiedenen Großen deutlich hervor. Naturl. Große.

kuglige, ei- oder pyramidenförmige Anhäufungen von lymphatischem Gewebe, die von den umgebenden Geweben deutlich abgegrenzt sind. Oft wölben sie die Oberfläche der Schleimhaut etwas hervor.

Ihre Größe ist wechselnd, man kann alle Größen von punktförmigen bis zu 2—3 mm im Diameter messenden Knötchen finden (Abb. 34), was auf ein stetiges

Neuerscheinen und Verschwinden der Lymphknötchen hindeutet. Ihre **Anzahl ist sehr groß**; sie scheint während des kindlichen Wachstums zuzunehmen [HELLMAN (1921)].

Man kennt die Größen- und Mengenverhältnisse der Solitärknötchen des Darmes nicht näher. Sie sind auch sicher in verschiedenen Altern verschieden. PASSOW (1883) fand in dem Dünndarm (pathologischer Falle verschiedener Alter) zwischen 0 und 15000. Nach DUKES und BUSSEY (1926) scheinen sie nicht im höheren Alter deutlich abzunehmen. Dieselben Verfasser haben in dem Dickdarm bei plötzlichem Tod in einem Falle 2351, in einem anderen 4618 Solitärknötchen gefunden. Ich selbst habe (1921) bei 4 durch Unfall gestorbenen gesunden Kindern zwischen 3 und 13 Jahren außerhalb der PEYERschen Platten etwa 12—15000 im Dunndarm, 7—21000 im Dickdarm gefunden. Sie sind im Dickdarm schon bei der Geburt in verhaltnismaßig großer Zahl vorhanden, finden sich dagegen zu dieser Zeit im Dunndarm nur in kleineren Mengen, nur in den unteren Teilen etwas reichlicher. Fruh (im Alter von 3 Jahren) findet man auch im Dickdarm die voll ausgebildeten, 2—3 mm großen Lymphknötchen; im Dunndarm erreichen diese aber erst spater (mit 10 Jahren) diese Größe. Was ihre Verteilung im Darme betrifft, so sind sie im oberen Teil des Duodenums oft zahlreich und groß, wahrend die nachstfolgenden Darmpartien eine verhaltnismaßig geringe Zahl von relativ kleinen Follikeln zu enthalten pflegen. Nach unten, gegen die Valvula Bauhini nimmt ihre Zahl und Größe indessen stetig zu, um im Dickdarm gegen den Anus in beiderlei Hinsicht allmahlich wieder abzunehmen [HELLMAN (1921)].

Die Lymphknötchen des Darmes bestehen aus lymphatischem Gewebe von gewöhnlichem Bau (S. 308 ff.); sie setzen sich also überall aus einem mit lymphoiden Zellen gefüllten Reticulum zusammen. Lymphbahnen, die eine Fortsetzung der zentralen Chylusräume der Darmzotten darstellen, umgeben sie allerorts (Abb. 32 und 33). Diese Lymphbahnen, die des für den Lymphknotensinus charakteristischen Reticulums entbehren, können sehr gedehnt werden, so daß sie wirkliche Sinusitäten bilden, deren Wände überall von Endothel bekleidet sind [VON RECKLINGHAUSEN (1871), V. EBNER (1899)] (Abb. 33). Im Innern des Solitärknötchens finden sich keine Lymphcapillaren [TEICHMANN (1861), DOBROWOLSKY (1893, 1894), V. EBNER (1899)], (vgl. auch S. 328 und Bd. V/1, S. 267). Diese Lymphsinusnetze haben durch die Lymphbahnen der Submucosa ihren Abfluß.

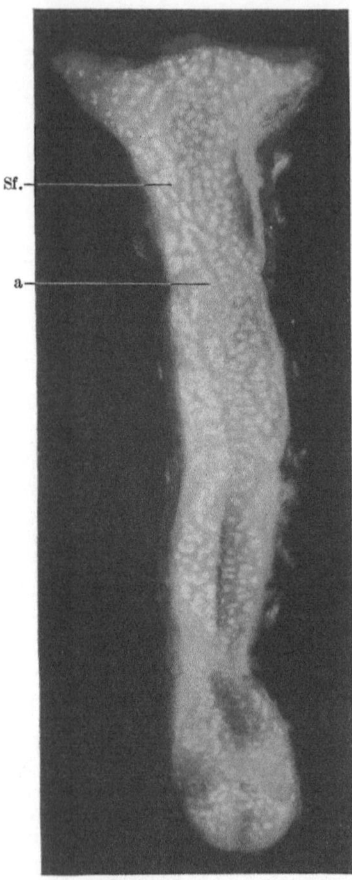

Abb. 35. Appendix von einem jungen Knaben. In Essigsaure nach HELLMAN aufgehellt. Die Solitärknötchen treten als helle Knötchen (Sf.) hervor. Bei a sind sie in einer langen Reihe angeordnet. Vergr. ²/₁.

Nach BRAUS (1924, S. 570) finden sich im Innern der Lymphknötchen feine Lymphgefaße. Das widerspricht der allgemeinen Auffassung. BARTELS (1909) liefert einen guten Vergleich zwischen dem Lymphgefaßnetz der Solitarfollikel und anderen lymphatischen Bildungen. Er sagt: „Man kann die TEICHMANNschen Bilder, nach welchen die einzelnen Follikel von einem reichen Lymphgefaßnetz umgeben sind, das nach HIS zuweilen zu sinusartigen Bildungen ausgedehnt wird, wohl in Einklang bringen mit unseren heutigen Kenntnissen von dem Verhalten der Lymphbahnen zu den Rindenknötchen der Lymphdrüsen: sie gleichen ubrigens fast genau den Abbildungen, welche KLING von dem die Anlagen der Lymphdrusen beim menschlichen Fœtus umspinnenden lymphatischen Netzwerk gegeben hat."

Im Zentrum dieser Lymphknötchen können die Sekundärknötchen auftreten (Abb. 36). „Man findet sie", sagt VON EBNER (1899) „in der Regel bei jugendlichen

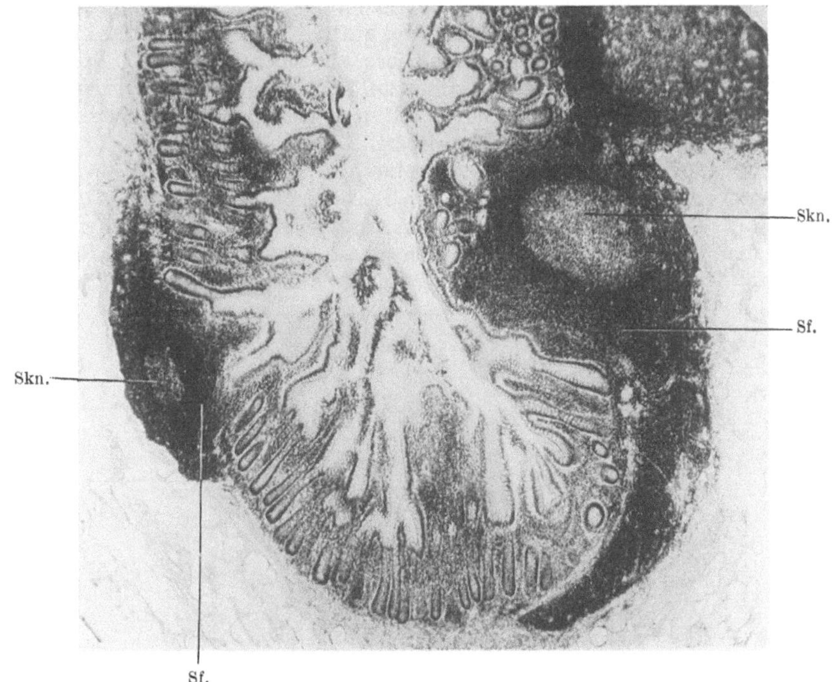

Abb. 36. Schnitt des Dunndarms (Ileum). *Mensch*. Photo: E. HOLMGREN. Sf. Solitarfollikel. Skn. Sekundärknötchen.

Individuen, während sie bei älteren häufig fehlen." Sie sind ganz wie anderswo auftretende Sekundärknötchen aufgebaut (S. 328 ff.). Oft zeigen sie die dunkle periphere Zone schön ausgebildet, mitunter kann eine solche jedoch wenig ausgebildet sein oder ganz vermißt werden, in welchem Falle sie von dem übrigen lymphatischen Gewebe schwierig abzugrenzen sind.

Die Arterien dringen basal in die Lymphknötchen ein und bilden sogleich ein peripheres Capillarnetz, „welches auch Zweige in die Sekundärknötchen, wenn solche vorhanden sind, entsendet". Man gibt an, daß diese dort als Schlingen gegen das Zentrum der Sekundärknötchen hervordringen, was jedoch nach den Beobachtungen von HEUDORFER (1921) und den eingehenden Untersuchungen

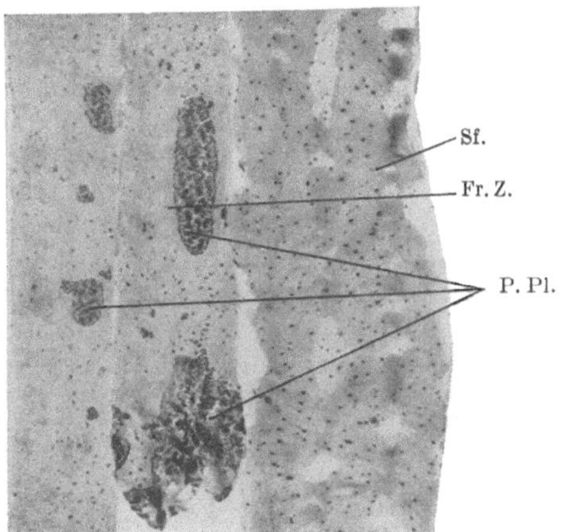

Abb. 37. Zwei Dunndarmstucke (caudalster Teil) und ein Dickdarmstuck von einem 1 Monat alten Kind, nach HELLMAN gefarbt. Die Solitarknötchen in verschiedener Große sind zahlreicher im Dickdarm als im Dunndarm. Die Entstehung der PEYERschen Platten aus aggregierten Solitarknotchen geht deutlich hervor. Man beachte die von Solitarknotchen freie Zone (Fr. Z.) ringsum den PEYERschen Platten. Sf. Solitarknotchen. P. Pl. PEYERsche Platte. Verkl. $^1/_2$.

über die Gefäßversorgung der Sekundärknötchen der Milz von Heuck (1927, 1928) und von Jäger (1929) kaum glaublich ist. Vermutlich wird auch in den Lymphknötchen des Darmes das Sekundärknötchen von einer kleinen Arterie versorgt, die sich nach Eintritt in Capillaren aufteilt, welche nach der Peripherie des Knötchens auseinanderlaufen, um dort zu einem Geflecht, das in ein venöses Capillarnetz übergeht, zusammenzufließen (vgl. S. 345). Das venöse Capillarnetz geht in Venen über, welche die Lymphknötchen auf demselben Wege, wo die Arterien eingedrungen sind, verlassen.

Die aggregierten Follikel (die Peyerschen Platten, Agmen Peyeri) sind flächenförmige Ansammlungen der Solitärknötchen, die im Dünndarm vorkommen. Bisweilen bestehen solche nur aus wenigen Solitärknötchen, im allgemeinen sind sie jedoch von einer großen Masse solcher aufgebaut. Sie bilden in der Regel ovale Scheiben, können aber auch als mehr unregelmäßige Platten

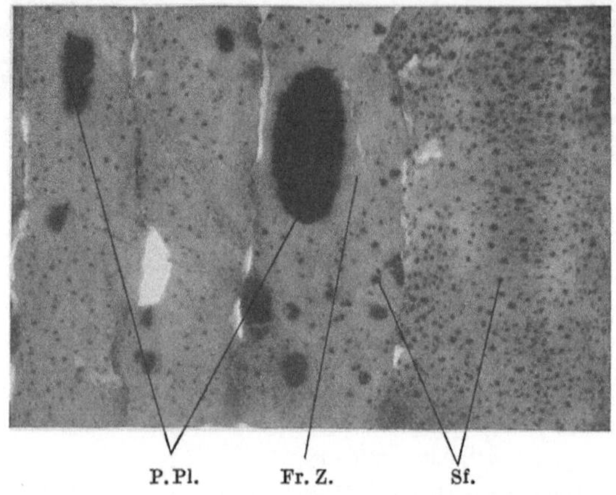

Abb. 38. Drei Dunndarmstucke (caudalster Teil) und ein Dickdarmstuck eines 4jahrigen Knaben, an Scarlatina gestorben. Nach Hellman gefarbt. Sf. Solitarfollikel. P.Pl. Peyersche Platten. Fr.Z. von Solitarfollikeln freie Zone rings um den Peyerschen Platten. Verkl. ¹/₂.

hervortreten. Ihren Aufbau aus Solitärknötchen kann man besonders schön bei ihrer Entstehung erkennen (Abb. 37). In ihrem weiteren Wachstum vereinigen sich indes die Solitärknötchen mehr oder weniger in ihren mittleren und basalen Teilen, so daß sie eine mehr oder weniger kompakte Scheibe bilden (Abb. 38). Ihren Ursprung aus einzelnen Solitärknötchen kann man jedoch immer mikroskopisch konstatieren (Abb. 39 und 40). Diese einzelnen Solitärknötchen der Platten haben auch denselben Bau, der oben für die einzeln liegenden Solitärknötchen beschrieben ist.

Um die Anzahl der im Dünndarm vorkommenden Peyerschen Platten angeben zu können, muß man zuerst für das, was man unter „Platte" verstehen will, eine untere Grenze bestimmen (Abb. 37 und 38). Betrachtet man alle Bildungen, welche mehr als 5 Solitärknötchen umfassen, als Peyersche Platten, so gibt es bei jugendlichen Individuen etwa 100—250 solche mit einer Gesamtflache von 70—130 qcm. Die hier angeführten Zahlen stammen von 5 durch Unfall getöteten Individuen zwischen 3 und 14 Jahren [Hellman, (1921)]. Sie können überall (auch oberhalb der Pap. Vateri) in dem Dünndarm vorkommen, nehmen nach unten gegen die Valvula Bauhini an Zahl und Größe zu.

Gewöhnlich wird in den Lehrbüchern angegeben, daß es zwischen 19 und 30 Peyersche Platten im Darme gibt. Nach Passow (1883) ist ihre Anzahl 0—41, nach Sappey (1873/1874) 35—40. Beide haben jedoch in Ausnahmefällen 60—80 gefunden. Man findet auch, wenn man nur Bildungen von über ¹/₄ qcm Flächeninhalt zu den Peyerschen Platten zählt, eine Zahl, die zwischen 26 und 48 schwankt [Hellman (1921)].

Es wird oft in der Literatur angegeben, daß die Appendix mit einer großen Peyerschen Platte ausgerüstet ist. Dies ist aber niemals der Fall. Die Solitärknötchen liegen hier immer zerstreut, wenn sie auch oft, besonders bei Kindern, reihenweise aneinander gelagert sind (Abb. 35).

Es gibt einige Tatsachen, welche darauf hindeuten, daß die PEYERschen Platten in der Regel ziemlich konstante Bildungen sein müssen. So kann man im Fetalleben eine spezielle Ausdifferenzierung der Darmwandsubmucosa dort sehen, wo die Platten entstehen sollen, und zwar bevor eine Einlagerung von lymphoiden Zellen vorhanden ist. Dieses Verhältnis, das ich (1921) beim *Menschen* beobachtet habe, ist später von CARLENS (1928) beim *Rind* untersucht und näher beschrieben worden. Man findet auch fast ohne Ausnahme in der Umgebung jeder Platte eine oft ziemlich breite Zone, in welcher keine Solitärknötchen vorkommen (Abb. 37 und 38, Fr. Z.), was ohne Zweifel auf einen

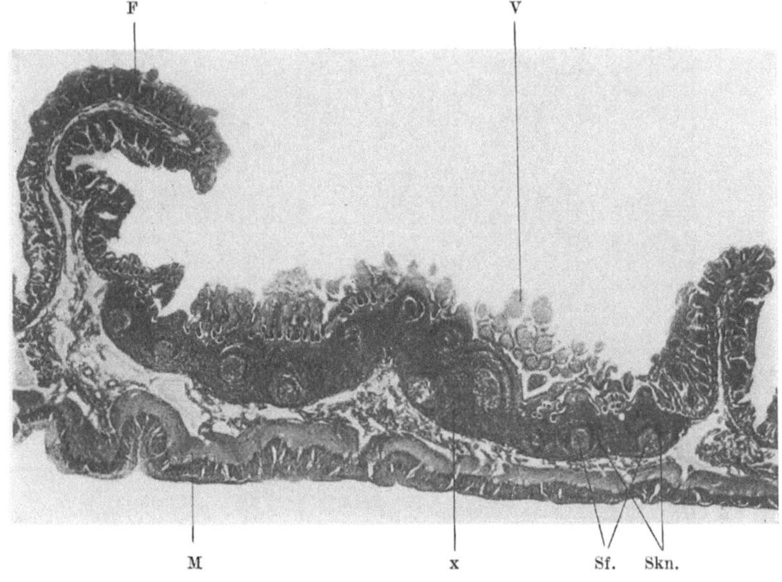

Abb. 39. Eine PEYERsche Platte, zwischen zwei Darmfalten eingelagert. Erwachsener *Mensch.* Hingericht. Links zwei relativ gut isolierte Solitärknotchen (Sf.), die jedes ein Sekundarknotchen (Skn.), das durch seine dunkle Schale von dem Grundgewebe des Solitarknotchens gut abgegrenzt ist, enthält. Bei x treten die Grenzen zwischen den Solitärknötchen nicht hervor (die Platte ist hier schief getroffen). F Darmfalte. V Villus. M Darmmuskulatur. Gallocyanin-VAN GIESON. Vergr. ¹¹/₁.

festeren organoiden Charakter der Bildung schließen läßt. CLARA (1926) faßt auch diese Bildungen als sehr konstante auf.

CARLENS (1928) will im Darmkanal der *Haustiere* drei verschiedene Gebilde der lymphatischen Einlagerung unterscheiden: 1. PEYERsche Platten, 2. lymphatische Darmkrypten und 3. Solitärknötchen. Die lymphatischen Darmkrypten, die aus submukös liegendem lymphatischen Gewebe bestehen, das mit Epithelschläuchen, durchwachsenen LIEBER-KUHNschen Krypten, durchsetzt ist, kommen sowohl beim *Rind, Pferd, Schaf* und *Schwein* vor und sind übrigens fruher z. B. beim *Hund* beschrieben. Neue, mehr eingehende Untersuchungen über diese Gebilde sind erforderlich. Ich habe einmal beim *Menschen* Bilder gesehen, die diesen lymphatischen Darmkrypten wenigstens sehr ähnlich sind.

Die Solitärknötchen des Ventrikels stimmen mit den des Darmes überein (Abb. 41). Sie treten jedoch nicht mit derselben Konstanz wie diese hervor. Besonders bei jugendlichen Individuen und Kindern können sie aber mitunter sehr zahlreich vorhanden sein, vor allem in der Pylorusgegend. Ich habe Fälle gesehen, wo die Solitärknötchen hier ebenso dicht gelagert waren wie im Dünndarm, und wo Streifen von Solitärknötchen sich von hier aus fächerförmig in die Kardia ausbreiteten. Nähere Untersuchungen über die Einlagerung der Solitärknötchen im Ventrikel fehlen noch.

In der Schleimhaut des Oesophagus und des Respirationstraktus kommen auch Solitärknötchen vor; sie scheinen jedoch hier nur in geringer Menge gut ausgebildet zu sein. Zum großen Teil bilden sie nur kleinere Einlagerungen lymphatischen Gewebes ohne Sekundärknötchen, die oft die Ausführungsgänge der Drüsen umgeben [Merkel (1902), Miller (1911), Schaffer (1920)]. In den distalen, nicht cartilaginösen Bronchien kommen nur unscharf begrenzte lymphoide Einlagerungen vor [Miller (1911)]. Subpleural sind auch

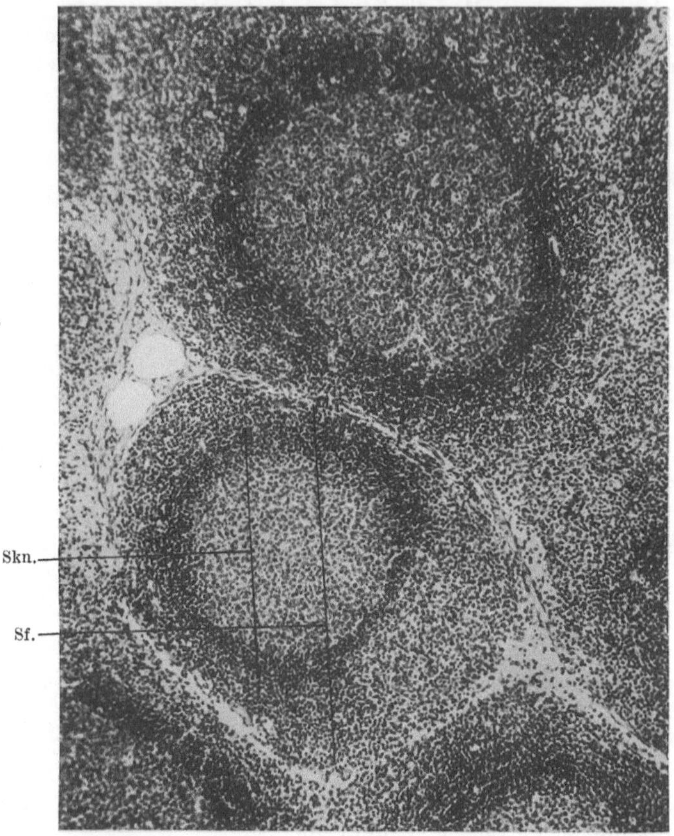

Abb. 40. Solitärknötchen mit Sekundärknötchen in einer Peyerschen Platte im Darmkanal des *Menschen*. Flächenschnitt. Der Diameter sowohl des Solitärknötchens als des Sekundärknötchens (mit hellem Zentrum und dunkler Schale) ist angegeben. Photo: E. Holmgren. Sf. Solitärknötchen. Skn. Sekundärknötchen.

Solitärknötchen wie auch wirkliche Lymphknoten vorhanden [Luders (1892), Heller (1895)]. Meist liegen sie an Stellen, wo mehrere Lungenläppchen zusammentreffen. Miller (1911) hat aber solche hier nicht gefunden; sie sind auch nach Heller nicht immer vorhanden. In der Schleimhaut der Nase sind Lymphknötchen nach Braus (1924) nicht normal vorhanden, pflegen aber nach den beim Kulturmenschen so gewöhnlichen Katarrhen zu erscheinen.

Nach Miller (1911, 1924) gibt es bei den Säuglingen in den 3 ersten Wochen nur wenig lymphatisches Gewebe in den Lungen. Nach dieser Zeit tritt ein Zuwachs ein, der bis ins höchste Alter anhält, was von dem Reiz inhalierter Substanzen abhängt. Auch nach Guieysse-Pellissier (1927) kommt das lymphatische Gewebe hier erst bei exogener Reizung zur größeren Entwicklung.

Im **Knochenmark** hat man in einem gewissen Prozent (Angaben von etwa 15—62 %) Solitärknötchen gefunden [OEHME (1909), ASKANAZY (1915), FISCHER (1917), MAYER und FURUTA (1924)]. Sie sind gut begrenzt, ähneln in ihrem Bau ganz den Solitärknötchen auf anderen Plätzen des Körpers [ORSÓS (1927)], sollen nach dem 40. Lebensjahre häufiger sein (ASKANAZY, FISCHER), was HARTWICH (1922) jedoch nicht bestätigen kann, liegen den arteriellen Capillaren des roten Markes angelagert und sind fast immer von venösen Capillaren umsäumt. Sekundärknötchen werden selten in ihnen ausgebildet (nach OEHME kommen solche aber bei Rachitis manchmal vor).

ASKANAZY und FISCHER finden keinerlei Beziehungen zwischen dem Auftreten der Lymphknötchen im Knochenmark und pathologischen Veranderungen und sehen daher in ihnen normale variable Bildungen, nicht pathologische Erscheinungen. HARTWICH (1922) stellt die, wie mir scheint, unbedingt notwendige Forderung auf, daß man bei der Beurteilung des normalen Vorkommens von Solitarknötchen im Knochenmark die Untersuchungen an plötzlich gestorbenen gesunden Individuen (Unglücksfällen) vornehmen muß, was aber

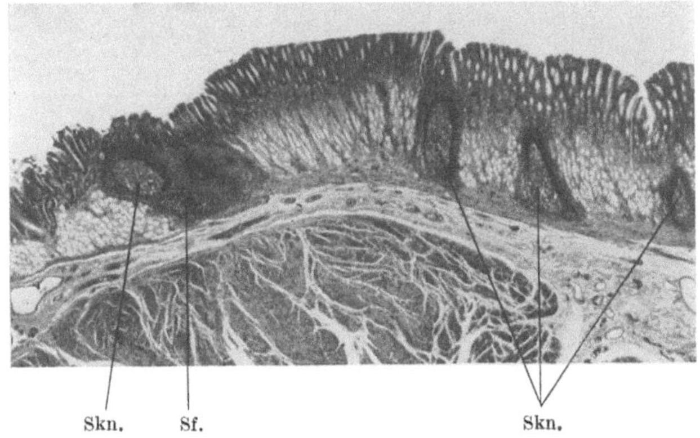

Abb. 41. Solitärknötchen mit Sekundärknötchen in der Pylorusschleimhaut. *Mensch.* Hingericht. Häm.-Eosin. Sf. Solitarknotchen. Skn. Sekundarknotchen. Vergr. $^{14}/_1$.

nicht geschehen ist. Auch MAYER und FURUTA (1924) wollen die Frage, ob Lymphknötchen im Knochenmark normal vorkommen oder nicht, nicht mit Sicherheit beantworten. SCHILLING (1928) sagt, daß die Lymphocyten „ebensowenig zum eigentlichen, charakteristischen Markgewebe gehóren, wie die Lympheinlagerungen in irgendeinem anderen Organe".

Weiter sind Lymphknötchen im interlobulären Bindegewebe **mehrerer Drüsen** gefunden worden. Schon 1880 beschrieb ARNOLD in der Leber plötzlich gestorbener Kinder und jugendlicher Individuen „kleinste lymphatische Organe". Sie stellten kleinere und größere Knötchen dar, von rundlicher Form und einer ziemlich deutlichen Begrenzung. Bei Infektionskrankheiten wurden sie vermehrt. Diese Beobachtungen ARNOLDS wurden später (1900) von MARCUSE bestätigt. Man kann Lymphknötchen auch in den Speicheldrüsen finden. [RAWITZ (1898) beschreibt sie eingehend bei *Cercopithecus.*] In der Glandula thyreoidea sind Lymphknötchen besonders bei Struma [z. B. v. WERDI (1911)] gefunden worden. Auch sonst hat man Lymphknötchen an verschiedenen Orten des Körpers beschrieben, so z. B. in der Tube und im Uterus [GUTT (1914)], im Bereich des Nierenbeckens, der Harnleiter [JACOBY (1927)] und der Blase, in der männlichen Urethra [BUSCH (1905)], in der weiblichen Urethra [SACHS (1925)], in der Vagina [DOBROWOLSKI (1894)] usw. Sie sind jedoch in der Regel als pathologische Erscheinungen aufgefaßt worden.

Die Frage, in welcher Ausdehnung die Lymphknötchen im Körper vorhanden sein können, und wie weit es sich um normale oder um pathologische Bildungen handelt, ist also nicht in befriedigender Weise beantwortet worden. Fast ohne Ausnahme hat man die Untersuchungen dieser Fragen bei an Krankheiten gestorbenen Individuen vorgenommen. Es ist daher ganz unmöglich zu sagen, was bei diesen Befunden normal oder pathologisch ist.

Manche Forscher sind der Ansicht, daß die Ausbildung der Solitärknötchen an mehreren dieser Orte ganz von einem entzündlichen Prozeß abhängig sei. Die Solitarknötchen, sagen sie, entstehen bei Entzündungen manchmal in großer Anzahl an Stellen, wo sie gewöhnlich nicht vorhanden sind, als Neubildungen, und sie können später wieder ganz verschwinden [z. B. Ssobolew (1913), Ladwig (1921)]. Maximow (1912) ist derselben Meinung. Die so entstandenen Lymphknötchen ermangeln nach ihm der Sekundárknötchen und Lymphsinus. Man hat auch manchmal ihr Auftreten in direktem Zusammenhang mit chronischen entzündlichen Reizen konstatiert (Abb. 42) [z. B. Burckhardt (1911) in der

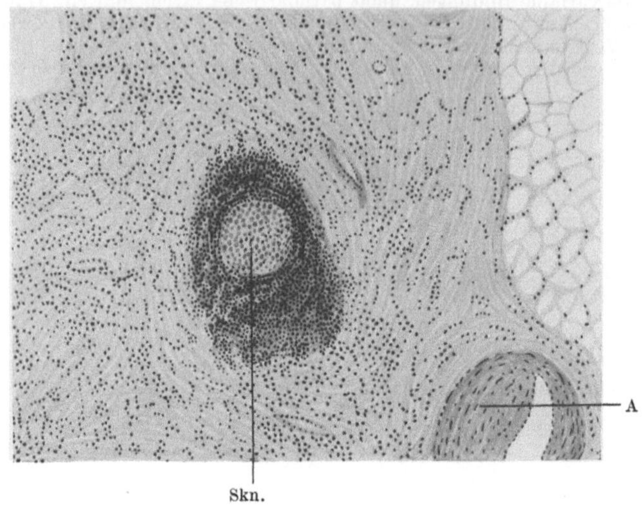

Abb. 42. Solitarknötchen mit Sekundarknötchen im sklerotischen, luetischen Gewebe ausgebildet. [Nach Dominici (1920), Fig. 18, S. 111.] Skn. Sekundárknotchen. A Arterie mit luetischen Veranderungen ihrer Wandschichten.

Haut, Saltzmann (1913), Ssobolew (1913) in Schleimhäuten, Calvanico (1927) in der Lunge usw.].

Andere Forscher behaupten dagegen, daß es sich hier im allgemeinen um bei Entzündungen hypertrophierende, schon normal vorkommende kleine Lymphknötchen handelt. So finden sich z. B. nach Ribbert (1915) uberall als Begleitschaft der Gefaße kleine, wenig entwickelte Lymphknötchen, die unter gewissen Bedingungen (Entzündungsreiz usw.) sich rasch vergrößern können. Eine solche Auffassung kann man auch bei z. B. Schiefferdecker (1906) und Bartels (1909) vermuten.

Embryologisch ist festgestellt, daß die ersten Anlagen der Lymphknötchen als kleine Zellanhäufungen im 4. bis 5. Monat auftreten können. Schon im 5. Monat sind sie z. B. in der Submucosa des Darmes deutlich zu erkennen [Stöhr (1898), Hertwig (1900), Bonnet (1907), Broman (1927)], sie sind jedoch nicht vor dem siebenten oder achten Embryonalmonat makroskopisch zu sehen. Noch bei der Geburt sind sie nur in einer mäßigen Anzahl vorhanden (relativ reichlich im Dickdarm und in den unteren Teilen des Dünndarmes) alle noch nicht scharf abgegrenzt [Hellman (1921)]. Auch anderswo können wohl zu derselben Zeit die Lymphknötchen sich auszubilden beginnen, was jedoch nicht näher untersucht ist. Überhaupt scheint das erste Auftreten von Lymphknötchen erheblichen Schwankungen zu unterliegen. Die Peyerschen Platten werden dagegen sehr frühzeitig angelegt (s. S. 297) und sind immer bei der Geburt ziemlich gut ausgebildet (vgl. Abb. 37).

In der Kardiadrüsenschleimhaut beim *Schweine* scheinen die Lymphknötchen erst gegen Ende der Schwangerschaft deutlich hervorzutreten, und werden erst mit Beendigung des Säugens bei dem jungen Tier in größerer Menge ausgebildet [TRAUTMANN (1925/1926)]. Dasselbe ist im Darme beim *Rind, Schaf, Pferd* und *Schwein* der Fall [CARLENS (1928)].

Über die Herkunft der Lymphzellen bei der ersten Ausbildung der Lymphknötchen ist man nicht einig. Wahrscheinlich stammen sie hauptsächlich nicht von den Gefäßen, wie es STÖHR (1898) u. a. für wahrscheinlich hielten, sondern sind Derivate der fixen Zellen [KOLLMAN (1900), vgl. Bd. V : 1, S. 271 und diesen Band S. 348]. Die Auffassung RETTERERs, daß sie im Darm von epithelialem Ursprung sind, ist definitiv widerlegt worden (vgl. Bd. V: 1, S. 271).

Die Sekundärknötchen treten erst einige Zeit nach der Geburt auf (vgl. Bd. V : 1, S. 273 und diesen Band S. 359). NAGOYA z. B. hat sie im 2. bis 3. Lebensmonat in der menschlichen Appendix gefunden.

Bei entzündlichen Prozessen können sie jedoch schon im Embryonalleben in der Appendix entstehen [MAGERSTEDT (1908)], was ich (1921) und EHRICH (1929) auch in der Milz konstatiert haben.

Altersanatomie. Während des Lebens findet vielleicht ein stetes Entstehen und Vergehen von Lymphknötchen statt [STÖHR (1889)]. Man findet auch z. B. im Darme zu jeder Zeit Lymphknötchen von verschiedener Größe, von kaum sichtbaren bis zu einer Größe von 2—3 mm (Abb. 34). Es erscheint auch glaublich, daß die Zahl der Lymphknötchen im höheren Alter normaliter abnimmt, was jedoch noch nicht festgestellt ist. Bei zehrenden Krankheiten und beim Hungern tritt eine deutliche akzidentelle Involution der Lymphknötchen des Darmes ein [STÖHR (1889), HELLMAN (1921) u. a.].

In älterer Zeit glaubte man, daß das Vorkommen der Lymphknötchen im Darme großen Schwankungen unterworfen sei. Bisweilen sollten sie sehr reichlich sein, bisweilen beinahe oder ganz fehlen [KOLLIKER (1852, 1863), LUSCHKA (1861—1867), VIRCHOW (1864), HENLE (1866), SAPPEY (1873—1874) u. a.]. Nach PASSOW (1883, 1885) bleibt jedoch das quantitative Verhalten des lymphatischen Apparates des Darmes das ganze Leben hindurch stets gleich, eine Folgerung, die ohne Zweifel übereilt ist. Wenigstens für die Appendix ist es sehr wahrscheinlich gemacht worden, daß eine Altersinvolution der Lymphknötchen relativ fruhzeitig eintritt [RIBBERT (1893), MÜLLER (1897), FRIEBEN (1902), BERRY und LACK (1906), MAALØ (1908), NOWICKI (1909) u. a.].

Die PEYERschen Platten sind ohne Zweifel dauerhafter als die Solitärknötchen (vgl. S. 297). Auch sie können jedoch wahrscheinlich im Alter oder akzidentell in ihrem Bau verarmen; ob sie beim Menschen auch teilweise ganz verschwinden können, ist wohl unsicher. Bei gewissen Tieren (z. B. *Rind*) kommt ein solches gänzliches Verschwinden mit dem Alter vor [MAY (1903, 1905), CARLENS (1928)].

Vergleichend anatomisch ist vor allem das Vorhandensein von Lymphknötchen im Darme untersucht worden und man kann sagen, daß diese abgegrenzten Bildungen im allgemeinen in ihrem ersten Auftreten bei den Vertebraten mit den Tonsillen übereinstimmen (vgl. Bd. V : 1, S. 275). Wie sie sich an anderen Stellen des Tierkörpers verhalten, darüber hat man keine nähere Kenntnis. „Während wir", sagt OPPEL 1897, „über die Verhältnisse im Darme bei niederen Vertebraten Wanderzellen in großer Zahl auftreten sehen, kommt es doch erst bei höheren Vertebraten zur Bildung von Noduli." Sie treten also wie die Tonsillen schon bei einigen *Amphibien* (z. B. *Rana*) auf, und kommen auch bei *Reptilien* (z. B. *Anguis, Vipera*) vor. Bei den *Vögeln* sind sowohl Solitärknötchen als PEYERsche Platten ausgebildet [OPPEL (1897), JOLLY (1923), CLARA (1926), MJASSOJEDOFF (1926)]. Ihre Zahl nimmt gegen den Enddarm bei den einzelnen Vogelarten in mehr oder weniger ausgesprochenem Grade zu. Auch „lymphatische Coeca" sind vorhanden [CLARA (1926)]. Die Lymphknötchen der *Vögel* enthalten Sekundärknötchen [JOLLY (1923)]. Bei den *Säugetieren* ist das Verhalten der Solitärknötchen und der PEYERschen Platten bei den verschiedenen Arten sehr wechselnd. Bisweilen gibt es nur ganz zerstreute Solitärknötchen und die PEYERschen Platten sind nur vereinzelt vorhanden (z. B. *Kaninchen, Katze*), bisweilen kommen beide Einlagerungsformen sehr reichlich vor (z. B. *Pferd,*

Schwein). Beim *Rinde* z. B. können die Peyerschen Platten meterlang werden. Die Verhältnisse sind nur bei unseren Haustieren etwas näher bekannt [May (1903), Trautmann (1907), Mladenowitsch (1907), Arnsdorff (1924), Carlens (1928) u. a.], sonst sind sie wenig erforscht. Ich verweise diesbezüglich auf die vergleichend-anatomischen Handbücher. (Vgl. auch Maximow, dieses Handbuch, Bd. II : 1, S. 377—378.)

Die physiologische Aufgabe der Lymphknötchen ist gewiß dieselbe, welche das lymphatische Gewebe überall zu erfüllen hat. Sie stehen also vorwiegend im Dienste der Lymphocytenproduktion und nehmen in dem Kampf gegen eindringende Giftstoffe aller Art teil (S. 370 ff.).

Die Lymphknötchen des Darmes stimmen in ihren Funktionen wohl im ganzen mit der des lymphatischen Schlundringes überein. An beiden Stellen steht das lymphatische Gewebe in intimem Kontakt mit dem Epithel; die Lymphbahnen, die dasselbe umgeben und im Umkreis desselben einen dichten Plexus bilden, stammen aus ihrer nächsten Umgebung. Bei den Lymphknötchen des Darmes gibt es jedoch kurze zuführende Lymphgefäße, die den Darmzotten entspringen und Chylus enthalten (Abb. 26 und 32). Es ist wohl auch anzunehmen, daß die Lymphknötchen an anderen Stellen des Körpers außerhalb der Schleimhäute sich in der Regel im nahen Anschluß an die Lymphgefäße ausbilden und daß sie daher in ihren Funktionen mit denen der Lymphknoten am meisten zusammenfallen. Andererseits können sie sich auch, wie im Knochenmark, im Anschluß an die Blutgefäße entwickeln, in welchem Falle sie am besten mit dem lymphatischen Gewebe der Milz zu vergleichen sind.

Die neugebildeten Lymphocyten werden überall durch die Lymph- oder Blutbahnen entfernt. Bei den subepithelial liegenden Lymphknötchen kommen sie auch durch das Epithel hindurch.

Eine dauernde Durchwanderung findet z. B. nach Jassinowsky (1925) im ganzen Verdauungskanal statt, „deren Grad dem Reichtum der einzelnen Abschnitte an lymphoidem Gewebe entspricht". Wo kein lymphatischer Apparat existiert, wird die Auswanderung der Lymphocyten durch die von Leukocyten ersetzt. Nach Satake (1924) ist die Lymphocytenauswanderung im Dünndarm am stärksten, dann in Coecum, dann in dem übrigen Dickdarm (hier nur etwa $^1/_6$—$^1/_9$ der Zellen des Dünndarms). „Wo die stärkste Emigration stattfindet, findet man auch viel degenerierte Formen." Von anderen Forschern werden die durchdringenden Zellen wie in den Tonsillen hauptsächlich als Leukocyten angesehen (vgl. Bd. V : 1, S. 253—255); vor allem sollen es zahlreiche eosinophile Leukocyten sein [z. B. Simon (1903)].

Die Bedeutung dieser Zellwanderung durch das Epithel des Darmtraktus ist ebensowenig bekannt wie die bei den Tonsillen (vgl. Bd. V : 1, S. 255). Satake (1924) gibt an, daß die ausgewanderten Zellen offenbar eine Beziehung zur Verdauung, in erster Hand der Kohlenhydrate und Fette, haben.

Die Lymphknötchen werden allgemein als Schutzorgane des Körpers gegen eindringende Bakterien und Giftstoffe aufgefaßt. Die subepithelial liegenden machen die erste Verteidigungslinie aus; sie sind „Lymphdrüsen vor den Lymphgefäßen" [Albrecht (1906)]. Bakterien sind auch oft z. B. in den Lymphknötchen des Darmes gefunden worden, wo sie leicht mikroskopisch zu sehen sind [Ribbert (1885), Bizzozero (1885), Ruffer (1890), Digby (1913, 1919, 1923) u. a.]. Ein physiologischer Kampf gegen Bakterien und Giftstoffe findet also auch hier in den Lymphknötchen statt (vgl. Bd. V: 1, S. 280 ff.). Neben der Unschädlichmachung von Bakterien und Giftstoffen wird den Lymphknötchen wie den Lymphknoten (s. später) auch eine Ausscheidung spezifisch gegen dieselben wirksamer Körper zugeschrieben [Ellenberger (1906), Albrecht (1906), Corner (1913), Digby (1923) u. a.].

Nur selten werden die Lymphknötchen wie die Tonsillen als „loci minoris resistentiae" gegen Mikroorganismen angegeben [z. B. von Passow (1885), Hanau (1885)]. Bayon (1920) gibt auch z. B. an, daß die Appendicitis öfter bei der weißen Rasse vorkommt als bei den Negern. Die ersteren haben nach diesen Verf. u. a. eine größere Anzahl der Lymphknötchen in der Appendix als die letzteren.

Die Frage nach der Funktion der Lymphknötchen ist besonders bei der Diskussion über die Bedeutung der Appendix behandelt worden, und viele Forscher heben die Schutzwirkung resp. Immunisierungsarbeit der Lymphknötchen dieser Darmpartie gegen Bakterien hervor. Es ist vielleicht auch in der Hauptsache richtig, wenn z. B. ALBRECHT (1906) sagt: „Durch die verhältnismäßig geringe Dosierung (von Bakterien) und die Wiederholung der Dosen, zum Teil auch durch die Abschwächung, in welcher dieselben insbesondere jenseits des Magens gelegenen lymphatischen Apparate dargeboten werden, ermöglicht sich eine mehr oder weniger weitgehende und dauernde Immunisierung nicht bloß der lymphatischen Apparate selbst, sondern auch des Gesamtkörpers gegen eine große Anzahl nicht bloß s. str. pathogener, sondern auch wohl vieler als rein saprophyt zu betrachtender Bakterien .... In dieser physiologischen Immunisierungstätigkeit liegt wohl der Schlüssel dafür, daß die lymphatischen Apparate des Darms — ebenso die Lymphdrüsen — der jugendlichen Individuen stark, jene der Erwachsenen schwach entwickelt sind."

Die Frage, warum das lymphatische Gewebe so verschieden reichlich in den einzelnen Darmabschnitten ausgebildet ist, ist öfters in der Literatur erörtert worden, und einige Forscher wollen die Ursache in der verschieden langen Zeit, während welcher der Inhalt in den einzelnen Teilen des Darmes passiert, sehen. Da, wo der Darminhalt länger stehen bleibt, muß auch eine größere Menge lymphatisches Gewebe ausgebildet werden, um hier einen besseren Schutz gegen Infektionen zu leisten. Kürzlich haben TRAUTMANN (1925/26), ARGAUD und BILLARD (1927) und CARLENS (1928) dasselbe hervorgehoben. Bei meinen Untersuchungen (1914) über das lymphatische Gewebe des *Kaninchens* fand ich auch in dem Verhältnis zwischen Appendix und Sacculus rotundus einerseits und den PEYERschen Platten andererseits einige Tatsachen, die darauf hindeuten, daß das erstgenannte lymphatische Gewebe, das ja hier in sackformigen Ausbuchtungen eingelagert ist, in intimerem Kontakt mit der Bakterienflora des Darmes stehen muß als das der PEYERschen Haufen.

Die Sekundärknötchen der Solitärfollikel haben gewiß dieselbe Funktion wie sie anderorts haben (s. S. 376ff.). Sie sind, meiner Meinung nach, nicht als Lymphocytenproduktionsstätten (FLEMMING), sondern als Reaktionszentra gegen Giftstoffe aufzufassen.

Eine gewisse Stütze für eine solche Auffassung können wir vielleicht in den Veränderungen der Lymphknötchen des Darmes bei gewissen Infektionskrankheiten (z. B. Enteritis follicularis ulcerosa) erhalten. Die Solitärknötchen zerfallen bei dieser Krankheit geschwürig und werden kraterförmig ausgehöhlt. Der Zerfall fangt zentral an. Es liegt nahe bei der Hand anzunehmen, daß es sich hierbei erst um eine Nekrose der zentral gelegenen Sekundarknötchen handelt, die das Endresultat eines hochgradigen inflammatorisch-reaktiven Prozesses in denselben darstellt. Durch den Durchbruch der nekrotischen Massen entstehen die Ulcera.

C. Die Lymphknoten, die Lymphonodi, die Lymphdrüsen, Lymphoglandulae, Glandulae lymphaticae.

1. Allgemeines.

In den Lymphknoten sammelt sich das lymphatische Gewebe zu gut ausgebildeten und gut abgegrenzten Organen. Sie liegen in der Bahn der Lymphgefäße (im engeren Sinne) eingeschaltet. Die Lymphe muß während ihres Laufes von der Peripherie bis zu dem Venensysteme wenigstens einen oder den anderen dieser Lymphknoten passieren (vgl. S. 234).

Die Lymphknoten sind selbstverstandlich schon sehr fruh beobachtet worden. Es kann von Interesse sein, anzufuhren, daß man schon bei den alten Wahrsageopfern auf die Lagerung der Lymphknoten, besonders der am Leberhilus gelegenen, achtgegeben hat, so daß die Omina durch die Lagerung derselben beeinflußt wurden. Von den Lymphknoten ist daher schon in der Keilschriftliteratur die Rede [JASTROW (1912)]. Aber erst in der Mitte des 19. Jahrhunderts wurde die Anatomie der Lymphknoten naher bekannt. Kurz vor dieser Zeit finden wir zwei verschiedene Auffassungen uber den Bau der Lymphknoten vorwalten. Nach der einen sind die Lymphknoten durch Knauel der Lymphgefaße oder zahlreiche Wundernetzen gleichende Verastelungen der Vasa „inferentia" gebildet, nach der anderen finden sich im Parenchym der Lymphknoten selbst Hohlraume, oft „Zellen" genannt, in welche die „V. inferentia" munden und aus welchen sich die Vasa efferentia sammeln [NOLL (1850)]. Vor allem durch die Arbeiten von KOLLIKER (1852), BILLROTH (1858, 1861, 1862), HIS (1860—1862), TEICHMANN (1861), FREY (1861) und ARM. HANSEN (1871) wurde es aber damals festgestellt, daß die Lymphknoten „Organe sui generis" waren (Kölliker) und von denselben Forschern wurde der hauptsächliche Bau des ganzen lymphatischen Gewebes wie früher erwähnt (S. 282) klargelegt. Im Jahre 1885 legte Flemming den letzten Baustein zu diesem Kapitel, als er die Sekundärknötchen, die „Keimzentren", als wichtigen Bestandteil des lymphatischen Gewebes beschrieb und erkannte. Diese Bildungen waren jedoch schon fruher sowohl von His als auch von Brücke beobachtet worden. Man versuchte auch über die Physiologie der Lymphknoten klar zu werden. Ihre lymphocytenproduzierende Funktion konnten schon Brucke (1851—1854) und nach ihm viele andere durch Zählungen der Lymphocyten in zu- und abführenden Lymph- und Blutgefäßen konstatieren und ihre „filtrative" Aufgabe [Virchow (1858)] wurde auch allmählich anerkannt. Diese Zeit bildet also unzweifelhaft die große Epoche in der Geschichte des lymphatischen Gewebes. Gewiß sind auch in späterer Zeit viele eingehende und vorzügliche Arbeiten auf diesem Gebiete hervorgebracht worden; die intimeren Probleme aber, die das lymphatische Gewebe darbietet, sind jedoch sehr verwickelt und ihnen näher auf den Leib zu rucken ist mit großen Schwierigkeiten verbunden. Viele von den alten Auffassungen und Streitfragen haben indes durch spätere Arbeiten ihre Klärung gefunden.

Die Lymphknoten liegen im großen und ganzen über den ganzen Körper zerstreut. An bestimmten Stellen häufen sie sich aber zu Gruppen, sog. Lymphknotengruppen. Besonders ist dies um die mehr zentral verlaufende Bahn der Lymphgefäße der Fall. Solche Gruppen finden wir z. B. an dem Halse als Halslymphknoten (Lgl. cervicales), in dem Mesenterium als Mesenteriallymphknoten (Lgl. mesenteriales), in der Achselhöhle als Axillarlymphknoten (Lgl. axillares) usw. Diese großen Gruppen kann man in der Regel wieder in verschiedene Einzelgruppen zerlegen [vgl. Bartels (1909)].

Baum (1926) zieht es vor, anstatt von diesen Lymphknotengruppen zu sprechen, eine Bezeichnung fur die Lymphknotenstelle einzuführen. Er schlagt die Namen: Lympholocus (Lymphknotenort) oder besser Lymphozentrum (Lymphknotenzentrum) vor. Eine solche Benennung, hebt er hervor, ware nicht davon abhangig, ob auf einem Platze ein oder mehrere Lymphknoten eingelagert sind. Ein solches Lymphozentrum kann evtl. auch mehrere Lymphknotengruppen in sich aufnehmen, so z. B. das Lymphozentrum popliteum beim *Menschen,* das aus zwei Gruppen, einer oberflachlichen und einer tiefen bestehen sollte. Andere Benennungen, die vorgeschlagen worden sind, sind Lympharium [Schmaltz (1926, 1927)] und Lymphfilter, Lymphocribrum [Süppel (1926)].

Die Lymphknoten sind im allgemeinen dort lokalisiert, wo mehrere Lymphgefäße zusammenfließen. Diese Stellen liegen oft an solchen Orten, wo auch die Venen miteinander konfluieren, weshalb auch die Lymphknoten gern „an Verzweigungswinkeln zweier Venenäste" eingelagert sind [Most (1917)].

Die Lymphgefaße nehmen ihren Weg durch diese Lymphknoten. Die einzelnen Lymphgefaße passieren gewöhnlich nur einzelne Lymphknoten einer Lymphknotengruppe. Sie können auch, wie früher erwahnt, an einem in ihrem Wege liegenden Lymphknoten vorbeiziehen, oder in Ausnahmefällen vielleicht sogar den ganzen Weg von der Peripherie nach dem Zentrum zurücklegen, ohne einen Lymphknoten passiert zu haben (S. 234). Es kann hier hinzugefügt werden, daß Sappey (1885) dies bestreitet. Er meint, oft Lymphgefaße gesehen zu haben, die in ihrem Verlauf durch 5—8—10 Lymphknoten hindurchpassieren. Über das Verhaltnis zwischen Lymphknoten und Lymphgefaßen s. auch S. 235.

Die Lymphknoten sind bei demselben Individuum von verschiedener Größe. In der Regel sind sie von der Größe einer Erbse, einer Bohne oder sogar einer Mandel. Ihr Durchmesser beim Menschen schwankt nach v. Ebner (1902) zwischen 1 und 25 mm, nach Kopsch (1922) zwischen 2 und 30 mm. Findet man sie größer, liegt die Annahme nahe, daß sie pathologisch beeinflußt sind. Lymphknoten, die kaum Stecknadelkopfgröße erreichen und also erst durch eine Injektion oder mit besonderen Methoden oder mikroskopisch nachgewiesen werden können, sind auch manchmal beschrieben worden [Kling (1904), Schiefferdecker (1906), Bartels (1909), Hellman (1921)]. Sie scheinen im allgemeinen wie embryonale Lymphknoten gebaut zu sein — also wie ein lymphatisches Knötchen, das von Lymphgefäßen oder Lymphsinus allseitig umsponnen ist. Sie werden auch als postembryonale Lymphknotenanlage betrachtet (vgl. S. 361 ff.). Die Größe der Lymphknoten wird auch von dem Alter des Individuums beeinflußt (S. 355 ff.).

Die Form der Lymphknoten kann beinahe kugelig sein, ist aber in der Regel mehr oder weniger ovoid. Dadurch, daß sie von Seite zu Seite gewöhnlich auch etwas platt gedrückt sind und an einer Seite eine Einkerbung (Hilus) aufweisen, erhalten sie meistens Bohnen- oder Nierenform.

Man kann bisweilen Lymphknoten finden, die eine sehr bizarre Form haben. TEICHMANN (1861) hat solche beschrieben und als zusammengewachsene Lymphknoten gedeutet. Sie stimmen ihrem Aussehen nach mit den Lymphknoten überein, die HAMMERSCHLAG (1908) beschrieben hat und welche er für Lymphknoten mit Ausknospungen zur Bildung neuer Lymphknoten hält (S. 362). KLING (1904) gibt für die so gebauten Lymphknoten eine entwicklungsgeschichtliche Erklärung. Sie sind dadurch entstanden, daß die von der „allgemeinen Lymphknotenanlage" ausgehenden definitiven Abschnürungen in „Spezialanlagen" ausgeblieben sind (vgl. Abb. 74). Auch für die Zwillingslymphknoten ist wohl am besten eine solche Entstehung anzunehmen. Sie sind wohl im allgemeinen nicht zusammengewachsene, sondern im Laufe der Entwicklung nicht völlig getrennte Lymphknoten (S. 352).

Die Anzahl der Lymphknoten ist im Körper groß. Eine wenn auch approximative Ziffer anzugeben hätte keine Bedeutung, da sie sicher bei verschiedenen Individuen stark wechselt. Dieser Wechsel hat sicher hauptsächlich darin seine Ursache, daß die auf einer bestimmten Stelle vor sich gehende Aufteilung der lymphatischen Gewebsmasse in verschiedene Lymphknoten schon embryologisch sehr ungleichmäßig stattfindet. Es können sich auf einer Stelle aus derselben lymphatischen Masse ebensogut ein einziger Lymphknoten wie drei bis vier solche entwickeln. Auch das Alter des Individuums kann vielleicht die Anzahl der Lymphknoten beeinflussen (s. S. 357).

Es gibt in der Literatur viele Angaben uber die Zahl der Lymphknoten sowohl im ganzen Körper, als an gewissen Stellen desselben. Um einige zu nennen, so gibt z. B. SAPPEY (1885) etwa 6—700 für den ganzen Körper an, BAUM (1926) findet (bei der Zusammenstellung der Werte BARTELS) im Durchschnitt 465 Einzellymphknoten, hauptsächlich in 52 Lymphknotengruppen, davon in 32 konstanten, gesammelt. Jede Lymphknotengruppe enthalt 1—43 Knoten. Sowohl GROSSMANN (1896) als BUSCHMAKIN (1912) haben in der Achselhöhle etwa 8—37 Lymphknoten gefunden, SUKIENNIKOW (1903) im Lungenhilus „nicht unter" 50—60 usw. Alle diese Werte sind aber zweifellos zu niedrig, denn ohne besondere Vorbehandlung des Gewebes ist es unmöglich, alle Lymphknoten einer Stelle wahrzunehmen. Bei einigen an schnell gestorbenen, früher gesunden Individuen vorgenommenen Bestimmungen der Zahl der Mesenteriallymphknoten, wobei ich (1921) die Lymphknoten nach Durchsichtigmachen des Gewebes gefarbt und auf diese Weise sichtbar gemacht hatte, habe ich nur an dieser Stelle jedesmal zwischen 200 und 500 Lymphknoten zählen und herauspraparieren können.

Beim *Kaninchen* liegen ja die Lymphknoten an sehr konstanten Orten eingelagert und sind in geringer Zahl vorhanden. Ich fand (1914), daß der in der Regel vereinzelt vorhandene Lymphknoten auf einer Stelle mitunter von 2 oder 3 Knoten ersetzt werden konnte. Eine solche Vermehrung der Zahl bedeutete indessen nicht eine Mengenzunahme des lymphatischen Gewebes an dieser Stelle, sondern war allem Anschein nach allein durch die anatomischen Gebilde der Nachbarschaft und besonders durch die Lage der Gefaße verursacht. In neuester Zeit ist das sehr konstante Lageverhältnis der Lymphknoten, in welchem „Variationen nur bei topographischen Variationen der Gefäße vorkommen", bei einer Untersuchung über die Topographie der bronchialen Lymphknoten von ENGEL (1926) hervorgehoben worden. In etwa derselben Richtung hat sich SUKIENNIKOW (1903) über dieselben Lymphknoten ausgesprochen und STAHR (1898, 1899) hebt dieses Verhalten mit Stärke hervor. „Das Auftreten und die Gruppierung der tracheobronchialen und bronchopulmonalen Lymphknoten sind einer gesetzlichen Regelmaßigkcit unterworfen" (SUKIENNIKOW). ROTOLO (1926) findet bei Untersuchung der Lymphknoten innerhalb der Fascienloge der Gl. submaxillaris (in Schnittserien) bei 10 Individuen viermal 4 Lymphknoten, dreimal 2, zweimal 3 und einmal 5 Lymphknoten. Je geringer die Zahl war, desto erheblicher war ihre Größe.

Bei der *Ratte* ist die topographische Anordnung, Zahl und Typus der Lymphknoten eine ebenso konstante wie die aller anderen Organe [JOB (1922)].

Ohne Zweifel kann man also mit STAHR (1898) folgendes als ein Gesetz betrachten: „Jeder Organismus, jedes Organ, jede Gegend fordert für sich eine ganz bestimmte Masse an Lymphknotensubstanz, deren Verteilung auf Einzeldrüsen von den anatomischen Gebilden der Nachbarschaft abhängt."

Dieses Gesetz muß jedoch nicht so gefaßt werden, daß andere Variationen in der Einlagerung der Lymphknoten außer den durch Gefäß- und andere lokale Variationen bedingten, in der Lymphknotenmasse einer Stelle nicht vorkämen. Erstens ist es ja sehr wahrscheinlich, daß je kleiner im Verlaufe eines Lymphgefäßgebietes die peripheren Lymphknoten und infolgedessen die lymphatische Gewebsmasse hier sind, um so größer werden die mehr zentral gelegenen Lymphknoten, d. h. die hier liegende lymphatische Gewebsmasse und umgekehrt. Zweitens hängt sicher auch die lymphatische Gewebsmasse einer Stelle von der Zahl und Größe der zuführenden Lymphgefäße ab, die ja mit der Ausbildung größerer oder geringerer Anastomosen mit angrenzenden Lymphgefäßgebieten und naheliegenden Lymphknotenstellen (z. B. den Verbindungen zwischen den oberflächlicheren und tieferen Lymphknoten eines Lymphgefäßgebietes) wechseln können.

Ich glaube z. B., daß man sich das Auftreten von Lymphknoten an peripheren Orten, wo solche gewöhnlich nicht zu finden sind, aber wo typische Lymphbahnen verlaufen [Schiefferdecker (1906), Bartels (1909), Davida (1924)] am besten so erklart, daß ein Teil der lymphatischen Gewebsmasse eines Lymphgefaßgebietes, in diesen Fallen mehr als gewöhnlich in peripherer Richtung verschoben ist. Es braucht also kein zufallig neugebildeter Lymphknoten zu sein (S. 361 ff.), sondern viel eher ein verpflanzter.

Es steht auch fest, daß die Lymphknoten in verschiedenen Altern an Größe bedeutend wechseln können (S. 355 ff.). Die Massenveränderungen der Lymphknoten unter verschiedenen Ernährungsverhältnissen [Napoli (1906), Pirone (1907), Settles (1920), Lefholz (1923), West (1924) u. a.], verschiedenen Funktionszuständen und bei pathologischen Prozessen ihrer tributären Gebiete sind ja zufälliger Art.

Vergrößerungen der regionaren Lymphknoten bei der Lactation [Gussenbauer (1881), Stiles (1892), Gulland (1894, 1896), Meyer (1907) u. a.] und bei der Graviditat [Virchow (1858), Teichmann (1861), Varoldo (1905), Meyer (1907) u. a.] sind mehrmals beschrieben worden. Solche Vergrößerungen sind aber nichts anders als zufallige funktionelle Anpassungserscheinungen.

Nach Janicke (1911) sind die Lymphknoten bei den fetten Tieren leichter als bei den mageren. „Je weniger Fettentwicklung bei den Tieren", sagt er, „desto schwerer die Lymphknoten; je mehr Fettentwicklung, desto leichter sind sie." Ich selbst konnte bei den erwahnten Untersuchungen (1914) nur feststellen, daß magere *Kaninchen* im Verhaltnis zum Körpergewicht, dagegen nicht absolut, eine für ihr Alter etwas reichlichere lymphatische Gewebsmenge (auch in den Lymphknoten) besitzen als fette Tiere. Über das Verhalten der Lymphknoten beim Hunger s. S. 360.

Es ist wohl in gewissem Grade wahrscheinlich, daß die lymphatische Gewebsmasse eines Ortes durch die Verschiedenheiten der funktionellen Zustände ihres tributären Gebietes (z. B. bei dauernder, funktioneller Hypertrophie eines Körpergebietes) so beeinflußt wird, daß diese Gewebsmasse nicht nur solchen Größenveränderungen, die innerhalb der betreffenden nicht unbedeutenden physiologischen Anpassungsmöglichkeiten liegen, unterworfen ist, sondern daß sie auch dauernde Vergrößerungen oder Verkleinerungen erleiden kann.

So findet z. B. Gussenbauer (1881), daß die Achsellymphknoten der Handarbeiter größer sind als gewöhnlich und so auch die Inguinallymphknoten solcher Personen, die sich hauptsachlich der unteren Extremitaten bedienen. Ja er findet sogar, daß z. B. Fabrikarbeiter, die in ihrer Arbeit fast ausschließlich das eine Bein benutzen, eine auffallend machtige Entfaltung der Inguinallymphknoten derselben Seite an den Tag legen usw. Es muß jedoch betont werden, daß Gussenbauer dies nur durch Palpationen der Lymphknoten festgestellt hat. Grossmann (1896) macht ahnliche Beobachtungen; sein Material ist jedoch nicht einwandsfrei.

Buschmakin (1912) findet keine Asymmetrie der Zahl und Größe der Lymphknoten beider Körperseiten oder Verschiedenheiten bei beiden Geschlechtern. Ich selbst habe (1914) bei genauen quantitativen Bestimmungen keinen Unterschied in der Ausbildung des lymphatischen Gewebes (auch der Lymphknoten) bei mannlichen und weiblichen

Kaninchen gefunden. JÄNICKE (1911) gibt jedoch an, daß die männlichen Tiere schwerere, die weiblichen leichtere Lymphknoten haben.

Auf die Frage der **Blutlymphknoten** gehe ich hier nicht ein. Eine gute, sehr eingehende Untersuchung von KELLER (1922) hat, wie mir scheint, endgültig gezeigt, daß die beim *Menschen* beschriebenen Blutlymphknoten von pathologischen Zuständen herrühren. Das Blut in den Lymphbahnen dieser Lymphknoten stammt von zufälligen Blutaustritten. Wirkliche Blutlymphknoten [,,splenoide Knote " (KELLER)] gibt es nur bei gewissen Tieren, u. a. *Rind, Schaf, Ziege*. Sie sind Organe sui generis und werden selbständig und von den Lymphknoten unabhängig ausgebildet.

2. Morphologie.

a) Übersicht.

Das lymphatische Gewebe der Lymphknoten ist gewöhnlich deutlich in eine periphere **Rinde** (Substantia corticalis) und ein zentrales **Mark** (Substantia medullaris) aufgeteilt (Abb. 43 und 44). In der Rinde ist dieses Gewebe in größeren, unregelmäßig kugeligen bis großen kompakten unförmigen Ansammlungen, **Rindenknoten**, eingelagert; in dem Mark ist es in vielfach verflochtenen strangförmigen Gebilden, den **Marksträngen**, die aus der Rinde ihren Ursprung nehmen, angeordnet. Diese Aufteilung in Rinde und Mark ist in der Regel schon makroskopisch im Durchschnitt eines Lymphknotens wahrzunehmen. Erstere erscheint mehr graugelb und hat ein gleichartiges dichteres Aussehen, letztere erscheint mehr rötlich und hat eine schwammigere Natur.

Der Lymphknoten ist allseitig von einer bindegewebigen **Kapsel** umgeben, die gewöhnlich an der einen Seite in eine Hilusbildung übergeht. Diese Kapsel ist intim verbunden mit der Umgebung, die immer aus lockerem, reichlich Fettzellen enthaltendem Bindegewebe besteht.

Die **zuführenden Lymphgefäße (Vasa afferentia)** treten an mehreren Stellen der Peripherie durch die Kapsel in den Lymphknoten ein. Unmittelbar unter der Kapsel bilden sie einen großen Lymphsinus, den **Marginalsinus**, der die Rindensubstanz allseitig von der Kapsel trennt. Hier und dort durchbrechen sie als **Intermediärsinus** dann die Rinde und teilen dieselbe dadurch unvollständig in einzelne Rindenknoten. In dem Mark bilden sie ein ganzes Netz von Lymphbahnen, die Intermediärsinus des Markes, die die Markstränge umgeben. Die **abführenden Lymphgefäße (Vasa efferentia)**, welche sowohl die Lymphe des Marginalsinus als die der Intermediärsinus des Markes aufnehmen, nachdem diese sich an der Grenze des Hilusbindegewebes zu einem **Terminalsinus** gesammelt hat, verlassen den Lymphknoten durch den **Hilus** (Abb. 43).

Der Lymphknoten ist von bindegewebigen Balken oder Septen, **Trabekeln**, durchzogen. In der Rinde ist ihre Zahl gewöhnlich gering: sie stehen dort mit der bindegewebigen Kapsel in Verbindung. In dem Mark sind sie zahlreich und strahlen von dem Hilusgewebe aus. Die Trabekel der Rinde und des Markes gehen ineinander über, wodurch der Hilus mit der Kapsel durch Bindegewebsstränge verbunden wird, die das lymphatische Gewebe radiär durchziehen. Alle diese Trabekel sind in den Intermediärsinus zentral gelagert.

Die Lymphgefäße sind auf ihrem Wege durch den Lymphknoten von einem **Reticulum** durchzogen. Dieses fängt also schon in dem Marginalsinus an und hört erst mit dem Beginn der abführenden Lymphgefäße auf.

Die **Arterien** dringen durch den Hilus in den Lymphknoten, nehmen bald das Zentrum der Markstrange ein und strahlen in die Rindensubstanz aus. Die **Venen** verlassen den Lymphknoten im großen und ganzen auf demselben Wege, wo die Arterien eingedrungen sind.

b) Das lymphatische Gewebe.

Die **Rinde** (Rindensubstanz, Substantia corticalis) ist also aus ncbeneinander-
liegenden Rindenknoten, Rindenknötchen (Kölliker), Rindenfollikeln
(v. Recklinghausen), Corticalampullen (His), Alveolen (Frey) aufgebaut.
Diese Rindenknoten sind durch den Marginalsinus von der Kapsel vollständig,
durch die Intermediärsinus voneinander unvollständig getrennt. Nach der

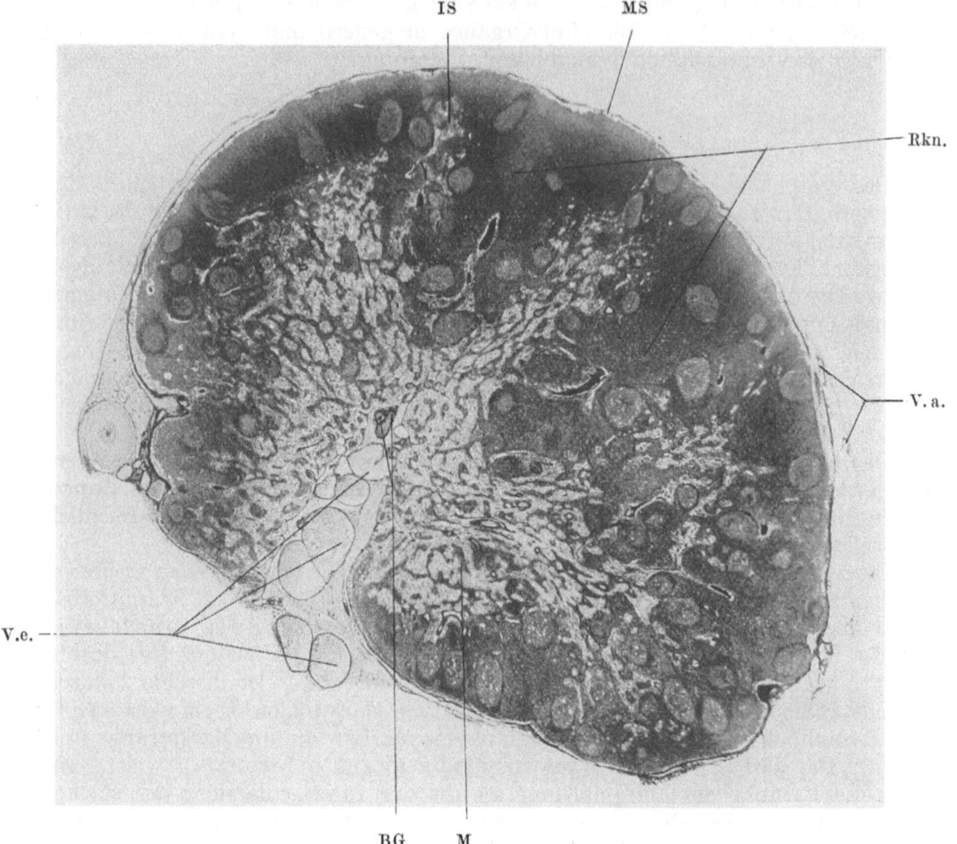

Abb. 43. Vollentwickelter Lymphknoten vom *Menschen*. Vergl. Abb. 45. Photo: E. Holmgren.
MS Marginalsinus. IS Intermediärsinus. Rkn. Rindenknoten. M Mark. V. a. zuführende
Lymphgefäße. V. e. abführende Lymphgefäße. BG Blutgefäße.

gewöhnlichen Auffassung stellen sie rundliche Gebilde dar, die den Solitärknötchen gleichwertig sind. So verhält es sich aber, wie ich schon (S. 287) hervorgehoben habe, beim *Menschen* nicht. Im allgemeinen sind die Rindenknoten
sehr unregelmäßig aufgebaut; sie bilden große Ansammlungen lymphatischen
Gewebes, die durch die Intermediärsinus voneinander nur teilweise getrennt
sind und unmittelbar in die Markstränge übergehen (Abb. 43 und 44).

Die allgemeine Auffassung, daß die Rindenknoten rundliche mit den Solitärfollikeln
vergleichbare Bildungen seien, hat ohne Zweifel ihren Grund teils darin, daß man sich bei
den ersten Lymphknotenuntersuchungen besonders der Rinder- und Kalblymphknoten
bediente, deren Rinde zahlreiche Intermediärsinus enthielt und infolgedessen in kleine
Knötchen aufgeteilt war, teils darin, daß man in den spateren schematischen Abbildungen
der Rinde ein Aussehen verlieh, als bestände sie aus kugeligen Bildungen.

Zwar findet man z. B. bei v. EBNER in KÖLLIKERs Handbuch (1902) die großen kompakten „Rindenhaufen" richtig als „Rindenknötchen·" bezeichnet (vgl. Abb. 1315 in seinem Handbuch), wo auch die Sekundärknötchen richtig angegeben sind. Gehen wir aber z. B. zu BRAUS' Anatomie des *Menschen* (1924), so sind dort in Abb. 273 (hier mit veränderten Bezeichnungen in Abb. 44 wiedergegeben) die Sekundärknötchen fälschlich als „Rindenknötchen" bezeichnet. BRAUS hat für die wirklichen „Rindenknötchen", die Rindenknoten, keine Bezeichnung. Gerade diese Verwechslung zwischen Rindenknoten, Rindenknötchen, „Follikeln" und Sekundärknötchen, „Keimzentren", die man gegenwärtig sehr häufig vorfindet, hat eine so große Verwirrung hervorgerufen (S. 289ff.).

Auch BUNTING (1905) macht auf diese Verwechslung aufmerksam. Er hebt hervor, daß die Rinde der *Menschen*lymphknoten nicht, wie man es allgemein beschreibt, in „nodules or follicles" aufgeteilt sei, sondern daß sie eine kontinuierliche, von Sinus und Trabekeln durchbrochene, nicht abgebrochene Masse bilde. Der Name „nodule", sagt er, wird indessen für die „Keimzentren" gebraucht, was zweideutig ist und vermieden werden sollte.

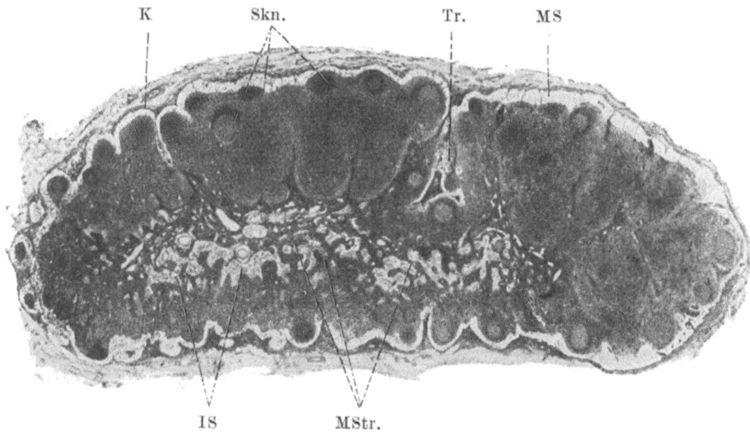

Abb. 44. Halslymphknoten, *Mensch*. [Nach BRAUS (1924), Fig. 273, S. 571.] K Kapsel. Tr. Trabekel. MS Marginalsinus. IS Intermediarsinus. MStr. Markstrange. Skn. Sekundärknötchen. Sie sind in den großen Haufen lymphatischen Gewebes, in den Rindenknoten, eingelagert. (Die Bezeichnungen hier etwas geändert.)

„Die typischen Keimzentren erscheinen in der Mitte hell, außen umgeben von einem dunklen Ring." Auch HEUDORFER (1921) hat auf diese Verwirrung in der Literatur reagiert, behält aber den Namen „Follikel", oder, wie er sagt, „vielleicht besser Lymphknötchen" fur die Sekundärknötchen bei. „Der Follikel der Lymphdrüse" (also = Sekundärknötchen), sagt er, „verhält sich daher durchaus nicht anders als an anderen Orten, also etwa in der Tonsilla palatina oder in den Zungenbalgen. Eine besondere Beziehung der Follikel zu den Markstrangen besteht nicht und, was die alten Autoren als Rindenknoten bezeichnet haben, sind die Follikel samt den umgebenden Teilen des lymphatischen Grundgewebes."

In diesen großen Rindenknoten, die nur teilweise durch die Intermediärsinus voneinander getrennt sind, werden die Sekundärknötchen (die „Keimzentren" FLEMMINGs) ausgebildet (S. 328 ff.). Sie sind von dem übrigen lymphatischen Gewebe des Rindenknotens durch ihre in der Regel deutlich hervortretende periphere, aus dichtliegenden Lymphocyten bestehende Zone abgegrenzt (Abb. 43). In den größeren Rindenknoten können mehrere solche Sekundärknötchen eingeschlossen werden; hier und dort findet man jedoch kleinere Rindenknoten, die nur ein einziges Sekundärknötchen einschließen (Abb. 44). Die Lage der Sekundärknötchen ist gewöhnlich peripher in dem Rindenknoten, wo sie oft dem Marginal- oder Intermediärsinus dicht anliegen. Hierdurch wölben sie an diesen Stellen den Rindenknoten hervor, wodurch die Oberfläche ein knotiges, höckeriges Aussehen erhalten kann. Sie können sich doch überall in den Rindenknoten ausbilden, also auch in ihren tieferen Partien (Abb. 43). Nicht selten scheinen sie auch in dem Mark vorzukommen, jedoch habe ich den Eindruck, daß sie dabei immer in der Nähe der Rinde liegen. Es ist daher möglich, daß auch diese in der Rinde — also in zentralen Ausbuchtungen derselben — eingelagert sind.

Beobachtungen über Sekundarknötchen im Mark sind in der Literatur häufig erwahnt, z. B. von Labbé (1898), Bunting (1905), Heudorfer (1921), Jolly (1923), Nordmann

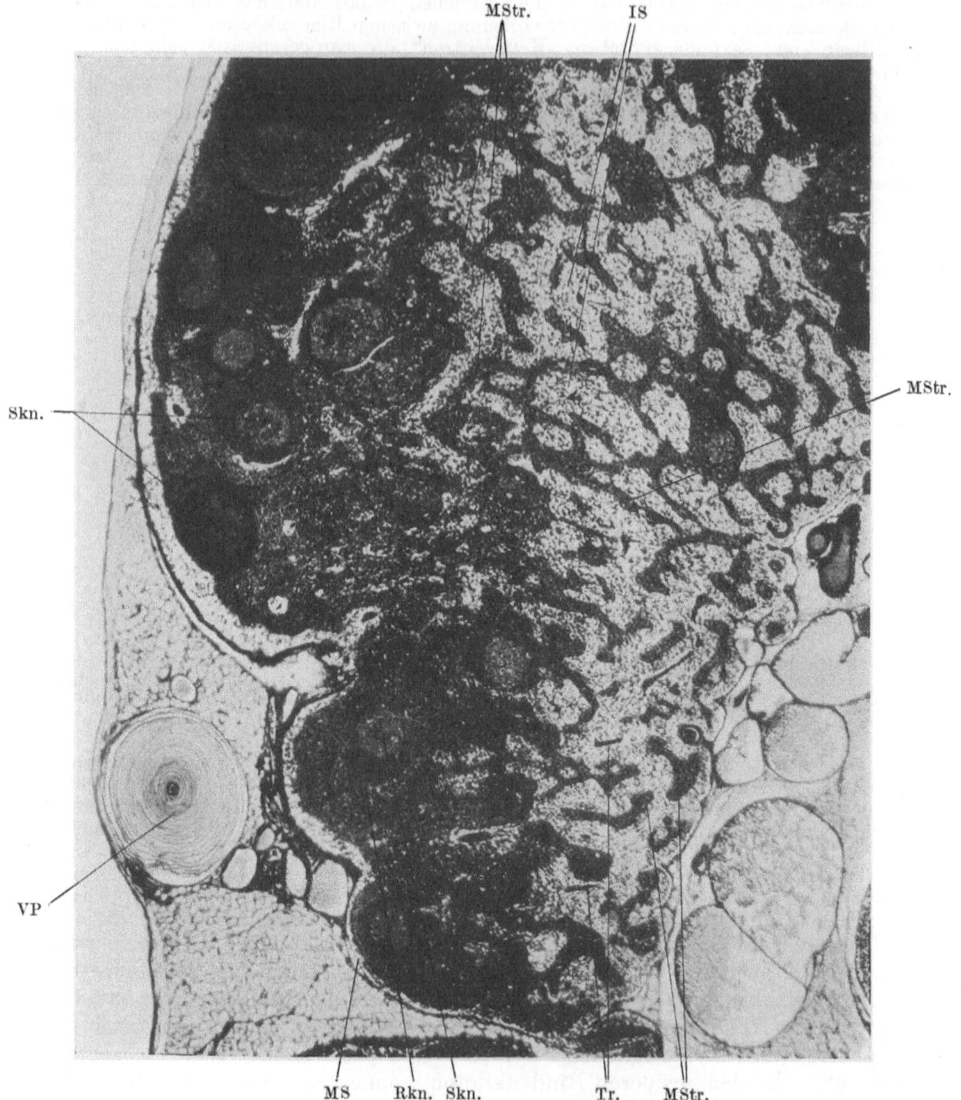

Abb. 45. Vollentwickelter Lymphknoten vom *Menschen*. Vergrößerung einer Partie von Abb. 43. Photo: E. Holmgren. MS Marginalsinus. IS Intermediarsinus. Rkn. Rindenknoten. Skn. Sekundarknötchen. MStr. Muskelstrange. Tr. Trabekel. VP Vater Pacinische Körperchen.

(1928), Oeller (1928), Röhlich (1928) u. a. Schon Zehnder (1890) gibt an, daß sie sich hier ausbilden können, was er bei entzundeten, hyperplastischen Lymphknoten gefunden hat.

Braus (1924) gibt an, daß die „Rindenknötchen", wie er die Sekundarknötchen nennt, nur in einer Schicht ausgebildet sind. Diese Angabe ist falsch. Sie finden sich oft zerstreut, sicher über die ganze Rinde verbreitet, also nicht nur peripher eingelagert (Abb. 45).

In dem **Mark** (Medullarsubstanz, Substantia medullaris) bildet das lymphatische Gewebe jene netzförmig angeordneten Stränge, Markstränge(KÖLLIKER), Follikularstränge (v. RECKLINGHAUSEN), Markschläuche (Tubuli lymphatici) (HIS), Lymphröhren (FREY), Fasciculi medullares, die durch ebenso angeordnete Lymphbahnen voneinander getrennt sind (Abb. 45). Sie stellen Fortsetzungen der Rindenknoten dar und finden ihren Abschluß am Hilusgewebe, gegen welches sie oft zapfenförmig vordringen. Nach HEUDORFER (1921) ist die Anordnung der Markstränge wesentlich durch die Form der Gefäßbäumchen bedingt (Abb. 69).

HEUDORFER hebt hervor, daß die Markstränge als lymphatische Gefäßscheiden auftreten. Die in den Hilus eintretenden Blutgefäße teilen sich hier in mehrere mittlere Äste. Wo sie die Trabekeln verlassen, werden sie von lymphatischen Scheiden umgeben oder, wenn man so sagen will, sie betreten die Markstränge. Die Arterien verlaufen hierbei nicht in denselben Markstrangen wie die Venen. Durch ihre weitere Verzweigung in der Marksubstanz bilden diese Gefaße das Geripppe für die Verzweigungen der Markstränge. Um die Endverzweigungen herum bildet sich die Rinde aus.

Das Kaliber der Markstränge kann mitunter rund sein, aber im allgemeinen, besonders in der Grenzgegend gegen die Rindensubstanz hin, trifft man einen ungemein wechselnden Formenreichtum der Markstränge. Sie zeigen oft flügelartige, sich zuschärfende Anhänge, die ihrerseits wieder mit ähnlichen flügelartigen Bildungen benachbarter Stränge konfluieren. Zum Teil bilden sie daher netzartige Figuren [HEUDORFER (1921)] (Abb. 45).

Man kann also nach HEUDORFER sagen, ,,daß die Markstrange sich der Verbreitung der Blutgefäße anschließen. Sie verhalten sich aber zugleich dem zwischengelagerten Lymphplexus gegenuber als eine Art interstitielles Füllgewebe. Dieser Lymphplexus ist zwar größtenteils durch Wegfall bzw. durch Rarefizierung der Zwischenwande zu einem Sinus cavernosus zusammengeflossen, er bewahrt aber nichtsdestoweniger einen Teil seiner Eigenformen und diese pragen sich dem zwischengelagerten Füllgewebe, in welchem die Gefäße verlaufen, von außen her auf. So erhalten die Markstrange eine besonders vielgestaltige Form.‘‘

,,Die Marksubstanz ist in verschiedenen Drusen ungleich mächtig entwickelt, am besten in den im Innern des Körpers gelegenen Drusen, wie in den Mesenterial- und den Lumbaldrusen, wahrend sie bei den oberflächlicher gelegenen Drüsen, wie denjenigen der Achsel- und Leistengegend, mehr zurücktritt. Bei letzteren also ist die Marksubstanz eine dunne, die Rindensubstanz innen auskleidende Schicht; um so tiefer dringt in diese Drüsen das Hilusstroma ein und verdrangt die Marksubstanz. Bei der anderen Gruppe dagegen erstreckt sich die machtige Substantia medullaris vom Hilus bis in die Nahe der Oberflache, wahrend das dem Hilusstroma entsprechende Bindegewebe mitunter fast ganz außerhalb der Druse gelegen ist‘‘ [KOPSCH (1922)]. Etwa dasselbe gibt auch LABBÉ (1898) an. Neuerdings hat NORDMANN (1928) eine Untersuchung uber den verschiedenen Bau der Lymphknoten einzelner Körperregionen durchgefuhrt. Er hat jedoch durchgehend mit pathologisch veranderten Lymphknoten gearbeitet. Ich kann auf dieselbe hier nicht eingehen, sondern weise auf die Originalarbeit oder auf die Darstellung OELLERS (1928) hieruber hin.

Das lymphatische Gewebe ist sowohl in der Rinde als auch im Mark von einem Reticulum aufgebaut, in dessen Maschen hauptsächlich lymphoide Zellen liegen.

Bevor ich auf eine nahere Beschreibung dieses Gewebes eingehe, möchte ich jedoch einige biologische Betrachtungen uber das lymphatische Gewebe vorausschicken, welche mir, obwohl sie eines festen Beweises entbehren, zum Verstandnis des eigenartigen Aufbaus dieses Gewebes beizutragen scheinen und welche daher im folgenden hier und da hervorschimmern werden.

Ich sehe in dem ausgebildeten lymphatischen Gewebe zwei Zellensysteme, die hauptsachlich nebeneinander, aber wohl auch miteinander arbeiten, namlich das retikuloendotheliale System und das ,,Lymphocytensystem‘‘. Das erstere hat die Hauptaufgabe, gegen Stoffe verschiedener Art, die in das lymphatische Gewebe eindringen, in Funktion zu treten, letztere hat die Hauptaufgabe, fur die mannigfachen Bedurfnisse unseres Körpers Lymphocyten zu produzieren. Es muß jedoch betont werden, daß die Zusammenlagerung dieser beiden Gewebssysteme sicher darauf hindeuten, daß sie manchmal in ihrer Arbeit zusammengehen, besonders wohl in der Richtung, daß das Lymphocytensystem das retikulo-endotheliale System bei seiner Verteidigungsarbeit unterstutzt.

Das retikulo-endotheliale System besteht hier aus zwei fixen Zellenarten, den Reticulumzellen und den Endothelzellen, welch letztere sich wahrscheinlich auch in eine Art Reticulumzellen umwandeln können (so in den Lymphsinus). Beide Zellenarten können sich freimachen. Sie sind morphologisch nicht voneinander zu trennen, haben wohl auch im großen und ganzen dieselbe physiologische Aufgabe (vgl. S. 375). Für diese freien Zellen wende ich den alten, indifferenten Namen „Makrophagen" im Sinne Metschnikoffs an. Sie sind von den „Lymphoblasten" zu unterscheiden, wenn sie auch morphologisch von ihnen nicht sicher zu trennen sind.

Das „Lymphocytensystem" besteht aus kleinen und größeren Lymphocyten, von welchen man die größeren gegenwärtig als „Lymphoblasten" bezeichnen und als eine Teilungsform der Lymphocyten betrachten kann.

Es gibt in dem lymphatischen Gewebe tagtäglich Reizstoffe, die das retikulo-endotheliale System zur Funktion antreiben. Die Zellen phagocytieren und speichern auf, können sich sowohl als fixe, als auch als freigewordene Zellen vermehren, können herumwandern und wieder seßhaft werden. Im normalen Zustand, d. h. wenn nur die alltäglichen, relativ spärlichen Reizstoffe vorhanden sind, können wir besonders in den Lymphsinus und in den lokalen Reizherden, den Sekundärknötchen, diese Prozesse verfolgen. Bei stärkeren, entzündlichen Vorgängen verlaufen diese Prozesse diffus im ganzen lymphatischen Gewebe, sind überall zu sehen und treten oft in sehr hohem Grade hervor. Die zahlreichsten Veränderungen pflegen wir auch in solchen Fallen in den Lymphsinus zu finden (die „Sinuskatarrhe"). Welchen Grad diese Prozesse erreichen können, geht daraus hervor, daß ein Lymphknoten bei einer Infektion sein Volumen in einigen Stunden bedeutend vergrößern und bald um vieles vermehren kann. Wenn diese Volumenvermehrung auch teilweise durch Hyperämie und Ödem verursacht ist, so lehrt doch das mikroskopische Bild, daß die Hauptursache eine Vergrößerung und Vermehrung dieser retikulo-endothelialen Zellen ist. Auch die lymphocytären Zellen werden gewiß erheblich vermehrt, treten jedoch gegen die retikulo-endothelialen bei diesen Prozessen in den Hintergrund. Wenn dann noch hinzukommt, daß die Zellen hierbei größtenteils frei und beweglich werden, kann man sich gut vorstellen, welch *reges und bewegliches Bild* das lymphatische Gewebe in vivo bei solchen Gelegenheiten darbietet.

Das „Lymphocytensystem" wird nur selten zu solch einer überstürzenden Zellenneubildung gereizt. Wenn dies aber der Fall ist, wie z. B. bei den lymphatischen Leukämien, so sehen wir, wie die Lymphocyten das ganze lymphatische Parenchym diffus ausfüllen; die Struktur der Lymphknoten wird verwischt. Die retikulo-endothelialen Elemente treten ganz in den Hintergrund.

Ich will hier auch darauf hinweisen, daß ich im folgenden in die feinere Struktur, die evtl. Umwandlungen und das Schicksal der Zellen des lymphatischen Gewebes, Fragen, in welchen sich verschiedene Auffassungen geltend gemacht haben, nicht eingehe. Ebensowenig werde ich die Fragen über die evtl. Gleichstellung dieser Zellen mit anderen oder ihren evtl. Übergang in andere Zellformen behandeln. Wenn sich hier und dort die Frage über das Verhältnis der Lymphocyten anderen Blutzellen gegenüber aufstellt, schließe ich mich in meiner Darstellung der dualistischen Auffassung (Ehrlich) an. Bezüglich aller dieser Fragen verweise ich übrigens auf die Darstellung Maximows in Bd. II: 1 dieses Handbuches.

Das Reticulum (zuerst von Billroth näher beschrieben) ist ein cellulärfibrilläres Netz, welches in verschieden geformten Maschen das ganze lymphatische Gewebe durchsetzt.

Die Reticulumzellen (Sternzellen) (Kölliker), Stromazellen (Bartels) sind verästelte, miteinander verbundene, also ein Syncytium bildende Zellen. Sie stammen aus dem Mesenchym und stimmen auch mit dem Aussehen der Mesenchymzellen im großen und ganzen überein. Ihre Kerne sind von ovaler Form, wesentlich größer und schwächer färbbar als die Lymphocytenkerne und zeigen gewöhnlich ein deutliches, aber spärliches Chromatinnetz.

Die Reticulumzellen besitzen auch, wie die Mesenchymzellen überhaupt, die Fähigkeit, Fibrillen in sich auszudifferenzieren. Bevor diese Fibrillenausscheidung zustande kommt, was jedoch schon in den letzten Embryonalmonaten anfängt, besteht das ganze Reticulum also nur aus Zellen. Die Fibrillen setzen sich dann von einer Zelle zu der anderen fort, durch die anastomosierenden Zellausläufer ihren Weg nehmend, und können in wechselnder Menge ausgebildet werden. Auch im vorgerückten Alter kann man immer noch hier und dort Reticulumzellen finden, die nicht Fibrillen ausdifferenziert haben.

Kling (1904) findet das Reticulum anfangs ganz protoplasmatisch. Schon im 6. Fetalmonat sah er jedoch einzelne Fibrillen in einigen Reticulumzellen ausdifferenziert. Je

älter der Lymphknoten wurde, je größer wurde die Anzahl der Fibrillen. Aber auch beim
Erwachsenen konnte man im Sinus Reticulumzellen antreffen, die noch einen rein protoplasmatischen Charakter hatten. Nach BARTEL und STEIN (1905) tritt erst bei einem Alter
von 20—50 Jahren ein stärkerer Umbau des cellulären Reticulums ein. Die Zellen nehmen
in dieser Zeit numerisch ab, während die Bindegewebsfibrillen und die elastischen Netze
stark hervortreten. Im höchsten Alter treten die Zellen ganz zurück.

Die Reticulumzellen stehen mit dem Retikuloendothel der Sinus (S. 327) in
sowohl cytoplasmatischer als auch fibrillärer Verbindung (Abb. 46—48 und 50, 51)
und sehen den Reticulumzellen der Sinus ganz ähnlich, obwohl sie sich embryologisch und vielleicht auch physiologisch etwas von diesen unterscheiden.

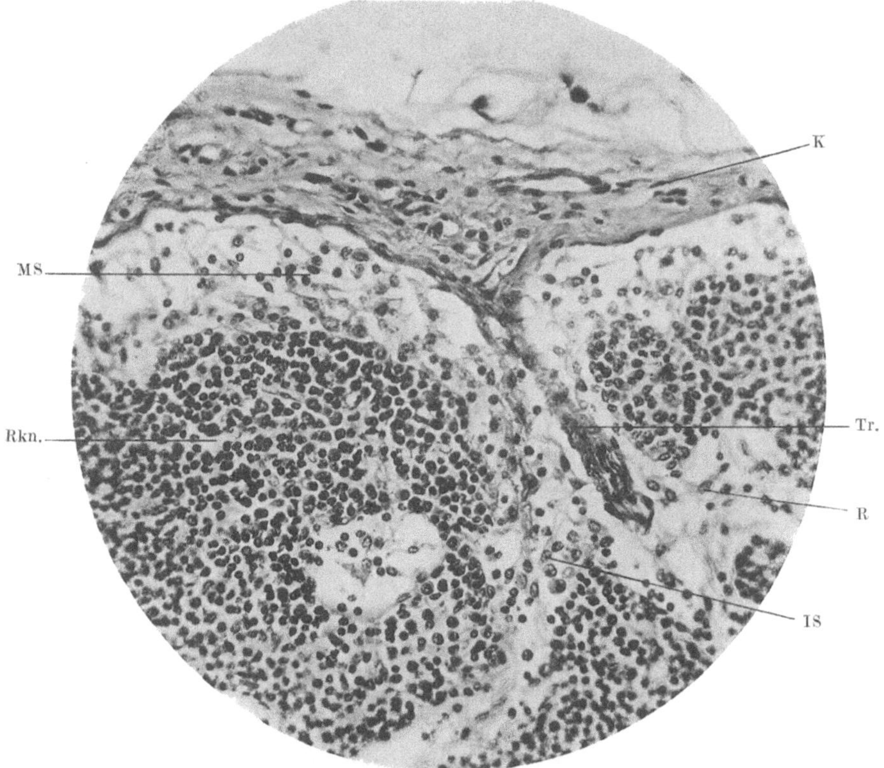

Abb. 46. Rindengebiet eines Lymphknotens. *Mensch*. Photo: E. HOLMGREN. MS Marginalsinus.
IS Intermediarsinus. Rkn. Rindenknoten. R Reticulumzellen. K Kapsel. Tr. Trabekeln.

Nach PETERSEN (Histologie und mikroskop. Anatomie Bd. 4) „geht das Reticulum
der Sinus in das Endothel der Sinuswände über und hängt nicht mit dem Reticulum des
lymphoiden Gewebes zusammen. Beide sind an guten Präparaten leicht zu trennen, auch
wo die Reticulumzellen des lymphoiden Gewebes sich den Endothelien anlegen. Die ersteren
sind immer sehr viel körniger als die annähernd homogenen Endothelien" [vgl. auch DA-
BELOW (1928)].

Die Reticulumzellen sind durch die massenhafte Einlagerung von lymphocytären Elementen in ihren Maschen meistens größtenteils verdeckt. Man kann
sie jedoch immer an ihren Kernen erkennen. Nach Auspinselung oder Aus-
schütteln dieser eingelagerten Zellen treten sie deutlich hervor. Ist aber das
Fibrillennetz reichlich ausgebildet, findet man diese Zellen oft nur hier und dort
als cytoplasmatische, mit Kernen versehene Verdickungen diesem Netz anhaftend.

Obwohl diese Zellen in der genannten Weise miteinander verkettet sind, können sie sich aus ihrem Zusammenhang lösen und frei werden. Diese Fähigkeit kommt insbesondere den Reticulumzellen der Markstränge zu, wenn sie auch hier weniger ausgesprochen ist als bei den Retikuloendothelzellen des Sinus (S. 327). Die Reticulumzellen haben eine große Fähigkeit zu phagocytieren und aufzuspeichern. Die Freigewordenen werden zu wanderungsfähigen Makrophagen. Die Reticulumzellen sind nach mehreren Forschern als Zellen zu betrachten, die das ganze Leben lang in einem mehr oder weniger indifferenten

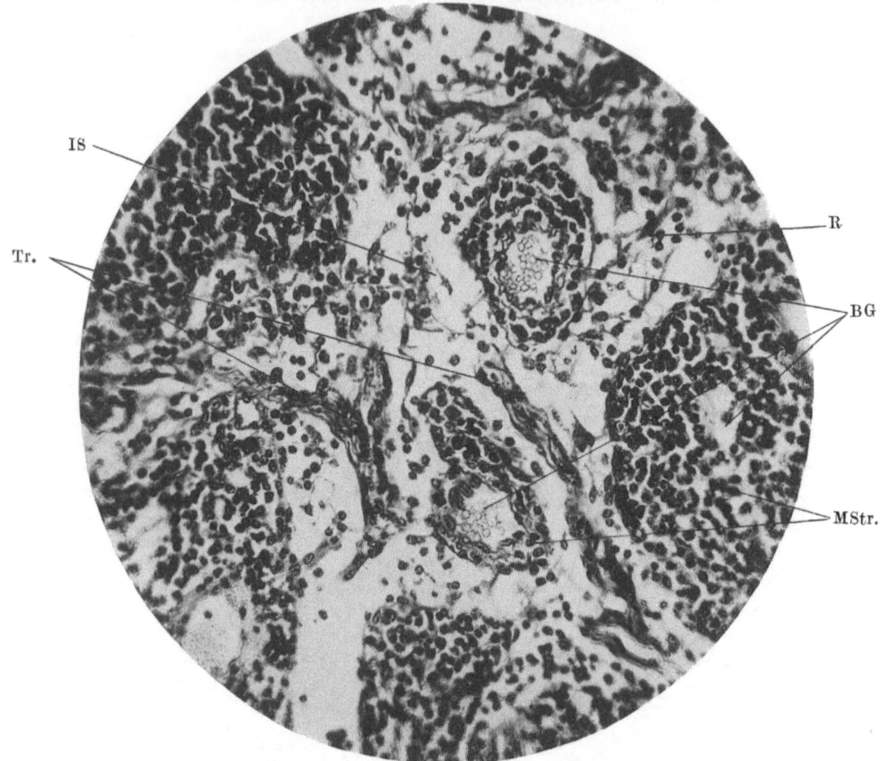

Abb. 47. Markgebiet eines Lymphknotens. *Mensch.* Photo: E. Holmgren. IS Intermediärsinus. MStr. Markstränge. BG Blutgefäße. R Reticulumzellen. Tr. Trabekeln.

Zustande stehen bleiben. Über das Speicherungsvermögen der Reticulumzellen und ihren embryonalen Charakter s. Maximow, dieses Handbuch II : 1, S. 344 ff.

Man hat angenommen, daß die Reticulumzellen bei ihren Teilungen Lymphoblasten und direkt oder indirekt durch diese Lymphoblasten auch Lymphocyten ausbilden könnten. Die Richtigkeit dieser Ansicht ist aber noch nicht erwiesen. „Ob", schreibt schon Baumgarten (1885), „nun aus dieser Teilung der Tochterelemente der fixen Gewebszellen der Drusensubstanz die eigentlichen typischen „Lymphkörperchen" in erster oder zweiter Generation hervorgehen, oder ob sich daraus nur immer wieder diesen Tochterzellen völlig homologe zellige Gebilde entwickeln und demnach die eigentlichen Lymphkörperchen innerhalb des Lymphparenchyms gar nicht neu erzeugt, sondern diesem teils durch ununterbrochene Einschleppung seitens der Lymph-, teils und namentlich durch Auswanderung aus den Blutgefäßen einfach zugeführt werden..... Eine ganz positive Entscheidung in dieser Angelegenheit läßt sich zur Zeit nicht treffen." Auch de Groot (1912) hat nie Lymphocyten aus den „Keimzentrenzellen" entstehen sehen und Marchand (1913) sagt, daß eine Neubildung der Lymphocyten aus diesen Zellen „schwer erkennbar" sei.

In späterer Zeit hat HEIBERG (1924/1925) auf mehrere Untersuchungen gestützt eine derartige Entstehung der Lymphocyten bestimmt bestritten und ASCHOFF sagt (1926): „Ob die neuen Lymphoblasten von alten überlebenden Zellen gleicher Art oder von den Reticulumzellen abstammen, können wir bis heute nicht sagen. Nur ist ein Beweis für die letztere Annahme nicht erbracht, während der ersteren Annahme nichts im Wege steht. Ich glaube auch, daß man einen solchen Übergang zwischen histiogenen Zellen und lymphocytären Zellen nicht in erster Hand annehmen darf, sondern daß man schärfer als früher diese beiden Zellsysteme trennen muß." Diese Meinung heben u. a. auch LÖWIT (1891), ASKANAZY (1916), LEWIS und WEBSTER (1921), JAFFÉ (1922) hervor und ich stimme derselben bei (S. 311). Über die Auffassung OELLERS in dieser Frage s. S. 377.

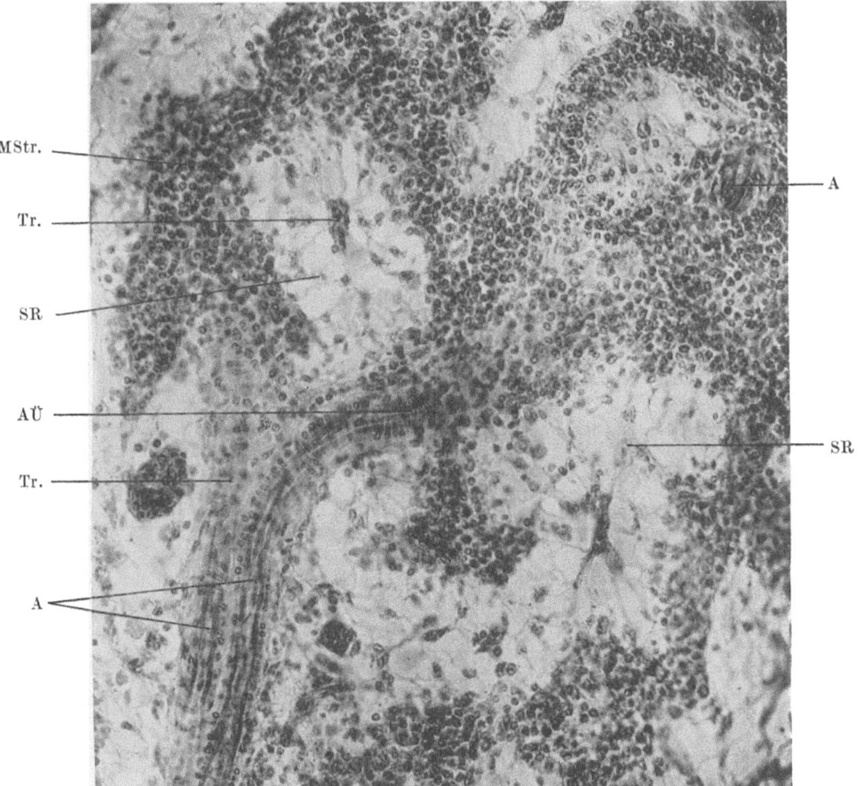

Abb. 48. Auspinselungspräparat eines Lymphknotens, mit Carmin gefarbt, von Prof. Dr. KÖLLIKER im Jahre 1894 dem Histologischen Institut in Lund, Schweden, geschenkt, jetzt mikrophotographiert. A Arterien, AÜ Arterienübergang. Tr. Trabekel. MStr. Markstrange. SR Sinusretikel. Vergr.³⁰⁰/₁. Abb.³/₄.

Wenn man in den Lymphknoten zwischen Reticulum- und Endothelzellen unterscheiden will, muß man zugeben, daß es auch hier im lymphatischen Gewebe neben den Reticulumzellen auch Endothelzellen geben kann, wie sie früher z. B. von RANVIER, BIZZOZERO, LÖWIT, RIBBERT u. a. beschrieben worden sind. Sie stammen wohl hauptsächlich von dem Retikuloendothel der Lymphsinus und wären demnach in dem lymphatischen Gewebe eingewanderte Makrophagen, „Endothelphagocyten", die hier seßhaft geworden sind. Sie sind jedoch von den Reticulumzellen des lymphatischen Gewebes und ihren Abkömmlingen morphologisch nicht zu unterscheiden (vgl. S. 327).

Bei der Aufnahme von Fremdkörpern sprechen nun die Verhältnisse in den Lymphknoten dafür, daß jene durch die Makrophagen der Lymphsinus in das lymphatische Gewebe eingeschleppt werden (S. 375). Es findet also wahrscheinlich eine Einwanderung solcher Zellen statt, und die Annahme liegt nun sehr nahe, daß diese histiocytären Wanderzellen hier wie anderswo seßhaft werden können. Sie können sich neben den Reticulumzellen als „Endothelzellen" etablieren oder an den Capillaren oder Gefaßen als „adventitielle Zellen" festsetzen und vielleicht eine Zeitlang ruhig bleiben, bis sie von neuem in Anspruch genommen werden. Verschiedene Forscher sprechen jedoch den Retikuloendothelzellen ein solches Wanderungsvermögen und Seßhaftwerden ab.

Vor allem ist es Ribbert (1889), der für eine solche Einwanderung von „Endothelzellen" der Sinus in das lymphatische Gewebe eingetreten ist. Er glaubte diese Zellen mikroskopisch von den Reticulumzellen scharf trennen zu können, was jedoch sicher nicht zutreffend ist. Vielleicht sind diese Zellen die am meisten mobilen, welche bei Bedarf zuerst in Anspruch genommen werden, während die Reticulumzellen im allgemeinen fester verankert sind.

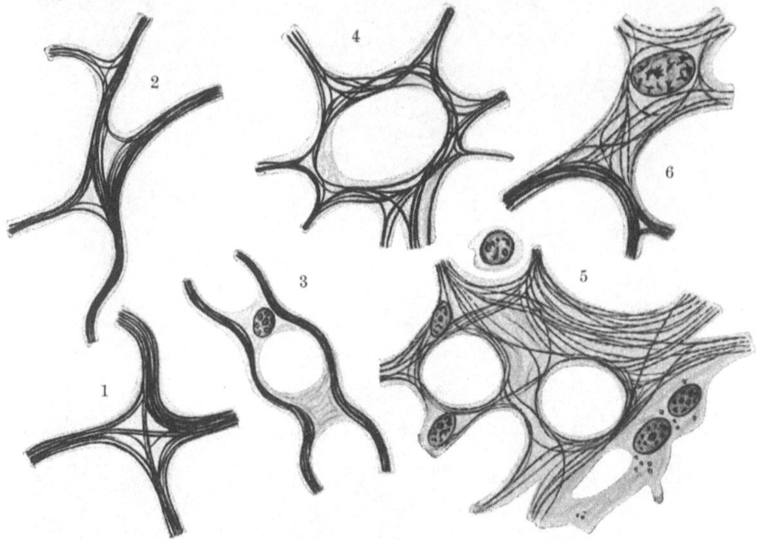

Abb. 49. Normale Reticulumformationen nach einem Achucarropraparat gezeichnet. [Nach Orsós (1926), gezeichnet.] 1 und 2 Bundelkreuzung. 3 Durch Reticulumzellen zu einander genäherte Bundel. 4 Reticulummasche. 5 Zelliges Reticulum mit Maschen und durch diese verdrangten intraplasmealen Grundfibrillen, ferner zwei fibrillenlose Reticulumzellen. 6 Durch eine fibrillenhaltige Reticulumzelle bogenförmig abgezogenes Bundel.

Nach Ribbert sollten es auch diese Zellen sein, die die Lymphoblasten und die Lymphocyten ausbilden.

Die Fibrillen, die Reticulumfasern, die Gitterfasern [Oppel (1891)] werden anfangs in den Reticulumzellen gebildet und sind auch allem Anschein nach das ganze Leben hindurch überall intraplasmal gelagert. „Nirgends findet man eine nackte Faser" [Orsós (1926)]. Sie werden also von den Reticulumzellen intracellulär in der gleichen Weise ausgebildet, wie die Bindegewebsfibrillen von den Fibroblasten. Die zuerst ausgebildeten feinen Fibrillen umgeben nach Orsós den Kern oft ringförmig oder lagern sich ähnlich an die Peripherie. Sie können einzeln verlaufen, schließen sich jedoch gern in Gruppen zusammen, wodurch ihre Lage in den Querschnitten der Reticulumzelle an die der Muskelfibrillen in den Muskelfasern erinnert. Durch dichtere Zusammenlagerung und Zusammendrängung dieser Grundfibrillen, Gitterfasern [Oppel (1891), Rössle und Yoshida (1909)] entstehen stärkere und dichtere Bündel, die im Querschnitt sogar scheinbar homogen sind. Man kann aber in Längsschnitten immer konstatieren, daß sie aus feinen Grundfibrillen zusammengesetzt sind; sie können sich aufteilen, oder kleinere Fibrillenbündel können sich ablösen, um sich in den Zellenfortsätzen zu verteilen und sich vielleicht zu anderen Fibrillenbündeln zusammenzuschließen (Abb. 49).

ALFEJEW (1926) bekennt sich noch zu der alten Auffassung, daß die Bindegewebsfibrillen wie die Reticulumfasern in oder aus der amorphen Zwischensubstanz entstehen, ohne direkte Verwandlung von Teilen der Bindegewebs- oder Reticulumzellen in die Substanz der Fasern.

Der Aufbau des Reticulums ist in der Literatur viel diskutiert worden. Er wurde zuerst von BRÜCKE (1854) und dann eingehend von BILLROTH (1857) beschrieben. Sie faßten das Reticulum als ein aus sternförmigen, anastomosierenden Zellen zusammengesetztes Netz auf. Bald trat aber HENLE (1859) mit der bestimmten Angabe hervor, daß es sich hier um ein Netz handelte, das nur aus Bindegewebsfasern aufgebaut war. Durch die Untersuchungen von HIS (1860—1862) wurden diese zwei Auffassungen in Einklang gebracht.

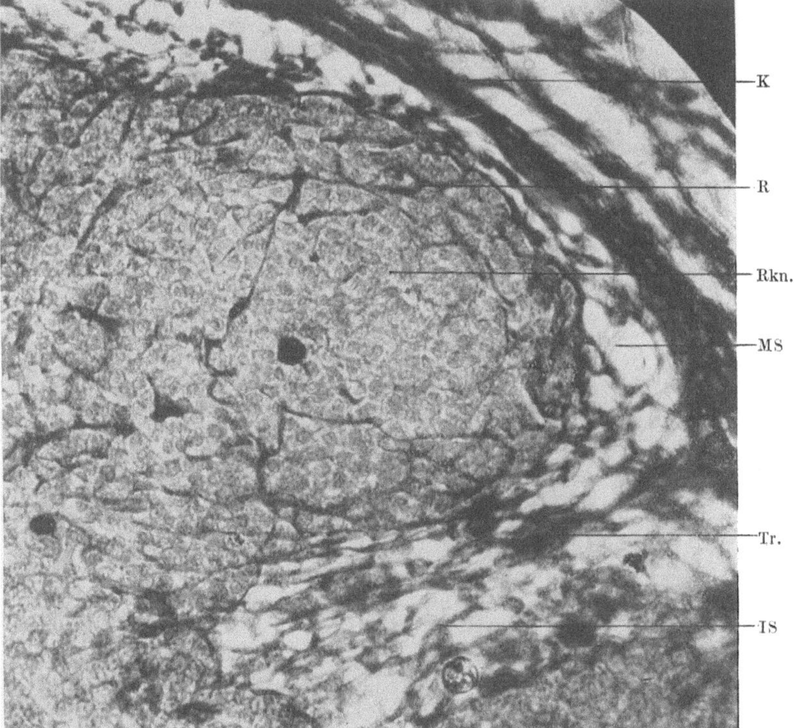

Abb. 50. Rindengebiet eines Lymphknoten. *Mensch.* Mit elektiver Bindegewebsfarbung gefarbt, um den Zusammenhang des Reticulums mit der Kapsel und den Trabekeln zu zeigen. Photo: E. HOLMGREN. K Kapsel. R Reticulum. Tr. Trabekel. MS Marginalsinus. IS Intermediarsinus. Rkn. Rindenknoten.

Er fand namlich, daß das Reticulum bei jungeren Individuen hauptsachlich aus reichlich miteinander anastomosierenden Zellen bestand, in welchen jedoch in größerem oder geringerem Maße eine Ausscheidung von Fibrillen stattgefunden hatte. Bei älteren Individuen waren die Fibrillen in einer bedeutend größeren Zahl vorhanden; das cellulare Netzwerk trat nicht hervor, was auf eine Atrophie der Zellen zurückzuführen war. Diese Beschreibung stimmt ja, wie wir sehen, mit unseren heutigen Kenntnissen im großen und ganzen überein. Aber der Streit war mit den Arbeiten von HIS noch nicht beigelegt. Der HENLEschen Auffassung schlossen sich besonders BIZZOZERO (1873), RANVIER (1875) und MALL (1888, 1891, 1901/1902) an. Die Zellen, die zum Reticulum gehören, sind nur den Reticulumfasern angelagert. Sie sind aufgelagerte Endothelzellen [RANVIER (1897)]. Im selben Sinne sprechen sich auch z. B. KLEIN (1875), HOYER (1889), LÖWIT (1891), STOHR (1891), GULLAND (1894), HOEHL (1897), DISSE (1897), BALABIO (1908) u. a. aus. Andererseits wird auch die Auffassung von HIS von mehreren fruheren Forschern geteilt oder in ihren Grundzügen unterstützt, so von FREY (1861, 1876), SCHMIDT (1863), KÖLLIKER (1867), ORTH (1870), LODI (1876), CHIEVITZ (1881), TOLDT (1888), CZERMACH (1893), DEMOOR (1895), SAXER (1896), SCHUMACHER (1897), SISTO und MORANDI (1901), THOMÉ (1902), KLING

(1904), Bartel und Stein (1905), Bunting (1905) u. v. a. Über die Auffassung Ribberts s. oben.

Die Reticulumfasern lassen sich im großen und ganzen wie die Bindegewebsfibrillen färben. So werden sie bei v. Giesonfärbung rot, bei Malloryfärbung blau [vgl. Orsós (1926)]. Auch bei Silbersalzbehandlungen nach Golgi oder Bielschowsky-Maresch (1905) treten sie scharf hervor [Ferguson (1911—1912)]. Chemisch scheinen sie sich jedoch anders zu verhalten als die Bindegewebsfibrillen. Sie quellen nicht in verdünnter Essigsäure, auch liefern sie beim Kochen

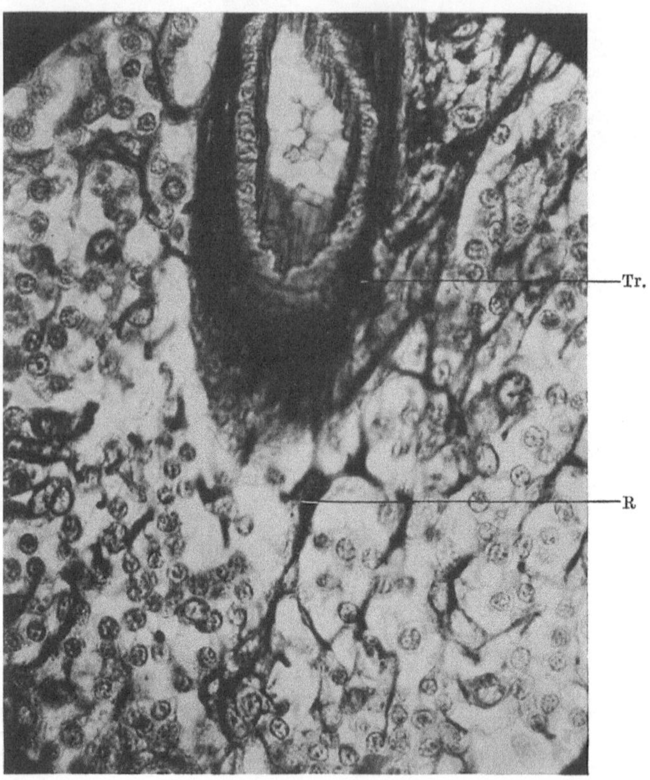

Abb. 51. Markgebiet eines Lymphknotens. *Mensch*. Mit elektiver Bindegewebsfarbung gefarbt, um den Zusammenhang des Reticulums mit dem Trabekelbindegewebe zu zeigen. R Reticulum. Tr. Trabekel. Photo: E. Holmgren.

keinen Leim. Sie besitzen auch eine größere Lichtbrechungsfähigkeit 'als die Bindegewebsfibrillen und zeigen eine sehr große Resistenz gegen die Pepsindigestion. Letztere Eigenschaften machen nach einigen Forschern zwar die Zugehörigkeit der Reticulumfasern zu den elastischen Netzen wahrscheinlicher, doch kommen ihnen andere für die elastischen Netze spezifische chemische Reaktionen nicht zu. So geben sie z. B. nicht die Weigertsche Elastinfarbung.

Die Reticulumfasern gehören also ihrem histochemischen Verhalten nach weder vollkommen zur Gruppe der kollagenen noch zu der der elastischen Fasern. Genetisch unterscheidet sich jedoch das Reticulum nicht prinzipiell von dem gewöhnlichen fibrillären Bindegewebe. In der weiteren Entwicklung treten also Verschiedenheiten hervor, die indessen noch nicht näher bekannt sind.

Sie kommen also den Fibrillen des Bindegewebes nahe, sind aber mit ihnen nicht identisch [Stöhr (1891), Thomé (1902), Zackariadès (1904), Rastelli und MASCHERPA (1928), FOOT (1928)]. Die Reticulumfasern bleiben nach z. B. RÖSSLE und YOSHIDA (1909) und JOLLY (1923) auf einem frühen Entwicklungsstadium stehen und sind am ehesten mit den präkollagenen Bindegewebsfasern zu vergleichen.

Das Gerüst entbehrt nach RÖSSLE und YOSHIDA (1909) „zahlreicher Eigenschaften des kollagenen Gewebes, ist aber als sein nächster Verwandter unter den fibrillären Gewebsarten anzusehen. Nicht nur sind zahlreiche Übergänge beider ineinander leicht aufzufinden, sondern jene Bildungszellen der Gitterfasern können in erkrankten Drüsen vollkommen zu Fibroblasten, Bindegewebsbildnern werden". Das retikullierte Gewebe ist „als eine Vorstufe des leimgebenden Bindegewebes anzusehen". Ähnlich spricht sich auch RUSSAKOFF (1909) aus.

Nach anderen Forschern ist es wahrscheinlicher, daß sie späterhin spezifisch chemische Veränderungen durchmachen, welche dazu führen, daß sie weder die Reaktionen der Bindegewebsfibrillen noch der elastischen Netze geben.

Oft werden jedoch die Reticulumfasern als rein kollagene Fasern angegeben [so schon von YOUNG (1892), jetzt z. B. von MALLORY und PARKER (1927)] und man sucht die histo-chemischen Abweichungen auf andere Weise zu erklären.

„Die Reticulumfasern sind in den äußersten Randteilen der Zellen gelagert", sagt SCHAFFER (1920), „aber so, daß die Bundel ganz von dem wahrscheinlich modifizierten (cuticularisierten) Zellprotoplasma eingeschlossen sind. Das ist offenbar auch der Grund fur die auffallende Widerstandsfahigkeit gegen Sauren und Alkalien, sowie gegen Verdauungsflussigkeiten, welche das Gewebe im Gegensatz zum Kollagen zeigt. Daß die Bundelchen aber in der Tat kollagener Natur sind, geht einmal daraus hervor, daß man sie stellenweise, besonders in den Rindensinus, in zweifellose Bindegewebsbündel der Kapsel ubergehen sieht, und weiter, daß sie sich färberisch wie solche verhalten."

Nach ORSÓS (1926) treten in dem Reticulum sowohl „kollagene" als „elastische" Fibrillen auf. Es sollten in der Reticulumzelle zweierlei Strukturelemente vorkommen. „Das eine farbt sich nach MALLORY blau, das andere rot, acidophil. Das erstere gibt die Reaktionen der Albumoide, das zweite scheint hauptsächlich ein Globulin zu sein. Beide Elemente bilden meist zusammen ein feinstes retikulares Netzwerk, in welchem der albumoide Bestandteil sich als der stabilere erweist. Aus dem malloryblauen Element differenzieren sich die ersten kollagenen Fibrillen. Der malloryrote Bestandteil spielt . . . . . . bei der Bildung der elastischen Fibrillen eine Rolle." Einzelne Zellen liefern bloß kollagene, andere neben wenigen solchen hauptsachlich elastische Grundfibrillen.

Beim Kochen eines Lymphknotens erhält man auch immer etwas Leim, aber doch nicht mehr, als man von dem Bindegewebe in den Gefäßen, in der Kapsel und in den Trabekeln erwarten kann [MALL (1891), YOUNG (1892), HOEHL (1897), DISSE (1897), RÖSSLE und YOSHIDA (1909)]. Statt dessen erhält man eine von Leim abweichende Substanz, welche man gewöhnlich nach SIEGFRIED (1892) Reticulin genannt hat. Nach TEBB (zit. ORSÓS) und ORSÓS (1926) ist das von SIEGFRIED dargestellte Reticulin jedoch nur unreines oder irgendwie verändertes Kollagen.

Obwohl diese Frage noch nicht endgültig beantwortet ist, so steht immerhin fest, daß die Reticulumfasern im Alter und bei pathologischen Prozessen in einwandsfreie kollagene Bindegewebsfibrillen übergehen können. Sie stehen auch während des ganzen Lebens mit benachbarten kollagenen Fibrillen in direkter Verbindung (Abb. 50 und 51). So lösen sich z. B. oft die vom Hilus kommenden bindegewebigen Trabekel im lymphatischen Gewebe auf, wo ihre einzelnen Bindegewebsfibrillen sich als Reticulumfasern fortsetzen. Dieses Verhalten kann aber nicht, wie SCHAFFER annimmt, einen sicheren Beweis dafür liefern, daß die Reticulumfasern von ganz derselben Natur sind wie die kollagenen Fibrillen.

Die elastischen Netze, welche nach KÖLLIKER [v. EBNER (1902)] im lymphatischen Gewebe fehlen sollen, bestehen nach HOEHL (1897), MELNIKOW-RASWEDENKOW (1899), THOMÉ (1902) aus feinen elastischen Fibrillen, welche in direkter Verbindung stehen mit den gröberen elastischen Netzen, die sich in den Blut- und Lymphbahnen, in der Kapsel und den Trabekeln vorfinden. Dieses elastische Netzwerk ist jedoch nach ORSÓS (1926) sowohl topisch als auch individuell verschieden ausgebildet. Oft lassen sich die feinsten Bündel des Reticulums in untereinander verflochtene kollagene und elastische Fibrillen auflösen. Manchmal sind sie wieder einzelne gröbere kollagene Bündel, fast frei von elastischen Fasern, andere hingegen schließen eine größere Menge derselben ein, oder diese legen sich ihnen eng an, umspinnen oder umwinden sie eventuell spiralenförmig.

Die Ausbildung dieses elastischen Netzwerkes ist sowohl vom Alter als von der Lage der Lymphknoten abhängig. Es ist im Kindesalter, und zwar unmittelbar nach der Geburt nur in spärlicher Menge vorhanden und erreicht seine üppigste Entwicklung im Greisenalter (S. 359). Die Glandulae lymphaticae cervicales profundae, retrotrachiales, peribronchiales und mesentericae sind arm, die retroperitonealen, und zwar die hinter der Aorta descendens liegenden, besonders aber die inguinalen Lymphknoten sind reich an elastischen Netzen. Die Lymphknoten enthalten also konstant, aber in wechselnder Menge, elastische Netze [Melnikow-Raswedenkow (1899)].

Die Grundform der Reticulummaschen ist der Rhombendodekaeder, der bei relativ minimaler Oberfläche einen maximalen Inhalt hat [Orsós (1926)]. Diese Maschen können größer oder kleiner sein. Ihre Durchmesser werden etwa zwischen 12 und 20 μ [v. Ebner (1902)] oder 10 und 30 μ [Jolly (1923)] angegeben. Oft sind sie in einer oder der anderen Richtung langgestreckt; so sind sie z. B. um die Sinus, die Gefäße und die Sekundärknötchen herum mehr oder weniger konzentrisch angeordnet und werden dadurch langgestreckt und mehr oder weniger spaltförmig.

Es steht also nach neueren Untersuchungen fest, daß die Reticulumfasern, sowohl die „pseudokollagenen" als auch die elastischen, von den aus dem Mesenchym gebildeten Reticulumzellen ausgebildet werden. Das Reticulum bildet in der Rinde im großen und ganzen ein nach allen Richtungen gleichmäßig ausgestrecktes Netz. Dieses Netz wird zuweilen von besonders starken, senkrecht zur Kapsel emporsteigenden Bündeln, Strebepfeilern, in regelmäßigen Abständen durchzogen [Rössle und Yoshida (1909), Orsós (1926)]. Diese stellen die mittelbaren oder unmittelbaren Fortsätze der vom Hilus ausstrahlenden Trabekel oder verdichteten Markstranggeflechte dar. In dem Mark ist nach mehreren Angaben [Chievitz (1881), Toldt (1884), Balabio (1908), Rössle und Yoshida (1909), Orsós (1926) u. a.], das Reticulum reicher entwickelt, die Maschen sind infolgedessen enger als in der Rinde und sind der Verlaufsrichtung der Markstränge entsprechend längsmaschig verzogen.

Richter (1902) hat auch bei einigen Tieren gefunden, daß das Reticulum in der Marksubstanz ein engeres und festeres Gefüge hat als in der Rindensubstanz. Orsós (1926) meint, es sei überhaupt nicht leicht, für das Reticulum der Lymphknoten „eine gewisse Form als ganz normal oder typisch zu bezeichnen. Es bestehen nämlich nicht bloß große individuelle Unterschiede, sondern die Knoten verschiedener Lagerung zeigen auch bei derselben Person oft wesentliche Differenzen. Ja sogar in verschiedenen Teilen der einzelnen Knoten selbst kann sich der Aufbau auffallend ungleich erweisen."

Die Reticulummaschen scheinen auch in verschiedenen Lebensaltern verschieden ausgebildet und von verschiedener Größe zu sein.

Nach Orsós (1926) üben bei der Ausbildung des „trajektorialen Systems" des Reticulums mehrere Momente ihren Einfluß aus. Entscheidend ist schon der wabige Bau des primären syncytialen Mesenchyms an und für sich. Eine bedeutende Rolle spielen bei der Ausbildung des Lymphknotenreticulums aber auch passive Verdrängungsvorgänge. Sowohl der Vorgang der Zusammenlagerung von Grundfasern zu dichten, dickeren, scheinbar homogenen Bündeln, wie auch die charakteristische trajektoriale Anordnung des ganzen Fibrillensystems lassen sich unschwer durch passive Verdrängung erklären, wie Orsós mit einem Modelle deutlich illustriert.

Bei Schwellungen der Lymphknoten werden die Reticulumfasern (Gitterfasern) gedehnt und zerrissen. Diese Unterbrechungen des Gerüstes, besonders der die Lymphsinus durchziehenden Fasern, bedingen die Konsistenzverminderung der Lymphknoten bei pathologischen Prozessen. Andererseits beruht die Konsistenzvermehrung bei chronischer Entzündung auf einer Wucherung und Verdickung von Gitterfasern, soweit nicht leimgebendes Bindegewebe die Härte der Drüsen bedingt oder bedingen hilft. Die zellige Hyperplasie und der erhöhte Saftreichtum tragen im Vergleich hierzu nur wenig bei [Rössle und Yoshida (1909)]. Auch Orsós (1926) spricht von der Entstehung von Defekten des Reticulums namentlich in den Sinus bei Schwellungszuständen und von Wucherungen des Reticulums bei Indurationen. Er will eine lymphovasculäre (retikuläre) und eine hämovasculäre (fibröse) Form der Induration unterscheiden (S. 359).

Die freien Zellen des lymphatischen Gewebes sind ganz überwiegend Lymphocyten, „Lymphoblasten" und Makrophagen. Andere Zellen sind nur in mäßiger Anzahl oder vereinzelt vorhanden. Bei Punktion der Lymphknoten hat Forkner (1927) von allen Zellen über $90^0/_0$ kleine Lymphocyten erhalten.

Die Lymphocyten des lymphatischen Gewebes gleichen im großen und ganzen den Lymphocyten des Blutes und der Lymphe und weisen auch von den Thymuslymphocyten keine morphologischen oder biologischen Verschiedenheiten auf (S. 285). Sie stellen kleine rundliche Zellen dar mit chromatinreichen, nahezu kugeligen Kernen und mit einem gewöhnlich schmalen, mehr oder weniger basophilen Cytoplasmasaum. Ihr Cytoplasmagehalt ist besonders im lymphatischen Gewebe nicht geringen Schwankungen unterworfen, wodurch die Größe der Lymphocyten innerhalb gewisser Grenzen variieren kann. Die Abstammung der Lymphocyten hat man sich teils von den Lymphoblasten, teils von den Reticulum- oder Endothelzellen hergeleitet.

Nach Oeller (1928) entstehen die Lymphocyten aus den Reticulumzellen „durch direkte Abschnürung, seltener durch mitotische Teilung. Sie stammen aus einem syncytischen Zellverband, der eine Arbeitsleistung bereits hinter sich hat. Ihre Erscheinung ist nicht Ziel der mesenchymalen Zelleistungen an sich, denn sie werden nicht zur Zeit des Höhepunktes der Arbeitsleistung gebildet, sondern sie sind Folge der Leistung. Sie stellen den Ausdruck einer stattgehabten Funktion der Reticulumzellen dar und werden als Zeichen vollbrachter Arbeitsleistung aus dem Syncytium durch Abschnürung eliminiert und ausgestoßen" (vgl. S. 377).

Maximow (1927) unterscheidet drei Formen der Lymphocyten, nämlich kleine Lymphocyten, Mikrolymphocyten, mittelgroße Lymphocyten, Mesolymphocyten und große Lymphocyten, Makrolymphocyten, von welchen die mittelgroßen in großer Menge in den Sekundärknötchen zu finden sind und die Mutterzellen der Lymphocyten ausmachen. Die großen teilen sich vorwiegend in den Lymphsinus und geben Ursprung zu den mittelgroßen Lymphocyten. Weiter hierüber s. dieses Handbuch Bd. II:1, S. 352ff.

Die Lymphoblasten sind größere Zellen mit großem, locker strukturiertem Kern von wechselnder, aber relativ kompakter Form und mit einem mehr oder weniger breiten und basophilen Cytoplasmaleib. Sie liegen zwischen den Lymphocyten überall zerstreut und nehmen gegen die Markstränge an Menge bedeutend zu. Sie sind von den aus den Reticulum- oder Endothelzellen stammenden Makrophagen nicht sicher zu unterscheiden, wie sie auch nach vielen Forschern dieselbe Abstammung haben. Sie sollen die teilungsfähige Form der Lymphocyten darstellen und weisen auch oft Mitosen auf. Nach vielen Angaben kann man in dem lymphatischen Gewebe zwischen den kleinen Lymphocyten und diesen Lymphoblasten alle Übergangsformen beobachten.

Die Abstammung dieser Lymphoblasten hat man sich verschieden gedacht. Sie sollen also umgeformte, zur Teilung bestimmte Lymphocyten sein oder sie sollen, wie oben erwähnt, von den Reticulum- oder Endothelzellen ihren Ursprung nehmen können. Sie entsprechen den mittelgroßen und großen Lymphocyten Maximows.

Downey und Weidenreich (1912) geben an, „daß es Zellen gibt, die in der Mitte zwischen freien Reticulumzellen und Lymphocyten stehen, und daß es unmöglich ist, zwischen Mononuclearen einer doppelten Herkunft zu unterscheiden; beide teilen sich mitotisch und beide sind Makrophagen; in jedem Falle gehen durch mitotische Teilung kleine Lymphocyten aus ihnen hervor".

Die großen Zellen in den Marksträngen, welche man am nächsten den Lymphoblasten zuführen will, sind nach Helly (1906) mit reichlichem, basophilen Cytoplasma versehen und besitzen hellere, mehr exzentrisch gelegene Kerne als die Lymphocyten. „Die Kerne", sagt er, „zeigen daneben nicht nur eine schwach gekerbte Form, sondern sind oft etwas lappig gebaut, doch nicht in demselben Grad wie bei den Leukocyten. Ehrlich nannte diese Zellen große mononucleare Leukocyten. Sie stimmen ihrem Aussehen nach mit den „leukocytoiden Zellen" Marchands, sowie mit den „Polyblasten" Maximows überein, und Sternberg ist der Meinung, daß diese Zellen miteinander zu identifizieren seien". Helly schlägt für sie den Namen „leukocytoide Lymphocyten" vor [Helly (1906)].

Die freien Makrophagen, die durch Ablösung der Reticulumzellen von dem Reticulum ausgegangen (S. 314), oder freigewordene Retikuloendothelzellen sind, sind große Zellen, welche von den sog. Lymphoblasten schwer zu unterscheiden sind. Ihr Cytoplasma ist jedoch nach den meisten Angaben nur schwach basophil. Ihre Hauptbildungsplätze sind die Lymphsinus und die Sekundärknötchen, wenn sie sich auch überall in dem lymphatischen Gewebe ausbilden können (S. 327).

Von anderen Zellen, die man in dem lymphatischen Gewebe antrifft, sind zuerst die Plasmazellen zu nennen. Im allgemeinen wird angegeben, daß sie in den Lymphknoten nur in geringer Anzahl vorkommen [Helly (1906)], und Sternberg (1926) hebt sogar hervor, daß es noch nicht sicher entschieden sei, ob diese Zellen überhaupt normal in den Lymphknoten vorhanden sind. Sie sind gewöhnlich in den Marksträngen am zahlreichsten [Schridde (1906), Martinotti (1910)]. Nach Heiberg (1924/25) pflegen die Markstränge mit typischen Plasmazellen ganz ausgefüllt zu sein; dieser Forscher nimmt auch an, daß diese von Umwandlungen der Lymphocyten entstandenen Zellen durch amitotische Teilung die Lymphocyten erzeugen. Jolly (1923) findet jedoch eine größere Zahl von Plasmazellen nur dann in den Marksträngen, wenn eine stärkere „Reizung" stattfindet.

Man kann auch hier und dort Leukocyten finden, und zwar mit allen drei bekannten Granulaarten, wenn auch die eosinophilen die gewöhnlichsten sind. Diese Leukocyten sind als akzessorischer Teil des Zellbestandes der Lymphknoten zu betrachten [Jolly (1923)]. Sie liegen auch in weitaus überwiegendem Maße innerhalb der Blutgefäße [Helly (1906)]. Bei pathologischen Prozessen kann sich ihre Zahl aber bedeutend vermehren, vor allem die der eosinophilen Leukocyten [Kanter (1894), Foster (1909)]. Diese Leukocyten sind auch in der Regel gelapptkernig, nur ausnahmsweise kann man rundkernige Myelocyten sehen, so z. B. besonders in den Marksträngen jüngerer Kinder [Aschoff (1926)], was wohl Ausdruck eines pathologischen Zustandes ist [Naegeli (1912)]. Wenn Myelocyten vorhanden sind, können sie sich im Lymphknoten teilen und Leukocyten ausbilden.

Man muß jedoch bei der Diagnose: eosinophile Zellen, vorsichtig sein, wenn man mit formalinfixiertem Material arbeitet, denn bei dieser Fixierung und nachfolgender Eosinfärbung wird nach Sternberg (1926) vielfach eine Eosinophilie des Zellcytoplasmas vorgetäuscht.

Man kann mitunter auch unter anscheinend normalen Verhältnissen rote Blutkörperchen in dem lymphatischen Gewebe antreffen. Sie stellen ohne Zweifel aus den Blutgefäßen wahrscheinlich durch Diapedese austretende Elemente dar und werden wohl bald nach ihrem Austreten destruiert.

Bei der Beurteilung von Befunden nichtlymphoider Blutelemente in den Lymphknoten scheint es mir geboten, auch darauf Rücksicht zu nehmen, daß die Lymphknoten sich gewöhnlich in einem Reizzustand befinden, welcher dadurch zustande gekommen ist, daß Giftstoffe und andere Fremdkörper alltäglich in denselben aufgenommen werden. Der „physiologische" Kampf gegen solche Stoffe hat sicher qualitativ dieselben Veränderungen zur Folge wie eine pathologische Reaktion und ist nur quantitativ von einer solchen zu unterscheiden. Unter solchen Verhältnissen kann es einen nicht wundern, daß man auch andere Blutelemente als die lymphoiden in den Lymphknoten antreffen kann.

In den Lymphknoten findet man, wie es scheint, schon normaliter beim Menschen, seltener bei Tieren, auch homogene, stark glänzende, kugelige, ovale oder etwas unregelmäßig gestaltete, scharf konturierte, mit Eosin intensiv rot färbbare intra- oder extracellulär lokalisierte Körperchen zerstreut, die man als RUSSELsche Körperchen [RUSSEL (1890)], hyaline Kugeln, Fuchsinkörperchen bezeichnet hat.

Sie sind nach MARTINOTTI (1910) wahrscheinlich Degenerationsprodukte. SCHRIDDE (1906), FICK (1908) u. a. wollen sie als in den Plasmazellen ausgebildete Körperchen, nicht als Produkte einer hyalinen Degeneration auffassen, DUBREUIL und FAVRE (1921) als in

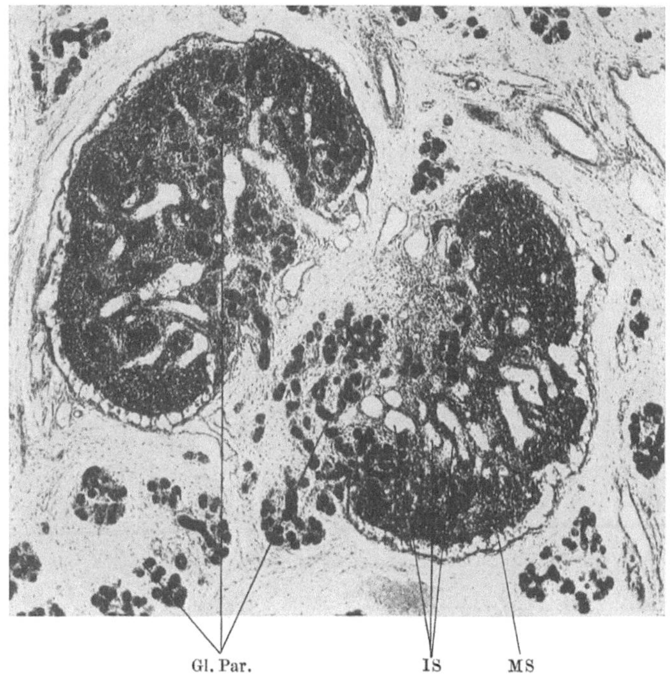

Abb. 52. Ausbildung zweier Lymphknoten im Gebiete der Glandula parotis. Embryo, *Mensch*. Man sieht, wie die Drusenrohren in den Lymphknoten eingezogen werden, wo sie spater wenigstens größtenteils zum Untergang bestimmt sind. Zuweilen konnen sie als Schlauche, Gange oder Cysten in den vollentwickelten Lymphknoten bestehen bleiben. Photo: E. HOLMGREN. MS Marginalsinus. IS Intermediarsinus. Gl.Par. Drusengange der Glandula parotis.

den Plasmazellen ausgebildete „granulations oxyphiles". v. MULLER (1920) gibt an, daß sie sich auch in anderen Zellen als Plasmazellen ausbilden können. Nach SCHUMACHER (1899), STERNBERG (1906) u. a. sind sie rote Blutkörperchen, die zugrunde gegangen und phagocytiert worden sind. STERNBERG (1926) halt es fur wahrscheinlich, daß sie verschiedener Herkunft sind.

Pigmentkörnchen treten oft in den Reticulumzellen vor allem der Markstränge auf [LABBÉ (1898) u. a.]. Besonders reichlich kommen sie in den Marksträngen einiger Tiere (z. B. des *Rindes* und des *Pferdes*) vor.

LIGNAC (1921) kann in den oberflachlichen Lymphdrusen unter normalen Umstanden Pigmentkörner finden, die sich chemisch wie Hautpigment verhalten und die im Anschluß an die Rindensinus in Zellen eingelagert sind. Er glaubt daher, daß es normal eine Hautpigmentverschleppung gabe, so wie sie fruher bei gesteigerter Hautpigmentbildung gezeigt worden ist. KEYE (1923) bestatigt dies bei Untersuchungen von *Pferde*lymphknoten.

GEIPEL (1917, 1928) beschreibt deciduale Umwandlungen der Reticulumzellen, der Trabekel, der Kapsel und der zufuhrenden Lymphgefäße der regionären Lymphknoten des Uterus, die er in 40 Fällen gefunden hat, und welche er als einen physiologischen Vorgang auffaßt.

Zuweilen finden sich in gewissen Lymphknoten Schläuche, Gänge oder Cysten, die mit kubischen bis zylindrischen, nicht selten flimmernden Zellen ausgekleidet sind [zuerst von Ries (1897) beschrieben]. Sie liegen in den Lymphknoten gewöhnlich peripher, können aber auch mehr zentral verlagert sein. Sie sind hauptsächlich in den periuterinen und in den Halslymphknoten, aber auch in den Gekröselymphknoten gefunden worden.

Im Anfang wurden sie als epitheliale Geschwulstmetastasen aufgefaßt, da sie oft erst bei den Untersuchungen der regionären Lymphknoten anläßlich eines Tumors [z. B. Carcinom des Uterus, Wertheim (1903), Oehlecker (1903)] zu Gesicht kamen. Bald aber

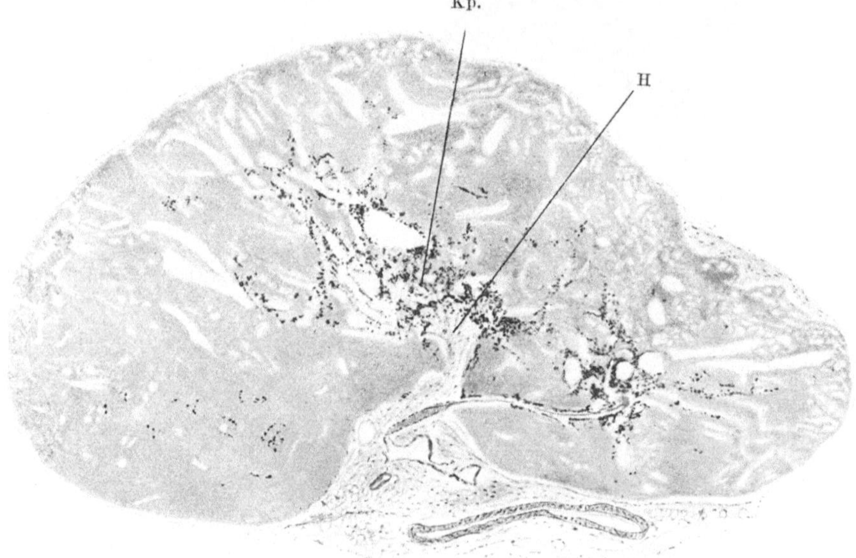

Abb. 53. Zentraler Schnitt eines Bronchiallymphknotens eines Knaben. Das Kohlenpigment (Kp.) ist um den Hilus (H) gelagert. Vergr. $^{10}/_1$.

fand man sie auch in „gereizten" Lymphknoten ohne Tumorbildung im tributären Gebiete [Meyer (1903), Falkner (1903)], ja sogar in „normalen" Lymphknoten, und sie wurden bald von vielen Forschern als angeborene Epitheleinschlüsse gedeutet [Ries (1897), Wülfing (1901), Sick (1903), Levi (1904), Lubarsch (1909, 1924), Albrecht und Arzt (1910), Wertheim (1911), Luthy (1924)]. Sie sollten von den Embryonalanlagen des Wolffschen Ganges oder Körpers (periuterine Lymphknoten), der Speicheldrüsen, Gl. parotis, submaxillaris, sublingualis (Halslymphknoten) oder dem Pankreas (Gekröselymphknoten) stammen. Nach Falkner (1903), Meyer (1903), Brunet (1905), Sitzenfrey (1906) und v. Gutfeld (1913) nehmen sie von den Lymphgefäßen ihren Ursprung. Sie fassen die Zellen als epithelial umgewandelte Lymphgefäßendothelien auf. Endlich hebt Schindler (1906) hervor, „daß es sich hier um zufällige Einschlüsse fremdartiger Zellen handelt, die physiologischerweise in verschiedene Lymphknoten auf dem Wege der Lymphbahnen verschleppt wurden" und dann in loco gewuchert sind, z. B. Epithelzellen aus der Uterusschleimhaut. Dieser letzten Auffassung mißt auch Sternberg (1926) die größte Wahrscheinlichkeit zu.

Ohne Zweifel handelt es sich aber nicht selten, wenigstens in den Halslymphknoten, um embryonale Einsprengungen. Es ist nämlich — besonders in der Parotisgegend — nicht ungewöhnlich zu sehen, wie sich mitten in der sich entwickelnden Substanz der Speicheldrüse ein Lymphknoten auszubilden beginnt. Größere oder kleinere Partien der Drüsenepithelröhren werden dabei in den Lymphknoten eingeschlossen. Ich verweise diesbezüglich auf die Abb. 52.

In den Lymphknoten des Lungenhilus pflegt sehr frühzeitig eine Einlagerung von Kohlenpartikeln (Anthrakose, Anthracosis) aufzutreten. Nach BARTEL und STEIN (1905) kann man solche schon 4 Monate nach der Geburt wahrnehmen, erst im Kindesalter werden sie jedoch etwas zahlreicher. Diese Kohlenpartikeln, die durch die Vena afferentia hineinkommen, werden durch den Lymphknoten hindurch befördert und erst im Hilusgebiete abgelagert (vgl. S. 374). Die Einlagerung findet stets in der Richtung vom Hilus zur Peripherie statt (Abb. 53) und kann allmählich die Lymphknoten ganz ausfüllen. Später tritt häufig eine fibröse Induration (schiefrige Induration) ein, wobei das Lymphknotengewebe vollständig verödet. Auch Kalkeinlagerungen und Knochenbildungen können mit diesem Prozesse verbunden sein. Die Lymphknoten werden gewöhnlich groß, schwarz und hart, können aber auch weich und zerreibbar werden.

Über die Auffassung JOUSSETs (1928), daß das „anthrakotische Pigment" ein eisenhaltiges Blutpigment darstellt, s. OELLER (1928) S. 1108.

c) Die Lymphbahnen. Die Lymphsinus.

Die zuführenden Lymphgefäße (Vasa afferentia), welche meist in der Mehrzahl und an verschiedenen Stellen der konvexen Oberfläche des Knotens herantreten, teilen sich gewöhnlich in mehrere kleinere Äste, welche dann in schräger Richtung die Kapsel durchbohren, um in den Marginalsinus (Randsinus, Sinus marginalis, äußeren Grenzsinus) zu münden. Dieser Sinus bildet einen großen schalenförmigen, etwa gleichbreiten Hohlraum, der das Parenchym des Lymphknotens umgibt und dieses von der Innenseite der Kapsel trennt. Von den wenigen von der Kapsel zum Hilusbindegewebe ziehenden Trabekeln, die diesen Hohlraum durchkreuzen, abgesehen, nimmt dieser Marginalsinus, nur vom Hilusbindegewebe unterbrochen, den ganzen Umfang des Lymphknotens ein. Am Hilus hängt dieser Sinus direkt mit den am Hilus gelegenen Lymphsinus der Marksubstanz zusammen (Abb. 28, 43 und 45).

Von diesem Marginalsinus gehen die Intermediärsinus im großen und ganzen rechtwinklig ab, durchbohren zuerst die Rindensubstanz und trennen dann die Markstränge voneinander. Die Intermediärsinus der Rinde sind nur in geringer Zahl vorhanden; sie schließen sich nämlich den spärlichen, die Rindensubstanz durchziehenden radialen Trabekeln an, welche sie in ihrer Mitte einschließen. In der Marksubstanz dagegen bilden die Intermediärsinus ein sehr enges und sehr reichverzweigtes Geflecht bzw. einen Sinus cavernosus [HEUDORFER (1921)], in dessen Zwischenräumen das Netzwerk der Markstränge eingeschoben ist (Abb. 28, 43 und 45; vgl. S. 311).

HEUDORFER (1921) gibt betreffs dieser Intermediärsinus an, daß ihre Weite im allgemeinen zunimmt, je näher dem Hilus der betreffende Sinus liegt, weshalb diejenigen Lymphsinus der Marksubstanz, die in die Rindensubstanz vorspringen, merkbar enger sind als die um den Hilus gelegenen.

Die Lymphräume, die das lymphatische Parenchym gegen das Hilusbindegewebe abgrenzen, werden Terminalsinus (TOLDT) oder innerer Grenzsinus (CHIEVITZ) genannt. Dieser Sinus steht also in sehr naher Verbindung einerseits mit den Intermediärsinus des Marks, andererseits mit dem Lymphplexus des Hilusbindegewebes und dem Marginalsinus und ist daher schwer abzugrenzen. Er hat nach KLING (1904) eher den Charakter eines dichtmaschigen Plexus als eines kontinuierlichen Sinus, wie z. B. der Marginalsinus.

Die abführenden Lymphgefäße (Vasa efferentia) bilden zuerst einen Plexus im Hilusbindegewebe. Dieser Plexus sammelt sich dann zu einem oder einigen wenigen abführenden Stämmen.

Der Verlauf der Lymphbahnen in den Lymphknoten wurde besonders von FREY (1861) und HIS (1861) klargelegt, nachdem Forscher wie BRUCKE, LUDWIG und NOLL diesen Fragen den Weg eröffnet hatten. Man zeigte, daß die Lymphe beim Passieren der Lymphknoten besondere Bahnen benutzte, und nicht, wie man früher glaubte, von den Vasa afferentia das Lymphknotenparenchym diffus durchrieselte, um sich dann in den Vasa efferentia wieder zu sammeln.

Die Zahl der zuführenden Lymphgefaße ist nach den meisten Angaben in der Literatur größer als die der abführenden (Kölliker, Henle u. a.), wahrend letztere größer sind als erstere [nach Ellenberger und Baum (1921) etwa doppelt so groß]. Ein solches Verhalten ist ja auch zu erwarten. Toldt (1884) gibt jedoch an, daß die abführenden Lymphgefäße oft ebenso zahlreich und ebenso groß sind wie die zufuhrenden. Mitunter treten direkte Anastomosen zwischen den zu- und abführenden Lymphgefäßen außerhalb der Lymphknoten auf [Teichmann (1861), Toldt (1888), Kling (1904)]. In anderen Fallen kann ein Vas afferens schon früh in seinem Ausbreitungsgebiet ein Vas efferens abgeben [Frey (1861)]. Heudorfer (1921) beschreibt auch einen solchen Fall (Lymphknoten einer *Katze*), wo er die Vasa efferentia „über weite Strecken hin in die Marksubstanz . . . . . innerhalb der Trabekel bzw. diesen angelagert, zum Teil in Begleitung der Blutgefäße" verfolgen konnte. Sehr regelmäßig werden die Vasa efferentia eines peripheren Lymphknotens zu Vasa afferentia eines mehr zentral liegenden, so daß die Lymphe sicherlich nur in Ausnahmefallen von einem peripheren Gebiet ins Blut gelangt, ohne mehrere Lymphknoten passiert zu haben [Henle (1868), Frey (1876), Sappey (1885), Toldt (1888), Bartels (1909) u. a.]. (Über diese Fragen siehe auch das Kapitel Lymphgefaße, S. 234.)

Die Wand der Lymphsinus und Lymphbahnen der Lymphknoten ist mit einem Endothel ausgekleidet [von Recklinghausen (1871), Ranvier (1897), Martinotti (1910), Schaffer (1920), Petersen u. a.], das von dem Endothel der Lymphgefäße, aus welchen diese Sinus ursprünglich hervorgegangen sind, stammt. Nach z. B. von Recklinghausen (1871) und Frey (1876) kann man dies, wenigstens in den Sinus der Rinde, ohne Schwierigkeit mit Silbermethoden nachweisen. Dieses Endothel stellt also eine Abgrenzung der Sinus gegen das lymphatische Gewebe wie gegen die Kapsel und die Trabekel dar. Es steht in direktem Zusammenhang mit dem Endothel der zu- und abführenden Lymphgefäße [Saxer (1896), Kling (1904), Heudorfer (1921)].

Nach Aschoff (1926) gibt es „neben den die Gitterfasern umhullenden Reticulumzellen noch zerstreut mehr aufliegende Zellen, ohne daß jedoch zwischen beiden scharfe Unterschiede bestanden. Nicht nur die aufliegenden, sondern auch die fixen Zellen können sich sehr leicht zu beweglichen Zellen umformen. Eine scharfe Trennung zwischen Retikuloendothelien und Reticulumzellen ist daher innerhalb der Sinus sehr schwer durchführbar."

Von vielen Forschern wird angenommen, daß ein Endothel der Lymphsinus nicht bestehe, sondern daß dieses sog. Endothel nichts anderes sei als eine Grenzschicht von plattgedrückten Reticulumzellen [Schumacher (1897), Thomé (1902), Ferguson (1911), Mollier (1911), Downey und Weidenreich (1912), Downey (1922), Alfejew (1924) u. a.]. Von derselben Auffassung ist auch Orsós (1926), der folgendes schreibt: „Die eigentliche Sinuswandung besteht aus einem dichten, sich der jeweiligen Form der Sinus anpassenden retikulären Geflecht, das reichlich auch von feinsten elastischen Fibrillen durchwoben wird. Dieses Geflecht gemischter Fasern liegt in einer einfachen oder mehrreihigen Schicht von Reticulumzellen vollkommen eingebettet. Der syncytiale Verband dieser Reticulumzellen ist so dicht, daß die Sinus sich ebenso vollkommen abgeschlossen erweisen wie die Blutgefäße."

Downey (1922) will auch gezeigt haben, daß die Lymphsinus der Lymphknoten als Spalten im Mesenchym entstehen und erst später mit den Lymphgefaßen in Verbindung treten. Das Endothel dieser Lymphgefäße wachst nicht in die Sinus hinein. Die Zellen sind Reticulumzellen; ihre Struktur und Funktion ist ganz verschieden von derjenigen der Endothelzellen der Blut- und Lymphgefaße.

Die Lymphgefäße sind schon als ein Plexus vorhanden, ehe die erste Mesenchymzellenvermehrung, die das erste Zeichen der Anlage eines Lymphknotens ist, zu sehen ist (Abb. 71 und 72). Sie sind deutlich mit Endothel ausgekleidet. Wenn also die Auffassung, daß die Sinuswand aus Reticulumzellen aufgebaut ist, sich als richtig erweisen würde, so müßte man annehmen, daß dieses Endothel bei der Ausbildung der Lymphknoten in gewisser Ausdehnung, d. h. wo es mit dem lymphatischen Gewebe in Berührung kommt, sich in Reticulumzellen umwandelte. Wie wir gleich sehen werden (S. 349), gehen allem Anschein nach die Reticulumzellen, die diese Sinus durchkreuzen und die auch Reticulumfasern ausbilden, von demselben Endothel aus. Eine solche Umwandlung ist also wohl denkbar und es ist daher kein Grund vorhanden, einen solchen Übergang des Wandendothels in Reticulumzellen zu leugnen. HEUDORFER (1921) nimmt auch an, daß „das Sinusgewebe oder Sinusreticulum sekundär durch eine Wucherung der Endothelzellen der Lymphgefäßplexus entsteht, welche dadurch gewissermaßen veröden und sich in eine schwammige Gewebsformation, ein lymphatisches Sinterwerk, verwandeln.“ (Vgl. jedoch die Untersuchungen von E. R. und E. L. CLARK u. a. (S. 263), die zu zeigen scheinen, daß die embryonalen Endothelzellen sehr spezifisch sind.) Falsch ist dagegen sicher die Annahme, daß die Sinus sich von Anfang an aus zusammengedrückten Reticulumzellen ausbilden. Andererseits liegt es wohl am nächsten, eine gewöhnliche Endothelbekleidung wenigstens in den Teilen der Sinus, die gegen die Kapsel und die Trabekel anliegen, zeitlebens anzunehmen, was ja auch die Silbermethoden von VON RECKLINGHAUSEN dartun.

Das Lumen der Lymphsinus der Lymphknoten ist von einem zellig-faserigen Maschenwerk gefüllt, dem sog. Sinusreticulum (Abb. 46, 47 und 48). Es besteht aus sternförmigen Zellen, die mittels ihrer Ausläufer teils miteinander anastomosieren, teils auch mit den Endothelzellen der Lymphsinuswände in direktem protoplasmatischen Zusammenhang stehen. Wie die Reticulumzellen des lymphatischen Gewebes, so bildet auch das Sinusreticulum dünne Fäserchen aus, die innerhalb des Cytoplasmas verbleiben. Diese stehen in direkter Verbindung, teils mit den Bindegewebsfasern der Kapsel und der Trabekel (Abb. 50 und 51), teils mit den Reticulumfasern des lymphatischen Gewebes. Das Sinusreticulum sieht also morphologisch dem Reticulum des lymphatischen Gewebes ganz ähnlich, obwohl es embryologisch wahrscheinlich eine andere Genese hat. Denn diese Reticulumzellen gehen allem Anschein nach von dem Endothel der Lymphgefäße aus [KLING (1904), JOLLY (1923)]. Es wird auch schon sehr früh, und zwar kurz nach der Entstehung der Lymphsinus ausgebildet (Abb. 76 und 78).

Physiologisch soll sich dieses Retikuloendothel von dem Reticulum des lymphatischen Gewebes in gewisser Hinsicht unterscheiden [z. B. GOLDSCHMIDT und ISAAC (1922)]. Es besitzt auch eine größere phagocytäre und aufspeichernde Fähigkeit, und die Zellen lösen sich leichter zu selbständigen Elementen, Makrophagen, ab. Die Fibrillenausbildung in den Lymphsinus ist auch weniger und später hervortretend als im lymphatischen Gewebe [JOLLY (1923)] und es gibt hier das ganze Leben hindurch zahlreiche Reticulumzellen, die keine Fibrillen enthalten. ORSÓS (1926) hat jedoch gezeigt, daß es Fälle gibt, wo die Sinus von reichlichen längsgerichteten Bündeln durchzogen und auffallend reicher mit Fasern ausgerüstet sind als das lymphatische Gewebe selbst.

Das Lymphbahnenreticulum (dem Lymphsinusendothel gehörig) und adenoides Reticulum bilden, nach PASCHKIS (1926), morphologisch und funktionell zusammen eine Einheit. „Das Lymphbahnenreticulum (Endothel des Lymphsinus)“, sagt er, „kann man als eine weitergehende Differenzierungsstufe, aus dem Reticulum hervorgegangen, auffassen. Reticulum und Endothel der Lymphdrüse bilden also eine morphologisch-genetisch eng verwandte Zellgruppe (MOLLIER u. a.). Dem entspricht auch die weitgehende funktionelle Zusammengehörigkeit (Retikuloendothel). Es ist doch eine andere Sache, daß die Speicherungsfähigkeit und evtl. andere Funktionen durch diese Differenzierung etwas verschieden sein können.“ Zu der gleichen Auffassung kommt DABELOW (1928). Eine gute Darstellung dieser Frage geben LATTA und SCHULZ (1928).

Die Reticulummaschen der Lymphsinus sind in der Regel spärlicher, weiter und nicht so regelmäßig ausgebildet wie in dem lymphatischen Gewebe [RIBBERT

(1889), Orsós (1926) u. a.] und die Reticulumzellen stehen zur Achse der Sinus im allgemeinen mehr oder weniger transversal. Die Reticulummaschen der Lymphsinus sind auch in verschiedenen Teilen der Lymphknoten verschieden groß und sollen in den Marksinus feiner und enger sein als in den peripheren Sinus [z. B. Toldt (1884)]. Thomé (1902) hebt hervor, daß es kaum möglich sei, sich hierüber eine bestimmte Auffassung zu bilden. Die Breite der Lymphbahnen wird nämlich beim Herausnehmen und Präparieren der Lymphknoten verändert, wodurch auch die Spannung der Maschen verändert wird.

Vergleichende Messungen der Reticulummaschen des Marginalsinus und der tiefer in den Lymphknoten liegenden Lymphbahnen haben indessen Bartel und Stein (1905) dazu geführt, daß sie „einen evidenten Unterschied" in der Weite der Maschen auf diesen Stellen, besonders bei Kindern, feststellten. Als Beispiel nennen sie, daß die Reticulummaschen des Marginalsinus in einem Mesenteriallymphknoten eines 10jährigen Kindes bei einer gewissen Vergrößerung 10—12 Teilstriche im Okularmikrometer messen, die der tieferen Lymphbahnen dagegen nur 5—6.

Die freien Zellen des Sinus sind normaliter hauptsächlich Lymphocyten. Neben ihnen findet man auch größere cytoplasmareiche Zellen mit einem runden, ovalen oder manchmal nierenförmigen Kerne mit lockerem Chromatingerüst; sie können mitunter Mitosen zeigen. Die Natur dieser Zellen ist umstritten; ohne Zweifel stellen sie größtenteils Makrophagen dar und stammen von dem Retikuloendothel der Sinus [Petersen (1925)]. Von einigen Forschern (Weidenreich u. a.) werden sie als Lymphoblasten aufgefaßt. Die Zahl dieser Zellen kann bei reaktiven Prozessen in den Lymphknoten sehr groß sein, so daß sie den ganzen Sinus beinahe ausfüllen.

Die Leukocyten sind in den Sinus normaliter oft, aber nur vereinzelt zu sehen. Auch rote Blutkörperchen können normaliter vereinzelt vorkommen (vgl. S. 322). Sie werden sogleich phagocytiert und zerfallen bald unter Bildung von Pigment [Jolly (1923)]. Petersen (1925) hat hier Bindegewebsmastzellen gefunden. Solche sind früher in naher Beziehung zum Bindegewebe der Lymphknoten von Timphus (1914) gesehen worden.

Die Lymphgefäße, die hier teilweise in größere Lymphsinus umgewandelt werden, schließen das lymphatische Gewebe der Lymphknoten nur ein, und zwar in derselben Weise, wie die Lymphgefäßplexus z. B. die Solitärfollikel des Darmes und das lymphatische Gewebe der Tonsillen umspinnen. Es gibt hier in den Lymphknoten keine Befunde, die uns veranlassen könnten, von „intralymphatischen" Lymphgefäßen oder Lymphcapillaren zu sprechen. „So gleichen diese Lymphgefäßverzweigungen in den Knoten einem Wundernetz von Lymphcapillaren, zwischen dessen Gefäßschlingen das Lymphknotenparenchym gelagert ist." Die „Gewebsflüssigkeit" des lymphatischen Gewebes wird also den Lymphsinus durch ihre Wände zugeführt, nicht durch „feine Lymphcapillaräste", die von dem lymphatischen Gewebe in den Lymphsinus führen (vgl. Bd. V:1, S. 267).

Dennoch findet man in der Literatur einige Angaben, die solche intralymphatische Lymphcapillaräste voraussetzen. So legt z. B. Braus (1924) bei der Frage nach der embryonalen Ausbildung der intermediären Lymphsinus zuerst die allgemeine Auffassung vor, nach welcher diese Sinus sich wie ein verzweigter Baum von einer Stelle des Marginalsinus in das Innere des Knotens hineinsenkten (S. 349), fährt aber dann fort: „Wahrscheinlich folgen die Äste den feinen Lymphgefäßen im Innern, welche auch bei den einfachen lymphatischen Bildungsstätten zeitlebens vorkommen und weiten diese bloß aus."

d) Die Sekundärknötchen. Die „Keimzentren" (Flemming).
Die „Reaktionszentren" (Hellman).

Das Vorkommen von Sekundärknötchen ist in den Lymphknoten sehr wechselnd. Manchmal findet man sie sehr zahlreich, in anderen Fällen können sie vollständig fehlen. In wieder anderen Fällen sind sie in geringer Anzahl vorhanden, nur hier und dort im Knoten lokalisiert. Über diesen Wechsel im Auftreten der Sekundärknötchen besitzen wir aber heute nur mangelhafte Kenntnisse. Indessen kann man wohl sicher behaupten, daß die Sekundärknötchen temporäre Umwandlungen des lymphatischen Gewebes darstellen, die nur unter besonderen, wenn auch oft vorkommenden Bedingungen vor sich gehen, vor allem in gewissen Lebensabschnitten. Ihr sehr wechselndes Auftreten macht, daß man ihnen im lymphatischen Gewebe eine Sonderstellung einräumen kann [HELLMAN (1926)].

v. EBNER erwähnt schon in KÖLLIKERS Handbuch (1902) fast alles, was wir heute über das allgemeine Auftreten der Sekundärknötchen in den Lymphknoten wissen, wenn er sagt:

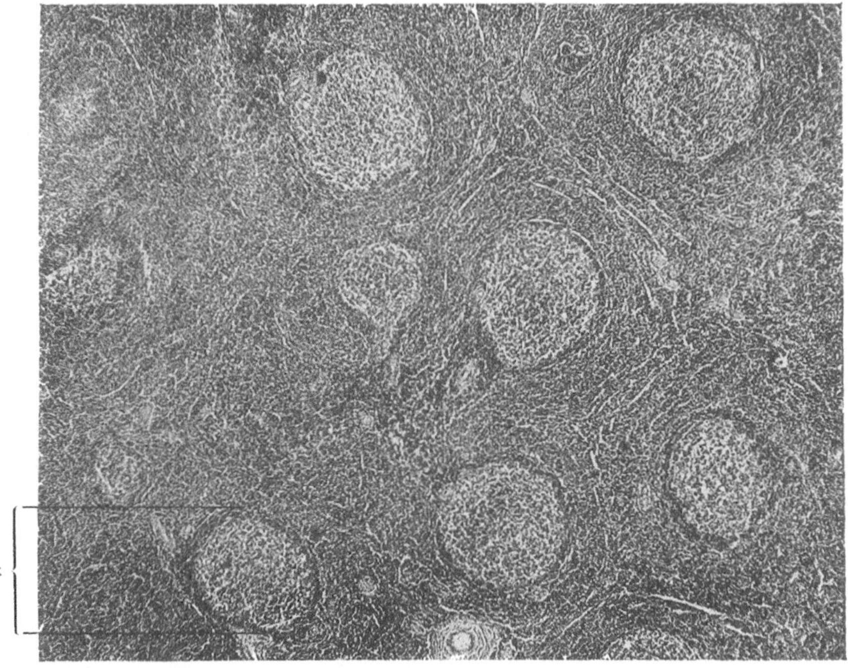

Abb. 54. Große Sekundarknötchen der Milz eines 1¹/₃ Jahre alten Knaben, der an Benzinvergiftung gestorben war. Bei x ist die Abgrenzung eines Sekundarknotchens angegeben. Die Sekundarknotchen sind alle einander gleich. Paraf. Ham. Vergr. ⁴⁰/₁.

„Wie im adenoiden Gewebe der Tonsillen, der Lymphknötchen des Darmes und der Milz sind auch in den Follikeln der Lymphknoten die Sekundarknötchen keineswegs regelmäßig vorkommende Bildungen und können bald ganz fehlen, bald, besonders bei jungen Tieren, fast in jedem Follikel sich finden und oft einen Durchmesser von 1 mm und daruber, in anderen Fallen nur den Durchmesser weniger Zellen erreichen."

Unter normalen Verhältnissen pflegen die Sekundärknötchen wohl ausschließlich in der Rinde aufzutreten, wo sie gewöhnlich peripher gelagert sind; sie können jedoch überall in der Rinde vorkommen, und nach Angaben verschiedener Forscher treten sie auch in dem Mark auf (vgl. S. 310). Nach einzelnen Angaben sind sie bei den Organlymphknoten zahlreicher als bei den peripheren [z. B. NORDMANN (1928)].

Die Sekundärknötchen sind rundliche oder ovale Bildungen, selten sind sie von einer unregelmäßigeren Form. Gut ausgebildet bestehen sie aus einem hellen Zentrum und einer dieses Zentrum umgebenden dunklen Schale, die in ihrem ganzen Umfang gut ausgebildet zu sein pflegt, und in den Schnitten das helle

Zentrum wie ein dunkler Ring umgibt (vgl. S. 288). Der Durchmesser der Sekundärknötchen kann mehr als 1 mm betragen, ihre gewöhnliche Größe beträgt etwa $^1/_2$ mm oder etwas weniger. Es gibt immer alle Übergänge zwischen den kleinen und den großen Knötchen.

Nach Röhlich (1928) haben die oberflächlichen Sekundärknötchen eine eiförmige Gestalt. „Ihr stumpfer Pol, der durch eine stärkere Entwicklung der dunklen Lymphocytenzone bedingt ist, sieht nach dem Sinus marginalis hin. Die tiefen Knötchen sind typischerweise kugelförmig, mit einer gleichmäßig entwickelten dunklen Zone.‟

Die mikroskopischen Bilder der Sekundärknötchen werden bedeutend schöner, wenn man das Material in Celloidin einbettet. Vgl. z. B. die Abb. 57 und 63.

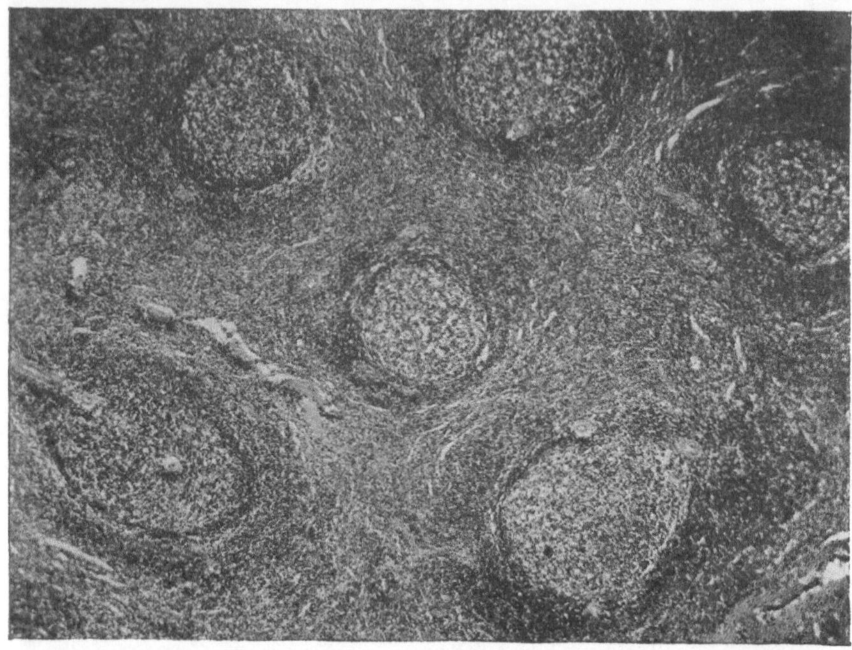

Abb. 55. Große Sekundärknötchen der Milz eines 6jährigen, ertrunkenen Knaben. Die Sekundärknötchen sind alle einander gleich. Die Zellen sind mehr cytoplasmareich als in den Sekundärknötchen in Abb. 54. Paraf. Häm. Vergr. $^{50}/_1$.

Die Zellen des Sekundärknötchens sind dieselben wie in dem übrigen lymphatischen Gewebe; es gibt nur quantitative Unterschiede. Das helle Zentrum pflegt vorzugsweise aus cytoplasmareichen, miteinander verbundenen Reticulumzellen und aus großen freien Zellen (freigewordenen Makrophagen oder eventuell „Lymphoblasten‟) zu bestehen. Zwischen diesen Zellen liegen die Lymphocyten eingelagert. Die Zahl der Lymphocyten ist sehr wechselnd. Bald ist es unmöglich, nur eine einzige solche Zelle zu entdecken, bald sind sie wieder sehr zahlreich. Die dunkle Schale besteht fast ausschließlich aus Lymphocyten, welche hier sehr zusammengedrängt in dem ausgespannten Reticulum liegen und in der Regel eine sehr schöne, konzentrische Lagerung zeigen. Diese periphere Zone ist oft gegen das helle Zentrum scharf abgegrenzt (Abb. 57 und 63), und trennt sich auch mit relativ scharfen Grenzen von den umgebenden lymphatischen Geweben (Abb. 40, 43 und 54—64).

Die Natur dieser in dem hellen Zentrum liegenden großen Zellen ist noch nicht bekannt. Sie werden von verschiedenen Hämatologen verschieden beschrieben [siehe Zusammenstellung bei Downey und Weidenreich (1912)]. Im allgemeinen wird indes angegeben, daß sie eine gewisse Basophilie besitzen, was aber nicht immer zutrifft. [Aschoff (1926) sagt von ihnen: „Wir wissen nicht, ob diese großen Zellen, welche die echten Keimzentren zusammensetzen, von den Reticulumzellen abstammen oder ob sie nicht umgewandelte lymphocytäre Elemente sind." Gewöhnlich hat man ihnen den indifferenten Namen „Keimzentrumzellen" gegeben, oft werden sie jedoch alle ohne weiteres „Lymphoblasten" genannt. Sie sind z. B. nach Schridde (1907) und Lang (1926) sowohl Myeloblasten als Lymphoblasten. Die Forscher, die sie als Lymphoblasten auffassen, stützen sich hauptsächlich darauf, daß sie eine deutliche Basophilie zeigen. Eine solche Basophilie verleiht jedoch nach Askanazy (1904, 1915) den Zellen keinen bestimmten Charakter, denn die Basophilie stellt nur einen Charakter junger Zellen dar. Downey und Weidenreich (1912) sehen in der Basophilie nur den Ausdruck eines lebhaften Stoffwechsels. Für die Frage nach den genetischen Beziehungen der Zellformen ist der Grad der Basophilie oder der vollstandige Mangel derselben gleichgültig.

Ich will in diesem Zusammenhang an den alten Streit Flemming-Baumgarten-Ribbert erinnern, der sich um die Frage dreht, ob in den Sekundärknötchen die Mitosen in freien oder

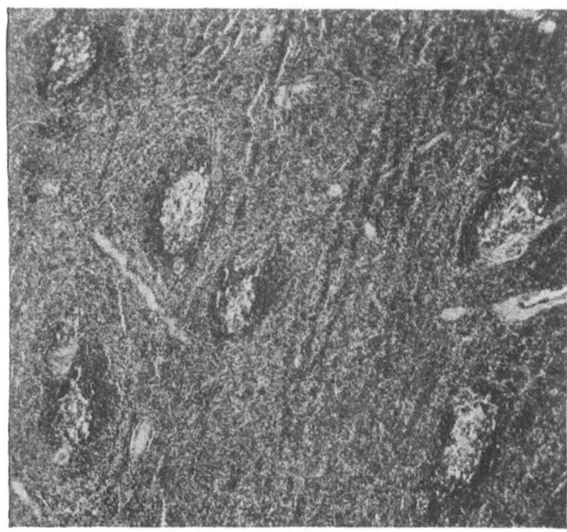

Abb. 56. Sekundärknötchen der Milz eines $2^{1}/_{2}$ Monate alten Knaben, der an Cholera infantum gestorben war. Die Sekundärknötchenzellen sind alle in vollstandigem Zerfall. (Vgl. Abb. 62.) Paraf. Ham. Vergr. $^{35}/_{1}$.

fixen Zellen gelagert sind oder nicht. Flemming nahm (1885) an, daß die Mitosen in freien Zellen lagen. Dies wurde zuerst von Baumgarten (1885) bestritten, der die Mitosen in die Reticulumzellen verlegte, spater auch von Ribbert (1889), der hervorhob, daß sie in den Endothelzellen zu suchen seien. Flemming räumte auch spater (1891) ein, daß sie in den fixen Zellen in viel größerem Ausmaße vor sich gingen, als er anfangs angenommen hatte. Diese Untersuchungen, die von diesen hervorragenden Forschern an ausgepinselten Praparaten vorgenommen worden waren, sind spater der Vergessenheit anheimgefallen. Heute verlegt man die Mitosen oft ohne weiteres in die „Lymphoblasten", also in freie Zellen und nimmt an, daß sie zur Bildung neuer Lymphocyten führen. Andererseits besteht gegenwartig auch die Neigung, die lymphocytaren Elemente mehr und mehr von den retikuloendothelialen Elementen zu trennen. „Es ist", sagt Aschoff (1925), „nicht zulassig, ohne weiteres eine Verwandtschaft und einen Übergang von Reticulumzellen zu Lymphocyten anzunehmen." Ist diese letztere Auffassung richtig und sind die Mitosen hauptsachlich eine Eigenschaft der fixen Zellen [was u. a. auch Delius (1888), Lowit (1891) und Bunting (1905) konstatieren wollen und was auch ich haufig beobachtet habe], so muß man daraus den Schluß ziehen, daß die Mitosen der Sekundarknötchen der Regel nach nicht neue Lymphocyten ausbilden, sondern zur Bildung neuer Reticulumzellen resp. Makrophagen fuhren (vgl. Baumgarten und Marchand, S. 314). Damit soll aber durchaus nicht gesagt sein, daß die Mitosen nicht auch zum Teil in evtl. vorhandenen, aus Lymphocyten stammenden „Lymphoblasten" (großen oder mittelgroßen Lymphocyten) vorkommen können und daß demnach Lymphocyten auch in den Sekundärknötchen entstehen können. Dem steht aber die Auffassung der Sekundarknotchen als „Reaktionszentren" nicht entgegen. Zweifellos kann eine Lymphocytenbildung hier wie wohl in allen „Reaktionsherden" vorkommen. Es ist aber nicht die Aufgabe der Sekundärknötchen, Lymphocyten auszubilden. Die wirklichen „Keimzentrumzellen" sind meiner Meinung nach nicht „Lymphoblasten", nicht, wie Maximow (1927) angibt, „mittelgroße Lymphocyten", sondern freigebliebene „Reticulumzellen". Wetzel (1928) faßt sie unter dem Namen „Abwehrzellen" zusammen. Es sind übrigens erneute Untersuchungen über die Frage, wie sich diese „Keimzentrumzellen", diese sog. „Lymphoblasten", zu den Lymphocyten verhalten, nötig.

Der Aufbau der Sekundärknötchen (Abb. 40, 43, 54, 55) kann schon unter normalen Verhältnissen sehr verschieden sein. So können die Zellen des hellen Zentrums mitunter sehr cytoplasmareich sein. Sie können dabei, frei oder

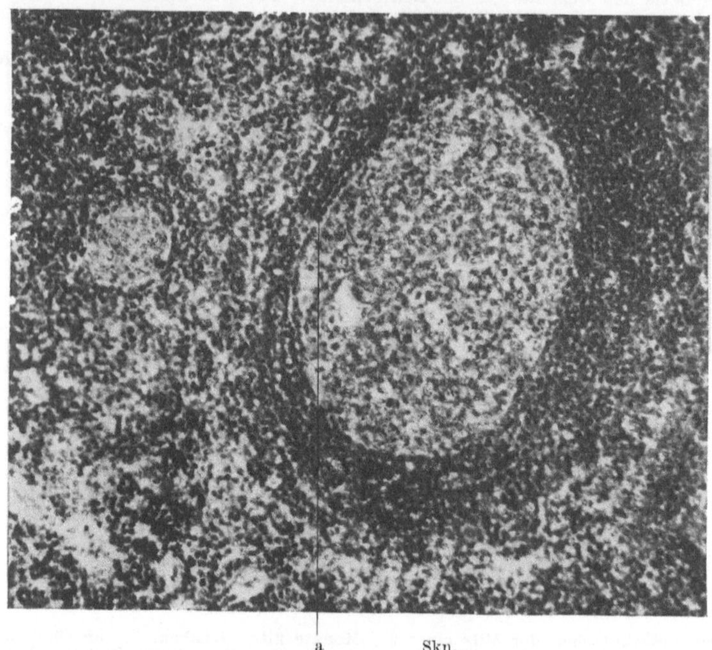

Abb. 57. Zwei Sekundärknötchen aus der Tonsille eines 21jährigen Mannes, das größere mit wohl ausgebildeter dunkler Schale, das kleinere beinahe ohne solche. Die hellen Zentra enthalten keinen einzigen Lymphocyten, sondern nur cytoplasmareiche Zellen, und sind scharf abgegrenzt. Mitosen und phagocytierende Makrophagen. Skn. Sekundärknötchen in erstem Beginn. Die scharfe Abgrenzung (a) zwischen dem hellen Zentrum und der dunklen Schale geht deutlich hervor. Cell. Ham.-v. Gieson. Vergr. $^{220}/_1$.

netzförmig verbunden, dicht aneinander liegen, oder sie können spärlich sein, wobei sie gewöhnlich ein deutliches Netz bilden, oder sie können alle Übergänge zwischen diesen Bildern zeigen. Die Lymphocyteneinlagerung ist in diesen Fällen in der Regel spärlich, tritt jedoch mitunter häufchenweise auf. Im Schnitte sind diese Sekundärknötchen gewöhnlich hell und durchsichtig. In anderen Fällen liegen die Zellen sehr zusammengedrängt und scheinen weniger cytoplasmareich zu sein. Die Zahl der zwischen ihnen liegenden, in der Regel diffus angeordneten Lymphocyten ist dabei oft groß.

Manchmal kann das ganze Zentrum nur aus konzentrisch gelagerten spindelförmigen Zellen bestehen, wobei man zwischen diesen kaum einen einzigen Lymphocyten entdecken kann [(Abb. 58, vgl. auch Abb. 4 S. 256 in Sternberg (1926)]. In diesen Fällen erscheinen die Sekundärknötchen im Schnitte etwas dunkel, sind aber nichtdestoweniger heller als das umgebende lymphatische Gewebe.

In wieder anderen Fällen ist in den Sekundärknötchen das helle Zentrum ganz verdrängt, und nur hier und dort kann man in ihrer Mitte eine kleine, hellere Partie finden. Sie bestehen also ganz oder fast ganz aus dicht gelagerten Lymphocyten, welche — ganz wie im dunklen Rand — die übrigen Zellen verdecken. Es scheint, als hätte der dunkle Rand sich verbreitet und so das ganze Sekundärknötchen eingenommen. Die ganzen Sekundärknötchen sind also dunkler als das sie umgebende lymphatische Gewebe (vgl. S. 288).

Oft wird ein solches Sekundärknötchen, das ganz aus Lymphocyten besteht, als Ursprungsbildung eines Sekundärknötchens angesehen [so z. B. EHRICH (1929)]. Nach FLEMMING ist es dagegen ein Sekundarknötchen, in welchem die mitotische Tätigkeit aufgehört

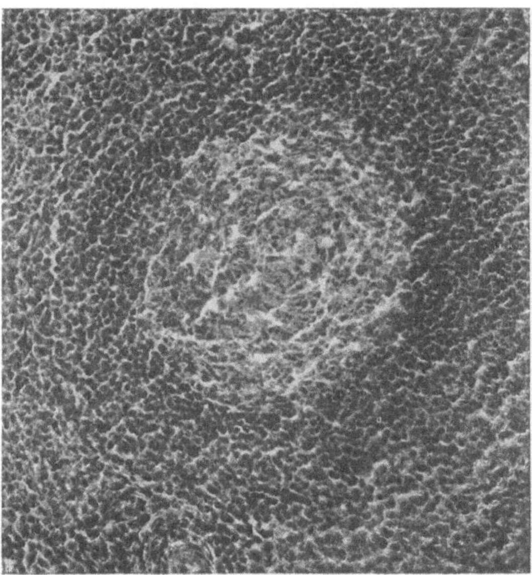

Abb. 58. Sekundarknötchen der Milz eines dreijährigen ertrunkenen Knaben. Die Zellen sind teilweise spindelformig mit einer Andeutung von konzentrischer Anordnung, teilweise geschwollen. Paraf. Ham. Vergr. $^{170}/_1$.

hat oder das sich in zufälliger Ruhe befindet, soweit es nicht das Bild eines peripher getroffenen Sekundärknotchens darstellt. Es ist nun ganz sicher, daß eine abgegrenzte, rundliche Anhäufung von Lymphocyten der Ausbildung der zentralen, protoplasmareichen Zellen vorausgehen kann, was ich jedoch beinahe nur bei der ersten Entstehung der Sekundarknötchen nach der Geburt gesehen habe. Andererseits habe ich z. B. beim Verfolgen und Zählen in Serienschnitten aller Sekundarknötchen sehr regelmaßig kein einziges Sekundarknötchen, auch nicht die kleinsten, ohne „helles Zentrum" gefunden, und sehr oft auch solche gesehen, die nur aus einer kleinen Ansammlung heller Zellen ohne dunkle Schale aufgebaut sind (Abb. 57, links). Da ich der Ansicht bin, daß die Sekundärknötchen die Reaktionsherde gegen eingedrungene Giftstoffe darstellen, so will ich gern die verschiedenen Entstehungsweisen als verschiedene Reaktionsarten, vielleicht von den verschiedenen Lebensaltern beeinflußt, auffassen. Ich will hier daran erinnern, daß BAUMGARTEN (1885, 1886) eine so große Übereinstimmung zwischen einem in Entwicklung begriffenen Sekundarknötchen und einer in einem Lymphknoten beginnenden tuberkulosen Veränderung fand, daß er davor warnt, sie zu verwechseln.

In dem hellen Zentrum der Sekundärknötchen findet man oft, auch bei Individuen, die in voller Gesundheit durch einen Unfall ums Leben gekommen sind, alle Zeichen einer Nekrobiose, wobei alle Stadien von einem geringen Kernzerfall bis zur völligen Nekrose auftreten können (Abb. 59—62). Die nekrotischen Zellteile liegen teils frei, teils in Zellen eingeschlossen. Die sie einschließenden

Zellen (Reticulumzellen und Makrophagen) können dabei mitunter eine sehr regelmäßige Anordnung zeigen (Abb. 63, vgl. auch Bd. V:1, S. 258).

Schon Flemming (1885) hat auf diese Zerfallsprodukte in den Sekundärknötchen hingewiesen. Sie wurden oft stark gefärbt, und Flemming nannte sie daher „tingible Körperchen".

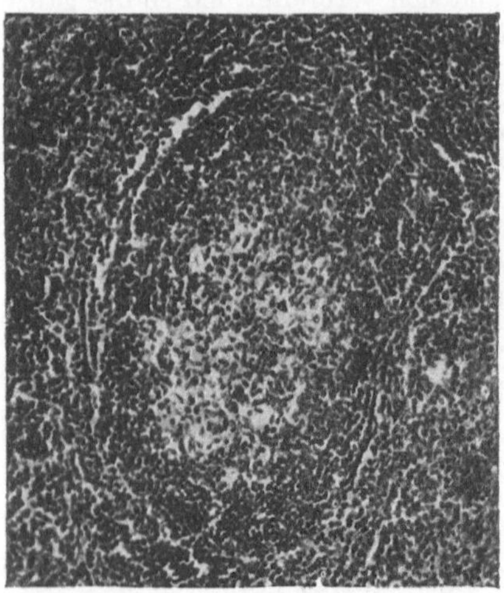

Abb. 59. Sekundärknötchen der Milz eines 20jährigen, durch elektrischen Strom getöteten Mannes. Beginnender Zellzerfall. Paraf. Häm. Vergr. $^{150}/_1$.

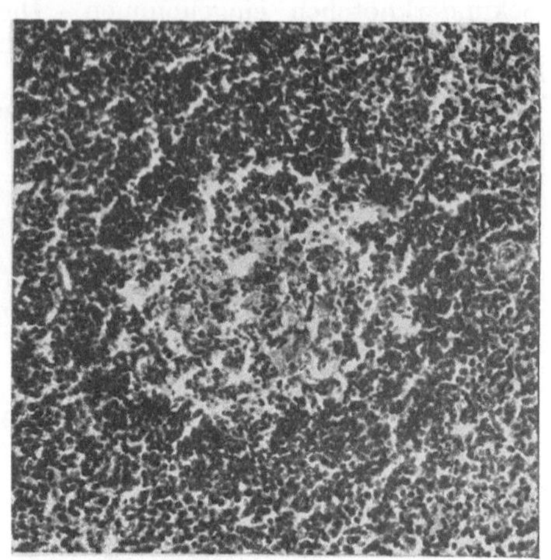

Abb. 60. Sekundärknötchen der Milz eines 10jähr., durch Überfahren getöteten Knaben. Reichlicher Zellzerfall. Paraf. Häm. Vergr. $^{150}/_1$.

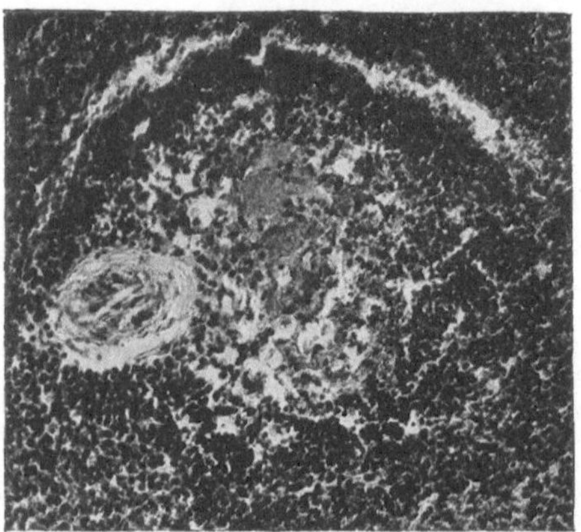

Abb. 61. Sekundärknötchen der Milz eines 51jähr., durch Überfahren getöteten Mannes. Nahezu vollständiger Zellzerfall. Paraf. Häm. Vergr. $^{160}/_1$.

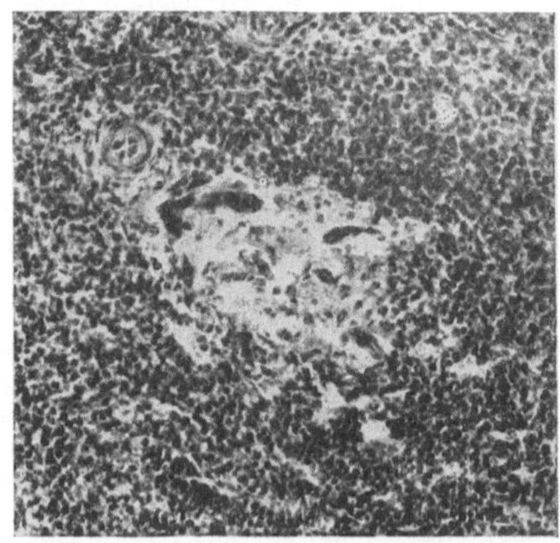

Abb. 62. Sekundärknötchen der Milz eines $2^1/_2$ Monate alten, an Cholera infantum gestorbenen Knaben. Vollständiger Zellzerfall. (Vgl. Abb. 56.) Paraf. Häm. Vergr. $^{170}/_1$.

Er selbst betrachtete sie am ehesten als in den Reticulumzellen abgelagerte „intracellulare Stoffwechselprodukte". Czermack (1893) faßte sie als Kernknospen auf, in deren Anschluß die Blutplättchen gebildet werden sollten. Durch Untersuchungen von Hoyer (1889), Gulland (1894), Demoor (1895) und Benda (1896) u. a. wurde indessen festgestellt, daß es sich um zerfallene Zellen, größtenteils um Kernfragmente handelte. Sie nehmen anfangs energisch basische Farbstoffe auf, verlieren jedoch bald diese Affinität und lassen sich dann nur noch durch acidophile Farbstoffe färben, um später ganz zu verschwinden. Diese tingiblen Körperchen sind oft nebst zahlreichen Mitosen vorhanden [Jolly (1923)]. v. Ebner

(1902) hält es nicht für ausgeschlossen, „daß diese Vorkommnisse auf vorausgehende Degenerations- und Rückbildungsprozesse zu beziehen sind", welche früher an denjenigen Stellen innerhalb des lymphatischen Gewebes stattgefunden haben, wo später die Sekundärknötchen zur Entwicklung kamen.

Daß manchmal bei ganz gesunden Menschen eine völlige Nekrose der Sekundärknötchen vorkommen kann, ist in der Literatur nicht mit genügender Schärfe hervorgehoben worden, wird jedoch durch die Untersuchungen HELLMANs (1926) unzweideutig dargelegt. SCHUMACHER erwähnt (1897) Degenerationserscheinungen in den Sekundärknötchen des *Macacus rhesus,* die er nicht „pathologisch" nennen will, weil sie bei gesunden Tieren gefunden wurden. Bei pathologischen Zuständen sind dagegen von vielen Forschern nekrotische und

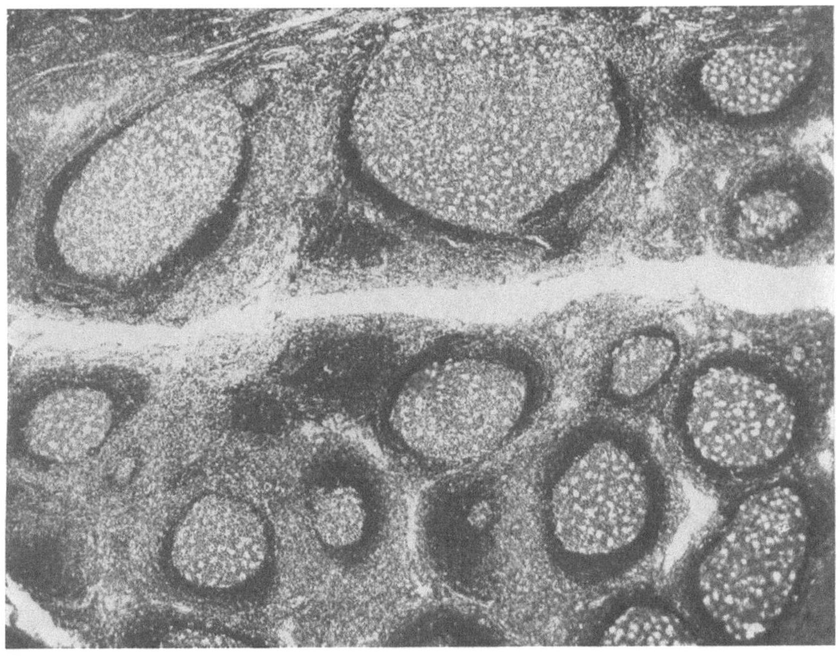

Abb. 63. Sekundarknotchen der Tonsille einer 49jahrigen Frau. Das helle Zentrum enthalt in zahlreicher Menge Makrophagen, die mit „tingiblen Korperchen" vollgepfropft sind. Die Grenze zu dem dunklen Mantel ist außerordentlich scharf. Cell. Ham. v. GIESON. Vergr. $^{50}/_1$. Abb. 4;5.

entzündliche Prozesse in den Sekundärknötchen beschrieben worden [BIZZOZERO (1876), OERTEL (1887), MÜLLER (1890), WELCH und FLEXNER (1891), BULLOCH und SCHMORL (1894), BARBACCI (1896), HEILMANN (1925) u. a.].

Endlich hat man auch Bakterien und Bakterienreste in den Sekundärknötchen gefunden [GROSSMANN und WALDAPFEL (1925, 1926), ARTUSI (1926), WALDAPFEL (1927)], jedoch bisher nur bei infektiösen Krankheitszuständen. Den beiden erstgenannten Forschern zufolge liegen sie im lymphatischen Gewebe fast ausschließlich in den Sekundärknötchen und dort in Zellen eingeschlossen.

Die Ausbildung der dunklen Schale (Zone) der Sekundärknötchen ist in verschiedenen Fällen ganz verschieden (Abb. 43 und 54—64). Bald kann sie sehr dick sein, bald besteht sie nur aus wenigen Zellenreihen. Dann und wann scheint sie ganz fehlen zu konnen. Ihre Ausbildung steht mit dem Aufbau des Zentrums in keinem bestimmten Zusammenhang, wenn man schon allgemein sagen kann, daß die mit großen, hellen Zentren versehenen Sekundärknötchen einen weniger hervortretenden, dunklen Saum besitzen als die mit kleineren

Zentren versehenen. Man bekommt nämlich den bestimmten Eindruck, daß
große, mit anscheinend lebenskräftigen Zellen erfüllte Zentra oft einen unbedeutenden und weniger stark hervortretenden dunklen Ring besitzen als kleine
Zentra, welche eine geringere Lebenskraft zu besitzen scheinen.

Der erste, der dies betont, ist LEWINSTEIN (1909). HELLMAN (1919) konnte durch
quantitative Berechnungen (*Kaninchen*tonsillen) zeigen, daß bei der Vergrößerung eines
Sekundärknötchens die dunkle Zone in bedeutend geringerem Grade zunahm als das helle
Zentrum, so daß sogar die absolute Menge (das Totalgewicht) der dunklen, peripheren
Partien in Tonsillen, die mit großen Sekundärknötchen und großen hellen Zentren versehen waren, jene in den Tonsillen, die kleine Sekundärknötchen und kleine helle Zentren
besaßen, kaum überstieg. Auch HEIBERG (1922) hat auf dieses Verhältnis aufmerksam
gemacht.

Die Ausbildung der peripheren dunklen Zone steht auch nicht mit der Zahl
der Mitosen in dem Zentrum in Zusammenhang.

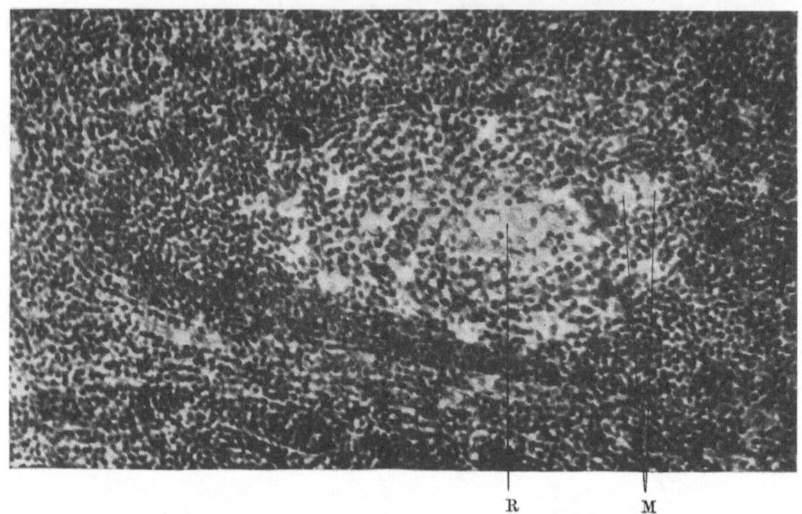

Abb. 64. Sekundärknötchen mit Riesenzelle. Aus der Tonsille eines 34jahrigen Mannes. R Riesenzelle.
M Makrophagen. Cell. Ham.-v. GIESON. Vergr. $^{210}/_1$.

So sagt HEIBERG (1924): „Die periphere dunkle Lymphocytenzone fehlt gerade da,
wo die Mitosen gleichmäßig uber die ganze helle Mittelpartie am zahlreichsten sind, wahrend
die erwähnte Zone desto kräftiger ist, je schlechter die zentrale Keimzentrumspartie in
jeder Beziehung erhalten ist." HELLMAN (1926) betonte bei einer Untersuchung von 100
normalen Milzen, daß in solchen Sekundarknötchen, wo eine lebhafte Zellteilung vor sich
ging, nur in der Halfte der Fälle eine gut ausgebildete dunkle Zone existierte, wahrend
diese in der anderen Halfte entweder schwach war oder ganz fehlte. In den Fällen aber,
wo keine Mitosen in dem Zentrum zu sehen waren, war die dunkle Zone meistens gut ausgebildet [vgl. S. 340 und MOTTRAM (1923)].

In den Fällen, wo das Zentrum des Sekundärknötchens eine weiter vor-
geschrittene Nekrobiose zeigt, ist die dunkle Zone wohl ohne Ausnahme sehr
gut ausgebildet [HEIBERG (1924), HELLMAN (1926)] (Abb. 56 und 59—62).

In den Sekundärknötchen findet man manchmal verschiedene andere Zellen,
die auch in dem umgebenden lymphatischen Gewebe vorkommen können (s.
S. 322) und die wohl als Zeichen einer entzündlichen Reizung aufzufassen sind.

Es sind vor allem Leukocyten gefunden worden [LÖWIT (1891), CZERMACK (1893), GUL-
LAND (1894), RENN (1912), SALTZMANN (1913) u. a.]. Sie können hier „Abscesse" bilden
[HYNITSCH (1899), CHIARI (1899), RENN (1912), GROSSMANN und WALDAPFEL (1925, 1926),
WALDAPFEL (1927)]. Plasmazellen wurden von HERZ (1910), RENN (1912), DOWNEY und

WEIDENREICH (1912) u. a. angetroffen. Am häufigsten sind diese Zellen jedoch dicht außerhalb der Sekundärknötchen gelagert. Auch Riesenzellen (Abb. 64) sind in den Sekundärknötchen gefunden worden [z. B. v. EBNER (1902), RENN (1912)].

Das Reticulum der Sekundärknötchen ist immer fast ganz cellulär, auch wenn das Reticulum im übrigen Gewebe fibrös ist [THOMÉ (1902), DOWNEY und WEIDENREICH (1912), JOLLY (1923) u. a.]. Das Fibrillennetz in den Reticulumzellen pflegt also in den Sekundärknötchen sehr wenig ausgebildet zu sein. Dagegen bildet es um die Sekundärknötchen herum und in der dunklen Zone eine Art Netzkapsel mit spaltförmig zusammengedrückten Maschen [RÖSSLE und YOSHIDA (1909), ORSÓS (1926)] (Abb. 65).

Nach RÖSSLE und YOSHIDA sind die wenigen Fasern, die in den Sekundärknötchen vorhanden sind, gewöhnlich nicht ganz dünn. Nach ORSÓS zeigen die im allgemeinen sehr spärlichen Fasern einen Zustand, den man nur an losgerissenen und verdrängten Bündeln

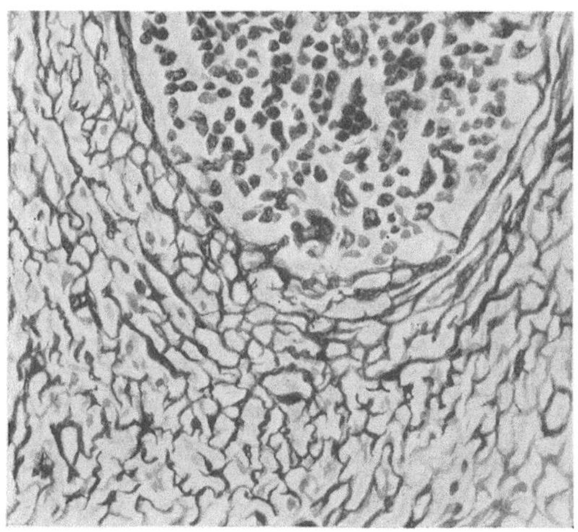

Abb. 65. Sekundärknötchen von konzentrischen Bündeln umgeben. [Nach ORSÓS (1926), gezeichnet.] Mesent. Lk. 15jähriger, an Sarc. ren. gestorbener Knabe. Achuc. L. 5, Pr. II, K. 75.

zu sehen gewohnt ist. Andererseits läßt sich meist im einen Teile der Sekundärknötchen ein Gerüst feinster Grundfasern nachweisen. „Man bekommt den Eindruck", sagt er, „daß in den Follikeln ein beständiger Umbau des Gerüstes vorgeht. Namentlich, daß zu einer gewissen Zeit infolge rapider Zellvermehrung eine Zersprengung des ursprünglichen Gerüstes erfolgt und hernach von den neuen Reticulumzellen ein neues Fibrillensystem gebildet wird." Die umgebende, aus spaltförmig zusammengedrückten Maschen bestehende „Kapsel" kann zuweilen mehrschichtig und infolge Anlagerung vieler Reticulumzellen samt ihrer Grundfibrillen so dicht sein, daß man sich schwer vorstellen kann, wie die Lymphocyten aus diesem Käfig herausgelangen können [ORSÓS (1926)]. Vgl. das Verhalten beim Schwein S. 370. v. EBNER (1902) erwähnt das Vorkommen relativ dicker Stränge von fibrillärem Bindegewebe wie auch homogener Klumpen und Schollen von hyaliner Substanz in den Sekundärknötchen.

Die Sekundärknötchen müssen, wie oben erwähnt, als zufällige Bestandteile des lymphatischen Gewebes bezeichnet werden. Sie werden ausgebildet, um eine zufällige Funktion zu erfüllen und bilden sich zurück, sobald ihre Aufgabe erfüllt ist. Sie können daher zuweilen in dem lymphatischen Gewebe ganz fehlen, um wieder aufzutreten, sobald sich wieder ein Grund für ihre Entstehung geltend macht. Sie haben also gegen das übrige lymphatische Gewebe eine gewisse Sonderstellung [HELLMAN (1926), TALALAJEFF (1927)].

Der Ernährungszustand übt nach mehreren Angaben keinen größeren Einfluß auf die Zahl und die Entwicklung der Sekundärknötchen aus. So kann FIERLEIEWITSCH (1905) einen solchen Einfluß experimentell nicht nachweisen; auch

kann er zwischen Ernährungszustand und Häufigkeit der Kernteilungen keinen
Zusammenhang konstatieren. Von verschiedenen Seiten will man indessen
konstatiert haben, daß die Sekundärknötchenausbildung in deutlichen Zusammenhang mit Ernährungsänderungen und Überernährungen steht. CIACCIO
und PIZZINI (1905) sahen eine Vergrößerung der Sekundärknötchen während
der Verdauung, was wohl schwierig zu konstatieren ist. KUCZYNSKI (1922)
will große Sekundärknötchen besonders bei Käsebrot-Fütterung von *Mäusen*
gesehen haben, und HEIBERG (1925) fand dasselbe bei guter, vielseitiger Ernährung. Nach LEFHOLZ (1923) gibt fette, calorienreiche Nahrung den größten

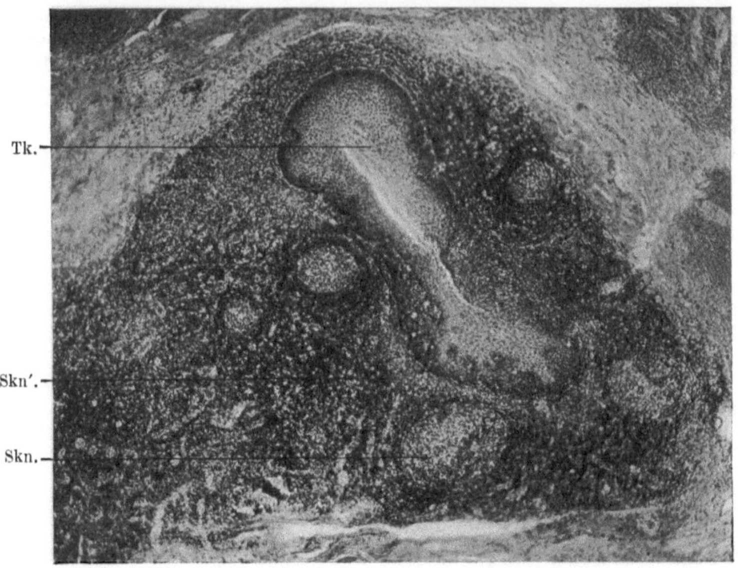

Abb. 66. Ein Tonsillenlobulus in hochgradiger Involution. 31jährige Frau. Das lymphatische Ge-
webe beinahe ganz durch zellreiches Bindegewebe ersetzt. In den kleinen Resten des lymphatischen
Gewebes ganz wohl ausgebildete Sekundärknötchen.
Skn. Sekundärknötchen. Skn'. Sekundärknötchen in beinahe ganzer Auflösung. Tk. Tonsillarkrypte.
Cell. Ham.- v. GIESON. Vergr. ⁴⁷/₁.

Ausschlag. Bei Inanition schwinden die Sekundärknötchen [JOLLY (1914,
1923), HEIBERG (1925)], was jedoch sehr langsam vor sich geht (S. 360). GAETANO
(1928) gibt sogar an, daß die Sekundärknötchen in allen Stadien der Inanition
gut differenzierbar sind. Bei protrahierter Inanition tritt eine Verminderung
der Knötchen ein und die Mitosen nehmen ab, um bei neuerlicher Nahrungs-
zufuhr wieder zuzunehmen. Ich kann bestätigen, daß bei Involution der Gaumentonsille die Sekundärknötchen sehr resistent sind (Abb. 66), und daß sie erst
bei beinahe gänzlichem Verschwinden des lymphatischen Gewebes verwischt
werden [BERGGREN und HELLMAN (1930)].

Über das Vorkommen der Sekundärknötchen in verschiedenen Lebensaltern s. S. 359.

Die Sekundärknötchen sind, wie früher hervorgehoben, von sehr verschiedenem Bau. Es ist noch nicht näher untersucht, ob ihr Bau in demselben Lymphknoten wechselt oder ob sie in denselben Lymphknoten oder vielleicht in ganzen
Lymphknotengruppen bei demselben Individuum zu derselben Zeit denselben
Bau haben. Soweit ich gesehen habe, ist letzteres der Fall. Sie scheinen auch
oft in den Lymphknoten gruppenweise verteilt zu liegen [GOLDKUHL (1927),
A. und H. SJÖVALL (1930)].

Betreffs der Milz hat Hellman (1926) konstatiert, daß alle Sekundärknötchen in demselben Organ im großen und ganzen dasselbe mikroskopische Aussehen haben. „Hat man", sage ich, „durch Untersuchung einiger Sekundärknötchen in einer Milz eine Auffassung von ihrem allgemeinen Bau bekommen, hat man, wenn ich so sagen darf, Klarheit darüber bekommen, welchen Typus sie zeigen, so kann man sicher sein, daß alle anderen Sekundärknötchen in der gleichen Milz, sie mögen in der Mitte der Milz oder an ihren Polen gelegen sein, prinzipiell den gleichen Bau haben, den gleichen Typus zeigen. Findet man helle Zentren in ein Paar Sekundärknötchen, so findet man solche bei allen wieder. Findet man reichliche Mitosen in ein Paar Knötchen, so enthalten alle Sekundärknötchen in der gleichen Milz zahlreiche Mitosen. Findet man einen stark nekrotischen Einschlag in ein Paar Knötchen, so ist das Verhalten überall das gleiche usw." (Abb. 54—56). Dieser Befund ist niemals früher hervorgehoben worden und stimmt mit den Beobachtungen von Groll und Krampf (1920) nicht überein.

Groll und Krampf (1920) haben 3 Typen von Sekundärknötchen in einer Milz aufgestellt: erstens lymphocytenproduzierende Zentren, wirkliche „Keimzentren", wo zahlreiche Lymphoblasten vorhanden sind; zweitens epitheloide Zentren, wo die Lymphoblasten verschwunden sind und die Reticulumzellen bindegewebige Elemente ausbilden, die sich epithelartig aneinander lagern können; drittens hyaline Zentren, die aus hyalinen, kernarmen Massen bestehen, und welche durch eine hyaline Degeneration der zwei ersten Typen entstehen. Im Hinblick auf diese Untersuchungen sagt auch Sternberg (1926), daß „unter dem Einfluß von Schadigungen Zellen auftreten können, die Lymphoblasten ahnlich, aber ganz anderer Herkunft sind und eine andere Funktion besitzen" (vgl. S. 311).

Man muß, wie es Flemming (1885) macht, annehmen, daß die Sekundärknötchen sehr variable Gebilde sind. Sie können „temporär auftreten, aus kleinen Anfängen anwachsen und sich nach verschieden langem Bestehen wiederum verkleinern und verlieren". Flemming nimmt aber an, daß die Sekundärknötchen eines nach dem anderen entstehen. Es scheint aber nicht so zu sein; vielmehr werden sie allem Anschein nach an den verschiedenen Orten in einer großen Zahl auf einmal angelegt und weiter entwickelt, um auch zur gleichen Zeit wieder zu verschwinden.

Für eine solche Auffassung spricht das Verhalten in der Milz, wo die Sekundärknötchen ja zeitweise reichlich vorhanden sein können und in derselben Milz von demselben Bau sind (s. oben), zu anderen Zeiten aber spärlich oder gar nicht vorkommen. Deutlich zeigen dies aber erst meine Untersuchungen über die *Kaninchen*tonsillen (1919, in meiner Arbeit 1926 referiert). Bei exakten Zahlungen und Messungen fand ich nämlich, daß die Sekundärknötchen hier schubweise, mit deutlichen Intervallen, entstehen. Die „Reize", die sie hervorriefen, mußten daher auch mit Intervallen die Tonsillen treffen. Zahlreiche Gründe sprachen dafür, daß man diese intermittenten Reize hier in der Tonsille in den von der Außenwelt stammenden Irritamenten zu suchen hatte.

Das Anwachsen der Sekundärknötchen kann wohl nur auf eine Weise vonstatten gehen. Man kann nämlich von den kleinsten bis zu vollentwickelten Sekundärknötchen alle Übergangsstadien verfolgen. Die kleinsten bestehen nur aus einigen angeschwellten Zellen, die einen kleinen Herd bilden, welcher oft bereits von einer kleinen Lymphocytenzone umgeben ist, also eine kleine dunkle Schale besitzt. Bald wird das helle Zentrum größer, die dunkle Zone hält sich im Anfang dieses Auswachsens verhältnismäßig dick, wird dann gewöhnlich in den späteren Stadien bei großen Sekundärknötchen stark verschmälert. So wachsen also die Sekundärknötchen durch sukzessive Größenzunahme heran.

Labbé (1898) und nach ihm mehrere Forscher, z. B. Ehrich (1929), nehmen kleine Lymphocytenhaufen, die sie in der Rinde gefunden haben, als Anfangsstadien der Sekundärknötchen an (s. S. 333).

Wie die Zurückbildung der Sekundärknötchen vor sich geht, ist dagegen ein ungeklärtes Kapitel. Wahrscheinlich durchlaufen sie nicht dieselben Stadien wie bei ihrer Ausbildung. Nachdem der Prozeß, der sich hauptsächlich im Zentrum der Sekundärknötchen abspielt und nicht selten auch unter normalen Verhältnissen früher oder spater zur Nekrose führt, sich abgewickelt hat, muß man wohl annehmen, daß zuerst eine Verkleinerung der Sekundärknötchen (Abb. 67) eintritt (u. a. durch Verminderung der Gewebsflüssigkeit und Verkleinerung der Zellen). Dann scheint es, als ob die Lymphocyten von allen Seiten her den ganzen Herd nach und nach überwucherten, bis das ganze helle Zentrum verschwindet und das Sekundärknötchen als dichter Lymphocytenherd, dunkler als das umgebende lymphatische Gewebe, hervortritt (vgl. S. 288). Dieser Herd verschwindet dann durch eine diffuse Auflösung und gewöhnliches lymphatisches Gewebe nimmt seinen Platz ein (Abb. 66 links). Eine solche diffuse Auflösung der Sekundärknötchen geht auch nach Ehrich (1929) vonstatten.

Die oben gegebene Schilderung des Verschwindens der Sekundärknötchen scheint mir in vieler Hinsicht mit den Beschreibungen von Gorke (1904), Lewinstein (1909) und Renn (1912) übereinzustimmen. Mit ihrer Terminologie sagen sie, daß bei der Zurückbildung

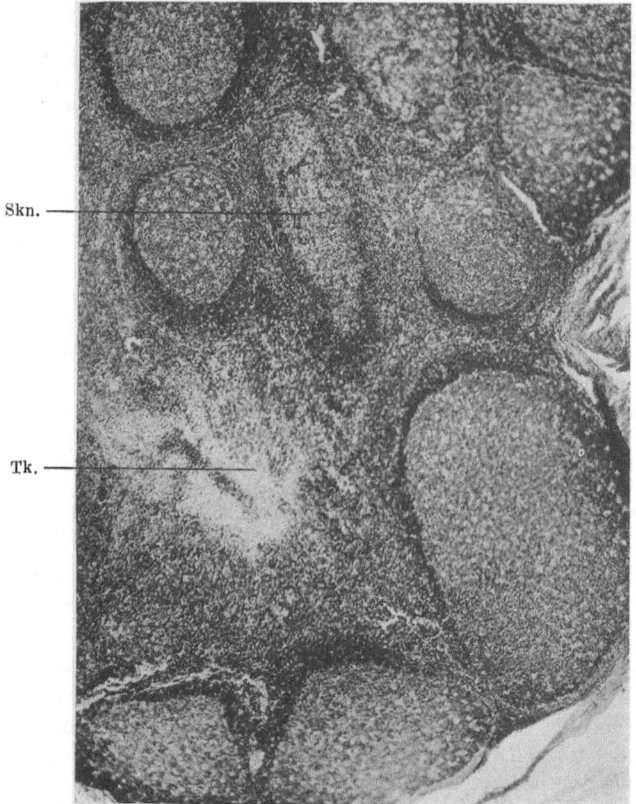

Abb. 67. Sekundärknötchen in beginnender Rückbildung zwischen mehreren wohl ausgebildeten. Aus der Tonsille eines 9jährigen Knaben. Skn. Sekundärknötchen in beginnender Rückbildung. Tk. Tonsillarkrypte. Cell. Ham.- v. Gieson. Vergr. $^{40}/_1$.

zuerst die Mitosen in den „Keimzentren" aufhören, wonach diese Keimzentren bald verschwinden. In dem weiteren Verlauf werden die „Follikel" selbst mehr und mehr verwischt, bis auch sie ganz und gar verschwinden. Setzen wir hier für „Follikel" Sekundärknötchen und für „Keimzentrum" das helle Zentrum des Sekundärknötchens ein, so scheinen mir diese Verff. sich den Verlauf dieses Prozesses im großen und ganzen ebenso gedacht zu haben wie ich.

Es ist mir jedoch in der letzten Zeit aufgefallen, wie selten man diese Auflösungsprozesse der Sekundärknötchen, die man jedoch manchmal sehr deutlich verfolgen kann, sieht. Ich habe neulich ein großes Material enukleierter Tonsillen genau untersucht [Berggren und Hellman (1930)] und nur spärliche Sekundärknötchen in Rückbildung gesehen (Abb. 66, 67). Anderseits scheint es, als ob bei der hochgradigen Entwicklung, die das Sekundärknötchengewebe bei einer aktiven Immunisierung aufweist [Hellman und White (1930)], es sich nicht immer um eine Zunahme in der Anzahl der Sekundärknötchen handelt, sondern in gewissen Fällen um das Vorhandensein von sehr großen Sekundärknötchen, deren Anzahl nicht die Anzahl bei den Kontrolltieren übersteigt. Diese Beobachtungen, die sich nicht ohne weiteres in unseren hier oben angeführten Vorstellungen über die Entstehung und die Rückbildung der Sekundärknötchen hineinfügen lassen, will ich hier nur mitteilen — sie müssen durch weitere Forschungen bestätigt werden, bevor ihnen eine größere Bedeutung zugeschrieben werden kann.

EHRICH (1929) hat eine neue Form von Sekundärknötchen — die Pseudosekundärknötchen aufgestellt. Er unterscheidet in der Entwicklung der Sekundärknötchen verschiedene Stadien. Das erste Stadium sieht er in einem soliden Sekundärknötchen, das nur von einem wohl abgegrenzten Herd von Lymphocyten besteht, die in einem gewöhnlichen, wenig hervortretenden Reticulum eingelagert sind. Sie finden sich auch im embryonalen Leben und können entweder zu den FLEMMINGschen Sekundärknötchen oder zu den Pseudosekundärknötchen auswachsen. Das FLEMMINGsche Sekundärknötchen nennt er das gewöhnliche Sekundärknötchen mit hellem Zentrum, welches erst im Säuglingsalter ausgebildet wird. Bei Verschwinden geht es durch verschiedene Abbaustadien direkt ins lymphatische Gewebe über. Die Pseudosekundärknötchen, welche sich auch im Embryonalleben auszubilden beginnen, sind bedeutend größer als die Sekundärknötchen, etwa 3 mm oder mehr in Diameter, sind indessen von rundlicher Form, nehmen gewöhnlich einen großen Teil der Rinde ein, und bestehen aus dichter liegenden Lymphocyten als in dem übrigen lymphatischen Gewebe. Sie verschwinden dadurch, daß die Zahl der Lymphocyten vermindert wird, wonach das Ganze in gewöhnliches lymphatisches Gewebe übergeht. EHRICH schreibt denselben eine große Bedeutung fur die Ausbildung der Lymphocyten zu, was nach ihm nicht den FLEMMINGschen Sekundärknötchen zukommt. Ich habe auch diese sog. Pseudosekundärknötchen in *Kaninchen*lymphknoten gesehen, habe sie aber nie in Verbindung mit den gewöhnlichen Sekundärknötchen gesetzt. Der Name Pseudosekundärknötchen für sie scheint mir nicht glücklich gewählt. Vielleicht handelt es sich, wie EHRICH angibt, um Partien in dem lymphatischen Gewebe, wo eine Lymphocytenausbildung in größerer Menge vor sich geht, wodurch sie auch eine gewisse Abgrenzung bekommen. Weitere Forschungen sind nötig, um ihre nähere Struktur und Bedeutung kennen zu lernen.

e) Kapsel, Trabekel und Gefäße.

Der Lymphknoten ist von einer deutlichen, festen, aber in der Regel dünnen Bindegewebskapsel umgeben (Abb. 43 und 68), die außen mit dem umgebenden lockeren Bindegewebe bzw. Fettgewebe intim verbunden, innen durch den mit Endothel bekleideten Marginalsinus von dem lymphatischen Gewebe getrennt ist. Diese Kapsel enthalt vorwiegend dicke Bindegewebsfasern, nur wenig feine kollagene Fibrillen [RÖSSLE und YOSHIDA (1909), ORSÓS (1926)] und ist von einem reichlichen elastischen Fasernetz durchsetzt. In der Kapsel finden sich auch glatte Muskelfasern, die aber, wie allgemein angenommen wird, nur vereinzelt vorkommen und wohl keine größere Bedeutung haben. Am Hilus geht die Kapsel mit ihren Bestandteilen direkt in das Hilusbindegewebe uber.

Zwischen der Kapsel und dem Hilusbindegewebe sind die Trabekel ausgespannt. Sie sind in der Rindensubstanz spärlich, pflegen hier aber im einzelnen stärker ausgebildet zu sein als in dem Mark. Sie grenzen nebst dem sie umgebenden Intermediärsinus den Rindenknoten teilweise ab. In dem Mark bilden sie ein Netz, das in das Markstrangnetz regelmäßig eingeflochten ist (Abb. 28 und 45) Die Trabekel kommen dabei immer inmitten der die Markstränge trennenden Lymphbahnen (Intermediärsinus) zu liegen, wo sie als Zentralpfeiler den Reticulumzellen zur Anheftung dienen (Abb. 46—48). Nicht alle Intermediarsinus des Markes enthalten dagegen Trabekel. Besonders an der Grenze zur Rinde sind sie nämlich oft schwach ausgebildet, können bisweilen nur aus einzelnen Bindegewebszellen und spärlichen Bindegewebsfibrillen bestehen oder sogar in einzelnen Lymphbahnen ganz fehlen [zuerst von CHIEVITZ (1881) angegeben]. Die größeren Trabekel sind mit reichlichen elastischen Netzen und mit einzelnen glatten Muskelfasern ausgerüstet.

Die Bindegewebsfibrillen dieser Trabekel stehen in großer Ausdehnung mit den Reticulumfasern in Verbindung. Zarte Fäserchen ziehen also von den Trabekeln durch die Lymphsinus, in den Zellen des Sinusreticulums als Reticulumfasern eingelagert, durchdringen die Sinuswand und setzen sich als Reticulumfasern in dem lymphatischen Gewebe fort (Abb. 50 und 51). Man findet

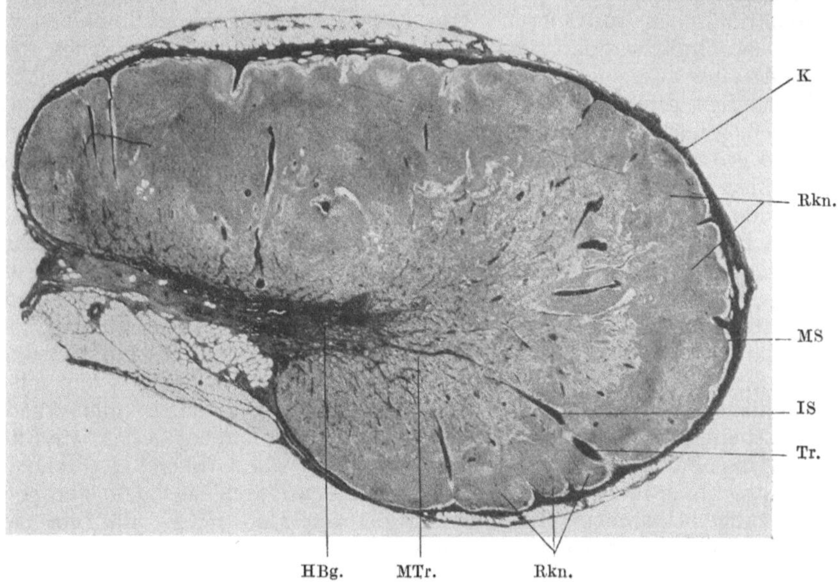

Abb. 68. Längsschnitt durch einen vollentwickelten Lymphknoten vom *Menschen*. Elektive Bindegewebsfärbung. Photo: E. HOLMGREN. K Kapsel. MS Marginalsinus. Rkn. Rindenknoten. IS Intermediarsinus. Tr. Trabekel. MTr. Marktrabekel. HBg. Hilusbindegewebe.

auch in den Längsschnitten der Lymphsinus nicht selten, wie die kleinen Trabekel sich ganz auflösen und in die Fasern des Sinusreticulums übergehen. Der Sinus setzt sich dann als trabekelloser Sinus fort.

v. EBNER (1902) gibt an, daß die glatten Muskelfasern namentlich in der Kapsel an den Eintrittsstellen der Vasa afferentia als Fortsetzung der glatten Muskelfasern in den Wänden dieser Gefäße und am Hilus in ähnlichem Anschluß an die Vasa efferentia vorkommen. ORSÓS (1926) hebt dagegen hervor, daß „überhaupt mehr glatte Muskelzellen, als allgemein angegeben wird", in den Lymphknoten des Menschen sich vorfinden. „Die Kapsel, die Trabekel und der Hilus enthalten stets solche, manchmal nur spärlich verteilt, manchmal in allen genannten Teilen sehr reichlich. Der Gehalt an Muskelzellen ist auch normalerweise individuellen Schwankungen unterworfen, außerdem ist der Befund auch bei derselben Person je nach den Provinzen verschieden. Besonders reich sind bei einzelnen Individuen die inguinalen Knoten, wo die Kapsel und besonders der Hilus ganz unabhängig von den Gefäßen, von glatten Muskelzellen durchwoben werden." Auch im Trabekelsystem mesenterialer und anderer Lymphknoten fand ORSÓS zuweilen einen ähnlichen Reichtum an Muskelfasern.

Die elastischen Netze sind nach v. EBNER besonders reichlich an der inneren Fläche der Kapsel, wo sie Netze bilden, welche mit der elastischen Innerhaut der zuführenden Lymphgefäße im Zusammenhang stehen. Im Hilus treten

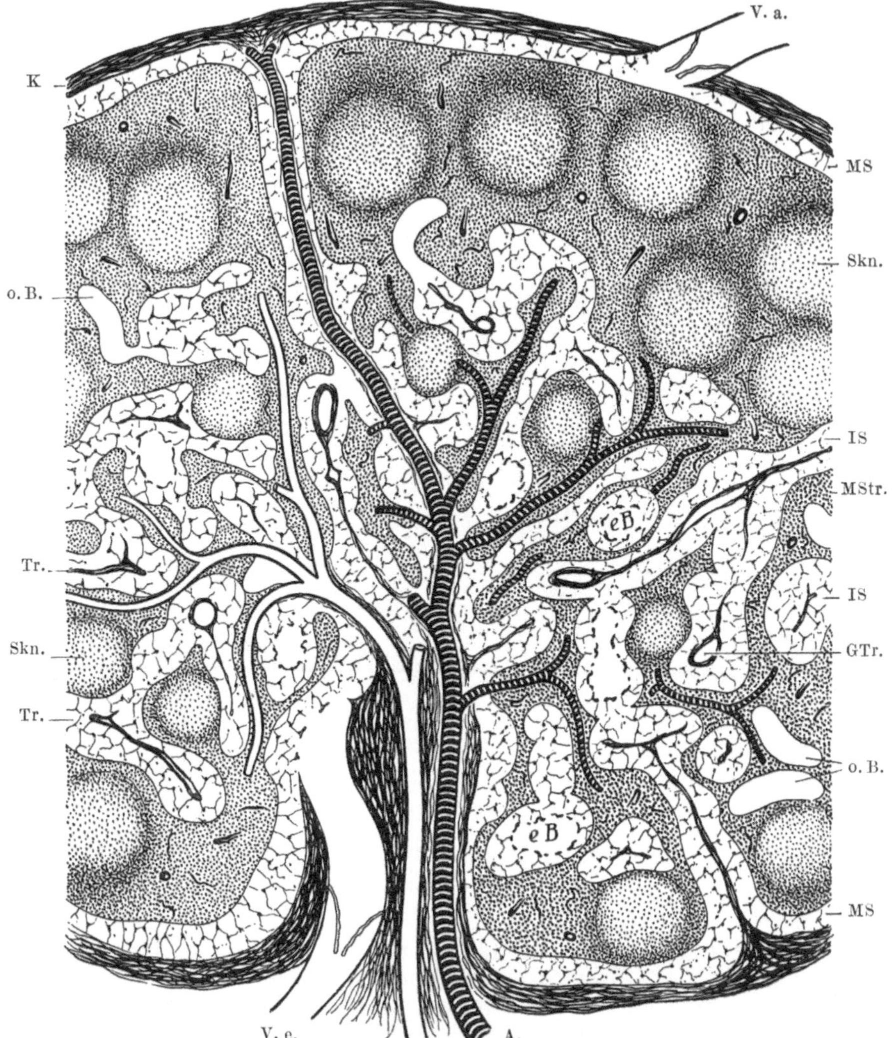

Abb. 69. Schematische Darstellung des Baues eines Lymphknotens. [Nach HEUDORFER (1921).] K Kapsel. MS Marginalsinus. V.a. Vas afferens. Unter dem Marginalsinus die Rindensubstanz mit vielen Sekundärknötchen (Skn.), zentralwärts und in der Richtung gegen den Hilus die Marksubstanz. Innerhalb der letzteren tritt die Plexusform der Intermediärsinus (IS) deutlich hervor, die Markstränge (MStr.) und die Gefäße, welche vom Hilus her eintreten (A, V) befinden sich innerhalb der Interstitien des Plexus. Tr. Trabekel. GTr. Gefäßtrabekel. o. B. offene Lymphbahnen in der Peripherie des Plexus, welche kein Sinusreticulum in sich erhalten. e.B. eingeengte Lymphbahnen, d. h. Plexusäste, welche vom Sinusreticulum nicht durchwachsen wurden. (Die Bezeichnungen hier etwas geändert.)

zahlreiche elastische Fasern im Zusammenhang mit ausführenden Lymphgefäßen auf. In den Trabekeln findet man das elastische Gewebe besonders im Anschluß an die Adventitia der Blutgefäße, und Fasern treten an verschiedenen Stellen in die Balkchen der Lymphbahnen dort ein, wo die zuführenden Lymphgefäße durch die Kapsel ziehen. Diese Darstellung stimmt mit der von Melnikow-Raswedenkow (1899) im großen und ganzen überein. Nach diesem Verf. gibt es in der Kapsel und in den Trabekeln sowohl dickere Fasern als auch feinere Fibrillen. Er hebt aber speziell hervor, daß bei den Lymphknoten die Menge von elastischen Netzen sowohl von dem Alter als auch von der anatomisch-topographischen Lage des Knotens abhängt. „Im Kindesalter, und zwar unmittelbar nach der Geburt nur in spärlicher Menge vorhanden, erreichen sie ihre üppigste Entwicklung im Greisenalter" (vgl. S. 359). Durch spätere Untersuchungen [Rössle und Yoshida (1909), Orsós (1926)] wurden diese Angaben bestätigt.

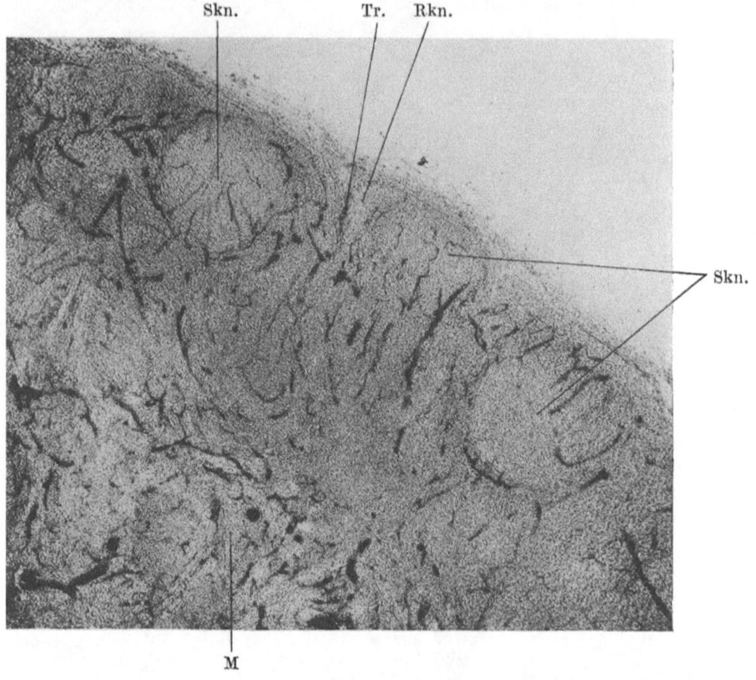

Abb. 70. Injizierter Lymphknoten von *Kaninchen,* um die Blutgefäßanordnung besonders in den Sekundärknotchen zu zeigen. Photo: E. Holmgren. Rkn. Rindenknoten. Skn. Sekundärknotchen. Tr. Trabekel. M Markgebiet.

Die Arterien dringen hauptsächlich durch den Hilus in den Lymphknoten ein, durchdringen das Hilusbindegewebe und teilen sich dann in mehrere Äste. Sie pflegen die größeren Trabekel nur eine kleine Strecke zu begleiten, um sich dann in die Markstränge hinein zu begeben (Abb. 48 und 69). Bei diesem Übergang zweigt sich gewöhnlich ein Ast ab, der den Trabekel versorgt. Wo der Trabekel sich mit der Kapsel verbindet, setzt sich gewöhnlich dieser Arterienast an der Kapsel fort und anastomosiert hier mit den Kapselarterien, die sich direkt von Hilusarterien in die Kapsel verzweigen. In den Marksträngen verlaufen die Arterien zentral (Abb. 47) und geben in das lymphatische Gewebe ein dichtes Capillarnetz ab, wodurch sie bald bedeutend verschmälert werden. Dann treten sie in die Rindensubstanz über, wo sie sich ausbreiten und reichliche Capillarnetze bilden, die mit den Capillarnetzen der Markstränge in direkter Verbindung stehen (Abb. 70). Zu jedem Sekundärknötchen geht eine kleine Arterie, die sich beim Eintritt in das Knötchen in gerade oder nur wenig geschlängelte Capillaren aufteilen, welche ohne oder mit nur wenigen Anastomosen nach der Peripherie des Knötchens auseinanderlaufen, wo sie ein unregelmäßiges anastomosierendes Geflecht bilden. Die Capillaren dieses peripheren Plexus vereinigen sich zu kleinen Venen [HEUDORFER (1921)]. Das „junge" Aussehen dieser Capillarschlingen wird von vielen Seiten hervorgehoben [THOMÉ (1898), v. EBNER (1902), SCHUMACHER (1912) u. a.].

Die Gefäßversorgung der MALPIGHIschen Körperchen und deren Sekundärknötchen haben HUECK (1927, 1928) und JÄGER (1929) auf Rekonstruktionen studiert und diese Untersuchungen sind in diesem Zusammenhang von großem Interesse. Es ergab sich, daß die „Follikelarterie" nicht unmittelbar an der Blutversorgung des MALPIGHIschen Körperchens beteiligt war, sondern sie gab für jeden „Follikel" ein Büschel von Arterien ab, die ein äußeres und ein inneres Gefäßnetz bildeten. Besonders dies innere Gefäßnetz ist von einem mehr allgemeinen Interesse, da dieses Gefäßnetz nur beim „blühenden Follikel" d. h. wenn ein Sekundärknötchen im MALPIGHIschen Körperchen ausgebildet ist, vorhanden ist. Es wird also mit der Ausbildung des Sekundärfollikels ausgebildet und geht beim Verschwinden desselben zurück. „Dies innere Gefäßnetz nimmt seinen Ursprung aus einer arteriellen Gefäßschlinge mit in der Mitte des Follikelkernes gelegenem, eigenartig gewundenen Scheitel. Von den Schenkeln der Schlinge geht eine aus dem kurzen Ursprungsstamm der Hülsenarterien, der andere von einem variablen Punkt der den Follikel außen umziehenden Follikelarterie ab. Vom Schlingenscheitel ziehen nach allen Richtungen meist paarweise in geradlinigem Verlauf feine radiäre Capillaren bis zum Follikelhof, wo sie sich verzweigen und in tangentiale Richtung umbiegen." Die Existenz eines solchen inneren Netzes ist ja inzwischen a priori zu erwarten. Schon FLEMMING sagt, daß es in den Sekundärknötchen zum Unterschied von ihrer Umgebung ein gut ausgebildetes Capillarnetz gibt. Er erinnert in diesem Zusammenhang an die Beobachtungen, welche über die Neubildung und das Verschwinden von Gefäßen beim Wachstum und bei der Atrophie des Fettgewebes und bei entzündlichen und vielen anderen pathologischen Vorgängen gemacht wurden. „Es scheint mir", sagt er, „die Annahme völlig zulässig, daß an der Stelle eines Lymphknotens, wo sich ein Keimzentrum bildet, die zugehörige Anordnung der Capillaren erst mit diesem entsteht und daß sie evtl. mit ihm wieder untergehen kann" (vgl. S. 372).

Die Capillaren sind nach SCHULZE (1925) mit einem aus sehr hohen Zellen bestehenden Endothel ausgerüstet, was fruher von ZIMMERMANN (1923) hervorgehoben ist. Ein kubisches Endothel in den Lymphknoten und in anderen lymphatischen Organen beschreibt auch HETT (1927). Sie zeigen eine periphere basale Grundschicht, die einem ungleichmaßig dicken Hautchen gleicht, welches kleine Lucken aufweisen kann. In den postcapillaren Venen bildet das Endothel haufig eine zwei- oder mehrschichtige Lage, und die basale Grundschicht wird von einem Netzwerk von Fasern gebildet, dessen Hauptstränge anscheinend in der Langsrichtung des Gefaßes verlaufen. Lucken treten auch hier auf. SCHULZE will auch gezeigt haben, daß zeitweise eine direkte Kommunikation zwischen diesen Blutgefäßen und den Lymphsinus bestehen kann, und zwar durch die interstitiellen Raume zwischen den Zellen der Lymphknotenrinde.

Die von diesen Capillargebieten zusammenfließenden Venen verlassen die Lymphknoten auf demselben Wege, auf dem die Arterien eingedrungen sind. Nach HEUDORFER (1921) verlaufen jedoch diese Venen beim Passieren des Markes in anderen, nicht in denselben Marksträngen wie die Arterien (Abb. 69).

Einige Arterien können bisweilen an der konvexen Fläche des Lymphknotens eintreten, wobei sie die Trabekel in das Innere desselben begleiten. Mitunter teilen sich die Hilusarterien in dem Lymphknoten nicht vollstandig auf, sondern einige Zweige durchbrechen dieselben (Art. perforantes), um außerhalb des Lymphknotens ihren Weg fortzusetzen und z. B. einen anderen Lymphknoten zu versorgen.

Manchmal kann man sehen, wie die Capillaren der Sekundärknötchen in verhältnismäßig große, oft ampullenartig aufgetriebene Venen, die das Sekundärknötchen umgeben, münden [Jolly (1923)].

Der Verlauf der Blutgefäße der Lymphknoten sind außer von den oben angegebenen besonders von Calvert (1897, 1901), Tonkoff (1898) und Jolly (1923) beschrieben worden.

3. Embryologie.

Die ersten Anlagen der Lymphknoten treten im dritten Fetalmonat auf [Chievitz (1881), Kling (1904)]. An dem Orte, wo die Lymphknoten angelegt

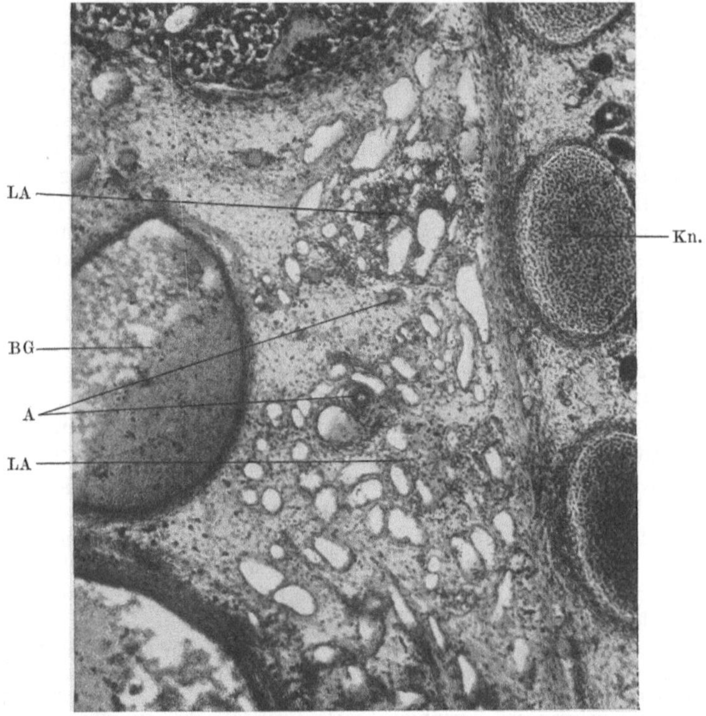

Abb. 71. Zwei Lymphknotenanlagen in ihrer ersten Entwicklung. *Mensch*. Photo: E. Holmgren. Vgl. Abb. 72. LA Lymphknotenanlage. A Arterie. BG Blutgefäße. Kn. Knorpel.

werden sollen, findet man zu dieser Zeit ein üppiges Geflecht embryonaler Lymphgefäße, die hier förmlich ein kavernöses Gewebe bilden (Abb. 71). Im Bindegewebe zwischen diesen Lymphgefäßen tritt ein Differenzierungsprozeß ein, der zuerst durch eine Vermehrung der Mesenchymzellen und durch eine reiche Ausbildung von Blutgefäßen charakterisiert ist. Dadurch, daß sich dieser Prozeß in den Maschen des Lymphgefäßplexus vollzieht, erhält die Lymphknotenanlage zu dieser Zeit ein trabekuläres Aussehen (Abb. 72). Durch einen bald eintretenden Zuschuß von lymphoiden Zellen erhält das Gewebe ein lymphatisches Aussehen (Abb. 73).

Auch nach Heuer (1908), Sabin (1905, 1909, 1911, 1913) u. A. H. Clark (1912) ist das erste Stadium in der Entwicklung eines embryonalen Lymphknotens durch die Bildung von Lymphgefäßen gekennzeichnet. Diese findet aber nach diesen Verff. durch eine Umformung der Lymphsäcke statt. Die ersten Lymphknoten bilden sich in dieser Weise von den Jugularlymphsacken aus. Aber auch alle übrigen Lymphsäcke sind dieser Umbildung unterworfen, die Cisterna Chyli indessen nur an den Rändern. Die meisten Lymphknotengruppen bilden sich also von diesen Lymphsäcken aus; die peripheren Lymphknoten entwickeln sich dagegen um die Plexus peripherer Lymphgefäße herum. Mc Clure (1915) hebt dagegen hervor, daß „von einer späteren Umwandlung der ganzen Säcke in Lymphknoten nicht die Rede sein kann".

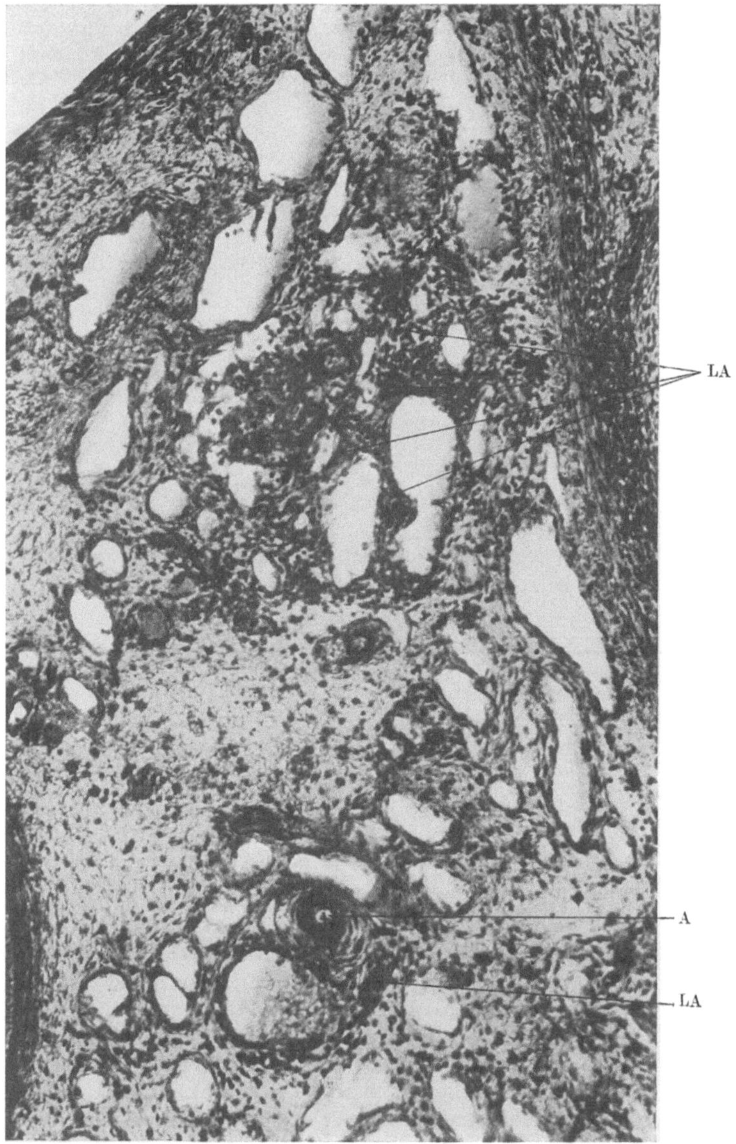

Abb. 72. Zwei Lymphknotenanlagen in ihrer ersten Entwicklung. Vergroßerung einer zentralen Partie von Abb. 71. *Mensch.* Photo: E. Holmgren. A Arterie. LA Lymphknotenanlage.

Die Einlagerung der lymphoiden Zellen wird allmählich stärker, die Lymphgefäße werden dabei zur Seite geschoben. Bald treten die Lymphknotenanlagen als kompakte, zellen- und gefäßreiche Massen hervor, die von einem Netzwerk von Lymphgefäßen allseitig umgeben sind (Abb. 73).

Es ist noch nicht entschieden, ob die Lymphocyten sich in loco durch Transformation der mesenchymalen Zellen ausbilden, ob sie durch die Gefäße herangeschafft werden oder ob sie auf beiderleiweise entstehen. Vielleicht ist es in den verschiedenen Embryonalmonaten verschieden. Nach z. B. Bonnin (1922), Downey (1922), Jolly (1923) und Alfejew (1924) ist ersteres der Fall; die Transformation wird durch das Hinzuströmen der Lymphe und die Ausbildung des Blutgefäßplexus günstig beeinflußt und findet zuerst hauptsächlich in der Nähe des Marginalsinus statt. Nach Chievitz (1881), Stöhr (1890, 1891), Gulland (1891, 1894), Saxer (1896), Ranvier (1897) u. a. sind die Lymphocyten dagegen emigrierte Zellen und deren Abkömmlinge (vgl. Bd. V:1, S. 371). Alles scheint mir jedoch dafür zu sprechen, daß wir ein Entstehen der Lymphocyten in loco in dieser Zeit annehmen müssen. Vgl. übrigens Maximow in diesem Handbuch II:1, S. 495ff.

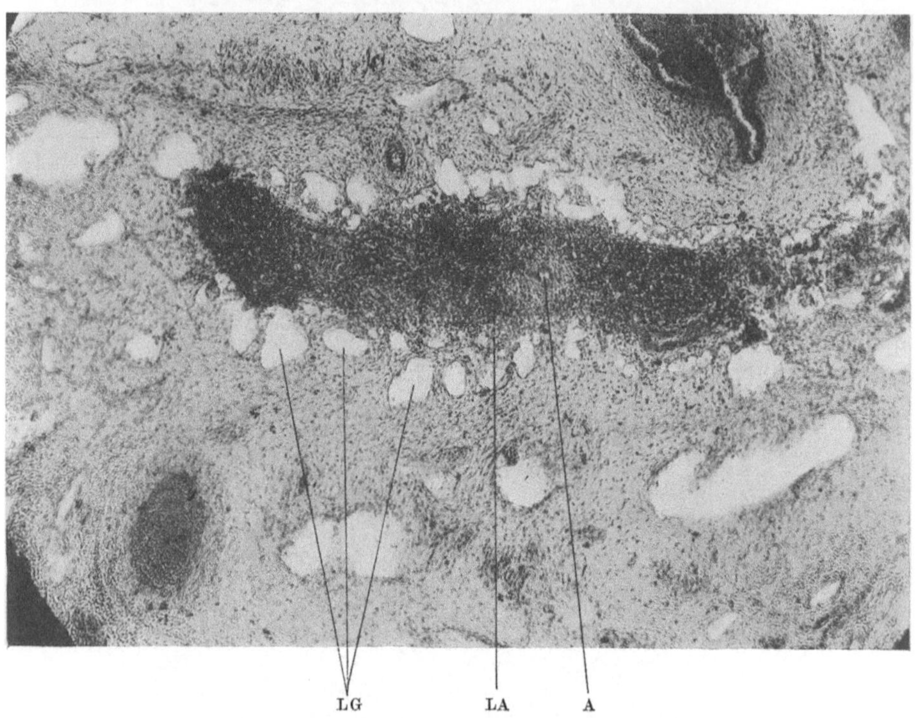

Abb. 73. Lymphknotenanlage bei menschlichem Embryo. Der Marginalsinus noch nicht entwickelt. Statt dessen ist die Lymphknotenanlage von reichlichen Lymphgefäßen umgeben. Photo: E. Holmgren. A Arterie. LA Lymphknotenanlage. LG Lymphgefäße.

Diese erste, oft etwas langgestreckte Lymphknotenanlage stellt in der Regel eine allgemeine Lymphknotenanlage dar (Abb. 73), welche durch eine sehr irreguläre Teilung in spezielle Lymphknotenanlagen von sehr verschiedener Größe zerfällt (Abb. 74). Diese Teilung wird wahrscheinlich durch das Hineinwachsen und die Dehnung benachbarter Lymphgefäße vermittelt [Kling (1904)]. In dieser Weise entstehen also die Lymphknotengruppen oder vielmehr Teile derselben. Die einzelnen, nicht in Gruppen liegenden Lymphknoten entstehen von Anfang an als rundliche, solitäre Bildungen, welche späterhin ohne Teilungen in regelmäßiger Weise heranwachsen.

Bald schmelzen die Lymphgefäße, die bisher ein Netz (Plexus marginalis) um die Lymphknotenanlage gebildet haben, zusammen, wodurch im fünften Fetalmonat der periphere Sinus (Sinus marginalis) ausgebildet wird. Dieser Sinus trennt jetzt allmählich das lymphatische Gewebe fast vollständig von dem umgebenden Bindegewebe. Nur an der Eintrittsstelle der Blutgefäße besteht ein kleiner Zusammenhang. Zu derselben Zeit kann man auch die beginnende Ausbildung einer bindegewebigen Kapsel um das Ganze herum beobachten (Abb. 75 und 76).

Bei der Ausbildung des Marginalsinus und der Kapsel sind jedoch nicht alle den Plexus bildenden Lymphgefäße in den Sinus mit einbezogen, vielmehr ist in dem umgebenden Bindegewebe noch ein relativ reiches Geflecht von Lymphgefäßen vorhanden (Abb. 77). Bei dem weiteren Zuwachs der Lymphknotenanlage wird dieses Geflecht wohl wenigstens teilweise zurückgebildet; die Annahme ist jedoch naheliegend, daß dieses noch erhalten gebliebene Lymphgefäßgeflecht teils die Verzweigungen der Vasa afferentia vor ihrem Eintritt durch die Kapsel, teils den Lymphgefäßplexus im Hilusbindegewebe und teils die

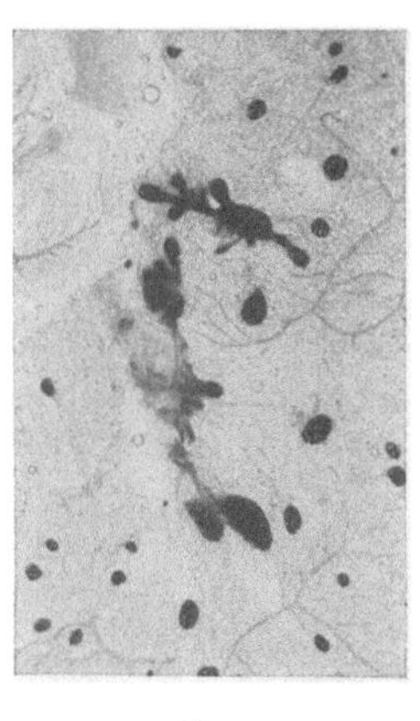
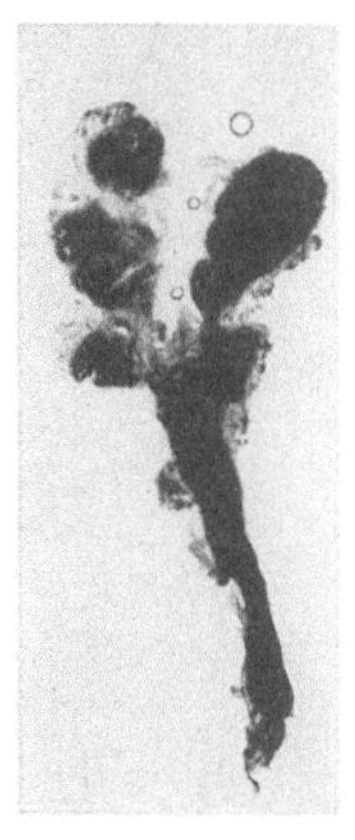

a   b

Abb. 74 a, b. Lymphknotenanlage und Lymphknoten des Mesenteriums eines neugeborenen Kindes. Nach HELLMAN gefärbt. Die Entstehung von den einzelnen Lymphknoten aus einer allgemeinen Lymphknotenanlage geht deutlich hervor. a Naturl. Große. Das Praparat zwischen Glasplatten ausgepreßt. (Vgl. Abb. 81, S. 363.) b Vergr. $^5/_1$. Herauspraparierte Lymphknotenanlage.

außerhalb des Lymphknotens liegenden Anastomosen der zu- und abführenden Lymphgefäße bilden hilft.

Der Marginalsinus ist im Beginn frei von Reticulumzellen [KLING (1904)], bald aber erscheinen diese, ein schönes Netzwerk bildend (Abb. 76). Die Reticulumzellen sind zu dieser Zeit ganz cytoplasmatisch und stehen mittels zahlreicher kleiner Äste teils miteinander, teils mit dem Cytoplasma der Endothelzellen in Verbindung. Sie gehen ohne Zweifel von den Endothelzellen dieses Sinus aus [KLING (1904)].

An diesem Zeitpunkt haben die von Anbeginn vorhandenen Blutgefäße innerhalb des Parenchyms schon ein reiches Capillarsystem ausgebildet, und an der Stelle, wo diese Gefäße ein- und austreten, tritt immer deutlicher eine Hilusbildung hervor (Abb. 76). Ein Hilusbindegewebe wird allmählich von der Adventitia dieser Gefäße gebildet.

Von den Partien des Marginalsinus, die bei dem Hilus liegen, sprossen jetzt zahlreiche, sich netzförmig verbindende Lymphgefäße in das Lymphknotenparenchym vor. So bildet sich der Plexus der intermediären Sinus des Markes aus. Von demselben dringen einzelne Sprossen noch weiter in das Parenchym ein, verbinden sich mit dem Marginalsinus der konvexen Seite und bilden so die intermediären Sinus der Rinde (Abb. 78 und 79). An der Grenze zwischen Parenchym und Hilusgewebe entsteht durch Ausbildung zahlreicher Anastomosen mehr oder weniger deutlich ein plexiformer Terminalsinus.

Über die Auffassung Downeys, nach welcher die intermediären Lymphsinus der Lymphknoten als Spalten im Mesenchym entstehen und erst spater mit den Lymphgefaßen in Verbindung treten sollten, s. S. 326.

Diese Lymphgefäßsprossen sind wie der Marginalsinus anfangs frei von Reticulumzellen. Aber auch hier treten sehr bald solche Zellen auf. So kann man in einem im Zuwachs begriffenen Intermediärsinus die peripheren Sprossen

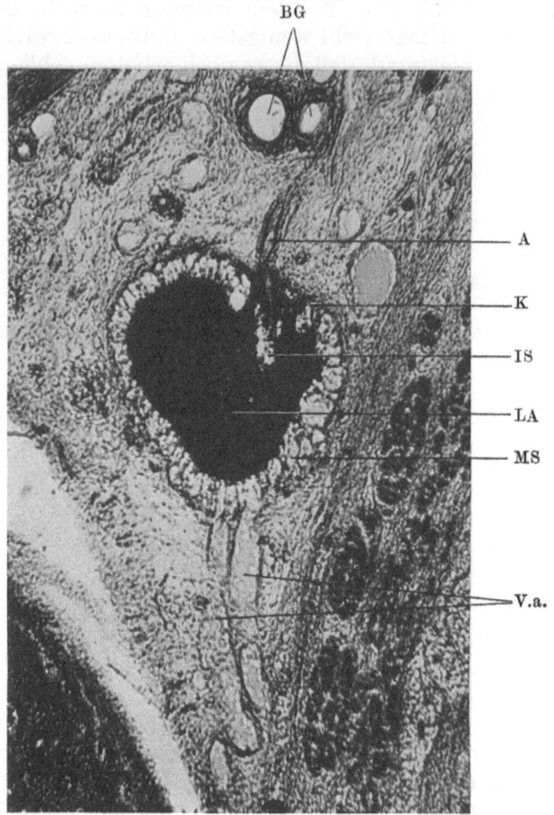

Abb. 75. Lymphknotenanlage mit wohl ausgebildetem Marginalsinus und mit beginnendem Hineinwachsen des Intermediarsinus. Embryo. *Mensch,* 28 cm. Hamat.- van Gieson. V.a. zufuhrende Lymphgefäße. MS Marginalsinus. IS Intermediarsinus. LA Lymphknotenanlage. K Kapselanlage. A zufuhrende Arterie. BG Blutgefaße. Vergr. $^{35}/_1$.

ohne, die zentralen Teile desselben Sinus mit Reticulumzellen versehen finden (Abb. 79).

Die Lymphsinus sind zu dieser Zeit, relativ betrachtet, bedeutend weiter als später.

Erst wenn der Lymphknoten soweit ausgebildet ist, wie oben geschildert, treten die Trabekel, freilich noch undeutlich, hervor. Man findet als Reste der mesenchymalen Grundsubstanz einige gewöhnlich gefäßhaltige Bindegewebszüge, welche das Parenchym durchkreuzen und als die ersten Trabekel zu betrachten sind. Später wird ihre Zahl größer, sie werden nach Kling (1904) besonders in einer späteren Periode der Lymphknotenentwicklung reichlich neugebildet, und es ist wahrscheinlich, daß sie von der Bindegewebsadventitia der Gefäße ausgehen. Heudorfer (1921) gibt an, daß das Trabekelsystem vom Hilus aus gebildet wird.

„Man darf sich etwa vorstellen", sagt HEUDORFER, „daß die Arterien und Venen von
der Seite des Hilus aus in Form von Gefäßbäumchen gegen die Rindensubstanz hin sich
entwickeln, wobei sie die Lücken des Lymphgefäßplexus durchschreiten. Diese Lücken
enthalten zum Teil Füllungen von lymphatischem Gewebe, zum Teil auch ein geringes
Bindegewebe, welches in Form der Trabekel sichtbar wird. Die Gefäße werden daher einerseits, und zwar zum geringeren Teile, in Trabekeln, anderseits in den Marksträngen getroffen. Hierbei erscheint oft das trabekuläre Gewebe als Adventitia der Gefäße und der
Markstrang kann sich aus den Gefäßtrabekeln in der Art entwickeln, daß die Adventitia
sich mit Lymphocyten anreichert."

GULLAND (1894) nimmt dagegen an, daß die Trabekel durch eine Invagi-
nation der Kapsel zwischen den wachsenden, hervorbuchtenden Rindenknoten

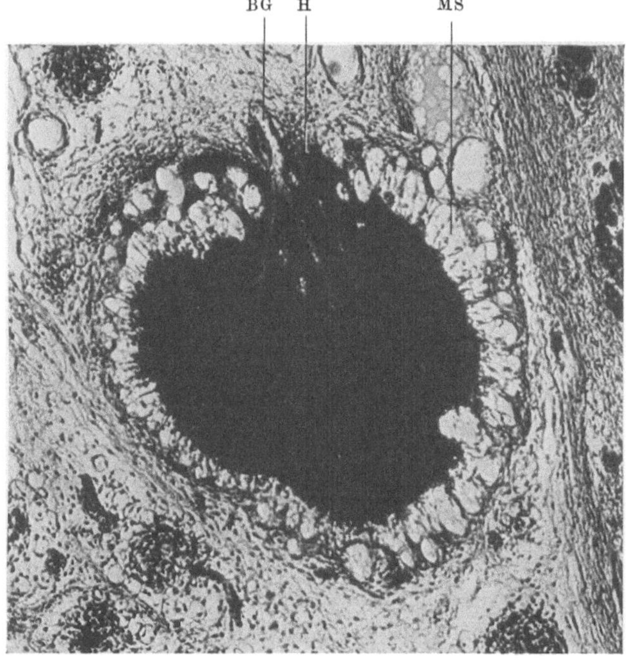

Abb. 76. Lymphknotenanlage mit gut ausgebildetem Marginalsinus. Man sieht schön, wie die
Arterien sich beim Hilus verzweigen. Embryo, *Mensch*, 28 cm. Hämat.- VAN GIESON.
MS Marginalsinus. BG Blutgefäße. H Hilus. Vergr. $^{80}/_1$.

entstehen, wobei der Marginalsinus teilweise mit hineingezogen wird. Auch
BRAUS (1924) hebt hervor, daß die Trabekel in umgekehrter Richtung zu den
Lymphsinusästen in den Knoten hineinwachsen. Sie sollten sich also sekundär
mit dem Hilusbindegewebe in Verbindung setzen und besonders im Marke sich
netzförmig anordnen.

Das Reticulum ist sowohl in den Lymphsinus als auch im Parenchym anfangs
rein cellulär. Aber schon im 6. Fetalmonat kann man überall in einzelnen Zellen
bei spezifischer Bindegewebsfärbung feine Fibrillen wahrnehmen, die ganz
intraplasmatisch liegen. Je mehr der Lymphknoten sich entwickelt, um so
deutlicher treten die Fibrillen hervor. Sie sind aber durchaus nicht in allen
Reticulumzellen vorhanden, und auch in dem voll ausgebildeten Lymphknoten
gibt es immer, besonders in dem Sinus, viele solche Zellen, die keine Fibrillen
enthalten.

Man muß, was ich früher (S. 327) hervorgehoben habe, annehmen, daß die Reticulumzellen des Lymphknotens von verschiedenem Ursprung sind. Die Reticulumzellen
des Parenchyms stammen von dem Mesenchym, die der Sinus von dem Lymphgefäßendothel.

In ihrer weiteren Ausbildung kann man sie nicht voneinander trennen. Beide Arten bilden auch Fibrillen aus, obwohl in dieser Hinsicht die Reticulumzellen der Sinus etwas zurücktreten. Diese Fibrillenentwicklung in den Abkömmlingen des Endothels zeigt, daß diese Zellen ihre endotheliale Natur aufgegeben und ihre frühere Natur von Mesenchymzellen wieder aufgenommen haben. Man muß also in diesen frühen Embryonalstadien einen Übergang von Endothelzellen in Mesenchymzellen für möglich halten.

Die Aufteilung der allgemeinen Lymphknotenanlage in einzelne Knoten oder die Trennung zweier benachbarter spezieller Lymphknotenanlagen kann

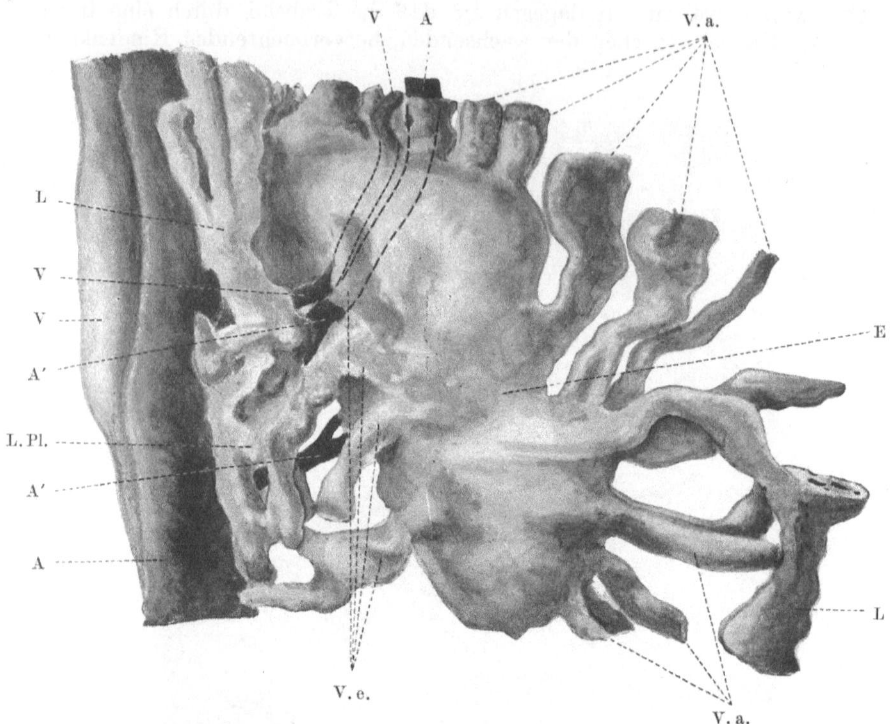

Abb. 77. Rekonstruktion des Marginalsinus eines Lymphknotens nebst umgebenden Lymph- und Blutgefäßen, von E. Moberg ausgeführt. Bornsche Plattenrekonstruktionsmethode. Vergr. $^{100}/_1$. Die Abbildung bis $^2/_5$ verkleinert. A Arterie, A' Arterien, die zu oder durch die Anlage führen. V Venen. V. a. Vasa afferentia. V. e. Vasa efferentia. L Lymphgefäße, die an der Anlage vorbeiführen, bei L. Pl. einen Plexus bildend. E Einkerbung der Lymphknotenanlage, zur Ausbildung zweier Lymphknoten aus der gemeinsamen Anlage führend (was deutlich aus der hier nicht mitgenommenen Rekonstruktion der Anlage hervorgeht).

mitunter mehr oder weniger unvollständig werden. Es entstehen dann Doppeldrüsen, Drüsen mit zwei Hilus oder andere Mißbildungsformen (s. S. 305).

Dies kann nach Most (1917) auf mehrere an Lymphdrüsen kleiner Kinder und Neugeborener erhobene Befunde ein Licht werfen. „Sehen wir ja nicht selten einzelne größere Drüsen mehr oder weniger eingekerbt, wie wenn zuerst eine unvollständige Teilung stattgefunden hätte; dies ist um so auffallender, als wir mitunter gerade an solchen Stellen, wo sonst zwei typische Drüsen zu liegen pflegen, nur eine, und zwar eine eingekerbte, aber entsprechend größere Drüse vorfinden" (vgl. S. 305).

Die Lymphknoten der Säugetiere enthalten während einer kurzen Zeit ihrer embryonalen Entwicklung nach Jolly und Carrau (1909), Meyer (1918) und Jolly (1923) sowohl Megakaryocyten als auch eosinophile Zellen mit großen ovalen Kernen, die den Myelocyten ähnlich sind. Sie sind jedoch stets nur in geringer Zahl vorhanden. Auch das Vorkommen kernhaltiger roter Blutkörperchen ist selten.

Die oberflächlichen Lymphknoten sollen früher angelegt und ausgebildet werden als die tiefer liegenden [LEWIS (1909)].

Bei den Neugeborenen sind die meisten Lymphknoten im großen und ganzen gut ausgebildet und haben ihren definitiven Bau angenommen [WETZEL (1928)]. Man kann die verschiedenen Lymphsinus, die Rinde und das Mark, die Kapsel und die Trabekel sowie den Hilus unterscheiden. Nur die Sekundärknötchen vermißt man; sie entstehen erst einige Zeit nach der Geburt (S. 359).

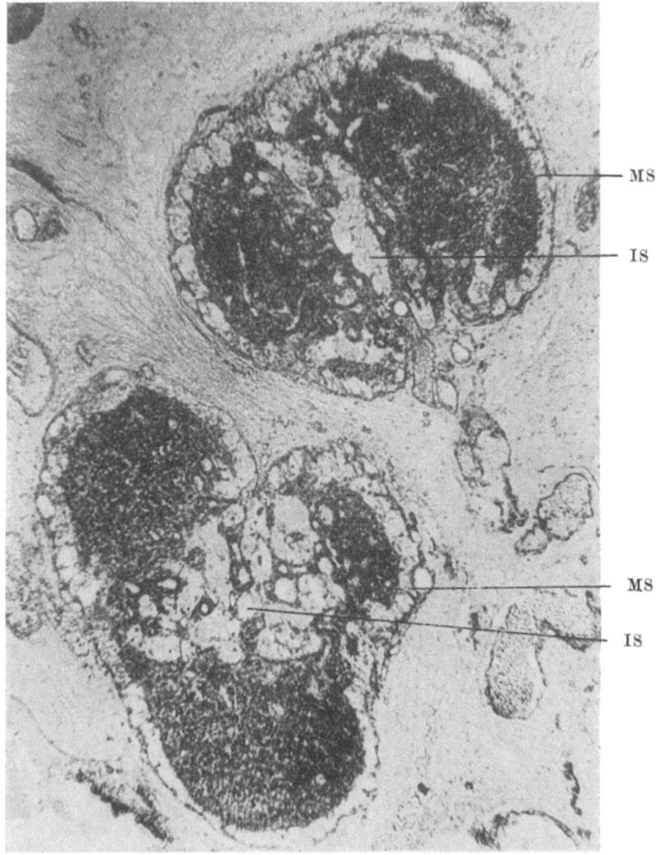

Abb. 78. Zwei Lymphknotenanlagen mit gut ausgebildetem Marginalsinus (MS) und mit mehreren Intermediarsinus (IS), die vom Hilus hineingewachsen und schon teilweise mit dem Marginalsinus in Verbindung getreten sind. Menschlicher Embryo. Hamat.-Eosin. Vergr. 45 : 1.

Aber auch zu dieser Zeit findet man zwischen gut ausgebildeten Lymphknoten einzelne, die in ihrer embryonalen Entwicklung stehen geblieben sind, oder diese nur teilweise durchgemacht haben. Solche sind auch bei älteren Individuen [z. B. von GULLAND (1894, 1896) und KLING (1904)] beschrieben worden und ich selber habe solche öfters in dem Mesenterium gesehen, wie sie ja auch im Zentrum der Abb. 81 deutlich zu erkennen sind. Wahrscheinlich können sich diese Lymphknotenanlagen später, wenn der Organismus sie nötig hat, zu vollentwickelten Lymphknoten weiter ausbilden. Diese Frage hängt mit der Frage zusammen, ob die Lymphknoten im postembryonalen Leben neu entstehen können, einer Frage, zu welcher ich später noch zurückkomme (S. 361 ff.).

   Die Entwicklung der Lymphknoten bei den *Säugetieren* ist, außer von den früher hier
angeführten Autoren, u. a. auch von Engel (1858), Sertoli (1866), Conil (1890), Saxer
(1896) und Ranvier (1896, 1897) studiert worden. Auch die Dissertation Orths (1870)
behandelt diese Frage. Nach Chievitz, Gulland und Saxer ist es jedoch glaublich, daß
in Orths Arbeit einige sympathische Ganglien als Lymphknotenanlage beschrieben sind.

   Bei den *Vögeln* entwickeln sich die Lymphknoten ganz anders, wie u. a.
Pensa (1907), aber vor allem Jolly in vielen Arbeiten (1908—1910) gezeigt haben.
So findet man, nach Jolly, z. B. bei *Enten*embryonen von 12 Tagen, wie sich

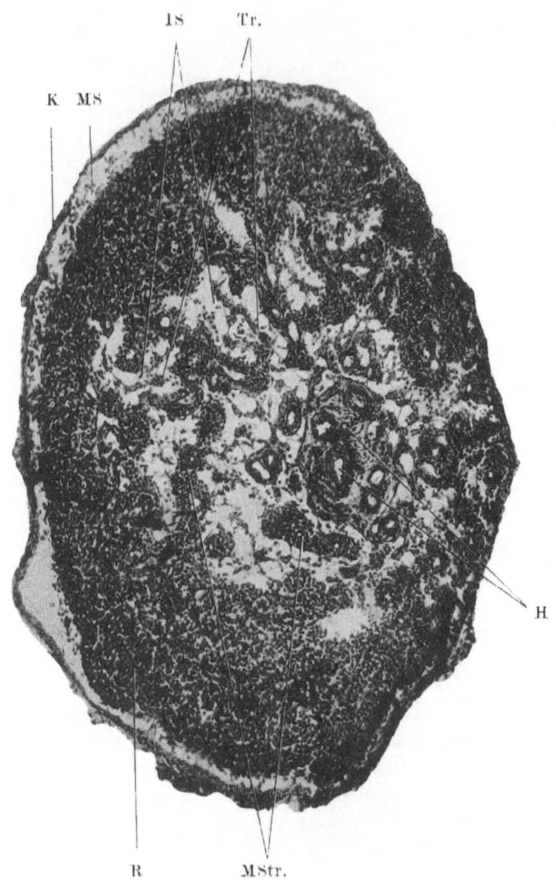

Abb. 79. Mesenteriallymphknoten eines beinahe ausgetragenen Fetus. Ham.-Eos. Schnitt beinahe
aquatorial. Die Kapsel (K) ist gut abgegrenzt, der Marginalsinus (MS) mit Reticulum ausgefullt,
die Rinde (R) ist noch nicht von den Intermediärsinus (IS) durchgedrungen (also nicht in Rindenknoten aufgeteilt). In dem wohl ausgebildeten Marke sind zahlreiche Markstrange (MStr.) vorhanden,
die Sinus sind mit Trabekeln (Tr.) versehen, ermangeln noch peripher des Retikels, welches jedoch
in der Nahe des Hilus (H) ausgebildet ist. Paraf. Ham.-Eos. Vergr. 125/₁. Abb. ⁵/₇.

zuerst ein Lymphgefäß an der Stelle, wo ein Lymphknoten entstehen soll, spindelförmig erweitert. Dann werden bei Embryonen von 14—18 Tagen die Wände
dieses Gefäßes durch den Zuwachs des umgebenden Mesenchyms, welches in
das Lumen hineinsproßt in eine „spongiöse" Masse verwandelt, die auf Kosten
des erweiterten Lymphgefäßlumens zunimmt und dieses Lumen mehr und mehr
ausfüllt. Schließlich bleibt gewöhnlich nur ein zentraler Sinus zurück, der eine
Verbindung zwischen einem Vas afferens und einem Vas efferens darstellt.
Diese spongiöse Masse wird größtenteils zum Markgewebe. Der Prozeß ist bei

der Ausbrütung kaum weiter vorgeschritten als hier geschildert. Bald vermehren sich aber die Zellen stark, welche an der Sinuswand liegen, und Lymphocyten bilden sich hier aus, so daß bei etwa 6 Wochen alten Vögeln hier eine Rinde erscheint. Die Lymphknoten sind jedoch erst bei 3 oder 4 Monate alten Vögeln fertig (Abb. 82). Die Ausbildung der Lymphknoten bei den Vögeln geht also durch sekundäre Ausbildung von mesenchymalen Balken und Strängen (Rinde und spongiöse Markmasse) in einer Lymphkavität, in einem erweiterten Lymphgefäße vonstatten.

4. Altersanatomie.

Die Lymphknoten zeigen in den verschiedenen Lebensaltern eine verschiedene Größe. Hierbei folgen sie aber nicht etwa den Gesetzen, welche im allgemeinen für unsere Organe und Gewebe gelten, indem ihr Wachstum und Altern sich in den gewöhnlichen Zeitabschnitten vollzieht, sondern sie schlagen in dieser Hinsicht einen ganz anderen Weg ein, der für sie und für das übrige lymphatische Gewebe des Körpers ganz eigentümlich ist.

Wie sich dieser Weg für das lymphatische Gewebe im allgemeinen und besonders für die Lymphknoten des Menschen gestaltet, ist nicht näher bekannt, denn es liegen (außer für das lymphatische Gewebe der Milz) keine quantitativen Untersuchungen an einwandsfreiem Material vor. Wo man es versucht hat, bei den Lymphknoten mit objektiven quantitativen Methoden vorzugehen [WULLENWEBER (1889) und GROSSMANN (1896)], hat man ein notorisch pathologisches Material benutzt. In anderen Fallen hat man sich mit subjektiven Schätzungen begnügt, was schon an und für sich wissenschaftlich unzureichend ist. Kommt nun noch dazu, daß man diese Schätzungen an gewöhnlichem Leichenmaterial vorgenommen hat, so ist ohne weiteres einzusehen, daß man diesen Untersuchungen keine größere Bedeutung beimessen kann. Denn es ist klar, daß ein derartig gemischtes Material sich nicht zur Beleuchtung normaler Zustände eignet, auch wenn keine krankhaften Veränderungen in dem lymphatischen Gewebe zu konstatieren sind (s. Bd. IV:1, S. 272).

Wenn wir demnach den Satz aufgestellt haben, daß das lymphatische Gewebe des Menschen in seinem Wachstum und in seiner Involution eine Bahn verfolgt, die für dasselbe ganz eigentümlich ist, so sind wir dazu gekommen, teils gestützt auf einige Untersuchungen über die Altersveränderungen des menschlichen lymphatischen Gewebes, wo man eine frühzeitig beginnende Altersinvolution an einzelnen Stellen gefunden hat, teils von den Verhältnissen bei einigen Tieren Analogieschlüsse ziehend.

Die an *Menschen* vorgenommenen Untersuchungen, die deutlich auf eine fruh beginnende Involution des lymphatischen Gewebes schließen lassen, sind besonders diejenigen, welche dieses Gewebe in Appendix und Milz zum Gegenstand haben. Freilich sind die Appendixuntersuchungen an nicht einwandsfreiem Material gemacht worden, einem Material, welches z. B. auch ASCHOFF (1908) als eine Mischung von gesundem und krankhaftem bezeichnet; dessen ungeachtet muß man bei der Betrachtung dieser Arbeiten zugeben, daß sie mit größter Wahrscheinlichkeit fur eine fruhzeitig eintretende höchste Ausbildung und eine fruhzeitig einsetzende Involution sprechen. Nach einigen Forschern [FRIEBEN (1902), MAALØ (1908), MUTHMANN (1913)] fallt diese Zeit in die Kindheit, nach anderen [RIBBERT (1893), MULLER (1897), BERRY und LACK (1906), CORNER (1913)] etwas spater. In seiner Arbeit uber die Altersanatomie der menschlichen Milz, wo er 100 Milzen von Verungluckten untersucht hat, kann HELLMAN (1926) durch genaue quantitative Bestimmungen zeigen, daß das lymphatische Gewebe der Milz bis unmittelbar nach dem Eintritt der Pubertat (d. h. bis zum Alter von 16—20 Jahren) rasch zunimmt, worauf unmittelbar die Altersinvolution eintritt. Diese ist in ihrem Beginn am kraftigsten und geht bis in höchste Alter ununterbrochen fort. Von dem einmal so reichlichen lymphatischen Gewebe ist bei etwa 60 Jahren nur ungefahr 40% ubrig, während die Milz als Ganzes sich nur unbedeutend involviert hat. „Die Individuen von uber 50 Jahren besitzen Milzen, welche in ihren Durchschnittsgrößen den Milzen von 15 jahrigen entsprechen, wahrend sie in ihren Milzen nicht mehr lymphatisches

Gewebe besitzen, als was in den Milzen eines ungefahr 1jahrigen Kindes vorhanden ist." Über die Altersanatomie des lymphatischen Rachenringes s. Bd. V: 1, S. 272—274.

Die Untersuchungen von Janicke (1911) und Merzdorf (1911) an Tieren weisen, wenn sie auch keinen naheren Einblick in die Altersveranderungen der Lymphknoten gestatten, deutlich darauf hin, daß die Lymphknoten jüngerer Tiere verhaltnismaßig groß sind. In welche Zeit ihre höchste Entwicklung fallt und wann die Involution anfangt, daruber erteilen sie indessen keinen Aufschluß; auch über die Größenverschiedenheiten in den verschiedenen Lebensaltern geben sie keine nahere Auskunft. In ihrer vergleichenden Anatomie (1921) geben auch Ellenberger und Baum nur an, daß die Lymphknoten alter Tiere relativ kleiner sind als die jungerer Tiere. Hellman (1914) nahm an uber 100 gesunden Tieren in 12 verschiedenen Altersgruppen eine quantitative Untersuchung vor uber die Altersveranderungen des lymphatischen Gewebes (Lymphknoten, Tonsillen, Appendix, Sacculus rotundus, Milz) beim *Kaninchen*. Die Tiere waren von derselben Rasse, hatten unter gleich gunstigen Lebensbedingungen gelebt, und die Tiere derselben Wurfe wurden soweit wie möglich auf verschiedene Altersgruppen verteilt. Es wurde unter anderem auch das Gewicht der einzelnen Lymphknotengruppen (Scapular-, Inguinal-, Hals-, Popliteallymphknoten und Pankreas Aselli) bestimmt. Es zeigte sich, daß die Gesamtmenge der Lymphknoten bis zum Alter von 5 Monaten, d. h. bis etwa zur Pubertat zunimmt, dann aber geringer wird. Hals- und Popliteallymphknoten weichen von diesem Verhaltnis etwas ab. Sie zeigten nach dem Alter von 5 Monaten wie die ubrigen eine Gewichtsverminderung, dann von neuem eine Gewichtszunahme; erst nach dem Alter von 12 Monaten trat bei ihnen eine definitive Altersinvolution ein (dies in Übereinstimmung mit dem lymphatischen Gewebe der Tonsillen und des Darmes). Es zeigte sich auch, daß sowohl das lymphatische Gewebe im allgemeinen als auch die Lymphknoten bedeutend schneller wachsen als Körper, Skelete, Muskulatur, Nieren und Milz und auch bei der Involution bedeutend schneller reduziert werden als der Gesamtorganismus und die genannten Gewebe und Organe. Bei alteren Tieren (im Mittel $3\frac{1}{2}$ Jahre alt) waren die Lymphknoten etwa bis auf die Halfte (40—60%) ihres höchsten Gewichts reduziert. Hieraus geht also hervor, daß die Lymphknoten dieses Tieres in ihrem Wachstum und in ihrer Involution einen Weg gehen, der von den ubrigen Organen und Geweben abweicht. Ähnlich verhielt sich auch das ubrige lymphatische Gewebe bei diesen Tieren. Die Altersinvolution des lymphatischen Gewebes des Darmes bei Tieren stellt sich auch relativ fruhzeitig ein [Literatur bei Carlens (1928)]. In den Tonsillen scheint diese Involution später einzutreten und ist weniger merkbar, s. Bd. V: 1, S. 273.

Wenn wir also von den oben referierten Untersuchungen Analogieschlüsse auf das Verhältnis der Lymphknoten des Menschen ziehen dürfen, ist es wahrscheinlich, daß wenigstens die meisten Lymphknoten, und vielleicht vorzugsweise die tiefer im Körper liegenden, im jungen Alter, bei oder kurz nach der Pubertät ihre höchste Entwicklung erreicht haben und daß die Altersinvolution unmittelbar nach dieser Zeit einsetzt. Daß die Lymphknoten in hohem Grade dieser Involution anheimfallen, kann man wohl sicher behaupten, denn dies lehren uns die hochgradigen, anscheinend physiologischen mikroskopischen Veränderungen, die man bei alten Individuen regelmäßig findet (s. später).

Wenn man alle diese auf Schatzungen gestutzten Angaben der Literatur uber das Größenverhaltnis der Lymphknoten in verschiedenen Lebensaltern durchliest, so findet man, daß die Verff. lange nicht darüber einig sind, in welchem Alter die Lymphknoten des Menschen am besten ausgebildet sind. Einige Forscher heben hervor, daß die Lymphknoten im Kindesalter absolut genommen ihre höchste Entfaltung erreichen. Dies gilt entweder nur fur das Volumen, oder nur fur die Anzahl oder auch fur beides [Bichat (1801), Lauth (1824), Breschet (1836), Henle (1861), Sappey (1873), Most (1906, 1908), Bartels (1909)]. Nach anderen Forschern sind die Lymphknoten in dem Kindesalter relativ größer als spater [Hildebrandt (1803), Sukiennikow (1903), Gundobin (1906) u. a.]. Nach Gundobin sind sie sogar im Sauglingsalter relativ am größten [vgl. auch Wetzel (1928)]. Die meisten Forscher sprechen sich dagegen mit mehr oder weniger klaren Worten in der Richtung aus, daß die Lymphknoten des Menschen in ihrem Wachstum dem Wachstum des Körpers parallel gehen [Luschka (1861—1867), Gussenbauer (1881), Wullenweber (1889), Grossmann (1896)] und erst im Senium wie andere Organe zurückgebildet werden [Billroth (1858), Frey (1861), Zacharow (1891) u. a.].

Es muß indessen hervorgehoben werden, daß gewiß die gegenwärtige Auffassung auch im allgemeinen die ist, daß die Lymphknoten des Menschen sich relativ frühzeitig, etwa in der Pubertät, zurückzubilden beginnen, schon bevor die allgemeine Altersatrophie eingetreten ist. Wahrscheinlich haben die Beobachtungen über das anderweitige lymphatische Gewebe, vor allem das des lymphatischen Schlundringes (s. Bd. V:1, S. 272ff.), sowie das Verhältnis bei den Tieren zu dieser Auffassung Anlaß gegeben. Man hat auch eine Hypothese aufgestellt, dieses Verhältnis zu erklären (S. 380).

In alter Zeit glaubte man, daß die Altersinvolution so weit gehen könnte, daß die Lymphknoten oder sogar Lymphknotengruppen ganz und gar verschwänden [MORGAGNI, HALLER (1764), BICHAT (1801), BRESCHET (1836) u. a.]. Diese Auffassung wurde schon von CRUIKSHANK (1786), HENLE (1861) und SAPPEY (1873) bestritten, und SUKIENNIKOW (1903) nennt sie fehlerhaft. MOST gibt aber noch 1917 an, daß einzelne Lymphknoten im Alter völlig verschwinden können. „Die Hauptgruppen freilich bleiben; auch die Hauptvertreter der einzelnen Gruppen verschwinden nicht; doch ist es die Gesamtzahl der Drüsenglieder in den einzelnen Gruppen, welche mit zunehmendem Alter oft abnimmt" [vgl. auch WETZEL (1928), S. 155].

Die **mikroskopischen Veränderungen,** die das Alter mit sich führt, bestehen der Hauptsache nach teils in atrophischen Prozessen des spezifischen Parenchyms nebst Wucherungen der Stützgewebe, teils in einer Verfettung, die am Hilus beginnt und dann allmählich gegen die Kapsel vorschreitet.

Die Atrophie betrifft sowohl die Rinde als auch in besonders hohem Grade das Mark [FREY (1861), RICHTER (1902)]. Zuerst wird die Rindenzone allmählich verschmälert und in erster Linie von Marksträngen ersetzt, dann tritt die Reduktion und Verfettung der Markstränge ein. Besonders stark werden von der Atrophie die lymphoiden Zellen getroffen, welche an Zahl bedeutend abnehmen. Durch die Verarmung des lymphatischen Gewebes an lymphoiden Zellen werden die Reticulummaschen allmählich entspannt, wodurch das Netzwerk schließlich engmaschiger und dicker erscheint. Das Reticulum wird nun allmählich auch spärlicher, die Fibrillen treten dabei mehr und mehr hervor, die Reticulumzellen nehmen an Zahl stark ab, was man sowohl in den Sinus als auch im Parenchym konstatieren kann.

Der Menge der zelligen Bestandteile entspricht nach RÖSSLE und YOSHIDA (1909) schon in den ausgewachsenen Lymphknoten nicht die Menge der Gitterfasern. „Dieses Mißverhältnis zwischen zelligem und fibrinarem Bestandteil des Gerüstes beruht", sagen sie, „wohl darauf, daß die zelligen Elemente von beschränkter Lebensdauer sind und zugrunde gehen, während ihre Differenzierungsprodukte als nicht lebende (oder minimalen Stoffwechsel habende?) Teile dauernd (oder längere Zeit?) erhalten bleiben."

Hand in Hand mit diesen atrophischen Prozessen im Parenchym schreitet die Verfettung vor. Das Fettgewebe scheint dem Abnehmen des lymphatischen Gewebes die Waage zu halten, weshalb der Lymphknoten an Volumen wenigstens schätzungsweise nicht merkbar abnimmt. Schließlich kann es so weit gehen, daß der Lymphknoten mit beibehaltener Form fast nur aus Fettgewebe besteht. Man findet nur einen halbmondförmigen Rand von lymphatischem Gewebe oder nur hier und da in der Peripherie kleine lymphatische Anhäufungen, die letzten Reste (der Rinde) dieses Gewebes (Abb. 80). Nach ZACHAROW (1891) wird das lymphatische Gewebe durch den Druck des wachsenden Fett- und Bindegewebes zum Schwinden gebracht, nach anderen [z. B. RÖSSLE (1923)] ist die Fettwucherung eine Wucherung ex vacuo. Bei den Extremitätenlymphknoten (inguinale und axillare) soll diese Fettwucherung besonders frühzeitig und deutlich hervortreten [RÖSSLE (1923)]. Die Mesenteriallymphknoten widerstehen den Veränderungen lange; sie scheinen nach ZACHAROW (1891) „während des ganzen Lebens am meisten tätig zu sein".

Die Fettumwandlung der Lymphknoten beim Altern ist schon lange bekannt und ist außer von den genannten Verff. noch von vielen anderen hervorgehoben und diskutiert worden [z. B. BRUCKE (1854), BILLROTH (1858), FREY (1861), BAYER (1885), ZEHNDER (1890), STILES (1892), GULLAND (1894), RICHTER (1902), BAUM (1911) und GROOT (1912)].

Eine ähnliche Verfettung der Lymphknoten kann man auch bei allgemeiner Fettleibigkeit finden [STERNBERG (1926)] und auf diese Veränderung bezieht

sich wohl die Angabe JOLLYs (1923), daß die Verfettung auch bei Individuen
mittleren Alters vorkommt und demnach nicht ausschließlich eine senile Veränderung darstellt. Auch hier wird das lymphatische Parenchym verdrängt
und von Fettgewebe ersetzt. Es wird jedoch angenommen, daß dieser Prozeß
in solchen Fällen reversibel ist. Die Wiederherstellung des so von Fett ein-
genommenen Lymphknotens beginnt an der Peripherie und schreitet gegen den
Hilus vor, bis der Lymphknoten sein früheres Aussehen wieder bekommen hat.
Hierbei wird aber nicht immer die Kapselbegrenzung respektiert, sondern auch

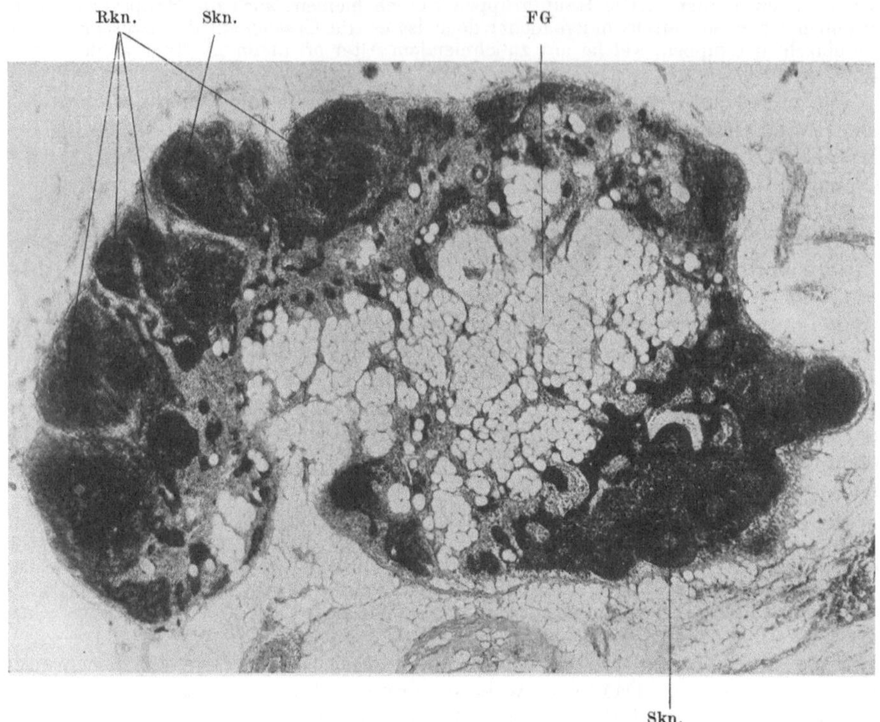

Abb. 80. Senilatrophischer Lymphknoten. *Mensch*. Photo: E. HOLMGREN. Rkn. Rindenknoten.
Skn. Sekundarknotchen. FG Fettgewebe.

außerhalb derselben kann lymphatisches Gewebe sich ausbilden [RUBENS-
DUVAL und FAGE (1909), JOLLY (1923)]. Vielleicht erhält man durch diese
Prozesse wenigstens teilweise eine Erklärung für das Gewichtsverhältnis der
Lymphknoten bei den fetten und den mageren Tieren (vgl. S. 306).

Mit der Verfettung des Lymphknotens tritt gleichzeitig eine Vermehrung
des Bindegewebes resp. eine Hyalinisierung desselben ein [BILLROTH (1858),
FREY (1861), WIEGER (1879), ZACHAROW (1891), RICHTER (1902) u. a.]. Es
findet sowohl eine Neubildung dieses Gewebes als auch eine Verdickung des alten
Gewebes als auch eine Umbildung der Reticulumfasern in rein leimgebende
Fasern statt. Das Bindegewebe geht jedoch zum großen Teil in das Fettgewebe
über, wobei sowohl die alten als auch die neugebildeten Bindegewebszellen
Fett in sich aufnehmen [ZACHAROW (1891), FAGE (1909)].

Die Lymphknoten können durch Bindegewebsvermehrung sogar völlig
sklerosiert werden. Eine gute Darstellung hierüber geben BEZANÇON und

LABBÉ (1898). Diese hochgradigen wie auch die unregelmäßigeren Bindegewebsindurationen sind wohl am ehesten als pathologische, nicht nur als reine Alterserscheinungen zu deuten. Über hyaline Entartungen berichtet z. B. WIEGER (1879). Verkalkungsprozesse und Knochenbildungen trifft man vor allem bei Tuberkulose der Lymphknoten; sie gehen von der Bindegewebskapsel aus [LUBARSCH (1904) u. a.]. Solche Veränderungen sind auch bei Cancer gefunden worden [MERKEL (1905)].

Über die Indurationen der Lymphknoten äußert ORSÓS (1926): „Bei den verschiedenen Indurationen kann zuweilen das Gefäßsystem, das trabekulare System, das Reticulum des lymphatischen Gewebes der Rinde oder des Markes und schließlich das der Follikel hervorragend, sozusagen isoliert betroffen sein. Man kann eine lymphovasculäre (retikuläre) und eine hämovasculäre (fibröse) Form der Induration unterscheiden. Beide können bei demselben Individuum zugleich vorhanden sein. Die Möglichkeit einer isolierten Beteiligung der einzelnen, eigenartig strukturierten Teile der Knoten bei pathologischen Prozessen läßt auf spezielle Funktionen derselben schließen. Manchmal wird eben die lymphogene oder hamatogene Zufuhr der schädigenden Agenzien entscheiden."

Die elastischen Netze der Lymphknoten werden mit zunehmendem Alter immer mehr ausgebildet. Ihre Ausbildung setzt schon in den letzten Fetalmonaten ein; schon bei Neugeborenen sind sie, wenn auch in geringer Menge vorhanden, im Greisenalter sind sie sehr zahlreich vorhanden [MELNIKOW-RASWEDENKOW (1899), SISTO und MORANDI (1901), THOMÉ (1902), BUNTING (1905), BARTEL und STEIN (1905), ENGELMANN (1907)]. Sie werden in diesem Alter vielfach verdickt und ein Auffaserungsprozeß macht sich als exquisites Zeichen regressiver Metamorphose bei denselben bemerkbar [BARTEL und STEIN (1905)].

Wie sich die Sekundärknötchen in den Lymphknoten des *Menschen* in verschiedenen Lebensaltern verhalten, ist nicht genauer erforscht. Daß sie bei der Geburt überall in dem lymphatischen Gewebe fehlen, darüber ist man in der Literatur einig [SCHWABACH (1888), STÖHR (1891), GULLAND (1891, 1894), THOMÉ (1902), v. EBNER (1902), RICHTER (1902), BUNTING (1905), GUNDOBIN (1906), HILLE (1908), BARNES (1910), TAKAGI (1923), FOERSTER (1923), WETZEL (1928), LOSANOW (1929) u. a.]. Die Zeit ihres ersten Auftretens ist dagegen nicht festgestellt. Im allgemeinen wird die Zeit zwischen 2. und 6. Monat angegeben [GUNDOBIN (1906), BARNES (1910), NAGOYA (1913), FOERSTER (1923), POL (1923), WETZEL (1928)]. Nach allem zu urteilen, erreichen sie dann bei ganz jugendlichen Individuen ihre größte und reichlichste Ausbildung. So ist das Verhältnis in der Milz und, wie es scheint, auch anderorts, und dies stimmt mit dem Verhältnis bei den Tieren überein.

UTA (1929) will in der Tonsillenanlage und in der Zungenwurzel wahrend der Embryonalzeit Sekundarknötchen gesehen haben. Sie kommen als Anlagen vom Ende des vierten Monats an in den Tonsillen angedeutet, und schon in der Mitte des funften als wahres „Keimzentrum" vor. Diese Angabe steht jedoch jetzt ganz vereinzelt da, und die zugefügten Abbildungen sind nicht uberzeugend.

BARTEL und STEIN geben an, daß die Anzahl der Sekundarknötchen der Lymphknoten im Beginn der zweiten Wachstumsperiode, welche sie etwa in das Alter von 14 Jahren verlegen, abzunehmen beginnt. Fur die Tonsillen und die Milz des Menschen hat man ebenfalls festgestellt, daß die Sekundarknötchen im höheren Alter an Zahl und Größe abnehmen oder ganz verschwinden. Betreffs der Tonsillen weiß man jedoch nicht, in welchem Grade dies von einer unter normalen Verhaltnissen ablaufenden Altersinvolution abhangt, oder, wenn pathologische Verhaltnisse dazu beigetragen haben (vgl. Bd. V: 1, S. 273). Was wieder die Milz betrifft, so hat HELLMAN (1926) gezeigt, daß die Sekundärknötchen ihre größte Gewebsmenge und das Maximum ihrer Größe und Anzahl hier schon im Alter zwischen 1 und 10 Jahren erreichen, also lange bevor das lymphatische Gewebe als Ganzes seine höchste Entwicklung erreicht (in 16—20 Jahren), und daß sie darauf, besonders was ihre Gewebsmenge betrifft, sehr rasch abnehmen. Nach dem Alter von 20 Jahren stellen sie nur einen sehr geringen Teil des lymphatischen Gewebes der Milz dar. Sie fehlen auch nach diesem Alter in einer mit zunehmendem Alter steigenden Anzahl von Fallen vollstandig, können aber auch im spaten Alter relativ zahlreich vorhanden sein.

Von den Untersuchungen an Tieren sind besonders die von HILLE (1908) anzufuhren. Nach ihm nehmen die Sekundärknötchen der Lymphknoten hinsichtlich ihrer Anzahl, Größe und Deutlichkeit bis zu einem bestimmten für diese Eigenschaften gemeinsamen Zeitpunkt zu, worauf in jederlei Beziehung eine Abnahme erfolgt. Die Zeit ihrer höchsten Entwicklung liegt beim *Rind* und *Hund* am Ende des 1. Lebensjahres, beim *Pferd* im 2. Lebensjahre, beim *Schwein* dagegen in einem relativ hohen Alter. HILLE zieht daraus den Schluß, daß dieser Zeitpunkt wenigstens zum Teil von dem allgemeinen Wachstum der Tiere unabhängig ist. HILLE findet auch, daß die Sekundarknötchen im früheren Alter in dem Organlymphknoten ausgebildet sind als in den Korperlymphknoten [vgl. auch WETZEL (1928)]. In den *Kaninchen*tonsillen zeigen sowohl die Sekundärknötchen als auch das lymphatische Gewebe uberhaupt ihre größte Ausbildung im Alter von 10 Monaten. Nach diesem Alter nimmt ihre Zahl und Größe ab. Sie sind hier jedoch auch im vorgerückten Alter regelmäßig und gut ausgebildet vorhanden [HELLMAN (1919)].

Man muß annehmen, daß die Lymphsinus wie die Lymphgefäße mit dem Alter relativ eingeengt werden und die Beobachtungen von MOST (1908, 1917) deuten darauf hin, daß diese Einengung schon im frühen Kindesalter anfängt (S. 265). Auch GUNDOBIN (1906) meint, die breiten Lymphsinus seien für das Säuglingsalter charakteristisch, und BARTEL (1907) spricht von weiten reticulum-armen Lymphstraßen des kindlichen Lymphknotens im Gegensatz zu dem dichteren Filter der Lymphsinus beim Erwachsenen. Nach BARTEL und STEIN (1905) und RÖSSLE (1923) ist in den Lymphknoten älterer Menschen der Unter-schied zwischen Randsinus und eigentlichem lymphatischen Gewebe verwischt, jedoch verschieden in verschiedenen Regionen. Die Markstränge sind schmal und sind von „weiten Sinus" umgeben. WETZEL (1928) findet bei Neugeborenen die Sinus in den Mesenterialknoten besonders weit und zum Teil seenartig, dagegen eng in den Leistenknoten, wo u. a. ein Marginalsinus nicht zu sehen war.

Schließlich soll bemerkt werden, daß das gegenseitige Verhältnis zwischen Rinde und Mark sich im Alter ändert, was exaktere Untersuchungen aber noch nicht näher dargelegt haben. Nach einer Angabe von JOLLY (1923) pflegt die Rinde bei jungen Individuen bedeutend besser ausgebildet zu sein als das Mark. Bei der Altersinvolution scheint die Rinde zuerst und am meisten zu atrophieren; wir finden die Rinde oft mehr oder weniger von Markpartien unterbrochen, so daß das Mark an manchen Stellen bis an den Marginalsinus heranreicht. Im höheren Alter kann das Mark dagegen fast vollstandig verschwinden, wobei nur einige kompakte Rindenpartien zurückbleiben (vgl. S. 357 und Abb. 80).

Nach WEST (1924) ist die Altersinvolution des lymphatischen Gewebes eines Tieres mehr vom physiologischen als vom chronologischen Alter abhangig. Fur die temporare Ausbildung dieses Gewebes hat namlich die Kondition des Tieres eine große Bedeutung.

Beim Hunger und bei marantischen Zuständen tritt auch eine akziden-telle Involution der Lymphknoten [besonders der Mesenteriallymphknoten, JOLLY (1923)] ein; eine Involution, die jedoch weniger hervortritt als die von HAMMAR beim Thymus beschriebene. Dieser Prozeß ist reversibel. Die Ver-änderungen gleichen denen bei der Altersinvolution [spätestens WEST (1924)], bestehen jedoch hauptsächlich in einer Rarefizierung des lymphatischen Ge-webes sowohl in Rinde als im Mark. Vor allem verschwinden die Lymphocyten [UNDSITZ (1924) u. a.]. Zahlreiche pyknotische Kerne kommen zur Erschei-nung. Die Sekundärknötchen werden klein, scheinen aber sehr lange vorhanden zu sein, „bis schließlich auch sie bei strengem und langem Hungern unerkennbar werden" [JOLLY (1914)]. Ein rigoroses Hungern wird also gefordert, um sie zum Verschwinden zu bringen [JOLLY (1923), GAETANO (1928)]. Man kann sie auch bei Involutionen in ziemlich gutem Zustand antreffen (Abb. 66), wenn das übrige lymphatische Gewebe beinahe völlig in Bindegewebe umgewandelt ist [BERGGREN und HELLMAN (1930)]. Vgl. S. 338.

Wir müssen also damit rechnen, daß das lymphatische Gewebe bei den meisten zum Tode führenden Krankheiten durch eine stärker oder schwächer hervortretende Inanition sich in einem Zustand beginnender oder weiter vorgeschrittener akzidenteller Involution befindet. Hieraus ergibt sich, daß wir an gewöhnlichem Obduktionsmaterial uns keine Schlüsse über die normale Ausbildung des lymphatischen Gewebes in verschiedenen Lebensaltern erlauben können.

Bei Bestrahlung der Lymphknoten mit Röntgen- und Radiumstrahlen tritt ebenfalls eine Involution ein, die in ihren Hauptzügen mit der akzidentellen Involution beim Hunger übereinstimmt, und welche auch reversibel ist [vgl. HEINEKE und PERTHES (1925)]. Rückbildungsprozesse bei Lymphostase sind auch beschrieben worden. Auch bei diesen sind die Sekundärknötchen sehr resistent. „Das Verschwinden des adenoiden Gewebes scheint somit keinen Funktionsverlust der reaktiven Zentren nach sich zu ziehen" [TALALAJEFF (1927)].

5. Die Neubildung der Lymphknoten im postfetalen Leben.

Klinische Erfahrungen haben zu der Annahme geführt, daß Lymphknoten im postfetalen Leben neu entstehen können. Bei gewissen pathologischen Zuständen erscheint die Zahl der Lymphknoten bedeutend vermehrt, und bei gründlicher Lymphknotenausräumung können manchmal nach einiger Zeit auf demselben Platz neue Lymphknoten in großer Zahl auftreten. Man kann daher nicht umhin, unter gewissen Umständen eine Vermehrung und Neubildung der Lymphknoten anzunehmen.

Wie diese Vermehrung und Neubildung der Lymphknoten zustande kommt, darüber hat sich eine sehr lebhafte Diskussion ausgesponnen. Es handelt sich um die Frage, ob ganz neue Lymphknoten sich aus Fettgewebe ausbilden können oder ob sie durch Weiterentwicklung stehengebliebener embryonaler Knotenanlagen entstehen oder ob sie schließlich aus den alten Lymphknoten durch Knospung und Abschnürung resp. Teilung hervorgehen.

Schon BILLROTH (1858) spricht sich in der Richtung aus, daß die Lymphknoten bei Bedarf postembryonal angelegt werden und sich entwickeln. Er sagt: „Das faserige Bindegewebe kann durch Einlagerung von jungen lymphkörperchenähnlichen Zellen überall annähernd die Struktur von Lymphdrüsen gewinnen und umgekehrt können die Lymphdrüsen bei völliger Entleerung der interstitiellen Zellen ganz auf Bindegewebe reduziert werden." Auch NASSE und WALDEYER nimmt eine solche Neubildung der Lymphknoten an, welche durch „Reizung" oder Lymphstase hervorgerufen wird.

Spater hat man diese Frage experimentell zu entscheiden versucht. BAYER (1885, 1886, 1895) exstirpierte Lymphknotengruppen beim *Hund* und konstatierte eine Ausbildung von neuen Lymphknoten an demselben Platz. Sie gingen aus dem Fettgewebe hervor, wobei die Fettzellen in Reticulumzellen übergingen. Die Ursache dieser Neuentwicklung der Lymphknoten suchte BAYER in der durch die Operation bedingten Lymphstase, damit die alte Lehre von TEICHMANN (1861) wieder aufnehmend, die besagt, daß die Lymphknoten sich dort entwickeln, wo in den Lymphbahnen aus irgendeinem Grunde eine Druckerhöhung entsteht. ZEHNDER (1890) kommt durch experimentelle Untersuchungen zu derselben Meinung, sieht jedoch eine nicht unwesentliche Ursache der Lymphknotenneubildung in einer entzundlichen Reizung. In einer spateren Arbeit (1895) gibt er aber zu, bei seinen Exstirpationen nicht regelmaßig eine solche Neubildung der Lymphknoten gefunden zu haben.

GULLAND (1894) teilt die Lymphknoten in drei Gruppen. Die primaren werden wahrend des Fetallebens fertig ausgebildet, die sekundaren werden im Fetalleben angelegt, erreichen aber nicht bei allen Tieren ihre Reife vor der Geburt und können auch spater in unentwickeltem Zustand gefunden werden; die tertiaren werden schließlich beim Erwachsenen bei exzeptioneller Aktivitat gewisser tributarer Organe und unter pathologischen Verhaltnissen angelegt und ausgebildet. Sie gehen aus dem Fettgewebe hervor und können wieder ins Fettgewebe ubergehen [so auch STILES (1892) und WARTHIN (1903)].

RITTER (1905, 1907, 1909, 1913, 1918) schließt sich nach experimentellen Untersuchungen ebenfalls der Meinung BAYERs an, glaubt jedoch, daß eine solche Neubildung nur bei infektiösen Prozessen stattfindet. Auch REDDINGIUS (1912) und DE GROOT (1912) können, wie sie sagen, die Untersuchungen BAYERs verifizieren. RUBENS-DUVAL und FAGE (1909) machen ahnliche Beobachtungen. Neuerdings hat auch Petri (1925) bei Erkrankungen bakteriell-toxischer Natur eine Neubildung von Lymphknoten aus Fettgewebe durch einen komplizierten Prozeß beschrieben. Innige Beziehungen zwischen den Lymphknoten und dem Fettgewebe gibt auch Betagh (1901) an.

Es soll hier nur darauf hingewiesen werden, daß Fierleiewitsch (1905) eine solche Neubildung so auf die Spitze treibt, daß er annimmt, die Lymphknoten könnten sich je nach dem Bedurfnis des Organismus in wenigen Tagen aus- und zuruckbilden. Sie werden bei der Futterung (2—3 mal) zahlreicher und größer als beim Hunger.

Hammerschlag (1902, 1903, 1908) will konstatiert haben, daß neue Lymphknoten durch Sprossung und Abschnurung oder Teilung der alten Lymphknoten entstehen. Auch de Groot (1912) nimmt diesen Entstehungsmodus an. Doch halt er eine wirkliche Neubildung aus dem Fettgewebe fur das gewöhnlichste. Die Lymphknoten sind als mehr oder weniger labile Organe zu betrachten, welche sich unter dem Einfluß bestimmter Reize entwickeln können, um nachher wieder zu verschwinden. Auch Vecchi (1911) hat besonders im Anschluß an die V. afferentia solche Knospungen schon fertiggebildeter Lymphknoten gesehen, welche sich abschnuren und Tochterknoten bilden. Er will dies jedoch nicht als eine Neubildung, sondern als einen Zuwachs betrachten.

Meyer (1906) und Vecchi (1910, 1911, 1916) haben bei experimentellen Untersuchungen keine Neubildung von Lymphknoten gesehen, wenn man von diesem „Zuwachs" der alten Knoten, den Vecchi erwahnt, absieht. Auch Chiari (1912) tritt der Auffassung entgegen, daß Fettgewebe in Lymphknotengewebe ubergehen könne. Neuerdings hat Baum (1926) Versuche an *Hunden* angestellt. „Neubildung von Lymphknoten", sagt er, „konnte bis auf einen zweifelhaften Fall sicher ausgeschlossen werden. Regeneration an nur teilweise entfernten Lymphknoten wurde nicht beobachtet."

Es gibt postfetal zwischen den ausgebildeten Lymphknoten sicher auch kleine, nicht makroskopisch wahrnehmbare Lymphknoten, die wahrend des Fetallebens angelegt, in einem unentwickelten Stadium stehen geblieben sind.

Schon Teichmann (1861), Stiles (1892) und Gulland (1894) haben solche „postembryonalen Lymphknotenanlagen" gesehen. Kling (1904) findet sie ebenfalls und ist der Ansicht, daß sie kleine, noch nicht ausgebildete, auf einem relativ fruhen Entwicklungsstadium stehende Lymphknoten darstellen, die aus den allgemeinen Lymphknotenanlagen herausgesprengt worden sind. Es ist infolgedessen möglich, sagt er, daß die Untersucher, die nach Exstirpationen eine Neubildung von Lymphknoten gefunden haben, diese kleinen Anlagen nicht bei der Operation mitgenommen haben. Es sind vielleicht diese, die sich spater ausbilden und zur Erscheinung kommen. Auch Kroemer (1903/1904), Schieffer-decker (1906) und Bartels (1909) scheinen sich einer solchen Erklarung anzuschließen und v. Schumacher (1912) bestatigt im wesentlichen die Untersuchungen Klings.

Wenn man alle diese Untersuchungen überblickt, so ist es vor allem offenbar, daß die Frage, ob sich postfetal neue Lymphknoten ausbilden oder nicht, noch nicht gelöst und definitiv sicher sehr schwierig zu lösen ist. Erstens ist es sicher, daß in den Experimenten, besonders bei infektiös-toxischen Prozessen, Herde von lymphoiden Infiltrationen oder wirklich lymphatischem Gewebe sich im Operationsgebiet ausbilden können; die Frage ist aber, ob auch wirkliche Lymphknoten entstehen können. Man spricht in der Literatur oft von Bildungen, die den Lymphknoten ähneln. Es ist möglich, daß ein großer Teil von den als Lymphknoten gedeuteten Bildungen nicht wirkliche Lymphknoten sind.

Neuerlich hat Nishikawa (1927) die Ausbildung von „Lymphknoten" in den Außenschichten des Wurmfortsatzes bei chronischen entzundlichen Vorgängen zweimal bei 111 Fallen konstatiert, also an Orten, an denen im gesunden Zustand niemals lymphatisches Gewebe vorkommt. Seine Abbildungen konnen mich nicht ganz überzeugen, daß es sich hier um wirkliche Lymphknoten handelt; eher glaube ich, daß man hier von von Lymphgefäßen umsponnenen Lymphknötchenansammlungen sprechen kann.

Bisweilen hat man jedoch an Stellen, wo man bei der Ausräumung sicher sehr gründlich vorgegangen ist, wohl ohne Zweifel auch neue, wirkliche Lymphknoten gefunden. Die Möglichkeit liegt hier aber immer vor, daß sie, wie es Kling (1904) annimmt, aus zurückgebliebenen, also schon früher vorhandenen Lymphknotenanlagen hervorgegangen sind. Daß solche Lymphknotenanlagen in nicht geringer Menge auch nach der Geburt fortbestehen können, ist mehrmals gezeigt worden (S. 353); ich habe solche manchmal in dem Mesenterium

des Menschen konstatieren können. Es geht z. B. aus der Abb. 81 hervor,
daß viele solche um die Radix mesenterii herumliegen.

Es könnte auch fraglich erscheinen, ob diese Knospungen, auf welche besonders HAMMERSCHLAG (1908) aufmerksam gemacht hat, nicht vielleicht
aus der Fetalzeit zurückgebliebene Teile der allgemeinen Lymphknotenanlage
darstellen, die sich damals nicht weiter ausgebildet haben. In dem Mesenterium kann man auch postfetal oft solche eigentümlich geformten Knoten
(Abb. 74) sehen, die wohl sicher als allgemeine, noch nicht aufgeteilte Lymphknotenanlage aufzufassen sind.

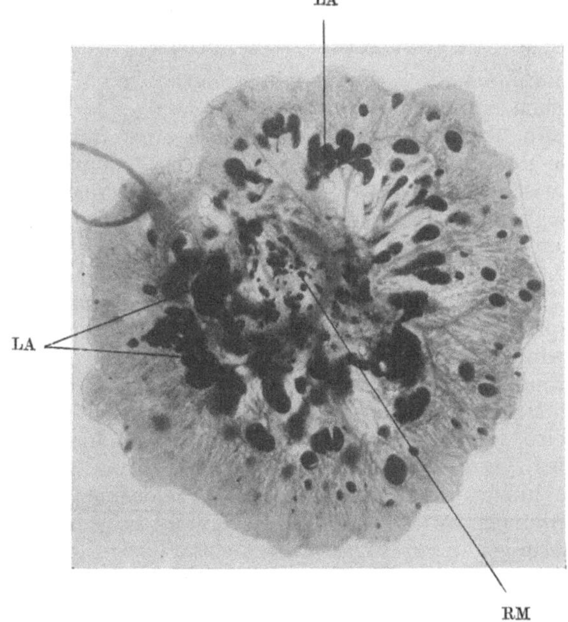

Abb. 81. Mesenteriallymphknoten eines Neugeborenen, in Asphyxie gestorben. Nach HELLMAN
gefarbt. (Vgl. Abb. 74, S. 349.) Es geht hervor, wie die Lymphknoten von allgemeinen Lymphknotenanlagen (LA) herstammen können, und daß zahlreiche, sehr kleine Lymphknotenanlagen
um die Radix mesenterii (RM) herum liegen. Verkl. $^1/_2$.

Andererseits wissen wir, daß die Anlage der Lymphknoten im Fetalleben
nicht gleichzeitig vor sich geht und daß die Ausbildung mancher Lymphknoten
nicht bei der Geburt abgeschlossen ist, sondern nach dieser Zeit weitergeht.
Es ist daher nicht unwahrscheinlich, daß sich nach der Geburt auch neue Lymphknoten bilden können. Man stellt sich aber gern vor, daß sich diese Anlage
und ihre weitere Entfaltung in derselben Weise vollzieht wie im Fetalleben,
was die genannten Untersuchungen jedoch nicht zeigen.

Auch „die klinische Erfahrung" scheint einer gewissen Revision bedürftig
zu sein. So gibt der Kliniker MOST, der das lymphatische System eingehend
bearbeitet hat, 1917 an, er habe sich davon überzeugt, daß die Zunahme der
Knotenzahl bei pathologischen Prozessen in den meisten Fällen nur eine scheinbare war. Was die Neuentstehung von Lymphknoten trotz gründlicher Ausräumung betrifft, so meint er, daß „fraglos ein großer Teil dieser Rezidive nicht
auf wirklich neugebildeten Lymphknoten beruhen, als vielmehr auf einem
Herauswuchern zurückgelassener kleinster Drüsen", fugt aber hinzu: „Aber
trotzdem sind manche Rezidive zu auffallend, als daß sie lediglich auf ein Herauswuchern zurückgelassener Drüsen zurückzufuhren sind." MOST nimmt also

noch immer eine postfetale Vermehrung der Lymphknoten beim Menschen auf allen drei genannten Entwicklungsweisen an, d. h. von stehengebliebenen Lymphknotenanlagen, durch Knospung und durch eine selbständige Neubildung aus dem Grundgewebe. „Nach alledem", sagt er jedoch, „dürfen wir auch die Regenerationsfähigkeit des Lymphdrüsenapparates, besonders jene aus dem Fett, nicht überschätzen." Es scheint also, als ob auch die klinischen Gründe für eine solche Neubildung der Lymphknoten nicht allzu stark seien.

Betreffs dieser Frage will ich des weiteren auf die Zusammenstellungen von Most (1917, S. 90—99), Sternberg (1926, S. 312—314) und Maximow (1927, dieses Handbuch Bd. II : 1, S. 372—374) hinweisen.

6. Der Status lymphaticus.

Die Konstitutionsanomalie des Status lymphaticus ist auf Grund anatomischer Beobachtungen aufgestellt worden. Wenn man am Obduktionstisch „konstatieren" kann, daß bei einem Individuum eine universelle oder sogar lokale Hyperplasie des lymphatischen Gewebes (der Lymphknoten, der Tonsillen, des lymphatischen Gewebes, der Milz und der Schleimhäute, besonders des Darmes) vorliegt, nimmt man an, daß es sich um eine minderwertige Konstitution, um einen Status lymphaticus handelt. Die Menschen, welchen diese Konstitutionsanomalie anhaftet, sollen für den Lebenskampf schlechter ausgerüstet sein. Wenn gleichzeitig eine große, parenchymreiche Thymus vorhanden ist, spricht man von einem Status thymico-lymphaticus, wenn nur die Thymus vergrößert ist, vom Status thymicus.

Die Entscheidung, ob eine solche mehr oder weniger universelle Hyperplasie des lymphatischen Gewebes vorliegt oder nicht, hat man bisher immer nur schätzungsweise vorgenommen, ehe man versucht hatte, sich über die normale Menge des lymphatischen Gewebes nähere Kenntnis zu verschaffen. Kommt nun noch hinzu, daß diese Menge in verschiedenen Lebensaltern bedeutenden Schwankungen unterworfen ist, so versteht man, wie leicht man sich bei solchen Schätzungen irren kann. Man geht also gegenwärtig von einer allgemeinen subjektiven Auffassung über die Normalmenge aus, die man sich hauptsächlich bei gewöhnlichen Obduktionen verschafft hat, und sich auf diese stützend bestimmt man, ob eine Hyperplasie vorliegt oder nicht. Es ist aber ganz klar, daß gewöhnliches Obduktionsmaterial uns über die normale Ausbildung des lymphatischen Gewebes keinerlei Aufschlüsse erteilen kann. Dieses Gewebe befindet sich ja in diesen Fällen, wenigstens sehr häufig, in einer akzidentellen Involution (vgl. S. 361). Man kann also a priori sagen, daß die gewöhnliche „Auffassung" von der „Normalmenge" des lymphatischen Gewebes falsch sein muß, warum auch die Diagnose Status lymphaticus immer sehr diskutabel erscheinen muß.

Dieses Verfahren hat nun u. a. zur Folge gehabt, daß man diese Konstitutionsanomalie, Status lymphaticus, häufig bei ohne vorhergehende Krankheit schnell verstorbenen Individuen gefunden zu haben glaubt. „Plötzlicher Tod" bei Kindern wird sehr oft dieser minderwertigen Konstitution zugeschrieben. Dasselbe gilt auch für den plötzlichen Tod bei kleineren operativen Eingriffen, während der Narkose, bei Salvarsaninjektionen, infolge von Anstrengungen z. B. beim Schwimmen usw. Auch einer großen Zahl von Selbstmördern wird diese Konstitutionsanomalie zugeschoben. In all diesen Fällen hat man nämlich eine größere Menge lymphatischen Gewebes vorgefunden, als man gewöhnlich am Sektionstische zu sehen bekommt. Wenn man in diesen Fällen die Diagnose Status lymphaticus stellte, hat man sich nicht einmal gefragt, ob diese große lymphatische Gewebsmenge, die man hier schätzungsweise konstatiert hat, nicht vielleicht ein Ausdruck für normale Verhältnisse sein könnte, ob es sich nicht vielleicht um ein Bild handelte, wo sich noch keine akzidentelle Involution hat geltend machen können.

Man hat die Konstitutionsanomalie des Status lymphaticus auch bei vielen Krankheiten gefunden. Hier hat man sich aber nicht einmal klar gemacht, was als Ursache und was als Folgezustand zu betrachten sei. Wenn also in diesen Fällen überhaupt eine übernormale Menge lymphatisches Gewebe vorgelegen hat, hat man sich nicht zuerst gefragt, ob nicht die Krankheit selbst diesen Zustand hervorgerufen habe. Statt dessen hat man gewöhnlich ohne weiteres einen Status lymphaticus diagnostiziert.

Glücklicherweise hat es aber in der Literatur nicht an — leider nur allzu schüchternen — Einwänden gefehlt [z. B. schon von HART (1908, 1913), WIESEL (1912, 1913) und LUBARSCH (1912, 1917, 1922)]. LUBARSCH (1912) drückt sich ganz klar aus. „Nach meiner Überzeugung", sagt er, „darf den Befunden von Schwellungen des Thymus und der lymphatischen Apparate nur dann eine Bedeutung für die Krankheit und den Tod beigemessen werden, wenn durch histologische, bakteriologische und chemische Untersuchungen jede andere Erklärungsmöglichkeit ausgeschlossen ist. Und selbst, wenn alle diese Untersuchungen negativ ausfallen, ist noch nicht bewiesen, daß nicht eine noch unbekannte und nicht nachweisbare Schädlichkeit sekundär zu den genannten Veränderungen Anlaß gegeben hat." „Es liegen keine Tatsachen vor, welche zu der Annahme berechtigen, daß es sich bei Lymphatismus um angeborene, konstitutionelle Veränderungen handelt."

Ich selbst habe in meinen Arbeiten von 1914, 1921 und 1926 von der Aufstellung einer Konstitutionsanomalie auf so unbestimmtem Grunde bestimmt Abstand genommen. Ich habe auch zeigen können, daß betreffs des lymphatischen Gewebes im Darm und in der Milz kein wesentlicher Unterschied in der Ausbildung dieses Gewebes bei den Selbstmördern und bei den Unglücksfällen vorhanden ist. Im Darm war das lymphatische Gewebe in allen Fällen von plötzlich eingetretenem Tode, sowohl bei Unglücksfällen wie bei Selbstmord, kräftig entwickelt, sogar so kräftig, daß die Entwicklung bei gewissen Infektionskrankheiten nicht höhere Grade erreichte. Was die Milz betrifft, so habe ich noch nicht Vergleiche mit krankhaften Zuständen anstellen können.

Für die Beurteilung dieser Frage von besonderer Wichtigkeit sind auch die Beobachtungen von GROLL (1919) über das Verhalten bei Kriegsteilnehmern. Aus diesen konnte er schließen, daß das Vorhandensein eines reichlichen lymphatischen Gewebes, also einen Zustand, den man früher für abnorm gehalten hatte, das normale sein dürfte. „Ich glaube also", sagt er, „daß die Ansicht nicht unbegründet ist, wir hätten bisher bei den Sektionen den Befund an Lymphdrüsen usw. oft als normal angesehen, während in Wirklichkeit schon eine Reduktion durch die Todeskrankheit oder akzessorische Krankheiten vorlag ......, daß also große Lymphapparate in den ersten Lebensjahrzehnten für normal zu halten sind." STERNBERG (1926) äußert sich folgendermaßen: „Dieselben Beobachtungen wie GROLL machte auch LOEWENTHAL und so wird durch unsere Kriegserfahrungen, wie HART mit Recht sagt, die Lehre vom Status thymico-lymphaticus in ihren Grundmauern erschüttert."

HART (1923) gibt die Wege an, welche betreten werden sollen, um von dem Wesen und dem Vorkommen des Status lymphaticus eine klare Vorstellung zu bekommen. Er schreibt:

„Heute, wo der zweifellosen Überschatzung des Vorkommens und der Bedeutung des Status thymico-lymphaticus eine fast bis zu seiner völligen Leugnung gehende Kritik gegenübersteht, liegt die Aufgabe klar bezeichnet vor uns, die zu einem richtigen Urteil führen kann. Sie besteht in folgendem:

1. Wie für den Thymus ist für den lymphatischen Apparat die „Norm" in den einzelnen Lebensaltern zu finden und exakt festzulegen.

2. Es ist zu untersuchen, ob und in welcher Weise das lymphoide Gewebe durch physiologische Vorgange wie z. B. durch die Ernahrung beeinflußt wird, sodann, ob Unterschiede zwischen der physiologischen und einer pathologischen Involution des lymphatischen Apparates bestehen.

3. Es sind die Beziehungen zu ermitteln, die zwischen dem endokrinen System und dem lymphatischen Apparate bestehen. Insbesondere: Fuhrt eine krankhafte Veranderung bzw. Funktion endokriner Organe zu einer reaktiven Hyperplasie des lymphoiden Gewebes, und ist etwa ganz besonderer Einfluß auf dieses seitens eines einzelnen endokrinen Organes wie des Thymus anzunehmen?

4. Es bleibt die Frage zu lösen, ob eine Hyperplasie des lymphatischen Apparates unter allen Umstanden durch endo- oder ektogene Reize bedingt und also sekundarer Natur ist, oder ob auch eine primare abnorme Wucherung der lymphoiden Elemente vorkommt, die auf einer von Haus aus gegebenen abnormen Veranlagung beruht.

5. Es wären Merkmale festzustellen, die mit unbedingter Sicherheit eine Unterscheidung der primären konstitutionellen und der sekundaren, auf außere oder innere Reizung erfolgten Hyperplasie des lymphoiden Gewebes ermöglichen.

Sind diese Grundfragen erst einmal richtig beantwortet, so daß wir eine klare Vorstellung über das Wesen und Vorkommen eines Status thymico-lymphaticus gewinnen, dann werden wir uns auch ein besseres Urteil uber seine Bedeutung zu bilden vermögen."

Ein langes und arbeitsreiches Programm ist es, das HART hier aufgestellt hat, und meiner Meinung nach ist die Durchführung desselben auch absolut notwendig, in erster Linie jedoch nicht aus dem Grunde, daß wir, wie HART sagt, „uns ... ein besseres Urteil über seine Bedeutung zu bilden vermögen", sondern vor allem deswegen, weil wir eine bestimmte Antwort auf die Frage brauchen, ob ein „Status lymphaticus" als Konstitutionsanomalie wirklich vorkommt oder nicht. Denn es ist sicher, daß bei der geringen Kenntnis, welche wir gegenwärtig über das Verhalten des lymphoiden Gewebes unter normalen und pathologischen Zuständen besitzen — ein Mangel, den übrigens das HARTsche Programm in eklatanter Weise beleuchtet —, die Diagnose Status lymphaticus so, wie sie jetzt gestellt wird, nämlich durch subjektive Schatzung, nicht nur unzuverlässig, sondern einfach wertlos ist.

JAFFÉ und WIESBADER haben neuerlich (1925) dieselbe Auffassung folgenderweise formuliert. „Wir kommen somit zu dem Ergebnis, daß eine kraftige Entwicklung des lymphatischen Gewebes den Normalzustand des gesunden, kraftigen Menschen darstellt, daß also aus dem Befund eines kraftig entwickelten lymphatischen Apparates nicht die Diagnose auf Status thymico-lymphaticus gestellt werden kann. ...." „Die Diagnose Status thymico-lymphaticus darf anatomisch uberhaupt nicht gestellt werden."

Man hat auch die mikroskopischen Veränderungen in den Lymphknoten bei Status lymphaticus zu erforschen versucht, und BARTEL spricht dabei von einer „Fibrosis". Eine solche Veränderung kann man jedoch nicht selten auch in den „normalen" Lymphknoten erwarten. Ich will nur darauf aufmerksam machen, daß täglich in den Lymphknoten ein Kampf gegen Giftstoffe (Bakterien u. dgl.) stattfindet.

7. Vergleichende Anatomie.

Von den lymphatischen Ansammlungen, die man bei den niederen Tieren (bis zu den *Vögeln*) findet, gibt es keine, die mit den Lymphknoten der höheren Tiere homolog sind. Diese Ansammlungen stellen hauptsächlich Einlagerungen in den Schleimhäuten dar und entbehren immer der Sekundärknötchen.

Beim *Stòr* hat man in der Nahe des Herzens ein lymphatisches Organ beschrieben, das man womöglich als einen Lymphknoten aufgefaßt hat, was aber nach JOLLY (1923) sehr zweifelhaft ist. Auch bei *Batrachien* und *Anuren* gibt es lymphatische Bildungen, die an den Lymphsacken liegen, und welche man mit den Lymphknoten der *Säugetiere* auf eine Stufe stellen will. SCHILLING (1928) gibt an, daß man bei *Krokodilen* die ersten Mesenteriallymphknoten findet.

Erst bei den *Vögeln* treten die Lymphknoten deutlich auf, obwohl sie auch hier spärlich vorkommen und nur bei einzelnen Vogelarten nachgewiesen worden sind. Bisher hat man sie nur bei einigen *Lamellirostres* gefunden, so z. B. bei der *Ente,* der *Gans,* der *Wildente* und dem *Schwan* [JOLLY (1909, 1910)]. Sie kommen nur an zwei Regionen vor, teils als Lgl. cervicales oder cervicothoracales am Zusammenfluß der V. jugulares in der Höhe der ersten Rippe, teils als Lgl. lumbales beiderseits der Aorta abdominalis, wo die Art. femorales entspringen. In der Regel existiert an diesen Stellen nur jederseits ein Knoten.

Die Vogellymphknoten sind einfacher gebaut als die Lymphknoten der *Säugetiere* (Abb. 82) und sie entstehen, wie früher erwähnt (S. 354), als eine lymphatische Umwandlung der Wand eines Lymphgefäßes. Das V. afferens geht in einen manchmal weiten Sinus über, der das Zentrum des Lymphknotens einnimmt und von einer Rindenzone mit Sekundärknötchen eingeschlossen wird. Die spongiöse Marksubstanz liegt an der Peripherie. Es gibt intermediäre Sinus, die die Rindenzone durchbohren. Das V. efferens geht aus den Sinus der Marksubstanz hervor. Es kommen jedoch verschiedene Abweichungen von diesem typischen Bau vor [vgl. JOLLY (1923)].

Das lymphatische Gewebe stimmt mit dem der *Säugetier*lymphknoten überein, obzwar das Reticulum nicht dieselbe Ausbildung zeigt. Die Lymphbahnen sind von Endothel ausgekleidet, enthalten aber kein Reticulum. Die Zellen bestehen aus Lymphocyten verschiedener Größe und freien, stark phagocytierenden Zellen (Makrophagen, Endothelphagocyten). Die Sekundärknötchen treten mit oder ohne ein helles Zentrum oft reichlich hervor, und enthalten sowohl Mitosen als auch in Zerfall begriffene Zellen. Haben sie keine hellen Zentren, bilden sie gut begrenzte dunkle Herde. Oft findet man hier auch eingewanderte Leukocyten. Die Lymphknoten haben keine eigentliche Kapsel und keinen Hilus. Die Blutgefäße treten an mehreren Stellen ein und verzweigen sich in dem lymphatischen Gewebe. In

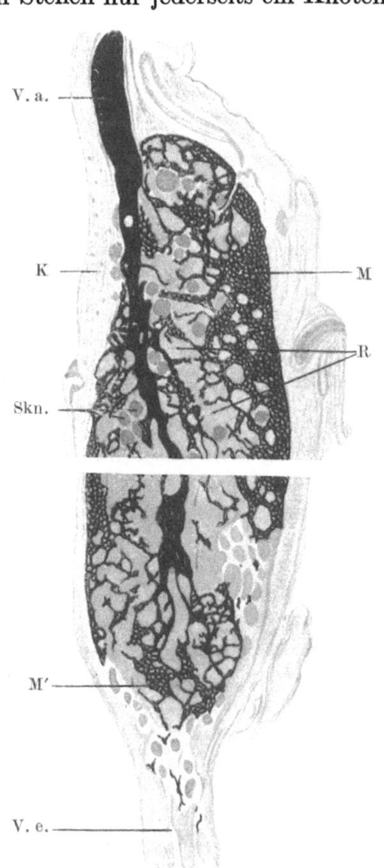

Abb. 82. Lymphknoten (Lgl. cervicalis) einer *Ente,* von V. afferens injiziert. [Nach JOLLY (1923), Abb. 488, S. 718 gezeichnet.] V. a. Vas afferens. K Kapsel. M Mark. M' Markpartie, von welchem V. efferens ausgeht. R Rinde. Skn. Sekundärknötchen. V. e. Vas efferens. Vergr. $^6/_1$.

den Lymphsinus findet man oft neben Lymphocyten und Makrophagen auch rote Blutkörperchen, was auf ein retrogrades Eindringen durch die kurzen, direkt in das Venensystem mündenden V. efferentia zurückzuführen ist [FLEURY (1902), JOLLY (1908, 1909, 1909—1910, 1923), FURTHER (1913)].

KRAUSE (1922) will die Existenz der Lymphknoten bei den *Vögeln* nicht ganz anerkennen. „Selbständige Lymphdrüsen", sagt er, „wie wir sie bei den *Säugetieren* finden, fehlen den *Vögeln*". MJASSOJEDOFF (1926) hat eine eingehende Untersuchung über das Vorhandensein von lymphatischem Gewebe beim *Huhn* gemacht. Er findet keine Lymphknoten, aber sehr reichlich in der Regel unscharf begrenzte Infiltrate, die mit Sekundärknötchen versehen sind.

Die Lymphknoten der *Säugetiere* wechseln in ihrer Anzahl, ihrer Größe, ihrer Form und ihrem Bau bei den verschiedenen Tierspezies in bedeutendem

Maße. Bei denselben Spezies sind sie dagegen im großen und ganzen regelmäßig angeordnet, wenn man die Angabe Jobs (die jedoch nur für die *Ratte* gilt) auch nicht verallgemeinern kann, daß die topographische Anordnung, die Zahl und der Typus der Lymphknoten ebenso konstant sind wie in allen anderen Organen.

Nach Bartels (1909) und Delamare (1909) ist die Zahl der Lymphknoten beim *Menschen* verglichen mit anderen Tieren verhaltnismaßig groß. Z. B. bei der braunen *Ratte,* dem *Igel,* dem *Hund,* der *Antilope,* der *Robbe* und dem *Delphin* sind sie nur in geringer Anzahl vorhanden, pflegen aber stattdessen umfangreich zu sein. Baum (1925, 1926) gibt für einige *Haustiere* und den *Menschen* an, daß der *Hund* im ganzen nur etwa 60 Lymphknoten, das *Rind* 300, der *Mensch* 465 (vgl. S. 305), das *Pferd* 8000 besaßen. Sie sind zum größten Teil in Lymphknotengruppen verlagert; die Zahl dieser Gruppen schwankt zwischen 29 beim *Hund* und 52 beim *Menschen.* Einige von diesen Gruppen sind jedoch inkonstant. Auch die Größe der einzelnen Lymphknoten ist bei den verschiedenen Tieren sehr verschieden. Wie der *Hund* so hat auch das *Rind* verhaltnismaßig große Lymphknoten, der *Mensch* und das *Pferd* verhaltnismaßig kleine. Ihre Form ist sehr wechselnd. Die größten Lymphknoten des *Rindes* sind oft schmal, können aber mehrere Dezimeter lang sein [bis 1,20 m lange Mesenterialknoten, Baum (1912)], und können z. B. 50 oder mehr V. efferentia besitzen [Ellenberger und Baum (1921)]. Beim *Kaninchen* sind die Mesenteriallymphknoten zu einem kompliziert gebauten, großen Lymphknoten, Pankreas Aselli, gesammelt, der ein Gewicht hat, das das Gewicht samtlicher ubrigen Lymphknoten des Tieres 3—4mal zu übertreffen pflegt [Hellman (1914)]. Eine ahnliche Zusammenlagerung der Mesenteriallymphknoten findet sich z. B. bei vielen *Carnivoven* und *Nagern,* bei dem *Maulwurf,* dem *Seehund,* dem *Delphin* und dem *Narwal.*

Was den feineren Bau der Lymphknoten betrifft, so existieren bei verschiedenen Tieren sicher große Unterschiede. Bei der Beurteilung dieses Verhältnisses muß man aber darüber klar sein, daß es bei demselben Tiere an verschiedenen Orten Unterschiede im Bau der Lymphknoten gibt, die wir nur wenig kennen. Eine eingehende Kenntnis des Lymphknotenbaues eines Tieres ist daher nötig, um Unterschiede im Bau der Lymphknoten verschiedener Tiere feststellen zu können. Nur wenige solche Untersuchungen sind gemacht, so z. B. von Jordan und Looper (1927: *Kaninchen*), Nordmann (1928: *Mensch*) und Dawson und Masur (1929: Inguinallymphknoten der *weißen Maus*). Vgl. übrigens, was über das Massenverhältnis zwischen Rinde und Mark S. 311 und S. 369 gesagt ist.

Die Kapseln und Trabekel sollen beim *Rinde* stärker ausgebildet sein als bei anderen Tieren, besonders in den peripheren Lymphknoten [Richter (1902), Heudorfer (1921), Jolly (1923) u. a.]. Die Lymphknoten des *Pferdes* stehen in ihrem Bau diesen am nächsten [Richter (1902)]. *Schwein, Hund, Schaf, Kaninchen, Meerschweinchen* und *Ratte* haben dagegen Lymphknoten, die ärmer an Bindegewebe sind; oft findet man, z. B. beim *Pferd,* wie beim *Menschen* eine septenarme Rindensubstanz, während man im Mark kräftige Trabekel hat [Richter (1902), Jolly (1923)]. In der Kapsel und den Trabekeln mancher Tiere (*Rind, Pferd, Schaf, Hund* usw.) kommen sehr zahlreiche glatte Muskelfasern vor [Heufelder (1851), Richter (1902)]. Heudorfer (1921) gibt jedoch an, daß diese Fasern z. B. bei *Hund* und *Katze* nur vereinzelt auftreten. Nach Bunting (1905) entbehren die Lymphknoten des *Meerschweinchens* der Trabekel. Wo bei Tieren Trabekel in den Lymphknoten vorkommen, können sie, sagt Bunting, in zwei Systemen erscheinen. Ein corticales System zieht von der Kapsel, ein medulläres vom Hilus nach innen aus. Jedes der beiden Systeme kann fehlen; sehr häufig bleibt zwischen beiden ein trabekelfreier Abschnitt. Die freien Enden der Trabekel vereinigen sich mit den Reticulumbälkchen. Nur beim vollständigen Trabekelsystem stehen die Enden der corticalen und medullaren Trabekel miteinander in Verbindung (vgl. S. 342).

Der Hilus ist beim *Pferd* und *Rind* am besten, beim *Hund* etwas weniger deutlich ausgebildet; beim *Schwein* fehlt nach den gewöhnlichen Angaben ein deutlicher Hilus am häufigsten. Nach GOLDKUHL (1927) haben die Mesenteriallymphknoten des *Schweines* jedoch immer einen deutlichen Hilus, wenn auch die Axillar- und Inguinallymphknoten eines solchen gewöhnlich entbehren.

Das Massenverhältnis zwischen Rinde und Mark ist ebenfalls sehr verschieden. Beim *Rind* sind die Lymphknoten in dieser Hinsicht am regelmäßigsten gebaut; es gibt eine gut ausgebildete periphere Rindenschicht und ein gut ausgebildetes zentrales Markgewebe. Bei anderen Tieren kann das Mark reichlich

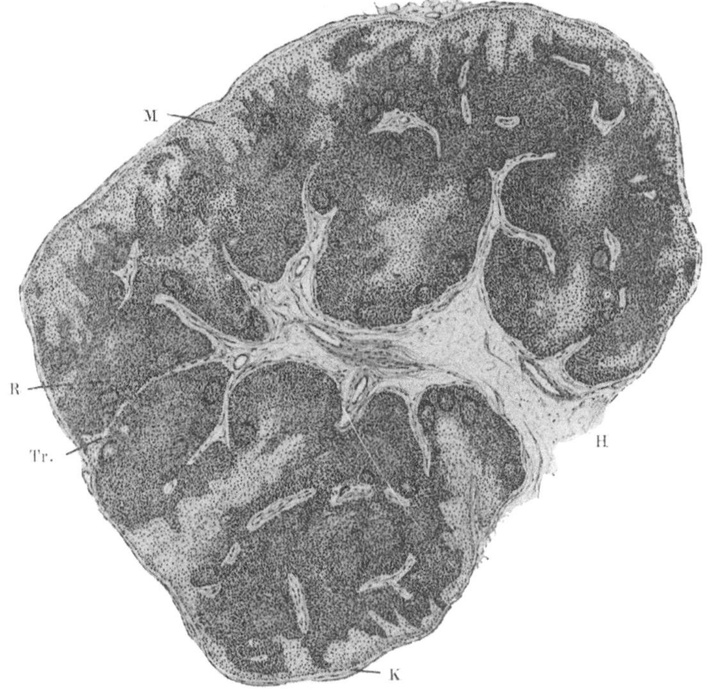

Abb. 83. Halslymphknoten des *Schweines*. [Nach TRAUTMANN, (1926), Abb. 1, S. 736.] Die „Rinde" liegt hauptsächlich zentral, das „Mark" peripher. K Kapsel. Tr. Trabekel. M Markpartie. R Rindenpartie. H Hilus. Vergr. $^{11}/_{1}$. (Die Bezeichnungen etwas geändert.)

ausgebildet sein, so daß der Lymphknoten fast ganz aus Mark zu bestehen scheint; bei anderen ist das Mark auch verhältnismäßig gut ausgebildet, durchbricht aber nur an einer oder einigen Stellen die Rindensubstanz; bei wieder anderen ist das Mark sehr spärlich und man kann den Eindruck erhalten, daß der ganze Lymphknoten nur aus Rindensubstanz aufgebaut ist. Diese einzelnen Bauformen finden sich wohl aber nicht bei einem Tier isoliert, sondern man kann bei demselben Tier mehrere oder wie z. B. beim *Pferd* [BAUM (1911)] alle diese Formen auf einmal finden. Nach BUNTING (1905) und DOWNEY und WEIDENREICH (1912) kann man bei vielen Tierarten oft keinen bestimmten Unterschied zwischen Rinde und Mark feststellen.

JOB (1922) stellt bei der *Ratte* zwei verschiedene Typen von Lymphknoten auf. In dem ersten Typus umgibt die Rinde wie gewöhnlich das Mark auf allen Seiten außer am Hilus, in dem zweiten Typus sind Rinde und Mark polar gegeneinander verlagert, was einige Modifikationen im Verlauf der Lymphsinus zur Folge hat. Diese beiden Typen kann man auch bei anderen Tieren finden, z. B. beim *Kaninchen* [JORDAN und LOOPER (1927)]. Die Lymphknoten des *Schweines* haben einen sehr interessanten Bau, was schon CHIEVITZ (1881),

Ranvier (1897), Hille (1908) und Delamare (1909) betont haben (Abb. 83). Neuerdings sind sie auch von Wies (1925), Trautmann (1926) und Goldkuhl (1927) untersucht worden. Die Rinde liegt hier hauptsächlich zentral, und zwar im Anschluß an die hier in das Zentrum der Lymphknoten eindringenden V. afferentia, während das Mark im Anschluß an die hier austretenden V. efferentia peripher verlagert ist. Goldkuhl will in diesen Lymphknoten einen dritten Typus erblicken, der den beiden von Job aufgestellten zur Seite zu stellen ist. Nach Hård af Segerstad (1927) nehmen die Lymphknoten der *Elefanten* sowohl in bezug auf die verschiedenartige Anordnung des Trabekelsystems, wie bezüglich des Baues und der Anordnung des Parenchyms (einschließlich der Strombetten) eine Mittelstellung zwischen den Lymphknoten des *Pferdes* und *Schweines* ein. Eine Verfettung tritt bei den *Schweine*lymphknoten sehr oft und in hohem Grade ein (im Alter und bei Mästung). Diese Verfettung beginnt in diesem Lymphknoten an der Kapsel, also wie gewöhnlich im Markgebiet, und schreitet gegen das Zentrum, die Rinde, vor (vgl. S. 357).

Die Lymphbahnen der Lymphknoten sind besonders beim *Rinde* sehr breit. Hier finden sich auch breite Markstränge. Beim *Schwein* sind die Lymphbahnen sehr eng [Goldkuhl (1927)]. Bei *Mensch* und *Hund* sind sie relativ groß. Beim *Pferde* findet man in etwa 20% der Lymphknoten außer dem Sinussystem noch ein besonderes Lymphkavernensystem [Richter (1902)], das auch manchmal beim *Kaninchen* vorkommen soll.

Die Lymphsinus sind bei allen Tieren wie beim Menschen von einem Sinusreticulum durchzogen. Heudorfer (1921) beschreibt beim *Hund* und bei der *Katze* auch „eingeengte Lymphbahnen", in welchen das Sinusreticulum nur einen peripheren Belag auf der Wand des Sinus bildet und zentral ein offenes, meist rundliches Lumen bestehen bleibt (Abb. 69). Beim *Kaninchen,* beim *Hund,* bei der *Katze* und beim *Rinde* findet er auch „offene Lymphbahnen" [früher von Richter (1902) beim *Pferd* beschrieben], welche des Reticulums durchaus entbehren (Abb. 69). Er findet solche streckenweise in der Peripherie der Marksinus, zum Teil in die tiefen Teile der Rindensubstanz eingesenkt. Sie gehen zentralwärts in die reticulumtragenden Marksinus über.

Die Sekundärknötchen kommen bei allen bisher untersuchten Tierspezies vor, sind jedoch in verschiedener Menge ausgebildet. So sind sie nach Richter (1902) z. B. beim *Schwein* sehr zahlreich, beim *Pferd* dagegen spärlich. Hille (1908) hat gezeigt, daß sie in verschiedenen Lebensaltern sehr verschieden ausgebildet sind (vgl. S. 360). In den Lymphknoten des *Schweines* liegen sie zentral gehäuft, dort, wo die V. afferentia in die zentralen Rindenpartien eintreten. Beim *Schwein* sind die Reticulumfasern in der Umgebung der Sekundärknötchen sehr reichlich, so daß man manchmal den Eindruck erhält, daß sie von einer dünnen bindegewebigen Kapsel umgeben sind. Übrigens treten die Reticulumfasern z. B. beim *Rind, Schaf, Hund* und *Schwein* viel deutlicher hervor als beim *Kaninchen* und *Meerschweinchen.*

8. Physiologie.

Erst als der Bau des lymphatischen Gewebes in der Mitte des 19. Jahrhunderts näher erforscht wurde (S. 282), konnte auch die Lehre von der Funktion dieses Gewebes eine festere Form annehmen. Früher hatte man sich nur mit reinen Spekulationen abgegeben.

Die Funktion der Lymphknoten hängt ohne Zweifel mit der Funktion des lymphatischen Gewebes im allgemeinen innig zusammen, wo auch immer dieses Gewebe eingelagert ist (vgl. Bd. V:1, S. 279ff.). Wir müssen jedoch annehmen, daß die verschiedene Einlagerung und die damit verbundenen gröberen Abweichungen im Bau dieses Gewebes diese Funktion in gewisser Hinsicht modifiziert. Wenn wir also annehmen, daß die Funktion des lymphatischen Gewebes z. B. in den Lymphknoten, in den Tonsillen, in dem Darme und in der Milz im großen und ganzen dieselbe ist, so ist es wohl andererseits sicher, daß sie nicht in jeder Beziehung ganz parallel verläuft. So muß man z. B. annehmen, daß die

Lymphknoten, die im Verhältnis zu den übrigen in den Lymphbahnen eingeschalteten lymphatischen Gewebsformationen relativ zentral gelegen sind und die übrigens einen vollendeteren Organbau zeigen, durch diese Umstände in ihrer Funktion beeinflußt werden. Worin diese Modifikation der Funktion besteht, ist zwar schwierig zu sagen; man muß aber annehmen, daß die höhere Organisation mit einer höheren Funktionsfähigkeit verbunden ist, daß also die Funktion des lymphatischen Gewebes in den Lymphknoten ihre höchste Vollendung erreicht.

Es scheint mir, daß man bei den Diskussionen über die Funktion der verschiedenen lymphatischen Formationen des Körpers allzu wenig Rücksicht darauf genommen hat, daß das lymphatische Gewebe in der Abgrenzung, die demselben hier gegeben worden ist, überall ein einheitliches Gewebe ist. Die Funktion muß überall von der Arbeit der Lymphocyten und der Reticulumzellen abhängen. Davon muß man bei jeder Frage ausgehen, obgleich man auch noch außerdem die „lokalen Verhältnisse" berücksichtigen muß.

Es sind zwei Hauptfunktionen, welche man dem lymphatischen Gewebe im allgemeinen zugeschrieben hat (vgl. Bd. V: 1, S. 277—283). Erstens soll dieses Gewebe Brutstätten für die Lymphocyten darstellen. Es soll das Bedürfnis des Organismus in dieser Hinsicht befriedigen. Zweitens soll das lymphatische Gewebe die in die Lymphe und in das Blut hineingekommenen Fremdkörper oder mit diesen vergleichbaren Substanzen oder Bildungen abfiltrieren. Was diese zweite Funktion betrifft, so hat man noch weiter angenommen, daß das lymphatische Gewebe auch die Aufgabe hat, solche Fremdkörper, welche eine schädliche Wirkung auf den Körper ausüben können (wie z. B. Bakterien, toxische Substanzen u. dgl.), in sich aufzunehmen, zu bekämpfen und wenn möglich unschädlich zu machen.

Die **erste Hauptfunktion** des lymphatischen Gewebes geht also darauf aus, Lymphocyten zu produzieren. Schon Brücke und Kölliker heben dies hervor. Sie konnten für die Lymphknoten feststellen, daß die Zahl der Lymphocyten in den V. efferentia bedeutend größer ist als in den V. afferentia, eine Beobachtung, die später mehrmals bestätigt worden ist. Diese Zunahme der Lymphocyten muß also während der Lymphpassage durch die Lymphknoten stattgefunden haben. Man hat auch gezeigt, daß die Venen der Lymphknoten eine größere Anzahl von Lymphocyten enthält als die Arterien; Helly (1906) nimmt sogar an, daß die Venen den gewöhnlichsten Transportweg für die neugebildeten Lymphocyten darstellen und auch Schumacher (1899) hebt die Rolle dieses Weges als Abflußweg für „zahlreiche Lymphocyten" hervor. Auch dies zeigt, daß Lymphocyten in den Lymphknoten neugebildet werden.

Hammerschlag (1915) behauptet, daß neben einem Abfluß auf diesen Wegen auch eine Auswanderung der Lymphocyten stattfindet, und zwar teils um die Hilusgefäße herum („perivasculäre Emigration"), teils durch die Kapsel in zentrifugaler oder in tangentieller Richtung mit zentrifugaler Tendenz („perikapsulare Emigration").

Bei seinen bekannten Untersuchungen konnte Flemming (1885) zeigen, daß in den Lymphknoten, wie in dem lymphatischen Gewebe überhaupt, zahlreiche Mitosen vorhanden waren. Flemming stellte auch fest, daß die Mitosen in den Sekundärknötchen am zahlreichsten zu sein pflegten und glaubte daraus schließen zu können, daß die Sekundärknötchen die „Hauptbrutstätten", „Keimzentren" für die Lymphocyten darstellen.

Die Zellteilungen in den Sekundärknötchen finden nach späteren Angaben von Flemming teils in den Zellen statt, welche im Reticulum frei eingelagert sind, teils in fixen Zellen (S. 331). Durch dieselben werden nach diesem Forscher die neuen Lymphocyten ausgebildet. Das Gefäßnetz nimmt dort, wo die Sekundärknötchen zur Ausbildung gelangen, zuerst „eine besondere Beschaffenheit" an. Die Capillaren werden namlich hier zahlreicher und ihre Wände durchlässiger als anderswo, wodurch die Transsudation hier reichlicher wird. Die neugebildeten Lymphocyten werden vom Zentrum des Sekundärknötchens in die Peripherie getrieben, wo sie zunächst abgelagert werden und die periphere, dunkle Schale bilden: dann werden sie in die Lymphsinus weitergeführt, was alles durch „eine Art langsamer, zentrifugaler Druckmechanik" zustande kommt. Dieser Druck wird durch die Vergrößerung der Zellmasse und durch diese starkere „innere Transsudation" bedingt.

Flemming faßt die Sekundärknötchen als mit besonderer stark lymphocytenproduzierender Funktion ausgerustete Herde auf, „welche temporär auftreten, aus kleinen Anfangen anwachsen und sich nach verschieden langem Bestehen wiederum verkleinern und verlieren können". Die Anordnung der Capillaren widerspricht dem seiner Ansicht nach nicht; diese entstehen erst mit der beginnenden Ausbildung des Sekundarknötchens und gehen mit ihm wieder unter, wie es auch beim Wachstum und bei der Atrophie des Fettgewebes und bei entzündlichen und vielen anderen pathologischen Vorgängen der Fall ist (vgl. S. 345).

Diese Auffassung Flemmings hat sich allgemein eingebürgert. Die Lymphocyten sollen also nach ihm hauptsächlich in den Sekundärknötchen entstehen, teilweise aber auch anderswo in der Rinde und in dem Mark, wo ebenfalls Mitosen vorkommen. Ihre Mutterzellen werden gegenwartig fast regelmäßig „Lymphoblasten" oder „Keimzentrumzellen" genannt. Sie sind also hauptsächlich in den Sekundärknötchen zu finden, wo man sie jetzt als freie Zellen beschreibt (vgl. S. 331). Sie haben große Kerne von annähernd kugeliger Form und ziemlich viel basophiles Cytoplasma. Sie werden teils von den Reticulumzellen, teils von den Endothelzellen und schließlich auch von Lymphocyten abgeleitet (S. 321). Die neugebildeten Lymphocyten kommen entweder in die Lymphe, um auf diesem Wege ins Blut zu gelangen, oder sie gehen unmittelbar in das Blut.

Man kann nach Benda (1896), v. Ebner (1902) und Helly (1906) die Wanderung der Lymphocyten von den Sekundarknötchen in die Lymphbahnen mikroskopisch verfolgen. Die Rindenknoten, die mit vollentwickelten Sekundarknötchen ausgerustet sind, sollen auch an gut fixierten Praparaten an ihrer dem Lymphsinus zugewandten Oberflache eine unscharfe Begrenzung zeigen, indem zahlreiche Lymphocyten, welche die Lymphbahnen hier erfullen, „dicht gedrangt an dieser Oberfläche liegen und das Endothel verdecken". In denselben Praparaten sind dagegen die Markstränge fast uberall durch ein deutliches Endothel scharf abgegrenzt. An Rindenknoten, welche Sekundarknötchen entbehren, ist die Oberflache wie an den Markstrangen schärfer gegen die Lymphbahn abgegrenzt.
Über die neuerlich von Ehrich (1929) beschriebenen „Pseudosekundärknötchen", die nach ihm besonders im Dienst der Lymphocytenproduktion stehen sollen, s. S. 341.

Die Flemmingsche Theorie hat, wenn man von einzelnen Reservationen [Löwit (1891), Bunting (1905), Türk (1908) und Marchand (1913)] absieht, ganz unangegriffen dagestanden. Die erste eingehende Kritik wurde von Hellman (1919 und 1921) geliefert und diese mündete darin aus, daß diese Theorie unrichtig sein dürfte. Auch Latta (1921, 1922) kam zu der bestimmten Auffassung, daß die Sekundärknötchen keine lymphocytenproduzierenden Herde sind.

Die Haupteinwande, die Hellman gegen die Theorie Flemmings angefuhrt hat, sind folgende [näheres s. Hellman (1921)]: 1. Die einzige, feste Grundlage, auf welcher diese Theorie aufgebaut ist, besteht darin, daß die Sekundarknötchen relativ mehr Mitosen enthalten, als in einem gleich großen Gebiet des umgebenden lymphatischen Gewebes vorhanden sind. Dies ist jedoch nicht immer der Fall. Oft sind die Mitosen der Sekundarknötchen spärlich, oft können sie ganz fehlen. Wenn sie vorhanden sind, kann man ihre Existenz auf andere Weise erklären; man kann sie im allgemeinen als Zeichen einer Zellproliferation auffassen, welche auf die in dem lymphatischen Gewebe stets vorhandenen Reize von seiten eingedrungener Giftstoffe zurückzuführen sind. Auch gibt es Stellen in dem lymphatischen Gewebe, wo man zahlreiche Mitosen finden kann, ohne daß ein Sekundarknötchen hier ausgebildet wird [Löwit (1891), Bunting (1905)]. 2. Man hat nicht zeigen können, daß die Mitosen zur Ausbildung von Lymphocyten führen (vgl. S. 314) und die obenerwahnten Beobachtungen haben nicht sicher ergeben, daß eine Verschiebung der Lymphocyten vom Zentrum des Sekundärknötchens gegen den peripheren Lymphocytwall vor sich geht [Baumgarten (1885), Marchand (1913)]. 3. Der periphere dunkle Rand des Sekundarknötchens steht in keinem regelmäßigen Verhältnis zur Ausbildung des hellen Zentrums (S. 335). So pflegt z. B. der dunkle Rand dort gut ausgebildet zu sein, wo das

Zentrum nekrotisch ist, fehlt aber oft oder ist schwach ausgebildet, wo das Zentrum ihre höchste Ausbildung erreicht hat. Der dunkle Rand steht auch in keinem Verhältnis zu der Mitosenzahl im Zentrum [HEIBERG (1924), HELLMAN (1926), S. 336]. 4. Die Sekundärknötchen treten in der Milz des *Menschen* (wie in *Kaninchen*tonsillen) intermittent auf, sie sind zeitweise in großen Mengen vorhanden, zeitweise sind sie spärlich oder fehlen. In derselben Milz haben auch alle Sekundärknötchen im großen und ganzen denselben mikroskopischen Bau, während sie in den verschiedenen Milzen von sehr verschiedenem Bau sind. Das Aussehen der Sekundärknötchen ist so variierend, daß man bei ihnen nicht von einem regelmäßig vor sich gehenden Ausbildungs- und Rückbildungsprozeß sprechen kann. Man müßte zweifellos eine größere Regelmäßigkeit in ihrem Aussehen erwarten, wenn ihre Funktion auf eine Zellneubildung im Sinne FLEMMINGs hinausginge (S. 338). 5. Man kann das Vorhandensein von Kernfragmenten („tingiblen Körperchen") in diesen nach FLEMMING in höchster Lebenskraft stehenden Gewebsbildungen biologisch schwer erklären, was auch FLEMMING zugibt. Auch die nekrobiotischen und entzündlichen Veränderungen, welche sich oft bei durch Unfall schnell verstorbenen Individuen vorfinden [HELLMAN (1926)] (Abb. 56, 59—62) sind nach der Theorie FLEMMINGs nicht zu erklären. 6. Während des Embryonallebens kommen keine Sekundärknötchen vor; dennoch findet wenigstens in den letzten Monaten eine reichliche Lymphocytenproduktion statt. Erst einige Zeit nach der Geburt treten die Sekundarknötchen auf (S. 359). 7. Bei den lymphatischen Leukamien scheint die enorme Menge von Lymphocyten außerhalb der Sekundärknötchen zu entstehen [LINDBOM (1919)]. 8. In der Thymus werden zahlreiche Lymphocyten gebildet, welche nicht in „Keimzentren" entstehen und überhaupt nicht von Reticulumzellen stammen.

Nach HELLMAN muß man also annehmen, daß die Produktion der Lymphocyten in dem lymphatischen Gewebe für das allgemeine Bedürfnis des Körpers außerhalb der Sekundärknötchen vor sich geht.

HEIBERG (1924) glaubt in den zahlreichen Plasmazellen, die er in den Marksträngen findet, die eigentliche Quelle der Lymphocyten annehmen zu durfen. ASCHOFF (1926) bestatigt diesen Befund, lehnt aber diese Annahme HEIBERGs ab.

Die **zweite Hauptfunktion** des lymphatischen Gewebes, welche ganz besonders den Lymphknoten zugeschrieben wird, besteht darin, daß sie die in die Lymphe hineingekommenen **Fremdkörper abfiltrieren**. Diese Lehre erlangte schon früh allgemeine Anerkennung und wurde von VIRCHOW bei seinen Studien über die Tätowierungspigmente aufgestellt. Den Filtrationsapparat sollte der Sinus mit seinem Reticulum bilden. In demselben bleiben Fremdkörperchen, wie Pigment, Bakterien, Geschwulstzellen u. a. haften und werden aus der Lymphbahn ausgeschieden.

Die in den Lymphsinus der Lymphknoten besonders langsam vonstatten gehende Strömung der Lymphe muß eine solche Filtration begünstigen. Die Lymphbahn wird ja beim Übergang der V. afferentia in das Sinussystem in so hohem Grade erweitert, daß man sich hier aller Wahrscheinlichkeit nach eine Zeitlang eine beinahe vollständige Stagnation der Lymphströmung denken muß. „Die Lymphe mit ihrem Inhalt . . . . .", sagt BRAUS (1924), „stagniert in den Sinus fast völlig wie das Wasser in einem See. Sie umspült die Außenzone der Rindenknötchen und der Markstränge für eine lange Zeit." Die Strömung der Lymphe durch die Lymphknoten wird wahrscheinlich hauptsächlich durch den Druck der zuströmenden und die Saugkraft der abströmenden Lymphe bedingt (vgl. S. 273 ff.). Kontraktionen der in der Kapsel und den Trabekeln eingelagerten glatten Muskelfasern haben beim Menschen wahrscheinlich keine nennenswerte Bedeutung.

Nach NORDMANN (1928) geht der Hauptstrom der Lymphe durch den Randsinus um das Organ herum am Hilus vorbei zu den Lymphsinus zwischen den Markstrangen; ein anderer Weg ist durch die engen und spärlichen Intermediärsinus der Rindensubstanz. „Es ist ohne weiteres einleuchtend", sagt er, „daß die Verteilung der zustromenden Lymphe auf so viele Bahnen auf ihre Geschwindigkeit hemmend wirkt; im gleichen Sinne wirkt auch die wieder verengte Abflußbahn durch die Vasa efferentia am Hilus. Als drittes Moment wirkt der Gegenstrom desjenigen Teiles der Lymphe, der durch den Randsinus am Hilus vorbei die Marksubstanz erreicht." Er nimmt daher an, „daß unter dem Einfluß von Verlangsamung und Stauung im Gebiet des Markes ein Saftstrom durch die Wände des Sinus nach außen, d. h. in die Markstränge dringt", wo er auf einen ihm entgegengerichteten Saftstrom stößt, der zentrifugal zur Blutbahn gerichtet ist. Zu dieser Auffassung ist er durch Studien besonders über pathologische Lymphstauungen, Speicherungen usw. in den Lymphknoten gekommen.

Es handelt sich aber hier keinesfalls, wie man im Anfang glaubte, um eine einfache Filtration. Man muß vor allem mit der großen phagocytären Fähigkeit des Retikulo-Endothels des Sinus rechnen, wodurch die Fremdkörper bald in ihrem Vordringen gehindert werden. Ribbert sagt auch (1907): ,,Es kommt hierbei also sowohl die mechanisch-filtrierende, vor allem die biologisch-phagocytäre Tätigkeit der Drüsenbestandteile in Betracht.''

Eine solche ,,mechanisch-filtrierende'' und ,,biologisch-phagocytäre Tätigkeit'' ist wohl hier das Wesentliche, wenn es sich nicht um giftführende Substanzen handelt. Wenn aber giftproduzierende Körperchen (z. B. Bakterien) in den Lymphsinus hineinkommen, müssen die reaktiven Prozesse sich ganz anders gestalten. Der Prozeß muß viel komplizierter werden; es kommt sicher nicht nur eine rein filtrativ-phagocytäre Tätigkeit zustande. Ebensowenig wie man an anderen Stellen des Organismus bei einer Reaktion gegen solche Körperchen nur von einer phagocytären Arbeit sprechen kann, kann man es hier in den Lymphknoten tun. Es muß eine umfassende biologische Reaktion gegen die Giftkörper stattfinden, in welcher die Phagocytose nur ein Moment darstellt.

Alle diese Prozesse, die wir beim Eindringen verschiedener Fremdkörper in die Lymphknoten auftreten sehen, deuten offenbar darauf hin, daß es sich hier um physiologische Abwehrprozesse von seiten des Organismus handelt. Es ist hier ein Schutzmechanismus des Körpers vorhanden. Die Lymphknoten sind daher als Schutzorgane zu betrachten, die in den Lymphstrom eingeschaltet sind. Sie haben die Aufgabe, das Vordringen von allerlei Fremdkörpern zu verhindern und besonders giftige durch verschiedene aktive Prozesse bei ihrem ersten Eindringen aufzuhalten und, wie wir später sehen werden, auch zu bekämpfen und zu vernichten.

Die Frage der Effektivität dieser Tätigkeit, dieser ,,Filtration'' gegenüber den verschiedenen Fremdkörpern ist viel diskutiert und sehr verschieden beantwortet worden. Um einige Beispiele anzuführen, so behaupten Virchow (1871), v. Ins (1876) und Arnold (1885), daß die Lymphknoten ein sehr kräftiges Filter darstellen, andere dagegen wie Slavjansky (1869), Soyka (1878) und Ribbert (1907) meinen, daß man sie nicht für ganz effektiv halten kann. Was besonders das Verhalten der Lymphknoten den Bakterien gegenüber betrifft, so gibt Beitzke (1905) an, daß gesunde, unveränderte Lymphknoten ein absolut bakteriendichtes Filter darstellen und Selter sagt (1906): ,,Die Keimfreiheit der Organe und des Blutes beruht nicht so sehr auf der Undurchlässigkeit der Lunge, Darmwand und Haut, als auf der Undurchlässigkeit der Mesenterial- und übrigen Lymphdrusen''. In vielen Arbeiten versucht Noetzel (1897—1909) experimentell festzustellen, daß die Lymphknoten fast jede Filtrationsfähigkeit wie überhaupt jede Schutzfunktion gegen Bakterien entbehren. Die Beweiskraft dieser Untersuchungen leugnen aber sowohl Halban (1897, 1898) als auch Ribbert (1907). Die Lymphknoten üben, sagen sie, gewiß gegen nichtinfektiöse Partikel eine filtrierende Funktion aus, und auch die Bakterien werden von ihnen zurückgehalten, wodurch der Organismus gegen eine rasche Überschwemmung durch dieselben geschützt wird. Cornet (1912) hebt hervor, daß die Filtrationsfähigkeit der Lymphknoten wesentlich von der Beschaffenheit der fremden Elemente abhangt, was die Bakterien betrifft, besonders von ihrer Virulenz. Die Tuschekörner passieren leichter als die Bakterien, die nicht pathogenen Bakterien leichter als die pathogenen. Bei der Toxinbildung bleibt das Toxin in dem Lymphknoten, wodurch teils die Virulenz der Bakterien vermindert wird, teils ein intensiver Reiz im Lymphparenchym mit Stase und Thrombotisierungen entsteht. Diese letzteren verhindern auch das Vordringen der Bakterien. Hellman (1919) kann u. a. durch Rekonstruktionen zeigen, daß die Krebszellen und die Tuberkelbacillen bereits am Marginalsinus an ihrem ersten Vordringen gehindert werden, während die Kohlenpartikel weiter in den Knoten eindringen und am Hilus abgelagert werden (Abb. 53), was mit mehreren Einzelbeobachtungen in der Literatur übereinstimmt. Erstere, welche eine Giftwirkung ausüben, rufen sogleich außer den gewöhnlichen phagocytären Reaktionen auch andere reaktive Veränderungen gegen sich hervor, weshalb sie schon an den Eintrittspforten liegen bleiben. Die Kohlenpartikel, die nicht giftig wirken, rufen keine derartigen Veränderungen hervor und können daher weiter kommen.

Die Schutzkraft der Lymphknoten gegenüber den Bakterien ist weiter von einigen italienischen Forschern sehr scharf hervorgehoben worden [PEREZ (1898), MANFREDI (1899), MANFREDI und VIOLA (1899) und MANFREDI und FRISCO (1902), EVOLI (1904), CONFORTI und BORDONI (1906), LOFARO (1911)]. Sie zeigen experimentell, daß die Bakterien, wenn sie nicht in allzu großer Menge in die Lymphbahnen hineingelangen (was ja normaliter in der Regel der Fall ist), in den Lymphknoten vollständig zurückgehalten werden, daß ihre Virulenz in den Lymphknoten vermindert wird und daß sie binnen einer relativ kurzen Zeit vernichtet werden. Auch die französischen Forscher [LABBÉ (1898), BEZANÇON und LABBÉ (1899), BEZANÇON (1899)] finden als Hauptresultat ihrer eingehenden Untersuchungen, daß die Lymphknoten sowohl gegen Bakterien als gegen Toxine einen bedeutenden, aktiven Schutz ausüben.

Die „filtrierende" Fähigkeit der Lymphknoten ist jedoch z. B. nach BARTEL und STEIN (1905), CALMETTE und GUERIN (1905) in den verschiedenen Lebensaltern etwas verschieden.

Ich will hier auf die vorzügliche Darstellung OELLERS über „Lymphapparat als Schutz- und Filterorgan" in seiner Arbeit „Lymphdrüsen und lymphatisches System" im Handb. der norm. und pathol. Physiologie, 1928, aufmerksam machen. Ich wollte gern beinahe alles, was er hier als seine Auffassung betont, unterstreichen. Selbst bin ich namlich durch meine Studien zu derselben Ansicht gekommen.

Die durch die Lymphbahnen in die Lymphknoten eingeschwemmten Fremdkörperchen liegen also in erster Linie in dem Marginalsinus oder in den angrenzenden Teilen der Intermediärsinus [LABBÉ (1898), BEZANÇON (1898) u. a.], teils weil sie nicht weitergeführt werden, da die Strömung der Lymphe hier im großen und ganzen stagniert, teils weil phagocytierende und, wenn die Fremdkörper giftig wirken, auch andere biologische Prozesse gegen sie ausgelöst werden. Alle solche Fremdkörper, die phagocytiert werden können, werden auch ohne Zweifel von dem Retikulo-Endothel des Sinus oder von hier liegenden freien Makrophagen aufgenommen. Diese so beladenen Endothel- und Reticulumzellen lösen sich ab und nehmen wie die schon freien Makrophagen jetzt wahrscheinlich ihren Weg hauptsächlich in die Rindensubstanz. Man muß also annehmen, daß die phagocytierten Fremdkörper im allgemeinen in die Rindensubstanz verschleppt und dort in erster Hand eingelagert werden.

Es gibt in der Literatur viele Angaben, die in dieser Richtung sprechen. Man findet z. B. solche schon bei v. INS (1876), RUPPERT (1878) und ARNOLD (1885) bei ihren Untersuchungen über die Staubinhalation. Die Kohlen- und andere Staubpartikel gelangen nicht durch die Lymphsinus zum Hilus des Lymphknotens, sondern werden erst am Marginalsinus phagocytiert und dann durch die Rinde und die Markstränge fortgeschleppt. Nach v. BRUNN findet man sowohl Bakterien als Zinnoberkörnchen bereits $1^1/_2$ Stunden nach subcutaner Injektion sowohl in Rinde als Mark. Auch RIBBERT (1907) sagt, daß die Fremdkörperpartikel und, was er besonders hervorhebt, auch gelöste Stoffe in den Lymphsinus von den Endothelzellen aufgenommen werden, wonach diese Zellen in das lymphatische Gewebe (in die Rinde und das Mark) einwandern. Als BAUMGARTEN (1886) wie auch JOEST (1912) und JOEST und EMSHOFF (1912) experimentelle Untersuchungen uber das erste Auftreten der Tuberkulose in den Lymphknoten anstellten, fanden auch sie die ersten Veranderungen in der Rindensubstanz. BAUMGARTEN konnte ebenfalls die Bacillen in der Rindensubstanz nachweisen, bevor die reaktiven Veranderungen auftraten. Nach KAJEYAMA (1925) entstehen die Tuberkelbildungen durch Wucherungen innerhalb des lymphatischen Gewebes selbst, was auch ich (1921) gezeigt habe. Auch ASCHOFF (1926) sagt, daß die Tuberkel sich am haufigsten in der „Außenzone der Follikel", jedenfalls in dem eigentlichen lymphatischen Gewebe entwickeln. Die Leprabacillen sollen ebenfalls in den Rindenknoten, in Zellen eingelagert, zu finden sein.

NORDMANN (1928) scheint neulich durch Studium pathologischer Lymphknoten zu einer anderen Auffassung gekommen zu sein. Soweit man aus seiner Arbeit herauslesen kann, kommt erst im Markgebiet eine eventuelle „Speicherung" in das lymphatische Reticulum zustande. Wir mussen uns jedoch immer erinnern, daß das Verhaltnis verschieden sein kann, je nachdem es sich um giftige oder nicht giftige Substanzen handelt. GOSSMAN (1929) gibt nicht genauer an, wie er sich den Transport von Fremdkorpern denkt. Er sagt nur: „Beobachtungen an Lymphknoten, in die Stoffe, wie etwa Pigmente der verschiedensten Herkunft und Art, hingelangt sind, lassen ja auch erkennen, daß diese Stoffe entweder in den Sinus allein oder in diesen und im Reticulum des lymphatischen Gewebes zur Aufnahme gelangen. Dabei scheint eine Gesetzmäßigkeit derart sich zu ergeben, daß mit der Lymphbahn herausgeführte Stoffe ebenso wie das Lipoid vom Sinus in das lymphatische Reticulum allmählich verlagert werden."

Wenn man also auch noch nicht durch direkt darauf gerichtete Untersuchungen festgestellt hat, daß die täglich in kleinen Mengen eindringenden Fremdkörper, wenigstens die giftführenden, auf diese Weise in die Rindensubstanz hineingebracht zu werden pflegen, so ist es nach dem oben Angeführten wohl sehr wahrscheinlich, daß dies im großen und ganzen als ein allgemeines Gesetz gelten darf. Man muß daher auch annehmen, daß die hauptsächlichen Abwehrreaktionen, besonders die, welche sich gegen giftführende Fremdkörper richten, in der Rindensubstanz ablaufen.

Auch durch das Blutgefäßsystem müssen Fremdkörper [u. a. Toxine (besonders endogene) und Bakterien] in das lymphatische Gewebe eindringen können. In dieser Frage will ich Schulze (1925) zitieren, der den Wandbau der capillaren und postcapillaren Venen untersucht hat. Es scheint erwiesen, sagt er, daß ein besonderer Wandbau hier „einen direkten Austritt gelöster Substanzen und geformter Stoffe bis zur Querschnittsgröße von Erythrocyten gestatten kann und geeignet erscheint, den Durchtritt größerer Zellen zu erleichtern. Infolge dieser Einrichtung laßt sich eine meines Wissens bisher noch nicht diskutierte Funktion der Lymphdrüsen vermuten. Bei einer Allgemeininfektion wird eine geringe Blutstauung im Capillar- oder Venengebiet von Lymphknoten genügen, um etwa im Blut kreisende Bakterien oder toxische Stoffe durch Stomata der capillaren und postcapillaren Venenwand in das umgebende lymphoide Gewebe übertreten zu lassen, wo sie durch Phagocyten oder Reticulumzellen aufgenommen und unschadlich gemacht werden können. Es waren also die Lymphknoten nicht nur in die Lymphbahn, sondern auch in die Blutbahn eingeschaltete Sicherheitseinrichtungen." Friedheim (1927) gibt inzwischen an, daß die Lymphknoten als „Blutfilter" nur eine sekundare Aufgabe haben. Primare Blutfilter sind die Leber, die Milz und das Knochenmark.

Die Reaktionsherde, die sich in das lymphatische Gewebe entwickeln, müssen gegen bestimmte Reizstoffe ausgebildet werden und dann an diesen Stoffen gebunden sein, wie z. B. der Tuberkel zu den Tuberkelbacillen. Es ist daher ganz natürlich, daß die Sekundarknötchen in keinem gleichzeitigen Abhängigkeitsverhältnis zu „den verschiedengradigsten resorptiven Reaktionen des Retikuloendothels" [Gossman (1929)] stehen konnen, was Gossman auch gefunden hat. Daß sie jedoch etwas an den Speicherungsvorgängen teilnehmen kónnen, ist kaum zu verwundern.

In der Rinde und hauptsächlich im nahen Anschluß zum Marginalsinus und den V. afferentia findet man die Sekundärknötchen. Hellman (1919, 1921) hat die Theorie aufgestellt, daß diese Sekundärknötchen den morphologischen Ausdruck für die Funktion des lymphatischen Gewebes gegen eindringende entzündliche und toxische Reizstoffe darstellen. Sie bilden lokale Reaktionsherde („Reaktionszentren") und treten nur dann auf, wenn die Reizstoffe, wie es tagtäglich der Fall sein muß, in nicht größerer Menge vorhanden sind, als daß sie lokale Reaktionen hervorrufen können. Die Reaktion tritt unter diesen Verhältnissen als abgegrenzter, mehr oder weniger exsudativer oder produktiver Prozeß hervor. Der verschiedene Aufbau der Sekundärknötchen wird durch diese variierenden Reaktionserscheinungen erklärt. Der periphere Lymphocytenring ist auch als eine Reaktionserscheinung, als ein Zeichen der Zuströmung der Lymphocyten aus der Umgebung aufzufassen. Man muß jedoch annehmen, daß bei der Ausbildung desselben auch die Zusammendrückung des Gewebes beim Zuwachs des zentralen Herdes eine nicht unbedeutende Rolle spielt.

In den Fällen dagegen, wo die Reizstoffe reichlich sind und sich diffus in dem lymphatischen Gewebe ausbreiten, können gegebenenfalls keine lokalen Reaktionsherde gebildet werden, sondern das ganze Gewebe wird in die Reaktion miteinbezogen — sofern es nicht, wie in gewissen Fällen bei stärkerer Giftwirkung, vollkommen lahmgelegt wird. Man bekommt unter solchen Verhältnissen das von der pathologischen Anatomie wohlbekannte Bild eines diffus geschwollenen Gewebes, das mikroskopisch das Bild eines diffus über das ganze Gewebe ausgebreiteten, überall relativ gleichartigen Reaktionsprozesses (des Retikuloendothels, S. 312) zeigt.

Soweit ich sehen kann, muß die Theorie FLEMMINGs (S. 372) unrichtig sein. Meine Theorie habe ich als Arbeitstheorie aufgestellt, und es scheint mir, daß man für dieselbe gute Gründe anführen kann. Natürlich muß sie noch weiter und allseitig geprüft werden, ehe man etwas Bestimmtes über sie aussagen kann. Jedenfalls ist es meine Überzeugung, daß die Lösung dieser funktionellen Frage wenigstens im nahen Anschluß an diese Theorie zu suchen ist.

Als hauptsächliche Stütze dieser Theorie kann folgendes angeführt werden [s. näheres HELLMAN (1919, 1921, 1926)]. 1. Alle Beobachtungen, die gegen die Theorie FLEMMINGs sprechen (vgl. S. 372), lassen sich mit dieser Theorie gut vereinigen, wie überhaupt keine Beobachtung über die Sekundärknötchen derselben direkt widerspricht (vgl. unten). 2. Der Bau der Sekundärknötchen, ihr wechselndes Aussehen, sowie die nekrobiotischen Veränderungen in denselben bei „normalen" Individuen (S. 333) läßt sich gut mit der Annahme vereinigen, daß sie „Reaktionszentren" darstellen, welche von Giftstoffen verschiedener Virulenz hervorgerufen sind. 3. Die Sekundärknötchen liegen dort, wo man die Ablagerung der giftigen Fremdkörper erwarten muß [HELLMAN (1921), GOLDKUHL (1927)]. Die ersten Tuberkelknötchen werden auf dieselbe Weise eingelagert wie die Sekundärknötchen [MITCHELL (1917), HELLMAN (1921), GRÅBERG (1926)]. Man hat auch Bakterien in den Sekundärknötchen gefunden (s. S. 335). 4. Die Sekundärknötchen werden ausgebildet, um einen zufälligen, intermittent auftretenden Zweck zu erfullen. Sie werden nicht, wie es FLEMMING annimmt, nach und nach angelegt, sondern auf einmal in größerer Menge [HELLMAN (1919, 1926)]. Es muß ein intermittenter Reiz sein, der zu ihrer Ausbildung führt (S. 339). Bei den Tonsillen liegt es nahe, anzunehmen, daß dieser Reiz vorzugsweise von der Außenwelt stammt. WALDAPFEL (1927) hat neulich in zwei Fallen durch experimentelle Bakterieninjektionen bei *Kaninchen,* die noch nicht einen Monat alt waren, Sekundärknötchen in den Tonsillen hervorrufen können, also in einer Zeit, wo normaliter die Sekundärknotchen in diesem Gewebe noch nicht ausgebildet sind. 5. Man findet oft und kann experimentell konstatieren, daß bei gewissen toxischen und infektiösen Prozessen die Sekundärknötchen zahlreicher und größer werden [LABBÉ (1898), FRÖHLICH (1898), BEZANÇON und LABBÉ (1898), KLEMM (1906), MATKO (1918), HEUSSER (1923), ASAI (1924), EHRICH (1929) u. a.]. HELLMAN und WHITE (1929, 1930) und A. und H. SJÖVALL (1930) haben dies durch Zählungen und Messungen festgestellt. Dagegen verschwinden sie z. B. bei den lymphatischen Leukämien [ZEHNDER (1890), BANTI (1904), TURK (1908), LINDBOM (1919) u. a.].

Nur zwei Beobachtungen sind es, die man nicht im Anschluß an diese Theorie ohne weiteres erklaren kann. Die eine ist die Tatsache, daß die periphere Lymphocytenzone, besonders in den Tonsillen, exzentrisch ausgebildet ist, wie eine Mutze dem hellen Zentrum aufsitzt und immer nach außen gerichtet ist (Bd.V:1, S. 257). Neuerlich haben RÖHLICH (1928) und SCHWANEN (1929) diese Eigentümlichkeit zu erklären versucht. Die andere ist die Tatsache, daß bei gewissen Tieren (vor allem dem *Schwein*) die Sekundarknötchen von gewöhnlich dicht gelagerten Bindegewebsfasern wie von einer kleinen Kapsel umgeben sind (S. 370). Was die letztere Beobachtung betrifft, so deutet sie auf eine größere Stabilitat der Sekundarknötchen hin, als man sowohl nach der Theorie FLEMMINGs als der meinigen anzunehmen geneigt ware (vgl. auch S. 340).

Weitere Stützen für diese Theorie hat HEIBERG (1922, 1924, 1925) geliefert. Durch seine Untersuchungen ist er jedoch zu einer etwas abweichenden Auffassung gekommen. Er glaubt in den Sekundärknötchen Herde zu sehen, in welchen die Lymphocyten zugrunde gehen, und falls sie Giftstoffe enthalten, unschädlich gemacht werden. Auch HEILMANN (1926) ist für meine Theorie eingetreten, im großen und ganzen auch DIETRICH (1923), POL (1923), SCHLEMMER (1923), FOOT (1925), LAURELL (1926), WETZEL (1926), LÜSCHER (1926), GROSSMANN und WALDAPFEL (1926), WALDAPFEL (1927), ROTTER (1927), EPSTEIN (1929), EHRICH (1929) u. a.

OELLER (1928) geht in seiner Arbeit im Handbuch der normalen und pathologischen Physiologie eingehend auf diese Frage ein und stimmt im großen und ganzen meiner Auffassung zu. Zu diesem wie auch zu vielen anderen Problemen des lymphatischen Gewebes nimmt er jedoch einen von dem gewöhnlichen mehr oder minder abweichenden Standpunkt ein. Da ich alle diese Fragen nicht hier referieren kann, muß ich auf seine Originalarbeit hinweisen. Was die Sekundärknötchen betrifft, stellt er folgende zwei Fragen auf: „Was bedeuten uberhaupt die Mitosen im lympho-retikulären Gewebe?" und „Wie entstehen die Lymphocyten und welche Beziehungen zeigen sie zu den mitotischen Zellvorgängen?" Die erste beantwortet er so, daß die „Mitosen im retikulären Bindegewebe nicht der Ausdruck einer absolut physiologischen Reaktion sind, sondern daß sie die Antwort einer erhöhten cellulären Inanspruchnahme darstellen", daß sie also „wohl kaum den physiologischen Prozeß der Zellvermehrung darstellen dürfen". Auf die zweite gibt er die Antwort, „daß der Lymphocyt sicher nicht auf dem Wege regelmäßiger Teilung über bestimmte zwangsläufige Zwischenstadien hinweg hervorgeht. Er erscheint im lymphoiden, bzw. lymphatischen Gewebe plötzlich nach Erreichung des Höhepunktes der proliferativen Vorgänge der Gewebszellen und geht nicht aus einer mitotischen Teilung von Stammzellen hervor" (vgl. S. 32).

Viele spätere Forscher sind jedoch bei ihren Untersuchungen über die Sekundärknötchen bei der Flemmingschen Auffassung stehen geblieben wie Groll (1920), Nakahara und Murphy (1921), Thiel und Downey (1921), Lang (1926, 1928), Schwanen (1929). Nakahara und Murphy glauben weitere Beweise für die Richtigkeit dieser Theorie geliefert zu haben, wenn sie experimentell einen Zusammenhang besonders zwischen der Lymphocytenmenge im Blute und der Lebhaftigkeit der Zellteilungen in den Sekundärknötchen nachweisen. Man kann sich jedoch sehr wohl denken, daß die pathologischen Insulte, welche sie in ihren Experimenten zuführen (u. a. Cancerinokulation, X-Strahlen), Reaktionsprozesse verschiedener Art in dem lymphatischen Gewebe hervorrufen. Die Vermehrung der Lymphocyten und die Zunahme der Mitosen in den Sekundärknötchen brauchen daher keineswegs miteinander direkt in Verbindung stehende Reaktionen zu sein. Ehrich (1929) hat übrigens bei Injektionen von Bakterien gerade das Gegenteil gefunden. Schwanen (1929) hat für seine Beweisführung fast nur auf den Lymphocytenmantel des Sekundärknötchens Rücksicht genommen. Auf eine nähere Diskussion aller dieser Arbeiten will ich übrigens hier nicht eingehen — eine solche gehört nicht in ein Handbuch.

Wätjen (1925, 1927), Uchino (1925), Aschoff (1926) und Gossmann (1929) wollen, kann man sagen, einen Kompromiß zwischen den beiden Theorien (Flemmings und Hellmans) zustande bringen. Ihre Auffassung geht darauf hinaus, daß die Sekundärknötchen „ein besonders jugendliches lymphatisches Gewebe" bilden, welches auf jede Reizung hin in lebhafte Wucherung gerät. Bei physiologischen Reizen treten die etwaigen Zerfallserscheinungen sehr zurück und die Kernteilungsfiguren beherrschen das Bild" [Aschoff (1926)]. Sie sollen also jetzt Lymphocyten produzieren, in der Weise, wie es Flemming annimmt. Dagegen führt „bei pathologischen Reizen die schlagartige Vernichtung der Lymphoblasten im sog. Keimzentrum zur gewaltigen Anhäufung von Kerntrümmern, welche dann von Reticulumzellen ungemein schnell aufgenommen werden" [Aschoff (1926)]. „Man kann sagen", hebt Sternberg (1926) hervor, „überall dort, wo Zellgebilde des lymphatischen Gewebes zugrunde gehen, und zwar einem Zerfall anheimfallen, kommt es zu Wucherung von Zellen des Stützgewebes, die sich räumlich auf Kosten der untergehenden lymphatischen Zellen ausbreiten." „Es können unter Einfluß von Schädigungen Zellen auftreten, die lymphoblastenähnlich, aber ganz anderer Herkunft sind und eine andere Funktion besitzen." Auch Groll und Krampf (1920) erklären ihre drei Sekundärknötchentypen (S. 339) im Anschluß an eine solche Auffassung. West (1924) lenkt die Auffassung besonders auf diese reichlichen „für die Sekundärknötchen offenbar spezifischen Makrophagen" (vgl. z. B. Abb. 63 in dieser Arbeit) und faßt die Sekundärknötchen als Gewebspartien auf, wo sowohl eine Zelldegeneration als auch eine Zellproliferation stattfindet. So auch Kozumi (1924). Bernheim (1924) will keinen definitiven Standpunkt einnehmen.

Diese Auffassungen stimmen hauptsächlich mit jenen überein, welchen die Forscher huldigten, die als erste bei Infektionskrankheiten nekrobiotische Sekundärknötchen fanden. So sagt z. B. OERTEL (1887), daß „unter der Einwirkung von abnormen Bestandteilen der die Zellen umspülenden Gewebsflüssigkeit, oder vielmehr unter der Aufnahme eines infizierenden Giftes Veränderungen in der Konstitution der ganzen Zellsubstanz vor sich gehen, welche sich zuerst unter dem Bilde der Kernteilung darstellen, die vitalen Äußerungen der Zelle selbst aber unter diesen Vorgängen sich erschöpfen und der anfänglichen Kernteilung nur ein weiterer Zerfall und das Absterben der Zelle selbst nachfolgt".

Ich selbst bin zu einer solchen Erklärung geneigt gewesen, fand aber, daß sie nicht ganz zufriedenstellend war. „Soll", sage ich (1921), „eine Erklärung im Anschluß an die Theorie FLEMMINGs gegeben werden, so scheint mir die Annahme am nächsten zu liegen, daß diese Sekundärknötchen, welche sich im Proliferationszustand befinden und also Zellen enthalten, die wohl leichter als andere geschadigt werden können, beim Eindringen von Giften in das lymphoide Gewebe auch leichter Schaden nehmen als das übrige Gewebe, wobei es zu nekrobiotischen Prozessen kommt. Indessen scheint mir eine solche Erklärung jedoch auch nicht zufriedenstellend zu sein, besonders da sie sich mit einzelnen Beobachtungen, die bezüglich der Sekundärknötchen gemacht wurden, nicht vereinigen läßt; man könnte auch, wenn diese Auffassung richtig wäre, häufiger Bilder von reiner Nekrose erwarten und nicht diese Bilder mit mehr oder weniger, aber doch deutlichen entzündlichen Einschlägen." Diese Einwände stehen noch heute fest, und durch spätere Beobachtungen [u. a. HELLMAN (1926)] scheint mir eine solche Auffassung noch weniger begründet zu sein. Es ist überhaupt sehr schwierig, sich die verschiedenen Proliferations- und Phagocytosebilder als reaktive Prozesse nach einem vorhergehenden gewiß oft umfassenden Zelluntergang vorzustellen (vgl. Abb. 63, wo in den Sekundärknötchen einer Gaumentonsille eine große Menge phagocytierender Makrophagen zu sehen ist).

WETZEL (1928) will in den Rindenknoten der Lymphknoten einen histologischen Ruhezustand und histologische Abwehrzustände ersten, zweiten und dritten Grades unterscheiden. Der Ruhezustand ist durch eine völlig gleichförmige Verteilung der Zellen durch das ganze Gebiet gekennzeichnet. Bei dem Abwehrzustand ersten Grades scheint das Gewebe, nach den Kernen beurteilt, an verschiedenen Stellen verschieden dicht, und auch einzelne maßig vergrößerte Zellen mit helleren Kernen sind zu finden. Im zweiten Grade treten einzeln liegende große Zellen, die sich deutlicher von der kleinzelligen Umgebung abheben als bei dem ersten Abwehrzustand hervor. Sie gleichen den Lymphoblasten der Keimzentrentheorie nicht. Dieser Zustand ist gegen den ersten und dritten nicht in jedem Falle scharf abzugrenzen. Der Abwehrzustand dritter Art ist durch das Auftreten der eigentlichen Abwehrherde, Sekundärknötchen, gekennzeichnet. Sie sind meistens und in der Hauptsache aus großen, vakuoligen Zellen mit großen hellen Kernen und mit oft mangelnder Abgrenzung gegeneinander gebildet. Diese Zellen sind vielleicht dieselben wie bei dem Abwehrzustand zweiter Art, nur weiter ausgebildet und in geschlossenen Massen angehäuft, doch ist die Identität keineswegs sicher. Im Bereich des Herdes ist auf den Schnitten fast immer ein Gefäß festzustellen. Diese drei Abwehrzustände sind vielleicht nicht von derselben Beschaffenheit, wenigstens ist der Abwehrzustand erster Art zweifellos von anderer Beschaffenheit als der Abwehrzustand dritter Art. Es sind mit der verschiedenen Art und Beschaffenheit zugleich auch, nach WETZEL, verschiedene Ursachen der einzelnen Zustände anzunehmen.

Den Lymphknoten wird, wie dem lymphatischen Gewebe überhaupt (vgl. Bd. V: 1, S. 281), auch die spezielle Fähigkeit zugeschrieben, Antikörper zu produzieren [PFEIFFER und MARX (1898), WASSERMANN (1898), DEUTSCH (1899), MANFREDI und VIOLA (1899) FREYMUTH (1903), WASSERMANN und CITRON (1905), RIBBERT (1907), LIVIERATO (1910), LOFARO (1911), NEUBER (1913), RUSS und KIRSCHNER (1921) u. a.]. Es ist ja eine Tatsache, daß die Lymphknoten fast täglich Bakterien und Giftstoffe in sich aufnehmen. Wie Untersuchungen von PIZZINI (1892), PEREZ (1897), MANFREDI (1899), KÄLBE (1899). HARBITZ (1905), HESS (1907), BEITZKE (1912), BLOMFIELD (1915), DIGBY

(1919) und viele andere gezeigt haben, findet man in den Lymphknoten von gesunden Menschen und Tieren Bakterien, die zum Auswaschen fähig sind. Die Bakterien, die täglich durch unsere Haut und durch unsere Schleimhäute, wenigstens durch sog. „physiologische Defekte", in unseren Körper hineingekommen, und welche nicht sofort in dem subepithelialen Gewebe vernichtet werden, gelangen in die Lymphknoten. Hier muß also ein spezieller Platz sein, wo reaktive Prozesse gegen sie eingeleitet werden. Man muß wohl annehmen, daß die Antikörper in erster Linie dort entstehen, wo das Antigen sich einnistet. Es scheint mir daher, daß diese Untersuchungen, die auf eine spezielle Fähigkeit der Lymphknoten, Antikörper zu produzieren, hindeuten, den richtigen Weg zeigen. Wenn die Sekundärknötchen den morphologischen Ausdruck der Reaktion des lymphatischen Gewebes gegen die Giftstoffe darstellen, muß in erster Linie ihnen eine Bedeutung bei dieser Bildung von Antikörpern zukommen [Hellman (1919, 1921), Heiberg (1925)]. Heilmann (1926) sagt auch ohne weiteres, daß sie als Immunitätsorgane fungieren.

Daß die Sekundärknötchen bei Immunisierung vergrößert werden, geht schon aus den Untersuchungen von Matko (1918) und Epstein (1929) hervor. Hellman und White können (1929, 1930) mit exakten Methoden zeigen, daß bei einer aktiven Immunisierung von *Kaninchen* gegen Paratyphus B (intravenös) die Sekundärknötchen in der Milz, wie auch, obgleich weniger, in den Tonsillen, sowohl in Anzahl als Größe bedeutend zunehmen. Es scheint übrigens, als ob das ganze lymphatische System des Körpers bei dieser Immunisierung tätig wird. Auch Ehrich (1929) hat bei intravenöser Injektion von abgetöteten Staphylokokken eine bedeutende Zunahme der Sekundärknötchen gesehen.

Es ist nicht unwahrscheinlich, daß die Funktion der Lymphknoten, wie des lymphatischen Gewebes überhaupt, in dieser Hinsicht darauf hinausgeht, toxische Stoffe täglich in kleinen, gewissermaßen physiologischen Dosen aufzunehmen und dadurch zur Immunisierung des Organismus beizutragen. Wenn es der Fall ist, so ist dies gewiß eine sehr wichtige physiologische Funktion des lymphatischen Gewebes. Es gibt auch mehrere Untersuchungen, die darauf hindeuten, daß das ganze retikulo-endotheliale System (s. unten) mit der Produktion der bakteriellen Schutzkörper etwas zu tun hat [Aschoff (1924, 1925)].

Auf die Frage, warum die Altersinvolution des lymphatischen Gewebes so fruhzeitig beginnt (S. 356), hat man als Antwort in der Literatur die Vermutung ausgesprochen, daß die Altersinvolution beginnt, sobald eine relative Giftfestigkeit gegen die gewöhnlichen Giftstoffe eingetreten ist. Eine solche Giftfestigkeit erreicht der Organismus schon im frühen Alter. Die Arbeit des lymphatischen Gewebes ist dann nicht mehr in dem gleichen Grade erforderlich wie früher [Brieger-Görke (1901, 1904), Albrecht (1906, vgl. S. 303), Klemm (1906) u. a.], die Altersinvolution stellt sich ein. Das erste Zeichen dieser physiologischen Involution sollte nach Gorke das Verschwinden der Sekundarknötchen aus dem lymphatischen Gewebe sein.

Es ist wohl auch eine Tatsache, daß unser Organismus allmählich immer mehr immun — giftfest — gegen die gewöhnlichen Giftstoffe wird. Hierzu tragen viele Verhaltnisse bei. Die Haut und die Schleimhäute stellen einen kräftigen Schutz gegen das Eindringen exogener Giftstoffe dar, der wahrscheinlich mit zunehmendem Alter größer wird. Durch tägliche Immunisierungsprozesse innerhalb des Organismus wird eine immer stärkere Verteidigung gegen allerlei giftige Körper und Stoffe ausgearbeitet. Das lymphatische Gewebe nimmt wahrscheinlich an dieser Arbeit teil, steht jedoch nicht allein im Dienste dieser Funktion. Es liegt die Annahme also sehr nahe, daß die Funktion des lymphatischen Gewebes im frühen Alter in höherem Grade in Anspruch genommen zu werden braucht, also während einer Zeit, wo die Schutzkräfte des Organismus weniger kräftig sind als später, wo diese Schutzkräfte eine größere Vollendung erreicht haben.

In späterer Zeit hat man vor allem die Reticulumzellen des lymphatischen Gewebes, die Retikulo-Endothelien der Lymphsinus der Lymphknoten und der Blutsinus der Milz, die Kupfferschen Sternzellen der Leber, die Capillarendothelien der Nebennieren usw. zu einem funktionellen System, dem retikulo-endothelialen System, zusammengefaßt. Es hat sich nämlich gezeigt,

daß diese Zellen in bezug auf die Phagocytose und die Speicherung eine grund-
sätzliche Ähnlichkeit aufweisen und daß sie sich hierdurch von anderen Zellen
unterscheiden lassen. Ich kann auf diese sehr interessante Frage hier nicht eingehen, sondern verweise diesbezüglich besonders auf die Darstellungen von
ASĆHOFF (1924, 1925), BOERNER-PATZELT, GÖDEL und STANDENATH (1925), und
MAXIMOW in diesem Handb. Bd. II: 1, S. 448ff. Die Frage ist schon häufig diskutiert und bearbeitet worden, und viele interessante Erfahrungen sind schon
gewonnen; sie hat sich als sehr bereichernd erwiesen, wenn man auch mit
ASCHOFF (1925) sagen muß: ,,Ob es berechtigt war, die Zellen als ein System
zusammenzufassen, muß die Zukunft lehren!''

Ob die Lymphknoten für den Fettstoffwechsel eine größere Bedeutung
haben, ist noch nicht sicher festgestellt.

Nach POULAIN (1901) werden in denselben Lipasen gebildet, die taglich von großer Bedeutung fur den Stoffwechsel des Nahrungsfettes sind. Im Hungerzustand spielen sie eine
große Rolle bei der Resorption des Reservefettes, die peripheren bei der Resorption des
Panniculus adiposus, die mesenterialen bei der des Mesenterialfettes. Sind die Lymphknoten indessen anderweitig in Anspruch genommen, z. B. im Kampfe gegen Infektionen,
so soll diese Lipasenbildung bedeutend beschrankt sein. STHEEMANN (1910) teilt nach
ahnlichen Untersuchungen dieselbe Auffassung. Die Lymphknoten sind Organe zur Vorbereitung der inneren Fettverdauung, sind Assimilationsorgane, die sowohl dem Nahrungs-
fett wie dem Gewebsfett zu Gebote stehen. Nach BERGEL (zahlreiche Arbeiten 1909—1926)
sind es besonders die Lymphocyten, welche fettspaltende Fermente produzieren [vgl.
auch VERSÉ (1925)]. DABELOW (1928), der eine Fettspeicherung in den Mesenteriallymphknoten wahrend der Chyluspassage findet, spricht von einer ,,Ernahrungsfunktion des
Reticulums'' in dem Sinne, daß der Nahrungsbedarf des Lymphknotens dadurch gedeckt
wird. Nach JÄGER (1928) erhalten die Mesenterialknoten im Durchschnitt etwas mehr Fettstoffe als die axillaren, inguinalen und cervicalen Knoten. Eine ausgesprochene Beziehung
zu Alter, Ernährungszustand und Krankheit des gesamten Organismus ist nicht nachweisbar.
HOLTHUSEN (1910) und EUKEN (1914) können indessen die Untersuchungen von
POULAIN und STHEEMANN nicht bestatigen.

Auch für den Abbau des Eiweißes hat man den Lymphknoten eine Bedeutung zugeschrieben [KUCZYNSKI (1922) u. a.]. FAHR (1923) nimmt an, daß
das Reticulum der Lymphknoten an Stoffwechselvorgängen überhaupt in großer
Ausdehnung beteiligt ist.

Die Frage der Stoffwechselvorgänge in den Lymphknoten ist übrigens jetzt größtenteils in die Lehre von dem retikulo-endothelialen System (s. oben) aufgegangen. Man nimmt
gegenwärtig an, daß dieses System bei Stoffwechselvorgängen eine große Rolle spielt [vgl.
JAFFÉ (1922), ASCHOFF (1924, 1925) u. a.].

Den Lymphknoten wird von vielen Forschern [HOYER (1899), SCHUMACHER
(1899), SISTO und MORANDI (1901), THOMÉ (1902) und vielen anderen] eine Zerstörung der roten Blutkörperchen zugeschrieben. Für die ,,Hämolymph-
knoten'' sollte diese Funktion eine Hauptaufgabe sein. Neuerdings gibt FAHR
(1923), der die Lymphknoten des Leberhilus einer näheren Untersuchung unter-
zieht, an, daß hier u. a. ein Untergang der roten Blutkörperchen stattfindet,
so daß dieser ,,lymphatische Portalring'' in gewissem Grade die Milz in ihrer
blutzerstörenden Arbeit zu ersetzen scheint. Im allgemeinen nimmt man jedoch
gegenwärtig an, daß eine solche Arbeit den wirklichen Lymphknoten normaliter
nicht zukommt.

Im allgemeinen wird bestritten, daß die Lymphknoten, wie das lymphatische Gewebe
überhaupt (vgl. Bd. V: 1, S. 283), eine inkretorische Funktion besitzen. Jedoch wird
ihnen von einigen Forschern [z. B. KAHANE (1899), HEUDORFER (1921), WIRTH (1922)]
eine solche Funktion mit größerer oder geringerer Wahrscheinlichkeit zugeschrieben.

Literatur.

Albrecht, E.: Die Bedeutung des Wurmfortsatzes und der lymphatischen Apparate des
Darmtractus. Mschr. Geburtsh. **23**, 230—235 (1906). — **Albrecht, H.** u. **L. Arzt:** Beitrage
zur Frage der Gewebsverirrung. I. Papillare Cystadenome in Lymphdrusen. Frankf. Z.
Path. **4**, 47—69 (1910). — **Alfejew, S.:** (a) Die embryonale Histogenese der Zellformen des

lockeren Bindegewebes der *Saugetiere*. Fol. haemat. (Lpz.) **30**, 111—172 (1924). (b) Über die embryonale Histogenese der kollagenen und retikulären Fasern des Bindegewebes bei *Saugetieren*. Z. Zellforschg **3**, 149—168 (1926). — **Argaud, R.** et **G. Billard:** Les étages lymphoïdes du tractus digestif. C. r. Acad. Sci. Paris **185**, 663—665 (1927). — **Arnold, J.:** (a) Über das Vorkommen lymphatischen Gewebes in den Lungen. Virchows Arch. **80**, 315—326 (1880). (b) Über Lebertuberkulose. Virchows Arch. **82**, 377—396 (1880). (c) Untersuchungen über Staubinhalation und Staubmetastasen. Leipzig 1885. (d) Über den Kampf des menschlichen Körpers mit den *Bakterien*. Zbl. Bakter. **6** (1889). — **Arnsdorff, A.:** Die Noduli aggregati (Peyeri) bei den Fleischfressern. Arch. Tierheilk. **51**, 346 bis 349 (1924). — **Artusi, C.:** Über einen Fall von postanginöser Pyämie mit nekrotisierender Nephritis papillaris embolica. Beitr. path. Anat. **75**, 1—14 (1926). — **Asai, T.:** Zur pathologischen Histologie der blutbildenden Organe bei der experimentellen Schistosomiosis. Trans. jap. path. Soc. **14**, 180—181 (1924). — **Aschoff, L.:** (a) Die Wurmfortsatzentzündung. Jena 1908. (b) Das retikuloendotheliale System. Erg. inn. Med. **26**, 1—118 (1924). (c) Das retikuloendotheliale System in Aschoff, Vorträge über Pathologie. S. 136—163. Jena 1925. (d) Die lymphatischen Organe. Med. Klin. **22**, Beih. (1926). — **Aschoff, L. u. H. Kamiya:** Zur fettspaltenden Funktion der Lymphocyten. Dtsch. med. Wschr. **1923**. — **Asher, L. u. A. Erdely:** Über die Beziehung zwischen Bau und Funktion des lymphatischen Apparates des Darmes. Zbl. Physiol. **17** (1903). — **Askanazy, M.:** (a) Der Ursprung und die Schicksale der farblosen Blutzellen. Verh. Ges. dtsch. Naturforsch. 76. Verslg 1, 225—235. Breslau 1904. (b) Der Ursprung und die Schicksale der farblosen Blutzellen. Münch. med. Wschr. **51**, 1945—1950 u. 2006—2008 (1904). (c) Über die Lymphfollikel im *menschlichen* Knochenmark. Virchows Arch. **220**, 257—275 (1915). (d) Pathologische Reaktionen nach der Typhusschutzimpfung. Kriegsp. Tag. Zbl. Path. **1916**, 22—30.

Balabio, R.: Contributo alla conoscenza della fine struttura delle „Lymphoglandulae". Anat. Anz. **33**, 135—139 (1908). — **Banti, G.:** Die Leukämien. Zbl. allg. Path. **15**, 1—12 (1904). — **Barbacci, O.:** (a) Über die feineren histologischen Alterationen der Milz, der Lymphdrüsen und der Leber bei Diphtherieinfektion. Zbl. Path. **7**, 321—358 (1896). (b) Summarischer Bericht über die wichtigsten italienischen Arbeiten im Jahre 1902. Zbl. Path. **14** (1903). — **Barnes:** Die Tonsillen beim *Säugling, Kind* und *Erwachsenen*. Vortr. Ref. Zbl. Laryng. **1910**, 361. — **Bartel, J.:** Der normale und abnormale Bau des lymphatischen Systems und seine Beziehung zur Tuberkulose. Wien. klin. Wschr. **20**, 1143 (1907). **Bartel, J. u. R. Stein:** (a) Lymphdrüsenbau und Tuberkulose. Arch. f. Anat. **1905**, 141 bis 158. (b) Über abnormale Lymphdrüsenbefunde und deren Beziehung zum Status thymicolymphaticus. Arch. f. Anat. **1906**, 231—249. — **Bartels, P.:** (a) Über Neubildung von Lymphdrüsen in der Cubitalgegend. Arch. f. Anat. **1909**, 85—92. (b) Das Lymphgefäßsystem. Jena 1909. — **Baum, H.:** (a) Der Zirkulationsapparat. Ellenbergers Anatomie Bd. 2, S. 1 bis 147. 1911. (b) Das Lymphgefäßsystem des *Rindes*. Berlin 1912. (c) Das Lymphgefäßsystem des *Hundes*. Berlin 1918. (d) Lassen sich aus dem anatomischen Verhalten des Lymphgefäßsystems einer Tierart Schlüsse auf dasjenige anderer Tierarten ziehen? Unterschiede im Lymphgefäßsystem zwischen *Rind* und *Hund*. Anat. Anz. **51**, 401—420 (1918/1919). (e) Allgemeines über das Lymphgefäßsystem der *Haustiere*, insbesondere Unterschiede im makroskopischen Verhalten des Lymphgefäßsystems verschiedener Tierarten. Z. Fleisch- u. Milchhyg. **36**, 49—54 (1925). (f) Folgen der Exstirpation normaler Lymphknoten für den Lymphapparat und die Gewebe der Operationsstelle. Dtsch. Z. Chir. **195**, 241 (1926). (g) Die Benennung der Lymphknoten. Anat. Anz. **61**, 39—42 (1926). (h) Das Lymphgefäßsystem des *Pferdes*. Berlin 1928. — **Baum u. Hille:** Die Keimzentren in den Lymphknoten von *Rind, Schwein, Pferd* und *Hund* und ihre Abhängigkeit vom Lebensalter der Tiere. Anat. Anz. **32**, 561—584 (1908). — **Baumgarten, P.:** (a) Experimentelle und pathologisch-anatomische Untersuchungen über Tuberkulose. Z. klin. Med. **9**, 93 u. 245 (1885); **10**, 24 (1886). (b) Über die Herkunft der in Entzündungsherden auftretenden lymphkörperchenartigen Elementen (Lymphocyten). Zbl. Path. **1**, 764—767 (1890). — **Bayer, K.:** (a) Über Regeneration und Neubildung der Lymphdrüsen. Z. Heilk. **6**, 105—128 (1885). (b) Weitere Beiträge zur Lehre von der Regeneration und Neubildung der Lymphdrüsen. Prag. Z. Heilk. **7**, 423—436 (1886). (c) Altes und Neues über kranke Lymphdrüsen. Arch. f. klin. Chir. **49**, 637—656 (1895). — **Bayon, H.:** Racial and sexual differences in the appendix vermiformis. Anat. Rec. **19** (1920). — **Beitzke, H.:** (a) Über den Weg der Tuberkelbacillen von der Mund- und Rachenhöhle zu den Lungen. Berl. klin. Wschr. **42**, 975 (1905). (b) Untersuchungen über die Infektionswege der Tuberkulose. Virchows Arch. **210**, 173—187 (1912). (c) Über lymphogene Staubverschleppung. Virchows Arch. **254**, 625—638 (1925). — **Benda, C.:** Über den Bau der blutbildenden Organe und die Regeneration der Blutelemente beim *Menschen*. Arch. f. Physiol. **1896**, 347—352. — **Bergel, S.:** (a) Fettspaltendes Ferment in den Lymphocyten. Münch. med. Wschr. **56**, 64—66 (1909). (b) Beziehungen der Lymphocyten zur Fettspaltung und Bakteriolyse. Münch. med. Wschr. **57**, 1683—1687 (1910). (c) Die Lymphocytose. Berlin 1921, auch in Erg. inn. Med. **20**, 36—172 (1921). (d) Die biologisch-klinische Bedeutung der Lymphocyten für die Syphilis. Dermat. Z. **1922**. (e) Zur fettspaltenden Funktion der Lymphocyten. Dtsch. med. Wschr. **1923**. (f) Weitere Untersuchungen über die Wirkung intravenöser Injektionen von Lipoidsubstanzen auf den Leukocytengehalt des Blutes. Z. exper. Med. **45** (1925). (g) Weiteres zur lipoidspaltenden Funktion der Lymphocyten. Beitr. path. Anat. **73**, 404—414 (1925). (h) Zur Lymphocytenfrage. Klin. Wschr. 4, 2242—2244 (1925). (i) Zur Morphologie und Funktion der Lymphocyten. Arch. exper. Zellforschg **3**, 23—31 (1926). — **Berggren, S.** u. **T. Hellman:** „Die chronische Tonsillitis". Ein Beitrag zur Lösung des Tonsillenproblems. Acta oto-laryng. (Stockh.) **1930**, Suppl.-H., 222 S. — **Bernheim, M.:** Le rôle du centre clair des follicules des ganglions lymphatiques (centres germinatifs de FLEMMING). Bull. Histol. appl. **1**, 441—448 (1924). — **Berry and Lack:** The vermiform appendix of man and the structural changes therein coincident with age. J. Anat. a. Physiol. **40** (1906). — **Betagh, G.:** Sulla presenza del tessuto cellulo-adiposo nelle glandole linfatiche. Policlinico 8, 180—191 (1901). — **Bezançon, F.:** (a) Ganglion lymphatique. Arch. génér. Méd. **183**, 467 (1899). (b) Le ganglion lymphatique normal. Anatomie et physiologie. Presse méd. 1, 74—79 (1899). — **Bezançon, F.** et **M. Labbé:** (a) Effets comparés de l'action sur les ganglions du bacille et de la toxine diphthérique. C. r. Soc. Biol. Paris **10**, 507—510 (1898). (b) Étude sur le mode de réaction et le rôle des ganglions lymphatiques dans les infections experimentales. Arch. Méd. exper. **10**, 318—389 (1898). (c) Recherches sur la structure des ganglions lymphatiques. Bull. Soc. Anat. Paris **73**, 406—425 (1898). (d) Infection ganglionaire experimentale. Presse méd. 1, 158 (1898). — **Bichat:** Anatomie générale. II. Système absorbant. Paris 1801. — **Bilim, N. A.:** Über das Vorkommen von Lymphocyten in den Gefaßen tuberkulöser Lymphdrüsen. Diss. Berlin 1907. — **Billroth, Th.:** (a) Beitrage zur vergleichenden Histologie der Milz. Arch. Anat., Physiol. u. wiss. Med. **1857**, 88—108. (b) Beitrage zur pathologischen Histologie. Berlin 1858. (c) Neue Beobachtungen über die feinere Struktur pathologisch veranderter Lymphdrusen. Virchows Arch. **21**, 423 (1861). (d) Zur Struktur der Lymphdrüsen. Z. Zool. **11**, 61—64 (1862). — **Binet, L.:** Sur l'existence, chez le *chien*, de vaisseaux lymphatiques allant directement du canal thoracique a certains ganglions du médiastin. C. r. Soc. Biol. Paris **93**, 1150 (1925). — **Bizzozero, G.:** (a) Beiträge zur Kenntnis des Baues der Lymphdrüsen. Moleschotts Untersuchungen zur Naturlehre Bd. 11, S. 300. 1873. (b) Beitrage zur pathol. Anatomie der Diphtheritis. Med. Jb. **2** (1876). (c) Über das konstante Vorkommen von Bakterien in den Lymphfollikeln des *Kaninchen*darmes. Med. Zbl. **1885**, 801. — **Blomfield, A. L.:** The bacterial flora of lymphatic glands. Arch. int. Med. **16**, 197—204 (1915). — **Boerner-Patzelt, D., A. Gödel** u. **Fr. Standenath:** Das Retikuloendothel. Sammelbericht über den gegenwàrtigen Stand der Forschungsergebnisse. Leipzig 1925. — **Bonne, C.:** Sur la structure des glandes bronchiques. Bibliogr. Anat. **9**, 97 (1901). — **Bonnin, H.:** Origine histiogène de la plupart des lymphocytes tissulaires et caractère spécifique des lymphocytes vrais. C. r. Soc. Biol. Paris 87, 1291—1292 (1922). — **Borchard, H.:** Über normale und pathologische Histologie und Funktion des blutbildenden Gewebes. (Unter Ausschluß der Milz.) Referat. Fol. haemat. (Lpz.) **37**, 227—235 (1928). — **Bossuet:** Nodules et ganglions lymphatiques de la surface externe de poumon. J. Med. Bordeaux **1905**. — **Braus, H.:** Anatomie des *Menschen*. Bd. 2. Berlin 1924. — **Breschet:** Le système lymphatique. Paris 1836. — **Brieger, O.** u. **M. Görke:** Beitrage zur Pathologie der Rachenmandel. Arch. f. Laryng. 12, 254—288 (1901); **16**, 144 (1904). — **Broman, I.:** Die Entwicklung des *Menschen* vor der Geburt. München 1927. — **Brunet, G.:** (a) Demonstration Ges. Geburtsh. Berlin **1905**. Z. Geburtsh. **54**, 607—610 (1905). (b) Über epitheliale Schlauche und Cysten in Lymphdrüsen. Z. Geburtsh. **56**, 88—102 (1905). — **Brunn, W. v.:** Ein Beitrag zur Kenntnis von den ersten Resorptionsvorgangen. Inaug.-Diss. Rostock 1899. — **Brücke:** (a) Über den Bau und die physiologische Bedeutung der PEYERschen Drüsen. Denkschrift der Wiener Akademie Bd. 2, S. 21. 1851. (b) Über die Chylusgefäße und die Resorption des Chylus. Denkschrift der Wiener Akademie Bd. 5. 1854. — **Bulloch** u. **Schmorl:** Über Lymphdrüsenerkrankungen bei epidemischer Diphtherie. Beitr. path. Anat. **16**, 247—255 (1894). — **Bunting, T. L.:** The histology of lymphatic glands; the general structure, the reticulum and the germ centres. J. Anat. a. Physiol. **39**, 55—68 u. 178—196 (1905). — **Burckhardt, J. L.:** Zur Frage der Follikel und Keimzentrumbildung in der Haut. Frankf. Z. Path. **6**, 352—359 (1911). — **Busch:** Über das Vorkommen lymphoiden Gewebes in der Schleimhaut der mannlichen Uretra. Virchows Arch. **180**, 108—116 (1905). — **Buschmakin, N. D.:** (a) Die Lymphdrusen der Achselhöhle und ihre Ernahrung (russ.). Diss. Kasan 1910. Zit. Jber. Anat. **3**, 326 (1911). (b) Die Lymphdrusen der Achselhohle, ihre Einteilung und Blutversorgung. Anat. Anz. **41**, 3—30. Jena 1912. — **Büngeler:** Experimentelle Untersuchungen über die Monocyten des Blutes und ihre Genese aus dem Retikuloendothel. Verh. dtsch. path. Ges. 21. Tagg **1926**, 308—310.

Calmette et **Guerin:** Sur l'origine intestinale de la tuberculose pulmonaire. Ann. Inst. Pasteur **19**, 601—618 (1905). — **Calvanico, R.:** Les infiltrations de cellules lymphatiques et la neoformation des centres lymphopoïetiques régionaux dans l'évolution de l'epitheliome de la langue. Acta chir. scand. (Stockh.) **62**, 276—294 (1927). — **Calvert, W. J.:** (a) The

Blood-vessels of the lymphatic Gland. Anat. Anz. **13**, 174—180 (1897). (b) On the blood-vessels of the human lymphatic gland. Hopkins Hosp. Bull. **12**, 177—178 (1901). — **Canestro, C.**: Recherches sur la fonction endocrine des amygdales palatines. Acta oto-laryng. (Stockh.) **8**, 488—494 (1925—1926). — **Carlens, O.**: Studien über das lymphatische Gewebe des Darmkanals bei einigen *Haustieren*, mit besonderer Berucksichtigung der embryonalen Entwicklung, der Mengenverhältnisse und der Altersinvolution dieses Gewebes im Dunndarm des *Rindes*. Z. Anat. **86**, 393—493 (1928). — **Catania, V.**: La struttura del nodulo l'infatico e del suo folliculo secondaria nel' anello di Waldeyer e nell' appendice vermiforme dell' nomo par malattia. Haematologica (Palermo) **8**, 221—241 (1927). — **Chiari, O.**: (a) Chronische Entzündung des Rachens und des Nasenrachenraums. In Heymanns Handbuch der Laryngologie. Wien 1899. (b) Über gegenseitigen Übergang von Fett-lappchen in Lymphdrüsenknoten. Verh. dtsch. path. Ges. 15. Tagg **15**, 97 (1912). — **Chievitz, J. H.**: Zur Anatomie einiger Lymphdrüsen im erwachsenen und fetalen Zustande. Arch. f. Anat. **1881**, 347—370. — **Ciaccio et Pizzini**: Les modifications histologiques de la rate pendant la digestion des albumoides. Arch. méd. expér. **17** (1905). — **Clara, M.**: Bei-trage zur Kenntnis des *Vogel*darmes. 6. Das lympho-retikuláre Gewebe im Darmrohre mit besonderer Berucksichtigung der leukocytären Zellen. Z. mikrosk.-anat. Forschg **6**, 305—350 (1926). — **Clark, A. H.**: On the fat of the jugular lymph sacs and the development of the lymph channels in the neck of the *Pig*. Amer. J. Anat. **14**, 47—62 (1912). — **Conforti, G.** u. **T. Bordoni**: Zur Pathologie der akuten eitrigen Halsdrusenentzundungen des ersten *Kindes*alters. Zbl. Bakter. **40**, 625—630 (1906). — **Conil, C. E. J.**: Contribution à l'étude du developpement des ganglions lymphatiques. Thèse de Bordeaux 1890. — **Corner, E.**: The function of the appendix and the origin of appendicitis. Brit. med. J. **15**, 325—327 (1913). — **Cornet, G.**: (a) Die Tuberkulose. Wien 1907. (b) Die Scrophulose. Wien 1912. — **Cruikshank, W.**: The anatomy of the absorbing vessels of the *human* body. London 1786. — **Cuenot, L.**: Études sur le sang et les glandes lymphatiques dans la série animale. I. *Ver-tébrés*. Archives Zool. **7**, 1—90 (1889). — **Czermak, N.**: Einige Ergebnisse uber die Ent-wicklung, Zusammensetzung und Funktion der Lymphknotchen der Darmwand. Arch. mikrosk. Anat. **42**, 581—632 (1893).

Dabelow, A.: Die Vorgange im Mesenteriallymphknoten der *Maus* wahrend der Chylus-passage. Verh. anat. Ges. **37**, 248—258 (1928). — **Davida, E.**: Ein Fall von einem Lymphknoten an der Hohlhand. Anat. Anz. **58**, 397—398 (1924). — **Dawson, A.** u. **J. Masur**: (a) Variations in the microscopic structure of the inguinal lymphnodes of the *albino rat*. Anat. Rec. **42**, 46—47 (1929). (b) Variations in the histological structure of the inguinal lymphnodes of the *albino rat*. Anat. Rec. **44**, 143—164 (1929). — **Delamare, G.**: (a) Recherches sur les cellules granuleuses et les hématiés du ganglion lymphatique. J. Anat. et Physiol. **38**, 549—554 (1902). (b) Les lymphatiques. Anatomie générale. Traité d'anatomie humaine. Poirier et Charpy. Tome 2:4. Paris 1909. — **Delbet**: Enlarged glands in the axilla, their nature and causation. Med. Press et Circ. Vol. 100, p. 128. 1915. — **Delius**: Regeneration der Lymphdrüsen. Diss. Bonn 1888. — **Demoor**: Recherches sur la structure du tissu réticulé. Archives de Biol. **13**, 1—40 (1895). — **Deutsch, L.**: Contribution à l'étude de l'origine des anticorps typhiques. Ann. Inst. Pasteur **13**, 689 (1899). — **Dietrich, E. A.**: (a) Die Palpation der Lymphdrüsen bei Gesunden und Kranken. Diss. Erlangen 1886. (b) Die pathologisch-anatomische Diagnose der chronischen Entzündung am Beispiel der chronischen Tonsillitis. Verh. dtsch. path. Ges. 19. Tagg Göttingen **1923**, 131—136. Jena 1923. — **Digby, K. H.**: (a) The subepithelial lymphatic gland (tonsils, Peyers patches and vermiform appendix) their physiology and pathology. Univers. Med. Rec. **3**, 109 (1913). (b) The ingestion of bacteria in the subepithelial lym-phatic glands in health. Lancet **184**, 1731 (1913). (c) Immunity in health. The function of the tonsils and other subepithelial lymphatic glands in the bodily economy. London 1919. (d) Additional notes on the immunising function of the subepithelial lymphatic glands. Lancet **205**, 1077—1078 (1923). — **Disse, J.**: Das retikulare Bindegewebe. Erg. Anat. **7**, 9—28 (1897). — **Dobrowolski, Z.**: (a) Die Lymphfollikel der Schleimhaut des Rachens, des Magens, des Kehlkopfs, der Luftröhre und der Vagina. Internat. Zbl. Laryng. **10**, 339 (1893). (b) Lymphknötchen (Folliculi lymphatici) in der Schleimhaut der Speiseröhre, des Magens, des Kehlkopfs, der Luftröhre und der Scheide. Beitr. path. Anat. **16**, 43—101 (1894). — **Dobson, G. E.**: On the presence of Peyers patches (Gland. agminatae) in the coecum and colon of certains *mammals*. J. Anat. a. Physiol. **18**, 388—392 (1884). — **Domi-nici, H.**: (a) Le ganglion lymphatiques. Monographie cliniques sur les questions nouvelles en médicin, en chirurgie, en biologie. Oeuvre médic. chirurgical. Tome 30. Paris 1903. (b) Études sur le tissu conjonctif et les organes hématopoiétiques des *Mammifères*. Arch. Anat. microsc. **17**, 1—76, 83—136; 247—301 (1920/21). — **Downey, H.**: (a) The socalled „endotheloid" cells. Anat. Rec. **1913**. (b) The structure and origin of the lymph sinuses of mammalian lymph nodes and their relations to endothelium and reticulum. Arch. ital. Ematol. e Sierol. **3**, 431 (1922). — **Downey, H.** u. **Fr. Weidenreich**: Über die Bildung der Lymphocyten in Lymphdrüsen und Milz. IX. Fortsetzung der „Studien über das Blut und die blutbildenden und -zerstörenden Organe". Arch. mikrosk. Anat. 80, 306—395 (1912). — **Drews, R.:** Zellvermehrung in der Tonsilla palatina beim Erwachsenen. Arch. mikrosk. Anat. 24, 338—341 (1885). — **Dubreuil, G.** et **M. Favre:** Cellules plasmatiques, plasmazellen à granulations spécifiques, cellules à corps de Rusell (cytologie et formes évolutives). Archives Anat. microsc. 17, 302—360 (1921). — **Dukes, C.** and **H. J. R. Bussey:** The number of lymphoid follicles of the *human* large intestine. J. Path. 29, 111—116 (1926). **Ebner, v.:** Koellikers Handbuch der Gewebelehre. Bd. 3, 1. Teil u. 2. Teil. Leipzig 1899, 1902. — **Ehrich, W.:** Studies of the lymphatic tissue. a) I. The anatomy of the secondary nodules and some remarks on the lymphatic and lymphoid tissue. Amer. J. Anat. 43, 347—383 (1929). (b) II. The first appearence of the secondary nodules in the embryologi of the lymphatic tissue. Amer. J. Anat. 43, 384—401 (1929). (c) III. Experimental studies of the relation of the lymphatic tissue to the number of lymphocytes in the blood i subcutaneous infection with staphylococci. J. of exper. Med. 49, 347—360 (1929). (d) IV. Experimental studies of the effect of the intravenous injection of killed staphylococci on the behavior of lymphatic tissue, thymus and the vascular connective tissue. J. of exper. Med. 49, 361—385 (1929). — **Ellenberger, W.:** (a) Beiträge zur Frage des Vorkommens, der anatomischen Verhältnisse und der physiologischen Bedeutung des Coecums, des Processus vermiformis und des cytoblastischen Gewebes in der Darmschleimhaut. Arch. f. Physiol. 1906, 139—186. (b) Der Verdauungsapparat in Ellenbergers Handbuch der vergleichenden mikroskopischen Anatomie. Bd. 3. 1911. — **Ellenberger, W.** u. **H. Baum:** Handbuch der vergleichenden Anatomie der *Haustiere*. Berlin 1921. — **Engel:** Über den Bau und die Entwicklung der Lymphdrüsen. Prag. Vjschr. 2, 181 (1858). — **Engel, St.:** Die Topographie der bronchialen Lymphknoten. Klin. Wschr. 5, 1136—1137 (1926). — **Engelmann, M.:** Untersuchungen uber die elastischen Fasern der Lymphknoten von *Pferd, Rind, Schwein* und *Hund* und über die an ihnen ablaufenden Altersveranderungen. Diss. vet. med. Leipzig 1907. — **Epstein, E.:** Beitrag zur Theorie und Morphologie der Immunitat. Histiocytenaktivierung in Leber, Milz und Lymphknoten des Immuntieres (*Kaninchen*). Virchows Arch. 273, 89—115 (1929). — **Erdély, A.:** Über die Beziehungen zwischen Bau und Funktion des lymphatischen Apparates des Darmes. Z. Biol. 46, 119 (1905). — **Euken, H.:** Untersuchungen uber den Fettgehalt der Lymphknoten unter normalen und pathologischen Verhaltnissen. Diss. Leipzig 1914. — **Evoli, G.:** Einfluß der Lymphknoten auf die Immunität und Serumtherapie. Giorn. internaz. Sci. med. 16 (1904).

Fage, A.: Recherches sur le tissu lymphoide dans les épithélomas non ulcérés du sein et dans les ganglions axillaires correspondants. Thèse de Paris 1909. — **Fahr, Th.:** (a) Lymphdrüsenuntersuchungen. Verh. dtsch. path. Ges. 19. Tagg Göttingen 1923, 282—286. Jena 1923. (b) Lymphatischer Portalring und Hamoglobinstoffwechsel. Virchows Arch. 246, 89—105 (1923). (c) Über vergleichende Lymphdrüsenuntersuchungen mit besonderer Berucksichtigung der Drüsen am Leberhilus (lymphatischer Portalring). Virchows Arch. 247, 66—85 (1923). — **Falkner:** Zur Frage der epithelialen Hohlraume in Lymphdrüsen. Zbl. Gynak. 27, 1496—1498 (1903). — **Ferguson, J. S.:** (a) The reticulum of lymphatic glands. Anat. Rec. 5, 249—260 (1911). (b) The application of the silver impregnation method of BIELSCHOWSKY to reticular and other connective tissues. Amer. J. Anat. 12, 277—296 (1911—1912). — **Fick, J.:** Beitrag zur Kenntnis der RUSSELschen Körperchen. Virchows Arch. 193, 121—137 (1908). — **Firleiewitsch, M.:** Über die Beziehungen zwischen Bau und Funktion der Lymphdrüsen. Diss. Bern 1905. Auch in Z. Biol. 47, 42 (1905). — **Fischer, O. von:** (a) Über die Herkunft der Lymphocyten in ersten Stadien der Entzündung. Experimentelle Studie. Beitr. path. Anat. 45, 400—423 (1909). (b) Über die Lymphknötchen im *menschlichen* Humerus-, Wirbel- und Rippenmark. Frankf. Z. Path. 20, 347—380 (1917). — **Flemming, W.:** Über die Regeneration der Lymphzellen und der Leukocyten uberhaupt, sowie uber den Bau der Lymphdrüsen und verwandten Organe. Sitzgsber. d. Phys. Ver. in Kiel. Mitt. Ver. schlesw.-holstein. Ärzte 1884. (b) Studien über die Regeneration der Gewebe. Arch. mikrosk. Anat. 24, 50—91 (1885). (c) Schlußbemerkungen uber die Zellenvermehrung in den lymphoiden Drusen. Arch. mikrosk. Anat. 24, 355—361 (1885). (d) Über die Teilung und Kernformen der Leukocyten und uber deren Attraktionsspharen. Arch. mikrosk. Anat. 37, 249 (1891). — **Fleury, S.:** (a) Contribution à l'étude du système lymphatique structure des ganglions lymphatiques de *l'oie*. Thèse de Montpellier 1902. (b) Recherches sur la structure des ganglions lymphatiques de *l'oie*. Archives Anat. microsc. 5, 38—77 (1902). — **Foerster, A.:** Die Entwicklung der Gaumenmandel im ersten Lebensjahr. Virchows Arch. 241, 418—427 (1923). — **Foot, N. C.:** (a) The endothelial phagocyte. A critical review. Anat. Rec. 30, 15—51 (1925). (b) Chemical contrasts between collagenous and reticular connective tissue. Amer. J. Path. 4, 525—543 (1928). — **Forkner, C. E.:** Material from lymphnodes of man. 2. Studies on living' and fixed cells withdrawn from lymph nodes of man. Arch. internat. Med. 40, 647—660 (1927). — **Foster, G. B.:** A study of the eosinophilic cell as accuring in the hematopoietic organs in diphtheria and tuberculosis. J. med. Res. 19 (1909). — **Frey, H.:** (a) Untersuchungen über die Lymphdrusen des *Menschen* und der *Saugetiere*. Leipzig 1861. (b) Die Lymphwege einer PEYERschen

Plaque beim *Menschen*. Virchows Arch. **26**, 344—357 (1863). (c) Über die Lymphbahnen der PEYERschen Drüsen. Z. Zool. **13**, 28—85 (1863). (d) Handbuch der Histologie und Histochemie des *Menschen*. Leipzig 1876. — **Freymuth, F.**: Experimentelle Untersuchungen über die Beziehungen leichter Infektionen zum blutbildenden Apparat. Dtsch. med. Wschr. **29**, 350 (1903). — **Frieben, A.**: Zur normalen Anatomie und Histologie des Wurmfortsatzes. Jb. Hamburg. Staatskr.anst. **7**, 101. Hamburg u. Leipzig 1902. — **Friedheim, E. A. H.**: Sind die Lymphdrüsen primäre Blutfilter. Frankf. Z. Path. **35**, 549—573 (1927). — **Fröhlich, J.**: Über die Veränderungen der peripheren Lymphdrüsen bei den chronischen Magen-Darmkrankheiten des *Säuglings*alters. Jb. Kinderheilk. **47**, 20—30 (1898). — **Fuchs, R. Fr.**: Ein Beitrag zur Frage nach dem Entstehungsorte der bactericiden Substanzen des Blutes. Sitzgsber. physik. Ges. **33**, 1 (1901). Erlangen 1902. — **Fürther, H.**: Beitrage zur Kenntnis der *Vogel*lymphknoten. Jena. Z. Naturwiss. **50**, 359—410 (1913).

   Gaetano, S.: Sul comportamento del tessuto linfatico nella inanizione acuta e protatta con particolare riguardo alla struttura e al significato funzionale del follicolo secondario. Haematologica (Palermo) **9**, 397—416 (1928). — **Geipel, P.**: (a) Zur Kenntnis des Vorkommens des decidualen Gewebes in den Beckenlymphdrüsen. Arch. Gynak. **106**, 177 bis 206 (1917). (b) Weiterer Beitrag zur Kenntnis des decidualen Gewebes. Arch. Gynak. **131**, 650—700 (1928). — **Goldkuhl, E.**: Über die Lymphknoten des *Schweines*. Z. mikrosk.-anat. Forschg **8**, 365—383 (1927). — **Goldschmidt, E. u. S. Isaac**: Endothelhyperplasie als Systemerkrankung des hämatopoetischen Apparates (zugleich ein Beitrag zur Kenntnis der Splenomegalie). Dtsch. Arch. klin. Med. **138**, 291—308 (1922). — **Görke, M.**: Beitrage zur Pathologie der Rachenmandel. IV. Die Involution der Rachenmandel. Arch. f. Laryng. **16**, 144 (1904). — **Goßman, H. P.**: Zur Morphologie des Lymphknotens in ihrer Beziehung zur Funktion. Untersuchungen an den Leberpfort- und Gekröselymphknoten. Virchows Arch. **272**, 383—399 (1929). — **Gråberg, E.**: Die Lokalisation der miliaren Tuberkelknoten in der Milz beim *Menschen*. Virchows Arch. **260**, 287—307 (1926). — **Greggio, E.**: Über die heteroplastische Produktion lymphoiden Gewebes. Frankf. Z. Path. **13**, 130—137 (1913). — **Groll, H.**: (a) Die „Hyperplasie" des lymphatischen Apparates bei Kriegsteilnehmern. Munch. med. Wschr. **66**, 833—835 (1919). (b) Involution des lymphatischen Apparates. Sitzg Ges. Morph. u. Physiol. München **1920**. Berl. klin. Wschr. **57**, 958 (1920). — **Groll, H. u. F. Krampf**: Involutionsvorgange an den Milzfollikeln. Zbl. Path. **31**, 145—159 (1920). — **de Groot, S. B.**: (a) Kritische und experimentelle Untersuchungen uber das Entstehen und Verschwinden von Lymphdrüsen. Dtsch. Z. Chir. **119**, 428—478 (1912). (b) Erwiderung auf die kritischen Bemerkungen RITTERs zu meiner Arbeit über das Entstehen und Verschwinden von Lymphdrusen. Dtsch. Z. Chir. **122** (1913). — **Grossmann, F.**: (a) Über die axillaren Lymphdrüsen. Diss. Berlin 1896. (b) Über die Lymphdrüsen und -bahnen der Achselhöhle. Berlin 1896. — **Grossman, B. u. R. Waldapfel**: (a) Pathologisch-anatomische Untersuchungsergebnisse bei der klinischen Angina lacunaris. Z. Hals- usw. Heilk. **12**, 323—326 (1925). (b) Neue Untersuchungsergebnisse bei der Angina lacunaris. Mschr. Ohrenheilk. **59**, 337—342 (1925). (c) Lacunar tonsillitis. Acta oto-laryng. (Stockh.) **10**, 1—17 (1926). — **Guieyesse-Pellissier, A.**: L'organe lymphoide du poumon. Archives Anat. microsc. **23**, 347—395 (1927). — **Gulland, G.**: (a) The development of adenoid tissue with especial reference to the tonsil and thymus. Rep. Labor. Coll. Phys. Edinburgh **3** (1891). (b) The development of lymphatic glands. J. of Path. **2**, 447—485 (1894). (c) The development of lymphatic glands. Rep. Labor. Coll. Phys. **5**, 1—4. Edinburgh 1896. — **Gundobin, N.**: Die Lymphdrüsen. Jb. Kinderheilk. **64**, 528—539 (1906). — **Gussenbauer, C.**: Über die Entwicklung der sekundaren Lymphdrüsengeschwülste. Prag. Z. Heilk. **2**, 17 (1881). — **Gutfeld, F. von**: Die regionaren Lymphdrüsen bei Carcinoma uteri mit besonderer Berücksichtigung der epithelialen Einschlüsse. Diss. Berlin 1913. — **Gutt, J.**: Über Lymphfollikelbildung in der *menschlichen* Tube. Diss. Basel 1914.

   Halban, J.: (a) Über die Resorption der Bakterien bei lokaler Infektion. Sitzgsber. Akad. Wiss. Wien, Math.-naturwiss. Kl. **103**, 349 (1896). (b) Resorption der *Bakterien* bei lokaler Infektion. Arch. klin. Chir. **55**, 549 (1897). (c) Zur Frage der Bakterienresorption von frischen Wunden. Wien. klin. Wschr. **11**, 1167 (1898). — **Haller, A. von**: Elementa Physiologiae corporis *humani*. **6** (1764). — **Hammar, J. A.**: (a) Über die Natur der kleinen Thymuszellen. Arch. f. Anat. **1907**, 83—100. (b) Zur Frage der Histogenese der Thymusdrüse. Zbl. allg. Path. **33**, 505—513 (1923). — **Hammar, J. A. u. T. Hellman**: Ein Fall von Thyreoaplasie (dystopischer Thyreohypoplasie) unter Berücksichtigung gewisser innersekretorischer und lymphoider Organe. Abt. II. Die lymphoiden Organe. Z. Konstit.-lehre **8**, 336—360 (1922). — **Hammerschlag, R.**: (a) Über Vermehrung erkrankter Lymphdrüsen. Wien. med. Wschr. **52**, 2367—2370 u. 2441—2443 (1902). (b) Über Vermehrung erkrankter Lymphdrüsen. Verh. dtsch. path. Ges. 5. Tagg Karlsbad **1902**, 169—178. Berlin 1903. (c) Vermehrung erkrankter Lymphdrüsen. Virchows Arch. **194**, 320—342 (1908). (d) Über die Emigration der Lymphocyten aus den Lymphdrüsen. Frankf. Z. Path. **18**, 152—160 (1915). — **Hanau, A.**: Einige Beobachtungen über die Verhaltnisse der Darmtuberkulose zur Anzahl der Darmfollikel. Virchows Arch. **102** (1885). — **Hansemann, von:** Die Bedeutung der Follikel im Processus vermiformis. Beitr. wiss. Med. 1906. — **Hansen, Arm.:** Bidrag til lymphekjertlernes normale og pathologiske anatomi. Christiania 1871. — **Harbitz, Fr.:** Untersuchungen über die Häufigkeit, Lokalisation und Ausbreitungswege der Tuberkulose. Christiania 1905. — **Hård af Segerstad, D. J.:** Beiträge zur Histologie der Lymphknoten des *Elefanten*. Diss. Leipzig 1927. — **Hart, C.:** (a) Thymushyperplasie bei Morbus Addisoni. Wien. klin. Wschr. **21** (1908). (b) Über die sog. lymphatische Konstitution (Lymphatismus), Status thymicolymphaticus und ihre Beziehungen zur Thymushyperplasie. Med. Klin. **9** (1913). (c) Die Lehre vom Status thymicolymphaticus. München 1923. — **Hartwich:** Bakteriologische und histologische Untersuchungen am Fettmark der Röhrenknochen bei Abdominaltyphus. Frankf. Z. Path. **26**, 227—249 (1922). — **Heiberg, K. A.:** (a) Das Aussehen und die Funktion der Keimzentren des adenoiden Gewebes. Virchows Arch. **240**, 301—307 (1922). (b) Mikrometrische Studien über die Mitosen der sogenannten Keimzentren, sowie Beobachtungen und Bemerkungen über Lymphocytenvermehrung. Acta oto-laryng. (Stockh.) **6**, 85—91 (1924). (c) The varying germ centre. Necrobiosis found in tonsillary hyperplasie (also intended as a contribution to a „necrobiosis theory", to throw a supplementary light on the unfavourable aspects of hyperplasie). Acta oto-laryng. (Stockh.) **6**, 190—195 (1924). (d) Über das Aussehen des Tonsillengewebes und die quantitative Verteilung seiner Bestandteile bei und nach akuter Entzündung, sowie bei lebhaftester Funktion. Virchows Arch. **253**, 569—573 (1924). (e) The present position of some adenoid tissue problems with special reference to the tonsils. Acta oto-laryng. (Stockh.) **7**, 1—12 (1924). (f) Die Lymphocytenproduktion und die Leistungsmittelpunkte mit Phagocyten im adenoiden Gewebe nebst Bemerkungen über die Verhältnisse in der Thymus. Anat. Anz. **59**, 238—246 (1924/1925). (g) Über die Leistungsmittelpunkte in den Tonsillen Erwachsener bei 20 Fällen rezidivierender Angina mit zeitlich bekannter letzter Attache, zugleich eine Analyse der übrigen Gewebsverhältnisse. Z. Hals- usw. Heilk. **11** (1925). (h) Über die Beeinflussung des adenoiden Gewebes durch die Ernahrung und ihre Bedeutung für die pathologische Anatomie. Zbl. Path. **36**, 433—438 (1925). — **Heidenhain, M.:** (a) Plasma und Zelle, Abschn. 7, III. g. 2: Das Reticulum der lymphatischen Organe. BARDELEBENs Handbuch der Anatomie des *Menschen*. Bd. 8, II., 1054—1056 (1911). (b) Über die MALLORYsche Bindegewebsfärbung mit Carmin und Azocarmin als Vorfarben. Z. Mikrosk. **32**, 361—372 (1915). — **Heilmann, P.:** (a) Über Veranderungen des lymphatischen Gewebes im Wurmfortsatz und im allgemeinen. Virchows Arch. **258**, 52—61 (1925). (b) Über die Sekundarfollikel im lymphatischen Gewebe. Virchows Arch. **259**, 160—178 (1926). — **Heineke, H.** u. **G. Perthes:** Die biologische Wirkung der Rontgen- und Radiumstrahlen. Lehrbuch der Strahlentherapie. Berlin und Wien Bd. 1, S. 725—802. 1925. — **Heller, A.:** Über subpleurale Lymphdrüsen, zugleich ein Beitrag zur Lehre von Staubinhalationskrankheiten. Dtsch. Arch. klin. Med. **55**, 141—146 (1895). — **Hellman, T.:** (a) Die normale Menge des lymphoiden Gewebes beim *Kaninchen* in verschiedenen postfetalen Altern. Uppsala Làk. för. Förh. Suppl., 1—408. (Uppsala 1914.) (b) Studien über das lymphoide Gewebe. 1. Das Verhalten der Lymphdrüsen bei Cancer, Tuberkulose und Anthrakose sowie ihre Bedeutung als Schutzorgan im allgemeinen. Uppsala Läk. for. Förh. **24**, 57—136 (1918). (c) Studien uber das lymphoide Gewebe. 2. Die Sekundarfollikel in den Tonsillen der *Kaninchen*. Uppsala Lak. för. Förh. **24**, 217—282 (1919). (d) Studien über das lymphoide Gewebe. 3. Die Bedeutung der Sekundarfollikel. Uppsala Lak. för. Förh. **24**, 283—316 (1919). (e) Studien über das lymphoide Gewebe. Die Bedeutung der Sekundarfollikel. Beitr. path. Anat. **68**, 333—363 (1921). (f) Studien über das lymphoide Gewebe. 4. Zur Frage des Status lymphaticus. Untersuchungen über die Menge des lymphoiden Gewebes, besonders des Darmes beim *Menschen* mittels einer quantitativen Bestimmungsmethode. Z. Konstit.lehre **8**, 191—219 (1921). (g) Die Altersanatomie der *menschlichen* Milz. Z. Konstit.lehre **12**, 270—415 (1926). (h) Der lymphatische Rachenring. Dieses Handbuch Bd. V:1, S. 245—289. 1927. — **Hellman, T.** u. **G. White:** (a) Den lymfatiska vavnadens forhållande under immuniseringsprocess. Lunds Univers. Årsskrift. II. **25**:12, 36 sid. Festskrift for C. M. FURST 1929. (b) Das Verhalten des lymphatischen Gewebes während eines Immunisierungsprozesses. Erscheint in Virchows Arch. 1930. — **Hellsten, H.:** Zur Frage der Kontinuität der lymphatischen Umhüllung der menschlichen Milzarterien. Z. mikrosk.-anat. Forschg **13**, 43—60 (1928). — **Helly, K.:** Die hamatopoetischen Organe in ihrer Beziehung zur Pathologie des Blutes. NOTHNAGELs Handbuch der speziellen Pathologie und Therapie Bd. 8:1, 1. Wien 1906. — **Henle:** (a) Zur Anatomie der geschlossenen (lentikularen) Drüsen oder Follikel und der Lymphdrusen. Z. ration. Med. **7**, 201—230 (1859). (b) Drusen. Z. ration. Med. **9**, 86—101 (1861). (c) Handbuch der systematischen Anatomie des *Menschen*. Braunschweig 1855—1871. — **Hertwig, O.:** Die Elemente der Entwicklungslehre des *Menschen* und der *Wirbeltiere*. Jena 1900. — **Hertz, R.:** Zur Frage der experimentellen myeloischen Milz. Metaplasie. Z. klin. Med. **71**, 435 (1910). — **Hess, L.:** Zur Frage des latenten Mikrobismus. I. Teil. Zbl. Bakter. **44**, 1—10 (1907). — **Hett, J.:** Untersuchungen am Lymphknoten. Verh. anat. Ges. **36**,

139—141 (1927). — **Heudorfer, K.:** Über den Bau der Lymphdrüsen. Z. Anat. **61**, 365 bis 401 (1921). — **Heuer, G. J.:** The development of the lymphatics in the small intestine of the *Pig*. Anat. Rec. **2**, 57—58 (1908). — **Heußer, H.:** Die Schwellung der mesenterialen Lymphdrüsen (Lymphadenopathia meseraica). Bruns' Beitr. klin. Chir. **130**, 85—98 (1923). — **Heyfelder, O.:** Über den Bau der Lymphdrüsen. Breslau 1851. — **Hildebrandt, F.:** Lehrbuch der Anatomie des *Menschen*. Braunschweig 1803. — **Hille:** Untersuchungen über das Vorkommen der Keimzentren in den Lymphknoten von *Rind, Schwein, Pferd* und *Hund* und über den Einfluß des Lebensalters auf die Keimzentren. Diss. Leipzig und Dresden 1908. — **His, W.:** (a) Beiträge zur Kenntnis der zum Lymphsystem gehörigen Drüsen. Z. Zool. **10**, 333—357 (1860). (b) Untersuchungen über den Bau der Lymphdrüsen. Leipzig 1861. (c) Beiträge zur Kenntnis der zum Lymphsystem gehörigen Drüsen. Z. Zool. **11**, 65—85 (1862). (d) Untersuchungen über den Bau der Peyerschen Drüsen und der Darmschleimhaut. Z. Zool. **11**, 416—443 (1862). — **Hoehl, E.:** Zur Histologie des adenoiden Gewebes. Arch. f. Anat. **1897**, 133—152. — **Holthusen, H.:** Über den histologischen Nachweis verschiedener Fettarten mit Rücksicht auf das Verhalten des Fettes in den Lymphknoten. Beitr. path. Anat. **49**, 595 (1910). — **Hornemann:** Beitrag zur Frage über die Bakteriendurchlassigkeit der Schleimhaut des Magendarmkanals. Z. Hyg. **69**, 39 (1911). — **Hoyer, H.:** Beitrag zur Kenntnis der Lymphdrüsen. Arch. mikrosk. Anat. **34**, 208—224 (1889). — **Hueck, W.:** (a) Über den Bau der Lymphknötchen in der Milz. Verh. path. Ges. **1927**, 238—242. (b) Die normale menschliche Milz. Verh. path. Ges. **1928**, 6—38. — **Hueter:** Über Heilungsvorgange nach Resektion von Lymphdrüsengewebe. Verh. dtsch. path. Ges. 7. Tagg **1904**, 71—75. — **Hynitzsch, J.:** Anatomische Untersuchungen über die Hypertrophie der Pharynxtonsille. Z. Ohrenheilk. **34** (1899).

Ins, A. von: Experimentelle Untersuchungen über Kieselstaubinhalation. Diss. Bern 1876.

Jacoby, M.: Über lymphatische Gewebereaktionen an Niere und Harnwegen und ihre Beziehungen zu lokalen Entzündungsprozessen. Z. Urol. **21**, 241 (1927). — **Jaffe, R. H.:** Die Lehre von Retikuloendothelien. Wien. klin. Wschr. **35**, 595—598 (1922). — **Jaffé, R. H.** u. **H. Wiesbader:** Wann darf die Diagnose Status thymico-lymphaticus gestellt werden? Klin. Wschr. **4**, 493—496 (1925). — **Jäger, B.:** Über die morphologisch nachweisbaren Fettstoffe in Lymphknoten. Beitr. path. Anat. **80**, 15—28 (1928). — **Jäger, E.:** Die Gefäßversorgung der Malpighischen Körperchen in der Milz. Z. Zellforschg **8**, 578—601 (1929). — **Jänicke, A.:** Vergleichende Größen und Gewichtsbestimmungen verschiedener Organlymphknoten vom *Rind, Kalb, Schaf* und *Schwein*. Diss. Zürich 1911. — **Jassinowsky, M. A.:** Über die Emigration auf den Schleimhauten des Verdauungskanals. Frankf. Z. Path. **32**, 238—244 (1925). — **Jastrow, M.:** Die Religion Babyloniens und Assyriens. 2. Gießen 1912. — **Job, T. T.:** (a) The adult anatomy of the lymphatic system in the common *Rat (Epimys norwegicus)*. Anat. Rec. **9**, 447—458 (1915). (b) Studies on lymph nodes. I. Structure. Introductory paper. Amer. J. Anat. **31**, 125—137 (1922). — **Joest, E.:** Zur Histogenese der Lymphdrüsentuberkulose. Verh. dtsch. path. Ges. 15. Tagg **1912**, 101—109. — **Joest, E.** u. **E. Emshoff:** (a) Studien über die Histogenese des Lymphdrüsentuberkels und die Frühstadien der Lymphdrüsentuberkulose. Virchows Arch. **210**, 188—247 (1912). (b) Nachtrag zu meiner Arbeit: Studien über die Histogenese des Lymphdrüsentuberkels und die Frühstadien der Lymphdrüsentuberkulose. Virchows Arch. **214**, 475—476 (1913). — **Jolly, J.:** (a) Sur le tissue lymphoide des *oiseaux*. C. r. Soc. Anat. Paris 10. Reun. 176—182. Marseille 1908. (b) Sur une disposition spécial de la structure des ganglions lymphatiques chez les *oiseaux*. C. r. Soc. Biol. Paris **66**, 499 bis 502 (1909). (c) Sur le développement des ganglions lymphatiques du *canard*. C. r. Soc. Biol. Paris **67**, 684—686 (1909). (d) Sur les ganglions lymphatiques des *oiseaux*. C. r. Soc. Anat. Paris 11, 119—132. (Nancy 1909). (e) Recherches sur les ganglions lymphatiques des *oiseaux*. Archives Anat. microsc. **11**, 179—290 (1909/1910). (f) Modifications des ganglions lymphatiques a la suite de jeûne. C. r. Soc. Biol. Paris **76**, 146—149 (1914). (g) Sur les organes lymphoides céphaliques des *batraciens*. C. r. Soc. Biol. Paris **82**, 200—201 (1919). (h) Sur l'existence chez les *batraciens*, d'organes lymphoïdes pouvant être considérés comme des ébauches de ganglions lymphatiques. C. r. Soc. Biol. Paris **82**, 201—204 (1919). (i) Traité technique d'hématologie. Morphologie, Histogenèse, Histophysiologie, Histopathologie p. 1—1131. Paris 1923. — **Jolly, J.** et **Carrau:** Sur le développement des ganglions lymphatiques des *mammifères*. C. r. Soc. Biol. **67**, 640—643 (1909). — **Jolly, J.** et **S. Levin:** Sur les modifications de poids des organes lymphoïdes à la suite du jeûne. C. r. Soc. Biol. Paris **71**, 320—323 (1911). — **Jolly, J.** u. **Th. Saragea:** Sur les modifications histologiques de l'appendice du *lapin* au cours du jeûne. C. r. Soc. Biol. Paris **90**, 618—620 (1924). — **Jordan, H. E.:** The erythrocytogenic capacity of *mammalian* lymph nodes. Amer. J. Anat. **38**, 255—279 (1926). — **Jordan, H. E.** and **C. C. Speidel:** The fate of the *mammalian* lymphocyte. Anat. Rec. **26**, 223—234 (1923). — **Jordan, H. E.** and **J. B. Looper:** The comparative histology of the lymphnodes of the rabbit. Amer. J. Anat. **39**, 437—461 (1927). — **Jores, L.:** Zur Kenntnis der Regeneration und Neubildung elastischen

Gewebes. Beitr. path. Anat. 27, 381—406 (1900). — Jousset: Les pigmentations pulmonaires et la fiction de l'anthracose. Presse méd. 1928, 465. — Jurock, C.: Über die Anhäufung von Blutpigment in den Lymphdrüsen nach Verletzungen, besonders nach Frakturen. Diss. Erlangen 1893.

Kageyama, S.: Über die frühzeitigen Reaktionen des R.E.S. bei phthisisch-tuberkulöser Infektion. Beitr. path. Anat. 74, 356—404 (1925). — **Kahane, M.:** Theorie der Blutdrüsen. Zbl. allg. Path. 10, 950—964 (1899). — **Kälbe, J.:** Untersuchungen über den Keimgehalt normaler Bronchialdrüsen. Münch. med. Wschr. 46 (1899). — **Kankaanpää, W.:** Experimentelle Beiträge zur Kenntnis der Lymphdrüsenveränderungen bei verschiedenen Infektionen. Arb. path. Inst. Helsingfors 2, 435—466 (1921). — **Kanter, J.:** Über das Vorkommen von eosinophilen Zellen im malignen Lymphom und bei einigen anderen Lymphdrüsenerkrankungen. Zbl. Path. 5, 299—310 (1894). — **Keller, O.:** Om Haemolymfeglandler. En anatomisk Studie. København 1922. — **Keye:** Über die natürliche Abwanderung des Pigments aus der Haut in die Lymphdrüsen bei *Pferden*. Zbl. Path. 34, 57—60 (1923). — **Klein, E.:** Anatomy of the lymphatic system. London 1875. — **Klemm, P.:** (a) Über die Ätiologie der Appendicitis. Mitt. Grenzgeb. Med. u. Chir. 16, 111—142 (1906). (b) Über die Erkrankung des lymphatischen Gewebes und ihr Verhaltnis zur Appendicitis. Dtsch. Z. Chir. 81, 427—454 (1906). — **Kling, C. A.:** (a) Studier öfver lymfkörtlarnas utveckling hos *manniskan*. Uppsala Läk.för. Förh. 8, 591—624 (1902/03). (b) Studien über die Entwicklung der Lymphdrusen beim *Menschen*. Arch. mikrosk. Anat. 63, 575—610 (1904). — **Kohn, A.:** Vom „adenoiden" Gewebe. Med. Klin. 21, 1041—1042 (1925). — **Kollmann, J.:** Die Entwicklung der Lymphknötchen in dem Blinddarm und in den Processus vermiformis. Die Entwicklung der Tonsillen und die Entwicklung der Milz. Arch. f. Anat. 1900, 155—186. — **Kölliker, A.:** (a) Mikroskopische Anatomie oder Gewebelehre des *Menschen*. Leipzig 1852 u. 1863. (b) Handbuch der Gewebelehre. 5. Aufl. Leipzig 1867. — **Kopsch, Fr.:** Rauber-Kopschs Lehrbuch und Atlas der Anatomie des *Menschen*. Leipzig 1922. — **Kowalewsky, N.:** Zur Histologie der Lymphdrüsen. Sitzgsber. Akad. Wiss. Wien, Math.-naturwiss. Kl. 49, 455—459 (1864). — **Kozumi, I.:** Über die Bedeutung des Keimzentrums im Lymphfollikel. Trans. jap. path. Soc. 14, 82—84 (1924). **Krause, R.:** Mikroskopische Anatomie der *Wirbeltiere*. Berlin und Leipzig 1921—1923. — **Krause, W.:** Anatomische Untersuchungen. Hannover 1861. — **Kroemer, P.:** Die Lymphorgane der weiblichen Genitalien und ihre Veranderungen bei malignen Erkrankungen des Uterus. Mschr. Gynak. 18, 673—692 (1903). Auch in Arch. Gynäk. 73, 102 (1904). — **Küchenmeister, H.:** Beiträge zur Entwicklungsgeschichte der Darmlymphknötchen. Diss. Rostock 1895. — **Kuczynski, M.:** EDWIN GOLDMANS Untersuchungen über celluläre Vorgange im Gefolge des Verdauungsprozesses auf Grund nachgelassener Präparate dargestellt und durch neue Versuche ergänzt. Virchows Arch. 239, 185—302 (1922).

Labbé, M.: (a) Étude du ganglion lymphatique dans les infections aiguës. Thèse de Paris 1898. (b) Du ganglion lymphatiques dans les infections aiguës. C. r. Soc. Biol. Paris 10, 1056 (1898). — **Ladwig, A.:** Untersuchungen über die Ausbreitung des lymphatischen Gewebes im Hinblick auf die Pathogenese des Status lymphaticus. Virchows Arch. 232, 392—399 (1921). — **Landau, H.:** Der gegenwartige Zustand unserer Kenntnisse über die Morphologie und Genese der weißen Blutkörperchen. Slg klin. Vortr. 415, 549—575 (1906). — **Lang, F. J.:** (a) Experimentelle Untersuchungen über die Histogenese der extramedullären Myelopoese. Z. mikrosk.-anat. Forschg 4, 417—447 (1926). (b) Die Keimzentren der lymphatischen Organe. Fol. haemat. (Lpz.) 36, 31—40 (1928). — **Latta, J. S.:** (a) The histogenesis of dense lymphatic tissue of the intestine (*Lepus*): a contribution to the knowledge of the development of lymphatic tissue and blood-cell formation. Amer. J. Anat. 29, 159—204 (1921). (b) The interpretation of the so-called germinal centers in the lymphatic tissue of the spleen. Anat. Rec. 24, 233—246 (1922). (c) The development of eosinophiles in *human* lymphatic nodes. Vol. 31, p. 1—12. 1924. (d) The reactions of the lymphatic nodes of the albino rat to dyes in solution, colloidal and particulate suspension. Anat. Rec. 35, 45 (1927). — **Latta, J. S. u. R. Z. Schulz:** The reactions of lymphatic nodes to various dyes injected intravitally. Fol. haemat. (Lpz.) 35, 119—142 (1928). — **Laurell, H.:** Conjunctivitis phlyktaenulosa und Skrofulose bei Helminthiasis und Pediculosis. Ein Beitrag zur Pathogenese der Skrofulose. Uppsala Läk.för. Forh. 31, 711—789 (1926). — **Lauth, E.:** Essai sur les vaisseaux lymphatiques. Straßburg 1824. — **Lefholz, R.:** The effects of diets varying in calorie value and in relative amounts of fat, sugar, and protein upon the growth of lymphoid tissue in *kittens*. Amer. J. Anat. 32, 1—36 (1923). — **Levi, G.:** Elementi epiteliali in noduli linfatici sotto mascellari di *mammiferi*. Anat. Anz. 25, 369—377 (1904). — **Lewinstein:** Auf welchen histologischen Vorgangen beruht die Hyperplasie, sowie die Atrophie der *menschlichen* Gaumenmandeln? Arch. Laryng. 22, 104—125 (1909). — **Lewis, Fr. T.:** The first lymph glands in *rabbit* and *human* embryos. Anat. Rec. 3, 341—353 (1909). **Lewis, W. and L. T. Webster:** Wandering cells, endothelial cells and fibroblasts in cultures from *human* lymph nodes. J. of exper. Med. 34 (1921). — **Liersch:** Bedeutung des Lymphgefäßsystems bei Infektionskrankheiten. Mschr. Unfallheilk. 9, 165 (1902). — **Lignac,**

G. O. E.: Über das Vorkommen von Hautpigment in Lymphdrüsen. Zbl. Path. **32**, 201 bis 205 (1921). — **Lindbom, O.:** Studier över acut leukämie. Stockholm 1919. — **Livierato, S.:** Weiteres über den Einfluß, welchen die Extrakte von Lymphgewebe auf die Evolution der experimentellen Tuberkulose ausüben. Weitere Untersuchungen über die Wirkung der Extrakte von normalen skrofulösen und tuberkulösen Lymphdrüsen. Zbl. Bakter. I **54**, 332—337 (1910). — **Lodi, G.:** Über den Bau des Reticulums des Parenchyms der *menschlichen* Lymphdrusen. Riv. Clin. Bologna. Ref. Jb. Anat. 1876. — **Loewenthal, N.:** Note sur les macrophages des ganglions lymphatiques. Bull. Hist. **5**, 49—55 (1928). — **Lofaro, F.:** Sul polere antitossico delle glandale linfatiche. Policlinico 1911. Ref. Zbl. Path. **24**, 661 (1913). — **Lortat, Jacob** and **G. Vitry:** Adipose locale consecutive aux lésions experimentales de sciatique. Rôle des ganglions lymphatiques. Rev. Méd. **29** (1909). — **Losanow, N.:** On the embryonal development and structure of the tonsils in man (tonsillae palatinae). Acta oto-laryng. (Stockh.) **13**, 255—268 (1929). — **Löwit, M.:** (a) Die Anordnung und Neubildung von Leukoblasten und Erythroblasten in den Blutzellen bildenden Organen. Arch. mikrosk. Anat. **38**, 524—612 (1891). (b) Die Anordnung von Leukoblasten und Erythroblasten in den Blutzellen bildenden Organen. Anat. Anz. **6**, 344—348 (1891). — **Lubarsch, O.:** (a) Über Knochenbildung in Lymphknoten und Gaumenmandeln. Virchows Arch. **177**, 371—387 (1904). (b) Verh. 16. internat. Kongr. Med. Budapest **1909**, 96. (c) Allgemeine Pathologie und pathologische Anatomie. Der Status thymicus und thymicolymphaticus und der Thymustod. Jkurse arztl. Fortbildg **3**, 64—70 (1912). (d) Über Aufgaben und Ziele der pathologischen Forschung und Lehre. Dtsch. med. Wschr. 1377—1380 (1917). (e) Über Lymphatismus. Münch. med. Wschr. **69**, 1062 (1922). (f) Bemerkungen zu vorstehender Arbeit (Lüthi, s. unten). Virchows Arch. **250**, 40 (1924). — **Lüders, C.:** Über das Vorkommen von subpleuralen Lymphdrusen. Diss. Kiel 1892. — **Lüscher, E.:** Zur Biochemie der Tonsillen. Z. Hals- usw. Heilk. **17**, 60—95 (1926). — **Luschka:** Die Anatomie des *Menschen*. Tubingen 1861—1867. — **Lüthy, F.:** Über angeborene Epitheleinschlüsse in Lymphknoten. Virchows Arch. **250**, 30—40 (1924).

Maaløe: Histopatologiske Studier over processus vermiformis. København 1908. — **Magerstedt, C.:** Untersuchungen zur normalen und pathologischen Anatomie des Wurmfortsatzes. Diss. Berlin 1908. — **Mall, Fr. P.:** (a) Reticulated and yellow elastic tissues. Anat. Anz. **3** (1888). (b) Das retikulierte Gewebe und seine Beziehungen zu den Bindegewebsfibrillen. Abh. sachs. Ges. Wiss., Math.-naturwiss. Kl. **17**, 295—338 Leipzig (1891). (c) On the development of the connective tissues from the connective-tissue syncytium. Amer. J. Anat. **1**, 329—365 (1901—1902). — **Mallory, T. B.** and **Fr. Parber:** Reticulum. Amer. J. Path. **3**, 515—526 (1927). — **Manfredi, L.:** Über die Bedeutung des Lymphgangliensystems fur die moderne Lehre von der Infektion und der Immunitat. Versuche und Schlußfolgerungen. Virchows Arch. path. Anat. **155**, 335 (1899). — **Manfredi, L. u. B. Frisco:** Die Lymphdrüsen bei der Verteidigung des Organismus gegen die Tuberkulose. Policlinico sez. chir. **7**, 8 (1902); Zbl. Path. (Barbacci) **14**, 679 (1903). — **Manfredi, L. u. Viola:** Der Einfluß der Lymphdrüsen bei der Erzeugung der Immunitat gegen ansteckende Krankheiten. Z. Hyg. **30**, 64—94 (1899). — **Manteufel, P.:** Untersuchungen uber Metastasenbildung in den iliakalen Lymphdrüsen bei Carcinoma uteri. Diss. Leipzig 1904. — **Marchand, F.:** Über die Herkunft der Lymphocyten und ihre Schicksale bei der Entzündung. Verh. dtsch. path. Ges. 16. Tagg **1913**. — **Marcuse, B.:** Über Leberlymphome bei Infektionskrankheiten. Virchows Arch. **160**, 186—202 (1900). — **Maresch, R.:** Über Gitterfasern der Leber und die Verwendbarkeit der Methode Bielschowskys zur Darstellung feinster Bindegewebsfibrillen. Zbl. Path. **16**, 641—649 (1905). — **Martinotti, L.:** Über das Verhalten de.' Plasmazellen und der Gefaße in den Lymphdrüsen nach Durchschneidung der Nerven. Virchows Arch. **202**, 321—341 (1910). — **Matko, J.:** Der lymphatische Apparat und seine Beziehungen zur Vaccination. 1. Typhusimpfstoff. Z. exper. Path. **19**, 437—482 (1918). **Maximow, A.:** (a) Experimentelle Untersuchungen zur postfetalen Histogenese des myeloiden Gewebes. Beitr. path. Anat. **41**, 122—166 (1907). (b) Die im Verlauf der entzündlichen Prozesse auftretenden Zellformen. Ber. Sitzg russ. path. Ges. **1910/11**. L. W. Ssobolew. Zbl. Path. **23**, 88 (1912). (c) Sur les rapport entre les grands et les petits lymphocytes et les cellules reticulaires. C. r. Soc. Biol. Paris **80**, 237 (1919). (d) Untersuchungen über Blut und Bindegewebe. VII. Über „in vitro"-Kulturen von lymphoidem Gewebe der erwachsenen *Saugetier*organismen. Arch. mikrosk. Anat. **96**, 494—527 (1922). (e) Untersuchung über Blut und Bindegewebe. VIII. Die cytologischen Eigenschaften der Fibroblasten, Reticulumzellen und Lymphocyten des lymphoiden Gewebes außerhalb des Organismus, ihre genetischen Wechselbeziehungen und prospektiven Entwicklungspotenzen. Arch. mikrosk. Anat. **97**, 283—313 (1923). (f) Untersuchung über Blut und Bindegewebe. IX. Über die experimentelle Erzeugung von myeloiden Zellen in Kulturen des lymphoiden Gewebes. Arch. mikrosk. Anat. **97**, 314—325 (1923). (g) Über die Entwicklungsfähigkeiten der Blutleukocyten und des Blutgefäßendothels bei Entzündung und in Gewebskulturen. Klin. Wschr. **4**, 1486—1488 (1925). (h) Bindegewebe und blutbildende Gewebe. Arch. mikrosk. Anat. **2**:1, 232—583 (1927). — **May, H.:** Vergleichende anatomische

Untersuchungen der Lymphfollikelapparate des Darmes der *Haussäugetiere*. Diss. Gießen 1903. Auch in Z. Tiermed. **1905**. — **Mayer, E. u. S. Furuta:** Zur Frage der Lymphknötchen im *menschlichen* Knochenmark. Virchows Arch. **253**, 574—586 (1924). — **Mac Clure, F. W. Ch.:** The development of the lymphatic system in the light of the more recent investigations in the field of vasculogenesis. Anat. Rec. **9**, 563—579 (1915). — **Melnikow-Raswedenkow, N.:** Histologische Untersuchungen über das elastische Gewebe in normalen und in pathologisch veränderten Organen. Beitr. path. Anat. **26**, 546—588 (1899). — **Merkel, Fr.:** (a) Darmsystem. 1. Atmungsorgane. In BARDELEBENS Handbuch der Anatomie des Menschen. Jena 1902. (b) Zur Kenntnis der metaplastischen Knochenbildung in lymphatischen Apparaten. Münch. med. Wschr. **26**, 1238—1241 (1905). — **Merzdorf, B.:** Untersuchungen über das makroskopisch-anatomische Verhalten der Lymphknoten des *Hundes* und über den Einfluß des Lebensalters auf das relative Gewicht der Lymphknoten. Diss. Leipzig 1911. — **Meyer, A. W.:** (a) An experimental study on the recurrence of lymphatic glands and the regeneration of lymphatic vessels in the *Dog*. Hopkins Hosp. Bull. **17** (1906). (b) The lymphatic glands in pregnancy. Surg. etc. 4 (1907). (c) Some observations on megacytes in lymphatic tissues. Amer. J. Anat. **24**. 91—108 (1918). — **Meyer, Max:** Die reduzierenden Substanzen der Tonsillen und Lymphdrüsen. Z. Hals- usw. Heilk. 1, 521 bis 527 (1922). — **Meyer, R.:** Epitheliale Hohlraume in Lymphdrüsen. Vortrag Ges. Geburtsh. Berlin **1903**. Z. Geburtsh. **49**, 554—556 (1903). — **Mietens, H.:** Zur Kenntnis des Thymusreticulum und seiner Beziehungen zu dem der Lymphdrüsen nebst einigen Bemerkungen uber die Winterschlafdrüse. Jena. Z. Naturwiss. **44**, 149—192 (1908). — **Miller, W. S.:** (a) The distribution of lymphoid tissue in the lung. Anat. Rec. **5**, 99—119 (1911). (b) The pulmonary lymphoid tissue in old age. Amer. Rev. Tbc. **9**, 519—524 (1924). — **Mitchell, Ph.:** Primary tuberculosis of the faucial tonsils in *children*. J. Path. **21**, 248 (1917). — **Mjassojedoff:** Die Zellformen des Bindegewebes und des Blutes und die Blutbildung beim erwachsenen *Huhn*. Fol. haemat. (Lpz.) **32**, 263—296 (1926). — **Mladenowitsch, L.:** Vergleichende anatomische und histologische Untersuchungen über die Regio analis und das Rectum der *Haussaugetiere*. Vet.-med. Diss. Leipzig 1907. — **Mollier, S.:** Über den Bau der capillaren Milzvenen (Milzsinus). Eine kritische Studie und eigene Beobachtungen. Arch. mikrosk. Anat. **76**, 608—656 (1911). — **Morandi, E. et P. Sisto:** Sulle variazione della struttura tipica delle linfoglandule. Giorn. roy. Accad. Med. Torino **63** (1900). — **Most, A.:** (a) Die Topographie des Lymphgefäßapparates des Kopfes und des Halses. Berlin 1906. (b) Über die Topographie des Lymphgefaßapparates im kindlichen Organismus und ihre klinische Bedeutung. Arch. Kinderkrkh. **48** (1908). (c) Chirurgie der Lymphgefaße und der Lymphdrüsen. Neue dtsch. Chir. von KÜTTNER. Stuttgart 1917. **Mottram, J. C.:** Some observations upon the histological changes in lymphatic glands followings exposure to radium. Amer. J. of Med. Sci. **165**, 469—479 (1923). — **Müller, E. v.:** Zur Genese der RUSSELschen Körperchen. Frankf. Z. Path. **23**, 34—47 (1920). — **Müller, G.:** Beitrage zur Kenntnis der Histologie der akuten Milzschwellung. Diss. Freiburg 1890. — **Müller, W.:** (a) Untersuchungen über das Verhalten der Lymphdrüsen bei der Resorption von Blutextravasaten. Diss. Gottingen 1879. (b) Zur normalen und pathologischen Anatomie des *menschlichen* Wurmfortsatzes. Jena. Z. Naturwiss. **31**, 195 (1897). — **Muthmann:** Beitrage zur vergleichenden Anatomie des Blinddarms und der lymphoiden Organe des Darmkanals bei *Säugetieren* und *Vögeln*. Anat. H. 48, H. 144, 65—114 (1913).

Naegeli, O.: Blutkrankheiten und Blutdiagnostik. Leipzig **1912**. — **Nagoya:** Über die Drusen und die Follikel des Wurmfortsatzes. Frankf. Z. Path. **14**, 106—125 (1913). — **Nakahara, W. and J. B. Murphy:** On the nature of the so-called germ center in lymphoid tissue. Anat. Rec. **22**, 107—113 (1921). — **Napoli, de:** Modificazione dei gangli linfatici durante la digestione. Gazz. internaz. Med. **9** (1906). — **Neuber, E.:** Über den Entstehungsort der Agglutinine und Opsonine des Staphylokokkus im Organismus. Virchows Arch. **213**, 439—452 (1913). — **Nishikawa, K.:** Über die lymphatische Gewebsreaktion in den Wandschichten des Wurmfortsatzes und seiner Umgebung in bezug auf funktionelle Zustände und auf chronische entzundliche Vorgange. Virchows Arch. **265**, 735—764 (1927). — **Noetzel, W.:** (a) Über die Infektion granulierender Wunden. Arch. klin. Chir. **55**, 543 (1897). (b) Über die Infektion granulierender Wunden. Fortschr. Med. **16**, 161 u. 201 (1898). (c) Zur Frage der Bakterienresorption von frischen Wunden. Fortschr. Med. **16**, 443—457, 486—492 (1898). (d) Weitere Untersuchungen uber die Wege der Bakterienresorption von frischen Wunden und die Bedeutung derselben. Arch. klin. Chir. **60**, 25—47 (1900). (e) Über die Bakterienresorption auf dem Lymph- und Blutwege und uber die Bedeutung der Lymphdrusen fur dieselbe. Beitr. klin. Chir. **51**, 740—782 (1906). (f) Über die Bedeutung der Lymphdrusen fur die Bakterienresorption. Med. Klin. **3**, 352—354 (1907). Dtsch. med. Wschr. **34**, 1651—1652 (1908). (g) Weitere Untersuchungen uber das Verhalten der durch Bakterienresorption infizierten Lymphdrusen. Beitr. klin. Chir. **65**, 372—403 (1909). — **Noll:** Über den Lymphstrom in den Lymphgefaßen und die wesentlichen anatomischen Bestandteile der Lymphdrusen. Z. ration. Med. **9**, 52 (1850). — **Nordmann, M.:** Studien an Lymphknoten bei akuten und chronischen Allgemeininfektionen. Virchows Arch. **267**,

158—203 (1928). — **Nowicki, V.:** Anatomische Untersuchungen über Appendix und Appendicitis. Virchows Arch. **195**, 175—227 (1909).

Oberst, A.: Beiträge zur normalen und pathologischen Histologie der Lymphknötchen des Darmes von *Kindern*. Diss. Freiburg 1900. — **Oehlecker, Fr.:** Drüsenuntersuchungen bei 7 Fällen von Uteruscarcinom. Z. Geburtsh. **48**, 271—292 (1903). — **Oehme, C.:** Lymphfollikel im kindlichen Knochenmark. Munch. med. Wschr. **9**, 446—449 (1909). — **Oeller, H.:** Lymphdrüsen und lymphatisches System. Handbuch der norm. u. pathol. Physiol. Bd. 6: 2, S. 995—1109. 1928. — **Oertel:** Die Pathogenese der epidemischen Diphtheritis. München 1887. — **Oppel, A.:** (a) Über Gitterfasern der *menschlichen* Leber und Milz. Anat. Anz. **6**, 165—173 (1891). (b) Unsere Kenntnis von der Entstehung der roten und weißen Blutkörperchen (zusammenfass. Ref.). Zbl. allg. Path. **3**, 193—217 u. 241—259 (1892). (c) Lehrbuch der vergleichenden mikroskopischen Anatomie der *Wirbeltiere*. Bd. 2. Jena 1897. — **Orsós, F.:** (a) Das Bindegewebsgerust der Lymphknoten im normalen und pathologischen Zustand. Zbl. Path. **36**, 371—373 (1925). (b) Das Bindegewebsgerust der Lymphknoten im normalen und pathologischen Zustand. Beitr. path. Anat. **75**, 15—134 (1926). (c) Das Bindegewebsgerüst des Knochenmarks im normalen und pathologischen Zustand. Beitr. path. Anat. **76**, 36—86 (1927). — **Orth, J.:** Untersuchungen über Lymphdrüsenentwicklung. Diss. Bonn 1870.

Pappenheim, A.: Über die Natur der einkernigen lymphoiden Zellformen in den entzündlichen Exsudaten seröser Höhlen, speziell des Peritoneums beim *Meerschweinchen*. Zbl. Path. **24**, 997—1003 (1913). — **Parodi, U.:** Sulla morfologia e sulla interpretazione dei reperti morfologici del nodulo linfatico lienale nell' *uomo*. Haematologica (Palermo) 8, 1—46 (1927). — **Paschkis, K.:** (a) Über die Rolle des Reticulums im „retikulo-endothelialen System". Zbl. Path. **37**, 99—105 (1926). (b) Zur Frage der Abstammung der großen Mononucleären. (Zur Biologie des retikulo-endothelialen Apparates.) Virchows Arch. **259**, 316—325 (1926). — **Passow, A.:** Über das quantitative Verhalten der Solitarfollikel und Peyerschen Haufen des Dunndarms. Virchows Arch. **101** (1885); auch Diss. Berlin 1883. — **Paulsen, E.:** Zellvermehrung und ihre Begleitungserscheinungen in hyperplastischen Lymphdrusen und Tonsillen. Arch. mikrosk. Anat. **24**, 345—351 (1885). — **Pensa, A.:** Della struttura e dello sviluppo dei gangli linfatici degli *uccelli* (*anser domesticus*). Ric. Labor. Anat. norm. Univ. Roma **12**, 281—302 (1907). — **Perez, G.:** (a) Über das Verhalten des Lymphgangliensystems gegen Mikroorganismen. 1. Teil. Latenter mikrobischer Parasitismus der normalen Lymphdrüsen. Ann. Igiene sper. **3** (1897). (b) Über das Verhalten des Lymphdrusensystems den Mikroorganismen gegenüber. Zbl. Bakter. **23**, 404 (1898). — **Petersen, H.:** (a) Bindegewebsmastzellen innerhalb des Lymphknotensinus beim *Menschen*. Demonstration. Verh. anat. Ges. Anat. Anz. **60**, 283 (1925). (b) Über die Endothelphagocyten des Menschen. Z. mikrosk.-anat. Zellforschg **2**, 112—120 (1925). (c) Histologie und mikroskopische Anatomie. Bd. 4 (in Korrektur). — **Petri, E.:** (a) Über Blutzellherde im Fettgewebe des Erwachsenen und ihre Bedeutung für die Neubildung der weißen und roten Lymphknoten. Virchows Arch. **258**, 37—51 (1925). (b) Das Fettgewebe der Erwachsenen als Blutbildungsstatte (Lymphdrüsenbildung). Zbl. Path. **36**, 233—234 (1925). — **Pfeiffer** u. **Marx:** Die Bildungsstätte der Choleraschutzstoffe. Z. Hyg. **27**, 272—297 (1898). — **Pirone, R.:** Gli organi ematopoietica durante la digestione sperimentale. Arch. Biol. norm. e path. **61**, 83, 398, 641 (1907). — **Pizzini, D. L.:** Tuberkelbacillen in den Lymphdrüsen Nichttuberkulöser. Z. klin. Med. **21**, 329—342 (1892). — **Pol, R.:** Zur Funktionsfrage der lymphadenoiden Organe, insbesondere der Tonsillen. Verh. dtsch. path. Ges. 19. Tagg Göttingen **1923**, 286—289. (Jena 1923). — **Poulain, A.:** (a) De l'action des ganglions lymphatiques du mésentère sur l'absorbtion des graisses. C. r. Soc. Biol. **53**, 642—644 (1901). (b) Étude de la graisse dans le ganglion lymphatique anormal et pathologique. Thèse de Paris 1902.

Ranvier, L.: (a) Du système lymphatique; leçons, recuellies par le Dr. Weber. Progrès méd. 1873. (b) Traité technique d'Histologie. Paris 1875. (c) Structure des ganglions lymphatiques du *Porc*. C. r. Acad. Sci. Paris **121**, 800 (1895). (d) La théorie de la confluence des lymphatiques et le développement des ganglions lymphatiques. C. r. Acad. Sci. Paris **123**, 1038—1042 (1896). (e) Morphologie et développement du système lymphatique. Archives Anat. microsc. **1**, 137—152 (1897). — **Rastelli, G. u. P. Mascherpa:** Verwendung des Pyrrols und seiner Derivate zur Färbung von retikulärem Gewebe. Anat. Anz. **65**, 76—84 (1928). — **Rawitz, B.:** (a) Über die Zellen in den Lymphdrüsen von *Macacus cynomolgus*. Arch. mikrosk. Anat. **45**, 592—623 (1895). (b) Über Lymphknotenbildung in Speicheldrüsen. Anat. Anz. **14**, 463—467 (1898). — **Recklinghausen, F. v.:** (a) Das Lymphgefäßsystem. Strickers Handbuch der Lehre von den Geweben des *Menschen* und der *Tiere*. S. 214—250. Leipzig 1871. (b) Handbuch der allgemeinen Pathologie des Kreislaufs. Stuttgart 1883. — **Reddingius, K. A.:** Über gegenseitigen Übergang von Fettläppchen in Lymphdrüsenknoten. Verh. dtsch. path. Ges. 15. Tagg, 96—97 (Straßburg 1912). — **Renn, P.:** Zur Funktionsfrage der Gaumenmandel. Cytodiagnostische und histopathologische Untersuchungen. Beitr. path. Anat. **53**, 1—37

(1912). — **Ribbert, H.:** (a) Über Lymphome der Lungen. Virchows Arch. **102**, 452—466 (1885). (b) Über das Vorkommen von Spaltpilzen in der normalen Darmwand des *Kaninchens*. Dtsch. med. Wschr. **11**, 197 (1885). (c) Zur Konservierung der Kernteilungsfiguren. Über die Beteiligung der Leukocyten an der Neubildung des Bindegewebes. Zbl. Path. **1**, 665—671 (1890). (d) Beiträge zur normalen und pathologischen Anatomie des Wurmfortsatzes. Virchows Arch. **132**, 66 (1893). (e) Über Regeneration und Entzündung der Lymphdrüsen. Beitr. path. Anat. **6**, 187—224 (1889). (f) Über die Bedeutung der Lymphdrüsen. Med. Klin. **3**, 1543—1548 (1907). (g) Lehrbuch der pathologischen Anatomie. Leipzig 1915. — **Richter, J.:** Vergleichende Untersuchungen über den mirkoskopischen Bau der Lymphdrüsen von *Pferd, Rind, Schwein* und *Hund*. Arch. mikrosk. Anat. **60**, 469—514 (1902). Auch Diss. Erlangen 1902. — **Ries, E.:** Eine neue Operationsmethode des Uteruscarcinoms. Z. Geburtsh. **37**, 518—532. (1897). — **Ritter, C.:** (a) Die Neubildung von Lymphdrüsen beim Mammacarcinom. Dtsch. Z. Chir. **79**, 260—268 (1905). (b) Die Neubildung von Lymphdrüsen beim Carcinom und Sarkom. Dtsch. Z. Chir. **86**, 532—546 (1907). (c) Zur Neubildung der Lymphdrüsen. Entgegnung auf die Arbeit von BARTELS über Neubildung von Lymphdrüsen in der Cubitalgegend. Arch. Anat. **1909**, 300—320. (d) Kritische Bemerkungen zu den kritischen und experimentellen Untersuchungen über das Entstehen und Verschwinden von Lymphdrusen. Dtsch. Z. Chir. **120**, 586—596 (1913). (e) Über die Ursache der Neubildung von Lymphdrüsen. Mitt. Grenzgeb. Med. u. Chir. **30**, 386—392 (1918). — **Rogizinski, K.:** Über die physiologische Resorption von *Bakterien* aus dem Darme. Verh. Akad. Wiss. Krakau, Math.-naturwiss. Kl. **42** (1902). — **Röhlich, K.:** Untersuchungen über die Sekundarknötchen der Lymphknoten. Z. mikrosk.-anat. Forschg **12**, 254—278 (1928). — **Rössle, R.:** Wachstum und Altern. Erg. Path. **20**, 369—569 (1923). — **Rössle, R.** u. **Yoshida:** Das Gitterfasergerüst der Lymphdrüsen unter normalen und pathologischen Verhaltnissen. Beitr. path. Anat. **45**, 110—126 (1909). — **Rotolo, G.:** Studio sulle limfoghiandole della loggia sottomascellare. Monit. zool. ital. **37**, 185—188 (1926). — **Rotter, W.:** Über die Sekundarknötchen in den Lymphknoten. Virchows Arch. **265**, 596—616 (1927). — **Rubens-Duval, H.** et **Fage:** La régression adipeuse du ganglion lymphatique. C. r. Soc. Biol. Paris **67**, 696—698 (1909). — **Ruffer, A.:** On the phagocytes of the alimentary canal. Quart. J. microsc. Sci. **30** (1890). — **Ruppert, H.:** Experimentelle Untersuchungen über Kohlenstaubinhalation. Virchows Arch. **72**, 14 (1878). — **Ruß, V. K.** u. **L. Kirschner:** Experimentelle Studien über die Funktion der Milz bei der Agglutininproduktion. Z. Immun.forschg **32**, 113—136 (1921). — **Russakoff:** Über die Gitterfasern der Lunge unter normalen und pathologischen Verhaltnissen. Zugleich ein Beitrag zur Kenntnis der feinsten Stützsubstanz einiger Parenchyme. Beitr. path. Anat. **45**, 476—506 (1909).

Sabin, Fl. R.: (a) The development of lymphatic nodes in the *Pig* and their relation to the lymph hearts. Amer. J. Anat. **4**, 355—389 (1905). (b) The lymphatic system in the *human* embryo, with a consideration of the morphology of the system as a whole. Amer. J. Anat. **9**, 43—91 (1909). (c) Die Entwicklung des Lymphgefäßsystems. KEIBEL u. MALL: Handbuch der Entwicklungsgeschichte des *Menschen*. Bd. 2. Leipzig 1911. (d) Der Ursprung und die Entwicklung des Lymphgefaßsystems. Erg. Anat. **21**, 1—98 (1913). — **Sachs, O.:** Weitere Beitrage zur Anatomie und Histologie des weiblichen Urethralwulstes mit besonderer Berücksichtigung der weiblichen Prostata. Verh. anat. Ges. **60**, 269—270 (1925). — **Saltzmann, Fr.:** Studien über Magenkrebs mit besonderer Berücksichtigung der Veränderungen in der Magenschleimhaut und der im Tumor und an dessen Rand auftretenden Rundzellinfiltration. Arb. path. Inst. Helsingfors 1, 335. Jena 1913. — **Saltykow:** Über bluthaltige Lymphdrüsen beim Menschen. Z. Heilk. **21**, 301—334 (1900). — **Sappey:** (a) Traité d'anatomie descriptive. **4**: 1, 2. Paris 1873/1874. (b) Description et iconographie des vaisseaux lymphatiques. Paris 1885. — **Satake, K.:** Über die Lymphocyten an der Darmschleimhaut. 2. Mitt.: Beitrage zur Lehre von der Funktion der Lymphocyten im Verdauungstractus. Trans. jap. path. Soc. **14**, 81—82 (1924). — **Saxer, F.:** (a) Über die Entstehung roter und weißer Blutkorperchen. Anat. Anz. **11**, 355—358 (1896). (b) Über die Abstammung der roten und weißen Blutkörperchen von „primaren Wanderzellen". Zbl. Path. **7**, 421—427 (1896). (c) Über die Entwicklung und den Bau der normalen Lymphdrüsen und die Entstehung der roten und der weißen Blutkorperchen. Anat. H. **6**, 349 bis 532 (1896). — **Schaffer, J.:** Vorlesungen über Histologie und Histogenese. Leipzig 1920. **Schiefferdecker:** Lymphknoten im Bindegewebe des Sulcus bicipitis. Dtsch. med. Wschr. **32**, 1060 (1906). — **Schilling, V.:** Physiologie der blutbildenden Organe. Handb. d. norm. u. pathol. Physiol. Bd. 6, 2, S. 730—894. 1928. — **Schindler:** Statistische und anatomische Ergebnisse bei der FREUND-WERTHEIMschen Radikaloperation des Uteruscarcinoms. Mschr. Geburtsh. **23**, 507 (1906). — **Schittenhelm, A.:** Handbuch der Krankheiten des Blutes und der blutbildenden Organe. Berlin 1925. — **Schlemmer, Fr.:** Anatomische und physiologische Vorbemerkungen zu der Frage der chronischen Tonsillitis und ihre Behandlung (Referat). Z. Hals- usw. Heilk. **4**, 405—429 (1923). — **Schmaltz:** (a) Vortrag vet.-anat. Tagg **1926**. (b) Zur Benennung der Lymphdrusen. Anat. Anz. **63**, 170—171 (1926). — **Schmidt, F. Th.:**

Das follikuläre Drüsengewebe der Schleimhaut der Mundhöhle und des Schlundes bei dem *Menschen* und den *Säugetieren*. Z. Zool. **13**, 221—302 (1863). — **Schridde, H.:** (a) Über die Wanderungsfähigkeit der Plasmazellen. Verh. dtsch. path. Ges. 10. Tagg **10**, 110—114 (1906). (b) Diskussionsaußerung nach Sternberg. 1906. Verh. dtsch. path. Ges. 10. Tagg **1906**, 127. (c) Myeloblasten, Lymphoblasten und lymphoblastische Plasmazellen. Beitr. path. Anat. **41**, 223—238 (1907). (d) Die Zellen der Thymusrinde. Zbl. Path. **33** (1923). — **Schulze, W.:** (a) Untersuchungen uber die Capillaren und postcapillaren Venen lymphatischer Organe. Z. Anat. **76**, 421—462 (1925). (b) Über die Beziehungen der Blutgefaße zu ihrer Umgebung in den roten und weißen Lymphknoten in den peripheren Lymphknötchen und in der Milz. Verh. physik.-med. Ges. Würzburg **49**, 140—151 (1925). — **Schumacher, S. von:** (a) Über die Lymphdrüsen des *Macacus rhesus*. Arch. mikrosk. Anat. **48**, 145—168 (1897). (b) Nachträgliche Bemerkungen uber die Lymphdrüsen von *Macacus rhesus*. Arch. mikrosk. Anat. **49**, 804—806 (1897). (c) Über die Phagocytose und die Abfuhrwege der Leukocyten in den Lymphdrüsen. Arch. mikrosk. Anat. **54**, 311—328 (1899). (d) Bau, Entwicklung und systematische Stellung der Blutlymphdrüsen. Arch. mikrosk. Anat. **81** (1912). (e) Histologie der Luftwege und der Mundhohle. Handbuch der Hals-, Nasen- und Ohrenheilkunde Bd. 1, S. 277—424. 1925. — **Schwabach:** Zur Entwicklung der Rachentonsille. Arch. mikrosk. Anat. **32**, 187—213 (1888). — **Schwanen, H.:** Zur Bedeutung der Sekundarknötchen im lymphatischen Gewebe. Frankf. Z. Path. **37**, 353—382 (1929). — **Selter, H.:** Bakterien im gesunden Körpergewebe und deren Eintrittspforten. Z. Hyg. **54**, 363—384 (1906). — **Sertoli, E.:** Über die Entwicklung der Lymphdrüsen. Sitzgsber. Akad. Wiss. Wien, Math.-naturwiss. Kl. **65**, 159—173 (1866). — **Settles, E. L.:** The effect of high fat diet upon the growth of lymphoid tissue. Anat. Rec. **20**, 60—88 (1920). — **Shiomi, C.:** Explantationsversuche mit Lymphknoten auf Plasma unter Zusatz von Milz, Nebennieren und Knochenmarkextrakt unter Nachprüfung der Versuche von Maximow unter besonderer Berucksichtigung der Bildung granulierter Zellen. Virchows Arch. **257**, 714—743 (1925). — **Sick, K.:** Flimmerepithelcysten in der Nebennierenkapsel und in einer Beckenlymphdruse. Virchows Arch. **172**, 468—471 (1903). — **Siegfried, M.:** Untersuchungen über die chemischen Eigenschaften des retikulierten Gewebes. Diss. Leipzig 1892. — **Silberberg, M.:** Untersuchungen uber die Entwicklung der Makrophagen. Verh. path. Ges. **1928**, 456—458. — **Simon, L. G.:** L'appareil lymphoïde de l'intestin. Thèse de Paris **1903**. — **Sisto, P.** e **E. Morandi:** Contributo allo studio del reticolo della linfoglandulae. Arch. roy. Accad. Assoc. Torino **36**, 94—112 (1901). — **Sitzenfrey, A.:** Über epitheliale Bildungen der Lymphgefaße und Lymphraume in Beckenlymphknoten bei Uteruscarcinom und bei carcinomfreien, entzundlichen Adnexerkrankungen. Z. Geburtsh. **57**, 419—447 (1906). — **Sjövall, A. u. H. Sjövall:** Experimentelle Studien über die Sekundärknötchen in den Popliteallymphknoten des *Kaninchens* bei B. pyocyaneus-Infektion. Erscheint in Virchows Arch. **1930**. — **Slavjansky, K.:** Experimentelle Beitrage zur Pneumonoconiosislehre. Virchows Arch. **48**, 326—332 (1869). — **Soyka:** Über die Wanderung corpuscularer Elemente. Prag. med. Wschr. **1878**. — **Spiro, J.:** Sur les alterations des follicles lymphatiques de l'intestin au cours de la diphterie et autres affection. Thèse de Lausanne. St. Petersburg 1902. — **Ssobolew, L. W.:** Über die postembryonale Entwicklung der Lymphfollikel im Mastdarm. Frankf. Z. Path. **13** (1913). — **Stahr, H.:** (a) Die Zahl und Lage der submaxillaren und submentalen Lymphdrüsen vom topographischen und allgemein-anatomischen Standpunkte. Arch. f. Anat. **1898**, 444—474. (b) Über den Lymphapparat des außeren Ohres. Anat. Anz. **15**, 381 (1899). (c) Der Lymphapparat der Nieren. Diss. Breslau 1899. — **Stefko, W. H.:** Der Einfluß des Hungerns auf Blut und blutbildende Organe. Virchows Arch. **247**, 86—117 (1923). — **Sternberg, C.:** (a) Über perniziöse Anamie. Verh. dtsch. path. Ges. 10. Tagg **1906**, 125—127. (b) Die Lymphknoten. Handbuch der speziellen pathologischen Anatomie und Histologie von Henke-Lubarsch Bd. 1, 1. Teil, S. 249—348. Berlin 1926. — **Stheeman, H. A.:** Histologische Untersuchungen über die Beziehungen des Fettes zu den Lymphdrüsen. Beitr. path. Anat. **48**, 170—204 (1910). — **Stiles:** The surgical anatomie of the breast and axillary lymphatic glands. Edinburgh med. J. **38**, 26—42 (1892). — **Stillwell, Fr.:** On the phagocytic capacity of the bloodvessel endothelium of the *Frog's* tongue and its presumed transformation into wandering cells. Fol. haemat. (Lpz.) **33**, 81—94 (1926). — **Stöhr, Ph.:** (a) Über die Lymphknötchen des Darmes. Arch. mikrosk. Anat. **33**, 255—283 (1889). (b) Über Mandeln und deren Entwicklung. Korresp.bl. Schweiz. Ärzte **20** (1890). (c) Über die peripherischen Lymphknoten. Erg. Anat. **1**, 183—196 (1891). (d) Die Entwicklung des adenoiden Gewebes, der Zungenbalge und der Mandeln des *Menschen*. Festschrift Naegeli und Kölliker. Zürich 1891. (e) Über die Entwicklung der Darmlymphknötchen und über die Rückbildung von Darmdrüsen. Arch. mikrosk. Anat. **51**, 1—55 (1898). (f) Über die Natur der Thymuselemente. Anat. H. **31**, 409—457 (1906). — **Straumann, R.:** Veranderungen am lymphatischen Apparat infolge Arsenvergiftung. Dtsch. Z. gerichtl. Med. **9**, 266—290 (1927). — **Stutz, G.:** Über eosinophile Zellen in der Schleimhaut des Darmkanals. Diss. Bonn 1895. — **Sukiennikow, W.:** Topographische Anatomie der bronchialen und trachealen

Lymphdrüsen. Berl. klin. Wschr. 40, 316—318, 347—349 u. 369—372 (1903). Auch Diss. Berlin 1903. — **Süppel, R.:** Die Benennung der Lymphknoten. Anat. Anz. 62, 238/239 (1926).

Takagi, T.: Morphologische und biologische Studien über Blut und Milz. I. Die normale Beschaffenheit des Blutes und der Milz beim neugeborenen *Hunde*. Folia haemat. (Lpz.) 28, 96—152 (1923). — **Talalajeff, W.:** Beiträge zur Frage von der Lymphostase. Virchows Arch. 266, 268—273 (1927). — **Teichmann:** Das Saugadersystem vom anatomischen Standpunkte. Leipzig 1861. — **Thiel, G. A.** and **H. Downey:** The development of the mammalian spleen, with special reference to its hematopoietic activity. Amer. J. Anat. 28 (1921). — **Thomé, R.:** (a) Endothelien als Phagocyten (aus den Lymphdrüsen von *Macacus cynomolgus*). Arch. mikrosk. Anat. 52, 820—842 (1898). (b) Beiträge zur mikroskopischen Anatomie der Lymphknoten. I. Das Reticulum der Lymphknoten. Jena. Z. Naturwiss. 37, 133—186 (1902). — **Timofejewsky, A. D.** u. **S. W. Benewolenskaja:** Zur Frage über die Reaktion von Gewebskulturen auf Tuberkuloseinfektion. Virchows Arch. 255, 613—632 (1925). — **Timphus, L.:** Die Mastzellen und myeloischen Zellen im lymphatischen Gewebe des *Menschen*. Diss. Leipzig 1914. — **Toldt, C.:** Lehrbuch der Gewebelehre. Stuttgart 1884, S. 1888. — **Tonkoff, N. W.:** Die Blutgefaße der Lymphdrüsen. Internat. Mschr. Anat. u. Physiol. 15, 269/270 (1898). — **Trautmann, A.:** (a) Beiträge zur vergleichenden Histologie des Dunndarms der *Haussaugetiere*. Vet.-med. Diss. Zürich 1907. (b) Die embryonale und postembryonale Entwicklung der Cardiadrüsenzone im Magen von *Sus scrofa* sowie die Ausbildung und physiologische Bedeutung des lymphatischen (cytoblastischen) Gewebes in derselben. Anat. Anz. 60, 321—346 (1925/26). (c) Die Lymphknoten (Lymphnodi) von *Sus scrofa*, insbesondere deren Lymphstrom-, Farbungs- und Rückbildungsverhältnisse. Z. Anat. 78, 733—755 (1926). — **Tschaschin, S.:** Über die „ruhenden Wanderzellen" und ihre Beziehungen zu den anderen Zellformen des Bindegewebes und zu den Lymphocyten. Fol. haematol. (Lpz.) 17, 317—397 (1913). — **Tsunoda, T.:** Über das Vorkommen von Phagocyten in Lymphknötchen bei der Wurmfortsatzentzundung. Virchows Arch. 202, 122 (1910). — **Türk, W.:** Über Regeneration des Blutes unter normalen und krankhaften Verhaltnissen. Zbl. Path. 19, 895—928 (1908).

Uchino: Über die Beziehungen des lymphatischen Apparates zur Nutrose. Ein Beitrag zur experimentellen Amyloidoseerzeugung. Verh. dtsch. path. Ges. 20, 304—307 (1925). — **Undritz, W.:** Über den Einfluß des Hungers auf die Reaktion der Lymphdrüsen bei eitrigen Prozessen. Z. Hals- usw. Heilk. 8, 1—12 (1924). — **Uta, K.:** Über die Entwicklung der Zungenbalgdrüsen und Mandeln beim Menschen. Fol. anat. jap. 7, 137—184 (1929).

Varoldo, Fr.: Die blutbildenden Organe wahrend der Schwangerschaft und dem Wochenbett. Zbl. Gynäk. 14, 417—422 (1905). — **Vecchi, A.:** (a) Sulla questione della rigenerazione dei gangli linfatici. Giorn. roy. Accad. Med. Torino 73, 317/318 (1910). (b) Die anatomischen Grundlagen der Chirurgie der Lymphdrüsen: Die Regenreation und Neubildung derselben. Mitt. Grenzgeb. Med. u. Chir. 23, 42—81 (1911). (c) Osservazione critiche e ricerche sperimentali sulla rigeneratione e la neoformazione delle linfoghiandole. Clin. chir. Milano 24, 90—113 (1916). — **Versé, M.:** Referat uber den Cholesterinstoffwechsel. Verh. dtsch. path. Ges. 20, 67—118 (1925). — **Vialleton, L.** et **G. Fleury:** Structure des ganglions lymphatiques de *l'oie*. C. r. Acad. Sci. Paris 133, 1014—1015 (1901). — **Virchow:** (a) Die Cellularpathologie. Berlin 1858 und 1871. (b) Die krankhaften Geschwülste. Berlin 1864/1865. — **Voß, H.:** Die Herstellung makroskopischer Praparate von den Lymphfollikeln des menschlichen Darmes. Z. Anat. 70, 317—320 (1924).

Waldapfel, R.: (a) Zur Ätiologie der Angina. Z. Hals- usw. Heilk. 6, 6—9 (1923). (b) Zur Keimzentrumfrage. Wien. klin. Wschr. 1927, 728. (c) Weitere Untersuchungen über Veränderungen in den Lymphfollikeln bei der Angina lacunaris. Z. Hals- usw. Heilk. 17, 217 bis 221 (1927). (d) The Tonsil Problem. Acta oto-laryng. (Stockh.) 8, 127—137 (1928). — **Warthin:** On the development of hemolypmh nodes in adipose tissue. Proc. path. Soc. Philad. 6 (1903). — **Wassermann, A.:** Weitere Mitteilungen uber „Seitenketten-Immunitat". Berl. klin. Wschr. 35, 209 (1898). — **Wassermann, A.** u. **J. Citron:** Die lokale Immunitat der Gewebe und ihre praktische Wichtigkeit. Dtsch. med. Wschr. 15, 573—575 (1905). — **Wätjen, J.:** (a) Zur Keimzentrumsfrage. Zbl. Path. 36, 366—371. Wurzburg 1925. (b) Über experimentelle, toxische Schadigungen des lymphatischen Gewebes durch Arsen. Virchows Arch. 256, 86—116 (1925). (c) Morphologie und Funktion des lymphatischen Gewebes. Virchows Arch. 271, 556—571 (1929). — **Weidenreich, F.:** (a) Über die Entstehung der weißen Blutkörperchen im postfetalen Leben. Verh. anat. Ges. Genf 1905, 71—98. (b) Blutkörperchen und Wanderzellen. Jena 1911. (c) Die Leukocyten und verwandte Zellformen. Wiesbaden 1911. — **Weidman, Fr. D.:** Hyperplasie of reticulum tissue in lymph sinuses of *monkeys (Cebus fatuellus)*. Anat. Rec. 27, 269—272 (1924). — **Welch:** The histological lesions produced by the toxalbumin of diphtheria. Hopkins Hosp. Bull. 3, 17 (1892). — **Welch** u. **Flexner:** The histological changes in experimental diphtheria. Hopkins Hosp. Bull. 2, 10 (1891). — **Werdi, F. von:** Über Lymphfollikelbildung in Strumen. Frankf. Z. Path. 8, 401—444 (1911). **Wertheim, E.:** (a) Zur Kenntnis der regionaren Lymphdrusen beim Uteruscarcinom. Zbl.

Gynäk. **27**, 105—110 (1903).   (b) Die erweiterte abdominale Operation. Berlin 1911. — **West, L. S.**: Observations on the lymphatic nodule, particulary with reference to histological changes encountered in senescence. Anat. Rec. **28**, 349—366 (1924). — **Westenhöfer, M.**: Über die praktische Bedeutung der Beziehung der Lymphdrüsen zu den benachbarten Körperhohlen. Berl. klin. Wschr. **1913**. — **Wetzel, G.**: (a) Untersuchungen an einem größeren Material von kindlichen Lymphknoten. Vortrag, Greifswald. Med. Klin. **22**, 1244 (1926).   (b) Die blutbildenden Organe. Handb. d. Anat. des Kindes. Bd. 1:1, S. 140—189. 1929. — **Wieger, L.**: Über hyaline Entartungen in den Lymphdrüsen. Virchows Arch. **78**, 25—50 (1879). — **Wiesel, J.**: (a) Pathologie des Thymus. Erg. Path. **15** (1912). (b) Der Status thymico-lymphaticus. Handbuch der Neurologie (Lewandowsky) Bd. 4. 1913. — **Wils, G.**: Beitrage zur Anatomie und Histologie der Lymphknoten des *Schweines*. Diss. Leipzig 1925. — **Wirth, O.**: Über die biologische Wirkung von Lymphdrüsenextrakt auf Organe glatter Muskulatur, auf das Herz und den Blutdruck. Biochem. Z. **132**, 245—269 (1922). — **Wülfing**: Zur Pathologie der Geschwulstbildung im weiblichen Geschlechtsapparat. Z. Geburtsh. **44**, 1—25 (1901). — **Wullenweber, E.**: Zur normalen und pathologischen Anatomie der Mesenterialdrüsen. Diss. Kiel 1889.

Young, R. A.: The fibres of retiform tissue. J. of Physiol. **13**, 332—334 (1892).

Zacharow, J.: Zur Frage über die Veränderungen der Lymphdrüsen im Greisenalter. Diss. St. Petersburg 1891. — **Zackariadès, M. P. A.**: Sur la nature des filaments axiles. Fibrilles conjonctives avec collagène et fibrilles conjonctives sans collagène. C. r. Soc. Biol. Paris **56**, 305/306 (1904). — **Zehnder**: Über regenerative Neubildung der Lymphdrüsen. Virchows Arch. **120**, 294—309 (1890). — **Zimmermann, K. A.**: Der feinere Bau der Blutcapillaren. Z. Anat. **68**, 29—110 (1923).

Die Milz.

Von A. Hartmann, München.

Mit 60 Abbildungen.

I. Die Stellung der Milz im Organismus.

Die Stellung der Milz (Splen, Lien) im Organismus ist noch sehr wenig geklärt; ihren grobanatomischen Beziehungen nach gehört sie dem Gefäßsystem an, und so wird sie in den älteren Lehrbüchern direkt als Blutgefäßdrüse bezeichnet [v. Ebner (1899), Prenant, Bouin, Maillard (1911)], oder den blutbildenden Organen zugerechnet [Böhm-Davidoff (1903)]; nur Renaut (1899) weist ihr auf Grund ihrer histologischen Entwicklung bereits eine Sonderstellung an, die ihr mit gleichem Recht wie anderen drüsigen Organen zukomme.

Diese Auffassung hat gewiß manches für sich, denn der feinere Bau des Milzparenchyms zeigt gegenüber den im engeren Sinn blutbildenden Organen und den Lymphknoten so viele Besonderheiten, daß eine Zusammenfassung mit diesen als einer funktionell einheitlichen Organgruppe auch nach den neueren Untersuchungen nicht mehr zutreffend erscheint; andererseits jedoch ist die Milz gerade durch die eigenartige Konstruktion und Verbindung ihrer Gefäße auf das engste in das Blutgefäßsystem eingeschaltet; ferner zeigt sie gewisse Beziehungen zur Bildung und Zerstörung von Blutkörperchen und kann dadurch Einfluß auf die morphologische Zusammensetzung des Blutes gewinnen; daher erscheint es, wenn auch ihre Funktionen im Wechselspiel der übrigen Organe und Organsysteme des Körpers noch nicht restlos aufgeklärt sind, doch auch berechtigt, sie den Organen des Blut- und Lymphgefäßsystems, wenigstens vorläufig noch, einzureihen, wie das in den neueren Lehrbüchern (Stöhr-Möllendorff (1924), Schaffer (1922) und Krause-Szymonovicz (1924)] auch noch geschieht.

Makroskopisch anatomisch betrachtet ist die Milz ein allseitig von einer derben Faserhülle umschlossenes und bis auf den schmalen Hilus von Serosaendothel überzogenes Organ, das im Innern durch ein Gerüstwerk aus Bindegewebe, den Trabekeln, nur sehr unvollständig in kleinere Räume zerlegt wird, die überall miteinander in Verbindung stehen. Diese Räume sind ausgefüllt mit einem weichen lockeren Gewebe, der eigentlichen Milzpulpa, in welcher sich schon mit freiem Auge zweierlei Bestandteile unterscheiden lassen: kleine unregelmäßig geformte und unregelmäßig verteilte Knötchen und Stränge von weißlicher Farbe und etwas festerer Konsistenz, die man als weiße Pulpa zusammenfaßt, und dem übrigen dunkelbraunroten, sehr zerfließlichen Grundgewebe, der roten Milzpulpa, gegenüberstellt. Erstere besteht in der Hauptsache aus lymphoidem Gewebe, dessen Bau jedoch demjenigen der Lymphdrüsen gegenüber mancherlei Besonderheiten zeigt, letztere aus einem lockeren mesenchymalen Netzwerk, in dessen Maschen zahlreiche freie Zellen, Elemente des Blutes und andere, sich eingelagert finden, und das von plexusartig miteinander verbundenen sehr weiten capillaren Venen, den Milzsinus, durchsetzt ist.

Insofern das System der Trabekeln und die Lymphknötchen in Betracht kommen, steht die Milz den Lymphdrüsen nahe; was sie aber grundsätzlich von diesen unterscheidet, sind einerseits die Beziehungen des lymphoiden Gewebes zu den Gefäßen, andererseits die Verbindung desselben mit der roten Pulpa, deren feinerer Bau in engster Verknüpfung mit den sie durchsetzenden eigenartigen Capillaren steht und sie zu einem Gewebe ganz besonderer Art stempelt. Ohne gleichzeitig die Struktur der Gefäße zu berücksichtigen, ist es unmöglich, den Aufbau der Pulpa in ihren wechselseitigen Beziehungen zu verstehen, und hierin liegt die Eigentümlichkeit, welche die Milz vor den anderen blutbildenden (Knochenmark, embryonale Leber) und blutzerstörenden Organen (Hämolymphknoten) auszeichnet.

Wenn man also die wesentlichen Merkmale der Milz hervorheben will, so sind diese nicht gegeben in besonders charakteristischen Gewebsbestandteilen, also nicht in dem Vorhandensein von Lymphknötchen an sich, noch in dem Reticulum der Pulpa, das in ähnlicher Weise auch sonst im Organismus weit verbreitet sich findet; nicht in Blutbildungsherden, noch auch in Orten der Blutzerstörung, die ebenfalls nicht ausschließlich auf die Milz beschränkt sind; sie kommt nicht in Betracht als Lieferstätte besonderer nur ihr eigentümlicher Zellen, es sei denn, daß den aus ihren Keimlagern hervorgehenden weißen Blutzellen gewisse Eigentümlichkeiten anhaften, die in ihrer Struktur nicht zum Ausdruck kommen; auch eine spezifisch sekretorische Funktion (Hormon) kann jedenfalls nicht sicher nachgewiesen werden, wenn auch manche Versuche von Asher und seinen Schülern [H. Nakao (1925)] darauf hindeuten. Schließlich bleiben nur die Gefäße übrig, deren Struktur allerdings gewisse Besonderheiten zeigt, die sie dem Bauplan des ganzen Organs angepaßt erscheinen lassen, die aber für sich allein genommen das Wesen derselben nicht ausmachen.

Es beruht demnach die Bedeutung der Milz nicht so sehr in dem Vorhandensein oder Überwiegen einer bestimmten Gewebsart, als vielmehr in der wechselseitigen Verbindung und Anordnung von Mesenchym und seinen Derivaten (vgl. Bd. II, Abschnitt b von Maximow), in welches in sinnvoller Weise eigene Blutbahnen eingebaut sind, die nicht entfernt werden können ohne das Ganze zu zerstören. Es wird sich dies erst aus der folgenden Beschreibung ergeben, doch soll schon hier darauf hingewiesen werden, da die verschiedenen geweblichen Bestandteile der Milz zunächst im einzelnen geschildert werden müssen.

II. Das Vorkommen der Milz im Tierreich.

Die Milz scheint bei allen Wirbeltieren, außer den *Acraniern*, vorhanden zu sein, wenn auch ihre Form, ihre Lage und ihre relative und absolute Größe sehr verschieden sind. Bei den Wirbellosen fehlt sie vollständig; hier findet sich auch kein anderes Organ, das ihr etwa an die Seite zu setzen wäre, was vielleicht mit der verschiedenen Form des Gefäßsystems und anderen Aufgaben des Blutes, die ihrerseits eine von den Vertebraten abweichende celluläre Zusammensetzung desselben bedingen, in Beziehung steht.

Auch die *Acranier* besitzen noch keine Milz[1], noch nicht einmal ein Rudiment einer solchen, überhaupt kein Gewebe, das dem blutbildenden Gewebe der übrigen Wirbeltiere zu vergleichen wäre. Hierin stehen die *Acranier* noch ganz auf der Stufe der Wirbellosen[2].

---

[1] Nach einer Mitteilung von Prof. V. Franz, Jena. Vgl. ferner die zusammenfassende Studie über die *Acranier* von V. Franz 1927, S. 476.

[2] Den Schwammkörpern von Goldschmidt (1905), die hier vielleicht in Betracht kommen könnten, liegt wahrscheinlich nichts anderes zugrunde als segmentale von Bindegewebe usw. begleitete Quervenen (V. Franz, 1927, S. 493).

Ob bei den *Cyclostomen* schon eine Milz vorhanden ist, scheint noch nicht vollständig klar zu sein. Nach KRAUSE (1923) kommt sie zuerst bei den *Plagiostomen* vor, läßt aber hier schon alle für die Milz charakteristischen Bestandteile erkennen. LAGUESSE (1890) erwähnt bei *Lampreten* einen kleinen septierten Sinus venosus an der Eintrittsstelle der Pfortader in die Leber, den er für die Milz hält; KUPFFER (1893) beschreibt bei *Ammocoetes* die Umbildung eines dorsalen Pankreasdivertikels zu lymphoidem Gewebe, das der Milz gleichzusetzen wäre, was jedoch von BRACHET (1897) in Abrede gestellt wird. Nach KEIBEL (briefliche Mitteilung 1927) scheint das lymphatische Gewebe in der Spiralfalte des Darmes von *Petromyzon* der Milz der höheren Wirbeltiere homolog zu sein, welche Anschauung auch RAUTHER (1924) teilt. Man kann also bei diesen Tieren noch nicht von einem Milzorgan, sondern höchstens von Milzgewebe sprechen.

Erst von den *Fischen* an aufwärts ist sie als geschlossenes, stets in einer Falte des dorsalen Darmgekröses eingeschaltetes Organ von meist dunkelbraunroter Farbe zu finden. Doch ist gerade bei den verschiedenen Vertretern der *Fische* ihre Form und Lage noch sehr verschieden: so besitzt z. B. *Alopias vulpes* (bei 3,5 m Gesamtlänge) eine 1,2 m lange mit Längsfurchen versehene Milz, so daß auf dem Querschnitt sich um ein nur aus Gefäßbundeln bestehendes Zentrum sechs Lappen reihen; dieses zentrale Gefäßbündel wird durch eine Unzahl von Arterien gespeist (HEMMETER, 1926); bei anderen *Haien (Galeus canıs* und *Acanthias vulgaris)* ist die Milz ebenfalls sehr lang; sie erstreckt sich als relativ schmales dunnes, auf dem Querschnitt dreieckig bis elliptisches Band, vom Magen entlang dem ganzen Mitteldarm und biegt mit ihrem unteren dickeren Ende wieder kranialwarts um, so daß sie etwa die Form einer Pfeife zeigt. Bei den *Rochen* dagegen *(Raja clavata, Tygon pastinacca)* ist ihre Form sehr ahnlich der menschlichen mit einem deutlichen Margo crenatus, ihre Lage dorsolateral in der kleinen Kurvatur des stark gekrümmten Magens.

Von den *Teleostiern*, um nur einige Beispiele zu geben, besitzen einige (wie *Pleuronectes, Agonus cataphractus, Trigla gurnardus, Zoarces viviparus, Callionymus Lyra)* eine fast rundliche Milz, die hinter oder neben dem caudalen Ende des Magens liegt; bei anderen (wie *Centronotus gunellus, Motella mustela, Labrus rupestris)* ist sie weit herab in das Gekröse des Mitteldarms verschoben, bei *Soleus vulgaris* gabelt sie sich in zwei Zipfel; bei *Leuciscus cephalus* umfaßt sie mit zwei länglichen Lappen die obere Halfte des Mitteldarms auf der dorsalen Seite.

Auch der histologische Aufbau ist nicht für alle Arten gleich [HOYER (1892) und (1894), und eigene Beobachtungen); doch betreffen die Unterschiede weniger das Vorhandensein oder Fehlen eines bestimmten Gewebstypus als vielmehr die relative Anordnung und die Beziehungen der einzelnen Gewebselemente und Gefaße zueinander. Das die Grundlage bildende mesenchymatöse Reticulum ist (wenigstens bei einer Reihe von mir untersuchter Milzen der obengenannten Arten) mit geringen Schwankungen in bezug auf die Dichte das gleiche. Dagegen zeigen sich betrachtliche Verschiedenheiten in Menge und Anordnung des lymphoiden Gewebes, im Bau der Gefaße und ihren Beziehungen zum Mesenchym und im bindegewebigen Stützgerüst. Inwieweit die Unterschiede hinsichtlich der relativen und absoluten Menge des lymphoiden Gewebes als essentielle Komponente für den Aufbau der Milz in Betracht kommen oder mehr zufallige Schwankungen darstellen, ist eine Frage für sich, die später noch zu erörtern sein wird. Eine Beschreibung der Verschiedenheiten im einzelnen wurde hier zu weit führen; doch sollen besonders auffallende Struktureigentümlichkeiten an geeigneter Stelle Erwahnung finden.

Viel gleichmaßiger nach Form, Lage und allgemeinem Bau zeigt sich die Milz bei den *Amphibien;* bei den *Anuren* liegt sie als relativ kleines rundliches Knötchen von dunkelroter Farbe am Übergang des Dünndarms in den Enddarm auf der linken Seite [HOFFMANN (1874), ECKER-GAUPP (1904), KRAUSE (1923) u. a.], bei den *Urodelen* als mehr länglicher mit scharfen, haufig etwas eingekerbten Randern versehener Körper von brauner bis rötlicher Farbe im dorsalen Gekröse des Magens [NAKAJIMA (1929), HARTMANN (1926), HOFFMANN (1874)]. Primitive Urodelen *(Siren lacertina)* besitzen eine lange, von mehreren segmental von der Aorta abgehenden Gefaßen versorgte Milz [KLAATSCH (1892)], die KLAATSCH als dıe gemeinsame Urform anspricht, aus welcher das bei den höheren *Amphibien* vorhandene kleinere Organ durch verschieden starke Reduktion entstanden sein soll.

Unter den *Reptilien* haben die *Schlangen* eine rundliche Milz von meist nur unbedeutender Größe, deren Farbung einen gelblichen, nur wenig Rot enthaltenden Farbton aufweist [HOFFMANN (1890)]; bei den meisten ist sie außerdem mit dem vorderen Ende des Pankreas mehr oder weniger fest verwachsen *(Tropidonotus* und *Coronella),* bei anderen *(Boa constrictor, Boa cenchris)* wieder fast vollstandig davon getrennt. Trotzdem die Oberflache annahernd glatt erscheint, zeigt sich das Organ auf dem Querschnitt durch starke von der Kapsel ausgehende Septen in einzelne Kammern abgeteilt, in welchen das lymphoide Gewebe nach Art von sehr großen Follikeln sich angehauft findet, so daß man von dem Reichtum an Blutgefaßen abgesehen zunächst den Eindruck einer Lymphdruse erhalt (Abb. 1). Deshalb haben auch W. MULLER (1865) und BILLROTH (1862) die Schlangenmilz als fast ausschließlich aus weißer Pulpa bestehend geschildert.

Ein sehr ähnliches Verhalten zeigt die Milz von *Eidechsen* [*Lacerta agilis,* Hoyer (1892)], nur erscheint hier die facherige Unterteilung durch Bindegewebssepten nicht so scharf ausgeprägt. Besonders auffallend sollen fragmentierte Erythrocyten aufnehmende Phagocyten mit gelappten Kernen sein, die sich in acidophile Granulocyten verwandeln [Krause (1922)], namentlich im Herbst und Winter.

Bei *Lacerta piyusensis* ist die Milz auffallend klein und liegt, wie Krause (1922) für *Lacerta agilis* betont, sehr versteckt nahe der Wirbelsaule; starkere Bindegewebszüge und ein besonderes Hervortreten von lymphoidem Gewebe, wie Krause dies angibt, konnte ich nicht finden; dagegen waren zahlreiche acidophil gekörnte Zellen vorhanden.

Bei den *Schildkröten* [*Emys europea,* Hoyer (1892) und *Testudo graeca, Chrysemis elegans,* eigene Beobachtung] ist die Milz als bohnen- oder knötchenförmiges Gebilde in das Gekröse des Dunndarms eingelagert, zwischen dessen Schlingen sie verborgen liegt,

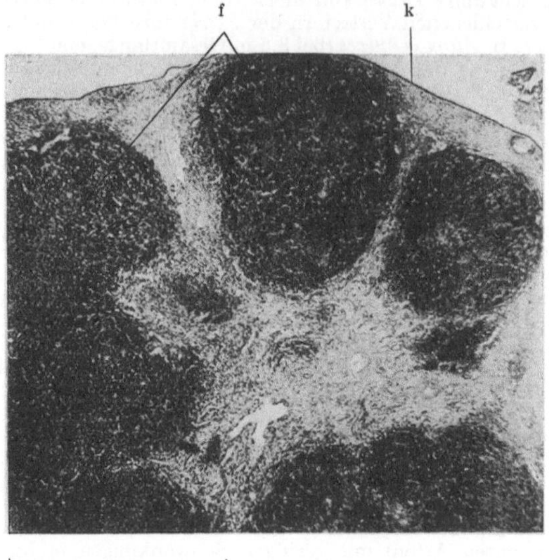

1 mm

Abb. 1. Milz von *Tropidonotus natrix*. Bouin. Hamatoxylin-Eosin. k Kapsel; f Follikel; im Zentrum gefaß- und zellreiches Bindegewebe, das in Septen zwischen die Follikel einstrahlt.

und unterscheidet sich von derjenigen von *Tropidonotus* und *Lacerta* auch durch viel reichlichere Entwicklung von roter Pulpa, in welcher das lymphoide Gewebe strangförmig (als adenoide Scheide der Arterien) verteilt ist.

Über die Milz der *Vögel* besitzen wir außer den älteren Untersuchungen von Billroth (1857), W. Muller (1865) und Schweigger-Seidel (1862—1863) auch einige neuere Arbeiten von Hoyer (1894), Jolly (1908 und 1911) und Greschik (1915), die sich allerdings mehr mit dem mikroskopischen Aufbau befassen, ferner eine Zusammenstellung uber Größe, Form und Gewicht der Milz bei 84 Vogelarten von Magnan und de la Riboisière (1911). Aus dieser geht hervor, daß die Form entweder mehr eine kurz gedrungene, rundlich bis bohnenförmige oder eine ausgesprochen langgezogene, wurst- bis stabchenförmige ist, daß sich nur ganz allgemeine Beziehungen zwischen Form der Milz und Gattung feststellen lassen, daß absolute Größe und absolutes Milzgewicht mit Größe und Gewicht des betreffenden Tieres parallel gehen, daß aber bei Umrechnung von Form und Größe unter Bezugnahme auf die Milz eines Tieres, welches gerade 1 kg wiegt, sich eine gewisse Reihenfolge aufstellen läßt, nach welcher große Vögel am wenigsten Milzsubstanz, kleine dagegen am meisten besitzen. Strukturelle Unterschiede sind hier nicht berucksichtigt. Die Lage der Milz wird als ziemlich konstant angegeben, auf der rechten Seite des Magens in einer kleinen Vertiefung am Übergang des Drüsenmagens in den Muskelmagen [vgl. auch Krause (1922), S. 313]. Dagegen weist Krause für die *Taube* auf die Abhangigkeit in bezug auf Gestalt, Größe und Farbe des Organs von der Jahreszeit hin.

Was ihren allgemeinen Bau anbetrifft, so scheint die Milz der *Vögel* derjenigen der *Reptilien* noch ziemlich nahe zu stehen; das lymphoide Gewebe, das gegenuber der roten Pulpa nicht mehr so stark hervortritt wie bei den Schlangen, läßt jedoch schon innigere Beziehungen zu den arteriellen Gefäßen erkennen, welche es nahezu in ihrer ganzen Lange in Form einer adenoiden Hülle umscheidet. Im Frühjahr und Sommer sind auch kugelige Follikel mit Keimzentren nachgewiesen [Krause (1922)]. Ein ausgesprochenes bindegewebiges Trabekelwerk scheint jedoch auch hier noch zu fehlen.

Über die Verbindungen zwischen Arterien und Venen, die gerade bei niederen Wirbeltieren manchen interessanten Aufschluß geben, sowie über ihren feineren Bau soll später im Abschnitt über die Gefäße der Milz noch im Zusammenhang berichtet werden.

Sehr viel besser als über die Milz der niederen Vertebraten sind wir über diejenige der *Säugetiere* unterrichtet, die dem gleichen Organ des Menschen sehr nahesteht. Besonders auf sie einzugehen würde daher nur eine Vorwegnahme weiterhin zu schildernder Verhältnisse bedeuten. Die Lage der Milz ist bei allen höheren *Säugern* die gleiche: im dorsalen Magengekröse meist der hinteren und linken seitlichen Wand des Magens anliegend. Ihre Form jedoch ist, wie kürzlich von Skramlik (1927) hervorgehoben hat, verschieden, entweder lang und dünn (*Hund, Katze, Ratte, Maus, Hase, Meerschweinchen, Kaninchen, Rind, Pferd*) oder kurz und dick etwa von der Form einer Bohne (*Mensch, Affen, Igel, Fledermaus, Schaf* und *Ziege*); dementsprechend ist auch die Zahl der am Hilus eintretenden Gefäße sehr wechselnd. Doch wird dadurch der histologische Bau im allgemeinen nur wenig beeinflußt.

Wie außerordentlich verschieden selbst bei der gleichen Gattung die absolute und relative Größe der Milz, ihre Gestalt (Einkerbungen, Ränder, Lappen, spitze oder stumpfe Pole) und Hiluszeichnung sein kann, geht aus den sorgfaltigen diesbezüglichen Untersuchungen von Mintzlaff (1909) an 50 *Hunden* von verschiedenem Alter und verschiedener Rasse hervor, die allerdings nur die makroskopischen Verhaltnisse berücksichtigen. Gesetzmäßige Beziehungen ergeben sich hieraus freilich nicht.

Bei niederen *Säugern* ist die Gestalt der Milz vielfach noch sehr variabel [Sobotta (1914), Gray (1854)]; *Echidna* und *Ornithorhynchus* zeigen noch eine relativ sehr kleine und dünne in drei Lappen gespaltene Milz, deren Lage dem Magen, dem Mitteldarm und dem Enddarm entspricht. Sehr klein ist auch die Milz der *Marsupialier* und zerfällt bei vielen Vertretern der Ordnung wenigstens am unteren Ende in zwei ungleich lange Lappen; ahnliche Verhaltnisse finden sich noch zum Teil bei den carnivoren *Edentaten*.

Bei den höheren *Säugern* beschrankt sich die Lappung auf unregelmaßige und meist nicht sehr tiefe Einkerbungen der langen Ränder, die nicht einmal immer vorhanden sind, und auf gelegentliche Verbreiterungen meist des unteren Pols, wodurch besondere Lappenbildung vorgetauscht werden kann. Wesentliche Eigentümlichkeiten für die feinere Struktur ergeben sich daraus nicht.

Wichtiger als die Form ist in dieser Beziehung die Größe; weniger die Schwankungen der absoluten Größe bei den verschiedenen Gattungen und Arten, als die Schwankungen der relativen Größe bei derselben Art und demselben Individuum, worauf noch ausführlich zurückzukommen sein wird. Zum großen Teil sind diese Schwankungen bedingt durch den wechselnden Gehalt an Blut, wobei Pulpa und Gefäße in gleicher oder verschiedener Weise betroffen sein können, und wodurch natürlich Farbe und Konsistenz des Organs, aber auch das histologische Bild beeinflußt wird. Daneben spielt jedoch auch die Masse des Pulpagewebes selbst, vor allem die Ausbildung des lymphoiden Anteiles eine Rolle. Auch die Farbe des Organs kann außerordentlich wechseln: beim frisch getöteten Tier ist sie meist dunkelrot mit einem mehr oder weniger starken Stich ins bläuliche; doch kann sie auch mehr gelblich rot oder bräunlich aussehen. Die Milz der menschlichen Leiche zeigt meist eine dunkelbraunrote bis violette Farbe und eine sehr wechselnde Konsistenz.

In den Verschiedenheiten des Blutgehaltes in Pulpa und Gefäßen, sowie der Menge und Verteilung des lymphoiden Gewebes liegt die Hauptschwierigkeit der Beurteilung der Milzstruktur; über Einzelheiten sind wir jetzt verhältnismäßig gut unterrichtet; dagegen fehlt es noch an einer einheitlichen Auffassung, welche die verschiedenen Struktureigentümlichkeiten zu einem unteilbaren mit der Funktion übereinstimmenden Ganzen vereinigt. Vielleicht ist dies aber auch gar nicht möglich, da, wie die letzten Untersuchungen ergeben, die Funktion der Milz offenbar eine sehr vielseitige und auch sehr wechselnde ist. Es ist

sehr bezeichnend, daß von den vielen Arbeiten der letzten zwei Jahrzehnte
sich nur ganz wenige mit morphologischen Besonderheiten, die meisten dagegen
mit funktionellen Beziehungen der Milz befassen.

III. Die mikroskopische Struktur der Milz.

A. Allgemeiner Bau.

Die feinere Struktur der Milz macht man sich am besten klar mit Hilfe
eines Schemas, das in Abb. 2 gegeben ist, und das auch die relativen Lagebeziehungen der einzelnen Gewebsbestandteile wenigstens in grober Form zum

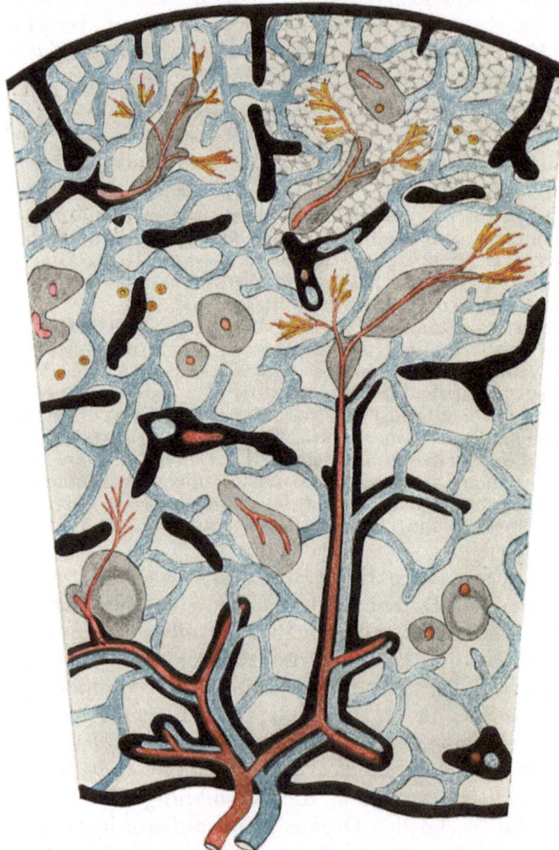

Abb. 2. Übersichtsschema für den Aufbau der Milz. Schwarz: Kapsel und Trabekel; rot: Arterien;
blau: Venen und Venensinus; gelb: Capillarhulsen; grau: lymphatisches Gewebe mit und ohne
Keimzentren. Als Schnittbild gedacht.

Ausdruck bringt. Eine derbe fibröse Kapsel (schwarz) umschließt das aus
mannigfach differenziertem Mesenchym bestehende Organ und schlägt sich auf
die am Hilus eintretenden Gefäße um, deren gröbere Verästelungen sie begleitet.
Von diesen gehen weitere teils gröbere, teils feinere Züge aus, die Milzbalken
oder Trabekel (schwarz), die sich untereinander und mit der Kapsel verbinden,
so daß ein netzartiges Gerüstwerk entsteht, welches innerhalb der Kapsel verspannt ist. Durch dieses Balkenwerk werden kleinere Hohlräume, die Milzkämmerchen, im Innern abgegrenzt, die jedoch alle durch die zwischen den

Trabekeln befindlichen Lücken miteinander in Verbindung stehen. In Abb. 3 sind Kapsel und Balken als rötliche, teils gefäßhaltige, teils gefäßfreie Stränge sichtbar.

Die Milzkämmerchen sind ausgefüllt von der Milzpulpa, welche auch die feineren Verästelungen der Arterien (im Schema rot) enthält. Letztere sind umgeben von dicken Scheiden aus lymphoidem Gewebe (grau), das entweder längliche, auch häufig sich mit den Arterien verzweigende Hüllen um dieselben bildet oder ihnen in Form mehr rundlicher Knötchen, den MALPIPHIschen Körperchen anhängt, in welchen sich gelegentlich auch Keimzentren beobachten lassen (Abb. 3 und Abb. 28 u. 29). Nur die kleineren Ästchen der Arterien, die sich schließlich noch pinselartig aufteilen (Arteriae penicilli), bleiben frei von lymphoidem Gewebe, stecken dafür aber häufig in besonderen der Wand dicht anliegenden Scheiden, den Capillarhülsen von SCHWEIGGER-SEIDEL (im Schema gelb), die sehr verschiedenen Bau zeigen und auch nicht bei allen Tieren in gleicher Weise vorhanden sind. Die Stränge und Knötchen aus lymphoidem Gewebe, die häufig schon makroskopisch als feine weißliche Flecken wahrnehmbar sind, werden als weiße Milzpulpa zusammengefaßt.

Dieser weißen Milzpulpa wird die rote Milzpulpa als weiche zerfließliche Masse gegenübergestellt, die alle Zwischenräume zwischen der lymphoiden weißen Pulpa und den fibrösen Trabekeln ausfüllt. Sie besteht aus weiten in Form eines räumlichen Netzes (beim Menschen und einigen *Säugern*) unter einander zusammenhängenden capillaren Venen, den Milzsinus oder BILLROTH-schen Venen (im Schema blau), welche an vielen Stellen vermittels kurzer Verbindungsstücke (Pulpavenen) in die in den größeren Trabekeln verlaufenden Balkenvenen einmünden. Die zwischen den capillaren Venen frei bleibenden Lücken sind ausgefüllt von einem zelligen Reticulum, das in seiner Gesamtmasse ebenfalls ein räumliches unregelmäßiges Netzwerk bildet, dessen Stränge die Maschen des Venennetzes durchsetzen. Es ist im Schema Abb. 2 rechts oben im Bereiche eines Milzkämmerchens eingezeichnet und steht ebenso wie das Venensetz durch die zwischen den Trabekeln befindlichen Spalten mit demjenigen benachbarter Kämmerchen in kontinuierlicher Verbindung.

Das Mesenchymnetz umschließt wiederum kleinere Maschenräume, die im Schema der Deutlichkeit halber leer gelassen sind, die aber in Wirklichkeit reichlich freie Zellen verschiedener Art enthalten. Diese müssen erst durch Ausspülen entfernt werden, um das Reticulum zur Darstellung bringen zu können; daher macht das Gewebe der Milz an nach den gebräuchlichen Methoden behandelten Schnitten einen vollständig kompakten Eindruck (Abb. 3), der kaum Einblick in den Zusammenhang der geweblichen Bestandteile des Organs gewährt.

Von besonderer Wichtigkeit für das Verständnis des strukturellen Aufbaus der Milz ist das Verhalten der Gefaße, das in Abb. 2 ebenfalls schematisch dargestellt ist. Arterien und Venen gehen nicht vermittels eines Capillarnetzes ineinander über, sondern die Endäste der Arterien lösen sich nach Verlust ihrer Hüllen im Mesenchym auf und entleeren ihren Inhalt in dessen Maschen; die Venen haben ihre Wurzeln in dem sinuösen Netz der Pulpavenen, die ihrerseits wieder Anschluß an die Hohlraume des Reticulums gewinnen[1]. Nur selten, wenigstens beim Menschen, stehen Arterien und Venensinus in direkter Verbindung (im Schema Abb. 2 rechts oben an zwei Stellen angedeutet). Es ist klar, daß die Wand der Arterien und Venen diesen besonderen Verhältnissen angepaßt sein und ein von dem allgemeinen Bau der Gefaße abweichendes Verhalten zeigen muß.

---

[1] Daß der Übergang des arteriellen in den venösen Kreislauf im Einzelfalle sich sehr verschieden darstellen kann und nicht alle Moglichkeiten sich in einem einzigen Schema zusammenfassen lassen, wird sich aus Abschnitt D auf S. 489 ergeben; vgl. hierzu auch Abb. 53 bis Abb. 58, S. 523—525.

Nach dieser kurzen Übersicht über die verschiedenen am Aufbau der Milz beteiligten geweblichen Bestandteile sollen dieselben nunmehr ihrer feineren Struktur und ihren gegenseitigen Beziehungen nach im einzelnen genau geschildert werden.

Methoden zur Untersuchung der Milz. Eine besondere Methodik der Milzuntersuchung gibt es nicht; die Technik, die man im einzelnen anwenden will, richtet sich in erster Linie nach dem Zweck, den man damit verfolgt, und kann demnach sehr verschieden sein. Schmincke hat vor einigen Jahren (1924) eine Reihe von Methoden zur morphologischen Untersuchung der Milz zusammengestellt, die alle auch für andere Organe Anwendung finden; sie sind samtlich genauestens in dem Taschenbuch der Mikrotechnik von Romeis (1928) beschrieben und in der nachfolgenden Schilderung in den entsprechenden Kapiteln zum größten Teil angeführt. Es erübrigt sich daher an dieser Stelle weiter auf sie einzugehen.

Auf die vielfach geübte Methode der Pulpauntersuchung vermittels der Abstrich- oder Abklatschpräparate möchte ich kein allzu großes Gewicht legen. Sie kann selbst an gut fixierten Zellen nur in gewisse Einzelheiten der feineren Struktur Einblick gewahren, die sich fast stets ebensogut am Schnitte erheben lassen; niemals aber kann sie Aufschluß geben uber die zahlenmäßige Zusammensetzung der einzelnen Pulpaelemente; hier kann nur das Schnittpraparat entscheiden, und nur dann, wenn es aus verschiedenen Abschnitten des Organs entnommen ist.

Die schönsten Resultate ergibt zweifellos die Ausspülung der Milz nach Woronin (1899), deren Grad man je nach dem Endzweck sehr verschieden weit treiben kann. Kommt es nicht nur auf die Darstellung der Sinuswand und die besondere Dehnung derselben an, so genügt meist schon eine kurze Durchspulung um die Gefaße zu entleeren und den Inhalt der Pulpamaschen etwas aufzulockern; da am raschesten die roten Blutkörperchen entfernt werden, die größeren freien Zellen erst später in die Gefaße übergehen, die kleinen Lymphocyten aber durch die engeren Maschen am Follikelrande zuruckgehalten werden, lassen sich alsdann nicht nur das Reticulum in seinen Beziehungen zu den Gefäßen und zum Gerustwerk, sondern auch die in dem Pulpanetz befindlichen Zellformen leichter übersehen; durch nachfolgende Injektion einer geeigneten Fixierungsflussigkeit hat man es in der Hand, auch feinere Strukturen gut darstellen zu können, wobei man den Abfluß aus der Vene um eine geringere oder größere Dehnung zu erzielen noch besonders regulieren kann. Wird die Methode nach der usprünglichen Angabe ausgeübt, welche die Vene nach völliger Leerspülung abzuklemmen und die Injektion von Formol bis zum Anschwellen des Organs auf das Mehrfache seines Anfangsvolumens empfiehlt, kommt es doch leicht zur Zerstörung mancher Struktureigentümlichkeiten. Der einzige Nachteil ist, daß man stets nur die ganze Milz auf eine Weise behandeln kann und man daher um Verschiedenes zu untersuchen, mehrere Organe benötigt; doch fällt dies gegenüber den Vorzügen der Methode kaum ins Gewicht, wenigstens wenn man mit tierischen Organen arbeitet. Für die menschliche Milz sind die Schwierigkeiten schon größer, da gesundes Material, und vor allem solches in lebensfrischem Zustand, überhaupt nur schwer zu beschaffen ist.

B. Stützgewebe. Kapsel und Milzbalken.

Als Stützgewebe in engerem Sinne kommen zunächst in Betracht die Kapsel und das Trabekularsystem, also jene Teile, die im Schema mit schwarzer Farbe gekennzeichnet sind. Aber auch die eigentliche Pulpa entbehrt stärkerer stützender Faserzüge keineswegs vollständig. Da diese jedoch mit dem zelligen Anteil derselben und mit den in ihr verlaufenden Gefäßen aufs engste verknüpft sind, sollen sie erst bei der Besprechung der Pulpa mit geschildert werden.

Die Kapsel (Abb. 3) überzieht das ganze Organ als eine feste, aber nicht sehr dicke Schicht, deren Durchmesser beim Menschen in der Nähe des Hilus etwa 0,15 mm, im übrigen etwa 0,10 mm beträgt [Sobotta (1914)]. Bei vielen Tieren ist sie nicht nur absolut, sondern auch relativ dünner, bei anderen wieder dicker. Ihre freie Oberfläche ist bis zum Hilus hin von Serosaendothel bedeckt (vgl. Abb. 8), das auch mit in tiefe Einkerbungen eindringt, wo solche vorhanden sind (wie z. B. bei manchen *Haien*).

Mit dem Trabekularsystem ist die Kapsel dadurch verbunden, daß ein Teil der Balken in sie einstrahlt (Abb. 3 und 4 bis 7); besonders innig ist diese Verbindung am Hilus, wo sich die Kapsel selbst auf die größeren Gefäßstämme umschlägt und mit ihnen gewissermaßen eine Strecke weit in das Organ eindringt.

Das Trabekelwerk seinerseits ist durchaus selbständig der Kapsel gegenüber. Es gehen nicht, wie so häufig angegeben wird (SOBOTTA, STÖHR-MÖLLENDORFF, SCHAFFER, PRENANT u. a.), die Balken von der Kapsel aus und splittern sich im Innern weiter auf; sie sind auch nicht am stärksten im Zentrum des Organs, wie man nach v. EBNER (1899 Abb. 1035, p. 258) annehmen könnte, wenigstens nicht immer, sondern die Verteilung des Balkenwerks wird, vor allem was die dickeren Trabekeln anbelangt, im wesentlichen bestimmt durch die Verteilung der gröberen Gefäße. Man muß also zunächst unterscheiden zwischen

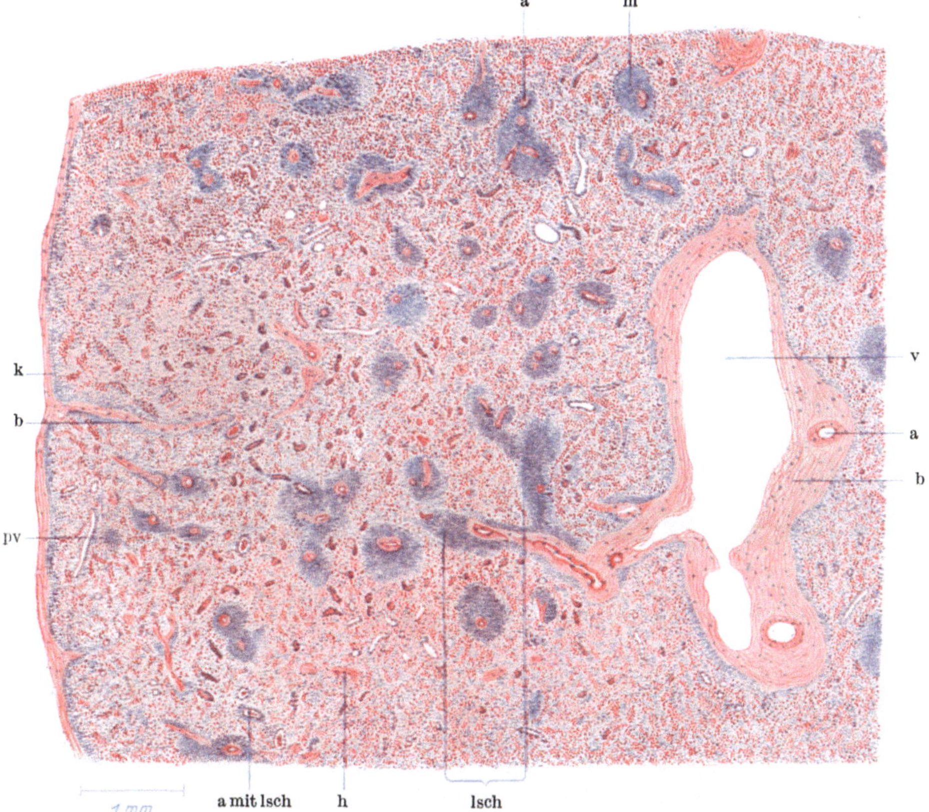

Abb. 3. Milz eines 36 jährigen Hingerichteten. Ubersichtsbild. ZENKER-Formol; Toluidinblau-Orange-G-Eosin. k Kapsel; b Balken; a Arterien; v Venen; lsch lymphoide Scheiden; m Malpighisches Körperchen; h Capillarhülsen; pv Pulpavenen. Gez. von Frl. E. SCHMIDT.

Trabekeln, die Gefäße enthalten, und solchen, die keine enthalten [vgl. PÉTERFI und ENGEL (1914)]. Die letzteren sind weitaus in der Überzahl.

Eine orientierende Übersicht über das Balkenwerk gibt Abb. 4. Zur Herstellung des Präparates wurden aus einer sehr weichen menschlichen Milz etwa 1 cm dicke Scheiben senkrecht zum Hilus aus der Mitte ausgeschnitten, mehrere Tage in physiologischer Kochsalzlösung maceriert, vorsichtig ausgeknetet und in Spiritus gehärtet. Wie das Photogramm (Abb. 4) zeigt, dringen die stärksten Balken vom Hilus aus fast alle geradlinig in das Organ ein und nehmen unter Abgabe von Seitenästen, die in nahezu regelmäßigen Abständen erfolgt, und die ihrerseits auch in ziemlich gerader Richtung verlaufen, an Kaliber ab, so daß sie die gegenüber liegende Kapsel nicht mehr erreichen. Während nun aber der Abgang der ersten Seitenäste zum Hauptast noch fast in rechtem Winkel steht, ist dies bei den weiteren Seitenästen nicht mehr der Fall; es kann sogar vorkommen (wie in Abb. 4 bei x), daß Äste sich abzweigen, deren Richtung gegenüber der vorher gegebenen rückläufig wird. Auf diese Weise kommt ein grobes, aber ganz unregelmäßiges Fachwerk zustande. Eine Unterteilung des Milzparenchyms durch dieses Fachwerk in bestimmte, wenn auch nur unvollständig begrenzte Lappen [MALL (1898 und 1900)] habe ich beim Menschen nicht finden können; die Aufteilungsbezirke der gröberen Balken überschneiden einander vielfach. Doch ist es möglich, daß sich in dieser Hinsicht andere Verhältnisse feststellen lassen bei Tieren, namentlich bei solchen mit schmalen bandförmigen Milzen, die durch mehrere Gefäße versorgt werden.

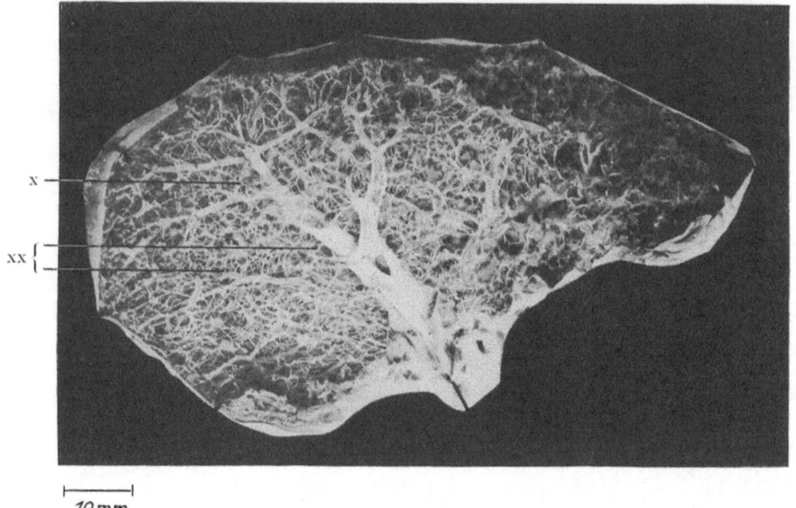

Abb. 4. Menschliche Milz in physiologischer Kochsalzlösung ausgeknetet zur Darstellung des Balkengerustwerks.

Zwischen den gröberen Trabekeln sieht man nun weiter ein dichtes Netzwerk feiner Bälkchen sich ausspannen; diese gehen sowohl von den gröberen wie von den dicksten Balken aus; sie sind aber auch untereinander durch Knotenpunkte verknüpft und strahlen an der Oberfläche in die Kapsel ein, welche durch ihre Vermittlung mit dem Fachwerk der gefäßführenden Trabekeln verbunden wird. Die Verteilung des feinen Balkennetzwerkes erscheint auf den ersten Anblick durchaus unregelmäßig, doch läßt schon die Abb. 4 an vielen Stellen (z. B. bei xx) erkennen, daß in dem Netzwerk kleinere Hohlräume deutlicher hervortreten, deren Wände durch die Bälkchen gebildet werden. MALL (1898 und 1900) bezeichnet deshalb die feineren Verästelungen der Trabekeln als interlobuläre Balken, durch welche das Parenchym in einzelne Läppchen, die Lobuli lienis zerfällt.

Noch übersichtlicher läßt sich das Balkengerüstwerk der Milz auf eine andere Weise darstellen. Anläßlich von Fütterungsversuchen mit *Kaulquappen*, die ROMEIS (1927)[1] unternahm, stellten wir fest, daß die Tiere nur das weiche Pulpagewebe auffraßen, das derbe Bindegewebe der Kapsel und Trabekeln dagegen übrig ließen. Wir haben nun versucht, ob man nicht vielleicht auf diesem Wege auch das Balkengerüst der menschlichen Milz zur Anschauung bringen könnte

---

[1] Noch nicht veröffentlicht.

und einer Anzahl *Kaulquappen* eine Scheibe aus der Milz einer menschlichen Leiche zur Bearbeitung überlassen. Die Tiere nahmen auch dieses Futter begierig an und nach wenigen Tagen war nur mehr das in Abb. 5 wiedergegebene Balkenwerk übrig. Ein Nachteil der Methode ist, daß die Tiere das Pulpagewebe nicht ganz gleichmäßig ausfressen und gelegentlich auch die feineren weicheren Bindegewebszüge abnagen; dafür kommt die Verteilung der gröberen Balken viel deutlicher zum Ausdruck und ohne die räumliche Verschiebung, die beim Auskneten unvermeidlich ist. Auch aus Abb. 5 geht die radiär vom Hilus ausstrahlende Verteilung der Balken hervor. Eine Anordnung im Sinne von mechanischen Verspannungstrajektorien läßt sich nicht nachweisen; viel eher wäre an hydrodynamische Einflüsse zu denken; doch müßte dazu erst festgestellt werden, ob die Ausbildung der kräftigeren Balken durch die Bahn der Gefäße

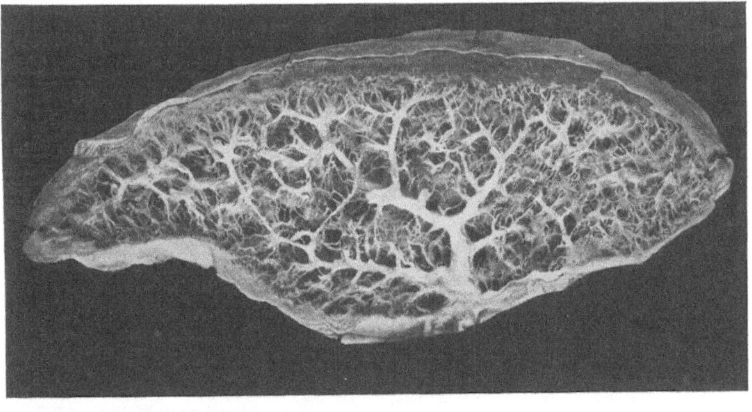

Abb. 5. Menschliche Milz von *Kaulquappen* ausgefressen zur Darstellung des Balkengerustwerks.

bestimmt wird, oder ob umgekehrt die letzteren ihren Verlauf nach den Balken richten. Hierüber fehlen noch genauere Untersuchungen. Ohne Zweifel zeigt das Balkengerüstwerk der Gefäßverteilung gegenüber eine große Selbständigkeit, so daß es nicht angeht, erstere als kausales Moment für den Verlauf der Gefäße anzusehen; andererseits jedoch verlangt die Herausdifferenzierung bestimmter Gefäßbahnen aus dem primitiven capillaren Netzwerk auch eine festere Stütze der Gefäßwand, die mit der Ausbildung derberer Faserzüge in Form der Trabekeln gegeben wäre. Man wird daher wohl dem tatsächlichen Sachverhalt am nächsten kommen, wenn man annimmt, daß Balkengerüstwerk und Gefäßverlauf sich bis zu ihrer definitiven Ausbildung gegenseitig beeinflussen, wobei vielleicht in den ersten Anfängen den Gefäßen die wichtigere Rolle zufällt, weiterhin aber die Entwicklung der Balken ihre eigenen durch die Spannungsverhältnisse im Pulpagewebe bedingten Wege verfolgt.

Daß die Verteilung der Balken innerhalb der Milz bei verschiedenen Tieren eine verschiedene sein kann, und wahrscheinlich der Gesamtform des Organs angepaßt ist, erscheint sehr wohl möglich. Abb. 6 zeigt ein Stuck einer von *Kaulquappen* ausgefressenen *Kalbsmilz*, in welcher das Balkengerüstwerk eine wesentlich andere Form zeigt als beim Menschen und die Vermutung bestimmt gerichteter Verspannungen viel näher gelegt wird.

Um uber diese Verhaltnisse Aufschluß zu erhalten, hat REISSNER (1929) hieruber Untersuchungen angestellt und eine Reihe von Milzen bekannter Saugetiere *(Rind, Kalb, Pferd, Schwein, Ziege, Schaf, Hund* und *Katze)* von *Kaulquappen* ausfressen lassen. Aus ihnen ergibt sich, daß zwar geordnete Strukturen im Sinne trajektorieller Verspannungszüge sich bei keiner der untersuchten Tierarten auch nur annaherungsweise feststellen lassen, daß aber jeder derselben eine ganz bestimmte Form des Gerüstwerkes zukommt und auch eine gewisse Regelmäßigkeit unverkennbar ist, die sich vor allem darin zeigt, daß die gröberen Gefäße zur Mitte des Organs ziehen und sich von hier aus weiter verästeln und daß die in die Kapsel ziehenden Balken senkrecht zu ihr orientiert sind. Schon bei der *Katzenmilz* versagte die Methode und wurde deshalb für die Milzen der kleinen Tiere *(Meerschweinchen, Ratte* und *Maus)* gar nicht mehr angewandt; es läßt sich jedoch aus den Schnittbildern entnehmen, daß bei ihnen das Balkengerüst sehr zart ist und die einzelnen Balken weit auseinanderliegen, so daß die von ihnen umschlossenen Kämmerchen · relativ zur Größe des Organs sehr geräumig sind.

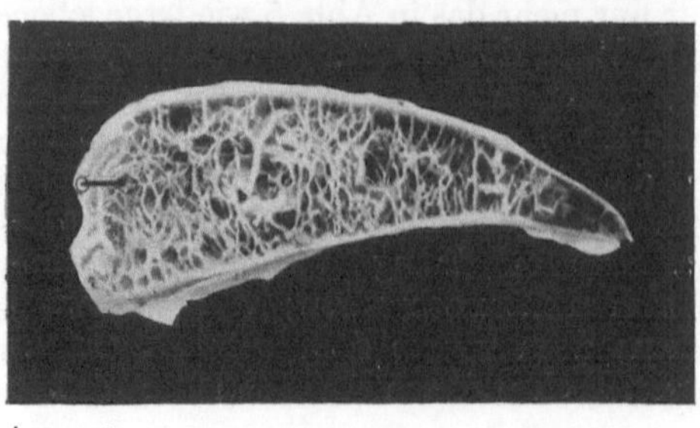

Abb. 6. Ein Stück einer von *Kaulquappen* ausgefressenen Milz vom *Kalbe*.

Die vorher beschriebenen Methoden zur Darstellung des Trabekelwerkes können natürlich nur Aufschluß geben über die grobe räumliche Verteilung desselben, nicht aber darüber, ob auch die Aufteilung der feineren Trabekeln in einer bestimmten Weise erfolgt, wodurch das Parenchym in einzelne kleine unter sich gleiche Einheiten, wie sie etwa den Acini von Drüsen entsprechen würden, zerlegt wird. Da auch die Durchsicht von Schnittserien nicht zu einer

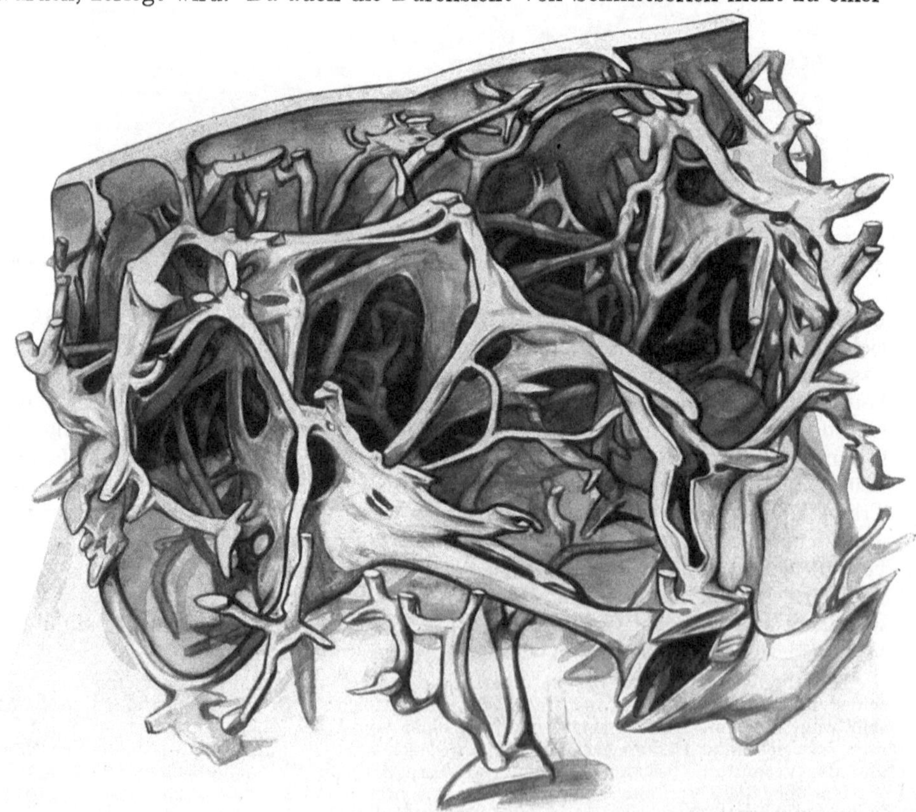

Abb. 7. Wachsplattenmodell des Balkengerüstwerks eines oberflächlich gelegenen Stückchens von der Milz eines Hingerichteten. Vergr. des Modells 1 : 50; Vergr. der Zeichnung 1 : 18. (Aus Bennett und Hartmann 1927.)

genügend genauen plastischen Anschauung führen kann und es andererseits wünschenswert erschien, über diese Frage Klarheit zu gewinnen, hat G. A. Bennett (1927) auf meine Anregung hin das Trabekelsystem eines kleineren, oberflächlich gelegenen Abschnittes einer menschlichen Milz bei 50facher Vergrößerung plastisch rekonstruiert. Das auf diese Weise erhaltene Modell ist in Abb. 7[1] dargestellt, wozu jedoch bemerkt werden muß, daß bei der zeichnerischen Wiedergabe nicht alle Feinheiten des außerordentlich komplizierten Gerüstwerks berücksichtigt werden konnten, soferne man nicht auf die Übersichtlichkeit verzichten wollte. Was die Form der Balken anbetrifft, so zeigt sich, daß neben rundlichen auch stark abgeplattete Züge vorkommen, und daß namentlich letztere sich oft weitgehend unter einander verbinden, so daß auf kurze Strecken hin flächenhaft ausgebreitete, wenn auch von zahlreichen größeren und kleineren Löchern durchsetzte Membranen entstehen können (z. B. in Abb. 7 links). Der Durchschnitt der einzelnen Balken zeigt daher sehr verschiedene Form und ist auch in seinen Größendimensionen sehr verschieden; dagegen weist der einzelne Balken in seinem Verlaufe kaum Schwankungen seines Durchmessers auf. Wo mehrere Balken zusammentreffen, entsteht meist ein sehr viel dickerer Knoten; nur selten zweigt ein einzelner Ast aus der Mitte eines Trabekels ab und dann handelt es sich gewöhnlich nur um sehr dünne und kurze Züge, die zu einem benachbarten Balken gehen oder auch gelegentlich frei in die Pulpa hineinragen. Eine größere Anzahl solcher dünner kurzer Trabekel trifft man zwischen der Kapsel und dem ihr benachbarten Anteil des Gerüstwerks, und zwar strahlen sie alle senkrecht in die Kapsel ein, während gröbere Trabekeln nur in geringer Anzahl sich mit der Kapsel verbinden; auch dies scheint mir ein Beweis dafür, daß das Balkengerüstwerk nicht von der Kapsel ausgeht, sondern unabhängig von ihr entsteht und sich erst sekundär mit ihr verbindet. Im allgemeinen sind auch die Balken mit Ausnahme der vorher erwähnten ganz schwachen Züge dicker als der Durchmesser der Kapsel.

Die Verlaufsrichtung der Balken ist natürlich außerordentlich verschieden, ebenso wie die Winkel, unter welchen sie von den Knotenpunkten abgehen. Gewöhnlich aber ändert der einzelne Balken seine Richtung bis zum nächsten Verbindungspunkt nicht oder kaum, wodurch das ganze Gefüge eine eigenartig starre Form erhält.

Das Wesentliche in der Anordnung des Gerüstwerks, was gerade durch die plastische Rekonstruktion aufgedeckt wurde, ist, daß die Balken durchaus nicht regellos durch das Parenchym verspannt sind, sondern kleine Hohlräume umfassen, deren Wand sie bilden. Es ist demnach das Parenchym der Milz in einzelne kleinere Kämmerchen abgeteilt, ähnlich wie in den Lymphknoten, nur daß sie nicht durch kontinuierliche Septen gegen einander abgeschlossen sind, sondern alle durch die Lücken zwischen den Trabekeln miteinander in Verbindung stehen. Dies ist auch im Schema (Abb. 2) angedeutet.

Die Form der Kämmerchen ist verschieden, bald mehr rundlich, bald mehr länglich oder polygonal: ihr Durchmesser beträgt durchschnittlich 1 bis 2 mm. Krause-Szymonovisz (1924) geben an, daß die Trabekeln an der Oberfläche mehr regelmäßige, im Innern des Organs mehr unregelmäßige Hohlraume umschließen; doch zeigt die Abb. 4 ganz deutlich, daß die Kammerchen im Innern des Organs in gleicher Form und Größe vorhanden sind wie an der Peripherie, selbst wenn man berücksichtigt, daß durch das Auskneten die feineren Trabekeln zum Teil zerstört werden. Auch die Darstellung von Braus (Bd. II p. 583, 1924),

---

[1] Die Rückwand des Modells entspricht der Milzkapsel, die untere Flache einer als Unterlage dienenden Glasplatte; der rechts unten angeschnittene Balken enthalt eine Vene und erscheint deshalb ausgehohlt; alle ubrigen sind gefäßlos.

daß die Balken die Form von Septen haben, die netzförmig verbunden sind, und
zwischen deren Schwammwerk die übrige Pulpa eingeschlossen ist, entspricht
den Tatsachen, wie sie das Modell ergibt, nicht ganz.

Wie bereits erwähnt, findet man Gefäße nur in den groben Balken (Abb. 3)
und zwar fehlen Venen noch öfter als Arterien; doch liegen größere Venen
sehr häufig auf längere Strecken den Balken an, die dadurch dann auf einer
Seite wie ausgehöhlt erscheinen (vgl. Abb. 24). Auf die feineren Beziehungen
zwischen Gefäßen und Trabekeln soll erst später eingegangen werden.

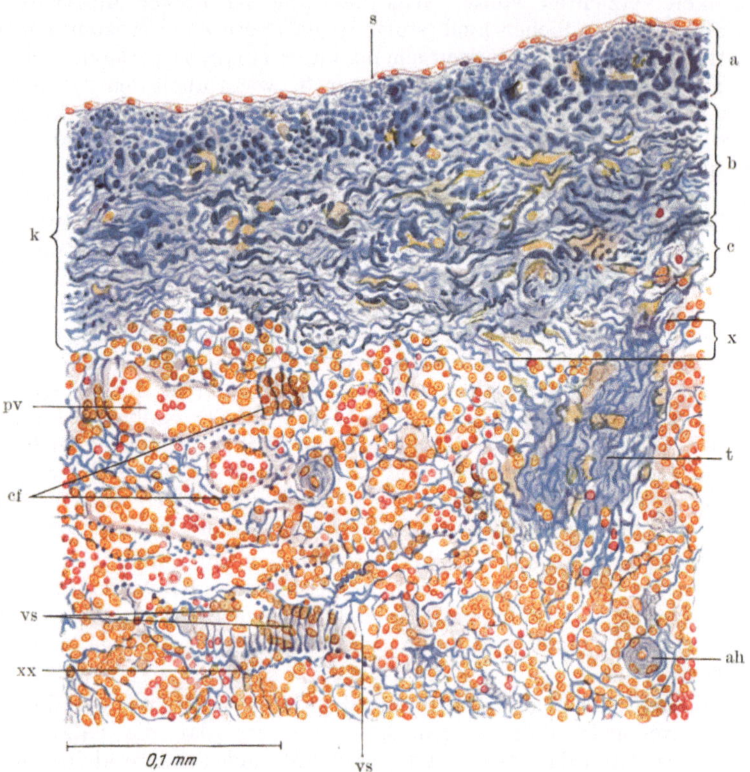

Abb. 8. Milz eines 36jährigen Hingerichteten. Zenker-Formol; Azanfarbung nach Heidenhain.
k Kapsel; t Trabekel; ah Arterie mit Hulse; pv Pulpavenen; s Serosauberzug; vs Venensinus;
cf Ringfasern. Gez. von Frl. E. Schmidt.

Der gewebliche Aufbau von Kapsel und Trabekeln ist ziemlich gleichförmig,
wie schon das Übersichtsbild Abb. 3 erkennen läßt. Beim Menschen besteht
die Kapsel aus einem derbfaserigen Gewebe, in welchem sich mehrere (3) Lagen
unterscheiden, aber nicht von einander trennen lassen; Zellen sind nur spärlich
eingelagert (Abb. 8 und 9). Der fibröse Anteil der Kapsel besteht sowohl aus
kollagenen als aus elastischen Fasern, deren Verteilung jedoch in den verschiedenen Lagen nicht gleichmäßig ist. Abb. 8 (Azanfärbung nach Heidenhain)
und Abb. 9 (Orceinfärbung) zeigen dies sehr deutlich. Die kollagenen Fasern
sind in der äußeren Lage außerordentlich derb und legen sich zu groben Bündeln
zusammen, deren Querschnitte auf Abb. 8 bei a zu sehen sind. Nur gegen
das Serosaepithel zu sind auch feinere Fibrillen zu unterscheiden.

In der mittleren Lage (b) verlaufen die ebenfalls noch dicken Fibrillenbündel
senkrecht zu denjenigen der äußeren Lage, leicht gewellt und lassen gelegentlich

schon etwas größere Lücken zwischen sich frei, in welchen die Kerne der zugehörigen Zellen sichtbar werden. Die innerste Schicht (c) zeigt eine starke Auflockerung der Faserbündel, welche viel feiner sind und keine bestimmte Orientierung mehr erkennen lassen. Sie durchflechten sich vielseitig und strahlen auch in die mittlere Schicht ein, gegen welche die Grenze viel schwerer festzulegen ist als gegen die oberflächliche. Von der Unterfläche der Kapsel sieht man gelegentlich feine Fäserchen abzweigen und in das Reticulum der Pulpa übergehen oder umgekehrt von der Pulpa her in die Kapsel ziehen (Abb. 8).

Wo ein Trabekel Anschluß an die Kapsel gewinnt, durchsetzen seine Fibrillenbündel nicht die ganze Kapsel, sondern sie biegen an ihrer Unterfläche um (Abb. 8 bei x) und verflechten sich mit denjenigen der untersten Kapselschicht.

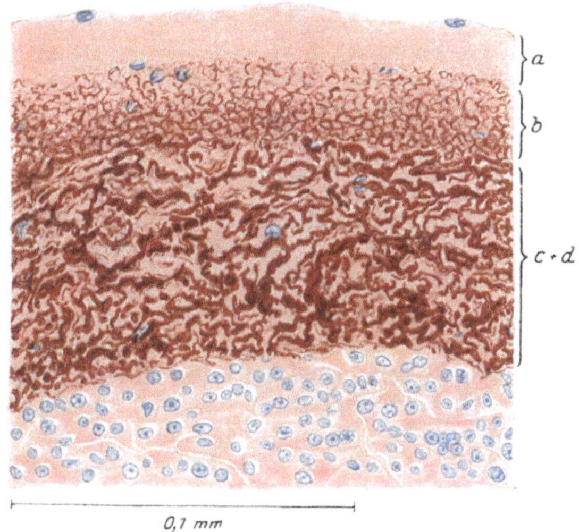

Abb. 9. Dieselbe Milz wie in Abb. 8. Orceinfarbung. Gez. von L. v. DOBKIEWICZ.

Wie das kollagene Bindegewebe, so läßt auch das elastische Gewebe der Kapsel drei Schichten unterscheiden, von welchen die oberste besonders deutlich abgegrenzt ist; doch nehmen die elastischen Fasern umgekehrt wie die kollagenen gegen die Tiefe hin an Stärke zu (Abb. 9). Die elastischen Fasern erreichen nicht ganz die freie Oberfläche, sondern lassen einen schmalen Saum frei (Abb. 9a), welcher vom Serosaepithel und dessen Verbindung mit der kollagenen Schicht eingenommen wird. Dann treten sie zunächst in Form eines Netzwerks feinster Fäserchen auf (Abb. 9b), welche die dicken kollagenen Bündel umspinnen; ihre Verteilung auf der Abb. 9 zeigt gewissermaßen das Negativ der kollagenen Bündel. In den beiden tiefen Schichten (Abb. 9c und d) sind sie dick und verlaufen in den von den kollagenen Fasern frei gelassenen Lücken ebenfalls häufig zu stärkeren Bündeln zusammengeschlossen; eine in bestimmter Weise vorherrschende Richtung ihres Verlaufes läßt sich nicht so deutlich nachweisen wie bei den kollagenen Fasern; die beiden unteren Schichten unterscheiden sich lediglich durch die Dichtigkeit der elastischen Fibrillen, die ihrerseits abhängt von dem durch das kollagene Gewebe frei gelassenen Raum.

In die Pulpa treten keine elastischen Fasern über.

Auch v. SCHUMACHER (1900) beschreibt in der äußeren Schicht der Kapsel mehr kollagenes, in der inneren mehr elastisches Gewebe, aber ohne einzelne Schichten zu unterscheiden und ohne auf Verlauf und Form der Faserzuge einzugehen. PÉTERFI und ENGEL (1914) geben das elastische Fasernetz in der Kapsel als sehr fein an.

Wie aus den Abb. 8 und 9 hervorgeht, sind in der Faserkapsel nur spärliche Zellen vorhanden, namentlich in der obersten Schicht. Untersucht man diese Zellen bei geeigneter Färbung (Dominici oder Hämatoxylin-Eosin) und bei starker Vergrößerung, so treten eigentlich nur die Kerne deutlich hervor, während das Cytoplasma als dünne, kaum sichtbare rötlichviolette Schicht ohne scharfe Grenze zwischen den umgebenden Fasern verschwindet. Die Form der Zellen läßt sich deshalb nicht deutlich erschließen, doch darf man sie wohl als abgeplattet sternförmig annehmen nach der Form der Kerne. Diese letztere ist sehr verschieden, bald elliptisch, breit, bald langgestreckt, oft verbogen oder mit Auswüchsen versehen. Man gewinnt durchaus den Eindruck, daß diese Zellen zwischen die Faserbündel eingezwängt sind und in ihrer Gestalt sich den gegebenen engen Raumverhältnissen anpassen müssen. Die Kernmembran ist zart, das Chromatin in feinen Körnchen ziemlich gleichmäßig verteilt, die Nucleolen klein und nicht immer deutlich zu sehen (Schnittbild). Manchmal liegen mehrere Kerne nahe beisammen, dann wieder bleiben die Fasern auf größere Strecken kernfrei. Ganz gelegentlich findet man auch eine eingewanderte Zelle, die an dem dichter strukturierten Kern und dem dunkleren deutlich begrenzten Plasma leicht kenntlich ist.

Abgesehen vom bindegewebigen Anteil kommt in der Kapsel noch ein weiteres Element vor, nämlich glatte Muskelzellen. Sie werden für den Menschen im allgemeinen (vgl. die verschiedenen Lehrbücher) als nur spärlich vorhanden angegeben; Sobotta (1914) meint, daß ihr Nachweis nur unter Anwendung besonderer Methoden gelinge. Nach den diesbezüglichen Untersuchungen von Péterfi und Engel (1914) ist in der menschlichen Milz glatte Muskulatur vorhanden, aber nur schwach entwickelt und unbedeutend; sie kann auch ganz fehlen. In der Kapsel finden sich die glatten Muskelzellen hauptsächlich in der oberflächlichen Schicht und sind lang und protoplasmareich, aber stets einzeln liegend, in den Trabekeln sind sie dünner und kürzer und wohl auch noch seltener zu finden.

Zu ganz anderen Resultaten ist neuerdings Lubarsch (1927) gekommen mit Hilfe der Methode von Mallory, welche die glatten Muskelfasern leuchtend rot färben und deshalb besonders scharf gegen das blaue Bindegewebe abgrenzen soll. Er findet im Gegensatz zu Péterfi und Engel keine Muskelzellen in den äußeren Kapselabschnitten, und nur wenige in den tieferen Lagen und den angrenzenden Trabekeln. Dagegen erscheinen in den übrigen Trabekeln die Muskelfasern oft lang und voluminös: „Die Gesamtheit der Muskelmasse nimmt bisweilen schätzungsweise die Hälfte der Trabekelsubstanz ein, die im übrigen zum größten Teil aus elastischen Fasern besteht. Die individuellen Unterschiede sind nicht gering. Es finden sich aber Muskelfasern in jeder Milz, sowohl beim Neugeborenen wie in jedem Lebensalter".

Nach neuen eigens in dieser Hinsicht vorgenommenen Untersuchungen vermittels der Färbung mit Säurealizarinblau [Romeis (1928)[1]], wodurch die Muskelzellen sich sehr scharf aus dem nur schwach angefärbten Bindegewebe hervorheben (vgl. Abb. 40), kann ich die Befunde Lubarschs nicht bestätigen. In den oberen Schichten der Kapsel fehlen sie ganz (im Gegensatz zu vielen anderen Wirbeltieren), in den untersten finden sie sich sehr vereinzelt und unregelmäßig, niemals gehäuft oder zu Bündelchen vereinigt, wie Hoyer (1894) angibt.

In den Balken sind Muskelzellen zwar reichlicher vorhanden, doch ergibt die sorgfältige Vergleichung vieler Längs- und Querschnitte, daß die Muskel-

---

[1] Herr Prof. Romeis hatte die Liebenswürdigkeit, mich auf diese Färbemethode, mit der sich namentlich einzelne Muskelzellen schön darstellen lassen, aufmerksam zu machen; sie findet sich in der 12. Aufl. seines Taschenbuches **1928** in § 1401 angegeben.

zellen der Gefäßadventitia angehören (siehe später), und daß gefäßlose Trabekelchen völlig frei von ihnen sind. Es kann deshalb auch dem Muskelgewebe in der Milz kaum eine besondere Bedeutung für die Contractilität des Organs zuerkannt werden, wenigstens für den Menschen und alle diejenigen Tiere, deren Stützgerüst nur in gleich geringem Maße Muskelzellen enthält.

Nach außen ist die Kapsel bis zum Hilus hin von Serosaepithel bedeckt, das beim Menschen aus platten Zellen besteht und fest mit dem fibrösen Anteil verbunden ist (Abb. 8). Nach Sobotta (1914) und Asai (1908) soll bei anderen Säugetieren, z. B. bei den *Wiederkäuern* und beim *Pferd*, die seröse Haut leicht abziehbar sein. Bei den meisten übrigen Wirbeltieren bildet die Serosa ebenfalls nur ein äußerst dünnes, der Faserkapsel dicht anliegendes Häutchen;

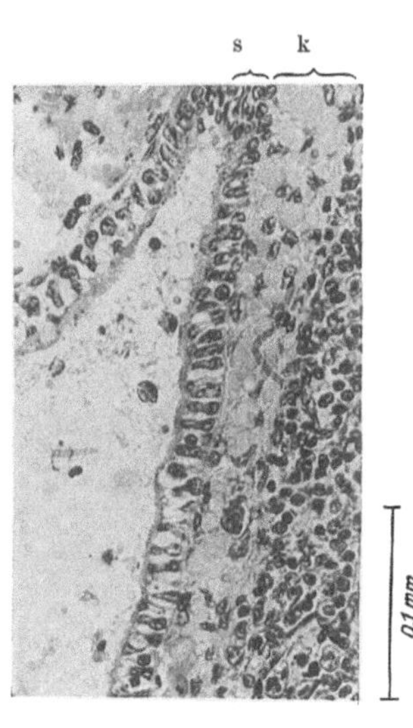

Abb. 10. Milz von *Galeus canis*.
Bouin. Hämatoxylin-Eosin.
k Bindegewebige Kapsel;
s Serosaüberzug.

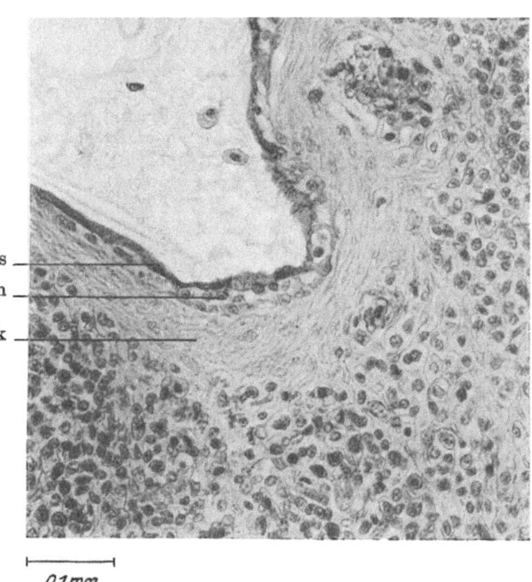

Abb. 11. Milz von *Tygon pastinacca*. Formol 1:4; Toluidinblau-Orange-G-Eosin. k Kapsel; s Serosa; m Mesenchym.

bei manchen *Fischen* (namentlich den *Haien)* dagegen zeigen die Zellen des Peritonealepithels kubische bis zylindrische Form (Abb. 10) und sind durch eine Lage lockeren Bindegewebes mit zahlreichen sternförmig verästelten Zellen von der eigentlichen Faserschicht getrennt (Abb. 11). Bei *Galens canis* finden sich Schleimzellen in das Deckepithel eingelagert (Abb. 10).

Soweit das Vorhandensein von kollagenen und elastischen Faserbündeln in Betracht kommt, scheint sich die Milzkapsel anderer Säugetiere ahnlich zu verhalten wie die des Menschen; nur die absolute und relative Menge beider Faserarten ist verschieden, was auch in der Feinheit der Bündel zum Ausdruck kommt. Bei Hoyer (1892 und 1894) und v. Schumacher (1900) findet man weitere Angaben; ebenso bei Reissner (1929), der hieruber kurzlich vergleichende Untersuchungen anstellte. Eine ausgesprochene Schichtung der Faserbundel mit verschiedener Verlaufsrichtung laßt sich nur in Milzen mit dicker Kapsel nachweisen und betrifft auch mehr das kollagene als das elastische Gewebe; sie scheint weiter vielfach bedingt durch die Menge und Verteilung der eingelagerten Muskulatur. Bei manchen Tieren, wie *Hund* und *Katze,* ist die Netzbildung der elastischen Fasern sehr ausgesprochen, bei anderen kommt mehr gegenseitige Durchflechtung von Fibrillenbundeln vor, ahnlich wie beim Menschen.

Manchmal besteht die oberste Schicht der Kapsel uberhaupt nur aus sehr derben lockeren Bindegewebsbundeln, namentlich beim *Pferd* und *Rind,* und enthalt sehr reichlich größere

Gefäße vom Typus weiter dünnwandiger Venen eingelagert [Reissner (1929)]; vielleicht ist hierauf die leichte Abziehbarkeit der serösen Haut zurückzuführen.

Sehr ähnlich gebaut ist noch die Milzkapsel der *Sauropsiden*, nur daß sie im allgemeinen noch feiner ist. Greschik (1915) erwähnt elastische Fasern der Serosa und Albuginea für die *Vögel*; bei der *Taube* habe ich ein außerordentlich dichtes elastisches Netz gefunden, ebenso v. Schumacher (1900); in den älteren Arbeiten [und bei Krause (1922)] sind meist nur kollagene Fibrillen berücksichtigt.

Die Milzkapsel der niederen *Wirbeltiere* zeigt dagegen vielfach andere Verhältnisse: sie besteht in der Hauptsache aus kollagenen Fibrillen, die zu gröberen oder feineren Bündeln verkittet sind, welche sich netzartig durchflechten. Auf stärkere oder geringere Schlängelung der Fasern [Nakajima (1928)] darf kaum besonderes Gewicht gelegt werden, da diese wohl eher vom Spannungszustand der Fasern bei der Fixierung abhängt als von strukturellen Besonderheiten. Wechselnd ist das Verhalten der elastischen Fasern; bei *Anuren (Rana esculenta* und *temporaria)* sind sie fein und in geringer Zahl zwischen die kollagenen Bündel eingelagert [Hartmann (1926)], während Nakajima (1928) sie für einige japanische *Frosche* als fein und reichlich vorhanden annimmt. Was die *Urodelen* anbelangt, so wurden elastische Fasern beim *Axolotl* vollständig vermißt [Hartmann (1926)], bei einigen anderen Arten scheinen sie in wechselnder Menge vorzukommen; so beschreibt sie Nakajima (1928) beim *Riesensalamander* als relativ dick und wellig, teils einschichtig, teils zweireihig unter der Serosa, bei *Diemictylus pyrrhogaster* als fein, wellig und mehrreihig an der Oberfläche, bei *Hynobius* ebenso an der Unterfläche der Kapsel und bei *Onychodactylus* als sehr dicke wellige Fasern nahe dem Parenchym. Muskelzellen hat auch Nakajima wie schon ältere Autoren [W. Müller (1865)] nicht gefunden.

Soweit die bis jetzt nur wenig untersuchten *Fische* in Betracht kommen, sind W. Müller (1865) und Hoyer (1894) der Ansicht, daß die Kapsel lediglich aus Bindegewebe bestehe; bei *Galeus canis* und *Acanthias* habe ich auch feine spärlich verteilte elastische Faserchen gefunden; dagegen sind bei *Galeus canis* die kollagenen Bündel außerordentlich grob (Abb. 10).

Was die Milzkapsel vieler Tiere gegenüber derjenigen des Menschen auszeichnet, ist die reichliche Einlagerung glatter Muskelzellen besonders in den tieferen Schichten. Bei *Fischen* und *Amphibien* fehlen sie noch vollständig; bei *Reptilien* und *Vögeln* scheinen sie in wechselnder Menge vorhanden zu sein [W. Müller (1865), Whiting (1893), Hoyer (1894), Lehrell (1903), Greschik (1915)]; doch sind die Meinungen hierüber geteilt [Billroth (1857), Lehrell (1903), Krause (1922)]. Bei vielen *Säugern* sind sie dagegen so reichlich vorhanden, daß sie das Bindegewebe der Kapsel fast vollständig verdrängen [Sobotta (1914)] wenigstens in manchen Schichten; bei anderen *Säugern* findet man sie eben so selten wie beim Menschen. Auch wir haben bei allen von uns daraufhin untersuchten *Säugern* das Vorkommen von glatten Muskelzellen in der Milzkapsel bestätigen können, reichlich beim *Pferd, Rind, Schwein, Hund, Katze, Igel, Schaf* und *Ziege*, spärlich beim *Meerschweinchen, Ratte* und *Maus*; bei letzteren Tieren liegen die Muskelzellen einzeln verstreut im Bindegewebe, bei den anderen sind sie zu mehr oder weniger geschlossenen Bündelchen vereinigt; beim *Pferd, Rind* und *Kalb* ist eine ausgesprochene Anordnung in zwei oder selbst drei senkrecht zu einander orientierte Lagen wahrnehmbar, während beim *Schwein, Katze, Hund, Igel, Schaf* und *Ziege* dies weniger deutlich hervortritt und die Anordnung mehr einem korbartigen Geflecht gleicht. Fast stets bleibt die Muskulatur auf die tiefsten an die Pulpa grenzenden Schichten der Kapsel beschränkt, besonders da, wo sie stärker entwickelt ist; sie tritt deshalb, namentlich im Vergleich zu den Balken, in der Kapsel stets gegenüber dem Bindegewebe zurück.

Der mikroskopische Bau des Trabekelwerkes beim Menschen und den Säugetieren schließt sich eng an denjenigen der Kapsel an; d. h. die Balken bestehen aus derbfaserigem kollagenem Bindegewebe (Abb. 8) mit eingelagerten starken elastischen Fasern (Abb. 22 bei b) und bei den meisten *Säugern* auch aus ziemlich dicht geschlossenen Zügen glatter Muskulatur, die auf Abb. 12 bei Brasilinfärbung sehr schön hervortritt; hier sind dann kollagene und elastische Fasern spärlicher und feiner. Die Richtung der Faserbündel folgt im allgemeinen der Längsachse der Balken; doch zeigen Quer- und Schrägschnitte, daß auch eine netzige Verbindung zwischen den Bündeln vorkommt. An den Knotenpunkten und Verzweigungsstellen der Balken findet eine teilweise Auflösung und innige gegenseitige Durchflechtung der Bündel statt, so daß man gelegentlich förmliche Wirbelbildungen beobachten kann. Auch von der Oberfläche der Balken gehen feine kollagene, nicht aber elastische Fasern in das Reticulum über (Abb. 8 und 22).

Nur bei der *Maus*, bei welchem Tier das elastische Gewebe in Kapsel und Trabekeln gegenüber dem kollagenen überhaupt sehr kräftig entwickelt ist, kann man gelegentlich

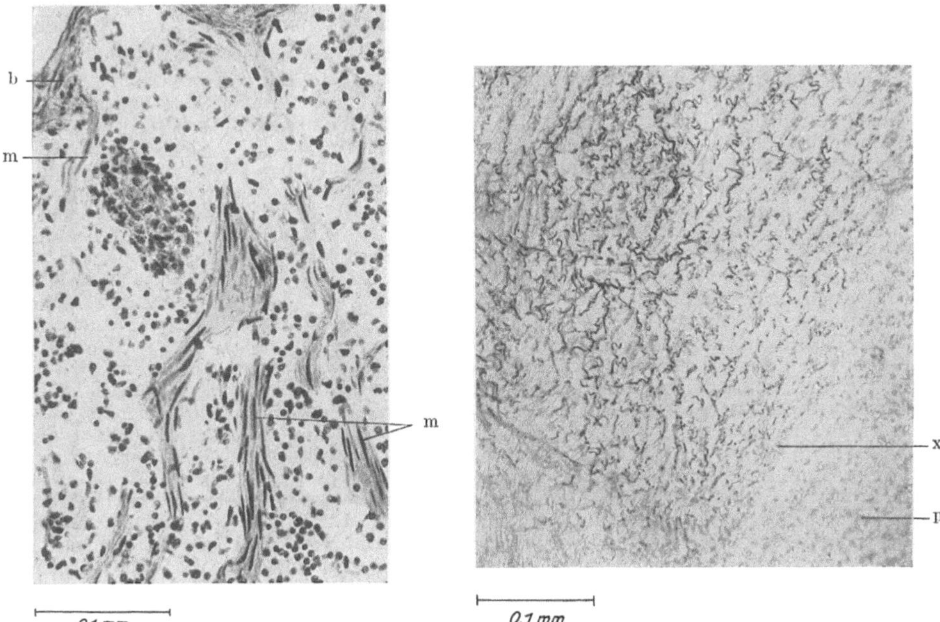

0,1 mm

Abb. 12. Milz von einer jungen *Katze;* ausgespult. ZENKER - Formol; Brasilin. Glatte Muskelzellen (m) zwischen dem fibrillaren Bindegewebe (b) von Kapsel und Trabekeln.

0,1 mm

Abb. 13. Elastische Fasern im Milzbalkengewebe des *Pferdes.* ZENKER-Formol; Orcein - Toluidinblau. Schnitt durch einen gefaßhaltigen Balken. Die groberen elastischen Fasern gehoren teilweise schon der Adventitia des Gefäßes an. Bei x Grenze des Balkens gegen die Pulpa (p).

auch von der Balkenoberflache feinere Fasern sich abzweigen und im Reticulum der Pulpa sich auflösen sehen.

Interessant ist, daß in den Trabekeln und in gewissem Sinne auch in der Kapsel bei manchen *Säugetieren* glatte Muskulatur und elastisches Gewebe sich gegenseitig die Wage halten. Während beim Menschen und bei Tieren mit nur spärlichen Muskelzellen (z. B. *Maus*) die elastischen Fasern in den Balken sehr grob und dicht gelagert sind (Abb. 22), lassen Tiere mit reichlicher Muskulatur (wie *Pferd, Schwein* und *Hund*) nur sehr feine, gewellte elastische Fäserchen erkennen, die ein Netz um die Muskelzellen bilden (Abb. 13). Doch gilt dies nicht ausnahmslos, und es wäre verfehlt, hieraus Rückschlüsse auf die aktive und passive Kontraktionsfähigkeit des Organs ziehen zu wollen.

Vergleichende Untersuchungen, die wir in dieser Hinsicht angestellt haben [vgl. REISSNER (1929)], ergaben keinerlei allgemeiner faßbare Beziehungen zwischen Menge und Starke der elastischen Fasern und der Menge der Muskulatur einerseits, und zwischen Menge und Starke der elastischen Fasern und der Größe des Organs andererseits. So besitzt das *Rind* ebenso zahlreiche Muskelzellen wie das *Pferd,* daneben aber auch außerordentlich derbe elastische Fasern, die als enges Geflecht die Muskelzellen umspinnen. Außerdem zeigt das *Meerschweinchen* und noch mehr die *Ratte* neben feinen in der Kapsel nur ganz vereinzelten, in den Trabekeln etwas reichlicher vorhandenen Muskelzellen auch nur zarte in einem lockeren Netzwerk verstreute elastische Fibrillen. Offenbar läßt sich die Anpassung des Gerüstwerks an den Inhalt nicht aus dem Bau desselben allein ableiten und muß im Einzelfall auf sehr verschiedene Weise zustande kommen.

Daß auf dieses wechselvolle Verhalten zwischen elastischem Gewebe und glatter Muskulatur bei früheren Untersuchungen nicht genügend geachtet und von einer Art auf die andere zu sehr verallgemeinert wurde, macht die verschiedenen Angaben verständlich.

Die Bindegewebszellen in den Balken sind ebenso spärlich wie in der Kapsel und zeigen die gleiche unregelmäßige Form (Abb. 8). Nur bei Tieren, wo die Muskulatur vorherrscht, liegen auch die langen schmalen Kerne dicht gedrängt (Abb. 12); ihre Anordnung ist parallel der Längsachse der Balken. Bei der *Ratte* fällt das Kapselbindegewebe durch seinen größeren Zellreichtum auf.

Ein eigentliches von den Gefäßen unabhängiges Balkengerüstwerk, wie es auf S. 405ff. geschildert wurde, besitzt nur die Milz der *Säuger;* es fehlt bereits bei den *Sauropsiden* [Greschik (1915), Hoyer (1897 und 1894), W. Müller (1865)]; Krause (1922) beschreibt zwar bei der *Taube* dickere und dünnere von der Kapsel ausgehende Balken, die aber nicht sehr tief in das Parenchym eindringen; ich habe hier keine finden können, ebensowenig wie bei *Amphibien* [vgl. auch Nakajima (1928)] und *Fischen.* Die Ausbildung eines Balkengerüstwerks steht nicht in Abhängigkeit von der Größe der Milz; die kleinen *Säuger,* wie die *Maus,* zeigen es deutlich und andererseits wird es selbst in den sehr großen Milzen der *Haie* vermißt. Zwar kommt auch bei den *Nichtsäugern* kollagenes und elastisches Bindegewebe in gröberen Zügen im Parenchym der Milz vor, doch unterscheidet sich dasselbe von dem Balkengewebe der *Säuger* einmal dadurch, daß es stets nur Beziehungen zu den Gefäßen (zumeist nur zu den Arterien und größeren Venen) besitzt, indem es dieselben umscheidet, dann aber auch durch die Anordnung seiner Fasern, die ein ganz lockeres Flechtwerk bilden, in welches zahlreiche Reticulumzellen und andere freie Elemente eingelagert sind, selbst wenn man noch nicht von einer lymphoiden Infiltration sprechen kann. Daruber wird später noch zu berichten sein. Es handelt sich also bei den niederen Vertebraten nur um eine mehr oder weniger stark ausgebildete Adventitia um die Gefaße, die ohne scharfe Grenze in die Pulpa übergeht und erst bei spezifischer Färbung (Azan, Orcein usw.) mit größerer Deutlichkeit hervortritt. Diese Gefäßscheide, welche mit den Hülsen [Schweigger-Seidel (1863)] um die kleinen Arterien nicht verwechselt werden darf (sie ist auch viel lockerer als diese; s. später), nimmt mit dem Kaliber der Arterie an Durchmesser ab und ist meist um die Venen weniger stark entwickelt als um die Arterien. Im allgemeinen ist bei letzteren die Längsrichtung der Fasern stärker ausgesprochen; bei den Venen dagegen sind die Fibrillen mehr zirkular angeordnet.

C. Die Milzpulpa.

Diese wird gewöhnlich in einen lymphoiden (weißen) und einen reticulocapillären (roten) Anteil geschieden. Inwieweit eine derartige Trennung berechtigt erscheint, hängt ab von der Stellungnahme zu dem Problem des Mesenchyms und seiner Derivate. Hier drängen sich sofort noch ungelöste Fragen über Blutbildung und die wechselseitigen Beziehungen der weißen Blutzellen auf neben anderen die funktionellen Fähigkeiten des Reticulums betreffenden Eigentümlichkeiten. Trotzdem die Unterscheidung in rote und weiße Pulpa ursprünglich von morphologischen Gesichtspunkten ausging, spielen funktionelle Begriffe bei ihrer Auswertung jetzt so stark hinein, daß es beinahe unmöglich ist, die beiden Bestandteile der Pulpa rein histologisch zu schildern, ohne sich von physiologischen Gedanken beeinflussen zu lassen. Es sollen zwar diese letzteren nicht vollständig ausgeschaltet werden, aber erst später bei der Zusammenfassung sämtlicher Bestandteile Berücksichtigung finden.

Deshalb erscheint es mir gerechtfertigt, von der gebräuchlichen Sonderung des Parenchyms in rote und weiße Pulpa vorläufig abzugehen, um so mehr als eine derartig scharfe Trennung bei den Milzen anderer Wirbeltiere viel weniger möglich ist als bei den Säugern, und zunächst nur zwischen den fixen untereinander in festem Verband stehenden Zellen (dem Reticulum) und den dazwischen eingelagerten sehr wechselnden freien Elementen zu unterscheiden.

1. Das Reticulum des Milzparenchyms.

Dieses bildet die Grundlage der gesamten Milzpulpa als dreidimensional
verspanntes Netzwerk, das sich wie an ausgespülten Organen deutlich sichtbar
wird, kontinuirlich durch weiße und rote Pulpa erstreckt und einerseits mit
dem Balkengerüstwerk, andererseits mit den Gefäßen aufs engste zusammenhängt; an seinem Aufbau beteiligen sich sowohl Zellen wie Fasern. Beide sind
schwer von einander zu trennen und gehören auch funktionell aufs engste zusammen.

Es kann daher leicht zu Irrtümern führen, wenn man als Reticulum nur den fibrillären
Anteil bezeichnet, wie dies neuerdings HUECK (1928) und besonders SCHILLING (1928) getan
haben. HUECK betont zudem selbst, daß das faserige Reticulum nicht die einzige Füllmasse
zwischen den Trabekelraumen darstelle, sondern die Fasern lediglich Verdichtungen oder
Versteifungen des sie bildenden Zellprotoplasmas seien. Damit wird das Hauptgewicht
denn doch auf den zelligen Anteil gelegt, um so mehr als die Wande seiner „Flutkämmerchen" ja nichts weiter sind als die bald dünnen, faserartigen, bald mehr membranösen
durchlöcherten Ausläufer der Zellen. Das Schema (Abb. 2, III, auf S. 12 nach JÄGER)
bringt die Beziehungen zwischen Zellen und Fasern nicht ganz klar zum Ausdruck, indem
um die Sinus die Fasern, zwischen den Sinus die Zellen dargestellt sind und beide glatt
ineinander ubergehen. Auf seiner Tafelabb. 2 b ist dies ganz anders.

a) Zellen des Reticulums.

Der celluläre Bestandteil des Reticulums setzt sich zusammen aus meist
großen, reich verästelten Zellen, die durch ihre Ausläufer miteinander in Verbindung stehen; ihre Form ist dementsprechend außerordentlich wechselnd:
manchmal umgibt das Cytoplasma in breiter Masse den Kern (siehe Abb. 48
rechts unten), manchmal umzieht es denselben nur als schmaler Saum, um sich
dann sofort in mehr oder weniger feine Züge aufzulösen (siehe Abb. 48 links Mitte).
Das Verhältnis Kern Plasma scheint demnach ein sehr wechselndes zu sein;
doch da die Grenzen der Zellen nicht sichtbar werden, läßt sich auch der zu einem
Kern gehörige Plasmabezirk in seiner Ausdehnung nicht bestimmen. Liegen
die Zellen sehr dicht, so findet man auch zwei und mehrere Kerne in eine gemeinsame Plasmamasse eingeschlossen (Abb. 14). Eben deshalb läßt sich auch die
absolute Größe der Zellen sehr schwer beurteilen, wozu noch die aus dem Wechsel
der Schnittrichtung sich ergebenden Verschiedenheiten hinzukommen.

Bei in vitro gezüchtetem Milzgewebe scheinen die Reticulumzellen ihre
Form und Größe zu verändern [GANDOLFO (1924), CHLOPIN (1925), FAZZARI
(1925), ERDMANN u. a. (1925)]; sie zeigen die Tendenz ihre Fortsätze einzuziehen
und sich gelegentlich zu mehrkernigen Plasmodien umzuwandeln. Aber auch
im lebenden Organismus bildet das Mesenchymnetz der Milz kein starres Gerüstwerk; mit der stärkeren Füllung der zwischen den Zellen befindlichen Lücken
muß auch die Form der Reticulumzellen selbst verändert werden und ebenso
umgekehrt, wenn die Maschen wieder zusammenfallen. Es ist kaum anzunehmen,
daß dies nur durch passive Dehnung und Verschiebung der Mesenchymzellen
erfolgt; das außerordentlich wechselnde Verhalten derselben in verschiedenen
Milzen und an verschiedenen Stellen derselben Milz legt vielmehr den Gedanken
nahe, daß nicht nur der Mascheninhalt, sondern auch das Mesenchym selbst
sich aktiv den schwankenden Funktionszuständen anpassen.

Die Form der Zellfortsätze ändert sich mit derjenigen der Zellen. Oft sind
sie kurz und plump, oft zu feinsten Fäden ausgezogen; dazwischen finden sich
alle Übergänge. Sie sind nicht immer rundlich, sondern häufig zu dünnen
flachen Membranen verbreitert, die sich verbiegen und krümmen. Die freien
Rander der Zellen sind deshalb auch oft sehr schwer festzustellen, da die dünnen
Ausläufer sich meist nur blaß färben und mit der Umgebung verschwimmen
(Abb. 14; vgl. auch Abb. 28 und 29).

　　　Die Kerne der Reticulumzellen sind im allgemeinen leicht kenntlich; sie
besitzen meist eine länglich elliptische, manchmal etwas verbogene Form und
zeigen die schon so häufig für die Mesenchymzellen auch in anderen blutbildenden
Organen beschriebene Struktur [vgl. die Arbeiten von Maximow; ferner
Chlopin (1925); Mollier (1911 und 1909), Weidenreich und Downey (1912),
Dominici (1920), Doan, Cunningham und Sabin (1924), Alfejew (1924),
Cunningham (1922), Hartmann (1926), Jolly (1923), Ferrata (1918) u. v. a.],
nämlich eine feine Membran mit einem zarten Innengerüst, an welchem das
Chromatin sich zu einzelnen kleinen Schollen zusammengeballt angelagert

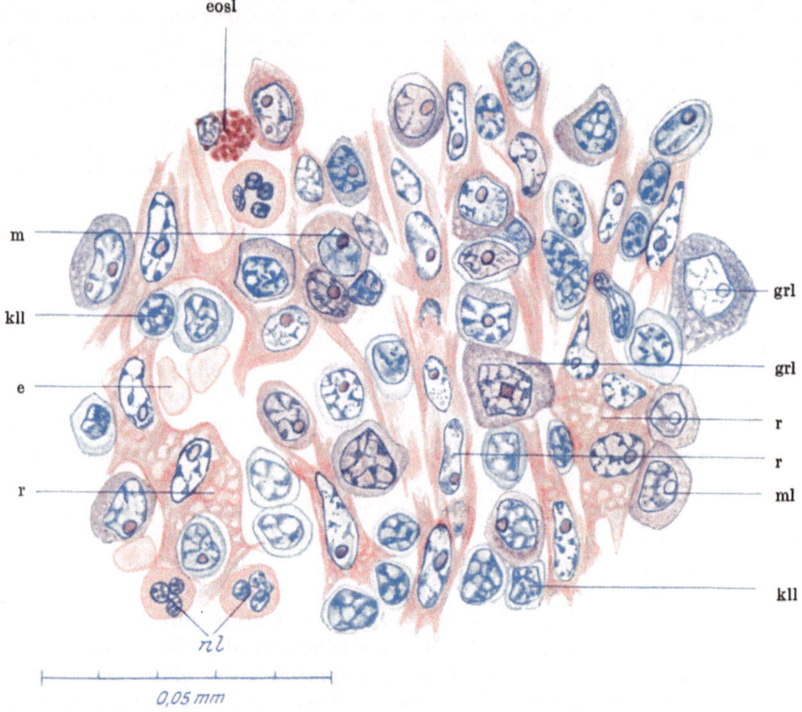

Abb. 14. Aus der Randzone eines Follikels der Milz eines 36jährigen Hingerichteten.　Zenker-
Formol; Giemsa-Pappenheim. r Reticulumzellen; grl große, ml mittlere, kll kleine Lymphocyten;
eosl eosinophiler Leukocyt; nl neutrophiler Leukocyt, m Myeloblast; e Erythrocyt.

findet (Abb. 14). Bei der Färbung nach Giemsa oder Dominici (Abb. 14) erscheint
die Struktur etwas gröber als nach Hämatoxylin- oder Brasilinfärbung; der
Kernsaft tingiert sich nur wenig mit, so daß sie schon durch ihr helleres Aussehen
auffallen. Stets ist ein Nucleolus vorhanden, der bei Giemsafärbung eine rötlich
gefärbte Innenzone erkennen läßt (Abb. 14).
　　　Die Struktur des Plasmas ist nicht gleichmäßig. Wo es sich in größerer
Menge angehäuft findet und meist auch in den breiteren Ausläufern, zeigt
es deutlich wabigen Bau und enthält selbst größere Vakuolen. Diese sind jedoch
nicht immer scharf begrenzt (Abb. 14), sondern sehen verwaschen aus und liegen
häufiger an der Oberfläche der Zellen. Unmittelbar um den Kern sind die Waben
viel kleiner und verschwinden selbst ganz. An anderen Stellen dagegen ist die
Struktur deutlich streifig faserig und viel dichter, was sich schon in der intensiveren Färbung zeigt (Abb. 14). Das ist namentlich der Fall in den langen Fortsätzen oder an der Peripherie der Zellen und vor allem auch an denjenigen Zellen,

deren Körper ausgesprochen in die Länge gezogen erscheint. Doch kommen Übergänge vom faserigen zum vakuolären Bau überall vor. Bei der Färbung nach GIEMSA oder DOMINICI nimmt das Cytoplasma die rote Farbkomponente an, ist also acidophil; doch spielt hierbei auch die Fixierung eine Rolle. Karyokinesen findet man in den Reticulumzellen der ausgewachsenen Milz eigentlich niemals; es hängt das vielleicht damit zusammen, daß sich die Zellen zur Teilung aus dem mesenchymatösen Verband lösen, denn Kulturversuche ergeben stets eine reichliche Vermehrung [CHLOPIN (1925), FAZZARI (1925) u. a.; ebenso die Versuche mit lymphoidem Gewebe, MAXIMOW (1922, 1923g, 1927)].

Plastosomen lassen sich in den Zellen der Milz außerordentlich schwer darstellen; es liegen auch nur ganz wenige diesbezügliche Angaben vor. REITANO (1922) fand stäbchenartige Gebilde in einigen der Reticulumzellen in der Milz des *Meerschweinchens*; er betrachtet diese Elemente deshalb als Fibroblasten und unterscheidet sie von den mesenchymatösen Reticulumzellen. Auch CHLOPIN (1925) beobachtete vermittels der Vitalfärbung in Milzkulturen vom *Axolotl* ebenfalls verschiedenartige Strukturen in mesenchymatischen Zellen, die er als Plastosomenapparat anspricht. In mehreren nach der Methode von REGAUD behandelten Milzpräparaten von *Hund* und *Katze* konnte ich in einigen der Reticulumzellen gelegentlich sehr feine geschlängelte Stäbchen wahrnehmen; meist handelt es sich dabei um Elemente, die der Wand der capillaren Venensinus anliegen oder doch sich in der Nachbarschaft derselben ausbreiten.

Zwischen den Mesenchymzellen bleiben Lücken frei, deren Größe und Gestalt im wesentlichen durch die Form der Zellen und ihrer Ausläufer bedingt ist. Trotzdem läßt sich eine gewisse Gesetzmäßigkeit im Aufbau des Reticulums erkennen, wenn man nicht nur kleine Bezirke betrachtet, sondern das im ganzen Organ verspannte mesenchymatische Netzwerk auf seine Form untersucht; an größeren Schnitten durch ausgespülte Milzen tritt dies besonders deutlich hervor, läßt sich aber auch an nach den gewöhnlichen Methoden behandelten Präparaten ohne weiteres beobachten, sobald nur die Aufmerksamkeit auf die Beziehungen zwischen Form und Größe der Maschen und Gestalt der Zellen und ihrer Fortsätze gelenkt wird. Diese Gesetzmäßigkeit äußert sich in erster Linie darin, daß bei aller Mannigfaltigkeit der Formen an bestimmten Stellen der Pulpa bestimmte Zellformen vorherrschend sind und auch die Dichte ihrer Anordnung bzw. die Länge und die Gestalt ihrer Auslaufer eine entsprechende Ausbildung zeigt. Daß sich hieraus auch wichtige Beziehungen für die spezielle Art des Blutkreislaufs in der Milz ergeben können, darauf haben unlängst HUECK (1926) und OBERNIEDERMAYR (1926) hingewiesen, jedoch nur für das Mesenchym der roten Pulpa. Wie sich die Verhältnisse im ganzen Organ gestalten, läßt sich am klarsten mit Hilfe eines kleinen Schemas darstellen (Abb. 15), das die individuellen Variationen der mikroskopischen Bilder ausschließt und nur das Wesentliche aus ihnen ableitet. Hier zeigt sich nun, daß sich die rote Pulpa aus den großen, breit verästelten Zellen aufbaut *(pr)*, und so kleinere Räume gegeneinander abgegrenzt werden *(ml)*, welche von HUECK und OBERNIEDERMAYR als „Flutkämmerchen" bezeichnet werden. Die gleichen Zellen, nur weiter verspannt und mit feineren Auslaufern finden wir im Innern der Follikel *(fr)*, etwas dichter gedrängt um die zentrale Arterie *(a)*. Zwischen das Reticulum der roten und der weißen Pulpa ist eine mehrreihige Lage langgestreckter Elemente eingeschaltet, die nur schmale, ebenfalls in die Länge gezogene Spalten zwischen sich frei lassen *(rr)*. Dies geht auch aus Abb. 14 hervor, die einem Grenzbezirk zwischen roter (links) und weißer (rechts) Pulpa entnommen ist: ergibt sich einerseits, daß der Übergang ein allmählicher ist, namentlich soweit die freien eingelagerten Elemente in Betracht kommen, so treten andererseits die schmalen langgestreckten Mesenchymzellen der Follikelrandzone deutlich

genug hervor, die auch den zwischen ihnen gelagerten lymphoiden Zellen eine
Anordnung in Reihen aufzwingen.

Es ist also die weiße Pulpa in gewissem Sinne gegen die rote abgeschlossen
und so wird es verständlich, daß die Leerspülung des lymphoiden Gewebes kaum
gelingt, da die in ihm enthaltenen Zellen das engmaschige Randnetz nur schwer
passieren können. Auch die Spülflüssigkeit findet hier größeren Widerstand.
Bei den niederen *Wirbeltieren* bis herauf zu den *Vögeln* läßt sich eine derartige
Abgrenzung des lymphoiden Gewebes gegenüber der übrigen Pulpa nicht feststellen. Hier ist aber auch der Übergang der weißen zur roten Pulpa ein viel
allmählicherer, selbst wenn es zur Ausbildung echter Follikel kommt.

Auch entlang der Pulpagefäße zeigt das Reticulum seine Besonderheiten.
Mit den Endothelzellen der Pulpavenen hängt es durch Ausläufer direkt zu-

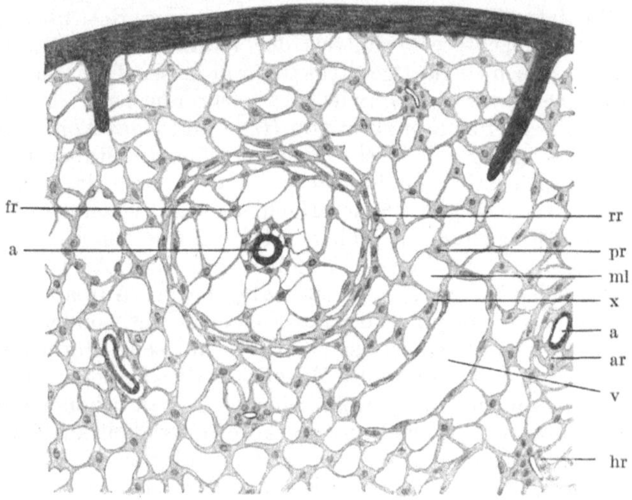

Abb. 15. Schema der Verteilung des zelligen Reticulums innerhalb des Milzparenchyms. Erklärung
im Text.

sammen [Schema Abb, 15 bei x; ferner Abb 48; die Ausläufer hängen sowohl
mit den Basalplatten der endothelialen Längsleisten, wie mit den Ringfasern
zusammen; vgl. auch Mollier (1911)], doch ohne daß die Maschengröße in
ihrer unmittelbaren Umgebung ein anderes Verhalten zeigte. Dagegen kommt
um die kleinen aus ihrer lymphoiden Scheide austretenden Arterien wieder eine
Verdichtung zustande mit stärker ausgesprochener Längsdehnung in der
Richtung des Gefäßverlaufs (Abb. 15 *ar*). Diese Verdichtung nimmt vor der
Auflösung der Arterie noch zu, indem die Lücken zwischen den Zellen fast
völlig verschwinden, so daß sich um das Gefäß auf eine kurze Strecke hin ein
vielkerniger syncytialer Belag ausbildet (Abb. 15 *hr*), der kontinuierlich in
das übrige lockere Mesenchym übergeht (vgl. Abb. 41). Er stellt die erst-
mals von Schweigger-Seidel (1862, 1863) genauer beschriebenen, aber schon
von Billroth (1857) erwähnten Hüllen dar (vgl. S. 496), welche den Endästen der Arterien den Namen Hülsenarterien eingetragen haben. Während
die älteren Autoren sie aber mehr aus einem feinem Faserwerk mit eingelagerten
Kernen bestehen lassen, haben Bannwarth (1893), Greschik (1915) und
Staemmler (1925) sie schon als Verdichtungsstellen des Reticulums erkannt.
Beim Menschen sind sie meist nicht sehr dick im Verhältnis zur Länge und

deshalb manchmal schwer zu finden, während sie bei manchen *Säugern* (*Schwein, Katze, Hund, Igel* u. v. a.) und auch bei niederen *Wirbeltieren*, besonders bei den *Fischen* (Abb. 43), oft zu mächtiger Ausbildung gelangen.

Auch in das dichte Bindegewebe der Kapsel und der Trabekeln reichen die Ausläufer der Mesenchymzellen hinein; ob sie hier mit den Bindegewebszellen direkt in Verbindung stehen, läßt sich wegen der Dichte der Fasern nicht sicher entscheiden, ist aber sehr wohl möglich.

Von der Form des Pulpareticulums (rote Pulpa) bei einigen Tieren *(Katze, Schwein* und *Hund)* gibt Neubert (1922) eine genauere Beschreibung. Bei der *Katze* tritt es an Volumen gegenüber den relativ kleinen Gefäßen sehr stark hervor und bildet den umfangreichsten Anteil der gesamten Pulpa. Es besteht aus den bekannten Reticulumzellen,

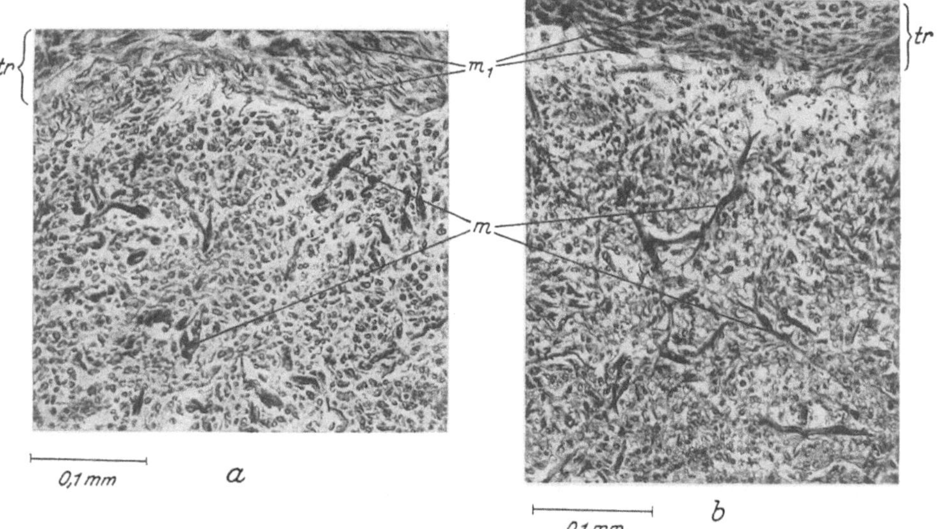

Abb. 16a, b. Glatte Muskelzellen im Reticulum der roten Pulpa. a Milz vom *Schwein.* b Milz vom *Rind.* Zenker-Formol. Saurealizarinblau-Phosphormolybdänsäure. m Muskelzellen der Pulpa; m Muskelzellen in den Trabekeln *(tr).*

deren hier sehr schmale membranartige Auslaufer zahlreiche Anastomosen untereinander eingehen und so ein feines engmaschiges Netzwerk bilden (vgl. Abb. 44). Die länglich runden Kerne liegen vorwiegend an den Knotenpunkten. In dieses Maschenwerk ist das System der feineren Gefaße und Capillaren gewissermaßen eingebettet. Auch beim *Schwein* bildet das Reticulum den umfangreichsten Teil der Pulpa; die Zellfortsatze, die hier auffallend weite Maschenräume umschließen, sind sehr wechselnd gestaltet, bald als feinste Faserchen, bald als breite protoplasmatische Membranen. ,,Durch dieses Grundgewebe hin verbreiten sich in massenhafter Weise feinste Bündelchen glatter Muskelzellen, die geflechtartig unter sich und außerdem mit der Kapsel und den Trabekeln zusammenhängen. Diese einzelnen Bündelchen besitzen sehr verschiedene Starke, das eine Mal sind es nur feine dünne Bander, das andere Mal dicke Streifen. Die benachbarten Zellen scheinen ohne nachweisbare Grenze ineinander uberzugehen. Es liegt also vielleicht ein muskuläres Netzsyncytium vor.''

Das Vorkommen glatter Muskelzellen im Reticulum der Pulpa stellt einen sehr merkwürdigen Befund dar, über den keine weiteren Angaben vorliegen. Tatsächlich lassen sich beim Schwein vermittels der Färbung mit Saurealizarinblau [Romeis (1928b)] große plumpe, manchmal verzweigte Zellen im Reticulum herausheben (Abb. 16a bei *m*), deren Kerne die für die Muskelzellen charakteristische langestreckte Form und feine Struktur aufweisen. Ihre Verteilung ist nicht ganz gleichmäßig; sie liegen an manchen Stellen dichter als an anderen. Bei starker Vergrößerung lassen sie undeutlich eine feinfibrilläre

Struktur erkennen. Neubert (1922) vermutet, daß sie durch Fortsätze miteinander und durch feine Umhüllungshäute mit dem Faserwerk des Reticulums zusammenhängen und innerhalb desselben ein zweites Netzsyncytium bilden.

Ähnliche Zellen konnte ich auch im Reticulum der Milz des *Schafes*, der *Ziege* und des *Rindes* feststellen (Abb. 16b); sie treten hier fast noch deutlicher hervor, obwohl sie schmaler und feiner sind. Außerdem sind sie viel reicher verzweigt, so daß der Nachweis ihrer Verbindung untereinander unschwer gelingt (Abb. 16b). Da ihre Ausläufer auch in die Trabekeln und Kapsel hineinreichen, ist es sehr wahrscheinlich, daß sie mit der reich entwickelten Muskulatur daselbst direkt zusammenhängen.

Im Pulpareticulum der Milz des Menschen lassen sich keine derartigen Muskelzellen nachweisen; das capillare Venennetz nimmt in der roten Pulpa weitaus den größten Raum ein (vgl. Abb. 18); nur in der Umgebung der lymphoiden Stränge und Haufen ist Mesenchym in größerer Ausdehnung vorhanden, doch ohne in seinem feineren Bau von dem zwischen den Venensinus befindlichen abzuweichen.

Auch beim *Hunde* ist nach Neubert (1922) das Reticulum gegenüber der Ausdehnung des Venennetzes sehr stark reduziert und etwas weitmaschiger als bei der *Katze*, zeigt aber sonst den gleichen Bau. v. Schumacher (1900) dagegen beschreibt viel „eigentliches Pulpagewebe" zwischen sparlichen Venen.

Aus den Schilderungen Neuberts geht jedenfalls hervor, daß die Form des Reticulums in der Milz bei verschiedenen Tieren eine sehr verschiedene sein kann, und daß dieses in Menge und Ausdehnung sehr wesentlich beeinflußt wird von den übrigen Gewebsbestandteilen. Dabei muß jedoch berücksichtigt werden, daß die maximale Ausdehnung infolge langer Durchspülung ebenfalls auf die Gestaltung in besonderer Weise Einfluß gewinnen muß und hier vielleicht Anlaß zu Täuschungen geben kann. Wird dadurch einerseits der Einblick in die Verbindung der Zellen klarer und übersichtlicher, so bleibt andererseits zu bedenken, daß eben dadurch die Form des ganzen in einem einseitigen und wahrscheinlich gar nicht in allen Teilen gleichmäßig modifizierten Zustand gegeben ist. Darauf muß bei der Beurteilung von Maschenweite und Gestalt Rücksicht genommen werden; denn nur so wird es verständlich, daß Angaben gemacht werden, die sich fast widersprechen, wie z. B. hinsichtlich der Ausdehnung von Venen und Pulpagewebe beim *Hund* von v. Schumacher und Neubert.

b) Fasern des Reticulums.

Wie bekannt wird das protoplasmatische Reticulum durch ein Faserreticulum gestützt, das im allgemeinen die Form des ersteren wiederholt, dabei aber doch auch gewisse selbständige Besonderheiten erkennen läßt.

Dieses Fasergerüstwerk ist bei gewöhnlicher Hämatoxylin-Eosinfärbung und auch bei Behandlung nach den Methoden von Giemsa und Dominici nicht sichtbar (vgl. Abb. 3, 14 und 41); erst bei stärkerer Verzögerung kann es aus der fibrillären Struktur der plasmatischen Zellausläufer geahnt werden (Abb. 14 und 28). Dagegen tritt es sofort deutlich in Erscheinung nach den meisten Methoden, welche kollagene und retikuläre Fibrillen darzustellen vermögen; die schönsten und klarsten Bilder erhält man vermittels der Versilberung nach Bielschowsky [1] (Abb. 18—21) und der Azanfärbung von Heidenhain (Abb. 8),

---

[1] Foot (1927) gibt an, daß die Durchspülung der Milz mit Kochsalzlösung die Argyrophilie der retikulären Fibrillen herabzusetzen scheint, was für einen gewissen Grad von Löslichkeit des Reticulins in Salzlösungen sprechen könnte, wenn nicht die Tatsache der bleibenden Darstellbarkeit mit Tannin-Silberlösungen zeigen wurde, daß es noch vorhanden ist. Möglicherweise ist das Natriumchlorid fur die mangelhafte Imprägnation mit Silber-Ammonium-Oxyd verantwortlich zu machen. Auch mir gelang die Darstellung der Fibrillen

während die vielfach namentlich von pathologischer Seite geübte Färbung
nach WEIGERT-VAN GIESON viel weniger gute Resultate ergibt. Sie bringt mit
Sicherheit nur die gröberen kollagenen Faserbündel der Kapsel und der Trabekeln,
sowie die adventitiellen Faserzüge um die Gefäße zur Darstellung; die retikulären Fibrillen, die Gitterfasern der Pulpa [OPPEL (1891)], bleiben meist
ungefärbt, was zu der Annahme Veranlassung gegeben hat, daß dieselben von
den kollagenen Fibrillen wesensverschieden sind.

Die Gitterfasern der Milzpulpa sind zuerst von MATSUI (1914) einer genaueren Untersuchung unterzogen worden, nachdem schon vorher durch OPPEL
(1891) die Möglichkeit der Darstellung vermittels der Silberimprägnations-

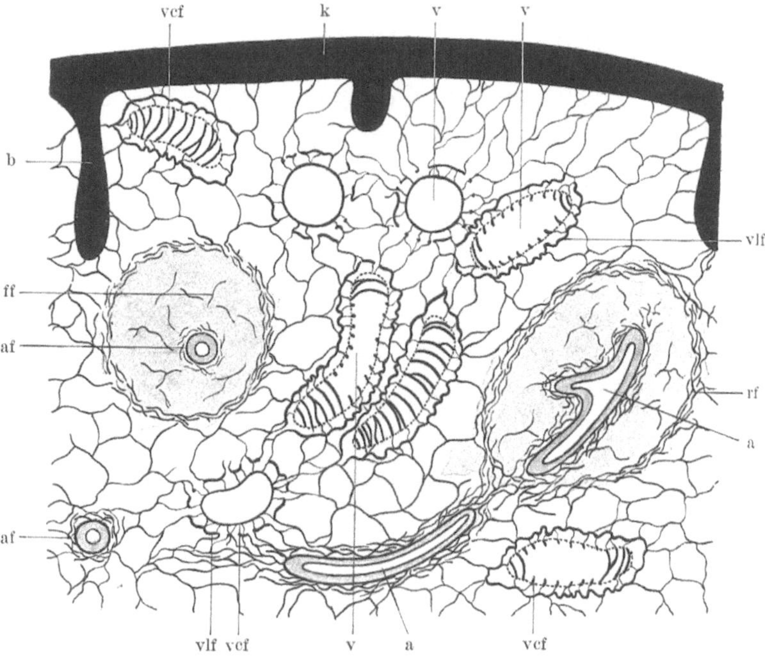

Abb. 17. Schema der Verteilung des Fasergerustes innerhalb des Milzparenchyms. Erklärung
im Text. (Die Endothelleisten der Venensinus sind punktiert.)

methode gezeigt und durch RÖSSLE und YOSHIDA (1909) ein Gitterfasergerüst
auch im retikulären Gewebe der Lymphdrüsen nachgewiesen worden war. Als
solches werden die Fibrillen im Mesenchymnetz bezeichnet, da sie die gleiche
Färbbarkeit wie die Gitterfasern der Leber und im wesentlichen gitterförmige
Anordnung besitzen, was nach der räumlichen Anordnung des Mesenchyms
ja gar nicht anders zu erwarten ist. MATSUI (1914) hat nun im Reticulum der
Milzpulpa ebenfalls schwarz gefärbte (im Gegensatz zu dem braun gefärbten
kollagenen Gewebe der Kapsel und Trabekeln), miteinander anastomosierende
Fasern gefunden, die fast gleich große Netzmaschen bilden und mit den der

nach BIELSCHOWSKY an mit Formol oder ZENKERscher Lösung fixierten Milzen (Abb. 18
bis 21 und Abb. 49) sehr gut, selbst nach vorheriger Ausspulung mit Normosal (STRAUB)
(Abb. 45 und Abb. 50); dagegen versagte die Methode fast vollstandig bei der Milz eines
Hingerichteten, die durch Injektion von Formol-Kochsalzlösung $0,9^0/_0$ (1 : 8) fixiert und
längere Zeit in der Losung belassen worden war. Die Tannin-Silbermethode von ACHÚ-
CARRO habe ich nicht versucht; dagegen ergab die Azanfarbung auch hier sehr schöne
Resultate.

Sinuswand außen dicht anliegenden, annähernd parallel verlaufenden Fasern,
den Ringfasern, in direkter Verbindung stehen. Sie sind verschieden dick;
am stärksten in der lymphatischen Gefäßscheide, weniger stark im Hauptnetz
des Pulpagerüstes, das auch noch feinere, ebenfalls Netzwerke bildende Fasern
abzweigen läßt; sie werden daher von Matsui als lymphatische Scheiden-,
Pulpahaupt- und Pulpanebenfasern bezeichnet (1914, S. 277).

Da die Schilderung von Matsui wohl hinsichtlich des Vorhandenseins und
der allgemeinen Verteilung der Pulpafasern richtig ist, nicht aber die engeren
Beziehungen zu der Architektonik des Mesenchyms und zu den Gefäßen berück-

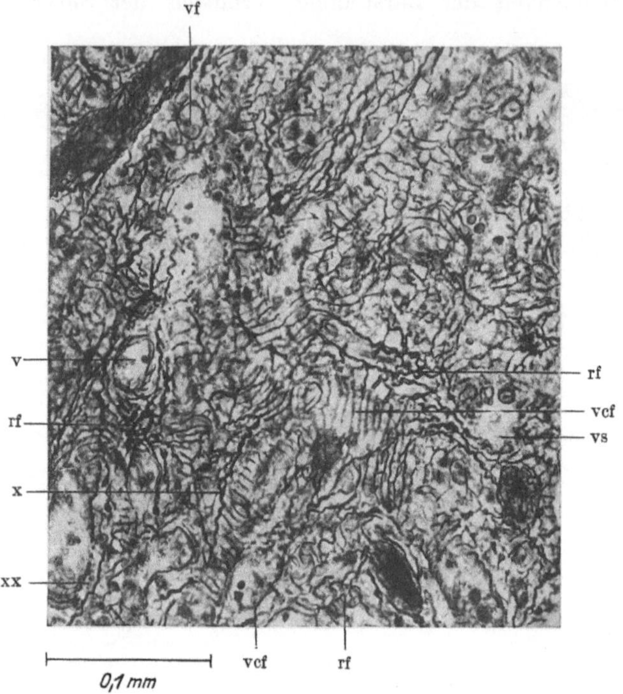

Abb. 18. Milz eines 36jährigen Hingerichteten. Formol 1 : 4; Versilberung nach Bielschowsky.
Gitterfasergerust in der roten Milzpulpa. rf Reticulumfasern; rvf zirkulare Fasern um die Venen;
v Vene; lvf die Venen begleitende Längsfaserzuge; vs Querschnitt durch Sinus zwischen den
Ringfasern; vf durch die Ringfaser.

sichtigt, habe ich das Verhalten der Fasern erneut untersucht an einer normalen
menschlichen Milz (36jähriger Hingerichteter), bei welcher, vielleicht weil sie
relativ blutleer war, die Imprägnierung nach Bielschowsky[1] besonders schön
gelang und daher die Beziehungen des Fasergerüstes zu den verschiedenen Anteilen der Pulpa in klarer Weise festzustellen gestattete (Abb. 18—21). Die
Befunde sind in dem Schema (Abb. 17) zusammengefaßt. Aus ihm ergibt sich
zunächst, daß in der roten Pulpa ein lockeres Fasernetz vorhanden ist (Abb. 17),
welches der räumlichen Verteilung des Pulpamesenchyms entspricht und meist
aus feineren miteinander anastomosierenden Fasern von nicht ganz gleichmäßiger
Dicke besteht. Es ist auf Abb. 18 bei rf und auf Abb. 21 gut zu sehen. An der

---

[1] Bei der Impragnation, die sowohl an Gefrierschnitten wie an Paraffinschnitten, teils
ohne, teils nach vorheriger Auflösung des Paraffins vorgenommen wurde, habe ich mich
an die von Romeis (Taschenbuch der mikroskopischen Technik, 11. Aufl., 1924, §§ 802
bis 805) gegebenen Vorschriften gehalten.

Oberfläche der lymphoiden Scheiden und Follikel wird das Fasernetz dichter entsprechend der stärkeren Zusammendrängung der Zellen; die zwischen ihnen vorhandenen Maschen sind lang und schmal. Hier sind die Fasern meist etwas

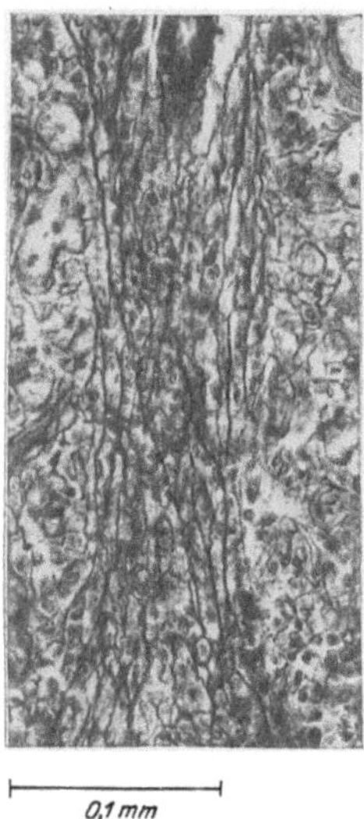

Abb. 19. Dieselbe Milz wie in Abb. 18. Versilberung nach BIELSCHOWSKY. Periarterielles Fasergerüst um eine aus dem Follikel austretende Arterie.

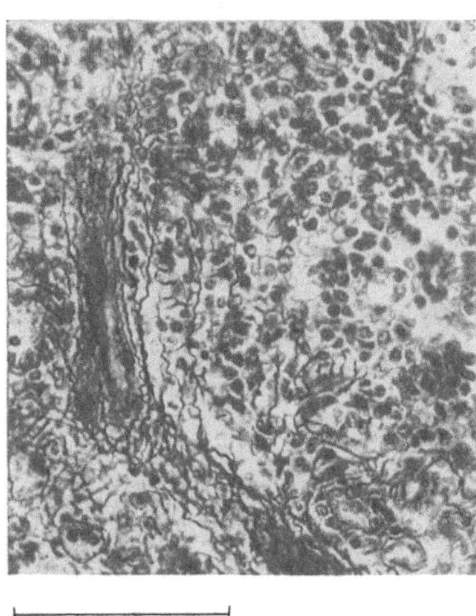

Abb. 20. Dieselbe Milz wie in Abb. 18. Versilberung nach BIELSCHOWSKY. Periarterielles Fasergerüst um eine kleine Arterie der Pulpa.

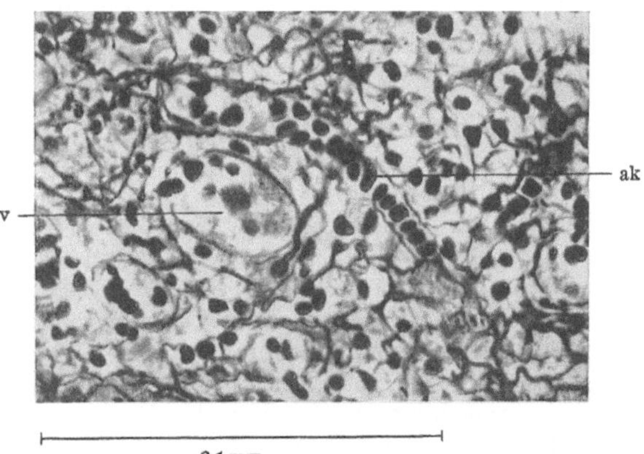

Abb. 21. Dieselbe Milz wie in Abb. 18. Versilberung nach BIELSCHOWSKY. Die periarteriellen Fasern setzen sich noch auf die Capillaren fort und hängen mit den Reticulumfasern zusammen. ak Arterielle Capillare; v Pulpavene.

unregelmäßiger und dicker, zeigen aber im allgemeinen einen geraden Verlauf, als ob sie unter stärkerer Spannung stünden (Abb. 17 rf).

Diese Randfasern der Follikel sind zuerst von HENLE (1860) beschrieben worden, später auch von OPPEL (1891), welch letzterer in typischen Fällen zwei Hüllen unterscheidet, eine innere aus relativ groben, ungefähr parallel verlaufenden anastomosierenden Fasern und eine äußere aus feineren Fibrillen aufgebaute. Nach meinen Präparaten war ein derartiger Unterschied nicht festzustellen.

GAUCKLER und BING (1905) schildern die retikularen Fasern im Follikel als konzentrisch angeordnet und mit den elastischen Fasern der Follikelarterie in Verbindung stehend.

Innerhalb des lymphoiden Gewebes finden sich nur ganz spärliche und außerordentlich feine Fasern (Abb. 17 ff); erst in der Umgebung des zentralen Gefäßes verdichten sie sich wieder zu einem sehr engmaschigen Netzwerk, in welchem jedoch die der Längsrichtung der Arterie parallelen Fasern sehr viel zahlreicher und bei weitem stärker ausgesprochen sind als die queren (Abb. 17 af und Abb. 19). Dieses dichte kollagene und retikuläre Fasergerüst folgt den nicht mehr von lymphoidem Gewebe umscheideten Arterien (Abb. 17 af), teilt sich, eine kräftige adventitielle Hülle bildend, mit denselben weiter auf (Abb. 20) und setzt sich als einfache stützende Faserlage auch noch auf die feinsten Capillaren fort (Abb. 21).

Matsui läßt die adventitielle Hulle der Arterienwand, die er wegen der Durchsetzung mit Lymphocyten als lymphatische Scheide bezeichnet, durch die Anhäufung von Lymphzellen im Follikel von der Gefäßwand abgehoben und zur Hulle des Follikels werden. Von den Arterien innerhalb des Follikels sollen nur die größeren eine fibröse Adventitia besitzen, bei den kleineren soll sie nur undeutlich sein. Wie aus den Abb. 19—21 ersichtlich, ist sie jedoch auch an den kleinen Arterien noch deutlich ausgebildet.

Das Netzwerk der Pulpa hängt mit den kollagenen Gefäßscheiden kontinuierlich zusammen (Abb. 18—21) und geht, wie aus Abb. 8 klar hervorgeht, auch in das Fasergerüst der Kapsel und der Trabekel über.

In der Umgebung der capillaren Venensinus zeigt das Faserwerk ein sehr eigenartiges Verhalten, das keine Erklärung aus dem Aufbau des Mesenchyms allein findet. Schon bei oberflächlicher Betrachtung fallen einzelne sehr dicke lange Fasern auf (Abb. 8 bei xx und Abb. 18 bei x; ferner Abb. 17 vlf), die an manchen Stellen besonders stark gewellt sind (vgl. auch Abb. 49 lf). Die genauere Untersuchung ergibt, daß sie die weiten Venen in der Längsrichtung begleiten als ein dichtes nur durch spärliche Querzüge verspanntes Gitter, das gleichsam eine Hülle um die Venenwand bildet, ihr jedoch nicht dicht anliegt. An Längsschnitten durch die Venen läßt sich sehr schön zeigen, daß stets zwischen der an den Ringfasern deutlich zu erkennenden Venenwand und den starken Längsfibrillen ein Zwischenraum vorhanden ist (Abb. 18 bei xx und Abb. 49), innerhalb welchem das Gefäß sich verschieben kann. Auf diese Weise ist dem Gefäß ein Spielraum gegeben zur Betätigung von Volumschwankungen und vielleicht in dem kräftigen Fasernetz auch ein Schutz gegen eine mögliche Zerreißung bei zu starker Ausdehnung.

Durch feine Fibrillen sind die kräftigen Randfasern mit den zirkulären Fasern (s. später) der Venen (Abb. 17 vcf) verbunden und andererseits hängen sie auch mit dem übrigen Pulpanetz zusammen. Sie stellen nicht etwa einen nach Form und Wesen differenten Anteil desselben dar, sondern sind lediglich infolge funktioneller Beanspruchung stärker betonte und bestimmt gerichtete Züge des allgemeinen Netzes. Daß sie nicht nur durch stärkere Silberimprägnation zutage treten, sondern tatsächlich eine im Bau des Netzes zu berücksichtigende Komponente darstellen, geht auch aus Abb. 8 hervor, wo sie in gleicher Weise wie die übrigen kollagenen Bestandteile gefärbt, durch ihre Dicke und die kleinwellige Schlängelung sofort auffallen.

In dem verdichteten Mesenchym der Capillarhülsen bilden die Fibrillen ein äußerst dichtes Flechtwerk feinster Fäserchen (Abb. 42a und b), das deutlich intracellulär gelagert ist und mit den gröberen Fasern des Mesenchyms in Verbindung steht; dies hat bereits Staemmler (1925) betont, nur zeichnet er (Abb. 2 auf S. 588 seiner Arbeit) die Fibrillen der Hülse im Verhältnis zu denjenigen des Reticulums viel zu grob. Sie treten gerade bei ganz jungen Tieren (*Katze, Hund*) überhaupt erst bei stärkerer Vergrößerung deutlich hervor (Abb. 42b).

In den Capillarhülsen des Menschen ist entsprechend der schwächeren Ausbildung derselben das Fibrillennetz viel weniger auffallend. Bei Azanfärbung (Abb. 42a) stellt es sich ebenfalls dar als äußerst feinfädiges Filzwerk; bei Versilberung erscheinen die Fasern etwas gröber (vgl. Abb. 45 vom *Hund*); im übrigen läßt auch das Plasma der Hülsenzellen schon deutlich fibrillären Bau erkennen (vgl. Abb. 41).

Nach Fertigstellung meiner Arbeit erschienen die Untersuchungen von Foot (1927) über das Faserreticulum in der menschlichen Milz, durch welche meine eigenen Befunde voll bestätigt werden. Daß die Pulpavenen von longitudinalen Reticulinfibrillen begleitet werden, stellt er in Abrede, obwohl er im Text angibt, daß grobe Stammfibrillen in der Pulpa parallel mit den Venen verlaufen, in kurzem Abstand von ihnen, und mit den Ringfasern zusammenhängen. Auch aus seinen beigegebenen Photogrammen geht hervor, daß solche Fasern vorhanden sind. Sie haben selbstverständlich nichts zu tun mit den von Mollier (1911) beschriebenen Differenzierungen, welche den Endothelleisten der Pulpavenen in der Längsrichtung anliegen; hier handelt es sich um ein völlig mißverstandenes Zitat. Die Beziehungen der Fibrillen zu den Zellen berührt Foot überhaupt nicht.

Die retikulären Pulpafasern, die zirkulären Sinusfasern, die Längsfasern der Sinusscheide und die adventitiellen Fasern der Arterien färben sich tief schwarz nach Bielschowsky-Maresch, wogegen die eigentlichen kollagenen Fasern sehr häufig einen mehr braunen bis violetten Farbton zeigen. Dies hat zu der Annahme Veranlassung gegeben, daß das retikuläre Netzwerk in Hinsicht auf morphologische und physiko-chemische Eigenschaften von den kollagenen Fasern verschieden sei.

Lehrell (1903), der das Faserwerk der Milzpulpa beim Menschen, *Schimpansen*, und einigen niederen *Wirbeltieren* mit Hilfe verschiedener Färbemethoden und Trypsinverdauung untersuchte, rechnet die Ringfasern der Venen, sowie die mit ihnen zusammenhängenden retikulären Fasern zum kollagenen Bindegewebe, jedoch mit der Einschränkung, daß sie eine besondere Untergruppe desselben bilden. Dagegen sind Mall (1896), Maresch (1905) u. a., ebenso Rössle und Yoshida (1909), Kon (1908) und ganz neuerdings auch Alfejew (1926) und Plenk (1927) auf Grund färberischer Unterschiede für die Verschiedenheit der retikulären und kollagenen Fasern eingetreten; auch sollen sie gegen Wärme und Chemikalien eine stärkere Resistenz zeigen, ebenso gegen die Verdauung mit Pankreatin [Hoehl (1897, 1900)], und auch bei nekrotischen Prozessen lange erhalten bleiben [Matsui (1914)]. Russakoff (1909) betont, daß bei der Aufspaltung einer dicken Faser in zahlreiche feinere die Summe dieser letzteren nicht mehr der Dicke der Primärfaser entspricht.

Die Substanz dieser Fasern wurde von Siegfried (1892) als Reticulin bezeichnet, da ihre chemischen Eigenschaften sowohl vom Kollagen, als vom Elastin verschieden sind. Morphologisch sollen sie sich von den echten kollagenen Fasern auch dadurch unterscheiden, daß sie wirkliche Netze bilden, während erstere sich nur überkreuzen und durchflechten.

Matsui (1904) selbst betrachtet die Gitterfasern der Milz als feinste Bindegewebsfibrillen, die sich scharf von elastischen und kollagenen Fasern unterscheiden, jedoch mit letzteren in inniger Beziehung stehen und bei physiologischen und pathologischen Zuständen nicht selten in sie übergehen können. Für die enge Verwandtschaft beider Faserarten spricht ferner, daß sich die Bindegewebsfibrillen im präkollagenen Stadium nicht von den Reticulumfasern unterscheiden lassen.

Plenk (1927), der die Gitterfasern als argyrophiles Bindegewebe bezeichnet, hält sie für präkollagene Fasern, da sie wie die kollagenen, fibrillären Bau besitzen und in diese übergehen können: er läßt aber unentschieden, ob die Verschiedenheit eine chemische ist oder nur auf Strukturunterschieden einer identischen chemischen Substanz beruht. Orsós (1926) ist der Ansicht, daß das Reticulin Siegfrieds nur unreines bzw. verändertes Kollagen sei.

Es steht also heute noch keineswegs fest, ob das fibrilläre Stützgerüst des Mesenchyms demjenigen des kollagenen Bindegewebes seinem Wesen nach gleichgesetzt werden darf. Jedenfalls geht aus den vorliegenden Ergebnissen, die sich allerdings meist nicht mit der Milz befassen, hervor, daß kein allzu großes Gewicht auf Unterschiede bei verschiedenen spezifischen Färbemethoden gelegt werden darf, und daß zwischen beiden Faserarten innige Beziehungen bestehen. Hier sind neue Untersuchungen dringend notwendig, die nicht vom fertigen Organ, sondern von frühen Entwicklungsstadien ausgehen und die Genese von Reticulumnetz und Balkenfasern verfolgen. Soweit die Genese des ersteren in Betracht kommt, hat zwar Matsui (1914) einige wenige Angaben gemacht, aus welchen hervorgeht, daß schon vom vierten Fetalmonat ab die retikulären Fasern und die zirkulären Sinusfasern vom „oberflächlichen Plasma der blasigkernigen Zellen ausgehend“ als feinkörnige Fasernetze auftreten, die im 6. Monat zu deutlichen Gitterfasern werden, bis endlich beim Neugeborenen der Aufbau derselben vollendet ist. Späterhin nehmen sie nur noch an Dicke zu. Über das Verhältnis zu dem kollagenen Gerüstwerk der Milz wird jedoch nichts weiter berichtet.

Mit der Genese der Reticulumfibrillen steht eine weitere Frage im Zusammenhang, nämlich diejenige ihrer extra- oder intracellulären Entstehung sowie ihre Beziehungen zu den Reticulumzellen im ausgewachsenen Zustand.

Damit wird man aber sofort in das viel umstrittene Problem nach der Entstehung der Fibrillen überhaupt geführt (vgl. v. Ebner, v. Korff, Studnicka, Merkel, Laguesse, Golowinski u. a.) in all denjenigen Organen und Geweben, welche auf mesenchymatöser Grundlage sich entwickeln: und hier käme vor allem in Betracht die aktive Beteiligung der Mesenchymzellen an der Lieferung der Fibrillen und ihre dauernden Beziehungen zu letzteren. Da es eine auf chemisch-physikalischer Umwandlung bestimmter Protoplasmaabschnitte beruhende Intercellulärsubstanz in der Milz nicht gibt, erscheint es auch müßig auf alle diejenigen Untersuchungen einzugehen, bei welchen eine selbständige Herausdifferenzierung von faserigen Gebilden irgendwelcher Art in zellfreien amorphen Grundsubstanzen beobachtet wurde. In das Reticulum der Milz sind die Zellkerne so zahlreich eingelagert, daß es nicht angeht einen zelligen Abschnitt desselben von einem nicht mehr im engeren Sinne den Zellen zugehörigen zu unterscheiden. Auch eine Differenzierung in Endo- und Exoplasma, welch letzteres homogen wäre, läßt sich nicht nachweisen. Es kommt daher für die Fibrillen des Milz-Reticulums zunächst nur die intracelluläre Entstehung in Frage und eine solche wird heute auch von den meisten Autoren angenommen [Mollier (1911), Matsui (1914), Neubert (1922), Alfejew (1926)]. Es sollen die Fibrillen zuerst als allerfeinste Faserchen sichtbar werden und allmählich an Kaliber zunehmen. Ob das Auftreten der Fibrillen zuerst nur im Randplasma erfolgt oder auch mehr im Innern der Zelle ist ziemlich gleichgültig; denn da die Fäserchen doch in erster Linie den Zellen zur Stütze dienen sollen, ist es selbstverständlich, daß sie in den dünnen membranösen Fortsätzen oberflächlich oder besser randständig verlaufen, und auch in den Knotenpunkten des Netzes werden sie mehr die peripheren Abschnitte bevorzugen, die sich in die Ausläufer fortsetzen [vgl. die Abbildungen von Mollier (1911)].

Auch Orsós (1926) tritt energisch für die intraplasmale Lage und Genese der Reticulumfibrillen im Lymphknoten ein und gewinnt den Eindruck, daß ein standiger Umbau des Gerustwerkes erfolge, und daß die kollagenen Fibrillen sehr haufig von elastischen Fäserchen umsponnen seien, die Menge der letzteren aber topisch wie individuell sehr verschieden sind.

PLENK (1927) hält auch für die Mesenchymfibrillen an der extracellulären Bildung fest, die in einer vom Zellprotoplasma verschiedenen, wenn auch von ihm produzierten Grundsubstanzschichte entstehen und ihren Sitz haben[1].

Die Lage des fibrillären Netzes innerhalb des plasmatischen wird schon von der ersten Entstehung an im wesentlichen beeinflußt sein durch die Form des plasmatisches Netzes selbst, d. h. durch die Weite der Maschen und durch den zeitlichen Zusammenfall von erstem Auftreten der Fibrillen und Ausbildung der Lücken. Hier fehlen speziell für die Milz noch die aufschlußgebenden Untersuchungen.

Sehr schwierig und nicht immer mit Sicherheit zu führen ist der Nachweis, ob die Fibrillen auch im fertig ausgebildeten Zustand noch intraplasmatisch verlaufen oder den Zellen nur angelagert sind, wie ich bereits (1926) für die Milz des *Axolotl* hervorgehoben habe. Daß nicht alle Zellfortsätze von fibrillären Strukturen getragen werden, sondern nur ein Teil von ihnen, kann die Frage nicht in letzterem Sinne entscheiden; denn es brauchen sich nicht notwendig alle Zellen an der Fibrillenlieferung zu beteiligen und werden es auch nicht; das Bedürfnis hierzu wird durch die Verteilung des Netzes im Raum und die Spannungsverhältnisse innerhalb desselben gegeben.

Wo es zur Ausbildung eines stärkeren Fasergerüstwerkes kommt, wie entlang den Gefäßen und an der Peripherie der Follikel (vgl. Abb. 18—21) läßt dasselbe im allgemeinen auch eine größere Selbständigkeit erkennen. Die Zellen liegen den Fasern zwar sehr häufig dicht an; verfolgt man aber die Faser weiter, so scheint sie sich von der Zelle los zu trennen und ein Stück weit frei zu verlaufen. Ob eine derartig derbe Faser noch einen Überzug von Protoplasma besitzt, der im Zusammenhang mit feineren Zellfortsätzen steht, ist kaum zu entscheiden. Manchmal glaubt man eine feine Hülle um die Faser zu sehen, manchmal auch nicht; gerade die Querschnittsbilder der Fasern, die man nicht allzu selten

---

[1] In dieser Hinsicht sind die letzten Untersuchungen von MAXIMOW (1929) besonders interessant, deren Veröffentlichung erst nach Abschluß des vorliegenden Beitrags erfolgte. Es ist MAXIMOW gelungen, die Entstehung von retikulären und kollagenen Fibrillen in dem Medium von Gewebskulturen (Thymus vom erwachsenen *Kaninchen*) außerhalb der Zellen zu beobachten, und damit ist jedenfalls der Nachweis erbracht, daß die Bildung einer Fibrille nicht notwendig in der Zelle selbst oder in einem von ihr gelieferten Exoplasma vor sich gehen muß. MAXIMOW gibt aber auch an, „es scheint, daß Zellen einer gewissen Art den Fasern nahe sein müssen, damit sich die Fasern zu einem sehr dichten Netzwerk und evtl. zu typischen Kollagenfasern entwickeln" (S. 653). Daß auch die raumliche Anordnung der Fasern zumindest als Folge mechanischer Faktoren von dem Auswachsen der Zellen in den Kulturen erscheint, wird ebenfalls betont. Es kommt also zunächst im wesentlichen darauf an, ob ein für die Entstehung von Fibrillen geeignetes Medium vorhanden ist, und ob die in dem Medium befindlichen Zellen dasselbe in einer für das Auftreten von Fibrillen günstigen Weise beeinflussen. Die in den Mesenchymlücken der Milz zirkulierende Flüssigkeit, die ihrem chemisch-physikalischen Verhalten nach der Blut- und der Lymphflussigkeit zum mindesten sehr nahe steht und auch in ständiger, wenn auch geringer Bewegung angenommen werden muß, durfte wohl kaum eine geeignete Grundlage zur Entwicklung fibrillarer Strukturen darstellen; hier können nur die Zellen selbst in Betracht kommen, vielleicht auch eine besonders differenzierte Außenschicht derselben, die sich aber, wenigstens fur das Reticulum der Milz, morphologisch nicht als strukturell oder farberisch vom eigentlichen Cytoplasma verschiedene Zone nachweisen laßt. MAXIMOW hat ferner den Beweis erbracht, daß die in seinen Kulturen aufgetretenen Silberfibrillen (Reticulinfibrillen) sich in kollagene Fibrillen umzubilden vermogen, die sich nach Form und Reaktionen nicht von den im Organpraparat beobachteten unterscheiden; somit würde auch die Umbildung des kollagenen Fasergerustes in der Milz aus primär vorhandenen retikularen Fasern durchaus im Bereich der Moglichkeit liegen, ohne daß dadurch den letzteren ihre Selbstandigkeit im Organismus gegenuber den kollagenen Fibrillen abgesprochen zu werden brauchte. Sie konnen wohl als prakollagene Fasern bezeichnet werden, nicht jedoch als „unreife" kollagene Fasern, ebensowenig wie das retikulare Mesenchym der Milz (sowie anderer blutbildender und ahnlicher Organe) als ein „unreifes" Bindegewebe aufgefaßt werden darf, obwohl es sich unter besonderen Bedingungen, wie allgemein bekannt, in kollagenes fibrillares Bindegewebe umwandeln kann.

zwischen den Zellen findet, scheinen für eine weitgehendere Emanzipierung der Faser von der Zelle zu sprechen. Doch sind auch hier noch häufig genug feinste nach Art von Gerinnseln sich darstellende Züge zu beobachten, welche die Faser mit der Oberfläche benachbarter Zellen verbinden. Dies deutet wiederum darauf hin, daß doch ein gewisser Konnex mit den Zellen erhalten bleibt, selbst wenn von einem eigentlich intracellulären Verlauf der Faser nicht mehr gesprochen werden kann. Die Annahme, daß derartig plasmatische Umhüllungen der kollagenen und retikulären Fasern sich von dem spezifischen Cytoplasma in chemisch-physikalischer Hinsicht unterscheiden, liegt durchaus im Bereich der Möglichkeit, ist sogar sehr wahrscheinlich, aber bei der Dünne und Zartheit der Faserhüllen nur schwer zu beweisen. Wir hätten es dann also, wenigstens an den Stellen einer kräftigeren Faserausbildung doch mit einer gewissen Differenzierung von Exoplasma zu tun, das sich teilweise aus dem syncytial-retikulären Verband löst und ein mehr oder weniger selbständiges Gerüstwerk bildet. Auch MATSUI (1914) hat bei Nachfärbung der nach BIELSCHOWSKY imprägnierten Präparate mit Säurefuchsin-Pikrinsäure einen rötlichen Überzug auf den Fasern gesehen und ihn als plasmatischen Zellbestandteil aufgefaßt. HERINGA und LOHR (1925, a, b, c,) nehmen sowohl eine Entstehung von Fibrillen in der gelatinösen Zwischensubstanz, als auch an der Oberfläche von Fibroblasten an, sie betonen jedoch nachdrücklichst, daß mit Unrecht so scharf zwischen „Zelle und Nicht-Zelle" (Zwischensubstanz) unterschieden werde, da beide aus dem gleichen System entstehen, wenn auch später eine Art räumlicher Trennung auftritt. Vielleicht könnten auch für die kollagene und retikuläre Stützsubstanz der Milz durch Untersuchungen an ganz frischen oder frisch fixierten Organen vermittelst der Methode von HERINGA und TEN BERGE (1923, Gelatineeinbettung und ultramikroskopische Untersuchung) noch weitere Aufschlüsse gewonnen werden.

Jedenfalls ist die Loslösung des Fasernetzes vom zelligen Reticulum keine vollständige (nicht annähernd so stark wie in Kapsel und Balken), und es bleibt daher noch eine andere Möglichkeit zu bedenken, die vielleicht gerade das wechselvolle Verhalten der Bilder am besten zu erklären vermag. Die außerordentlich verschiedene Weite der Netzmaschen des Reticulums beruht auf einer verschieden starken Dehnung der untereinander zusammenhängenden Zellfortsätze; damit ist aber auch zugleich die Möglichkeit der Formveränderung und Verschiebung der Zellen gegeben, denen wir intra vitam wohl eine aktive Beteiligung an diesen Vorgängen zuerkennen müssen, denn es handelt sich dabei nicht um eine elastische Dehnung im physikalischen Sinne. Dann müssen wir aber auch annehmen, daß die Zelle sich der Faser anzuschmiegen, bzw. von ihr loszulösen vermag, bis sie nur noch durch feinste Fortsätze mit ihr in Verbindung steht, daß sie also gleichzeitig mit der Gestalt auch die Lage wechselt. Bleibt die Zelle mit der Faser dauernd fest verbunden, so ist die Anpassungsfähigkeit des gesamten Gerüstwerkes an die Druckschwankungen im Inneren des Organs eine viel geringere, denn die Faserstrukturen verleihen dem Gerüst die Festigkeit und die Stabilität der Form, während die Zellen allzu großen Widerständen auszuweichen vermögen und so die lebendige Plastizität des Gerüstes erhalten. In dem lockeren Reticulum der Pulpa gelingt es unschwer an den meisten Stellen die intracelluläre Lage der Fibrillen festzustellen [MOLLIER (1909, 1911)]. Hier sind die Fibrillen dünner und ihre gegenseitige Verknüpfung derart, daß sie sich leicht mit den Zellen verschieben können. Das gleiche gilt für das feine Filzwerk in dem Hülsenmesenchym, das in seiner Dichtigkeit eine inkompressible Masse darstellt.

Was die kräftigen, die Pulpavenen begleitenden Fasern anbelangt, so scheinen auch bei ihnen die Beziehungen zu den Reticulumzellen keine so innigen mehr zu sein, wie bei den Mesenchymfibrillen; dies geht schon aus ihrem stark welligen

Verlauf in der ungedehnten Milz hervor. Doch findet man auch ihnen häufig lange, platte Zellen anliegend, die offenbar zu ihnen gehören; und auch ihre Verbindung mit den Mesenchymfibrillen einerseits und den Ringfasern um die Pulpavenen andererseits, stellt sie fest in den allgemeinen syncytialen Verband des Mesenchyms ein. Sie betonen als Begleitfasern der Pulpavenen, wie die kollagene Adventitia der Arterien, die Stellen, wo die Sicherheit der Verspannung eine Verstärkung des Fachwerks erfordert und begründen damit ihre größere Selbständigkeit dem nachgiebigen Zellnetz gegenüber. Übrigens zeigen gerade die Azanpräparate sehr schön, daß diese Fasern nicht Einzelgebilde

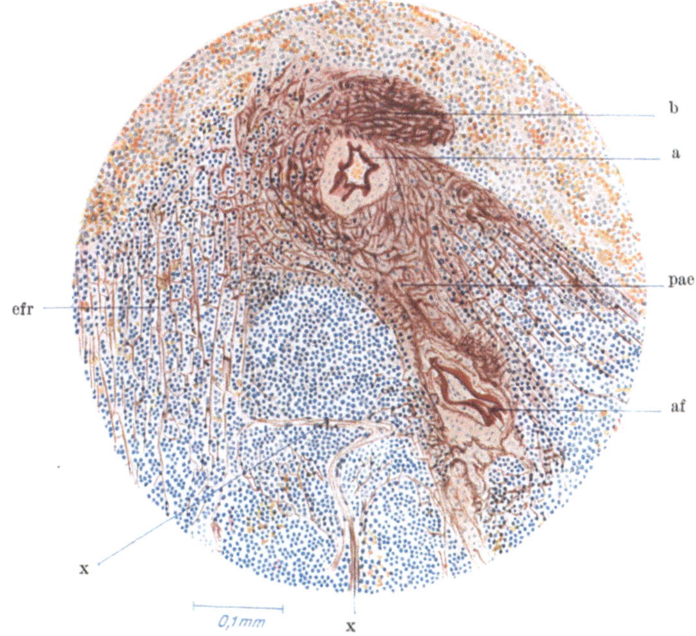

Abb. 22. Milz eines 36jährigen Hingerichteten. ZENKER-Formol; Orcein-Toluidinblau. Elastische Fasern im Innern und am Rande eines Milzfollikels. b Trabekel; a Arterie; af Follikelarterie; pae periarterielle elastische Fasern; efr elastische Fasern der Follikelperipherie; bei x elastische Fasern in der Wand kleiner von der Follikelarterie abgehender Gefäße. Gez. von L. v. DOBKIEWICZ.

darstellen, sondern Bündel feinerer Fibrillen, die sich gelegentlich aufteilen und in Reticulumfasern übergehen.

Die zirkulären Ringfasern der Pulpavenen sollen später im Zusammenhang mit den Gefäßen erörtert werden.

Neben den kollagenen Fasern und den ihnen nahe verwandten Fasern des Reticulums kommen nun außer in Kapsel und Trabekeln auch im Pulpagewebe elastische Fasern vor in verschiedener Anordnung und Ausdehnung. Da bei den daraufhin untersuchten *Säugern* und anderen *Wirbeltieren* offenbar sehr verschiedene Verhältnisse vorliegen, soll zuerst das elastische Gewebe in der menschlichen Milz besprochen werden. Es läßt sich am schönsten darstellen vermittels der Färbung mit Orcein [ROMEIS (1926)], das nach Fixierung nach ZENKER auch das übrige Gewebe leicht anfärbt und daher eine bessere Beurteilung der gegenseitigen Gewebsbeziehungen gestattet als die WEIGERTsche Elastinfärbung.

Wenn man zunächst von der eigentlichen Gefäßwand (Tunica media und intima) absieht, in welcher sich natürlich elastische Fasern stets finden, so muß betont

werden, daß sie in der adventitiellen Scheide der Milzarterien besonders reichlich
entwickelt sind, und zwar in um so größerer Ausdehnung, je stärker das Gefäß
noch selbst ist. In Abb. 22, die eine kleine Arterie gerade am Übergang aus dem
Balken in die lymphoide Scheide darstellt, zeigt sich deutlich, wie die elastischen
Fasern ein dichtes Netzwerk um das Gefäß bilden, das sich aus miteinander
anastomosierenden Fibrillen zusammensetzt und nach außen zu lichter wird.
Die Fibrillen sind nahe dem Gefäß am stärksten und werden gegen die Peripherie
zu allmählich feiner. Es ist dann auch ferner ersichtlich, daß nicht die groben,
steifen elastischen Fasern des Trabekels selbst in die Gefäßscheide übergehen,
sondern nur ein Teil derjenigen, die auch innerhalb des Trabekels deutlich als zum Gefäß gehörig erkennbar sind. Der Vergleich zwischen Arterien gleichen Kalibers innerhalb und außerhalb der Trabekel ergibt eine viel größere Ausdehnung des elastischen Gewebes um letztere als um erstere. Es kann sich also schon deshalb nicht um eine Fortsetzung von Balkengewebe auf das Gefäß handeln, sondern die starke elastische Adventitia muß als eine den Milzarterien eigentümliche Besonderheit betrachtet werden (vgl. den Abschnitt über die Gefäße). Der außerordentliche Reichtum der Arterienscheiden an elastischem Gewebe ist schon v. Schumacher (1900) aufgefallen. Ihm gegenüber soll das kollagene Bindegewebe ganz in den Hintergrund treten. Auch nach meinen Befunden ist der Durchmesser der elastischen Scheide größer als derjenige der kollagenen Scheide, aber die Fasern der letzteren sind gröber.

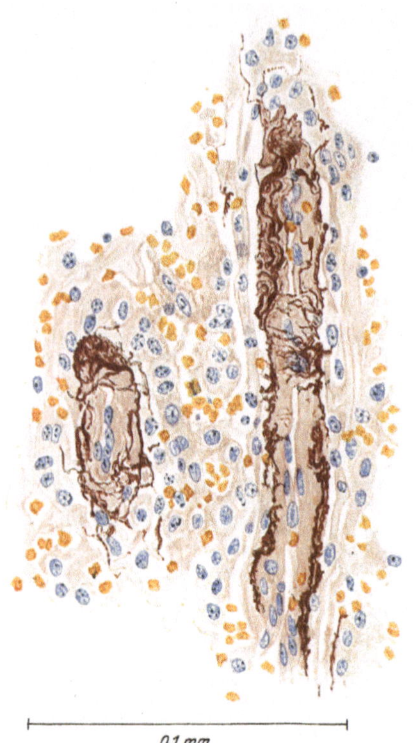

Abb. 23. Dieselbe Milz wie in Abb. 22. Zenker-Formol; Orcein - Toluidinblau. Elastisches Randfasernetz an kleinen Arterien der roten Pulpa, welche keine Elastica interna mehr besitzen. Gez. von L. v. Dobkiewicz.

Was nun die Form dieses elastischen Netzes anbelangt, so sind die Maschen in der Hauptsache länglich oval mit zur Längsachse des Gefäßes parallel gerichtetem längstem Durchmesser.
Eine vorwiegende Orientierung in der Verlaufsrichtung des Gefäßes erscheint
demnach deutlich ausgesprochen, ist aber nicht unbedingt vorherrschend; es
kommen auch zahlreiche quere Züge vor, wie aus Abb. 22 hervorgeht. Von
elastischen durchlöcherten Membranen zu sprechen geht, soweit die adventitielle Scheide in Frage kommt, nicht an; namentlich an dickeren Schnitten
ist die Zusammensetzung des Netzes aus einzelnen gröberen und feineren
sich vielfach durchflechtenden Fasern gut ersichtlich. Die gröberen bevorzugen im allgemeinen die Längsrichtung des Gefäßes, während die feineren
mehr zirkulär angeordnet sind.
Das elastische Netz begleitet die Arterien und verzweigt sich mit ihnen bis
auf die letzten präcapillaren Abschnitte; auch die kleinsten Arterien, in deren
Wand kaum mehr glatte Muskelzellen nachgewiesen werden können, sind noch

von einem feinen elastischen Faserwerk umsponnen, dessen Züge fast senkrecht zueinander orientiert sind (Abb. 23). Das Netz liegt der Gefäßwand unmittelbar an und breitet sich nicht mehr nach der Peripherie hin aus; es wird so allmählich aus einem Raumgitter zu einem flächenförmigen. Kleine Fäserchen ragen wie tastende Fortsätze in das umgebende Reticulum hinein, aber nur auf ganz kurze Strecken.

Auch auf die innerhalb der lymphoiden Follikel von der zentralen Arterie abgehenden Capillaren setzen sich noch feinste elastische Fibrillen fort und machen auf diese Weise den Verlauf der Gefäße kenntlich (Abb. 22 bei x); sie verlieren sich in dem Randnetz der Follikel.

Dieses besteht aus feinen, nicht immer zu gleichmäßigen Maschen zusammengefügten Fasern, die hier in dünner Schicht den kollagenen Fibrillen beigemengt sind und die Grenzschicht des lymphoiden Gewebes gegen die rote Pulpa zu verstärken helfen. Sie würden also in ihrer Lage den periarteriellen Netzen und den Randnetzen der Follikel im Faserschema (Abb. 17) entsprechen; doch müßten für das elastische Gewebe die periarteriellen Netze ausgedehnter, die Randnetze dagegen viel dünner gezeichnet werden. An manchen Stellen finden sich in der Follikelrandzone nur ganz spärlich verteilte Fasern und ihre Anordnung zu geschlossenen Netzen geht verloren oder läßt sich zum mindesten aus dem Schnitt nicht erschließen.

Daß in der oberflächlichen Grenzschicht des lymphoiden Gewebes gegen die rote Pulpa zu feine elastische Fasern anzutreffen sind, wurde ebenfalls schon von v. SCHUMACHER (1900) beschrieben und bereits früher von KÖLLIKER (1854), KULTSCHITZKY (1882, 1895) und v. EBNER (1899) erwähnt. Abb. 22 zeigt dieses Randnetz zum großen Teil flächenhaft getroffen und mit der adventitiellen Scheide der Arterie in Zusammenhang stehend. An Querschnitten durch die Follikel erscheint es lange nicht so ausgedehnt, sondern bleibt auf einen schmalen Saum begrenzt. Die Maschen dieses Netzes zeigen eine eigenartig starre, fast rechteckige Form und unterscheiden sich schon dadurch von dem lockeren kollagenen Netz mit stets welligem Verlauf der Faser.

v. SCHUMACHER (1900) fand die Anordnung der elastischen Fasern, oder „Membrannetze" wie er sich ausdrückt, in den Keimlagern des lymphoiden Gewebes verschieden; häufig sah er letztere gut durch ein elastisches Netz abgegrenzt, das bei exzentrischer Lage der Arterie stets auf der ihr naher liegenden Seite dichter war als auf der entgegengesetzten. Andererseits ließen manche Keimlager an ihrer Peripherie keine elastischen Fasern erkennen und wurden nur durch die umgebenden capillaren Venen abgegrenzt; dagegen zeigte sich dann in der nachsten Umgebung der Arterie ein reichliches elastisches Fasernetz. Der letztere Typus wurde von ihm hauptsachlich in der Milz des Menschen (auch der *Ratte* und des *Meerschweinchens*) beobachtet. Dieses verschiedene Verhalten bringt er in Zusammenhang mit einer ungleichen Entwicklung des lymphoiden Gewebes, wobei er sich in erster Linie auf die Untersuchungen von BANNWARTH beruft. Nach BANNWARTH (1891) nehmen alle MALPIGHIschen Körperchen ihren ersten Ursprung von einer lymphoiden Infiltration der Arterienhulle, an welcher sich sowohl Adventitia als auch Arterienscheide, die in diesem Entwicklungsstadium noch nicht scharf zu trennen sind, beteiligen. Indem von einem Punkte aus ein rascheres Wachstum erfolgt, soll das fibrillare Gewebe der Scheide abgehoben und nach außen gedrangt werden und dadurch eine Grenzschicht gegen die ubrige Pulpa zu abgeben. Erfolgt dagegen die Entwicklung der Lymphknötchen mehr von der Pulpa aus, so wird die Arterienscheide eher zusammengedruckt und schließlich der ursprünglich infiltrierte Bezirk mit in das Keimlager einbezogen.

Was zunachst die verschieden starke Ausbildung der elastischen Randfasern um die lymphoiden Scheiden anbetrifft, so kann ich bestatigen, daß lokale Unterschiede vorkommen, und daß das Netz in der Nahe der arteriellen Scheiden sich stets am starksten ausgebildet zeigt. Je größer der Follikel, desto sparlicher findet man am Rande die elastischen Faserchen und desto weiter sind die Maschen. Doch sind sie fast immer vorhanden, speziell in der Milz des Menschen, in welcher sie mir zuerst auffielen, und aus der auch die Abb. 22 stammt. Ich kann also darin, daß die Lymphocytenkeimlager in der menschlichen Milz des begrenzenden elastischen Fasernetzes entbehren sollen, v. SCHUMACHER nicht beistimmen. Auch ob fur die Entstehung des Randfasernetzes, gleichgultig ob kollagen oder elastisch, eine verschiedene Entwicklungsweise der Keimzentren verantwortlich gemacht werden darf, in dem Sinne wie v. Schumacher und Bannwarth es annehmen, erscheint mir sehr fraglich. Auf die Entwicklung des lymphoiden Gewebes soll spater noch eingegangen werden. Um ein rein passives Beiseiteschieben der Fasern durch die sich vermehrenden Lymphocyten kann es sich schon deswegen nicht handeln, weil dann die Form des Randnetzes im ganzen eine andere sein mußte, und weil dann auch zu erwarten ware, daß das Randnetz durch radiare Verbindungsfasern mit der arteriellen Scheide im Inneren des Follikels in Verbindung bleiben würde. Derartig verbindende elastische Fasern fehlen aber überhaupt, trotzdem das Reticulum der Follikel Fibrillen ausbildet.

Besonders gut ausgebildet ist das elastische Randnetz um die Follikel in der *Mäuse-milz*, wo die Fasern eigentümlich baumartige Verästelung zeigen; hier sind auch stets innerhalb der Follikel dicke elastische Fibrillen in geringer Anzahl zu finden. Beim *Meer-schweinchen* sind sie außerordentlich fein und ragen von der arteriellen Scheide noch weit in den Follikel hinein, fehlen dagegen in der perifollikularen Zone ganz; beim *Pferd* und

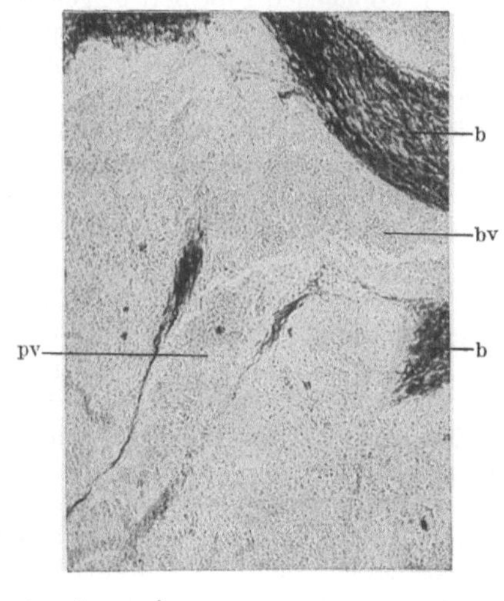

Abb. 24. Dieselbe Milz wie in Abb. 22. Formol 1:4; Orceinfarbung. Fortsetzung spärlicher elastischer Fasern aus dem Trabekel auf die Wand der Pulpa-vene. b Balken; bv Balkenvene, pv Pulpavene.

Hund findet man sie nur in unmittelbarer Umgebung der Arterien; bei *Schwein* und *Katze* ist das Randnetz wiederum sehr kraftig, bei letzterem Tier aber oft nur einseitig ausgebildet (stark exzentrische Lage der Knötchenarterie). Auch beim *Rind* sind die elastischen Fibrillen der Pulpa gegenuber denjenigen der Balken sehr zart und bleiben auf die Umhullung der Gefaße beschrankt; nur gelegentlich greifen sie in feinen Netzen auch auf den Rand der Follikel uber.

Soweit bisher geschildert, kommen elastische Fasern in der Milz nur da vor, wo sich auch kollagene Fasern finden, sind also mit diesen aufs engste verknüpft und wahrscheinlich nicht nur morphologisch, sondern auch genetisch. Kommt es in der Randzone des lymphoiden Gewebes schon zu einer Verdichtung des Mesenchyms und zu einer stärkeren Ausbildung eines faserigen Stützgerüstes, so dürfen wir auch annehmen, daß die gleichen Faktoren maßgebend sind für die Entstehung des eben beschriebenen Randnetzes und spezielle Ursachen maßgebend für die Differenzierung der Fasern nach der elastischen Seite hin; daß also die Entwicklung von lymphoidem Reticulum und von Randnetz gleichzeitig, nicht aber nacheinander erfolgt, und beide sich gegenseitig bedingen und beeinflussen, nicht aber wie Ursache und Wirkung zueinander stehen.

Ebenso wie die kollagene geht die elastische Umhüllung der Arterien am Übergang in die Capillarhülsen verloren. Diese besitzen also im allgemeinen keine elastischen Bestandteile mehr. Nur ganz selten lassen sich der Hülle außen anliegend noch äußerst feine, kaum sichtbare kurze Fäserchen nachweisen, die vielleicht die letzten Ausläufer des elastischen arteriellen Scheidennetzes darstellen, geradeso wie auch feine Bindegewebsfibrillen hier noch gelegentlich aufzufinden sind (vgl. Abb. 42a). Ob diese Fäserchen ebenfalls ein zusammenhängendes, sehr feinfädiges Netzwerk bilden, konnte ich bei ihrer großen Zartheit nicht feststellen; sie werden überhaupt erst bei starker Vergrößerung und starker Abblendung sichtbar. Zu der Struktur der Hülsen stehen sie jedenfalls nur indirekt in Beziehung; denn sie sind nicht in die Hülsen eingelagert und lassen sich auch nicht zwischen deren Zellen hinein verfolgen.

In dem Reticulum der roten Pulpa kommen elastische Fasern nicht vor; sie strahlen auch nicht von der Kapsel oder den Trabekeln aus ein (vgl. Abb. 9 und Abb. 22), und bleiben streng auf die Gefäßscheide begrenzt, indem sie aufhören, sobald die Gefäßwand mesenchymatösen Bau gewinnt. Dies wird schon von v. Schumacher (1900) und früheren Autoren erwähnt. Was die Venensinus der Milzpulpa anbelangt, so besitzen diese als capillare Bildungen keine eigentliche adventitielle Scheide; die sie stützenden Ringfasern, auf welche später noch ausführlich eingegangen werden soll, gehören dem retikulären Fasersystem an; ein dichterer kollagener oder elastischer Fasermantel würde ihrer besonderen Funktion nur hinderlich sein; wir wundern uns daher nicht, daß sie im Gegensatz zu den Arterien nicht von elastischen Fasern begleitet werden. Nur die letzten Endstücke der Pulpavenen, ehe sie in die großen Balkenvenen einmünden, zeigen wiederum einen dünnen Belag elastischer Fibrillen (Abb. 24), die in Form und Anordnung denjenigen innerhalb der Trabekel entsprechen und wohl auch als Bestandteile der letzteren angesprochen werden müssen, die noch ein kurzes Stück weit der dünnwandigen Vene eine Hülle gewähren.

2. Die freien Zellen des Milzparenchyms.

Die Lücken, welche zwischen den untereinander zum Raumnetz verbundenen Mesenchymzellen frei bleiben, sind nicht leer, sondern enthalten freie Zellen eingelagert von sehr verschiedener Form und in sehr wechselnder Menge. Zuweilen sind die Hohlräume so dicht mit ihnen angefüllt, daß es schwer fällt, die einzelnen Elemente zu unterscheiden und diese die Gesamtstruktur verdecken; zuweilen liegen sie in den Netzmaschen nur locker nebeneinander: bei niederen *Wirbeltieren,* namentlich bei in der Gefangenschaft gehaltenen *Amphibien* und *Reptilien* kann man die Mesenchymlücken in der Milz gelegentlich so leer finden, daß sie fast jenen eines ausgespülten Organs gleichkommen [Hartmann (1926), Abb. 7]. Auch in ein und derselben Milz ist der Füllungszustand der verschiedenen Reticulummaschen meist recht ungleich, wenn es sich nicht um ganz kleine Organe handelt. Im allgemeinen enthält die weiße Pulpa etwas mehr freie Zellen als die rote, bzw. die lymphoiden Zellen erscheinen dichter zusammengeschlossen; doch gilt dies nicht ausnahmslos. Eine Gesetzmäßigkeit läßt sich hier nicht aufstellen.

Abgesehen von der Größe des Maschenraumes kann die Zahl der in ihm befindlichen freien Zellen auch noch durch andere Faktoren bedingt sein: durch die Menge der zwischen ihnen vorhandenen Flüssigkeit, durch den Füllungszustand der das Organ durchsetzenden Gefäße, der seinerseits vom Druck abhängig ist, von der lokalen Proliferation der Zellen und noch durch eine Reihe anderer uns größtenteils noch unbekannter Einflüsse. Alle diese hängen jedoch nur bis zu einem gewissen Grade untereinander zusammen und brauchen sich nicht gegenseitig zu bedingen. Daher auch das so sehr wechselnde Bild.

Ihrer Morphologie nach gehören die freien Zellen in erster Linie den Elementen des Blutes an, d. h. man findet unter ihnen alle diejenigen Formen, die man auch im strömenden Blute antrifft; daneben kommen jedoch auch noch andere Zellen vor, die teils Entwicklungsstadien von Blutzellen entsprechen, also auch in anderen blutbildenden Organen vorhanden sind, teils aber auch besondere Modifikationen darstellen, deren Entstehung der physiologischen Tätigkeit der Milz zuzusprechen ist.

Um unvermeidliche Wiederholungen zu umgehen werde ich zunächst von einer getrennten Schilderung der roten und weißen Pulpa absehen und nur die einzelnen nach ihren morphologischen Merkmalen unterscheidbaren Zellformen unabhängig vom besonderen Ort ihres Vorkommens beschreiben, ohne, soweit dies heutzutage überhaupt möglich ist, in engerem Sinne auf ihre funktionellen Beziehungen weiter einzugehen. Erst am Schlusse eines jeden Kapitels sollen dann die raumliche Verteilung, sowie die fur Blutbildung und Stoffwechsel sich ergebenden Gesichtspunkte kurz berucksichtigt werden. Eine derartige Einteilung, die von rein morphologischen Befunden ausgeht, ist im Interesse einer klaren und allseits verstandlichen Darstellung unbedingt geboten, da die auf verschiedenen Ansichten beruhenden sich widersprechenden Theorien uber das Verhaltnis der einzelnen Blutzellen zueinander und ihre Genese, in Zusammenhang mit der viel umstrittenen Frage der Monocyten und der vor allem von der pathologischen Physiologie aufgestellten, nicht immer konsequent durchdachten Lehre von Reticulo-Endothel und den Histiocyten zu sehr ineinander greifen, so daß sie heute wohl objektiv im einzelnen geschildert, aber nicht mehr eindeutig einheitlich zusammengefaßt werden können ohne gründlichste kritische Betrachtungen. Es ist aber unmöglich bei der Knappheit des zur Verfugung stehenden Raumes alle aus der wechselnden Morphologie der Milzpulpa abzuleitenden funktionellen Ruckschlüsse auf ihre Möglichkeit hin zu prufen und die uber den Rahmen des Organs selbst hinausgehenden Beziehungen der Milz, die zweifellos vorhanden sind, nach allen Seiten hin zu beleuchten; dehalb sollen auch nur diejenigen Probleme gestreift werden, die sich unmittelbar aus dem mikroskopischen Bild erschließen lassen. Dies ist besonders schwierig für die einzelnen freien Zellen mit ihrem vielseitigen Habitus, über deren Eigenschaften und Fahigkeiten wir heute noch nicht annahernd so weit unterrichtet sind, wie dies Schilling (1928) meint, wenn er von der wechselnden Funktion der Milz berichtet: „normalerweise überwiegt wohl die lymphatische Funktion; die monocytäre Funktion ist stets angedeutet vorhanden, wird aber sehr leicht verstärkt und ist der Hauptträger der besonderen Eigenschaften der Milz. Die myeloische Funktion ist beim Menschen durchaus pathologisch und erscheint selbst in extremen Fallen rudimentar." (S. 872.)

a) Lymphoide Zellen (Lymphocyten, Monocyten, Histiocyten ohne Merkmal von Speicherung, indifferente Stammzellen).

Als solche wären zunächst alle diejenigen Zellen zu bezeichnen, die ein den Kern in wechselnder Menge umgebendes, aus den gebräuchlichen Farbstoffgemischen die basische Komponente annehmendes Plasma besitzen, welches außer gelegentlichen spärlichen Azurgranulationen keinerlei Körnelung aufweist.

Ob wir heute noch berechtigt sind von basophiler bzw. oxyphiler Substanz in chemischem Sinne zu reden, ist eine Frage, die z. Z. noch nicht völlig entschieden ist. Nach v. Moellendorff (1923) beruht die Färbung mit sauren Farbstoffen lediglich auf einer Durchtränkung des Gewebes mit denselben, wahrend basische Farbstoffe sich auf gewissen Strukturbestandteilen der Materie niederschlagen können, und man daher in kolloidchemischem Sinne wenigstens von einer Basophile bestimmter Gewebsorte sprechen kann, niemals aber von einer Acidophilie. Gegen diese Anschauung ist in neureren Versuchen A. Pischinger (1926, 1927) aufgetreten, der das Farbungsergebnis auf die amphotere Natur der gewebsbildenden Kolloide zurückfuhrt, bzw. auf elektrostatische Adsorption der Farbstoffe in dieselben. Mithin wäre kein ursachlicher Unterschied zwischen Durchtrankung- und Niederschlagsfärbung gegeben, und die altere Anschauung der Baso- bzw. Oxyphilie bestimmter Gewebsteile würde durch neue, auf modern wissenschaftlicher Grundlage durchgeführte Untersuchungen und Erklärungen wiederum eine Stütze erhalten. Es ist hier nicht möglich, auf diese Streitfragen weiter einzugehen und festzustellen, inwieweit die farberischen Unterschiede der Blut- und Lymphzellen auf chemischen oder rein physikalischen Ursachen beruhen; da aber nun aus den verschiedenen Farbstoffgemischen zur Darstellung der Blutzellen die einzelnen Anteile mit großer Konstanz an verschiedenen Zellorten haften bleiben, sie auf diese Weise kenntlich und die einzelnen Formen für uns unterscheidbar machen, sollen der Einfachheit halber die Bezeichnungen baso- bzw. oxyphil beibehalten werden, ohne daß damit Schlußfolgerungen uber irgendwelche Zusammenhänge zwischen Struktur des Gewebes und physikalischen Eigenschaften der Farbstoffe oder über Beziehungen chemischer Art zwischen Gewebesubstanz und der in der Lösung gegebenen Gemenge zum Ausdruck kommen sollen.

Derartig basophile lymphoide Zellen finden sich in der Milz in außerordentlich großer Zahl, auch bei Tieren, bei welchen sich eine Trennung in lymphoide (weiße) Pulpa und rote Pulpa nicht streng durchführen läßt.

In Abb. 25 sind eine Anzahl solcher Zellen aus dem Parenchym der menschlichen Milz (nicht aus den Gefäßen derselben) wiedergegeben. Sie zeigt in a bis b die den kleinen Lymphocyten des Blutes nach Größe und Struktur entsprechenden, sowie in c, d und e etwas größere plasmareichere Elemente, wie sie ebenfalls im Blute und fast allen anderen Geweben noch häufig zu finden sind. Ihr Bau stimmt mit demjenigen, wie er von zahlreichen Forschern auf diesem Gebiet (WEIDENREICH, MAXIMOW, MOLLIER, PAPPENHEIM, NAEGELI u. v. a.) angegeben wird, vollständig überein; nur zeigt das Plasma auf dem Schnittbild bei Giemsafärbung einen mehr graublauen Ton in den kleinen Lymphocyten, während es bei den größeren Formen noch einen Stich ins Violettrötliche erkennen läßt.

Neben diesen kleineren kommen große Formen (Abb. 25 g, f und h) vor, deren Plasma meist eine viel stärkere Basophilie aufweist und bedeutend weniger homogen aussieht; bald ist es von ausgesprochenen Vakuolen durchsetzt, bald

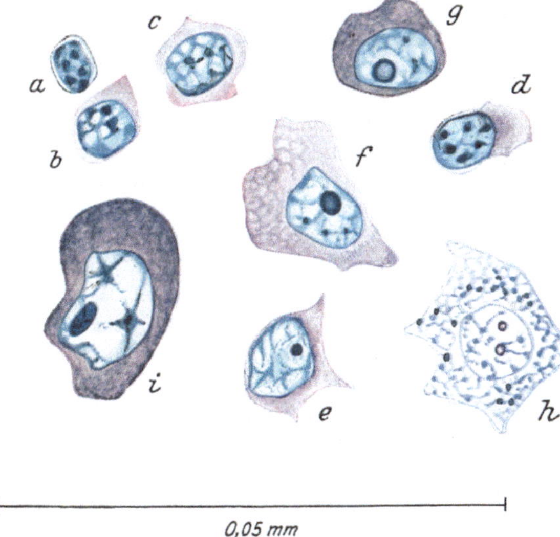

Abb. 25 a—h. Lymphoide Zellen aus der Milzpulpa des Menschen. ZENKER-Formol. GIEMSA-PAPPEN-HEIM. a, b Mikrolymphocyten; c, d, e, g Mesolymphocyten; f Makrolymphocyt aus der weißen Pulpa; i Makrolymphocyt aus der roten Pulpa; h indifferente freie Zelle aus der roten Pulpa eines neugeborenen Kindes. ZENKER-Formol; Azur II-Eosin.

nur undeutlich fleckig gefärbt. Die Kerne sind ebenfalls größer, reicher an Kernsaft und feiner in ihrer Struktur; auch zeigen sie zumeist noch ein deutliches Kernkörperchen. Daß diese Zellen, ebenso wie die kleineren Formen, der aktiven Fortbewegung fähig sind, beweisen die pseudopodienartigen Fortsätze, die auch dann zu finden sind, wenn die Zelle nicht durch dichtanliegende Nachbarelemente in ihrer Form beeinflußt wird. Auch diese Zellen sind bereits aus anderen Blutbildungsorganen bekannt und mit den verschiedensten Namen belegt worden (MOLLIER: Hämogonien; WEIDENREICH: große Lymphocyten; MAXIMOW: ruhende Wanderzellen und Polyblasten: PAPPENHEIM: Lymphoidocyt: THIEL und DOWNEY: Keimzentrumszelle; FERRATA: Hämocytoblast). Sie werden allgemein als Stammformen weiter differenzierter Blutzellen angesehen und ihre Abstammung aus freien Reticulumzellen anerkannt (vgl. MAXIMOW: Bd. 2, 1. Teil. Blutbildendes Gewebe). Während aber die Beziehungen zwischen ihnen und letzteren in der embryonalen Leber z. B. leicht nachgewiesen werden können [MOLLIER (1909a)], bereitet dies, wie schon WEIDENREICH und DOWNEY (1912) erwähnt haben, in der Milz sehr erhebliche Schwierigkeiten.

Zwischen den extrem großen und extrem kleinen Formen finden sich nun alle möglichen Übergänge, sowohl was die Gesamtgröße der Zelle, sowie die relativen Beziehungen zwischen Kern und Plasma, die Struktur des Kerns und die Basophilie des Plasmas anbelangt (Abb. 14). Downey und Weidenreich (1912) betonen, daß in dem wechselnden Grad der Basophilie nur der Ausdruck einer eigentümlichen vorübergehenden Zelltätigkeit zu sehen sei („lebhafte Stoffumsetzung mit dem Ziel einer Abgabe nach außen") und ihr daher bei der Beurteilung des morphologischen Charakters der Zelle kein entscheidender Wert beigelegt werden dürfe, wenigstens bei der Aufstellung kontinuierlicher Zellreihen. Pappenheim-Hirschfeld (1919) legen das Hauptgewicht auf die Umformung der Kernstruktur; daß auch in dieser Beziehung die Erscheinungsformen recht mannigfaltig sind, lehren Abb. 14, 25 und 29.

Die an Ausstrichpräparaten vielfach in Lymphocyten vorhandenen, von Michaelis und Wolff (1902) zuerst beschriebenen Azurgranula sind an Schnittpräparaten kaum zu finden, vielleicht weil sie nach Angabe der genannten Autoren in Wasser leicht löslich sind und dann nur als Lücken im Plasma erscheinen. An trockenen Milzabstrichen lassen sie sich in den lymphoiden Zellen ebenfalls nachweisen (Abb. 26). Da sie nach Weidenreich (1911) nur der Ausdruck einer vorübergehenden inkonstanten Stoffumsetzung irgendwelcher Art sind, ist ihnen als bestimmtes Kennzeichen der Lymphocyten kein besonderer Wert beizumessen; ebensowenig wie den von Schridde (1905, 1907) mit Hilfe der Altmannschen Säurefuchsin-Pikrinsäurefärbung dargestellten fuchsinophilen Granulationen, die sich seither als Plastosomen erwiesen haben.

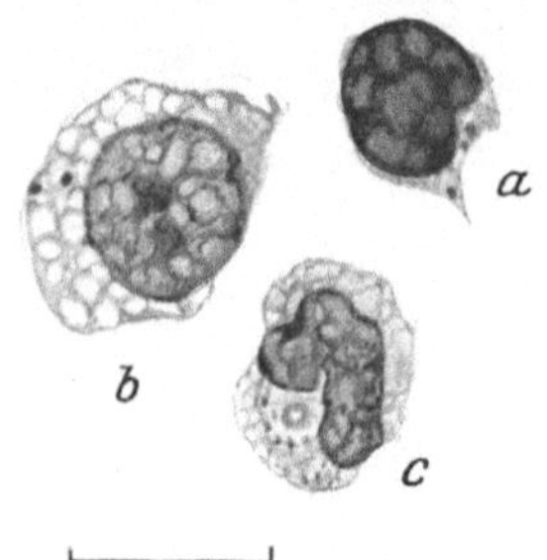

Abb. 26 a—c. Drei lymphoide Zellen mit Azurgranula aus der Milz eines neugeborenen Kindes. Abstrichpraparat. May-Grunwald-Pappenheim. a kleiner Lymphocyt; b großer Lymphocyt; c Monocyt.

Ganz selten und vereinzelt habe ich in der Milz des Menschen noch durch ihre besondere Größe und Dichte des Plasmas auffallende Zellen gesehen (Abb. 25 i), die ich sonst nirgends erwähnt fand, und die vielleicht nur ein vorübergehendes Zufallsprodukt irgendwelcher äußerer Einflüsse, vielleicht aber auch nur eine Degenerationsform darstellen. Zu letzterer Anschauung verleitet das verquollene Aussehen des Kerns mit den groben Chromatinschollen und der meist nicht mehr glatten Oberfläche. Mit den in den Milzen vieler Tiere vorkommenden Riesenzellen haben sie jedenfalls nichts zu tun.

Zu den ihrem morphologischen Charakter nach lymphoiden Zellen gehören ferner auch die Makrophagen Steudemanns (1914), die er jedoch im Gegensatz zu Weidenreich (1911) scharf von den Lymphocyten abtrennt, weiterhin die Histiocyten von Aschoff und Kiyono (1913, 1914a und 1914b), die durch Abrundung und Loslösung aus den Reticulo-Endothelien entstehen und je nach Art der Farbstoffspeicherung (Vitalfärbung mit Tolidinblau bzw. Carmin) auch wieder verschiedene Unterordnungen erkennen lassen: 1. grobgekörnte (Carminzellen), 2. ungekörnte große mononucleäre Zellen (= Lymphocyten), 3. fein mit Tolidinblau granulierte, die vielleicht dem myeloischen System angehören. Schridde (1923) erwähnt ebenfalls große ovale oder runde Zellen mit einem, selten mehreren bläschenförmigen Kernen, die er als „Pulpazellen" bezeichnet, aber nicht zum lymphatischen System rechnet, da sie seiner Lymphocytenkörnelungen entbehren und außerdem unter pathologischen Verhältnissen mit phagocytären Eigenschaften ausgestattet sind, die den eigentlichen Lymphocyten fehlen sollen. Paremusoff (1911) beschreibt besondere Pulpazellen mit basophilem Plasma, die er aber weder als Monocyten noch als größere Lymphocyten betrachtet, sondern als Lymphoidzellen myeloischer Natur;

doch hat Pappenheim selbst diese Ansicht später wenigstens teilweise widerlegt [Pappenheim und Fukushi (1913)]. Auch die vielfach namentlich von
klinischer Seite [Naegeli (1923) und Schilling (1928)] als besondere Zellart aufgefaßten Monocyten kommen als freie Zellen im Reticulum der Milz vor;
doch sind sie am Schnittpräparat außerordentlich schwer und nicht immer
mit Sicherheit von den gewöhnlichen Lymphocyten abzutrennen. Cunnigham,
Sabin und Doan (1925) fanden neben Reticulumzellen und Primitivzellen
(Hämogonien) die Monocyten besonders zahlreich und charakterisiert durch Einlagerung rosettenförmig angeordneter Körnchen (Vitalfärbung mit Janusgrün und Methylenblau), die einem peripheren Kranz von Mitochondrien entsprechen; nach Reizung der *Kaninchen*milz durch fortgesetzte Injektionen von
abgetöteten Staphylokokkenkulturen konnten sie noch eine Vermehrung der
Monocyten hervorrufen, aber nur in der roten Pulpa.

Beim *Meerschweinchen* sind die Monocyten durch die in ihnen eingeschlossenen Kurloff-
schen Körperchen leichter kenntlich und ihr Nachweis in der Milzpulpa daher auch weniger
schwierig.

Pappenheim (1913), der übrigens seine Stellungnahme bezüglich der genetischen Fähigkeiten der Monocyten mehrfach geändert hat, und Fukushi (1913) weisen in Erweiterung
der Untersuchungen von Paremusoff (1911) und Hertz (1912) den Monocyten der Milz
ebenfalls eine gewisse Sonderstellung zu, da sie im allgemeinen größer seien als diejenigen
des Blutes, und wahrscheinlich als Stammzellen der letzteren und der „Splenolymphocyten"
angesehen werden müssen. Sie geben aber ebenfalls zu, daß die cytologische Differenzierung
der Splenocyten (Makrolymphocyten), der lymphatischen Lymphocyten und der Monocyten
keine genügenden Anhaltspunkte für eine scharfe Trennung zwischen den einzelnen Arten
bietet und die Monocyten nur in cytogenetischer Hinsicht anders bewertet werden müssen
als die Makrolymphocyten.

Damit wird man sofort in die Diskussion um die morphologische Stellung
und cytogenetische Bedeutung der verschiedenen lymphoiden Zellformen
hineingezogen; da aber hierauf bei der Besprechung der Blutbildung ausführlich eingegangen werden muß (vgl. Maximow: Bd. 2, 1. Teil), sollen diese Fragen
hier nur so weit erörtert werden, als es für das Verständnis des Aufbaues der
Milz unbedingt erforderlich ist.

Es ergibt sich demnach, daß an lymphoiden Zellen in der Milz vorhanden
sind: 1. Alle Lymphocyten des strömenden Blutes und der Lymphdrüsen, sowohl
große als kleine Formen; 2. große basophile Zellen, welche den Stammzellen
(freigewordenen Reticulumzellen) der blutbildenden Organe entsprechen;
3. Übergangsformen zwischen ersteren und letzteren; und 4. Zellen, die sich
nicht ohne weiteres von den vorhergenannten größeren Formen unterscheiden
lassen; hierher gehören die Monocyten und die freien Histiocyten, die sich durch
ihre besondere Neigung zur Phagocytose wenigstens funktionell von den gewöhnlichen großen Lymphocyten unterscheiden. Die als Splenocyten oder
schlechtweg als Pulpazellen bezeichneten Elemente sind wohl kaum als besondere Zellform aufzufassen, sondern reihen sich in die eine oder andere Gruppe
ein.

Auch Hueck (1928) hat neuerdings die Ansicht vertreten, daß es „Splenocyten" im
Sinne einer spezifischen, lediglich der Milz zukommenden Zellart nicht gibt. Nach seiner
Auffassung können sich aus dem syncytialen schwammartigen Verbande des Reticulums
sehr wohl einzelne Kerne mit umgebender Plasmahülle lösen, die dann als freie Zellen in
die Kammern zu liegen kommen und die den Histiocyten oder Makrophagen der Autoren
entsprechen.

Die freien und fixen Histiocyten spielen in der neueren Literatur eine große
Rolle [vgl. die zusammenfassenden Berichte von Jaffé (1922); Aschoff (1924,
1925); Schittenhelm (1925), wo sich auch weitere Angaben finden]; sie sind
zu einem besonderen System, dem reticulo-endothelialen Apparat, zusammengefaßt worden, vor allem auf Grund ihres Verhaltens gegenüber injizierten
kolloidalen und körnigen Farbstoffen. Die Bezeichnung ist nicht sehr glück-

lich gewählt; sie stellt einerseits Beziehungen auf zwischen Zellen, die nach ihrer Differenzierung nichts mehr miteinander zu tun haben, und bringt andererseits eine gewisse Starrheit in einen besonders labilen und empfindlichen Gewebsanteil, der die Grundlage von blutbildendem Gewebe und Bindegewebe bildet.

Zu dem reticulo-endothelialen System werden speziell auch die Mesenchymzellen der Milz, sowie die Wandzellen der venösen Sinus in derselben gerechnet. Daß beide aufs engste zusammengehören, wurde bereits erwähnt; und ebenso kann als sicher angenommen werden, daß beide einander auch funktionell noch sehr nahe stehen, im Gegensatz zum Endothel der gewöhnlichen Blutgefäße. Andererseits bleibt zu beachten, daß die Differenzierungsprodukte des Milzreticulums sehr vielseitig sein können, und daß nur ein Teil der von ihnen abstammenden Elemente sich zu eigentlich speichernden Zellen verwandelt, also eine Eigenschaft beibehält, die auch den syncytial verbundenen Reticulumzellen selbst in hohem Maße zukommt. Für die Milz ist die Fähigkeit der Phagocytose ohne Zweifel besonders wichtig, so daß der konstante Befund einer größeren Zahl von Zellen mit Speicherungsvermögen wohl verständlich ist. Wenn also auch die Anwesenheit freier Phagocyten im Milzparenchym feststeht (siehe später) und ihre Herkunft durch Loslösung aus dem Reticulum anerkannt wird und sie in diesem Sinne als Histiocyten bezeichnet werden können, so dürfen sie doch nicht als nur mit einer bestimmten Funktion einseitig betraute Elemente angesehen werden, wenigstens solange sich nicht nachweisen läßt, daß sie sich nicht weiter entwickeln können zu Lymphocyten oder anderen Zellen des Blutes. In der Milz dürfte jedoch dieser Nachweis außerordentlich schwer sein, da die histiocytären Elemente, solange sie nicht gespeichert haben, sich von den hämoblastischen freien Reticulumzellen nicht unterscheiden. Während sie mit der Verarbeitung bestimmter Substanzen beschäftigt sind, ist eine weitere Differenzierung kaum denkbar; insofern ist auch der gelegentlich beobachtete Übertritt von gespeicherten Makrophagen in die Blutbahn noch kein Beweis für die Spezifität dieser Zellen, um so mehr, als er unter normalen Bedingungen nicht erfolgt. Über diese Frage ließe sich eher bei den Kupfferschen Sternzellen der Leber Aufschluß gewinnen; doch sind gerade hierüber die Meinungen geteilt [Paschkis (1926); Lang (1926)].

Auch Plastosomen sind in den freien Zellen der Milz beobachtet worden [Chlopin (1925)]. Cunningham, Sabin und Doan (1925) gelang es, allerdings an Ausstrichpräparaten, in den rundkernigen Zellen verschieden geformte und angeordnete Mitochondrien darzustellen; da ein Teil dieser Zellen außer den Mitochondrien auch noch andere Granula enthielt, mithin sich als den Myelocyten zugehörig erwies, so hofften sie nach der Form und Anordnung der Plastosomen auch die primitiven Stammzellen, die Monocyten und Lymphoblasten gegeneinander abgrenzen zu können.

An Schnittpräparaten ist dies wohl kaum möglich. Mit der Methode von Regaud lassen sich in einer Anzahl von freien rundkernigen Zellen Mitochondrien nachweisen in Form ziemlich gleichmäßiger Körnchen, die sich meist in der Nähe des Kerns anhäufen. Es handelt sich fast durchwegs um ziemlich große plasmareiche Elemente, die zum größten Teil der roten Pulpa, sowie der Knötchenrandzone zugehören. Es gelingt jedoch nicht, andere Zellmerkmale genauer zu unterscheiden und damit die Zugehörigkeit der Zellen zu einer bestimmten Gruppe zu erweisen.

Eine weitere Abart der Lymphocyten, die Plasmazellen, kommen ebenfalls in der Milz des Menschen und anderer Säugetiere vor, und zwar sowohl in der typischen von Marschalkó (1895) und Schaffer (1910) beschriebenen Form mit dem Radkern und dem hellen Hof (Abb. 27a und b), als auch in

„atypischer" nur durch gleiche Plasmabeschaffenheit gekennzeichneten Gestalt, die von WEIDENREICH (1909) ebenfalls den Plasmazellen zugerechnet wird (Abb. 27c). Diese letzteren besitzen gelegentlich zwei Kerne, namentlich dann, wenn sie in größeren Haufen beisammen liegen. In jugendlichen und gesunden Milzen findet man Plasmazellen nur selten, in der Milz von älteren Individuen [vgl. auch SCHRIDDE (1909)] dagegen oft in großer Zahl.

Die Entstehung der Plasmazellen in der Milz wurde von HERTZ (1912) untersucht bei zwei Fällen von experimenteller Anämie des *Kaninchens* (toxische Anämie durch Pyrogallolinjektion und traumatische Anämie durch Blutentzug); er stellt fest, daß die Zellproliferation meist durch direkte Teilung erfolgt, nur in seltenen Fällen durch Mitose; in der Pulpa, den Follikel häufig wallartig umgebend, bilden sich wahre Plasmazellen vom Typus MARSCHALKÓ aus; sie zeigen bei unregelmäßiger Form ein namentlich am Rande stark basophiles Cytoplasma und einen lichten Hof um den Kern; dieser ist meist exzentrisch gelegen mit einem in der Mitte befindlichen Nucleolus, im übrigen aber nicht mit immer klarer Struktur. In den Follikeln selbst kommen diese Zellen nur ganz vereinzelt vor. Daraus zieht HERTZ den Schluß, daß sie höchstwahrscheinlich nicht aus kleinen Lymphocyten, sondern aus Zellen der Pulpa selbst entstehen. Außer diesen soll aber noch eine andere Form von Plasmazellen vorhanden sein, mit einem lichten zentral gelegenen Kern und breiten Plasmasaum; diese letzteren hält HERTZ für identisch mit den von HODARA (1896) beschriebenen splenocytoiden Pseudoplasmazellen; er glaubt jedoch nicht, daß es sich in diesem Falle um reife, streng differenzierte Zelltypen handelt, sondern um Entwicklungsformen, die vielleicht zu typischen Plasmazellen werden können. Er nimmt auch weiterhin an, daß die verschiedenen Formen ineinander übergehen können, ohne jedoch die Frage zu entscheiden. Die großen splenocytoiden Plasmazellen mit hellem Kern und perinucleärem Hof entsprechen morphologisch den lymphoblastischen Plasmazellen von SCHRIDDE.

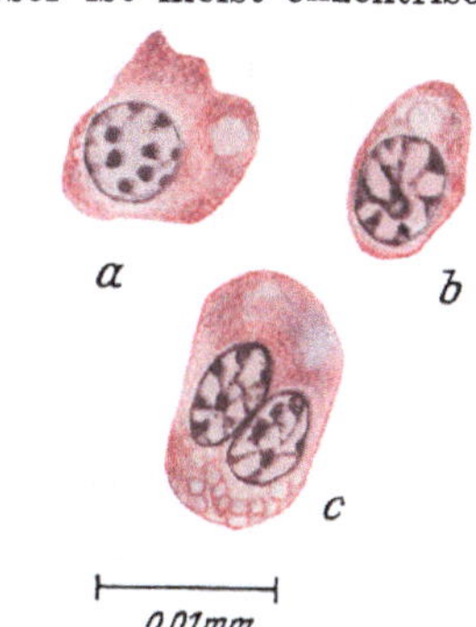

0,01mm

Abb. 27 a—c. Plasmazellen aus der Milz eines an Altersschwache verstorbenen Menschen. Formol 1:4; Methylgrun-Pyronin. a und b aus der Randzone eines Follikels, c aus der roten Pulpa.

HUBSCHMANN (1913) findet in der normalen Milz keine oder nur ganz wenige Plasmazellen, die dann an der Peripherie der Follikel (Knötchenrandzone von WEIDENREICH) oder in der roten Pulpa lokalisiert sind. Bei Infektionen dagegen kommen sie oft in großer Zahl vor und zeigen ein sehr wechselndes Aussehen; auch er unterscheidet in der Hauptsache zwei Formen: große lymphoblastische Plasmazellen, die sich namentlich innerhalb der Follikel und an der Peripherie der arteriellen Scheiden ansammeln und aus Lymphoblasten hervorgehen und kleine typische Plasmazellen, uber deren Genese HUBSCHMANN nichts weiter aussagt, die sich entweder am Rande der Follikel oder in der roten Pulpa vorfinden und in Haufen entlang der Venensinus liegen. Das Auftreten der Plasmazellen ist unabhangig von gleichzeitigen anderen Veränderungen in der Milz.

Die relative Verteilung der lymphoiden Zellen und ihrer verschiedenen Formen in der Milzpulpa ist keine regellose, sondern bestimmten Gesetzmäßigkeiten unterworfen, die allerdings innerhalb weiter Grenzen schwanken können. Zunächst finden sich an einzelnen Stellen (meist entlang der kleinen Arterien) ausschließlich oder fast ausschließlich lymphoide Zellen in den Mesenchymmaschen, was ja zu einer Trennung zwischen weißer und roter Pulpa geführt hat, und was auch berechtigt, von lymphoidem Gewebe innerhalb der Milz zu sprechen. Begleitet dasselbe die Arterien kontinuierlich, so wird die Anordnung eine strangförmig verästelte: beschränkt sich die Anhäufung auf circumscripte Stellen, so kommt es zur Ausbildung von Knötchen. Meist kommen beide

Formen der Verteilung nebeneinander vor, z. B. bei den meisten *Säugern* und beim Menschen, indem bald die strangförmige, bald die knötchenförmige Anordnung überwiegt (Abb. 3); doch ist zu berücksichtigen, daß rundliche Knötchen auch durch Schnittbilder von Strängen vorgetäuscht werden können, so daß über die Form eigentlich nur die Untersuchung von Serienschnitten Aufschluß geben kann [vgl. Hellsten (1928)]. Da sich namentlich bei stärkerer Proliferation das lymphoide Gewebe nicht gleichmäßig um die Arterie entwickelt, sondern meist nur auf einer Seite derselben, so liegt die Arterie um so mehr exzentrisch, je größer das Knötchen wird; die Lage des Gefäßes im lymphoiden Gewebe gestattet also wiederum, einen gewissen Rückschluß zu ziehen, ob eine dünne kontinuierliche Scheide oder eine mehr rundlich sich ausbuchtende Anhäufung vorliegt. In seltenen Fällen findet man entweder nur große Follikel wie bei den *Ophidiern,* oder nur dünne sich verzweigende und dann meist nicht sehr scharf begrenzte Stränge wie bei einigen *Fischen.* Die knötchenförmigen Anhäufungen, die stets einen größeren Durchmesser aufweisen als die strangförmigen, stellen die Malpighischen Körperchen (Noduli lymphatici lienalis s. Malpighi) dar und werden mit den Rindenfollikeln der Lymphknoten verglichen und auch als Follikel bezeichnet. Sie zeigen häufig, aber ganz unregelmäßig wie diese eine lichtere Stelle im Innern, ein sog. „Keimzentrum".

Selbst die kleinsten Arterien sind noch von einer oder zwei Lagen von lymphoiden Zellen umgeben, die sich zwischen die adventitiellen Fasern einschieben (Abb. 3, a lsch), und sogar die Trabekeln werden oft von dichteren Ansammlungen von lymphoiden Zellen eingeschlossen (Abb. 3), wenngleich es hier nicht zur Ausbildung einer eigentlichen lymphoiden Scheide kommt.

Wir finden demnach in den Infiltrationen der arteriellen Scheiden und in den Malpighischen Körperchen, die ja ebenfalls gewisse Beziehungen zu den Arterien besitzen, nur oder fast ausschließlich Zellen lymphoiden Charakters; da diese sich nach Form und Struktur, sowie in ihrer Anordnung nur unwesentlich von dem Gewebe der Lymphknoten unterscheiden, kann wenigstens für die *Säuger* die Annahme zu Recht bestehen, daß in der Milz an bestimmten Stellen lokalisiertes, spezifisch lymphoides Gewebe vorhanden ist, dessen Funktion zum Teil in der Lieferung freier lymphoider Zellformen besteht.

Von der absoluten Menge des in der Milz vorhandenen lymphoiden Gewebes zunächst ganz abgesehen, ist auch die Ausbildung desselben in verschiedenen Lebensaltern eine recht verschiedene. Im allgemeinen sind bei jungen Individuen die Follikel starker und besser entwickelt als bei älteren und auch das Auftreten der Keimzentren nimmt mit fortschreitendem Alter ab. Nach Hellman (1926) ist bei menschlichen Föten lymphoides Gewebe wohl schon in Strängen und kleineren Anhaufungen vorhanden, die jedoch haufig noch nicht sehr scharf gegenuber der ubrigen Pulpa abgesetzt erscheinen; auch zur Zeit der Geburt sind Sekundarknötchen unter normalen Verhaltnissen noch nicht zu beobachten.

Sie treten jedoch sehr bald darnach auf und erreichen ihre höchste Ausbildung im frühen Kindesalter zwischen 1 und 10 Jahren. Jedoch ist damit die starkste Entwicklung des lymphoiden Gewebes überhaupt noch nicht erreicht. In spateren Jahren schwankt die Zahl und Größe der vorhandenen Sekundarknötchen nicht unerheblich; vom 20. Lebensjahre ab können sie häufig ganz fehlen [vgl. auch Groll (1919, 1920)].

Der Begriff des Follikels mit Keimzentrum ist von Flemming (1885) eingeführt und festgelegt worden; doch ist von späteren Forschern, wie Latta (1922) und Hellman (1926) hervorheben, eine gewisse Verwirrung in die Beurteilung gebracht worden, indem die Keimzentren für den ganzen Follikel gesetzt und die Randzonen nicht oder nur nebensächlich berücksichtigt wurden. Hellman (1926) bezeichnet daher als Follikel das ganze annähernd kugelförmige Gebilde, als Keimzentrum oder Sekundärknötchen nur die aufgehellte Partie im Innern des Follikels. Er weist ferner darauf hin, daß die Schale um das Keimzentrum gelegentlich im lymphoiden Gewebe ganz fehlen kann und der ganze Follikel dann nur aus einem Sekundärknötchen besteht. Dies trifft jedoch für die Milz kaum zu; man findet wohl gelegentlich kleine Follikel, an deren Peripherie eine äußere, aus kleinen Lymphocyten bestehende Zone vermißt wird, doch kann dann kaum von einem bloßen Keimzentrum gesprochen werden, denn derartige Knötchen zeigen sich aus ziemlich gleichmäßig durcheinander gemischten größeren und kleineren lymphoiden Elementen aufgebaut. Im allgemeinen sind auch in den Randpartien der Milzfollikel die größeren lymphoiden Formen reichlicher vertreten als in den Knötchen der Lymphdrüsen (Abb. 29 und 14).

FLEMMING (1885) selbst erblickte in den Keimzentren die Stätten besonders lebhafter Zellproliferation, da sich hier auch Mitosen in größerer Zahl nach-

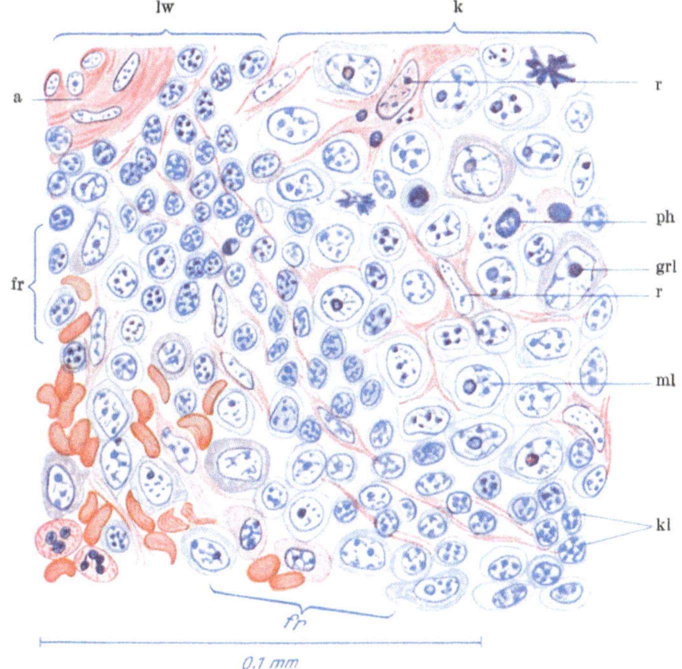

Abb. 28. Milz einer trächtigen *Katze*. Teil eines Keimzentrums aus einem Follikel. ZENKER-Formol; Toluidinblau-Orange G-Eosin. k Keimzentrum; fr Follikelrandzone; lw Wall von kleinen Lymphocyten; a Arterie; r Reticulumzellen; grl, ml, kl großer, mittelgroßer, kleiner Lymphocyt; ph Phagocyt.

weisen ließen. Aus den großen Lymphocyten (den Keimzentrumszellen) sollen durch raschere Vermehrung die kleinen Formen hervorgehen. Dieser Anschauung, der für die Lymphknoten die meisten Forscher beipflichten, haben sich speziell für die Milz auch DOWNEY und WEIDENREICH (1912) angeschlossen, welche die Follikel überhaupt nur als vorübergehende Bildungen, nicht als spezifisch vorbestimmte Gewebsdifferenzierungen auffassen; sie heben die lockere Anordnung der spärlichen Reticulumzellen in den Keimzentren und den Reichtum an großen, häufig in Teilung befindlichen Lymphocyten hervor, zwischen welche in wechselnder Zahl kleine Lymphocyten eingelagert sind; gleichzeitig weisen sie aber noch darauf hin, daß auch kleine Lymphocyten nicht selten in Teilung angetroffen werden, und daß Karyokinesen nicht nur in den Zellen des Keimzentrums vorkommen, und betonen, daß die verschiedenen lymphoiden Formen lymphocytare Zellreihen darstellen, die im engsten

genetischen Zusammenhang untereinander stehen, und als deren Ausgangs-
form zweifelsohne die große Zelle zu gelten hat, daß aber auch die kleinen Lymphocyten nicht ein Endprodukt darstellen, sondern unter geeigneten Bedingungen
wieder zu größeren Formen heranwachsen können.

Untersucht man das lymphoide Gewebe in der Milz bei verschiedenen Tieren
und in verschiedenen Zuständen, so zeigen sich nicht nur der Gesamtmenge,

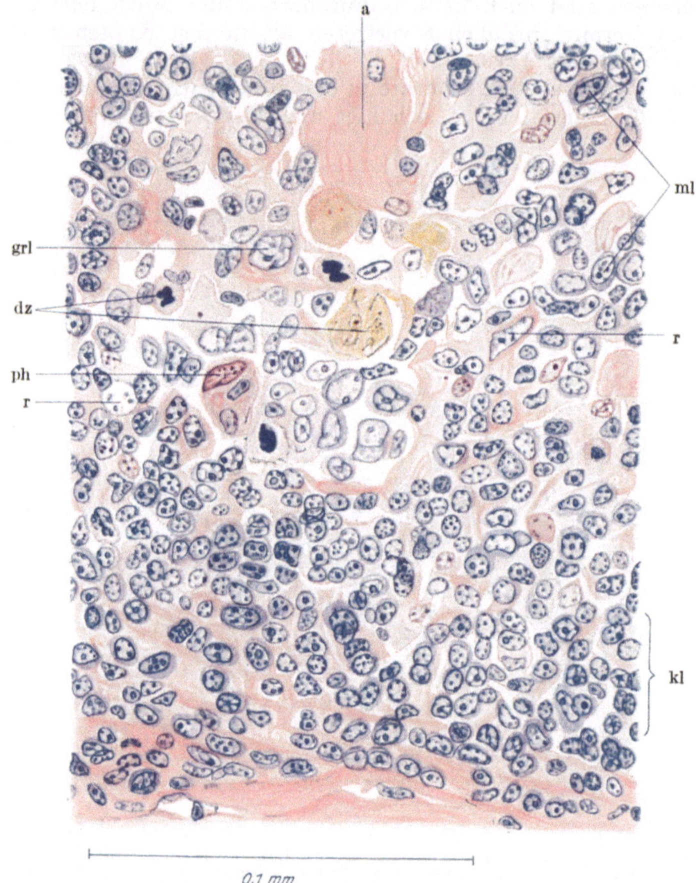

Abb. 29. Follikel mit Keimzentrum aus der Milz des Menschen. 36jähriger Hingerichteter. Zenker-
Formol; Giemsa. grl, ml, kl großer, mittlerer, kleiner Lymphocyt; dz degenerierende Zelle; r Reti-
culumzelle; ph Phagocyt; a periarterielles Bindegewebe (tangential getroffen). Gez. von
L. v. Dobkiewicz.

sondern auch der cellulären Zusammensetzung nach große Unterschiede (Abb. 28
und 29). In den dünneren lymphoiden Scheiden um die Arterien, sowie in den
größeren Anhäufungen, in welchen sich keine besondere Schichtung, also auch
kein „Keimzentrum" nachweisen läßt, findet man ziemlich regellos zwischen
den Reticulumzellen und Bindegewebsfasern kleine und mittelgroße Lymphocyten eingelagert in unregelmäßiger Verteilung, wobei aber die kleinen Formen
durchaus vorherrschend sind. Große lymphoide Zellen (Hämocytoblasten)
kommen dann nur vereinzelt und spärlich zwischen ihnen vor; auch Phagocyten
und zugrunde gehende Zellen trifft man selten. Dagegen läßt sich aus der oft
sehr verzerrten Kernform auf eine ziemlich aktive Beweglichkeit dieser Zellen

schließen, die auf ein Abwandern derselben hinweist, und hier kommen vor allem die kleinen Formen in Betracht, da sich um die langgestreckten, oft tief eingeschnürten Kerne häufig kaum ein Cytoplasmasaum nachweisen läßt. Auch Vermehrung ist durch gelegentliche Mitosen angedeutet. Amitotische Vorgänge konnte ich nirgends finden [vgl. HERTZ (1912)]; die oft bizarre Verbiegung der Kerne kann hier leicht zu Trugschlüssen führen.

Kommt es zur Ausbildung größerer Follikel, so läßt sich meist ein geordneterer Bau nachweisen. Viele von ihnen lassen bei schwacher Vergrößerung ein helles Zentrum erkennen, das aber bei genauer Besichtigung ein recht verschiedenes Aussehen darbieten kann (Abb. 28 und 29). Stets liegen die Reticulumzellen (r) weit auseinander und lassen große Maschenräume frei; diese sind nun entweder fast durchweg ausgefüllt mit großen und mittelgroßen lymphoiden Zellen, von welchen eine größere Anzahl in Teilung begriffen sind (Abb. 28); zuweilen sind zwischen den großen kleine Lymphocyten entweder vereinzelt oder in kleineren Herden regellos verstreut. In anderen Fällen kommt die Aufhellung dadurch zustande, daß die freien Zellen viel weniger zahlreich sind und das Reticulum deutlicher hervortritt. Obwohl auch dann noch die größeren Formen vorherrschen (Abb. 29), ist doch die Polymorphie der einzelnen Elemente eine viel auffallendere, und die verschiedenen Zellen liegen ganz ungeordnet durcheinander. Kernteilungsfiguren sind dann meist nicht wahrzunehmen. Dagegen treten Phagocyten von sehr variabler Gestalt und mit verschiedenen Einschlüssen in größerer Zahl auf (Abb. 29 ph) und degenerierende Zellen, die sowohl den freien Formen als dem Reticulum angehören, werden häufiger gefunden (Abb. 29 dz). Doch kommen letztere nicht nur in den Follikeln vor, die keine stärkeren proliferativen Vorgänge erkennen lassen; sie finden sich vielmehr in jedem Keimzentrum als Zellen mit FLEMMINGs tingiblen Körperchen (Abb. 28 ph) und erscheinen nur gegenüber der großen Zahl der freien lymphoiden Zellen in den Hintergrund gedrängt. Zwischen den beiden, dem dicht mit Mesolymphocyten erfüllten und dem relativ zellarmen „Keimzentrum", kommen alle möglichen Übergänge vor.

Diese sehr wechselnden Bilder der Follikelkeimzentren in der Milz haben wohl auch die Veranlassung gegeben, daß letzteren eine recht verschiedene Deutung untergeschoben wurde. Ähnlich wie WEIDENREICH (1912) betrachten auch THIEL und DOWNEY (1921) die Keimzentren in den Milzknötchen als Regionen besonderer Tätigkeit des Reticulums, die sich durch Hypertrophie und Vermehrung, Loslösung und Umbildung seiner Zellen kundgibt.

Zu einer entgegengesetzten Ansicht gelangt LATTA (1922), der die Keimzentren in menschlichen Milzen verschiedenen Alters untersuchte. Er weist auf das Fehlen derselben bei ganz jungen Individuen hin, sowie auf die stets sehr exzentrische Lage der Arterie im Knötchen und die spärliche Vascularisierung desselben. Da er außerdem die Anwesenheit von großen Lymphocyten mit „tingiblen Körperchen", Phagocyten und acidophilen Makrophagen als häufigen Befund antrifft und sie bei krankhaften Zuständen vermehrt findet, sieht er in den „sog. Keimzentren" nicht Bezirke besonders großer Zellproliferation, sondern im Gegenteil Degenerationsstellen, die im stark wachsenden Knötchen durch ungenügende Ernährung zustande kommen infolge des herabgesetzten Stoffwechsels. Diese Stellen besitzen demnach auch geringere Widerstandskraft und bieten einen günstigen Boden für Infektionen. Seiner Ansicht pflichtet auch HELLMAN (1926) bei.

Auch KOZUMI (1924) versucht diese Frage zu lösen, ohne zu einem definitiven Resultat zu gelangen: er meint, daß die MALPIGHIschen Körperchen bei Feten und jungen Individuen als Brutstätten von Lymphocyten, also als echte Keimzentren im Sinne FLEMMINGs anzusehen seien, wahrend die Lichtherde in älteren Follikeln, die nekrotische Erscheinungen und Makrophagen beherbergen, keine Lymphocyten mehr erzeugen können und daher als

Reaktionszentren auf pathologische Vorgange bezeichnet werden müssen. Bei chronisch-asthenischen Zustanden kommt es zur Atrophie der Lymphknötchen.

Bernheim (1924) vertritt wiederum die von Flemming aufgestellte Theorie, ebenso Nakahara und Murphy (1921) auf Grund der Reaktion der Lymphknötchen gegenuber schwachen Reizen (Hitze, Röntgenstrahlen, Geschwulstimmunisierung).

Aus der vorangehenden Beschreibung und den Schilderungen der genannten Autoren ergibt sich jedenfalls die Tatsache, daß die Sekundarknötchen der Milzfollikel ein sehr verschiedenes Aussehen darbieten können und bald die proliferativen, bald die degenerativen Vorgänge mehr im Vordergrund stehen. Zu der Größe bzw. einer Hypertrophie des Follikels zeigt das verschiedene Aussehen keine Beziehungen; es gibt große und kleine Follikel mit „echten Keimzentren", wie auch in größeren und kleinen Follikeln mehr oder weniger zahlreiche Makrophagen in Erscheinung treten können. Da ferner auch in ein und demselben Keimzentrum gleichzeitig beide Vorgänge nebeneinander sich abspielen können, geht es wohl nicht an, die Bedeutung des Keimzentrums ausschließlich in der Lieferung von Zellen oder ausschließlich in der Verarbeitung zugrunde gehender Produkte zu sehen. Auch aus den Beobachtungen von pathologischer Seite [Schmincke (1916); Groll (1919, 1920), Lubarsch (1927)] erhellt, daß die Follikel und ebenso das lymphoide Gewebe der Arterienscheide allen möglichen Einflüssen unterworfen sind, und wir für die physiologische Seite des Problems, insofern es das Auftreten von Follikeln und die Ausbildung von Sekundarknötchen in ihnen betrifft, noch keine genügende Erklärung abgeben können, auch dann nicht, wenn man zum Vergleich die Verhältnisse in den Lymphknoten und anderen lymphoiden Organen heranzieht; denn aus der hierüber vorhandenen Literatur geht mit Sicherheit nur hervor, daß es sich bei ihnen um sehr labile Gebilde handelt, die auf die mannigfaltigsten Einwirkungen sehr leicht reagieren, mit großer Wahrscheinlichkeit zunächst durch vermehrte Neubildung von Zellen; für diese selbst dürfte jedoch das Fehlen oder Vorhandensein eines „Keimzentrums", d. h. einer lichten Stelle im Innern des Follikels nicht von ausschlaggebender Bedeutung sein, sondern daß eine solche zustande kommt, liegt wohl mehr im Bau und in der Anordnung des Reticulums begründet, wenn bei plötzlich einsetzender stärkerer Neubildung von Zellen von einer bestimmten Stelle aus die Abfuhr der Produkte langsamer erfolgt als der Nachschub.

Um das Keimzentrum findet sich meist ein Wall von kleinen Lymphocyten (Abb. 28 und 29), der aber nur ganz selten eine ausgesprochene Schichtung wie in den Lymphknotenfollikeln erkennen läßt; auch die Anordnung zu einem halbmondförmigen Hof ist eigentlich niemals vorhanden. Oft ist der Wall sehr breit, oft nur schmal im Verhältnis zum Gesamtdurchmesser des Follikels und meist an verschiedenen Stellen recht ungleich stark ausgebildet. Um die zentrale Arterie ist die Anhäufung der kleinen Lymphocyten stets dichter, so daß, wenn es zur Ausbildung eines Keimzentrums kommt, dieses exzentrisch gelagert erscheint, wie es der einseitigen Entwicklung des Follikels entspricht. Der Rand des Follikels wird begrenzt durch die bereits früher geschilderten langen Reticulumzellen mit den schmalen Maschen (vgl. Abb. 14); zwischen die kleinen Lymphocyten und das interfollikuläre Pulpagewebe sind wiederum große, in ein oder zwei Reihen übereinanderliegende lymphoide Zellen eingeschoben (Abb. 14 und 28 *fr*). Da diese Zellen sich auch in den Reticulummaschen der roten Pulpa verstreut finden, wird dadurch die Grenze des Follikels oft unscharf.

Weidenreich und Downey (1912) erwähnen eine derartige Randzone von großen Lymphocyten für die *Maus* und *Ratte*; sie bezeichnen sie mit dem besonderen Namen der „Knötchenrandzone" und weisen auf die wechselnde Ausbildung derselben hin.

Auch Lubarsch (1927) hat die Knötchenrandzone beim Menschen beobachtet, die er oft als breiten Wall um den Follikel findet (vgl. seine Abb. 2 und 3 auf S. 381 und 382), manchmal aber auch ganz vermißt; sie soll nach seiner Ansicht noch besonders dadurch charakterisiert sein, daß in ihr die Reticulumzellen fehlen. Das ist jedoch nicht der Fall, wie aus Abb. 14 hervorgeht, sondern die Maschen zwischen den Zellen sind hier nur weiter als an der Grenze des Follikels, die durch die Anhäufung der kleinen Lymphocyten gegeben ist. Es frägt sich nun, ob die Knötchenrandzone zu der weißen oder zu der roten Pulpa gerechnet werden soll. Weidenreich und Downey (1912) selbst betrachten sie offenbar als zum Follikel und damit zur weißen Pulpa gehörig; da aber unter den Zellen der Randzone häufig Elemente vorkommen, die im allgemeinen im Follikel selbst nicht anzutreffen sind, wohl aber in Gefäßen und Pulpa (z. B. Erythrocyten), erscheint es zweifelhaft, ob sie nicht eher der letzteren näher stehen. Die capillaren Venen reichen nur bis an die Randzone hin, nicht aber in diese hinein; daher gleicht der Randbezirk seinem Bau und zelligen Inhalt nach mehr dem Parenchym einer jungembryonalen Milz und kann vielleicht als eine Zwischenzone weniger differenzierten Milzgewebes aufgefaßt werden, die sich zwischen die beiden in charakteristischer Weise ausgebildeten Pulpaanteile einschiebt und so den Übergang zwischen ihnen vermittelt.

Bei fast allen von mir selbst untersuchten Säugetiermilzen (Mensch, *Hund, Katze, Igel, Meerschweinchen, Maus* und *Ratte, Pferd, Rind* und *Schwein*) war fast regelmäßig eine derartige Knötchenrandzone anzutreffen, oft nur als schmaler Saum, oft aber auch so breit, daß namentlich, wenn die Zahl der kleinen Lymphocyten im lymphoiden Gewebe nicht sehr groß war, die Grenze des letzteren gegenüber der übrigen Pulpa sich nur schwer feststellen ließ.

Dagegen kommt es bei den niederen Wirbeltieren, bei welchen die lymphoide Pulpa weniger scharf abgrenzt, sondern mehr diffus in das Parenchym eingelagert ist, nicht zur Ausbildung von Knötchenrandzonen; ebenso fehlt sie auch bei den *Säugern* an denjenigen Stellen, wo sich um die Gefäße nur eine schmale lymphoide Scheide entwickelt.

Sind nun in der lymphoiden (weißen) Milzpulpa die lymphoiden Zellen fast ausschließlich oder doch weitaus vorherrschend vorhanden, so bleiben sie doch nicht nur auf dieselbe beschränkt, sondern auch in den Maschen der übrigen Pulpa zwischen den Sinus finden sich sowohl größere als kleine Lymphocyten ebenfalls in recht wechselnder Menge und Verteilung (Abb. 14 links); diese können teils mit dem Blutstrom aus den Gefäßen, teils durch Auswanderung aus dem lymphoiden Gewebe dahin gelangen; sie können jedoch auch, wie Downey und Weidenreich (1912) nachgewiesen haben, an Ort und Stelle, d. h. aus dem Reticulum entstehen und sich weiter vermehren. Daß man in ihnen besondere Zellen, Pulpazellen [Paremusoff (1911)] oder Splenocyten [Türk (1904)], oder lediglich Monocyten mit oder ohne Makrophagencharakter zu erblicken habe, erscheint kaum gerechtfertigt, solange diese Zellen nicht ein besonderes Kriterium aufzuweisen haben, das sie gegenüber anderen lymphoiden Formen als differente Elemente heraushebt. Die Farbstoffspeicherung (siehe später) kann hier ebenfalls keinen Aufschluß geben, da sie keine für die Zellen der Milz eindeutigen Beziehungen ergibt und außerdem vom normalen abweichende Bedingungen schafft.

Damit soll jedoch nicht behauptet werden, daß alle ihrem morphologischen Charakter nach lymphoiden Zellen in der Milz gleichwertig seien und denjenigen des Blutes bzw. der Lymphknoten gleich gesetzt werden müssen. Ein Teil von ihnen gelangt sicher unverändert in die Blutbahn und übernimmt dort die physiologische Funktion der Lymphocyten; wir dürfen wohl annehmen, daß hierfür vor allem die in den Follikeln und lymphoiden Scheiden produzierten

Zellen in Betracht kommen, müssen aber die Möglichkeit zugeben, daß auch aus der sog. roten Pulpa größere und kleine Lymphocyten in entsprechend geringerer Zahl dem Blute beigemengt werden. Ein weiterer Teil bleibt im Organ zurück, teils als Mutterzellen für die Neuproduktion (größere Lymphocyten), die dann als Lymphoblasten im eigentlichen Sinne zu gelten hätten, teils wohl auch um in der Milz spezifischen Funktionen vorzustehen. Man ist zwar heute noch weit davon entfernt, dieselben auch nur annäherungsweise zu kennen, doch darf wohl als sicher gelten, daß die Milz nicht lediglich eine in den Blutstrom eingeschaltete Lymphdrüse darstellt. Als besondere Entwicklungsform wären die Monocyten aufzufassen, die, wie sich beim *Meerschweinchen* zeigen läßt, in der Milzpulpa reichlich vorkommen, während sie in den Lymphknoten fehlen; die Dualisten leugnen zwar ihre Entstehung in der Milz [Naegeli (1923)]; die meisten Hämatologen jedoch, welche die rote Milzpulpa als myeloides Gewebe oder doch mindestens als diesem nahestehend betrachten, nehmen auch hier die Entwicklung von Monocyten an, entweder aus besonderen „Monoblasten“, die wiederum auf eine für alle Arten gemeinsame Stammzelle zurückgehen [Cunningham, Sabin und Doan (1925)] oder aus Myeloblasten [Alder (1922); Hittmair (1922)], die ebenfalls in noch undifferenziertem Zustand kaum von lymphoiden Zellen abzutrennen sind, oder aber aus Lymphocyten wie die meisten Unitarier [Maximow (1902, 1909 c); Weidenreich und Downey (1912); Ferrata (1918) u. a.]. Schilling (1928) sieht die Milz als „einzig geschlossenen Repräsentanten des monocytären Systems“ an, indem er Monocyten und Histiocyten vollständig miteinander identifiziert (vgl. hierzu Maximow, dieses Handbuch, Bd. 2, 1. Teil, S. 457—465).

Ferner sind zu den lymphoiden Zellen auch die Histiocyten von Aschoff und Kiyono zu rechnen, die erst durch Farbspeicherung oder Phagocytose kenntlich werden und damit auch eine besondere Natur offenbaren, im gewöhnlichen Präparat als aus dem syncytialen Verband losgelöste Reticulumzellen jedoch von anderen freien Reticulumzellen vielleicht nur durch ihre Größe zu unterscheiden sind.

Außerdem stellt ein Teil der in der Milz vorhandenen freien lymphoiden Zellen, insbesondere die größeren der roten Milzpulpa und der Knötchenrandzone befindlichen Elemente sehr wahrscheinlich keine Dauerformen dar, sondern Stammzellen und Durchgangsstadien zu weiteren Entwicklungsstufen, wie sich aus dem folgenden noch ergeben wird. Hier wären vor allem zu nennen Hämocytoblasten [Ferrata (1918)], Myeloblasten, Hämoblasten [Mollier (1909 a), Ausgangsformen für Riesenzellen, Makrophagen usw.

b) Granulocyten (neutrophile, acidophile, basophile Leukocyten).

Soweit die granulierten Zellformen im Parenchym der Milz in Betracht kommen, liegen die Verhältnisse viel einfacher. Zunächst findet man in den Reticulummaschen alle diejenigen Elemente wieder, die auch das strömende Blut beherbergt, d. h. neutrophil-granulierte polymorphkernige Leukocyten, eosinophile Zellen und, allerdings nicht als konstanten Befund, basophil-granulierte Mastzellen. Alle drei Formen zeigen dieselben morphologischen Charaktere wie die Blutzellen, nur das relative Zahlenverhältnis zwischen ihnen entspricht nicht demjenigen des Blutes und ist bei weitem nicht so gleichmäßig, weshalb auch Zählungen keinen Aufschluß hierüber geben können. Kommen im Blute auf etwa 100 neutrophile Granulocyten 5—6 eosinophile Zellen, so sind im Milzparenchym (mit Ausschluß des Gefäßinhaltes) stets bedeutend mehr eosinophile Zellen vorhanden und meist viel weniger basophil granulierte. Dies gilt für die Milz des erwachsenen Menschen.

Was die Verteilung der polymorphkernigen Neutrophilen anbelangt, so ist zu sagen, daß sie sich vereinzelt oder in kleinen Gruppen von 2—3 Zellen allenthalben in den zwischen den capillaren Pulpavenen verspannten Reticulummaschen vorfinden, mit besonderer Vorliebe jedoch um die Randzonen der lymphoiden Gefäßscheiden herum. Ein großer Teil von ihnen gelangt in das Reticulum sicher durch Auswanderung aus den Gefäßen (Abb. 30a); darauf

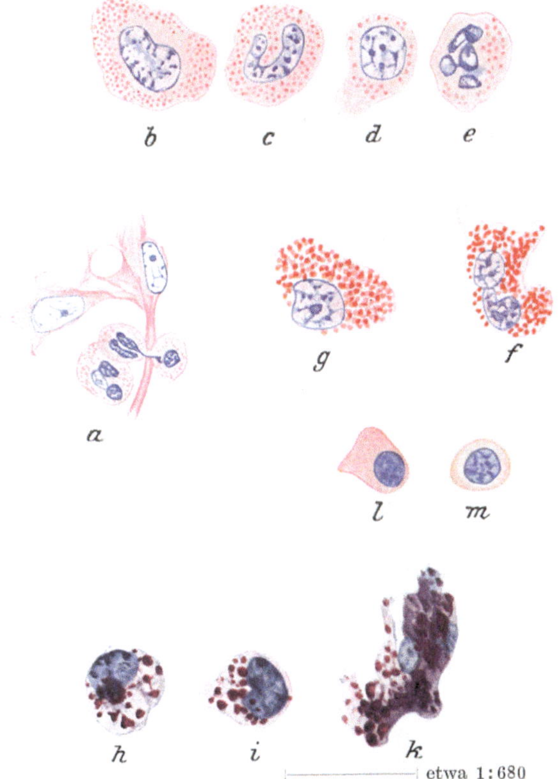

Abb. 30 a—k. Myeloide Zellen aus der roten Pulpa der menschlichen Milz. a Vom Erwachsenen. ZENKER-Formol; Toluidinblau-Orange G-Eosin. Durchwanderung neutrophiler Leukocyten durch die Capillarwand; links eine Mesenchymzelle. Vergr. etwa 1 : 680. b—e Vom neugeborenen Kinde. ZENKER-Formol; Toluidinblau-Orange G-Eosin. b und d Neutrophile Myelocyten; c stabkerniger Myelocyt; e polymorphkerniger Leukocyt. f—g Vom Erwachsenen. ZENKER-Formol; Azur II-Eosin. f Polymorphkerniger eosinophiler Leukocyt mit Pseudopodien; g rundkerniger eosinophiler Myelocyt. h—k Vom Erwachsenen. Formol-abs. Alk. 1 : 9; polychromes Methylenblau (UNNA). h und i Basophile Leukocyten aus dem Pulpareticulum; k Mastzelle aus dem Bindegewebe eines großen Trabekels. l und m Vom neugeborenen Kinde; ZENKER-Formol; PAPPENHEIM-GIEMSA. Kernhaltige rote Blutkörperchen. b—m Vergr. etwa 1 : 1000. b—e und h—k gez. von Frl. E. SCHMIDT.

weist auch der Umstand hin, daß sie nicht selten in den dichten Capillarhülsen anzutreffen sind (Abb. 41 und 42a).

Die neutrophil granulierten Zellen besitzen meist einen mehr oder weniger stark polymorphen Kern (Abb. 30 a, e); buchtkernige Formen (Abb. 30b) oder solche mit gewundenem, stäbchenförmigen Kern (Abb. 30c) mit deutlichen Granulationen sind nur selten zu finden. Immerhin trifft man auch gelegentlich in älteren Milzen rundkernige Zellen, deren Protoplasma im Giemsa- oder Dominicipräparat schon deutlich acidophile Reaktion zeigt, aber ohne ausgesprochene Körnelung (Abb. 14 my). Ob diese sich weiterhin zu Granulocyten entwickeln, ist eine Frage, die sich bei der Seltenheit ihres Vorkommens nicht ohne weiteres bejahen läßt; doch ist nach den Befunden an fetalen menschlichen Milzen und bei Tieren die Entstehung von Granulocyten aus indifferenten Zellen der Milzpulpa erwiesen und kann deshalb auch für die erwachsene Milz nicht gänzlich in Abrede gestellt werden, zudem unter gewissen experimentellen und pathologischen Verhältnissen die Granulocytenbildung hier sehr ausgedehnte Grade erreichen kann [Hirschfeld (1902); Helly (1906); Domarus (1908); Damberg (1913); Hertz (1910, 1914); Naegeli (1919); Dominici (1920); Maximow (1923); Lang (1926) u. a.].

Über die Bildung neutrophiler Granulocyten im Milzparenchym selbst liegen mehrere Beobachtungen vor. Von den Klinikern, insbesondere von Naegeli (1923) und Schridde (1923) wird zwar noch immer an der alten von Ehrlich aufgestellten Behauptung festgehalten, daß im erwachsenen Zustand in der Milz keine Granulocyten entstehen, sondern daß die vorhandenen aus dem Blute stammen und das Vorkommen von Myelocyten als pathologischer Befund aufzufassen sei. Dagegen beschreibt v. Ebner (1899) die Entstehung echter Leukocyten in jeder Milz, Pappenheim (1901, 1902, 1913) gibt das Vorkommen von granulierten Leukocyten zu, Sternberg (1905) erwähnt einkernige neutrophile Zellen als zwar in seiner Menge wechselnden, aber durchaus normalen Bestandteil der Milzpulpa. Diese Beobachtungen sind von Weidenreich (1911) sowohl für den Menschen als auch für eine Reihe anderer *Säugetiere* bestätigt worden. Er fand Myeloblasten entweder mitten in der roten Pulpa oder in der Umgebung der Malpighischen Körperchen in den von ihm als Knötchenrandzone bezeichneten Stellen. Daß polymorphkernige und jugendkernige Leukocyten oft weit zwischen die Zellen der lymphoiden Pulpa eindringen, habe ich ebenfalls des öfteren gesehen; vielleicht stehen sie gerade in besonderer Beziehung zu den größeren lymphoiden Zellen der Randzone.

Auch Weidenreichs Schüler Weill (1920) berichtet über das Vorkommen von rundkernigen und buchtkernigen neutrophil- und eosinophil granulierten Zellen in fünf Milzen von erwachsenen Hingerichteten und konnte sogar mitotische Kernteilung in diesen Zellen nachweisen. Er leitet sie ab von lymphoiden Myeloblasten, deren Kern in Form und Struktur mit demjenigen der bereits granulierten Myelocyten übereinstimmt.

Dominici (1901) gibt sogar an, daß auch in den Lymphfollikeln selbst Granulocyten gebildet werden können. Dieselbe Anschauung vertritt er auch noch in späteren Arbeiten, wo er für das *Kaninchen* ausdrücklich darauf hinweist, daß das Parenchym der Milz beim Fetus stets die Myelogenese im Knochenmark unterstützt und bei erwachsenen Tieren für dasselbe einzutreten vermag, wenn die Hämatopoese daselbst nicht mehr ausreicht um die Bedürfnisse des Organismus zu decken (1920).

Bei menschlichen Embryonen wird das Vorkommen unreifer Granulocyten (Myelocyten und Myeloblasten) in der Pulpa von allen Forschern als konstanter Befund beschrieben und damit auch der Milz leukopoetische Fähigkeit während einer bestimmten Periode zuerkannt; wenigstens gibt Schridde (1909) an, daß im 5. und 6. Fetalmonat reichlich „myeloisches Gewebe" vorhanden sei, und ebenso heben Naegeli (1909) und H. Fischer (1909) hervor, daß im 4. Fetalmonat die Pulpa fast ausschließlich aus „myeloischen" Zellen bestehe, wobei sie allerdings die verschiedenen Entwicklungsstufen der Erythrocyten mit einschließen.

Auch Goodall (1907) erwähnt die Milz als Bildungsstätte granulierter Zellen bei *Schaf*embryonen und Jolly und Rosello (1909) betonen das Auftreten von Spezialleukocyten, die den Gefäßen anzugehören scheinen, bei *Meerschweinchen*embryonen.

Es lassen sich jedoch die Befunde, die bei *Säugern* erhoben werden, nicht einfach auf den Menschen übertragen; denn dort scheint die lokale Entstehung von Granulocyten meist länger über die Geburt hinaus anzudauern als bei letzterem; bei jungen *Hunden* und *Katzen* (2—3 Monate) habe ich immer noch sehr zahlreiche Myelocyten gefunden. Das gleiche gibt TAKAGI (1923) für junge *Hunde* an.

Beim neugeborenen ausgetragenen Kinde ist die Zahl der in der Pulpa vorkommenden neutrophilen Granulocyten noch beträchtlich größer als beim Erwachsenen; doch sind unter ihnen die polymorphkernigen Formen weitaus in der Überzahl, während Myelocyten und stabkernige Formen zwar noch vorhanden sind (Abb. 30b—d), aber schon mühsam gesucht werden müssen.

Auch bei Feten ist die Lieferung von Granulocyten niemals sehr ausgesprochen; sie bleibt jedenfalls weit zurück gegenüber derjenigen in der embryonalen Leber und im Knochenmark, und erreicht auch nicht so hohe Grade wie die Erythropoese.

Während nun aber die Lieferung von Granulocyten in bestimmten Entwicklungsstadien allgemein anerkannt wird, stehen sich die Anschauungen über die Mutterzellen noch schroff gegenüber. DOMINICI (1901) und WEIDENREICH (1911) lassen sie aus Lymphocyten hervorgehen; andere Unitarier wenigstens aus lymphoiden Zellen, welche die gleiche Abstammung zeigen, wie die Lymphocyten der Follikel, d. h. in letzter Linie auf das Reticulum (Mesenchym) zurückzuführen sind.

Die Dualisten, vor allem SCHRIDDE (1923), sehen in den Stammzellen eine spezifische Zellart, die keine Lymphocytenkörnelung besitzt; es wären dann diese Zellen von den als Pulpazellen oder Splenocyten bezeichneten Zellen, oder von den Histiocyten von ASCHOFF und KIYONO oder auch von den Monocyten nicht zu unterscheiden, und da im postembryonalen Leben keine Granulocyten mehr aus ihnen gebildet werden, so müßte man annehmen, daß sie entweder später ihre granulopotenten Fähigkeiten einbüßen oder nach der Geburt dauernd in einem weniger differenzierten Zustand verharren, oder auch, daß die als „Splenocyten" oder „Pulpazellen" bezeichneten Zellen der erwachsenen Milz überhaupt funktionell und morphologisch andere Elemente darstellen als die embryonalen Pulpazellen.

BUTTERFIELD (1908) fand in myeloid umgewandelten Organen und besonders auch in der roten Milzpulpa „große indifferente basophile Zellen", die er fur die Vorstufen der neutrophilen Myeloblasten halt, die aber mit den Lymphocyten der Embryologen nicht identisch sind. Daß derartige Zellen auch in der Milzpulpa des Erwachsenen noch reichlich vorkommen, wurde bereits erwahnt; ebenso daß es unmöglich ist, sie gegenuber den Histiocyten, die nicht durch Speicherung kenntlich sind, abzugrenzen.

Auch CUNNINGHAM, SABIN und DOAN (1925) beschreiben in der Milzpulpa (Mensch und *Kaninchen*) eine primitive weiße Blutstammzelle, die von derjenigen der roten verschieden ist, die sich aber auch durch die Anordnung der Mitochondrien von den Monocyten unterscheidet; sie geben damit die Möglichkeit der Entstehung von Granulocyten auch in erwachsenen Geweben zu, betonen aber gleichzeitig, daß Myeloblasten, Primitivzellen und Monoblasten in fixierten Ausstrichen nicht zu unterscheiden seien.

Die Untersuchungen PAREMUSOFFs (1911), der die freie lymphoide „Pulpazelle" oder den „Splenocyten" ebenfalls für „myeloisch-granulopotente lymphatische oder leukocytare Zellformen" halt, können insofern nicht zur Klarung des Problems beitragen, als PAPPENHEIM später (1913) diese Ansicht teilweise widerrufen hat und er die freien Zellen der Pulpa mit dieser selbst zu einem „spezifischen Splenoidparenchym" stempelt mit „funktionell eigenartig befahigten makrolymphocytaren Zellen", die aber ihrem cytologischen Verhalten nach Leukoblasten entsprechen und eine Mittelstellung zwischen Lymphocyten und Leukocyten einnehmen.

Wir wollen uns hier jedoch nicht auf eine Diskussion über die genetischen Beziehungen der verschiedenen Zellformen einlassen, da diese an anderer Stelle ausführlich abgehandelt wird (vgl. MAXIMOW: Bd. 2, 1. Teil), sondern nur feststellen, daß in den Reticulummaschen der Pulpa neben Zellen, die ihrem Habitus nach der lymphoiden ungekörnten Gruppe zugehören, auch noch andere

Elemente vorkommen, welche Anzeichen einer Umwandlung in Granulocyten erkennen lassen. Bei Embryonen sind diese letzteren in größerer Menge vorhanden, später nur mehr spärlich zu finden; doch ergibt sich daraus, daß ein Teil der polymorphkernigen Neutrophilen in der Milzpulpa selbst entstehen *kann*, und daher die granulopotente Fähigkeit im postembryonalen Leben derselben nicht vollständig erlischt, sondern in geringem Grade erhalten bleibt.

Es darf demnach das Vorkommen vereinzelter Myelocyten und Myeloblasten in der Milz des erwachsenen Menschen nicht schlechthin zu den pathologischen Befunden gerechnet werden; sondern man kann einen derartigen Befund, ohne den Verhältnissen Zwang anzutun, als Ausdruck einer latent vorhandenen Fähigkeit auffassen, die in einem bestimmten Entwicklungszustand voll manifest ist, später weil nicht mehr notwendig, unterdrückt wird, aber nicht vollständig zu erlöschen braucht. Hier zum Vergleich die Leber heranzuziehen ist deswegen nicht angängig, weil in der Milz in viel ausgedehnterem Maße Mesenchym erhalten bleibt, das dauernd freie Zellen abzuspalten vermag und dies auch tut, während die Kupfferschen Sternzellen in der Leber nnter normalen Bedingungen sich in dieser Hinsicht völlig passiv verhalten.

Eosinophil gekörnte Zellen finden sich in jeder Milz in sehr wechselnder, zuweilen großer Menge.

In seiner neuesten zusammenfassenden Darstellung über den feineren Bau der Milz stellt Lubarsch (1927) zwar das Vorkommen von eosinophilen Leukocyten im Parenchym in Abrede, wenigstens bei der normalen Milz; sind welche vorhanden, so deuten sie auf pathologische Vorgänge hin. Er erklart die auch in anderer Hinsicht sich vielfach widersprechenden Angaben damit, daß „normale" Milzen beim Menschen kaum je zur Untersuchung gelangen, da die Milz ein Organ darstellt, welches auf kleinste Krankheitsprozesse in außerordentlich feiner Weise reagiert. Daß in der Zusammensetzung des Milzparenchyms tatsachlich große Schwankungen vorkommen, wurde bereits mehrfach erwahnt; diese betreffen jedoch mehr die relativen Mengen der einzelnen Zellformen als eine qualitative Veränderung derselben, die zweifellos nicht mehr zu den normalen Befunden gerechnet werden darf. Auch die quantitativen Schwankungen sind naturlich nur innerhalb gewisser Grenzen noch als normal bezeichnen; aber diese Grenzen dürfen nicht allzu eng gesteckt werden für ein Organ, dessen Gewebe auch sonst im Organismus ein sehr labiles Verhalten zeigt. Wenn man schon zugibt, daß die Elemente des Blutes in das Reticulum der Milz übertreten — und diese Tatsache wird von niemand mehr bestritten — gleichgültig auf welche Weise dies erfolgt, so kann auch die Anwesenheit eosinophiler Zellen im Parenchym nicht befremden, solange ihre Menge einen gewissen Umfang nicht ubersteigt.

Im allgemeinen gilt für die eosinophil granulierten Zellen das gleiche wie für die neutrophil granulierten; die meisten von ihnen zeigen den typischen zwerchsackförmigen Kern (Abb. 30f), daneben kommen aber auch Zellen vor mit stärker zerklüfteten Kernen und Zellen mit größeren runden Kernen (Abbildung 30g). Sie liegen einzeln verstreut zwischen den übrigen Zellen der Pulpa, an manchen Stellen jedoch auch in kleinen Haufen beisammen und dies mit besonderer Vorliebe am Rande der Follikel. Pseudopodienartige Fortsätze, die sie häufiger als die übrigen Leukocyten erkennen lassen, deuten auf aktive Ortsveränderung hin (Abb. 30f).

Was die Granula selbst anbetrifft, so ist hervorzuheben, daß sie nach Form und Größe denjenigen der Blutzellen des betreffenden Tieres entsprechen und auch die gleichen färberischen Eigenschaften zeigen. Dies ist namentlich bei denjenigen Tieren zu beachten, deren Blutzellen zweierlei acidophile Granulationen aufweisen, wie bei den *Vögeln, Reptilien* und manchen *Fischen.* In der Milz einiger von mir untersuchter mariner *Fische* habe ich nur ganz spärlich eosinophile Zellen gefunden. Sehr zahlreich sind sie dagegen bei *urodelen Amphibien* [Hartmann (1926)] und bei manchen *Reptilien,* etwas weniger bei der *Taube.* Doch genügt, um ein definitives Urteil fällen zu können, hier nicht die Untersuchung einiger weniger Präparate, auch nicht bei ein und derselben

Tierart, da die zahlenmäßigen Schwankungen offenbar sehr große sind und wir auch die Faktoren meist gar nicht kennen, von welchen sie abhängen. Hier wären neue Untersuchungen über jahreszeitliche Schwankungen, über die Abhängigkeit von Ernährung, Temperatur, Gefangenschaft usw. dringend notwendig.

Daß ein Teil der in der Pulpa vorhandenen eosinophilen Zellen auch daselbst entsteht, erscheint nunmehr erwiesen; eosinophile Myelocyten, die denjenigen des Knochenmarks entsprechen, sind von BANNWARTH (1891, *Katze*), GÜTIG (1907, *Schwein*), ZIETZSCHMANN (1905, *Pferd*), LÖWIT (1907) und WEIDENREICH (1911) beschrieben, und zwar nicht nur für die embryonale Milz. Nur unter Annahme einer Entstehung dieser Zellen in loco läßt sich verstehen, warum ihre relative Menge gegenüber den neutrophilen Leukocyten größer ist als im Blute; denn daß sie im Reticulum besser zurückgehalten werden, oder sich anhäufen, weil sie langsamer zugrunde gehen, erscheint wohl kaum begründet.

Nach WEIDENREICH (1908) stellen die eosinophilen Granula Umbildungsprodukte aus phagocytisch aufgenommenen und verarbeiteten Erythrocyten dar, welche Anschauung auf Grund von Befunden an Blutlymphdrüsen, die ja in gewisser Hinsicht der Milz sehr nahestehen, auch von LEWIS (1904), SABIN (1905) und GUTIG (1907) geteilt wird. Auch KRAUSE (1922) beschreibt in der Milz von *Lacerta agilis* Zellen mit intensiv acidophiler Granulation, die aus aufgenommenen grobscholligen Erythrocytentrummern hervorgeht. Trifft dies zu, so wurde gerade die Milz einen außerordentlich guten Boden fur die Entstehung eosinophiler Zellen abgeben und das regelmäßige Vorkommen von eosinophilen Myelocyten auch in geringer Menge wäre durchaus verstandlich. Doch bleibt die Milz bei den *Säugern* in der Lieferung eosinophiler Zellen stets weit hinter dem Knochenmark zurück und die Ansammlung größerer Gruppen derartiger Zellen gehört nur zu den gelegentlichen, aber nicht konstanten Befunden. Besonders reichlich finden sie sich beim *Pferd* (vgl. Abb. 35).

Innerhalb des lymphoiden Gewebes kommen bei den *Säugern* nur in seltenen Fällen eosinophil oder neutrophil granulierte Zellen vor; da es sich dann stets um polymorphkernige Elemente handelt, darf man wohl als sicher annehmen. daß sie aus den Blutcapillaren ausgewandert sind.

Über basophil granulierte Elemente in der Milz ist eigentlich nichts bekannt; das geht schon daraus hervor, daß LEHNER (1924) in seiner zusammenfassenden Arbeit über die Mastzellen, in welcher er auch auf ihre Entstehung im lymphoiden Gewebe und Knochenmark eingeht, nichts über ihr Vorkommen in der Milz berichtet.

In der Milz des Menschen scheinen sie nur in äußerst geringer Zahl vorzukommen; in mit Zenker-Formol oder anderen wässerigen Fixierungslösungen behandelten Organen werden sie meist überhaupt vermißt, was vielleicht mit der Empfindlichkeit der Granula gegen Wasser zusammenhängt. Dagegen konnte ich in einigen nach CARNOY oder mit Formol-Alkohol (1 : 9) fixierten Milzen in jedem Schnitt vereinzelte Zellen mit metachromatisch-basophil sich färbenden Körnchen finden, und zwar sowohl in den Gefäßen, als auch im Parenchym. Diese letzteren gleichen durchaus denjenigen des Blutes (Gefäßinhalt) in bezug auf den etwas verbogenen grobstrukturierten Kern und die Einlagerung der nach Gestalt, Größe und Zahl sehr unregelmäßigen Körnchen (Abb. 30h, i). Ihre Form ist meist rundlich, manchmal mit Fortsätzen versehen, welche die von anderen Forschern [vgl. LEHNER (1924)] beobachtete aktive Bewegung der Mastzelle bestätigen. Sie stammen sehr wahrscheinlich aus dem Blute, denn für eine Entstehung an Oit und Stelle fehlen jegliche Anhaltspunkte. Das lymphoide Gewebe der Milz ist stets frei von Mastzellen. Es finden sich keine Anzeichen dafür, daß sie hier aus lymphoiden Zellen auf heteroplastische Weise entstehen [DOWNEY (1911) und LEHNER (1924)].

Außerdem sind noch ganz vereinzelt basophil-granulierte Zellen im Bindegewebe von Kapsel und Balken zu finden; diese sind meist etwas größer (Abbildung 30k) und lassen zahlreiche feinere und gröbere Ausläufer erkennen, die mehr oder weniger dicht mit Körnchen erfüllt sind. Ihr Kern ist im allgemeinen etwas heller, häufig aber durch die sich zu dicken Klumpen zusammenballenden Granula verdeckt; diese letzteren bieten im Vergleich zu denjenigen der Blutmastzellen keine Besonderheiten.

In der Milz des *Hundes* sind im Bindegewebe des Gerüstwerks basophil-granulierte Mastzellen in größerer Zahl vorhanden; ihre Körnchen sind etwas feiner und gleichmäßiger in der Form als beim Menschen und füllen die ganze Zelle an. Sie scheinen auch resistenter gegenüber der Einwirkung von wäßrigen Lösungen zu sein; wenigstens lassen sie sich noch nach ZENKER-Formol- und Formolfixierung leicht darstellen. Das gleiche gilt für die *Maus* und *Ratte,* bei welchen Tieren Mastzellen auch in der Milz zu den gewöhnlichen Befunden gehören und gelegentlich in sehr großer Zahl auftreten können (Hautreizung durch Teerpinselung).

JOLLY und ROSELLO (1909) geben für die weiße *Ratte* an, daß die Mastzellen in der Milz schon sehr frühe im Embryo gleichzeitig mit den Riesenzellen entstehen; auch KLASCHEN (1922) erwähnt für die *Maus* das Auftreten von Mastzellen in der Milz, allerdings nur als nebensächlichen Befund. Sie erscheinen hier später als die Megakaryocyten.

RINGOEN (1923) vermochte durch subcutane Injektion von Eiweiß bei *Meerschweinchen* eine große Steigerung der Mastzellenproduktion im Knochenmark und Vermehrung derselben im Bindegewebe hervorzurufen, wo sie phagocytäre Tätigkeit entwickelten. Leider hat er die Milz nicht mit untersucht.

JORDAN (1926) tritt bei *Amphibien* und *Reptilien* neuerdings dafür ein, daß die basophil granulierten Zellen, auch der Milz, nur unreife oder degenerierende eosinophile Leukocyten seien.

c) Erythrocyten.

Unter den freien Zellen der Pulpa finden sich stets rote Blutkörperchen, kernlose bei den *Säugern*, kernhaltige bei den übrigen *Wirbeltieren*. Sie füllen die von den übrigen Zellen freigelassenen Lücken in den Reticulummaschen mehr oder weniger vollständig aus und verleihen dem Parenchym den eigentümlichen Charakter, der ihm den Namen „rote Milzpulpa" eingetragen hat. Sie gelangen in das Reticulum aus den Gefäßen (siehe später) und zeigen daher auch die gleichen morphologischen Charaktere wie die Erythrocyten innerhalb derselben. Nur ein Teil von ihnen kehrt wieder in den Blutstrom zurück; die übrigen fallen der Degeneration anheim. Es ist jedoch außerordentlich schwierig, die Größe des Erythrocytenzerfalls allein nach dem Aussehen der im Schnittpräparat vorhandenen roten Blutkörperchen beurteilen zu wollen, da die kernlosen Blutkörperchen der *Säuger* auch innerhalb der Gefäße sehr häufig Deformationen und Färbeunterschiede erkennen lassen, die lediglich auf die Vorbehandlung des Präparates zurückzuführen sind. Auch Ausstriche können hier keinen genaueren Aufschluß geben.

Bei den kernhaltigen roten Blutkörperchen der übrigen Wirbeltiere werden degenerative Vorgänge viel leichter kenntlich an der Auflösung und am Zerfall der Kerne und hier zeigt sich nun, daß neben unveränderten Erythrocyten stets auch Zellen vorkommen, die ihrer Form und Struktur nach nicht mehr als vollwertige Blutzellen aufzufassen sind.

Aber auch bei den *Säugern* kann die Menge der zugrunde gehenden Elemente einigermaßen abgelesen werden aus der Zahl der phagocytär aufgenommenen Erythrocyten (vgl. Phagocyten); es soll hier nur hervorgehoben werden, daß die Gesamtmasse der im Reticulum frei vorhandenen Blutkörperchen nicht in direkter Beziehung steht zu der Größe des Zerfalls derselben, sondern von anderen Bedingungen des Kreislaufs mit abhängig ist.

Die Verteilung der freien Erythrocyten in der Pulpa braucht nicht im ganzen Organ gleichmäßig zu sein; es kommt vor, daß einzelne Teile derselben viel mehr freie Blutkörperchen enthalten als andere. Häufig findet man die Gefäße stark gefüllt, wie injiziert, während das Reticulum nur wenig rote enthält; läßt man vor der Fixierung das Blut aus den Gefäßen auslaufen, so kann bei vorheriger starker Anschoppung des Reticulums das Umgekehrte eintreten.

Im allgemeinen liegen bei mäßiger und mittlerer Füllung die Erythrocyten um die Venen der Pulpa, manchmal einzeln und locker zwischen den übrigen Zellen, manchmal zu dickeren Haufen zusammengepreßt. Die lymphoiden Scheiden und die Follikel bleiben von ihnen frei, und auch die Randzonen derselben enthalten meist nur wenige und vereinzelte Rote. Wenn dagegen sehr viel Blut in das Reticulum übertritt, so erscheinen alle Räume bis dicht an das lymphoide Gewebe heran mit roten Blutkörperchen angefüllt; unter Umständen dringen letztere sogar in die dichteren Maschen desselben ein und werden dann auch in geringer Zahl zwischen den Zellen der Follikel gefunden. Daß sie von hier aus nicht mehr in die Gefäße zurückgelangen, sondern wohl sehr rasch zugrunde gehen und von Phagocyten aufgenommen werden, ist sehr wahrscheinlich.

Pathologisch veränderte Erythrocyten (polychromophile, basophil punktierte usw.) kommen normalerweise nicht vor; sie können aber bei der myeloischen Metaplasie der Pulpa, bei welcher ein Aufflackern der Erythropoese häufig mit beobachtet wird, auch gefunden werden [SCHMINCKE (1916); DOMINICI (1920)].

Was den Befund von kernhaltigen Erythrocyten (Normoblasten und hämoglobinhaltige Erythroblasten) anbetrifft, so ist scharf zu unterscheiden zwischen embryonalen Organen und solchen aus dem postfetalen Leben. Auch bieten die Milzen verschiedener Tiere in dieser Beziehung nicht unbeträchtliche Unterschiede.

In der Milz des erwachsenen Menschen gehört das Vorkommen unreifer roter Blutzellen stets zu den krankhaften Erscheinungen, gleichgültig, ob man dieselben auf regenerativ kompensatorische Vorgange [SCHMINCKE (1916) u. a.] oder auf zufällig eingeschwemmte Herde aus anderen blutbildenden Organen [STERNBERG (1909)] bezieht.

In der Milz eines ausgetragenen neugeborenen Kindes habe ich ganz vereinzelt kernhaltige Rote gefunden (Abb. 30 l, m), sowohl im Mesenchym als auch in den Gefäßen; da aber in diesem Falle das Parenchym mit Erythrocyten stark angeschoppt war, ist es zweifelhaft, ob es sich um eingeschleppte oder an Ort und Stelle entstandene Erythroblasten handelte. Kleinere Gruppen von Erythroblasten und Hämoblasten (vgl. Abb. 31) in engerer Verbindung mit Hämogonien (Stammzellen), waren nicht vorhanden. Im allgemeinen wird heute angenommen, daß die Erythropoese in der Milz des Menschen bei der Geburt bereits erloschen ist. Hier fehlen jedoch noch neuere eingehendere Untersuchungen.

Bei menschlichen Feten dagegen beteiligt sich zu einer gewissen Zeit das Parenchym ziemlich lebhaft an der Lieferung roter Blutkörperchen [LIFSCHUTZ (1906); NAEGELI (1909); SCHRIDDE (1908)]; doch sind die Mehrzahl der Angaben sehr unbestimmt und beschränken sich meist mit der Konstatierung der Tatsache, ohne auf die genaue Zeitdauer und Lokalisierung einzugehen. In der Milz eines Fetus von 9 cm Scheitel-Steißlänge fand ich nur ganz kleine Gruppen von lymphoiden Zellen regellos verstreut, so daß von einer Follikelbildung oder von lymphoidem Gewebe zu dieser Zeit noch keine Rede sein kann; H. FISCHER (1909) beschreibt dagegen schon bei einem etwa gleichalten menschlichen Embryo (16 cm Gesamtlänge, also etwa 4. Fetalmonat) die Follikel als in Bildung begriffen, die nach ihm aus mittelgroßen Lymphocyten bestehen sollen, während die übrige Pulpa stark „myeloisch" sei. Kernhaltige Erythrocyten kommen in größerer Zahl vor, aber regellos verstreut, teils im Reticulum, teils in den

Gefäßen; ausgesprochene Herde von solchen fehlen dagegen noch, ebenso wie
auch von unreifen Granulocyten. Es kann also in diesen jungen Stadien höchstens
von einem Beginn der blutbildenden Tätigkeit in der Milz gesprochen werden,
die dann etwa im 4. Monat des Fetallebens einsetzen würde.

Ganz anders verhält es sich damit bei etwas älteren Embryonen. In der
Milz eines Fetus von 10,5 cm Scheitel-Steißlänge sind die kernhaltigen Roten
viel zahlreicher und ebenfalls über die ganze Pulpa verteilt; daneben kommen
aber auch Hämoblasten in kleineren Gruppen vor, untermischt mit Erythroblasten, so daß nunmehr an der lokalen Entstehung kein Zweifel mehr auf-
kommen kann. Auch die lymphoiden Zellen haben sich bedeutend vermehrt, doch

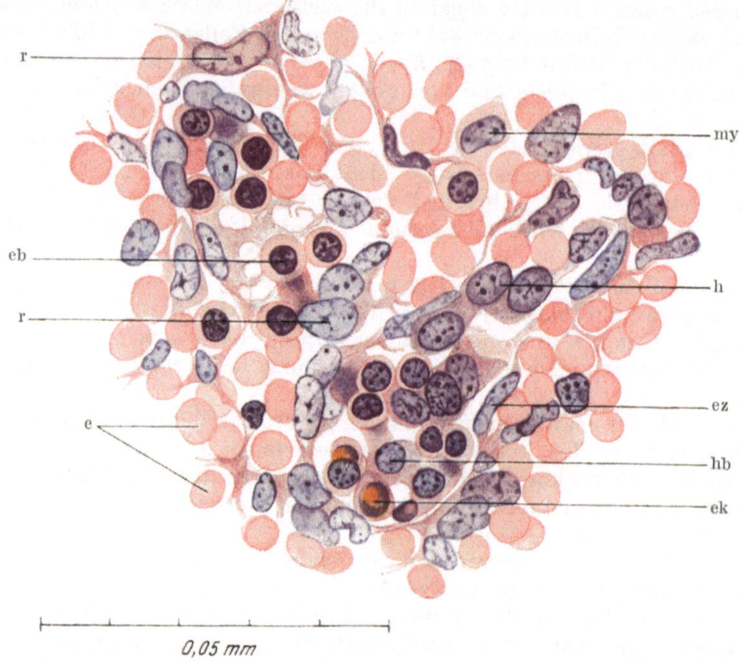

Abb. 31. Blutbildungsherde aus der roten Pulpa der Milz eines menschlichen Fetus von 12,5 cm
Scheitel-Steißlange. Zenker-Formol; Toluidinblau-Orange G-Eosin. Erythropoese, die z. T. im
Mesenchym der Pulpa, z. T. innerhalb der capillaren Milzvenen lokalisiert ist. ez Endothelzellen;
h Hämogonien (Stammzellen); hb Hamoblast; eb Erythroblast; r Reticulumzelle; ek Erythroblast mit
degenerativ verandertem Kern; e reife Erythrocyten; my Myeloblast. Gez. von Frl. E. Schmidt.

kann selbst jetzt noch nicht von eigentlich lymphoidem Gewebe gesprochen
werden, da sich dazwischen noch zahlreiche andere Zellen, vor allem auch kernlose Rote einschieben. Ob die Blutbildungsherde zu bestimmten Stellen der
Pulpa eine engere Beziehung zeigen, ist nicht ganz einfach zu entscheiden.
Es sind zwar schon zahlreiche mit Endothel begrenzte Gefäße vorhanden, doch
sind sie meist noch eng und schwer zu verfolgen, so daß sich kaum feststellen läßt,
ob sie noch auf weitere Strecken in offenem Zusammenhang mit den Reticulummaschen der Pulpa stehen. Die Granulopoese ist auch hier noch sehr gering.

Die klarsten Bilder ergibt ein Fetus von 12,5 cm Scheitel-Steißlänge. Hier
beginnt zunächst das lymphoide Gewebe sich durch reichlichere Vermehrung
seiner Zellen besser abzugrenzen, obwohl ausschließlich lymphoide Umschei-
dungen der Arterien oder gar Follikelbildung auch jetzt noch nicht vorhanden
sind; das Parenchym gleicht in diesem Stadium sehr demjenigen eines niederen
Wirbeltieres. Die Blutbildungsherde sind außerordentlich auffallend (Abb. 31).

Man findet allenthalben größere Gruppen von Zellen, in welchen basophile Stammzellen (Hämogonien) mit kleineren Hämoblasten von wechselnder Plasmabeschaffenheit [MOLLIER (1909)] und kernhaltigen Roten beisammenliegen, so daß die Umbildung sich einwandfrei verfolgen läßt. Besonders interessant ist nun, daß die Erythropoese nicht auf das Reticulum beschränkt bleibt, sondern sich gerade in den sinusartigen, gegen früher bedeutend erweiterten Capillaren mit besonderer Vorliebe findet (Abb. 31); doch läßt sich jetzt auch leicht nachweisen, daß diese Sinus noch nicht überall scharf gegen die Pulpa abgegrenzt sind, sondern durch größere oder kleinere Unterbrechungen mit ihr in Verbindung stehen, wie das z. B. in Abb. 31 in der Mitte zu sehen ist. Eine intracapilläre Blutbildung kommt nun beim Menschen außerordentlich selten vor, und es wäre dieser eigenartige Vorgang vielleicht so zu erklären, daß gleichzeitig mit dem Auftreten ausgedehnterer Blutbildungsherde sich aus dem Mesenchym neue Blutbahnen herausdifferenzieren, die dann Anschluß an die bereits vorhandenen Capillaren gewinnen. Während bei jüngeren Embryonen im Reticulum der Pulpa nur wenige mit ausgesprochener Endothelwand versehene Gefäße sich finden, sind solche bei älteren Feten schon zahlreich vorhanden. Ihre Entstehung durch Aussprossung bereits geordneter Endothelzellen anzunehmen ist nicht notwendig, denn abgesehen davon, daß sie sich nicht nachweisen läßt, ist ja das zum Aufbau der Gefäßwand benötigte Gewebe allenthalben im Reticulum gegeben. So können die anfänglich im Mesenchym befindlichen Blutbildungsherde allmählich abgegrenzt und in die Bahn des langsam strömenden Blutes hineingebracht werden, wo sie dann nach und nach ausreifen und verschwinden. Wie lange das dauert, vermag ich leider nicht anzugeben; denn bei den beiden nächstälteren Feten, die mir zur Verfügung standen (19 und 25 cm Scheitel-Steißlänge) ist die Neubildung roter Blutkörperchen im Milzparenchym nahezu vollständig abgeklungen. Nur ganz selten noch findet man Erythroblasten in Gruppen von 3—4 Zellen innerhalb und außerhalb der Gefäße; doch bleiben vereinzelt zwischen den übrigen Zellen des Parenchyms liegende kernhaltige Rote vorerst noch ein häufiger Befund.

Auch kugelige Körper, die nach Größe und Färbung den Erythroblastenkernen entsprechen, aber keinen Protoplasmahof erkennen lassen und fast homogen erscheinen, sind bei den älteren Embryonen in ziemlich großer Zahl vorhanden. Daß es sich dabei um ausgestoßene und zugrunde gehende Kerne ausgereifter Erythrocyten handelt, ist sehr wahrscheinlich; doch läßt sich auch Abschnürung kleinerer Kernteile und Ausstoßung derselben nicht selten beobachten. Bei den letzten Embryonen zeigt sich das lymphoide Gewebe schon deutlich entwickelt, besteht aber in der Hauptsache auch hier noch aus Makro- und Mesolymphocyten ohne scharfe Grenze gegenüber der erythrocytenhaltigen Pulpa und ohne Ausbildung einer Randzone. Die Lieferung von Granulocyten ist ebenfalls im Verhältnis zu den jüngeren Stadien noch sehr rege.

Demnach ist bei menschlichen Feten eine Erythropoese in der Milz nur während einer verhältnismäßig kurzen Zeitspanne vorhanden; sie beginnt etwa zu Ende des 4. Monats, steigt rasch an bis zu ihrem Höhepunkt, der gegen Ende des 5. Monats erreicht wird, und klingt dann langsam wieder ab, um gegen den 7. bis 8. Monat hin völlig zu verschwinden. Die Granulopoese dauert länger an, erreicht aber niemals so hohe Grade; die eigentliche Ausbildung und Differenzierung des lymphoiden Gewebes erfolgt dagegen erst mit dem Verschwinden der Myelopoese.

Bei Tieren scheint die Erythropoese der Milz langer anzudauern und starker ausgesprochen zu sein als beim Menschen. In der Pulpa bei jungen etwa 2 Wochen alten *Hunden* sind allenthalben noch ganze Herde von Erythroblasten nachzuweisen (Abb. 32) in einem verhaltnismaßig dichten Reticulum, das sich nur schwer ausspulen laßt; selbst bei 6 Monate alten *Hunden* gehören kernhaltige rote Blutkörperchen in der Pulpa nicht zu den Seltenheiten. Bei der *Katze* sind die Blutbildungsherde nicht so ausgepragt, sondern auf kleine mehr diffus verstreute Stellen verteilt; sie bleiben aber ebenfalls vereinzelt bis lange nach der Geburt erhalten.

Takagi (1923) findet bei jungen *Hunden* die Pulpastrange sehr unregelmaßig mit undeutlich abgegrenztem Venensinus; sie enthalten anfanglich noch sehr reichlich kernhaltige Rote, die nach dem 2. Monat abzunehmen beginnen und dann allmählich verschwinden. Auch die Leukopoese geht langsam zuruck, dauert aber langer an als die Erythropoese.

Über die Beteiligung der Milz an der Lieferung roter Blutzellen bei den ubrigen *Wirbeltieren* ist kaum etwas bekannt, meist wird nur das lymphoide Gewebe berücksichtigt [Hoyer (1892 und 1894), Hoffmann, Ecker-Gaupp (1904), Gadow (1891), Rauther (1924), Krause (1922, 1923)] und stillschweigend angenommen, daß die im Reticulum vorhandenen freien Zellen aus dem Blute oder den Follikeln stammen. Dagegen wird fast stets erwähnt, daß rote Blutkörperchen zugrunde gehen.

Laguesse (1890) beschreibt für die *Teleostier* die Entstehung von Erythrocyten aus indifferenten farblosen, fast nur aus einem Kern bestehenden Zellen. Bei den *Selachiern*

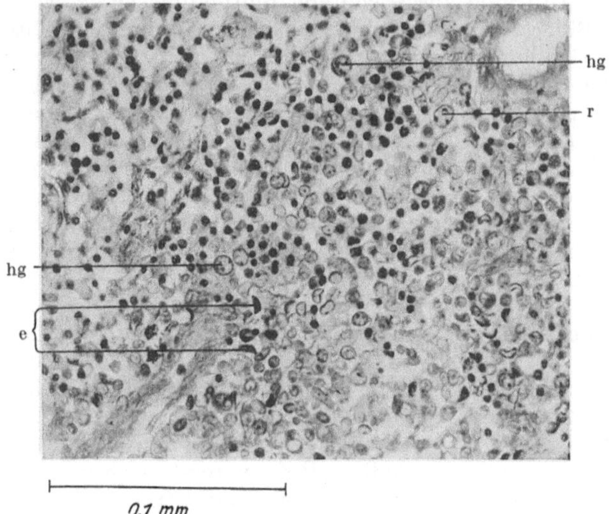

Abb. 32. Blutbildungsherde in der Milz eines jungen etwa 2 Wochen alten *Hundes;* Milz kurz mit Ringerlösung durchspult. Zenker-Eisessig; Brasilin. r Reticulumzelle; hg Hamogonien; e kernlose Erythrocyten; die schwarzen Kerne gehören in verschiedenem Grade hamoglobinhaltigen Zellen an.

behält die Milz nach den Untersuchungen von Maximow (1923) dauernd erythropoetische Funktion, nachdem diese im embryonalen Zustand wahrend eines kurzen Zeitraums durch die Lieferung von Spezialgranulocyten verdrängt worden war.

Über die *Amphibien* liegt eine neuere Arbeit von Alder und Huber (1923) vor, die sowohl von *Salamandern* und *Tritonen* als auch von einer Reihe von *Anuren* Ausstrichpräparate von der Milz untersuchten und stets eine große Anzahl von Hämocytoblasten fanden mit allen Übergangsstufen zu reifen roten Blutkörperchen. Erstere sind kleine lymphocytenahnliche Stammzellen, die sich unter Verlust der Basophilie und Änderung der Kern- und Plasmastruktur zu den bekannten elliptischen Erythrocyten umbilden, die aber nichts mit Lymphocyten zu tun haben. So kommen beide Forscher zu dem sehr merkwürdigen Ergebnis (als Anhänger der dualistischen Lehre Naegelis), daß bei Amphibien die Erythropoese in der Milz sehr lebhaft ist, diese Tiere aber keine Lymphocyten besitzen.

Auch Chlopin (1925) hat in Kulturen vom Milzgewebe des *Axolotls* die Histiogenese hamoglobinhaltiger Zellen aus freigewordenen typischen Reticulumzellen beobachtet, die sich wahrend des Differenzierungsprozesses noch weiter vermehrten.

Nach eigenen Untersuchungen (1926) ist bei den *Urodelen (Axolotl)* die Erythropoese in der Milz dauernd sehr ausgesprochen, ihr gegenüber tritt die Bildung von Granulocyten stark zuruck. Nakajima (1928) fand bei einigen *Urodelen* und *Anuren,* daß die Erythropoese im Winter aufhört.

Wieder anders scheinen sich die *Reptilien* zu verhalten; Dantschakoff (1916) betont ausdrücklich, daß die Milz von *Tropidonotus natrix* in keinem Stadium ihrer Entwicklung ein erythropoetisches Organ darstelle. Dies wurde von JORDAN und FLIPPIN (1913) schon für einige *Chelonier* festgestellt.

Ähnliche Verhältnisse liegen bei den *Vögeln* vor; auch hier werden Erythrocyten nur innerhalb der Gefäße homoioplastisch und heteroplastisch gebildet, während sich im Mesenchym nur granuläre Formen entwickeln [DANTSCHAKOFF (1909 und 1916)]. Bei ausgewachsenen *Vögeln* [*Taube*, KRAUSE (1923)] scheint keine Erythropoese mehr stattzufinden. Dasselbe bestätigt MJASSOJEDOFF (1926) für das *Huhn*.

Während also bei niederen *Wirbeltieren* neben der Lieferung von lymphoiden Zellen und in geringerem Grade auch von Granulocyten die Bildung von Erythrocyten in der Milz während des ganzen Lebens fortdauert, tritt dieselbe bei den *Sauropsiden* ganz zurück; bei den *Säugern* ist die erythropoetische Funktion während des Embryonallebens stark ausgesprochen, so daß neben ihr die Entstehung von Granulocyten und selbst von Lymphocyten kaum in Betracht kommt. Doch ist die Dauer der Erythropoese bei einzelnen Arten sehr verschieden; bei manchen (z. B. *Hund* und *Katze*) reicht sie noch weit in das postfetale Leben hinein; beim Menschen jedoch erlischt sie bereits vor der Geburt.

d) Megakaryocyten.

Mehrkernige oder gelapptkernige Riesenzellen, die denjenigen des Knochenmarks entsprechen und für das myeloide Gewebe charakteristisch sind, sog. Megakaryocyten von HOWELL (1891), fehlen in der Milz des erwachsenen Menschen vollständig. Es finden sich auch keine Anzeichen dafür, daß derartige Zellen abortiv gebildet werden und wieder zugrunde gehen. Dagegen kommen sie bei menschlichen Feten vor, allerdings nur während einer kurzen Periode, die etwa derjenigen der Bildung roter Blutkörperchen entspricht, und auch dann nur in sehr geringer Zahl (etwa 3—4 Zellen pro Schnitt). Sie liegen stets vereinzelt zwischen den übrigen freien Zellen der Pulpa, niemals zu kleinen Gruppen vereinigt. Ihre Form ist meist rundlich mit im Verhältnis zur Größe sehr kleinen etwas spitzen Ausläufern, die sich oft nicht ganz scharf abgrenzen lassen (Abbildung 33a), oder leichten Eindellungen an der Oberfläche, durch den Druck der Nachbarelemente hervorgerufen. Das Cytoplasma erscheint sehr dicht, eher fein granulär als schaumig in seiner Struktur; deutliche Vakuolen lassen sich nicht nachweisen. Die äußere Zone des Plasmas ist meist ausgesprochen heller als die innere und zeigt ein fast homogenes, durchsichtiges Aussehen (Abb. 33a); es färbt sich nahezu stets acidophil, läßt aber auch gelegentlich verwaschene blaue (basophile) Flecken erkennen. Einschlüsse im Plasma finden sich nur selten, dann meist in Form unscharf begrenzter und unregelmäßiger dunkler Körnchen (Abb. 33f).

Der Kern entspricht in seinen Dimensionen der Größe der Zelle, ist aber gewöhnlich nicht rund oder länglich, sondern zeigt Ausbuchtungen und Einkerbungen in wechselndem Grade. Auch mehrkernige Riesenzellen kommen vor, aber selten (Abb. 33b). Seine Struktur ist im allgemeinen nicht sehr dicht, das Chromatin netzförmig verteilt mit einzelnen gröberen Schollen an den Knotenpunkten; sicher als solche kenntliche Nucleolen fehlen.

Um über ihre Entstehung etwas Bestimmtes aussagen zu können, war mein Material zu gering. Sie scheinen aus großen freien lymphoiden Zellen hervorzugehen durch Zunahme an Größe und Verlust der Plasmabasophilie. Manchmal findet man aber auch Zellen, die durch feine Ausläufer noch mit dem Reticulum in Verbindung zu stehen scheinen (Abb. 33b), was für ihre Herkunft aus Mesenchymzellen sprechen würde [vgl. auch KATZENSTEIN (1926)]. Der Unterschied wäre jedoch dann nur ein gradueller, indem das exzessive Wachstum schon vor der endgültigen Loslösung der Zelle aus dem syncytialen Verband einsetzt. Mitosen konnte ich in diesen Zellen nicht wahrnehmen, auch keine deutlichen Degenerationserscheinungen, wenn nicht die Zerstückelung

der Kerne und eine geringe Verdichtung der Chromatinanordnung schon als
solche aufgefaßt werden müssen. Bei den älteren Embryonen waren keine
Riesenzellen mehr vorhanden.

Bei vielen *Säugetieren* kommen Megakaryocyten in der roten Milzpulpa in
großer Zahl als regelmäßiger Befund vor. Nach de Kervily (1912) fehlen sie
beim *Affen*, ebenso wie beim Menschen und auch bei der *Ziege*; bei den Insekti-
voren sollen sie besonders zahlreich sein; man trifft sie aber auch bei *Hund*,

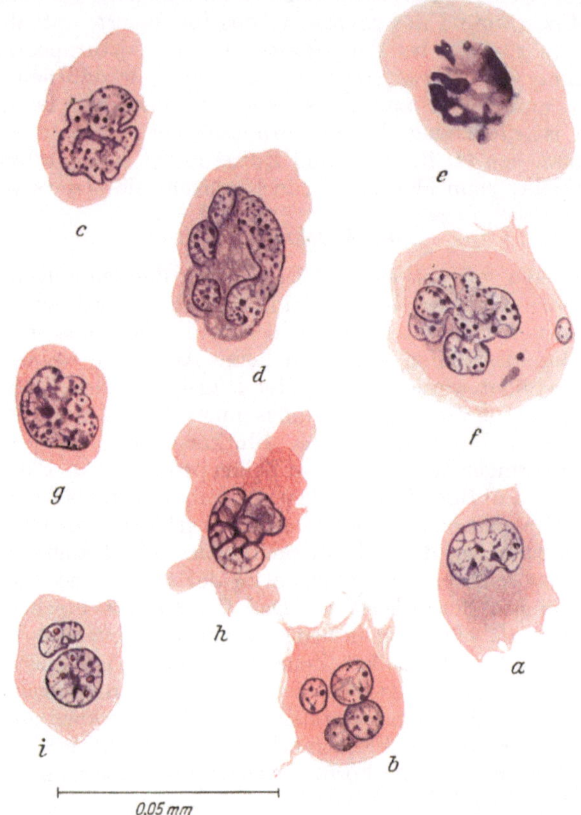

Abb. 33 a—i. Megakaryocyten aus der roten Milzpulpa. a Von einem menschlichen Fetus von 10,5 cm
Scheitel-Steißlange. Zenker-Formol; Toluidinblau-Orange G-Eosin. b Von einem menschlichen
Fetus von 12,5 cm Scheitel-Steißlange. Zenker-Formol; Hämatoxylin-Eosin. c—d Von der *Katze*.
Zenker-Formol; Hamatoxylin-Eosin. e—f Vom *Hunde*. Zenker-Formol; Toluidinblau-Orange
G-Eosin. g—h Vom *Igel*. Zenker-Formol; Hämatoxylin-Eosin. i Von einem etwa 6 cm langen
Embryo von *Didelphys*. Susa; Toluidinblau-Orange G-Eosin. Gez. von Frl. E. Schmidt.

Katze, Kaninchen, Meerschweinchen, Fledermaus, Haselmaus, Maus und *Ratte*,
nach Sobotta (1914) auch beim *Delphin* und *Bären*. Klieneberger (1927)
hat bei einigen *Affen* (die Art wird nicht genannt) neuerdings Riesenzellen gefunden; er beschreibt sie jedoch nicht näher.

Ihr Bau gleicht im wesentlichen demjenigen der Megakaryocyten der menschlichen Feten, nur erreichen sie oft eine noch beträchtlichere Größe, und die
Kernform zeigt im einzelnen kleine Unterschiede (Abb. 33c—i). Bei der *Katze*
erscheint der Kern napfförmig ausgehöhlt mit unregelmäßig, aber nicht sehr
tief gelappten Rändern (Abb. 33c und d), beim *Hunde* hochgradig zerschnürt,
so daß die einzelnen Teile oft nur durch feine Fäden zusammenhängen und sich
in der bizarrsten Weise überknäueln (Abb. 33e und f); beim *Igel* ist der Kern

von der Oberfläche her durch Furchen eingeschnitten, ohne daß es zu einem Auseinanderweichen der einzelnen Teile kommt (Abb. 33g und h), bei *Didelphys* häufig in zwei Lappen geteilt, deren Zusammenhang durch eine dünne Substanzbrücke sich aber ebenfalls fast stets nachweisen läßt (Abb. 33i). Die Struktur der Kerne ist meist ziemlich grob, schollig oder mehr fädig, je nach dem Alter der Zelle, mit welchem die Verklumpung des Chromatins zunimmt. Bei jüngeren oder embryonalen Riesenzellen lassen sich auch noch nucleolenartige Körperchen in verschiedener Zahl im Kern darstellen (Abb. 33i).

Das Cytoplasma erscheint wie bei den Megakaryocyten der menschlichen Feten sehr dicht und gleichmäßig gebaut, seltener vakuolär wie in Abb. 33g—i; eine besondere Schichtung [HEIDENHAIN (1894)] mit Ausnahme des oft helleren homogenen Randes ist vielleicht nur nach bestimmter Vorbehandlung zu beobachten. Phagocytierende Riesenzellen findet REITANO (1921) in der Milz der *Katze,* und zwar sollen jugendliche Megakaryocyten rote Blutkörperchen aufnehmen; weiße Blutzellen finden sich nur in älteren nach WRIGHT granulierten Riesenzellen, namentlich in solchen, deren Kerne sich teilen oder schon in Degeneration begriffen sind.

Die Megakaryocyten liegen unregelmäßig in der Pulpa verstreut zwischen den Sinus und können oft eine Reticulummasche ganz ausfüllen (Abb. 33f); im lymphoiden Gewebe kommen sie nicht vor [KLASCHEN (1922)]; bei der *Maus* sollen sie sich mit besonderer Vorliebe in der Nähe von Kapsel und Trabekel ansammeln.

Über die Entstehung der Riesenzellen in der *Mäuse*milz berichtet KLASCHEN (1922); sie gehören zu den am frühesten in embryonaler Zeit sich aus lymphoiden Elementen herausbildenden Zellen und gehen auch später noch aus lymphatischen Vorstufen hervor durch Zunahme ihrer Masse, nicht durch Verschmelzung mehrerer Zellen [BLUMENTHAL (1904); DI GUGLIELMO (1923); GANDOLFO (1925)]. Auch der Kern entsteht durch Volumzunahme, Oberflächenvergrößerung, Einschnürungs- und Abschnürungsvorgänge. KLASCHEN bestreitet damit die von F. LEWY (1921) für die Riesenzellen des Knochenmarks vertretene Anschauung, daß diese aus Myelocyten abstammen, bei welchen die Kerne nach vorheriger atypischer mehrpoliger Teilung nachträglich wieder verschmelzen. JORDAN (1918) nimmt eine amitotische Kernzerschnürung mit unterdrückter Plasmateilung an. Von HEIDENHAIN (1894) sind dagegen für die Riesenzellen des *Kaninchens* mehrpolige Mitosen nachgewiesen worden, ebenso wie das Vorhandensein zahlreicher Centriolen. Dies wird zwar von KLASCHEN (1922) in Abrede gestellt; doch gibt er zu, gelegentlich Vorgänge wie schlecht durchgeführte pluripolare Mitosen beobachtet zu haben.

In Kulturen von Lymphknotenteilen des *Kaninchens,* welchen Milz- und Knochenmarkextrakt beigesetzt worden war, konnte SHIOMI (1925) die Entstehung von Riesenzellen durch Verschmelzung mehrerer lymphoider Elemente wahrnehmen. Auch BARTA (1925) gibt an, daß aus Lymphocyten in Kulturen Riesenzellen hervorgehen, entweder durch amitotische Kernteilung ohne nachfolgende Durchschnurung des Plasmas oder durch Verschmelzung mehrerer vorher geteilter Zellen. Er bezieht diese Vorgange jedoch auf den Mangel an Sauerstoff im Kulturmedium, da er in dunnen mit der Luft reichlich in Beruhrung stehenden Kulturen niemals Riesenzellenbildung beobachten konnte.

H. W. LEWIS und R. T. WEBSTER (1921), welche ebenfalls Riesenzellen in Kulturen aus menschlichen Lymphknoten sahen, drucken sich uber deren Entstehung sehr vorsichtig aus, da sie weder die Verschmelzung großer wandernder Zellen, noch auch amitotische Vorgänge an den Kernen mit Sicherheit festzustellen vermochten. Die Riesenzellen zeigten einen granular strukturierten zentralen Bezirk, umgeben von einer Zone von Lipoidtröpfchen. Die Mitochondrien waren zahlreich meist in Form gewundener Stabchen an der Peripherie der Zellen vorhanden.

Nicht selten lassen die Riesenzellen auch größere plumpe Fortsatze erkennen, die auf eine gewisse selbstandige Beweglichkeit hinweisen (Abb. 33h). Diese scheint nach den Angaben von KLASCHEN (1922) bei manchen Reizzustanden (intravenöse Injektion von Caseosan) vermehrt zu sein[1] und oft zu ganz abenteuerlichen Formen des Protoplasmas zu führen. Ein Eindringen der Megakaryocyten in die venösen Capillaren wird nicht beobachtet; doch können sie protoplasmatische Ausläufer durch die Öffnungen der Venenwand in den Blutstrom vorschicken [Klaschen (1922); Schridde (1907)].

Offenbar sind die Megakaryocyten sehr vergängliche Gebilde; denn bei ausgewachsenen Tieren läßt stets eine große Anzahl unter ihnen mehr oder weniger starke Rückbildungserscheinungen erkennen, die sich vor allem am Kern äußern; dieser zerfällt entweder unter fortschreitender Verklumpung seines Chromatins und Schwund seiner Membran (Abb. 33e), oder das Chromatin wird aufgelöst und verschwindet, so daß der Kern oft nur mehr als blasser Schatten in der Zelle wahrnehmbar ist. Über die Vorgänge, welche die Degeneration und Regeneration der Riesenzellen hervorrufen, sind wir noch völlig im unklaren; hier fehlen auch noch jegliche experimentellen Untersuchungen.

Auch die Bedeutung der Megakaryocyten ist durchaus noch nicht geklärt; seit den Untersuchungen von Wright (1906, 1910) ist man geneigt, die Entstehung der Blutplättchen mit dem Zerfall ihrer protoplasmatischen Fortsätze in Zusammenhang zu bringen, doch gelingt es kaum, diesen Vorgang an einem gewöhnlichen Schnittpräparat zu verfolgen. Dagegen hat di Guglielmo (1920) an Ausstrichpräparaten von der Milz der *Katze* gezeigt, daß bei May-Grünwald-Giemsafärbung das Protoplasma von feinsten purpurvioletten Körnchen durchsetzt ist, die an manchen Stellen gleichmäßig verteilt sind, an anderen jedoch, vor allem in den gröberen Ausläufern, sich in kleinen Häufchen angeordnet zeigen, die wiederum von einem hellen homogenen Hof umgeben sind. Werden die Fortsätze abgeschnürt oder zerfällt das Cytoplasma, so werden die einzelnen Körnchengruppen mit ihrem Hof als Thrombocyten frei. Damit käme die Milz auch als Blutplättchen lieferndes Organ in Frage, wenigstens bei denjenigen Tieren, bei welchen sich in ihr Riesenzellen finden.

Diese letztere Ansicht teilen auch Weidenreich und Downey (1912), nur stellen sie den Vorgang der Plättchengenese anders dar; nach ihnen sollen sich von den größeren lymphoiden Zellen der Follikel und der Pulpa größere oder kleinere Protoplasmateilchen, abschnuren, die sich in bezug auf den Grad ihrer Basophilie zunächst noch nicht von den Lymphocyten, von denen sie abstammen, unterscheiden und die frei in der Lymphe treiben; uber ihr weiteres Schicksal wird nicht berichtet.

Jordan (1918) fand in den Megakaryocyten des Menschen, einiger *Säuger (Schwein, Kaninchen, Katze)* und einiger *Chelonier (Caretta, Chelydra* und *Cistudo)* zahlreiche Erythrocyten und Erythroblasten eingelagert, so daß er sogar an die intracelluläre Entstehung von Erythrocyten daselbst denkt bei gesteigertem Bedürfnis. Die Riesenzellen der Milz hat er daraufhin nicht speziell untersucht. Reitano (1921) betrachtet lymphoblastische Riesenzellen als Erythrophagen; im Laufe ihrer Entwicklung ändern sie ihre Funktion und liefern Thrombocyten.

Bei den übrigen *Wirbeltieren* scheinen keine Riesenzellen im Parenchym der Milz vorzukommen; speziellere Angaben hierüber fehlen. In der Milz der *Taube,* der *Ringelnatter,* bei *Lacerta* und *Testudo* habe ich sie nicht gefunden; auch bei den Amphibien kann nicht von Megakaryocyten gesprochen werden, wiewohl hier manche der Reticulumzellen eine ganz beträchtliche Größe erreichen können. Ebenso werden Megakaryocyten bei den meisten *Fischen* vermißt; doch können unter Umständen mehrkernige Riesenzellen durch tangential angeschnittene dicke Capillarhülsen vorgetäuscht werden.

---

[1] Eine außergewöhnlich starke Zunahme der Megakaryocyten, unter welchen ein großer Teil weitgehende Degenerationserscheinungen erkennen ließ, konnte auch ich gelegentlich, aber durchaus nicht regelmäßig in der Milz von *Mäusen* beobachten, die längere Zeit mit Teer gepinselt worden waren. Ob es sich in diesen Fällen um eine Folge der spezifischen Reizwirkung handelte, möchte ich dahingestellt sein lassen; da bei der Mehrzahl der in gleicher Weise behandelten Tiere ein derartiger Befund vermißt wurde, ist es wahrscheinlicher anzunehmen, daß die Reaktion von seiten der Riesenzellen zum mindesten nicht vorwiegend durch die Teerbehandlung verursacht wurde, sondern hierbei noch andere durch die Konstitution der Gewebe bedingte Momente eine sehr wichtige Rolle spielen [vgl. Hartmann und Pauli (1926)].

e) Phagocyten und speichernde Zellen (Reticulo-Endothel).

Daß in der Milz Zellen vorkommen, welche in ihrem Plasmaleib Fremdkörper und andere Zellen aufnehmen und verarbeiten, ist eine Tatsache, die schon den älteren Forschern bekannt war [Kölliker (1847); Billroth (1857, 1862); Ecker (1847, 1848); vgl. auch v. Ebner (1899a)]. Sie bieten eine so auffällige und verschiedenartige Erscheinung, daß sie nicht leicht zu übersehen sind.

Es handelt sich bei ihnen ebenfalls nicht um Elemente, welche ausschließlich im Gewebe der Milz angetroffen werden, sondern um Zellen, die sich auch sonst im Bindegewebe und anderen blutbildenden Organen finden, und die von Metschnikoff (1892), dem wir die ersten Untersuchungen hierüber verdanken, als Makrophagen bezeichnet wurden, im Gegensatz zu den gewöhnlichen phagocytierenden Blutleukocyten, den Mikrophagen. Heute ist der Begriff des Makrophagen kein ganz einheitlicher mehr, da offenbar die Fähigkeit der Phagocytose verschiedenen Zellen zukommt, die allerdings in gewissen Beziehungen zueinander stehen.

Auf Grund des Verhaltens gegenüber vital injizierten Farbstoffen versucht man nunmehr alle diese Zellen wieder zu einem einheitlichen System, dem reticulo-endothelialen Apparat zusammenzufassen (vgl. S. 439) und bezeichnet die ihm zugehörigen Zellen als freie oder fixe Histiocyten.

Soweit die Histiocyten in anderen Organen und Geweben in Betracht kommen, sei auf den Abschnitt über Bindegewebe und blutbildende Gewebe von Maximow (Bd. 2, 1. Teil) verwiesen, wo auch die genetischen Beziehungen dieser Zellen ausführlich erörtert werden; hier sollen nur die den Phagocyten der Milz zukommenden Besonderheiten Erwähnung finden.

Zunächst sei festgestellt, daß die Art der gespeicherten Substanzen sehr verschieden sein kann (Trümmer zerfallender roter und weißer Blutzellen, Farbstoffe, Pigmente, Lipoide, Eisen), und daß an der Speicherung selbst sich verschiedene der in der Milz vorhandenen Elemente beteiligen (Reticulumzellen, freie lymphoide Zellen, Endothelien der Sinus, Bindegewebszellen). Daraus ergibt sich dann die weitere Frage, inwieweit die Phagocytose in der Milz zu den normalen Vorgängen daselbst zu rechnen ist und welcher Bestandteil ihrer Zellen diese Funktion übernimmt. Daß Injektionen von kolloidalen oder körnigen Farbstoffen, von Eisensalzen oder besonderen Blutgiften hier außergewöhnliche Verhältnisse schaffen, die unter Umständen ein verzerrtes Bild des normalen Geschehens geben können, ist klar; andererseits wird aber dadurch auch ein Einblick in das Geschehen selbst und die Beziehungen verschiedener Zellen zu demselben gegeben.

Die meisten neueren Arbeiten beschäftigen sich mit der Untersuchung der Phagocytose nach experimentell eingeführten Substanzen im allgemeinen und berücksichtigen den Vorgang in der Milz meist nur, in soweit deren Elemente dem retikulo-endothelialen System zugehören.

Über die Ausdehnung der normalerweise in der Milz sichtbar werdenden phagocytären Tätigkeit der Zellen liegen dagegen nur sehr wenig positive Angaben vor. Es mag das auch damit zusammenhängen, daß man auch in dieser Beziehung recht wechselnde Verhältnisse antrifft, die überdies bei verschiedenen Tierarten sich wiederum verschieden darstellen, so daß sich die einzelnen Befunde nicht ohne weiteres miteinander vergleichen lassen. Es soll nun zunächst die phagocytäre Tatigkeit des nicht unter abnormen Bedingungen stehenden Organs geschildert und erst dann auf die experimentellen Untersuchungen und Ergebnisse eingegangen werden, soweit sie für die Milz von Wichtigkeit sind.

Als besonders charakteristisch gilt die Aufnahme und Zerstörung roter Blutkörperchen von seiten gewisser Milzelemente, was die älteren Autoren veranlaßt hat von „Blutkörperchenhaltigen Zellen“ der Milz zu sprechen. Kölliker (1847) beschrieb als erster derartige Zellen als besonders schön erkennbar in der *Frosch*milz, beobachtete sie aber auch bei einigen *Säugern* und wies bereits auf die Schwankungen in der Häufigkeit ihres Vorkommens hin. Kusnetzoff (1873) fand bei *Säugern* und namentlich *Vögeln* Phagocyten in der Milz, welche 1—5 rote Blutkörperchen enthielten; er konnte auf dem geheizten Objekttisch sogar deren Aufnahme, sowie ihren Zerfall in mehrere Bruchstücke verfolgen; er vermißte sie aber, wenn die Tiere längere Zeit gehungert hatten. Auch v. Ebner (1899a) erwähnt derartige Zellen und bildet einen Erythrophagocyten vom *Meerschweinchen* ab (S. 272, Abb. 1049). Weidenreich (1904) vermutet, daß die Erythrocyten in der Milz (ebenso wie in Blutlymphknoten und im Knochenmark und vielleicht auch schon im strömenden Blute) zunächst in kleinere Schollen zerfallen und erst diese dann von leukocytären Zellen aufgenommen werden, die sich weiter zu eosinphilen Zellen umbilden; diese Ansicht hat sich jedoch durchaus nicht bestätigen lassen. Doan und Sabin (1926) nehmen an, daß sich schon eine größere Anzahl von Erythrocyten im strömenden Blut selbst in unregelmäßige, zum Teil sehr feine Bruchstücke aufteilen, welche sehr rasch von Endothelzellen festgehalten werden und dann auf noch nicht geklärte Weise verschwinden. Auch Helly (1921) gibt an, daß unter physiologischen Bedingungen gealterte Erythrocyten von in der Milzpulpa und den Sinus befindlichen Zellen durch Phagocytose aufgenommen und zerstört werden; ebenso berichtet Eppinger (1921) über die Möglichkeit den Erythrocytenabbau in der Milz auch histologisch nachzuweisen.

Daß die sichtbare Zerstörung der roten Blutkörperchen nicht nur in der Milz, sondern auch in anderen Organen stattfindet, wird ebenfalls häufig erwähnt [vgl. die Referate von Helly (1921) und Eppinger (1921); ferner v. Schumacher (1913) und Thomé (1898)].

Nachdem durch physiologische und chemische Untersuchung sich feststellen läßt, daß Blutkörperchen andauernd in großen Mengen zugrunde gehen, wäre zu erwarten, daß die morphologischen Befunde hiermit übereinstimmen; dennoch gelingt es bei vielen *Säugetieren* und vor allem auch beim Menschen nur sehr schwer, den histologischen Nachweis ihres Abbaues zu erbringen. Wir dürfen deshalb wohl annehmen, daß die Phagocytose von Erythrocyten nur einen besonderen Fall ihrer Zerstörung darstellt, oder daß die aufgenommenen roten Blutkörperchen so rasch von den Phagocyten assimiliert werden, daß die Identifizierung der ersteren vermittels unserer Färbemethoden nicht mehr möglich ist.

Durchsucht man Milzschnitte mit besonderer Hinsicht auf den Zerfall roter Blutkörperchen, so findet man wohl stets eine große Menge von ihnen, bei welchen durch die Schnittführung oder durch Verkrümmung in schmalen Mesenchymspalten oder durch ungleichmäßige Färbung und Fixierung Anzeichen einer Zerstückelung oder Degeneration vorgetäuscht werden können, die in Wirklichkeit gar nicht vorhanden zu sein braucht (Abb. 34a); auch in kleine Gefäße mit dünner Wand eingezwängte Erythrocyten können gelegentlich den Anschein erwecken, als seien sie innerhalb einer Zelle eingeschlossen (Abb. 34a, b); dies gilt besonders für die engen Capillaren der Follikel. Meist läßt sich dann bei der Untersuchung mit stark vergrößernden Systemen doch noch ein schmaler Spalt zwischen den eingeschlossenen Blutkörperchen und den angrenzenden Endothel- oder Reticulumzellen nachweisen. Zellen, welche mit Sicherheit in ihrem Plasmaleib eingeschlossene, noch deutlich als solche erkennbare rote Blutkörperchen enthalten (Abb. 34d) findet man nur äußerst selten, etwas häufiger dagegen Zellen, die in ihrem Cytoplasma eine oder mehrere

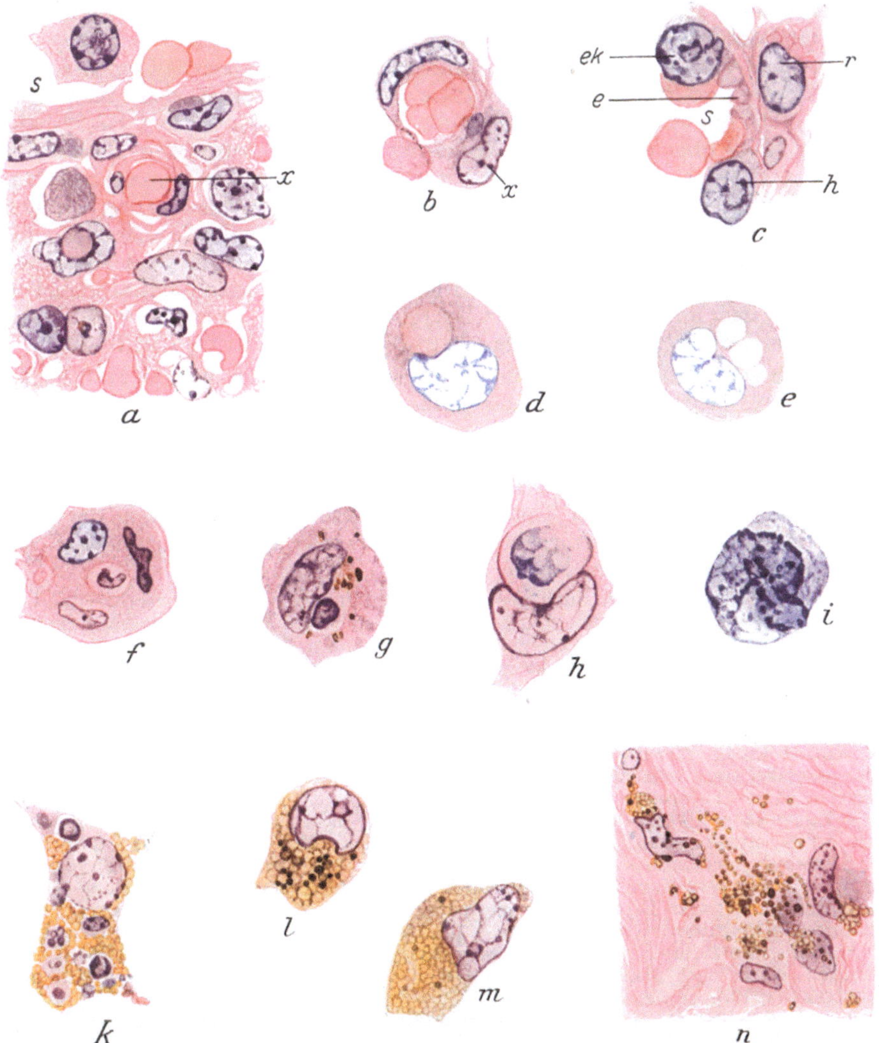

Abb. 34a—n. Einzelne Zellen aus der roten Milzpulpa des Menschen. Alter verschieden. a An einen Sinus (s) angrenzendes Reticulum mit eingelagerten Erythrocyten und Capillare (x). ZENKER-Formol; Toluidinblau-Orange G-Eosin. Vergr. 1:1000. b Capillare aus der roten Pulpa mit dicht anliegender Reticulumzelle (x) (Uferzelle). ZENKER-Formol; Toluidinblau-Orange G-Eosin. Vergr. 1:1100. c An Sinus (s) angrenzende Reticulumzellen mit phagocytierten Erythrocytentrümmern. ZENKER-Formol; Toluidinblau-Orange G-Eosin. e Endothelzellen; ek Endothelkern; h anliegender Histiocyt; r Reticulumzellen mit Erythrocytentrümmern. Vergr. 1:1100. d und e Freie Makrophagen mit aufgenommenen und halb verdauten Erythrocyten aus dem Sinusinhalt. ZENKER-Formol; GIEMSA. Vergr. 1:1350. f Makrophag mit aufgenommenen Leukocyten aus der roten Pulpa. ZENKER-Formol; Toluidinblau-Orange G-Eosin. Vergr. 1:1350. g Makrophag mit aufgenommenen Leukocyten und Pigmentkörnchen. Formol-Alkohol 1:9; Hämatoxylin-Eosin. Vergr. 1:1350. h Reticulumzelle mit aufgenommener degenerierender lymphoider Zelle. ZENKER-Formol; GIEMSA. Vergr. 1:1350. i Degenerierende lymphoide Zelle aus dem Reticulum der roten Pulpa. ZENKER-Formol; Azur II-Eosin. Vergr. 1:1300. k Maus; Makrophag mit mehreren phagocytierten Leukocyten. ZENKER-Formol; GIEMSA. Vergr. 1:900. l und m Mensch. Freie mit Pigment beladene Zellen aus der Nachbarschaft von Gefäßen in der roten Pulpa. ZENKER-Formol; Toluidinblau-Orange G-Eosin. Vergr. 1:1350. n Pigmentkörnchen zwischen Bindegewebsfasern am Rande eines Trabekels. ZENKER-Formol; Toluidinblau-Orange G-Eosin. Vergr. 1:900. Gez. von Frl. E. SCHMIDT.

ziemlich scharf abgegrenzte große Vakuolen zeigen, welche mit einer vollständig homogenen, sich nur schwach gelbrot färbenden (Eosin-Orange G) Substanz erfüllt sind (Abb. 34e). Meist handelt es sich dabei um freie Elemente, die an dem rötlich-grau bis grau-violett gefärbten, äußerst feinwabigen Plasma und dem hellen, teilweise tiefeingebuchteten Kern als den Reticulumzellen noch sehr nahe stehend erkannt werden und wahrscheinlich histiocytäre Elemente darstellen, die in den Sinus ihre phagocytäre Tätigkeit entfalten; denn man sieht sie fast stets innerhalb der Sinuslichtung liegen, kaum je in den Reticulummaschen. Daß aber auch den noch im fixen Verband stehenden Reticulumzellen ein Anteil an der Verdauung roter Blutkörperchen zukommt oder zukommen kann, geht daraus hervor, daß hin und wieder in ihnen grobe Schollen oder Tröpfchen angetroffen werden, deren Färbung und Homogenität mit derjenigen der Erythrocyten übereinstimmt (Abb. 34c). Auch diese Körnchen liegen meist in Zellen, die sich der eigentlichen Wand des Sinus dicht anschließen (Abb. 34c) und mit den Endothelzellen in Verbindung stehen. Diese Zellen entsprechen wohl den histiocytären Uferzellen von Siegmund (1923, 1925).

Das mir zur Verfügung stehende menschliche Material war nicht groß genug um eventuelle Schwankungen in der Größe der Erythrophagocytose beurteilen zu können; normalerweise scheint sie nicht besonders groß zu sein, wie auch aus den von v. Schumacher (1913) an Blutlymphdrüsen erhobenen Befunden hervorgeht. Daß aber graduelle Schwankungen vorkommen können, ist sehr wahrscheinlich und auch bei Tieren durch experimentelle Erhöhung der Erythrocytenzahl und des Erythrocytenzerfalls bewiesen [Robertson und Rous (1917); Injektion von homogenem Blut].

Es ergibt sich dies weiter auch aus den Beobachtungen bei krankhaften Zuständen, die mit einem gesteigerten Abbau von roten Blutkörperchen einhergehen. So sah Lepehne (1919) bei einer Reihe von Fällen von Icterus infectiosus in der Milz stark vergrößerte „Pulpazellen", deren Zelleib zahlreichste kleine und kleinste runde Scheibchen enthielt, welche dieselben Farbreaktionen gaben wie die freien weit größeren roten Blutkörperchen. Manchmal waren verhältnismäßig wenig derart veränderte Pulpazellen vorhanden, um so zahlreicher fanden sich dann die Scheibchen in den schmalen Reticulumzellen und in vergrößerten Sinusendothelzellen vor; die Beteiligung der Milzelemente an der Aufnahme der Erythrocyten war also recht verschieden. Die Größe der einzelnen Scheibchen, ebenso wie ihre Anzahl in einer Zelle zeigte sich außerordentlich wechselnd; frei zwischen den Zellen der Pulpa kamen ebenfalls Hämoglobinscheibchen vor, aber in viel geringerer Menge; nur selten wurden Phagocyten innerhalb der Bluträume angetroffen. Einen ähnlichen Befund konnte er bei ikterisch gemachten *Meerschweinchen* erheben, der sich von demjenigen beim Menschen nur durch seinen geringeren Grad unterschied, sowie dadurch, daß neben den Hämoglobinscheibchen auch ganze Erythrocyten phagocytiert wurden. Die Verkleinerung der aufgenommenen Erythrocyten nimmt Lepehne als durch Erythrorhexis zustande gekommen an.

Ähnliche Erscheinungen wurden bereits von älteren Forschern nach gewissen Vergiftungen, sowie nach thermischer Hämolyse beobachtet [vgl. Lintwarew (1911) und Kuczinski (1919)].

Kollert und Recek (1926) fanden bei mit Primulasäure vergifteten Tieren das Gerüstwerk der Milz normal und nur die Makrophagen in den Sinus vermehrt; nach Injektion von Elatiorsaponin zeigten sich die Endothelien teils gequollen, teils abgestoßen, die Erythrophagocytose etwas erhöht. Nach Montagnani (1924) [1] tritt bei Saponinvergiftung eine starke Zerstörung von Erythrocyten zutage, die sowohl von freien Makrophagen, wie von Reticulumzellen aufgenommen werden.

Bei Tieren ist die Aufnahme roter Blutkörperchen durch Phagocytose vielfach schon ohne besondere Eingriffe nachweisbar. Zwar beziehen sich die Mehrzahl der Arbeiten auf Blutlymphdrüsen oder Lymphdrüsen [Weidenreich (1904, 1905, 1908), Thomé (1898), v. Schumacher (1897, 1899 und 1913), Piltz (1907), Helly (1902) u. a.] und die Milz wird nur nebenbei als selbstverständlich mit erwähnt. Aus den Berichten v. Schumachers geht aber außerdem hervor, daß die mikroskopisch nachweisbare Erythrophagocytose

---

[1] Zit. nach Kollert und Recek (1926).

auch in den Blutlymphdrüsen nicht sehr beträchtlich ist. Beim *Affen* [THOMÉ (1898), v. SCHUMACHER (1913)] und beim *Rind* [PILTZ (1907)] scheint sie stärker ausgesprochen zu sein als beim *Schaf* [v. SCHUMACHER (1913)]; bei *Hund* und *Katze* gelingt es ebenfalls nur schwer rote blutkörperchenhaltige Zellen in der Milz aufzufinden [vgl. auch ROUS und ROBERTSON (1917)]; bei der *Maus* und *Ratte* sind sie wieder in größerer Zahl vorhanden; auch beim *Meerschweinchen* findet man sie ohne große Schwierigkeit. Beim *Pferd* läßt sich der Abbau von Erythrocyten und ihr Zerfall in kleine kugelförmige Bruchstücke außerordentlich deutlich verfolgen; es liegen hier in der Pulpa oft ganze Haufen von großen, dicht mit groben, sich mit Eosin und mit Orange G gelb färbenden Körnern erfüllten Zellen beisammen (Abb. 35), sie heben sich dadurch außerordentlich schön von den ebenfalls sehr grobgekörnten eosinophilen Zellen ab. Ebenso ist beim *Schwein* schon normalerweise die Erythrophagocytose sehr aus-

gesprochen; hier findet man auch zahlreiche rote Blutkörperchen in den dicken Capillarhüllen stecken. DOMINICI (1920) gibt an, daß beim *Kaninchen* rote Blutkörperchen innerhalb von Makrophagen zerstört werden; DOAN und SABIN (1926) konnten ebenfalls beim normalen *Kaninchen* stets in Milz und Knochenmark die Zerstörung ganzer roter Blutkörperchen durch endotheliale Phagocyten (Klasmatocyten, Makrophagen) beobachten, ebenso STEUDEMANN (1914) insbesondere, wenn durch Stauung (Unterbindung der Milzvene) der Zerfall plötzlich erhöht wurde.

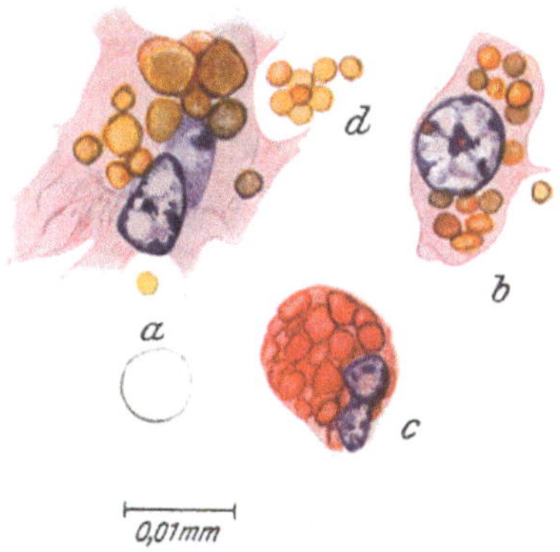

Mit Sicherheit läßt sich aus all diesen Beobachtungen nur entnehmen, daß für die Entfernung der unbrauchbar gewordenen Erythrocyten aus dem Blutstrom nicht nur die Milz in Betracht kommt, und daß die endgültige Zerstörung nicht

Abb. 35a—d. Erythrophagocytose beim *Pferd* und Umbildung der aufgenommenen Erythrocyten zu Hämosiderinpigment. ZENKER-Formol. Hämalaun-Orange G-Eosin. a Reticulumzelle; b Makrophag; c eosinophile Zelle; d freier Pigmenthaufen im Reticulum der roten Milzpulpa. Der Kreis gibt die Größe eines normalen Erythrocyten zum Vergleiche an. Gez. von Frl. E. SCHMIDT.

ausschließlich auf dem Wege der Phagocytose zu erfolgen braucht, diese also kein Maß für die Größe der Blutmauserung abgeben kann.

Bei den übrigen *Wirbeltieren* ist die Erythrophagocytose schon unter normalen Verhältnissen viel auffälliger. KYES (1914) beschreibt Zellen eines besonderen Typus in der Milz (und Leber) bei *Vögeln (Tauben)*, die im Cytoplasma eine bis mehrere Erythrocyten in verschiedenen Stadien der Auflösung enthalten; stets handelt es sich dabei um fixe Elemente, welche der Pulpa, nicht den MALPIGHIschen Körperchen angehören und keine so augenscheinliche Beziehung zur Gefäßwand oder -lichtung besitzen wie in der Leber, also um Reticulum- oder indifferente endotheliale Zellen. Gleiche Befunde erhebt KYES bei *Rana, Bufo, Chrysemis, Alligator,* aber auch beim *Opossum* und hält sie daher für eine ganz allgemeine Erscheinung. Daß bei den *Vögeln* der intracellulare Abbau von Erythrocyten sehr viel auffälliger ist als bei den *Säugern* geht auch aus den Beobachtungen Mc NEES (1913 b) hervor, der bei gesunden *Gänsen* und *Tauben* stets in den Reticulum- und Endothelzellen der Milz phagocytierte rote Blutkörperchen antraf; MJASSOJEDOFF (1926) findet beim *Huhn* regelmäßig viele Makrophagen erfüllt mit goldgelbem Pigment (s. später), das aus aufgenommenen Roten stammt; die Makrophagen selbst werden vom Sinusendothel abgeleitet. KRAUSE (1922) gibt an, daß die Zerstörung roter Blutkörperchen in der Milz der *Taube* im Frühjahr und Sommer in besonders ausgedehntem Maße, und zwar in den Sinus vor sich geht, wo die fragmentierten Bruchstücke von Lymphocyten aufgenommen werden. Bei der *Eidechse (Lacerta agilis)* dagegen ist der Zerfall am größten in den Herbst- und Wintermonaten; die Trümmer werden von großen gelapptkernigen Zellen gespeichert und in eine eosinophile Granulation verwandelt. Durch Anhäufung solcher Zellen können ganze Buckel an der Milzoberfläche zustande kommen.

Für die *Amphibicn (Urodelen)* kann ich aus eigenen Untersuchungen bestätigen, daß sowohl in den im fixen Verband stehenden Reticulumzellen als auch in freien Elementen von lymphoidem Charakter rote Blutkörperchen zuweilen in großer Zahl ohne Schwicrigkeit nachzuweisen sind. Für die *Anuren* wurde dies schon von Kölliker (1847) festgestellt und seither von zahlreichen Forschern bestätigt [vgl auch Kusnetzoff (1873)].

Was die *Fische* anbelangt, sind unsere Kenntnisse über die Zerstörung der roten Blutkörperchen nur sehr spärlich. Degenerierende Erythrocyten sind verstreut in dem meist engen Maschenwerk des Reticulums und in den sinusartigen Getaßen sehr haufig zu finden; dagegen ist der Nachweis, daß sie von anderen Zellen phagocytär aufgenommen werden, meist nicht leicht. In der Milz von *Pleuronectes platessa* fand ich zahlreiche zum Teil schon veranderte Erythrocyten in die Capillarhülsen eingezwangt, wo sie offenbar zugrunde gehen, da hier auch das Pigment angespeichert wird; bei *Galeus canis* kommen sie gelegentlich in Reticulumzellen vor; bei *Trigla gurnardus* ist der Zerfall der Roten in der Milz überhaupt nur spärlich; bei einem jungen *Rochen (Raja clavata)* waren in den Reticulumzellen, sowie in größeren freien Zellen zahlreiche kugelförmige Gebilde von verschiedener Größe vorhanden, die sich ebenso färbten wie die Erythrocyten; in der Milz von *Labrus rupestris* und der *Makrele* war kaum Erythrophagocytose festzustellen, obwohl hier nach der Anhäufung von Pigment zu urteilen der Zerfall von roten Blutkörperchen ein sehr ausgedehnter sein muß. Für den *Hecht* beschreibt Krause (1925) die Auflösung von Erythrocyten, deren Trümmer von namentlich in der Umgebung von Capillarhülsen sich anhäufenden Lymphocyten gefressen werden. Auch Hemmeter (1926) erwähnt die Zerstörung roter Blutkörperchen in der Milz von verschiedenen *Selachiern,* die entweder innerhalb der Gefäße aufgelöst oder nach Übertritt in die Pulpa von großen Makrophagen aufgenommen werden.

Neben der Zerstörung von Erythrocyten kommt in der Milz auch Degeneration von weißen Blutzellen vor, die nach oder während der Zerstörung von Phagocyten weggeräumt werden (Abb. 34f, g, h, k). Hierbei handelt es sich jedoch nicht um einen für die Milz spezifischen Vorgang; zugrunde gehende Lymphocyten finden sich in allen lymphoiden Organen, ihre Reste sind als Flemmings tingible Körperchen in größeren lymphoiden Zellen auch im lymphoiden Gewebe der Milz nachzuweisen (Abb. 28; vgl. ferner den Abschnitt über lymphoides Gewebe); die Degeneration erfolgt unter Zerfall und Pyknose des Kerns (Abb. 34g, f); gelegentlich kommt es auch zur Auflösung des Kerns (Abb. 34h); sehr häufig ist die zugehörige Plasmazone noch längere Zeit im Innern des Phagocyten als heller Hof zu erkennen (Abb. 34f, h, k), in welchem die dunkel gefärbten Kerntrümmer liegen. Auch polymorphkernige Leukocyten können von Makrophagen aufgenommen und verdaut werden (Abb. 34k).

Nicht nur an den freien Zellen der Pulpa und der lymphoiden Stränge, sondern auch an den Zellen des Reticulums selbst lassen sich gelegentlich Degenerationserscheinungen beobachten, vor allem in manchen der sog. Keimzentren (Abb. 29). Zuweilen lösen sich Mesenchymzellen, die reichlich Zelldetritus gespeichert haben, aus dem Verband los; sie sind an dem acidophilen Plasma und blassen Kern als Elemente des Reticulums leicht kenntlich und entsprechen wohl den großen acidophilen Makrophagen von Latta (1922). Vielfach zeigen diese Zellen selbst schon degenerative Veränderungen (Abb. 29). Unter Umständen kann ein Phagocyt sich eine größere Anzahl von Zellen einverleiben (Abb. 34k) und dadurch eine Volumzunahme erleiden, die schon fast an die Größe einer Riesenzelle heranreicht. Neben gespeicherten Zellkernresten finden sich gelegentlich auch noch andere Einlagerungen, wie Pigmentkörnchen (Abb. 34 g und k).

Für die Aufnahme und Verarbeitung von roten wie von weißen Blutkörperchen kommen demnach sowohl freie als auch in syncytialem Verband stehende Elemente in Betracht; die eigentlichen, die Sinus und Capillaren begrenzenden Endothelzellen bleiben jedoch zumeist frei von Einschlüssen, wenigstens beim Menschen und denjenigen Tieren, bei welchen in normalem Zustand die phagocytäre Tätigkeit der Milz nicht sehr im Vordergrund steht. Dagegen können sich, wenn unter experimentellen Bedingungen (Injektion von Farbstoffen, Bakterien, Tusche, Fetten) die Speicherung sehr hoch getrieben wird, auch in der Milz gewisse Verschiedenheiten der einzelnen Gebiete ausbilden.

Die Injektion von kolloidalen und körnigen Farbstoffen ist seit den Untersuchungen von Aschoff (1913), Aschoff und Kiyono (1913), Tschaschin (1913) und Kiyono (1914a) u. v. a. zu einem sehr beliebten Untersuchungsmittel geworden, besonders zur Unterscheidung bestimmter Zellformen, die sich durch die Aufnahme des Farbstoffes von den eigentlichen Blutzellen unterscheiden und dadurch ihre Differenzierung zu funktionell anderswertigen Elementen bekunden, den Histiocyten. Auch in der Milz tritt der injizierte Farbstoff wieder in Erscheinung in Form körniger Einlagerungen in den verschiedensten Zellformen. Die ersten derartigen Injektionsversuche stammen von Ponfik (1869), welcher bei *Fröschen* und *Kaninchen* in Kochsalz aufgeschwemmten Zinnober in die Aorta einspritze und an Zupf- und Schnittpräparaten das Schicksal des Farbstoffes verfolgte. Er fand die Körnchen eingelagert in frei beweglichen Zellen, die sich mit besonderer Vorliebe in der Nähe der kavernösen Venen und Capillaren ansammelten. Die eigentlichen Reticulumzellen und Endothelien blieben davon frei. Auch die Malpighischen Körperchen bzw. das lymphoide Gewebe enthielt keine Zinnober führenden Zellen; doch häuften sich letztere auch in der Peripherie der Follikel gerne an. Dagegen gibt Kiyono (1914a, b) an, daß sowohl nach vitaler Carmin-, wie Trypan- und Tolidinblaufärbung außer den histiocytären Makrophagen auch die Reticulo-Endothelien der Milz und anderer Organe sich durch lebhafte rote, bzw. blaue Körnelung auszeichnen und daß auch gekörnelte Zellen in den Pulpavenen sich finden, d. h. in das Blut übertreten.

Kiyono hält deshalb die freien Makrophagen für eine präexistente Zellart mit ganz spezieller biologischer Funktion; sie entstehen durch Abrundung und Loslösung aus dem Reticulo-Endothel, dem er im Gegensatz zu Tschaschin (1913) und Maximow keine Beziehungen zu fibroblastischer oder hämopoetischer Tätigkeit zugesteht. Nur ein Teil der mononucleären Zellen der blutbildenden Organe soll sich ebenfalls an der Farbstoffspeicherung beteiligen, aber nicht so intensiv (nur in Form sehr feiner Körnchen); die grobgekörnten Zellen der Milz, die eigentlichen Makrophagen, werden den splenoiden Pulpazellen von Pappenheim oder den Splenocyten von Türck und Naegeli gleichgesetzt.

Steudemann (1914) hat speziell das Verhalten der Milzelemente nach Carminzufuhr beim *Kaninchen* untersucht, unter Stauung durch Unterbindung der Milzvene; er bestätigt die Befunde von Kiyono in bezug auf die Speicherung im Reticulum und freien Zellen der roten Pulpa, konnte jedoch auch einige ganz schwach gespeicherte retikuläre Zellen innerhalb der Follikel wahrnehmen; die eigentlichen Lymphocyten bleiben stets frei, was er als Beweis fur die genetische und funktionelle Unabhangigkeit der Lymphocyten von den Pulpazellen, Reticulum- und Endothelzellen ansieht. Tschaschin (1913), der seine Tiere mit Kollargol, Isamin- und Trypanblau injizierte, findet hierbei die gleichen Speicherungsverhältnisse wie beim Carmin.

Daß das lymphoide Gewebe in der Milz sich an experimentell hervorgerufener Phagocytose nicht beteiligt, geben auch Drinker und Shaw (1921) an, welche *Katzen* eine Suspension von Mangandioxyd in 0,4% Gummilösung intravenös einspritzten; nach kurzer Zeit werden die Partikelchen teils frei in der Pulpa (offener Blutstrom), teils innerhalb großer Zellen liegend aufgefunden. Sie sprechen auch von endothelialen phagocytierenden Zellen der Pulpa ohne genauere Angabe. Das weitere Schicksal der Korner wird nicht verfolgt. Neuerdings haben Tait und Cashin (1925) an toten und überlebenden Tieren (hauptsachlich *Hunden* und *Katzen*) Tuscheaufschwemmung von der Arterie aus in die Milz eingeleitet nach vorheriger Ausspulung des Blutes mit sauerstoffhaltiger Ringerlösung und die Ablagerung der Partikelchen im Reticulum, in den Sinuswanden, in freien Makrophagen und vor allem auch in den Ellipsoiden, d. h. den Schweigger-Seidelschen Capillarhulsen gefunden; in den letzteren tritt sie zuerst und am starksten auf, verschwindet aber sehr bald wieder, indem die Tuscheteilchen von Makrophagen aus den Hulsen entfernt werden. Die freien Makrophagen halten die Teilchen am langsten (noch wochenlang) fest und wandern schließlich auch in die Malpighischen Körperchen ein.

Auch in Kulturen von Milzgewebe tritt die phagocytare Funktion gewisser Zellen bei Zusatz von Farbstoffen noch hervor ([Chlopin 1925)], und zwar ebenfalls in Form feinerer oder gröberer Körnchen in Makrophagen und Pigmentzellen, nicht aber in Lymphocyten.

Der Frage, ob nur gewisse spezifische Zellen, eben die Histiocyten imstande seien, saure Farbstoffe aufzunehmen und zu verdauen, sind ganz neuerdings auch Levi und Bucciante (1928) naher getreten; sie teilen mit, daß von den in vitro kultivierten Zellen nur die Histiocyten der Milz und diejenigen (in viel kleinerer Zahl vorhandenen) anderer Organe Lithiumcarmin in größerer Menge zu speichern vermögen, wahrend alle anderen Zellen sich gegen diesen Farbstoff refraktar erweisen. Dagegen ist die Fahigkeit andere saure Farbstoffe (Isaminblau, Pyrrolblau, Trypanblau) aufzunehmen durchaus nicht spezifisch fur einen bestimmten Zelltypus, sondern kommt wie den Fibrocyten, Endothelien und Histiocyten auch Neuroblasten und entdifferenzierten Myoblasten zu, nur die Geschwindigkeit der Aufnahme variiert zwischen ziemlich weiten Grenzen. Speziell uber die Zellen der Milz (und zwar die Reticulumzellen nach zwei- bis dreimaliger Umpflanzung der Kultur zur Entfernung der eingelagerten Blutelemente) berichten Levi und Bucciante (1928), daß hier in bezug auf Vitalfarbung gegenuber anderen Elementen eine Differenz besteht, die aber wesentlich quantitativer Art ist; die Reticulumzellen erscheinen sehr rasch von gefarbten Körnchen erfüllt bis auf einen peripheren Saum und die um die Zentrosphare gelegene Zone; diese Granula, die auch in ungefarbten Kulturen infolge ihres starken Lichtbrechungsvermögens schon sichtbar sind, werden als zum Zellchondrium gehörig gedeutet; in spateren Kulturen treten auch große rundliche oder längliche Zellen in vermehrter Zahl auf, deren Plasma fast völlig mit groben Körnern durchsetzt ist, die zum Teil durch Zusammenfluß vorher vorhandener kleinerer Granula entstanden sind, zum Teil phagocytierte gefarbte Partikelchen darstellen.

Man hat auch versucht, durch Injektion zweier verschiedener Substanzen oder Farbstoffe festzustellen, ob durch die Speicherung einer Substanz die Zellen unfähig gemacht werden, eine zweite aufzunehmen (Blockierung des Histiocytensystems), und ob sich evtl. örtliche Verschiedenheiten für die Speicherung ergeben [Schulemann (1912), Lepehne (1918), Strasser (1922), Migay und Petroff (1923), Paschkis (1924), ferner eine Reihe von Arbeiten, die sich nur allgemein mit dem System der Histiocyten beschäftigen]; das Ergebnis ist ein sehr widerspruchsvolles; während Lepehne (1918) dafür eintritt, daß durch Kollargolspeicherung die hämophagocytische Funktion der Reticuloendothelien herabgesetzt oder vernichtet wird, zeigt Schulemann, daß neben der Aufnahme von Trypanblau auch diejenige roter Blutkörperchen oder die Ausbildung von Pigment weiter besteht; außerdem bildet auch Maximow (siehe Abschnitt Bindegewebe und blutbildendes Gewebe) zahlreiche Histiocyten ab, in welchen gleichzeitig Carminkörnchen und Tuschepartikelchen zur Ablagerung gelangt sind (vgl. besonders Abb. 84 auf S. 446, welche einen Schnitt durch die Milzpulpa eines mit Carmin und Tusche gespeicherten *Kaninchens* wieder gibt). Für die Möglichkeit einer Blockierung des reticulo-endothelialen Systems setzt sich auch Schürer (1928) ein; er fand, daß nach mäßiger Röntgenbestrahlung der Milz bei *Kaninchen* etwa 4 Stunden lang keine Speicherung in den Zellen der Milz und Leber nachzuweisen ist, während nach Ablauf dieser Zeit das Speicherungsvermögen sogar stärker als normalerweise hervortritt.

Paschkis (1926) ist der Ansicht, daß ein Teil der speichernden Zellen Monocyten seien (Pyrrolblauinjektionen bei Ratten mit nachfolgender Milzexstirpation) und diese somit dem reticulo-endothelialen Apparat zugehören, gibt aber zu, daß die histiocytare Abstammung sich nicht fur alle Monocyten beweisen lassse. In weiteren Speicherungsversuchen mit Lithiumcarmin bei *Kaninchen* und *Ratten,* bei welchen er nicht nur in freien Zellen, sondern auch im Reticulum selbst Farbkörnchen vorfand, und zwar ebenso in verzweigten Ausläufern als um die Kerne an den Knotenpunkten des Netzes, tritt er (1926) fur die morphologisch-genetische Einheit von Reticulum und Endothel, speziell auch für die Milz ein auf Grund der Untersuchungen Molliers (1911); er gibt aber doch die Möglichkeit einer feineren funktionellen Differenzierung von Endothel und Reticulum zu und betont nur, daß wir darüber nichts wissen [vgl. auch Paschkis (1924)]; verschieden starke Speicherung allein braucht nicht für eine verschiedene Funktion zu sprechen.

Gegen die Spezifität der zelligen Reaktion gegenüber eingeführten Substanzen äußert sich auch Wallbach (1921), der in der Milz nach Injektion von Aminosäuren manchmal Wucherungen von basophilen Stammzellen im subcapsularen Gewebe der Pulpa findet; doch ist die Beschreibung seiner Versuche und Befunde nicht immer ganz klar. Neuerdings (1928) berichtet er ebenfalls über Untersuchungen mit Vitalfarbstoffen an weißen *Mausen,* aus denen hervorgeht, daß eine durch Intensitat und Art der Einlagerung bedingte funktionelle Verschiedenheit der Pulpazellen (Reticulumzellen der subcapsulären Zone, der von ihm sogenannten „nakten" roten Pulpa und der Follikel, sowie der Sinusendothelien) zu erkennen ist, ferner daß es gelingt durch Zusatz verschiedener Substanzen (Tusche + Pantopon, Lithiumcarmin, Insulin, Thyreoidin, artfremdes Serum usw.) in den genannten Zellen eine Verschiebung der Speicherung herbeizuführen, die sich nach Stärke und Zeit ihres Auftretens ändert und daß die Umstimmung der Speicherleistungen durch die gleichen Zellen der Milz sich bei Verwendung anderer Substanzen (z. B. Berlinerblau statt Tusche) in ganz anderem Sinne bemerkbar macht, so daß eine Spezifizierung der Speicherungsaktivität bestimmter Zellen auf ein allgemein gültiges Verhalten dieser Zellen anderen speicherbaren Substanzen gegenüber keinen Rückschluß gestattet.

Die Vitalfärbung gelangt jedoch nicht ausschließlich zur Verwendung um das Speicherungsvermögen bestimmter Elemente und damit ihre Beziehung zu allgemeineren Fragen des Stoffwechsels zu ergründen; es können durch sie auch andere Strukturen in verschiedenen Zellen zutage treten; nur müssen dann bei der Beurteilung derselben auch die Natur des eingeführten Farbstoffes, die Form und Lage der gefärbten Einschlüsse, sowie die Möglichkeit, daß gleichzeitig verschiedenwertige Strukturen angefärbt werden können, genau berücksichtigt werden, was besonders in Hinsicht auf die zelligen Bestandteile der Milz nicht immer geschehen ist. So beschreibt REITANO (1922) bei *Meerschweinchen* nach Trypanblaufärbung und experimentell hervorgerufener Anämie in manchen der mesenchymatischen Elemente dunkelblaue Stäbchen, die er für Plastosomen hält; diese Zellen sollen sich dadurch von den chromophilen Makrophagen und Reticulumzellen als Fibroblasten unterscheiden lassen, sind aber mit ersteren durch zahlreiche Übergänge verbunden. Auf den feineren Unterschied der von ihm beschriebenen Einschlüsse mit den Granula der Makrophagen geht er nicht ein. Die von DOWNEY (1917) gemachte Angabe, daß auch polymorphkernige Granulocyten (intramuskuläre Injektion von Pyrrolblau bei *Kaninchen* und weißen *Ratten*) sich an der Speicherung beteiligen, stellt REITANO in Abrede [vgl. ferner TSCHASCHIN (1913) und CHLOPIN (1925), sowie die Untersuchungen von LEVI und BUCCIANTE (1928)].

Auch CUNNINGHAM, SABIN und DOAN (1925) haben in Ausstrichen von der Milz des *Kaninchens* in den verschiedensten Zellen Mitochondrien dargestellt, aber vermittels der Vitalfärbung mit Janusgrün und Methylenblau; hier ist die Vermutung, daß es sich nicht um einfache Farbstoffniederschläge innerhalb der Zellen handelt, schon eher berechtigt, da Janusgrün die Plastosomen anzufärben vermag [MICHAELIS (1900)], für die Untersuchung von Sekretions- und Speicherungsvorgangen innerhalb der Zellen aber nach W. H. und M. R. LEWIS (1915) viel zu giftig ist.

Faßt man die durch vitale Injektion von Farbstoffen gewonnenen Ergebnisse zusammen, so läßt sich für die Milz folgendes daraus entnehmen: Es sind in der Milz eine große Anzahl von Zellen vorhanden, die eingeführte Substanzen verschiedenster Art begierig aufnehmen und verarbeiten; sie bekunden damit in erhöhtem Maße eine der Milz schon physiologischerweise zukommende Tätigkeit, die sich hier vor allem in der Verarbeitung der zugrunde gehenden Erythrocyten äußert. Auch zeigen sich gewisse Unterschiede in der Beteiligung der verschiedenen Zellen an der Phagocytose, die aber mehr gradueller Natur zu sein scheinen; zunächst speichern größere Elemente mit rundlichen, zartstrukturierten Kernen (vgl. Abb. 34c—h) und schwach basophilem Plasma, die sich mit besonderer Vorliebe in der Randzone um die Follikel und entlang der kleineren Gefäße ansammeln. Es sind dies entweder freie Elemente oder aber Zellen mit Ausläufern, welche sich im allgemeinen Reticulum verlieren; beide Formen würden den freien und fixen Histiocyten von ASCHOFF und KIYONO entsprechen, die freien Histiocyten vielleicht erst infolge der gesteigerten Tätigkeit sich aus dem syncytialen Verband losgelöst haben, da sich annehmen ließe, daß der freien Zelle eine größere Beweglichkeit und damit auch eine bessere Möglichkeit des Abtransportes und der Verarbeitung der Fremdkörper eigen ist. Beweisen läßt sich das jedenfalls nicht, da der freie Histiocyt, wie schon früher erwähnt, im ungespeicherten Zustand sich nicht von anderen größeren lymphoiden Zellen unterscheiden läßt.

Wird die Speicherung sehr hochgetrieben, so beteiligen sich an ihr immer weitere Teile des Reticulums und auch die Zahl der freien Makrophagen nimmt beträchtlich zu. Es bleibt jedoch stets eine ganze Anzahl von Mesenchymzellen frei von Einlagerungen. Ob daraus Schlüsse gezogen werden dürfen für eine funktionelle Differenz der einzelnen Reticulumabschnitte in bezug auf ihre weitere Tätigkeit (hämoblastische, fibroblastische oder metabolische) erscheint sehr fraglich; denn gerade das spärliche Reticulum innerhalb des lymphoiden Gewebes in der Milz, das künstlich zugeführte Substanzen nach fast allgemeiner Angabe kaum je speichert, kann namentlich in den Keimzentren mit degenerativen Veränderungen sehr erhebliche Phagocytose zeigen. Es werden also für die Speicherungsvorgänge neben funktionellen Zuständen auch örtliche Bedingungen maßgebend sein.

Bei sehr hochgradiger Speicherung soll sich auch das Endothel der venösen Sinus beteiligen und selbst die Abstoßung von gespeicherten Endothelzellen in den Blutstrom ist beobachtet worden [Kollert und Recek (1924), Kiyono (1914)]. Da seit den Untersuchungen von Mollier (1911) feststeht, daß die Wand der venösen Sinus aus einem mesenchymalen Netzsyncytium gebildet wird, dessen Elemente sich bei manchen Arten in besonderen Längsleisten anordnen, hätte die Beteiligung derselben an der Phagocytose an und für sich nichts Befremdliches. Andererseits erfordert aber doch die Funktion des Netzsyncytiums als Wandbegrenzung des Blutstroms eine gewisse technische Ausgestaltung, die in der Ordnung der Zellen und der Ausbildung ganz bestimmter Faserzüge (s. später) deutlich genug zum Ausdruck kommt. Meist heben sich die eigentlichen Endothelzellen an Querschnitten ziemlich gut von den anliegenden Reticulumzellen ab (Abb. 34c, vgl. auch Abb. 48); an Längsschnitten jedoch sind sie viel schwerer abzugrenzen und dürfen nicht mit den anliegenden ebenfalls oft langgestreckten von Siegmund (1923) als Uferzellen bezeichneten Reticulumzellen verwechselt werden. Es ist nun sehr fraglich, ob die Speicherung von Fremdsubstanzen auch tatsächlich in den Endothelzellen selbst erfolgt und nicht etwa in den angrenzenden Mesenchymzellen; normalerweise (Erythrocyten, Pigment, Eisen) ist sie in ersteren beim Menschen jedenfalls nicht zu beobachten, wohl aber in letzteren (Abb. 34c). Es wäre jedoch denkbar, daß bei Tieren mit weniger differenziert ausgestalteten Sinuswänden (z. B. bei der *Katze*) sich auch diese selbst an der Phagocytose beteiligen können. Hierauf müßte bei neuen Untersuchungen geachtet werden.

Was die Abstoßung von gespeicherten oder nicht gespeicherten Endothelzellen in den Blutstrom anbelangt, so ist jedenfalls zu berücksichtigen, daß es sich bei den vorliegenden Versuchen nicht um normale, sondern um mehr oder minder krankhafte Vorgänge handelt; nach Steudemann (1914) ist auch das Lithiumcarmin für den tierischen Organismus nicht gleichgültig. In den meisten Fällen dürfte wohl eher ein Durchtritt gespeicherter Histiocyten durch die Öffnungen der Sinuswand, nicht aber eine Abstoßung der Wandzellen selbst vorliegen. Eine vermehrte Lieferung von Histiocyten von seiten des Endothels der Milzcapillaren bei den Injektionsversuchen steht auch im Widerspruch mit den Versuchen von Paschkis (1926), der nach Zufuhr von Pyrrolblau bei *Ratten* erst nach Exstirpation der Milz farbstoffhaltige Zellen im Blute fand. Dies spricht viel eher dafür, daß der Farbstoff und die ihn phagocytierenden Zellen in der Milz selbst festgehalten und an Ort und Stelle zerstört werden.

Demnach steht fest, daß sich an der Speicherung und Verarbeitung von Fremdsubstanzen in der Milz in erster Linie das Reticulum beteiligt, entweder in seiner ursprünglichen Form oder in Gestalt der freien Histiocyten, wobei jedoch bald mehr die einen Elemente, bald mehr die anderen in den Vordergrund treten. Inwieweit das eigentliche Endothel der venösen Sinus hier mit einzubegreifen ist, muß weiteren Untersuchungen vorbehalten bleiben; ebenso erscheint noch nicht sicher gestellt, ob alle freien speichernden Zellen nur der Gruppe der Histiocyten zugerechnet werden müssen, oder ob nicht auch andere lymphoide Zellen (z. B. die Phagocyten des lymphoiden Gewebes) ebenfalls gelegentlich speichern können [Downey (1917), Paschkis (1926)]. Eine Prädilektion gewisser Orte für die Speicherung ergibt sich nur insofern, als diese physiologischerweise und bei nicht zu konzentrierten Injektionen sich meist, nicht immer, auf die Knötchenrandzonen und die den Capillaren und teilweise auch den Sinus anliegenden Zellen beschränkt und erst bei höheren Graden auch das übrige Reticulum der Pulpa in Mitleidenschaft zieht. Die von Tait und Cashin (1925) beobachtete Ablagerung von Tuschepartikelchen in den Capillarhülsen ist wohl auf ein mechanisches Moment zurückzuführen (Injektion von der Arterie aus!), da die Körnchen von hier aus, wie die beiden Forscher selbst angeben, sehr rasch durch Makrophagen abtransportiert werden. Eine elektive Fähigkeit bestimmter Zellen, nur bestimmte Stoffe zu phagocytieren, läßt sich dagegen nicht nachweisen und ebensowenig können diejenigen Versuche als beweisend angesehen werden, die den Zweck verfolgen, vermittels der aufeinanderfolgenden oder gleichzeitigen Zufuhr zweier Substanzen die Unfähigkeit der Zellen zur Speicherung der zweiten Substanz oder zur Erythrophagocytose usw. darzutun (sogenannte Blockierung des Histiocytensystems).

f) Pigmentierte Zellen; Ablagerung von Pigmenten und Eisen.

Die Ablagerung und Bildung von Pigmentstoffen in der Milz, die ebenfalls schon längst bekannt ist, steht in engster Beziehung zur phagocytären Tätigkeit derselben, insbesondere zur Verarbeitung der aufgenommenen oder sonstwie zugrunde gehenden Erythrocyten. Doch sind nicht alle in den Zellen der Milz abgelagerten Pigmente als Hämoglobinderivate anzusehen. Es muß deshalb unterschieden werden zwischen den Pigmenten, welche durch Umwandlung des Blutfarbstoffes entstehen, und solchen, welche den autochthon im Organismus gebildeten entsprechen. Es ist jedoch nicht leicht, in allen Fällen hier eine sichere Unterscheidung zu treffen ohne eine Reihe von mikrochemischen Reaktionen, da durch die Untersuchungen von Hueck (1912) deutlich klargelegt wurde, wie unzulässig es ist, ein Pigment dem Aussehen und der Farbe nach in eine bestimmte Gruppe einreihen zu wollen.

Das am häufigsten und fast konstant, wenn auch in sehr wechselnder Menge in der Milz anzutreffende Pigment ist ein von Neumann (1888) als Hämosiderin bezeichneter Körper, der meist in Form goldgelber bis brauner, oft stark glänzender, gröberer und feinerer Körner auftritt (Abb. 341, m und Abb. 36), von häufig recht unregelmäßiger Form.

Das Hämosiderin unterscheidet sich von anderen braunen Körnern dadurch, daß es mit Schwefelammonium und Ferricyankalium die charakteristischen Eisenreaktionen gibt, unlöslich in Fettlösungsmitteln ist, Silber nicht reduziert und durch Wasserstoffsuperoxyd nicht gebleicht wird.

In der Milz des gesunden Menschen ist es nur in ganz geringer Menge anzutreffen [vgl. auch Eppinger (1920), Hueck (1912)], kann gelegentlich sogar ganz vermißt werden, wenigstens wenn man nur einige Schnitte aus einem kleinen Bezirk des Organs untersucht. Etwa eine gewisse Menge als normalen Befund angeben zu wollen, geht nicht an, da der Hämosideringehalt der Milz offenbar innerhalb ziemlich weiter Grenzen schwanken kann, wie das bereits für die Erythrophagocyten geschildert wurde und auch für andere celluläre Verhältnisse gilt. Ein hin und wieder anzutreffendes größeres Quantum derartiger Körnchen braucht daher noch nicht notwendigerweise eine krankhafte Erscheinung zu bedeuten. Bei gesteigertem Hämoglobinzerfall kann dagegen auch die Ablagerung des Hämosiderins in der Milz gewaltig zunehmen (Abb. 36), so daß es zur Ausbildung ganzer Pigmentherde kommt [Eppinger (1920); Hueck (1912), Lubarsch (1927)].

Normalerweise sind die Pigmentkörnchen intracellulär gelagert und finden sich vorzugsweise in großen rundlichen oder polygonalen Elementen, deren Kern in seiner Struktur demjenigen der Histiocyten entspricht (Abb. 34 l, m); doch trifft man gelegentlich (beim Menschen sehr viel seltener als bei Tieren) auch Reticulumzellen, deren Cytoplasma zahlreiche Pigmentkörnchen enthält (Abb. 34 k); die Zahl der Körnchen in einer Zelle kann ebenso wie ihr Aussehen sehr verschieden sein; manchmal finden sich nur wenige neben anderen zelligen Einschlüssen (Abbildung 34 g), manchmal sind die Zellen ganz vollgepfropft (Abb. 34 l und k), zuweilen sind sie so blaß gefärbt, daß sie dem Zellplasma nur einen gelbbräunlichen Ton verleihen und erst bei starker Vergrößerung als körnige oder tropfenförmige Einlagerungen erkannt werden (Abb. 34 m). Sind nur wenige Pigment führende Zellen vorhanden, so sind diese meist, aber nicht mit absoluter Regelmäßigkeit, in der Nähe kleinerer Gefäße lokalisiert; innerhalb der Gefäße kommen sie nicht vor. Auch größere Herde zeigen eine gewisse Vorliebe, sich in dem perithelialen Mesenchym einzunisten (Abb. 36); doch finden sie sich dann auch an anderen Orten der roten Pulpa, namentlich in der Nachbarschaft der Balken vor, und selbst die Endothelzellen können sich dann an der Speicherung beteiligen. Wenn die Hämosiderinablagerung sehr groß wird, so bleibt sie nicht auf die Einlagerung innerhalb von Zellen beschränkt, sondern es finden sich außerdem kleine Häufchen von Körnern frei in den Maschen des Reticulums (Abb. 36).

Gelegentlich beobachtet man auch im Bindegewebe der Trabekel in spärlicher Menge gelbe bis braune Körnchen (Abb. 34 n), die dann meist frei zwischen den Fasern liegen; daß es sich ebenfalls um Hämosiderinablagerungen handelt, muß durch die Eisenreaktion erst klargestellt werden.

Gewöhnlich findet sich etwas mehr Pigment in der Milz von älteren Individuen, während es bei Kindern, Neugeborenen und Feten fast stets vermißt wird [Lubarsch (1927)]; doch scheint die Zunahme nicht unbedingt als physiologische Alterserscheinung aufgefaßt werden zu dürfen; Lubarsch (1927) gibt an, auch häufig eisenfreie alte Milzen gefunden zu haben; es spielen offenbar Stoffwechselvorgänge und die korrelativen Beziehungen zu anderen Organen eine große Rolle bei der Ablagerung und Wiederverarbeitung des Pigments.

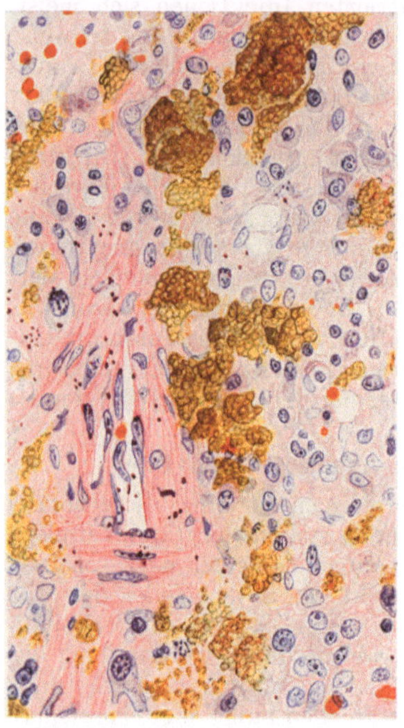

0,1 mm

Abb. 36. Milz eines an Pneumonie verstorbenen Menschen. Zenker-Formol; Toluidinblau-Orange G-Eosin. Starke Ablagerung von Hämosiderinpigment in der Umgebung der Pulpagefäße. Das Pigment ist teilweise innerhalb von Zellen (Reticulumzellen und Makrophagen) teilweise in großen Klumpen intercellular abgelagert. Gez. von L. v. Dobkiewicz.

WASSILJEFF (1923) beobachtet sehr häufig eine Zunahme des eisenhaltigen Pigmentes nach dem 35. Lebensjahr in der Kapsel, während die Trabekel fast stets frei bleiben. Das grobschollige Pigment ist dann meist in herdförmig gruppierten Zellen angeordnet in den tieferen Schichten der in solchen Fällen sehr zellreichen Kapsel; außerdem ist es alsdann auch reichlicher in der Pulpa anzutreffen.

Wie der Grad der mikroskopisch sichtbaren Erythrophagocytose zeigt sich auch die Menge des normalerweise vorhandenen Blutpigmentes bei den verschiedenen *Säugetieren* sehr wechselnd. Schon NASSE (1983) berichtet von gelblichen Körnern verschiedener Größe und unbekannter Zusammensetzung, die nur ab und zu in der Milz des Menschen vorkommen, bei einigen Tieren, besonders *Pferd* und *Rind,* aber sehr zahlreich sich finden.

WICKLEIN (1891) untersuchte die Milz von *Hunden* vermittels der Berlinerblaumethode und fand die Menge der vorhandenen Eisenkörnchen sehr ungleich, teils in den Maschenraumen der Pulpa, teils auch intracellulär. Besonders bemerkenswert erscheint, daß er nach experimentell hervorgerufener Stauung keine wesentliche Änderung im Pigment gehalt der Milz beobachten konnte trotz ausgiebigster Extravasation. HUNTER (1892) macht auf die großen Unterschiede in der Menge des Blutpigmentes bei verschiedenen Tieren aufmerksam, namentlich auch auf die Abhangigkeit derselben vom Alter der Tiere. Bei normalen weißen *Mausen* besitzt die Milz nur wenig Pigment [HALL (1896)], das bei eisenreicher Kost zunimmt, ebenso bei *Hunden* [POULSEN (1893)]. HUECK (1912) gibt an, daß gesunde Tiere im allgemeinen wenig Hämosiderinpigment in der Milz erkennen lassen, daß dessen Menge aber innerhalb gewisser Grenzen schwanken kann und auch bei verschiedenen Tieren wieder recht verschieden ist; so haben *Kaninchen* fast gar kein, *Meerschweinchen* relativ viel Hämosiderin.

Ganz besonders groß ist nach MROWKA (1920) der Pigmentgehalt in der Milz des *Pferdes,* was auch M. ZIEGLER und WOLF (1924) angeben. Es besteht zum Teil aus amorphen Massen, zum Teil aus unregelmäßig gestalteten Körnern und Schollen von sehr wechselnder Größe, die im durchfallenden Licht gelb bis braungelb erscheinen. Sie liegen nur zum kleinsten Teil intracellulär, sonst regellos in rundlichen Haufen oder in Form von Wallen in der Pulpa verteilt (vgl. Abb. 35).

Auch beim *Schwein* und *Rind* ist der Pigmentgehalt ziemlich groß, was ich aus eigenen Untersuchungen bestatigen kann; nur sind hier die Körnchen viel feiner und liegen fast stets intracellulär, entweder in freien rundlichen Zellen oder im Reticulum. ZIEGLER und WOLF (1924) finden die Pigmentinfiltration besonders reichlich im Gewebe um die Milzsinus und die kleinen Arterien, mnachmal auch in der perifollikulären Zone; die Follikel selbst bleiben stets frei. Das gleiche gilt fur das Schaf. Beide Autoren betonen ebenfalls, daß die Pigmentablagerung bei jungen Tieren sehr viel geringer sei als bei alten; nur die Milz des Fohlens enthält im Vergleiche zu anderen Tieren schon reichlich Pigment. Beim Lamm, beim Ferkel und beim Kalb ist die Milz noch fast vollständig pigmentfrei.

Da zur Identifizierung eines Pigmentes als Hämosiderin in erster Linie die Eisenreaktion in Betracht kommt und sich der Nachweis von Eisen in der Milz daher in gewisser Hinsicht mit dem Pigmentbefund deckt, soll der mikroskopisch feststellbare Eisengehalt der Milz gleich hier erörtert werden. Er hat stets großes Interesse erweckt, weil man aus demselben Beziehungen zur Größe des Erythrocytenzerfalls zu finden hoffte. Vergleicht man die sichtbare Phagocytose roter Blutkörperchen und den Gehalt an Hämosiderin in der Milz verschiedener Tiere, so ergibt sich nach dem bereits früher erwähnten, daß die Organe mit reichlichem Erythrocytenzerfall im allgemeinen auch mehr Pigment enthalten (z. B. *Pferd* und *Schwein,* im Gegensatz zum Menschen und zu der *Katze*); weshalb auch die Annahme eines kausalen Zusammenhangs durchaus berechtigt erscheint. Dagegen zeigt BIONDI (1895), daß nach experimentell gesteigertem Blutzerfall beim *Kaninchen* (Vergiftung mit Toluylendiamin) Erythrophagocytose und Hämosiderinablagerung nicht Hand in Hand gehen: er meinte deshalb, daß die Anwesenheit von Hämosiderin in der Milz nicht als Ausdruck einer lokalen Hämolyse angesehen werden dürfe. Dies deutet jedenfalls darauf hin, daß der Zusammenhang zwischen Hämosiderin und Hämoglobin kein direkter lokaler zu sein braucht. EPPINGER (1920) geht sogar soweit, die Hämosiderinablagerung als Zeichen einer Zellalteration aufzufassen.

Dagegen haben PANSKI und THOMA (1891) schon fruher festgestellt, daß bei langer dauernder experimenteller venöser Stauung (Unterbindung der Milzvenen) in der Milz von *Hunden,* deren individuell wechselnden Pigmentgehalt sie übrigens ebenfalls hervorheben, das normale Milzpigment ganz oder nahezu verschwindet, was sie auf die Verarmung des Gewebes an Sauerstoff zurückführen; während nach Lösung der Ligaturen und Wiederherstellung des Kreislaufs auch eine Neubildung von Pigment sich zeigte.

Was den Nachweis von Eisen in der normalen Milz anbelangt, so ist zunächst zu betonen, daß der chemische und mikroskopische Gehalt an Eisen nicht übereinstimmen, daß also auch Eisen in morphologisch nicht nachweisbarer Form vorhanden ist. Im allgemeinen entspricht das sichtbar vorhandene Eisen der Menge und Verteilung des Hämosiderinpigmentes und zeigt auch die gleiche grobschollige oder feinkörnige Beschaffenheit, sowie intra- oder extracelluläre Lagerung. In dieser Beziehung gilt vollständig das bereits für das Hämosiderin Gesagte.

Größere Bruchstücke von Erythrocyten und ganze rote Blutkörperchen geben noch keine Eisenreaktion; besonders schön läßt sich dies beim *Pferd* zeigen; hier färben sich die größeren Schollen gar nicht oder doch nur ganz blaß blau, während die kleinen Körnchen tief dunkel- bis schwarzblau hervortreten, auch dann, wenn bei gewöhnlicher Behandlung die einzelnen Schollen keinen färberischen Unterschied erkennen lassen (vgl. Abb. 35). Wie sich die Umwandlung vollzieht, und wie rasch sie vor sich geht, läßt sich aus dem mikroskopischen Präparat nicht entnehmen.

Neben der körnigen Eisenverbindung kommt gelegentlich auch noch diffus blaue Färbung vereinzelter Zellen vor, namentlich in Reticulumelementen, oder in den Trabekeln [Wicklein (1891), Ziegler und Wolf (1924), Lepehne (1918, 1919), Eppinger (1920) u. a.]; Wassiljeff (1923), der auch beim Menschen eine Zunahme des Eisengehaltes im Alter ohne Beziehung zu der Todesursache feststellte, fand öfters eine diffuse Blaufärbung der Kapsel, seltener der Trabekel, die durch sehr feinkörnige Einlagerung entlang der elastischen Fasern bedingt war. Bei schon normalerweise stark eisenhaltigen Milzen ist auch die diffuse Färbung stärker ausgesprochen.

Nimmt unter experimentellen oder krankhaften Bedingungen der Hämosideringehalt der Milz zu, so steigt natürlich auch die Menge des mikroskopisch nachweisbaren Eisens. Daneben kann außerdem durch intravenöse Zufuhr von Eisensalzen eine Speicherung von Eisen erzielt werden [Strasser (1922), Lepehne (1918, 1919), Migay und Petroff (1923)], die ebenfalls in Form körniger oder mehr diffuser Ablagerungen innerhalb bestimmter Zellen zutage tritt. Die Resultate dieser Versuche decken sich durchaus mit den mit Hilfe vitaler Carmin- oder Pyrrholblauzufuhr gewonnenen, entsprechen also einer phagocytären Aufnahme von Fremdkörpern. Auch hier erweist sich die Beteiligung der einzelnen Elemente an der Speicherung sehr verschieden.

Strasser (1922), welcher *Ratten* und *Meerschweinchen* außer Eisensalzen auch *Kaninchen*blut in die Bauchhöhle einspritzte, fand in einigen Versuchen körniges und diffuses Eisen mehr in den Zellen der Pulpa, in anderen mehr in den Sinusendothelien; bei der *Ratte* traten auch innerhalb der Follikel eisengespeicherte Zellen auf, nicht aber in der Knötchenrandzone, obwohl hier sonst zahlreiche Makrophagen vorkommen [Bildungsstätte für Erythrophagen nach Lintwarew (1911)].

Nach Migay und Petroff (1923) kommt für die experimentelle Eisenspeicherung vor allem die Milz in Betracht, und zwar stark hypertrophische abgerundete Zellen, die sich zum größten Teil allmählich von der Capillarwand ablösen und als Elemente des reticulo-endothelialen Systems betrachtet werden. Bei gleichzeitiger Zufuhr von Carmin erfolgte die Ablagerung des Eisens meist nicht in denselben Zellen, in welchen sich das Carmin anhäufte, und erwies sich in allen anderen Organen mit Reticulo-Endothel sehr viel geringer als in der Milz. In Lymphocyten und Leukocyten konnte im Gegensatz zu älteren Angaben [vgl. Tirmann (1896)] niemals mikrochemisch nachweisbares Eisen gefunden werden.

STAEMMLER (1925) macht vor allem das Reticulum der Capillarhülsen für die Eisenspeicherung (bzw. Verarbeitung) verantwortlich, doch geht aus seinen Abbildungen deutlich hervor, daß die eigentliche Hülse selbst frei von Einlagerungen bleibt (vgl. seine Abb. 6 auf S. 595) und die gespeicherten Zellen sich nur in ihrer Nachbarschaft anhäufen. Auf die Vorliebe der Makrophagen, sich in der Nähe der Gefäße anzusammeln, wurde bereits weiter oben hingewiesen.

Um die Bedeutung des reticulo-endothelialen Zellapparates auch für den Eisenstoffwechsel des Menschen nachzuweisen, haben EPPINGER und STÖHR (1922) einer Reihe von Patienten Ferrum oxydatum saccharatum in die Blutbahn injiziert und nach dem Tode die reticulo-endothelialen Zellen der Milz, die KUPFFERschen Sternzellen der Leber und auch einige Elemente der Lymphdrüsen mit reichlichen, die Eisenreaktion gebenden Körnchen erfüllt gesehen. Inwieweit diese Ergebnisse, die an moribunden Organismen gewonnen wurden, verallgemeinert werden dürfen, bleibt vorläufig noch abzuwarten.

Es ergibt sich demnach, daß in morphologischer Form nachweisbare Eisenverbindungen sowohl in freien Makrophagen als in fixen Reticulumzellen in der Milz gesunder Säugetiere in sehr wechselnder Menge nachgewiesen werden können, und daß dieselben zumeist schon in Form des gelbbraunen Hämosiderinpigmentes sichtbar sind. Milzen, welche schon in gesundem Zustand viel Pigment enthalten, geben auch eine starke Eisenreaktion und umgekehrt. Bei jungen Tieren ist im allgemeinen noch kein oder nur sehr wenig sichtbares Pigment vorhanden, bei älteren nimmt es meist etwas zu, doch scheint die Abhängigkeit vom Alter keine unbedingt gesetzmäßige zu sein und ist vielleicht mehr durch andere Faktoren (Geschwindigkeit des Abtransportes, der Umbildung usw.) bedingt. Berücksichtigt man nun weiter die Erscheinungen des Erythrocytenzerfalls, so zeigt sich, daß bei Tieren, bei welchen die Erythrophagocytose normalerweise schon sehr ausgesprochen ist, auch die Ablagerung von Hämosiderin in den verschiedensten Zellen der Milz sehr hohe Grade erreicht, daß also zwischen Pigmentbildung und Hämoglobinzerfall Beziehungen gegeben sind; da jedoch beim Menschen und anderen Säugetieren sich in der Milz kaum Erythrophagen und sehr wenig Pigment unter normalen Verhältnissen nachweisen lassen, so geht daraus auch hervor, daß Pigmentablagerung und Stärke der Eisenreaktion keinen Maßstab für die absolute Größe des Abbaues der roten Blutkörperchen abgeben können.

Andere hämoglobinogene, aber eisenfreie Pigmente (Hämatoidin, Gallenfarbstoffe, melanotische Pigmente) finden sich in der Milz nur bei gewissen krankhaften Zuständen.

Wie in vielen anderen Organen kommt gelegentlich auch in der Milz älterer Individuen noch ein weiteres gelbes oder braunes Pigment in scholliger oder körniger Form vor, das kein Eisen enthält und zu den Abnutzungsprodukten des Körpers gerechnet wird, nach HUECK (1912) in Rundzellen vom Charakter der Lymphocyten und spindeligen Zellen (Reticulum), nach LUBARSCH (1927) nur in den Muskel- und Adventitialzellen der Arterien, sowie in Balken und Kapsel. KL. NOODT (1925) fand braunes Abnutzungspigment in der Milz nicht so häufig als in anderen Eingeweiden und dann vorwiegend in der Wand der Trabekel- und Lymphknötchenarterien, weniger in den Gefäßen der Kapsel; in den Balken liegt es an manchen Stellen mit Hämosiderin zusammen, doch trifft man nur ganz selten beide Pigmente in ein und derselben Zelle an. Vor dem 40. Lebensjahr wird braunes Pigment fast nie beobachtet, doch wird auch keine regelmäßige Zunahme mit dem Alter angegeben; bei männlichen Individuen scheint es häufiger zu sein als bei weiblichen.

Es handelt sich um das von HUECK (1912) als Lipofuscin bezeichnete Pigment, das in Sauren und Alkalien unlöslich ist, sich mit den meisten lipoiden Farbemethoden, besonders

Nilblausulfat darstellen läßt, Silber nicht reduziert und ein Abbauprodukt von Fettstoffen darstellt. Nach den neueren Untersuchungen von Lubarsch (1922), Brahn und Schmidt-mann (1922) und Konig (1926) ist die Lipoidfarbbarkeit durch eine Lipoidhulle um den eigentlichen Pigmentkern bedingt, der sich im übrigen nicht, oder wenigstens nur unwesent-lich von den Melaninen unterscheidet und wie diese proteinogener Herkunft sein soll. Syste-matische Untersuchungen, die speziell dieses Pigment in der Milz betreffen, fehlen noch.

Kraus (1922) beschreibt ein zartes hellgrünes homogenes Pigment, das er neben Hamo-siderin und Hámatoidin in einer leukamisch veranderten Milz fand in Form langer, dünner, besen- oder strauchaitig angeordneter Bálkchen zwischen den hyalinen Bindegewebsfasern und welches sich als eine Eisenphosphatverbindung erwies (Reaktion mit molybdansaurem Ammon und Salpetersaure) [1].

Bei den niederen *Wirbeltieren*, den *Reptilien, Amphibien* und *Fischen*, bei welchen die Pigmentzellen des Körpers überhaupt viel zahlreicher und mannig-faltiger entwickelt sind, ist auch der Pigmentgehalt der Milz meist bedeutender als bei den *Säugern* und *Vögeln*. Neben größeren und geringeren Mengen von Hämosiderin kommen hier vielfach noch echte autochthone Pigmentzellen vor. Allerdings fehlen, wenigstens soweit die Milz in Frage kommt, genaue Einzeluntersuchungen hierüber fast vollständig. Während früher [Kölliker (1847)] unterschiedliche Pigmente für verschiedene Entwicklungsstufen eines und desselben Körpers gehalten wurden, stellte Reich (1900) fest, daß bei *Rana* das honiggelbe bis braune Pigment als ein Derivat des Blutfarbstoffs anzusehen ist, das braunschwarze, feinkörnige dagegen nicht, da es keine Eisenreaktion gibt. Auch bei *Salamandern* sind beide Arten von Pigment vorhanden, finden sich sogar gelegentlich in ein und derselben Zelle [Hartmann (1926)]; meist ist das Melanin dicht angehäuft in rundlichen Zellen, die keine so starken Ver-astelungen erkennen lassen wie die Melanophoren des Bindegewebes, das gelb-braune, grob- bis feinschollige Hämosiderin sowohl im großen freien Makro-phagen wie in Reticulumzellen ganz unregelmäßig verteilt.

Okamoto (1925) beschreibt bei der *Kröte* ebenfalls zwei Arten von Pigment: feine rund-liche gelbbraune bis schwarzbraune Granula, die er auf Grund der üblichen Reaktionen als Lipofuscin bezeichnet und in großer Zahl in ovalen bis rundlichen Zellen, in geringerer Menge in den Endothelien der Sinus findet, außerdem eisenpositive gelbe bis braune grobe Körner im Sinusendothel und Reticulum, die dem Hamosiderin entsprechen. Im Sommer ist mehr Pigment vorhanden als im Winter; es uberwiegt in letzterer Jahreszeit das grob-schollige Hamosiderin, im Sommer das feinkörnige Lipofuscin.

Nakajima (1928) bestatigt ebenfalls beide Arten von Pigment, sowie das gelegentliche Vorkommen derselben in der gleichen Zelle. Ob das schwarzbraune feingekörnte Pigment zum Melanin oder Lipofuscin gehört, vermochte er nicht sicher zu entscheiden. Bezuglich der Menge beider Pigmente betont er, daß bei den einzelnen Arten Verschiedenheiten vor-kommen, daß sie aber während des Funktionsstadiums der Milz (Frühjahr bis Herbst) am reichlichsten anzutreffen seien. Im Winter ist die Gesamtmenge am geringsten und haupt-sachlich feinkörnig (ausgenommen bei den *Anuren* und *Megalobatrachus*). Da die Pigment-zellen auch teilweise positive Carminspeicherung zeigen, rechnet er sie den Histiocyten zu.

Bei den *Fischen* verhält sich das Pigment in der Milz nach Menge, Verteilung und Aussehen außerordentlich wechselnd, soweit ich dies nach meinem Material beurteilen kann. Literaturangaben hierüber sind nicht vorhanden. Einzelne Arten wie *Gadus morrhua* und *Acanthias vulgaris* zeigen nur wenig gelbbraune schollige Pigmentkörner, die unregelmäßig verteilt sind ähnlich wie bei den *Säugern*; bei den meisten ist die Menge des Pigments sehr erheblich größer und findet sich dann nicht nur in einzelnen Zellen, sondern auch intercellulär zu mehr oder weniger regelmäßigen Konglomeraten angehäuft (Abb. 37a, d).

Inwieweit verschiedenartige (hämoglobinogene oder authochthone) Pigmente vorliegen, vermag ich nicht anzugeben, da das schon vor längerer Zeit ver-schieden fixierte und eingebettete Material für die Eisenreaktion nicht mehr geeignet war, doch kommen bei einigen *Fischen* neben den größeren aus un-regelmäßigen Schollen bestehenden Pigmentherden auch wenige Zellen vor, die

---

[1] Vgl. auch Hogenauer (1928), der noch einige weitere Falle angibt.

dicht mit feinen schwarzbraunen Körnchen erfüllt sind und meist vereinzelt in der Pulpa liegen. Im übrigen ist das Pigment bei manchen *Fischen* sehr dunkelbraun und mehr feinkörnig (*Tygon pastinacca*, Abb. 37d und *Pleuronectes*

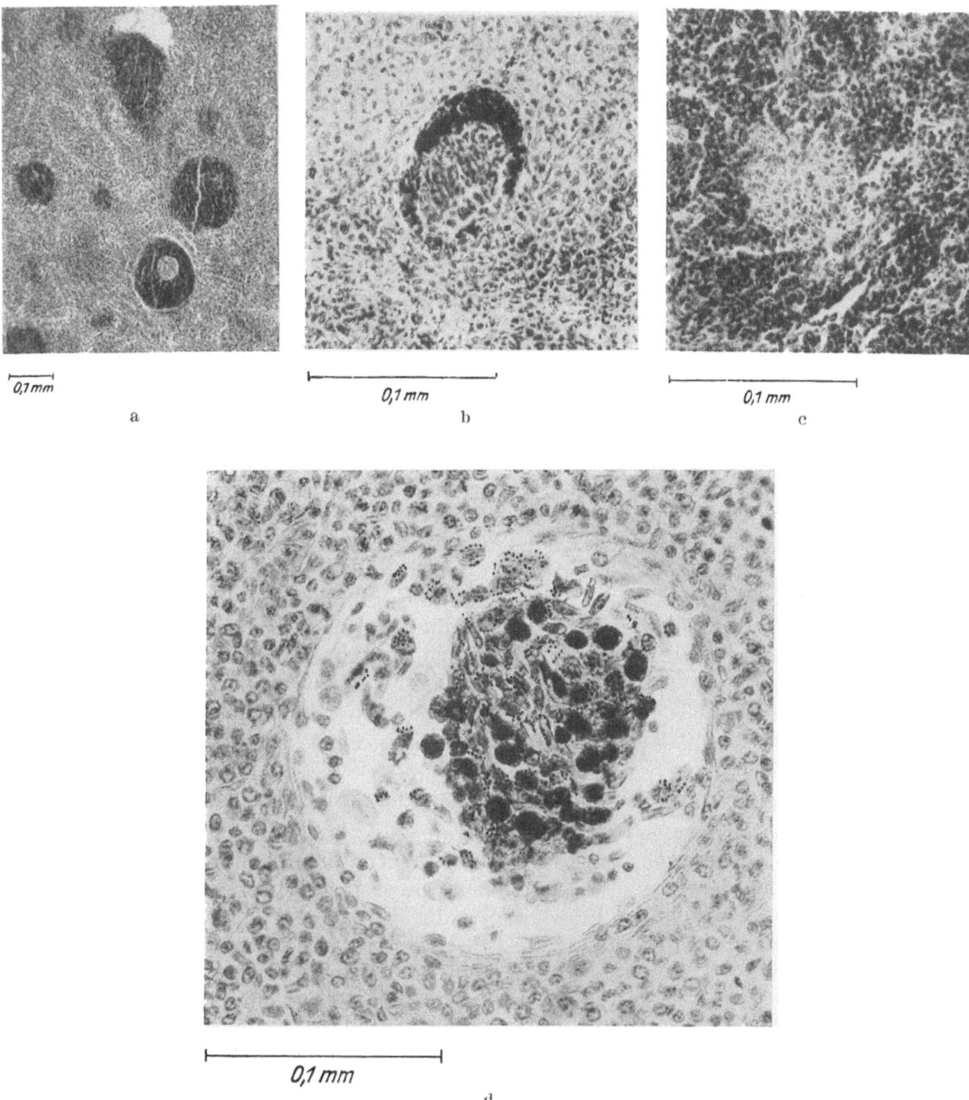

Abb. 37a—d. Verteilung und Anordnung des Pigmentes in der Milz der Fische. a Milz von *Labrus rupestris*. Bouin; Hamalaun-Eosin-Orange G. b Milz von der *Makrele*. Bouin; Hamalaun-Eosin-Orange G. c Milz von *Solea vulgaris*. Bouin; Hamalaun-Eosin-Orange G. d Milz von *Tygon pastinacca*. Formol 1 : 5; Hamalaun-Eosin. Weitere Erklarung im Text.

platessa) oder mehr grobschollig (*Labrus rupestris*, Abb. 37a und *Makrele*, Abb. 37b); bei anderen mehr grünlich bis bräunlich (*Raniceps, Motella, Trygla gurnardus* und *Centronotus gunellus*) oder ganz blaßgelb (*Solea vulgaris*, Abb. 37c und *Agonus cataphractus*); in den letzteren Fällen bietet es eher das Aussehen von verschieden großen Tropfen oder Kugeln, die namentlich, wenn sie größer sind, vereinzelte dunkle Körnchen eingelagert enthalten. Auch gewinnt man sehr häufig den Eindruck, als ob mit der Ausbildung von Pigment eine Degeneration der Zelle verknüpft sei; wenigstens färben sich die Kerne der pigmenthaltigen Zellen oft sehr schlecht oder sind nur mehr in Bruchstücken erkennbar; meist findet man dann zwischen feinen protoplasmatischen Fäden größere und kleinere Pigmentkugeln wie in Vakuolen eingeschlossen liegen ohne deutlich erkennbare Zellkerne (Abb. 37 c).

Besonderes Interesse bietet die Verteilung des Pigmentes: zuweilen findet es sich in großen, dicht gedrängten Haufen, die unregelmäßig in der von diffusen Zügen lymphoider Zellen durchsetzten Pulpa verteilt sind (Abb. 37a); nicht selten trifft man innerhalb dieser Haufen scharf abgesetzte Gruppen von Erythrocyten (Abb. 37a unten); daß es sich nicht um ein Gefäß handeln kann, ergibt das Fehlen einer endothelialen Begrenzung um dieselben; ebensowenig lassen sich aber auch Spuren von Zerfall oder andere Anzeichen, die auf ihre Umbildung zu Pigment hindeuten, nachweisen. In anderen Fällen sammeln sich die pigmentführenden Zellen ausschließlich um dünnwandige Gefäße an (Abb. 37b), die sie halbmondförmig oder auch als geschlossene Ringe umgeben, während die übrige Pulpa fast frei von Pigment bleibt; oder es zeigen sich engere Beziehungen zu den Gefäßen und ihrem Inhalt wenigstens darin, daß die pigmenthaltigen Elemente in ihrer Nachbarschaft sich anhäufen in Form kleiner Herde oder langer dünner Stränge. Auch das aus zugrunde gehenden Zellen frei gewordene gelbgrüne Pigment findet sich mit besonderer Vorliebe in der Nähe von Gefäßen. Gelegentlich tritt das Pigment auch innerhalb der Gefäße auf (Abb. 37d) und zwar nicht nur in den weiten dünnwandigen Venen, sondern auch in kleinen Arterien, die im Schnitt sofort durch ihren bräunlichen Inhalt auffallen. Bei einem *Rochen (Tygon)* fand ich selbst die dicken Schweigger-Seidelschen Hülsen von dunkelbraunen, oft büschelförmig angeordneten Pigmentkörnchen und -stäbchen durchsetzt. Ebenso kann das lymphoide Gewebe im Gegensatz zu den höheren *Wirbeltieren* zuweilen Pigmenthaufen und Pigmentzellen enthalten (Abb. 37c), die auch hier meist einem Gefäß anliegend gefunden werden.

g) Lipoidhaltige Zellen; Ablagerung von Lipoiden.

Fettsubstanzen scheinen im Parenchym der Milz bei gesunden Menschen und Tieren nur in äußerst geringfügiger Quantität vorzukommen, so daß sie sich überhaupt leicht dem Nachweis entziehen; in den Milzen älterer Individuen findet man gelegentlich im Bindegewebe der Kapsel und Balken vereinzelte Zellen, deren Protoplasma mit feinen Fettkörperchen erfüllt ist [Sudanfärbung nach Romeis (1926)]; hier trifft man auch häufig Lipoidablagerungen in der Wand der kleineren Arterien; in den Zellen der Pulpa selbst gehören Fetttröpfchen auch in feinster Verteilung zu den größten Seltenheiten. Nach Wassiljeff (1923) nimmt die Verfettung im Alter zu, ist aber nicht gleichmäßig stark ausgeprägt; meist ist die Kapsel mehr beteiligt und dann vorwiegend die innerste Schicht derselben, die bei Sudanfärbung eine diffuse oder feinkörnige Rotfärbung zeigt, ohne Doppelbrechung.

Nach den Untersuchungen von Schmincke (1915) stimmt beim Menschen der morphologisch nachweisbare Fettgehalt mit dem durch chemische Untersuchung gefundenen so gut wie nie überein, so daß sich aus dem histologischen Bild kein Rückschluß auf den wirklichen Fettgehalt ziehen läßt.

Unter besonderen Umständen kann der Fettgehalt in der Milz beträchtlich ansteigen und dann auch morphologisch nachweisbar werden. Poscharissky (1912) hat die bis dahin nur sehr spärlichen Angaben gesammelt und zugleich festgestellt, daß der Ort der Fettablagerung und die Menge derselben außer von bestimmten Krankheiten auch abhängig ist vom Alter des Individuums; bei Kindern ist meist gar kein Fett nachzuweisen, und wenn, so findet es sich in den Zellen der Follikel; im Alter wird die Menge größer, bleibt aber gewöhnlich auf den Bindegewebsapparat beschränkt. Auch SCHMIDTMANN [zit. nach LUBARSCH (1927)] konnte bei normalen Feten und reifen totgeborenen Kindern meist keine Fette finden.

Bei gemästeten Tieren sah ARNOLD (1903) „fettführende Zellen" in der Milz je nach dem Allgemeinzustand in verschieden großer Zahl; WUTTIG (1905) betrachtet die Beteiligung der Milz am Fettumsatz als ausgeschlossen, da er bei *Kaninchen* und *Katzen* nach Fettfütterung in der Milz keine Ablagerung desselben feststellen konnte. C. KRAUSE (1923) untersuchte das histologisch nachweisbare Fett in der Milz von 65 *Hunden* verschiedenen Alters (die allerdings zum großen Teil nicht als gesund zu bezeichnen waren) und fand, daß sich Fettkörnchen vor allem in den Reticulumzellen ansammeln; die Sinusendothelien beteiligen sich an der Speicherung nur bei großem Fettgehalt; weiterhin kommen Fettablagerungen in der Wand der kleinen Arterien (Media) und auch in den Capillarhülsen vor, schließlich im Stützgerüst in diffuser und circumscripter Form; ferner beteiligen sich auch noch gewisse Zellen (Reticulumzellen und bei höheren Graden auch Lymphocyten) der lymphoiden Scheiden an der Fettinfiltration. Der Qualität nach erwiesen sich die Fettstoffe als Glycerinester, Lipoide (Lecithine) und Fettsäuren; erstere sind vorwiegend in der Pulpa, in Reticulum und Endothel, die Lecithine in den peripheren Reticulumzellen der lymphadenoiden Scheiden ausschließlich, ferner in Capillarhülsen und Pulpa, CIACCIO-positive Substanzen verstreut überall und die Fettsäuren, die nur in einigen Fällen nachweisbar waren, in dem gesamten Reticulum lokalisiert.

Auch durch experimentelle Bedingungen, in erster Linie durch außergewöhnliche Zufuhr von Lipoiden, kann eine Verfettung bestimmter Gewebsanteile der Milz erzielt werden. Durch Verfütterung von reinem Cholesterin oder Hühnereigelb konnte ANITSCHKOW (1914) bei *Kaninchen* eine gewaltige Ablagerung von Cholesterinderivaten in Form von flüssig krystallinischen Tropfen in den reticulären Zellen des Stromas und den Endothelzellen der Sinus hervorrufen, die eine starke Hypertrophie dieser beiden Zellarten zur Folge hatte.

ZINSERLING (1923), der ebenfalls mit *Kaninchen* arbeitete, fand bei enteraler und parenteraler Zufuhr von Cholesterin nur nach größeren Dosen und nach langerer Versuchsdauer in den Reticulumzellen der roten und weißen Milzpulpa Cholesterinesterinfiltration, die stets hinter der in anderen Organen gefundenen zurückblieb. Im Gegensatz dazu stellte SCHONHEIMER (1924), der in gleicher Weise *Kaninchen* während langerer Zeit mit Cholesterin futterte, anisotrope Fetttropfen nur in den langlichen die Sinus auskleidenden Endothelzellen neben braunen Pigmentkörnchen, sowie eine Verfettung der Trabekel fest. Die Follikel nehmen am Infiltrationsprozeß nicht teil; im übrigen gibt er zu, daß die Verfettung in der Milz ein durchaus unregelmaßiges Bild darbietet.

Neuere Versuche in dieser Richtung liegen von DERMAN und LEITES (1928) vor, welche verschiedene Fette und Lipoide *Hunden* parenteral und enteral zufuhrten. Bei enteraler Belastung mit Olivenöl (Neutralfett) macht sich eine Speicherung desselben in den Reticulo-Endothelien der Milz (genauere Angaben fehlen) bemerkbar; daneben können aber auch seine Spaltungsprodukte (Fettsauren) gefunden werden. Ebenso gelingt es bei enteraler Einfuhrung einer Cholesterinlösung in Olivenöl das Cholesterin und seine Ester im Reticulo-Endothel der Milz (auch in Lunge und Leber) wieder nachzuweisen; dagegen kann Lecithin sowohl nach enteraler wie parenteraler Zufuhr als solches in der Milz nicht beobachtet werden; nur seine Spaltungsprodukte, Neutralfett und Fettsauren, lassen sich histochemisch bestimmen.

Bei krankhaften Zustanden dagegen kann auch der sichtbare Lipoidgehalt der Milz außerordentlich zunehmen [SCHMINCKE (195), LUBARSCH (1927)]; Fettstoffe treten dann in Form größerer oder kleinerer Tröpfchen innerhalb der Zellen, seltener außerhalb in Erscheinung; die Orte der Lipoidablagerung können dabei sehr verschieden sein; in Betracht

kommen vor allem die Reticulumzellen der Pulpa und des lymphoiden Gewebes, die Endothelien der Sinus, aber auch die größeren lymphoiden („epitheloiden‘) Zellen der Keimzentren, Makrophagen, Bindegewebe und selbst das Epithel des Serosaüberzugs. Die Art
der Lipoidsubstanzen kann verschieden sein: doppelbrechende Glycerinester, Phosphatide
und Neutralfette; freie Fettsauren und Seifen scheinen nicht vorzukommen [Anitschkow
(1914)].

Ob diese Differenzierung der Fettstoffe, die auf den bisher gebräuchlichen Methoden
(Sudan- und Nilblausulfatfarbung, Methode von Fischler, Smith-Dietrich und Schulz)
basiert, auch der wirklichen Verteilung und Zusammensetzung entspricht, erscheint sehr
ungewiß nach den neuesten kritischen Untersuchungen von Kaufmann und Lehmann
(1926), welche der Spezifität der in Frage stehenden Reaktionen für die im Gewebe vorkommenden Fettmischungen auf Grund eingehender Prufung dieser Reaktionen mit reinen
und gemischten Fettsubstanzen sehr skeptisch gegenüber stehen.

Über den Vorgang der Fettinfiltration der einzelnen Elemente der Milz
äußern sich die verschiedenen Autoren meist nicht; doch scheint ziemlich
allgemein angenommen zu werden, daß es sich um Phagocytose mit dem Blut
eingeschwemmter Fettpartikelchen handelt; nur die lipoiden Ablagerungen im
Bindegewebe der Trabekel werden als durch Adsorption zustande gekommen
betrachtet [Lubarsch (1927)].

In letzter Zeit wird gerade vom Standpunkt der Substanzspeicherung aus besonderen
bei bestimmten krankhaften Zustánden in der Milz auftretenden, durch ihre Größe auffallenden Zellen erneute Aufmerksamkeit zugewendet. Sie wurden von Gaucher (1882)
als „epitheloid“ bezeichnet und tatsächlich fur Epithelzellen gehalten. Nunmehr ist bekannt,
daß es sich um eine Umwandlung von der Milz eigentümlichen Elementen handelt. Schlagenhaufer (1906) beschreibt sie als protoplasmareiche, große, opake Zellen, die fast alle übrigen
Zellen der Pulpa verdrangen können, und erklärt ihre Entstehung als Folge einer Irritabilitat
des retikulierten Gewebes der Milz (und anderer hämopoetischer Organe), das in allzu starke
Proliferation gerät. Von einigen Forschern [vgl. die Zusammenstellung von Pick (1924)]
werden diese Zellen als Abkömmlinge der Sinusendothelien, von anderen als gewucherte
und frei gewordene Reticulumzellen betrachtet; wieder andere unter dem Einfluß der
Aschoffschen Lehre vom reticulo-endothelialen System nehmen eine gleichzeitige reticulum-
zellige und endotheliale Genese an. Nach Pick (1925) sind es scharf begrenzte, sehr große
Elemente, die in Nestern zwischen den Venensinus liegen und eine besondere Substanz
enthalten, welche weder zu den Fetten, noch Cholesterinen, noch Lecithinen gehört, sondern
ein Cerebrosid darstellt. Die Sinusendothelien bleiben stets frei von dieser Substanz, dagegen nicht die adventitiellen Scheidenzellen der Arteriolen, weshalb Pick als Ursprungs-
quelle dieser Zellen einerseits das mesenchymatische Reticulum, andererseits aber auch
die bindegewebige Adventitia (Klasmatocyten) ansieht und als Ursache eine Erkrankung
der Histiocyten oder Makrophagen, und zwar unter elektiver Beteiligung ganz bestimmter
Formen annimmt [vgl. auch Bloom (1925)].

h) Ablagerung von Glykogen.

Glykogen wird in den Zellen der Milz in morphologisch sichtbarer Weise
nicht gespeichert. Kleinmann (1927) fand es gelegentlich in Spuren und dann
ausschließlich in polymorphkernigen Leukocyten; Reticulumzellen, Sinusendothelien und auch das bindegewebige Gerüst waren stets frei.

i) Oxydasereaktion der Milzelemente.

Speziellere Untersuchungen über das Verhalten der Oxydasereaktion in der
Milz unter normalen Verhältnissen liegen kaum vor; die meisten Angaben beziehen sich auf leukämisch veränderte Organe, bei welchen die Reaktion angestellt wurde, um Zellen der myeloiden Reihe von solchen der lymphoiden Reihe
zu unterscheiden; diese letzteren sollen keine blaue Körnelung aufweisen, ebensowenig wie die Elemente des Reticulums und des bindegewebigen Stromas.
Mononucleäre, blau granulierte Zellen werden als Monocyten betrachtet und ihr
positives Verhalten der Reaktion gegenüber als Beweis für ihre Zugehörigkeit
zum myeloischen System angesehen [Nägeli (1923) u. a.].

Katsunuma (1924), der sich bei der Ausführung der Reaktion im wesentlichen
an die Vorschriften von W. R. Schultze (1909, 1917) und Graeff (1923) hält,

gibt an, daß in der normalen menschlichen Milz die Follikel selbst fast keine Oxydasereaktion ergeben, während die positiv reagierenden Leukocyten einen Wall um die Follikel bilden, im übrigen Pulpagewebe dagegen nur vereinzelt anzutreffen sind, und erst bei Infektionen reichlicher hervortreten. Bei Tieren hängt der Ausfall der Reaktion ebenfalls von der vorhandenen Menge und der Verteilung der polymorphkernigen Leukocyten ab, kann also jeweils ein sehr verschiedenes Bild bieten. Auch zum Nachweis der Myelopoese in der Milz soll die Reaktion sehr geeignet sein. Doch betont GRAEFF (1925), daß sich auch in Lymphocyten vermittels der Indophenolblausynthese Körnelungen darstellen lassen und die Reaktion als differentialdiagnostisches Hilfsmittel für die Unterscheidung von Blutzellen ungeeignet sei [vgl. auch MENTEN (1919)]. Obwohl KATSUNUMA einen streng dualistischen Standpunkt vertritt, gibt er selbst zu, daß die kleinen Lymphocyten und selbst die Reticulumzellen in Lymphdrüsen manchmal positiv reagieren.

Der Vergleich verschiedener Befunde wird außerdem dadurch erschwert, daß die Methodik nicht immer angegeben wird und nach den Untersuchungen von GRAEFF (1923, 1925) die Bedingungen, unter welchen die Reaktion angestellt wird, für den Ausfall derselben von ausschlaggebender Bedeutung sind. Ich habe an einer Anzahl von Gefrierschnitten einer frisch in Formol fixierten menschlichen Milz die Oxydasereaktion nach SCHULTZE GRAEFF [Myelo-Nadireaktion, ROMEIS (1924)] ausgeführt und außer in den zahlreich vorhandenen polymorphkernigen Leukocyten auch in

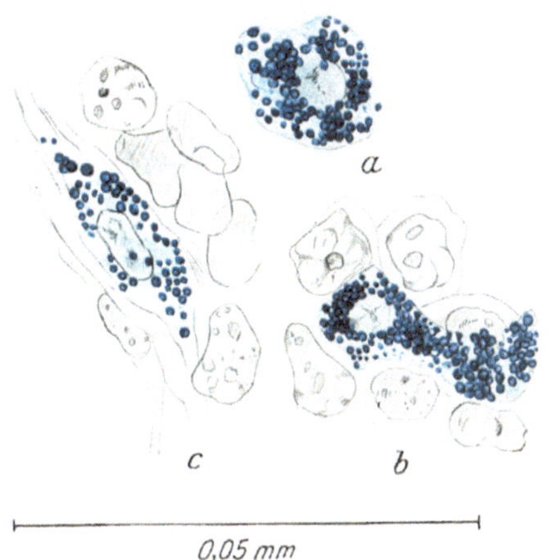

Abb. 38 a—c. Oxydasegranula in Zellen der roten Pulpa aus einer menschlichen Milz. Formol 1:4; Myelonadireaktion [ROMEIS, (1924)]. a und b Mononucleäre Zellen; c Reticulumzelle. Gez. von Frl. E. SCHMIDT.

einer Reihe von mononucleären größeren, zum Teil deutlich amöboiden Zellen, von welchen sich eine geringe Anzahl auch innerhalb der Follikel vorfand, und selbst in einigen Reticulumzellen blaue Körnelung erhalten (Abb. 38).

Ebenso zeigten einige der Bindegewebszellen in der Kapsel und der Adventitia der größeren Gefäße spärliche, aber deutliche blaue Körnchen. Die Größe der letzteren ist in allen Zellen verschieden, ihre Form stets rund, ihre Anordnung innerhalb der Zelle oft sehr ungleichmäßig; manchmal scheinen sie zu dicken Haufen verklumpt. Die oxydasepositiven Zellen verteilen sich regellos in der roten Pulpa und bilden meist dichtere Haufen um die Follikel, wie dies schon KATSUNUMA (1924) beschreibt, ferner um die Gefäße und um größere Ansammlungen von Erythrocyten, manchmal auch entlang der Balken.

Ob die einkernigen Zellen Monocyten, Lymphocyten oder Histiocyten darstellen, vermag ich nicht anzugeben; da die Kernform und -struktur in den dichten Körnermassen meist kaum zu erkennen ist; auch ist die Untersuchung nur weniger Schnitte eines Organs natürlich ganz unzureichend, um über das spezielle Verhalten der Milzelemente gegenüber der Oxydasereaktion berichten zu können; doch ergibt sich daraus zum mindesten, daß nicht nur die neutrophilen Leukocyten oxydasepositiv sind, sondern auch Zellen mesenchymalen Ursprungs und sogar das Mesenchym selbst; letzteres allerdings in viel geringeiem Grade, sowohl was die Zahl der positiven Zellen als auch die Menge der in ihnen vorhandenen blauen Körnchen anbelangt (Abb. 38c).

3. Die Verteilung und relativen Beziehungen von roter und weißer Milzpulpa.

Die in das Reticulum der Milzpulpa eingelagerten freien Zellen sind nicht regellos verteilt, sondern es finden sich die lymphoiden Zellformen zu dichteren Aggregaten vereinigt, den Follikeln oder lymphoiden Strängen, die auch dadurch ausgezeichnet sind, daß sie keine capillaren Venen enthalten. Wie bereits erwähnt, ist die lymphoide Milzpulpa beim Menschen und vielen *Säugern* durch engere Mesenchymmaschen und durch die Ausbildung einer besonderen Randzone der Knötchenrandzone von WEIDENREICH gegenüber der roten Pulpa abgesetzt. Dadurch ist zwischen den beiden Parenchymanteilen eine ziemlich scharfe Grenze gegeben, welche die strenge Unterscheidung von weißer und roter Milzpulpa gerechtfertigt erscheinen läßt.

Dagegen ist, wie HELLMAN (1926) hervorhebt die Frage nach der Ausbreitung der weißen Pulpa im Tierreich sowie ihrer Kontinuität und Diskontinuität beim Menschen und den verschiedenen Tierklassen auch heute noch nicht endgültig aufgeklärt.

Die Anordnung des lymphoiden Gewebes innerhalb des Milzparenchyms ist nicht bei allen *Säugern* die gleiche. Aus den Untersuchungen HELLMANs (1926) geht hervor, daß beim Menschen eine rundliche oder ovale Form der Sekundärknötchen überwiegt und ihre Verteilung im ganzen Organ gleichmäßig ist; daneben kommen aber auch strangförmige lymphoide Scheiden ohne ausgesprochene Follikel ebenfalls in ziemlich gleichmäßiger Verteilung vor.

Orientierende Untersuchungen in dieser Hinsicht liegen von HELLSTEN (1928) vor. Er hat aus dem großen menschlichen Material von HELLMAN (1926) einige Fälle aus verschiedenen Lebensaltern herausgegriffen und vom lymphoiden Gewebe Plattenmodelle hergestellt. Sie zeigen, daß im Alter von 1—20 Jahren, wo das lymphatische Gewebe nach HELLMAN (1926) auch am besten entwickelt ist, dieses in der Regel eine vollkommen kontinuierliche Hülle um die kleineren Arterien der Milz bildet, wobei jedoch die Zahl und Größe der Follikel, sowie das Auftreten von Sekundärknötchen bereits nicht unbeträchtliche Schwankungen erkennen läßt. Die Arterie liegt in der lymphatischen Scheide stets zentral, in den MALPIGHIschen Körperchen stets exzentrisch. Gelegentlich kann der Unterschied zwischen letzteren und der kontinuierlichen Hülle weniger deutlich sein; das Modell zeigt dann nur unregelmäßige knorrige Verdickungen entlang der Verästelung des Gefäßes. In bezug auf die späteren Altersperioden findet man mehr variable Verhältnisse, obwohl auch hier in der Mehrzahl der Fälle die lymphatische Umhüllung eine kontinuierliche ist: entweder sind die lymphatischen Scheiden dünn und bestehen nur aus locker liegenden Zellen; dann ist die Kontinuität häufig schwer zu entscheiden; oder es kommen neben dickeren, dichtzelligen Hüllen auch solche vor mit spärlichen Zellen und dazwischen gelegenen kleinen dichtzelligen MALPIGHIschen Knötchen. Im späteren Alter können außerdem die lymphatischen Scheiden durch dickere Bindegewebshüllen ersetzt sein und das lymphatische Gewebe hauptsächlich in Form von MALPIGHIschen Körperchen mit lockeren Zellen angetroffen werden. Schließlich findet man auch in seltenen Fällen (bei stark sklerosierten Arterien) nur noch vereinzelte kleine MALPIGHIsche Körperchen den Arterien anliegend, während die dazwischen gelegene Hülle überhaupt verloren gegangen ist.

HELLSTEN (1928) hat seine Untersuchungen auch auf einige Tiermilzen ausgedehnt: in der *Kaninchen*milz sind die Arterien von einer stets dicken kontinuierlichen Umhüllung umgeben, die hier und dort kleinere, wenig hervortretende follikelähnliche Verdickungen aufweist. In der *Katzen*milz dagegen herrschen große MALPIGHIsche Körperchen mit Sekundärknötchen vor; doch sind die Arterien von einer gewissen maximalen Weite ab auch außerhalb der

Knötchen von lymphatischem Gewebe begleitet, welches jedoch auf diesen
Strecken nur eine ganz dünne, manchmal unvollständige Hülle um die Arterien
bildet. HELLSTEN (1928) betont ferner den individuellen Wechsel in Erscheinung
und Anordnung des lymphatischen Gewebes, der den Eindruck erweckt, daß
die bestehenden Unterschiede nicht von prinzipieller Natur seien.

Bei der *Katze* fand ich stets große rundliche, ziemlich regelmäßig verteilte
Follikel, die häufig ein Keimzentrum aufweisen (Abb. 28). Beim *Hunde* finden
sich neben rundlichen, gut abgegrenzten Haufen auch zahlreiche dicke, sich mit
den Arterien aufteilende lymphoide Stränge. Bei der *Maus* breitet sich das
lymphoide Gewebe hauptsächlich im zentralen Teil der Milz aus [ROMEIS (1923),
TIETZE (1926)]. Beim *Schwein* tritt es gegenüber der roten Pulpa stark zurück,
ist meist unscharf begrenzt und ziemlich locker gebaut, läßt aber an einigen
wenigen Stellen auch gut ausgebildete Follikel mit Keimzentren erkennen.
Dagegen besitzen die großen Follikel des *Rindes* fast stets ein von einem dichten
Lymphocytenwall umgebenes Keimzentrum und eine sehr deutliche breite
Knötchenrandzone. Noch diffuser als beim *Schwein*, oft nur in ganz schmalen,
dünnen Strängen ist das lymphoide Gewebe in der roten Pulpa des *Pferdes*
verteilt; größere und dann zumeist auch nur sehr lockere unregelmäßige Follikel
finden sich in relativ geringer Zahl. Eine sehr merkwürdige Anordnung zeigt
die weiße Pulpa beim *Igel*; neben außerordentlich großen, wohl ausgebildeten
Follikeln mit besonders typischen Keimzentren, die meist in den zentralen
Partien des Organs liegen, kommen noch zahlreiche dünne Stränge und mehr
oder weniger scharf abgesetzte kleine Inselchen von lymphoidem Gewebe vor,
letztere namentlich in der Umgebung der sehr dicken Capillarhülsen.

Neben den rein individuellen Schwankungen, welche das lymphoide Gewebe
in der Milz nach Verteilung, sowie relativer und absoluter Menge darbietet,
sind aber auch noch besondere Umstände zu berücksichtigen, die einen deutlichen
Einfluß auf die Ausbildung des lymphoiden Gewebes ausüben, weniger auf die
Form seiner Anordnung, als auf die celluläre Zusammensetzung und seine Ausdehnung im Verhältnis zur roten Pulpa. Daß unter Umständen die lymphoide
Pulpa vermehrt bzw. vermindert sein kann, ist schon lange bekannt [vgl. die
ausführlichen Angaben namentlich über die ältere Literatur bei HELLMAN
(1926)]; doch fehlen exakte Untersuchungen hierüber noch fast vollständig.

Zunächst spielt das Alter eine Rolle. Bei älteren Feten (vgl. S. 455f.) ist
lymphoides Gewebe in dünnen oder kräftigeren Strängen bereits nachzuweisen,
doch fehlen noch typische Follikel mit Keimzentren [SCHWEIGGER-SEIDEL
(1862), v. EBNER (1899), HELLMAN (1926), TAGAKI (1923), HELLSTEN (1928),
sowie eine Reihe von Arbeiten, welche sich nur auf Lymphdrüsen oder Tonsillen
beziehen]; sie treten erst nach der Geburt auf, allein die Zeit ihres ersten Hervor-
tretens ist noch nicht hinreichend bekannt. Auch hier läßt sich nicht von einem
Tiere auf das andere schließen [HILLE (1908)]. Die gründlichste Bearbeitung
dieser Frage stammt von HELLMAN (1926), der in sehr mühevoller Arbeit Gewicht
und Volumen der verschiedenen Pulpaanteile bei 100 menschlichen, möglichst
normalen Milzen verschiedener Lebensalter bestimmte. Er fand, daß die weiße
Milzpulpa zwischen 6 und 22% des ganzen Milzvolumens einnimmt, je nach
den verschiedenen Altersgruppen. Das relative Gewicht der weißen Pulpa
erreicht seinen Höchstwert sehr frühzeitig, schon vor dem 5. Lebensjahre;
ihr absolutes Gewicht steigt während des ersten Lebensjahres sehr steil an und
nimmt dann langsamer weiter zu bis gegen das 18. Jahr; von da an sinkt es
erst etwas rascher, dann langsamer, aber stetig wieder ab. Die individuellen
Schwankungen in der absoluten Menge des lymphoiden Gewebes sind in der
Regel auch innerhalb derselben Altersgruppen bedeutend, sogar starker als
die entsprechenden Schwankungen der Milzgewichte bzw. der Gewichte der

roten Pulpa. Die absoluten und relativen Gewichtskurven der letzteren zeigen
einen ganz anderen Verlauf als die der weißen Pulpa; sie steigen weniger schnell
an, erreichen dafür ihre Höhepunkte erst viel später, etwa zwischen dem 45.
und 50. Lebensjahr. In Prozenten des Gesamtmilzgewichtes ausgedrückt, bleibt
dagegen die rote Pulpa etwa vom 25. Lebensjahr ab konstant. Auch durch
diese, lange vor der maximalen Ausbildung des Gesamtorgans einsetzende
kräftige Involution des lymphoiden Gewebes nimmt dasselbe eine bestimmte
Sonderstellung im Milzparenchym ein.

Hellman hat ferner auch Form, Zahl und Volumen der Sekundärknätchen
untersucht, die wiederum ein unterschiedliches Verhalten zeigen. Ihre Menge
beträgt bis zu $30^0/_0$ der weißen Pulpa, im Verhältnis zum gesamten Milzgewicht
höchstens $7^0/_0$. Sie erreichen im frühen Kindesalter (1—10 Jahre) ihre höchste
Ausbildung, sowohl was ihre Gewebsmenge, als auch was ihre Anzahl und Größe
anbelangt; danach schon gehen sie bedeutend zurück und sind im Alter von
über 20 Jahren in der Regel nur mehr schwach ausgebildet und in geringer
Zahl vorhanden, nehmen also innerhalb der weißen Pulpa auch wieder eine
selbständige Stellung ein, die aber Hellman nur als eine relative betrachtet.
Auf Grund des Befundes, daß die Sekundärknötchen in verschiedenen Milzen
wohl ein sehr verschiedenes, in derselben Milz aber stets das gleiche Aussehen
zeigen, glaubt er, daß dieselben ausgebildet werden, um einem zufälligen, intermittent auftretenden Bedarf zu genügen, daß sie also jedes für sich zu gleicher
Zeit und in gleichartiger Weise reagieren. Durch Beobachtungen an *Kaninchen-
tonsillen* (1919) findet er seine Ansicht gestützt.

Daß in jugendlichem Alter die Menge des lymphoiden Gewebes in der Milz größer ist
als in spateren Jahren, wird auch von Groll (1919) und Latta (1922) angegeben, nur umfassen die Untersuchungen des ersteren keine kindlichen Organe. Ältere Forscher [Koel-
liker (1852), Gray (1854), Laguesse (1897) u. a.] haben wohl schon die Abnahme der
weißen Milzpulpa bzw. der Malpighischen Körperchen mit dem Alter beobachtet und
erwahnt, aber nicht weiter untersucht.

In neueren Untersuchungen fand Groll (1928), daß die in der Milz chemisch nachweisbare Menge an Purinbasen-Stickstoff, pro Kilogramm Körpergewicht berechnet, vom Kind
bis zum Greisenalter eine deutliche Abnahme zeigt, worin bei Vergleich mit dem histologischen Bild ein zahlenmäßiger Ausdruck für die Zell- bzw. Kernmenge in der Milz gegeben
ist; die mikroskopische Untersuchung entscheidet dann weiter, ob die Größe dieser Zahl
überwiegend durch die Menge des lymphatischen Gewebes oder durch die Menge der Pulpa-
kerne bestimmt wird.

Die Altersinvolution der weißen Pulpa stimmt demnach mit derjenigen des
gesamten lymphoiden Gewebes im Körper überein, wenn auch über den Zeitpunkt der besten Ausbildung und des Beginnes der Involution sich die Angaben
noch sehr widersprechen.

Ebenso ist bekannt, daß die verschiedensten Krankheitszustande die Menge und Struktur
des lymphoiden Gewebes beeinflussen können, in der Milz wie in anderen Organen, was
vor allem in der Ausbildung und dem Aussehen der Follikel und Sekundärknötchen zutage
tritt [George (1906), de Grcot (1912), Petri (1925), Lang (1926)]. Doch hat Hellman
(1926) kürzlich und in früheren Arbeiten darauf hingewiesen, wie schwierig und irreführend
hier vielfach die Beurteilung sein kann, da unsere Kenntnis von dem Verhalten des lymphoiden
Gewebes in normalem Zustand noch recht mangelhaft ist.

Größeres Interesse hat schon früher der Einfluß der Ernährung auf das lymphoide
Gewebe der Milz erweckt [Koelliker (1854, 1867) Gray (1854), W. Müller (1865), Kyber
(1870), Pirone (1907)]; bei reichlicher Nahrungsaufnahme sollen die Malpighischen Körperchen anschwellen, im Hungerzustande einer Rückbildung anheimfallen. Durch experimentelle Versuche an *Hunden* von Ciaccio und Pizzini (1905) wird diese Auffassung gestutzt.
In dieser Hinsicht sind auch die Untersuchungen von Groll (1919) wichtig, der auf die
Bedeutung der Unterernährung fur die Reduktion des lymphoiden Gewebes aufmerksam
macht. Dasselbe hat Stefko (1923) bei einer ganzen Reihe von menschlichen Milzen beobachtet, deren sehr verschieden alte Träger an mit starker Unterernährung einhergehenden
Krankheiten verstorben waren; selbst bei Kindern fand er die Follikel nach Zahl und Größe
außerordentlich vermindert, die rote Pulpa dagegen meist sehr zellreich und hyperämisch.

Bei älteren Individuen trat neben dem fast völligen Schwund der weißen auch eine beträchtliche Atrophie der roten Pulpa zutage.

TIETZE (1926) fand die Milz bei *Mäusen,* denen eine quantitativ hochwertige Nahrung verabreicht wurde, größer als bei Tieren, die bei einfacher Hafer- und Brotfütterung gehalten wurden; andererseits zeigte die Milz bei absolutem Hunger eine starke Gewichts- bzw. Volumabnahme und die mikroskopische Untersuchung ergab, daß in erster Linie das lymphoide Gewebe an der Vergrößerung bzw. Verkleinerung des Organs beteiligt war.

JOLLY und LEVIN (1911) fanden bei jungen *Vögeln (Tauben, Hühnern, Enten)* bei akutem und prolongiertem Hungerzustand eine Gewichtsabnahme der Milz um mehr als 50% (viel größer als diejenige des Körpers), die sich bei Wiederernährung nach kurzer Zeit wieder ausgleicht; dasselbe war bei jungen *Meerschweinchen* zu beobachten. ANCONA (1926) sah eine Vermehrung des Milzpigmentes bei jungen hungernden *Aalen.*

Das relative Verhältnis von weißer und roter Pulpa kann weiterhin geändert werden unter der Einwirkung von Röntgen- und Radiumstrahlen [HEINECKE (1903, 1904), PETERS (1910), DA SILVA MELLO (1915), JOLLY (1925), JOLLY und FERROUX (1925), ZIEGLER (1921), KOLODNY (1925) u. a.], welche in erster Linie das lymphoide Gewebe angreifen und zum Verschwinden bringen.

Außerdem scheinen noch andere Veränderungen der Lebensbedingungen von Einfluß auf das Verhalten der Milzpulpa zu sein, was sich in der Zu- oder Abnahme der einen oder der anderen Zellkomponente äußert. So fand ROMEIS (1923) bei in höherer Temperatur 30°—43°) gehaltenen weißen *Mäusen* neben einer Verdickung der bindegewebigen Kapsel und einer Verkleinerung des ganzen Organs vor allem eine Verminderung der großen, weniger der kleinen Lymphocyten; die rote Pulpa trat gegenüber der weißen an Ausdehnung stark zurück und war mit zahlreichen Erythrophagen durchsetzt.

K. ZIEGLER (1921) beobachtete nach Verlegung der Lymphwege im Milzhilus durch intraperitoneale Injektion körniger Substanzen (Lycopodiumsamen usw.) eine Atrophie der Follikel, auch wenn der Blutkreislauf nicht gestört war; in der roten Pulpa nahm der Blutgehalt langsam ab unter zunehmender Bildung von goldgelbem Pigment.

Auch gegenüber toxischen Einwirkungen scheinen die beiden Anteile des Milzparenchyms in verschiedener Weise zu reagieren; MAS Y MAGRO (1925) erwähnt nach Injektionen von Calciumchlorid eine Unterfunktion des Follikelapparates bei *Meerschweinchen,* die sich in Kleinheit der Follikel und Fehlen einer Differenzierung von Zentrum und Randzone äußert; Pilocarpin dagegen ruft eine intensive Hypertrophie des lymphoiden Gewebes hervor, während das reticulo-endotheliale System der roten Pulpa sich kaum verändert zeigt [vgl. auch WERZBERG (1911)]. Teerpinselungen können eine Hyperplasie des lymphoiden Anteils des Milzparenchyms bewirken [DOEDERLEIN (1925), LIPSCHÜTZ (1923), HARTMANN und PAULI (1926)], aber auch eine Zunahme und zellige Veränderung der roten Pulpa.

Daß auch im Organismus selbst gebildete Substanzen durch ein Zuviel oder Zuwenig einen Einfluß auf das Milzparenchym ausüben können im Sinne einer Verschiebung der relativen Menge von roter und weißer Pulpa, beweisen die Versuche von TIETZE (1926); Thyroxin in nicht zu hohen Dosen bei Futter ad libitum führte bei weißen *Mäusen* nach längerer Zeit zu einer erheblichen Vergrößerung der Milz, deren formale Ursache im wesentlichen in einer Vermehrung der lymphoblastischen und lymphocytären Elemente bestand. Umgekehrt hatten hohe Dosen von Schilddrüsensubstanz (oder kleinere Dosen bei Futterbeschränkung) eine Reduktion des lymphoiden Zellmaterials zur Folge.

Aus den angeführten Untersuchungen ergibt sich, daß die Verteilung und absolute Menge des lymphoiden Gewebes der Milz nicht nur individuell wechselnd und von zahlreichen Einwirkungen abhängig ist, sondern auch bei den verschiedenen Arten der *Säuger* sehr verschieden ist. Sie läßt sich nicht einmal nach bestimmten Gruppen zusammenfassen, sondern muß für jede Art einzeln bestimmt werden; vorläufig ist es nicht möglich Vergleiche anzustellen, da außer der letzten Zusammenstellung von HELLMAN (1926) für den Menschen noch keine Untersuchungen vorliegen, deren Mühseligkeit wohl abschreckt, zumal auch zunächst nur wenig dabei herauszukommen scheint; wenn erst eine Reihe von Tieren nach der Methode von HELLMAN durchuntersucht sind, dann werden sich auch brauchbare Vergleichswerte und damit neue Gesichtspunkte für die Bedeutung des lymphoiden Gewebes in der Milz gewinnen lassen.

Es fehlen weiterhin auch noch jegliche Erhebungen über gesetzmäßige Schwankungen des lymphoiden Gewebes bei Abänderung gewisser Lebensbedingungen, wie sie sich z. B. bei winterschlafenden *Säugern* ergeben könnten durch den Wechsel von Temperatur und Nahrungsaufnahme.

Noch größer sind die Verschiedenheiten in der Verteilung sowie der absoluten und relativen Menge der weißen und roten Pulpa bei den niederen *Wirbeltieren,* worauf bereits früher hingewiesen wurde; namentlich bei den *Amphibien* und *Fischen* sind die Bilder so wechselnd, daß sie sich nicht im einzelnen beschreiben lassen. Rundliche Anhäufungen lymphoider Zellen kommen vor und haben auch zu der Annahme von Follikeln geführt [vgl. Hoyer (1892 und 1894)]; doch handelt es sich dann fast stets um regellose Haufen ohne besondere Schichtung oder Struktur; es kann aber auch das Maschenwerk der Pulpa nahezu gleichmäßig mit lymphoiden Zellen durchsetzt sein, oder dieselben finden sich zu dunnen, ungleichmäßigen, oft stark verzweigten Strangen angeordnet, die ohne scharfe Grenze die Pulpa durchziehen. Weiterhin unterscheiden sich die Ansammlungen lymphoider Zellen in der Milz der niederen Wirbeltiere von der weißen Pulpa der *Säuger* noch dadurch, daß die Beziehungen zu den Arterien nur sehr lose und unregelmaßige sind, und daß in ihnen außer lymphoiden Zellen auch andere Elemente vorkommen, Erythroblasten und Erythrocyten, eosinophile Zellen und polymorphkernige Leukocyten, wenn auch lymphoide Elemente an Zahl überwiegen. Es erscheint daher sehr fraglich, ob man hier uberhaupt berechtigt ist, zwei verschiedene Pulpaanteile, einen weißen rein lymphoiden und einen roten, die sich auch in ihren Reaktionen voneinander unterscheiden, scharf gegeneinander abzusondern. Diese engeren Beziehungen im wechselseitigen Verhalten der verschiedenen Pulpaanteile finden ihre Begrundung vielleicht darin, daß die niederen *Wirbeltiere* gar kein spezifisch lymphoides Gewebe besitzen, sondern dies stets mit erythropoetischem bzw. myelopoetischem Gewebe untermischt vorkommt, weshalb man mit Sicherheit annehmen kann, daß ein großer Teil der basophilplasmatischen rundkernigen Zellen gar keine Lymphocyten, sondern Vorstufen anderer Blutzellen sind. Jahreszeitliche Schwankungen, wie sie bei *Amphibien* fur die Elemente des Blutes und einige Organe nachgewiesen wurden [Zepp (1923), Heesen (1924), v. Braunmuhl (1926)] müßten auch in der Zusammensetzung des Milzparenchyms zum Ausdruck kommen; auch auf den Einfluß von Gefangenschaft, Nahrungsentzug, klimatische Faktoren usw. ist bisher kaum geachtet worden; nur Hoyer (1892) hat flüchtig auf „verödete Follikel" von Herbst*fröschen* hingewiesen und sie in Beziehung zur Pigmentbildung gebracht.

In neuester Zeit hat Nakajima (1928) versucht, die jahreszeitlichen Veränderungen im Bau der Milz bei einigen japanischen *Amphibien*arten zu bestimmen durch Auszählung der verschiedenen Zellarten in einigen Gesichtsfeldern aus jeder Schnittserie. Für fast alle Blutzellen (Lymphocyten, Erythrocyten, eosinophile Zellen) und die Pigmentzellen (zum Teil Histiocyten) konnte er ein Ansteigen der Zahlen im Frühjahr beobachten, die im Sommer ihr Maximum erreichten, um dann allmählich wieder abzufallen. Nur die Lymphocyten verhalten sich bei den *Anuren* den Arten nach verschieden: bei *Rana nigromaculata* z. B. findet man sie am zahlreichsten im Herbst, am spärlichsten im Sommer und vom Winter bis Frühling nehmen sie an Menge ebenfalls wieder zu; bei *Rana japonica* zeigt die Kurve zwei Gipfel, einen höheren im Sommer, einen weniger steilen gegen Ende des Winters. Die Erythropoese fehlt bei allen untersuchten Arten im Winter ganz und zeigt von Frühling bis Herbst wechselnde Verhältnisse. Ebenso kommt Phagocytose im Winter nicht vor, ist dagegen im Frühjahr meist stark ausgeprägt, weniger im Sommer und Herbst; mit ihr stimmt das Vorkommen von grobkörnigem gelbbraunem Pigment (Hämosiderin) überein, während im Winter das feinkörnige schwarzbraune Pigment überwiegt.

Ob die Methode der Auszahlung der in den Reticulummaschen liegenden freien Zellen in einigen Gesichtsfeldern und ihre prozentuale Berechnung uber das relative Mengenverhaltnis von roter und weißer Pulpa und uber die absolute Größe der lymphoiden Komponente des Milzparenchyms Aufschluß geben kann, erscheint mir nach meinen eigenen nur zufallig gemachten Beobachtungen sehr fraglich. Für die Erythrocyten bedeutet eine derartige Zahlung gar nichts, da die Schwankungen ihrer Werte nicht nur von der Jahreszeit, sondern auch sehr wesentlich von anderen Faktoren abhängen; es ist aber klar, daß mit der Änderung der Erythrocytenziffer sich auch das prozentuale Verhaltnis der übrigen Blutzellen verschiebt und daß die Mengenbestimmung des lymphoiden Anteils nicht aus den zufallig in einem Gesichtsfeld vorhandenen Lymphocyten getroffen werden kann, selbst wenn das lymphoide Gewebe mehr diffus angeordnet ist als bei den *Säugern*. Nakajima (1928) gibt aber sogar ausdrucklich an, daß bei einigen seiner Arten neben der diffusen Verteilung auch Follikelbildung vorkommt. Hier können nur genauere quantitative Bestimmungen, welche das Gesamtparenchym umfassen, Aufschluß geben.

Bei *Fischen* und *Reptilien* ist über diese Verhaltnisse noch gar nichts bekannt.

D. Die Gefäße der Milz.

Die Blutgefäße der Milz zeigen gegenüber den übrigen Gefäßen des Körpers, sowohl was ihre Anordnung als ihren histologischen Bau anbetrifft, eine Reihe von Besonderheiten, die sie ihrer speziellen Funktion in diesem Organ angepaßt erscheinen lassen. Dies äußert sich nicht nur an den letzten capillaren und präcapillaren Verzweigungen, sondern bereits an den größeren, noch innerhalb der Balken verlaufenden Stämmen.

Die allgemeine Verteilung der Gefäße ergibt sich aus dem Schema der Abb. 2. Die am Hilus eintretenden Arterien (rot) verzweigen sich mit den dickeren Balken, deren Verlauf und Anordnung sich wenigstens, was die gröberen Verhältnisse anbetrifft, aus Abb. 4 ersehen läßt. Nur in den großen Trabekeln liegen Arterien und Venen beieinander (s. auch Abb. 3), in den mittleren Trabekeln dagegen findet man meist nur Arterien oder nur Venen, und zwar erstere häufiger als letztere[1]; beide Gefäße trennen sich also schon sehr frühzeitig voneinander und verfolgen ihre eigenen Wege.

MALL (1900) beschreibt für den *Hund* die Hauptäste der Arterien als proximal von den Venen, etwa in der Mitte zwischen diesen und der Kapsel verlaufend; von den Hauptästen zweigen kleinere Sekundaräste in senkrechter Richtung ab, welche allseitig direkt gegen die Kapsel ziehen und je ein Milzläppchen versorgen; auch die kleineren Venen halten sich von ihnen entfernt und bilden ihre Netze am Rande der Läppchen. Ein derart regelmäßiges Verhalten läßt sich für den Menschen nicht feststellen, dessen Milz ja auch eine ganz andere Form besitzt als die des Hundes; doch zeigt sich auch hier, daß innerhalb der durch das Netzwerk der Bälkchen abgegrenzten Kammerchen die Arterien mehr nach der Mitte zu verlaufen, ehe sie sich endgültig aufteilen, während die Venennetze sich mehr am Rande der Kammerchen finden, wo ihre größeren Äste häufig in die Trabekel eintreten (vgl. Abb. 24).

Eine sehr ausführliche Beschreibung des Verteilungsmodus der Gefäße in der menschlichen Milz hat WEIDENREICH (1901) gegeben, mit welcher meine eigenen Beobachtungen übereinstimmen. Sobald die Arterie nach vielfacher Verzweigung einen gewissen Durchmesser (etwa 0,1—0,2 mm) erreicht hat, verläßt sie den Balken und geht in das Parenchym der Milz über; hier wird sie zunächst von lymphoidem Gewebe eingehüllt (vgl. Schema Abb. 2), das sie in ungleichmäßiger Schicht umgibt und auch ihre weiteren Verzweigungen begleitet. Von diesen zweigen kleine Äste ab, die in die rote Pulpa übertreten und sich sehr rasch in eine große Anzahl noch feinerer Äste aufteilen, die ebensowenig wie die größeren Stämme untereinander Anastomosen eingehen; auch die feineren Ästchen zerfallen noch in oft 3—4 von der gleichen Stelle abgehende Zweige (Arteriae Penicilli), die schließlich, sobald sie einen bestimmten Durchmesser erreicht haben, eine eigenartige Verdickung ihrer Wand zeigen, die sog. SCHWEIGGER-SEIDELsche Capillarhülse, innerhalb welcher nochmals eine Teilung stattfinden kann, und aus welcher dann die eigentlichen arteriellen Capillaren austreten (Abb. 41 und 45).

Die Venen gehen hervor aus den capillaren, plexusartig miteinander verbundenen Milzsinus; sie verlassen die eigentliche Pulpa sehr rasch, indem sie in die nächstgelegenen Balken eintreten und nun innerhalb derselben verlaufend sich zu größeren Stämmen zusammenfinden, die sich endlich wiederum den Arterien anschließen und auf dem gleichen Wege den Hilus erreichen.

Über die Verbindung von Arterien und Venen, über die auch heute noch gestritten wird, soll bei der Beschreibung der strukturellen Besonderheiten der einzelnen Gefäßabschnitte ausführlich eingegangen werden.

Die Zahl der zu- und abführenden Gefäße variiert in geringem Maße bei einzelnen Individuen, in höherem Grade dagegen bei verschiedenen Arten, was wohl mit der wechselnden Form und Lage des Organs zusammenhangt. Auf

---

[1] Das gilt für den Menschen; bei anderen *Saugern* kann die Zahl der Balkenvenen diejenige der Balkenarterien weit übertreffen, wie z. B. beim *Rind*.

die grobe Verteilung innerhalb desselben muß natürlich die Vermehrung der Zahl der Hauptgefäße Einfluß gewinnen; die feineren Verästelungen und Anordnungen, sowie die gegenseitigen besonderen Beziehungen werden dadurch nicht berührt.

1. Der feinere Bau der Balkengefäße.

a) Arterien.

Der feinere Bau der Balkengefäße hat bisher kein besonderes Interesse erregt; Weidenreich (1901) geht nur auf die Struktur der Pulpagefäße ein; von Schumacher (1900) hebt den außerordentlichen Reichtum der Arterien an

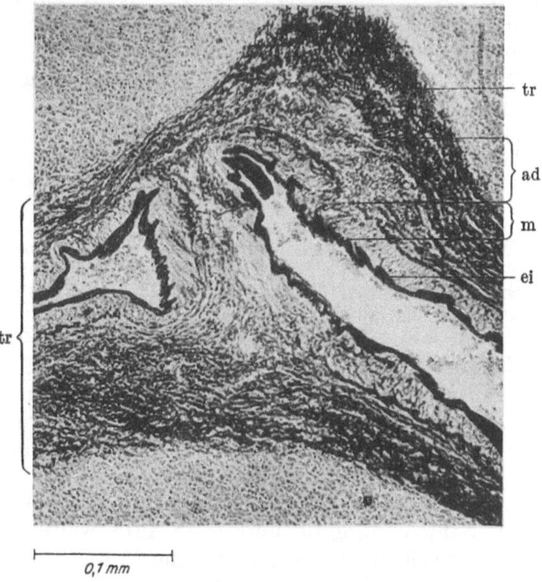

Abb. 39. Milz von einem 27jährigen Hingerichteten. Durchspult mit Formol-(0,9%)Kochsalzlösung 1 : 8; Orcein-Toluidinblau. Elastisches Gewebe der Milzbalken und Balkenarterien. tr Trabekel; ei Elastica interna; m Tunica media; ad Tunica adventitia.

elastischem Gewebe hervor; ohne jedoch genauer zwischen den einzelnen Abschnitten derselben zu trennen.

Im allgemeinen zeigt die Wand der Balkenarterien denselben Aufbau (Intima, Media, Adventitia), wie diejenige der übrigen Körperarterien; was sie von diesen unterscheidet, ist einerseits die im Verhältnis zum Querschnitt des Lumens außergewöhnliche Dicke der Wand, die auf die Möglichkeit hinweist, gelegentlich einen großen Druck aushalten zu müssen, andererseits aber auch eine Verschiebung der relativen Menge und Ausbildung der verwendeten Gewebsbestandteile, wie sie ebenfalls nur durch das Auftreten bedeutender, aber nicht gleichmäßig wirkender Widerstände erklärt werden kann. Hierher gehört zunächst eine besonders kräftige innere elastische Membran (Abb. 39), deren Dicke 4—6 μ betragen kann bei einem Gesamtdurchmesser der Wand von etwa 25 bis 30 μ (ohne Adventitia gerechnet); sie weist stets eine ziemlich starke Schlängelung auf, selbst in ausgespülten und mäßig gedehnten Organen (Abb. 39). Zwischen ihr und der in der Hauptsache aus glatter Muskulatur bestehenden Tunica media sind nur spärlich feine kollagene und elastische Fäserchen eingelagert (Abb. 39); auch der Endothelbelag der Lichtung sitzt ihr fast unmittelbar auf. Die glatten Muskelzellen der Media sind sehr dicht zusammengeschlossen und umgreifen das Gefäßrohr zirkulär (Abb. 40); nur nach innen zu finden sich auch ein bis zwei Lagen von Zellen, die der Längsachse des Gefäßes parallel geordnet sind; sie alle werden durch ein Netzwerk äußerst feiner, vor allem kollagener, doch auch elastischer Fibrillen umsponnen.

Die Adventitia der Arterien ist ebenfalls sehr kräftig ausgebildet und locker gebaut, wodurch die Arterien in dem fest gefügten geordneten Bindegewebe der Trabekel schon bei schwacher Vergrößerung auffallen und sich deutlich herausheben. Dadurch wird eine selbständige Verschiebung des Gefäßes innerhalb des Balkens bis zu einem gewissen Grade ermöglicht sowohl in der Richtung

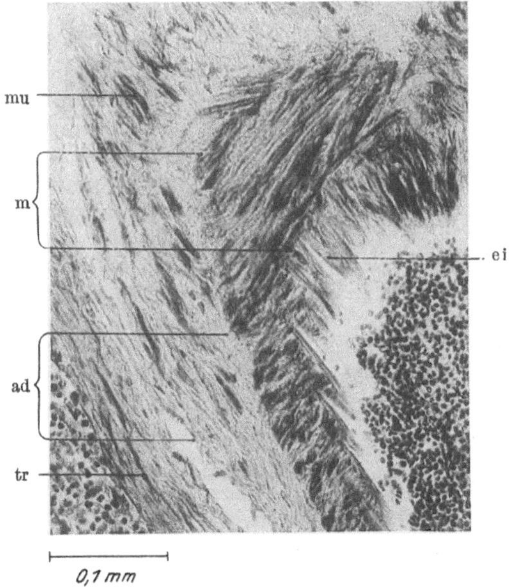

Abb. 40. Dieselbe Milz wie in Abb. 39. Saurealizarinblau-Phosphor-Wolframsaure. Glatte Muskelzellen in der Gefaßwand der Balkenarterie. *mu* Muskelzellen der Adventitia; die übrigen Bezeichnungen wie bei Abb. 39. Vergr. 1 : 160.

der Achse, als quer zu derselben. Hier herrscht wiederum das elastische Gewebe vor, das aus dicken, sich vielfach durchflechtenden Fasern besteht, während die kollagenen Bündel nur wenig ausgebildet sind (Abb. 39). Dies wird bereits von v. SCHUMACHER (1900) und auch schon von älteren Forschern [v. EBNER (1899) u. a.] erwähnt; ersterer beschreibt namentlich bei den größeren Arterien die Adventitia als aus elastischen Häutchen bestehend, die erst im weiteren Verlauf des Gefäßes gegenüber den Fasern mehr zurücktreten. Besonders interessant erscheint, daß die Adventitia der Balkenarterien beim Menschen auch sehr viel glatte Muskelzellen enthält, die teils einzeln, teils zu kleineren Bündelchen vereinigt sich zwischen elastisches und kollagenes Gewebe einschieben (Abb. 40mu). Diese Muskelzellen, die in Flachschnitten besonders schön hervortreten, haben wohl zu der Annahme glatter Muskulatur in den Trabekeln geführt [LUBARSCH (1927)]; die Färbung mit Säurealizarinblau ergibt jedoch einwandfrei, daß sie in der lockeren Gefäßadventitia liegen, während das eigentliche straffe Bindegewebe der Trabekel frei von ihnen ist.

Untersucht man die Balkenarterien bei Tieren, deren Trabekel reichlich glatte Muskulatur enthalten (*Pferd, Schwein, Rind, Hund* und *Katze*), so zeigt

sich, daß sie einer speziell gebauten adventitiellen Hülle entbehren. Sie heben
sich nur durch die fester geschlossene Muskelwand der Media hervor, um welche
sich fast unmittelbar das Balkengewebe anschließt; nur etwas kräftigere elastische
Fasern deuten die Grenze der Gefäßwand an. Das Gefäß ist also direkt in die
Substanz der Trabekel eingelassen, deren Konstruktion die Ausbildung einer
besonderen Verbindung unnötig macht, denn infolge der reichlich vorhandenen
Muskulatur vermag sich das Gewebe des Balkens jederzeit den Veränderungen
der Gefäßwand anzupassen. Besteht jedoch der Balken nur aus Bindegewebe
mit elastischen Fasern untermischt, so läßt sich verstehen, daß eine derartige
Hülle um das Gefäß für dasselbe bei plötzlich eintretenden Volumschwankungen einen allzu großen Widerstand bedeuten würde, der sich nur dadurch
ausschalten oder wenigstens vermindern läßt, daß zwischen Gefäßwand und
Balkenwand eine weitere Schicht eingeschaltet wird, die einerseits durch ihren
lockeren nachgiebigen Bau die Reibung vermindert, andererseits durch ihre
eigene Kontraktionsfähigkeit gegensätzliche Spannungen zwischen den beiden
Röhrenwänden bis zu einem gewissen Grade auszugleichen und dadurch unschädlich zu machen vermag. Genauere vergleichende Untersuchungen, die
zugleich die Form des ganzen Organs, sowie die Aufteilung der groben Gefäßstämme berücksichtigen, könnten vielleicht weitere Aufklärung bringen.

Die übrigen *Wirbeltiere,* schon von den *Vögeln* an abwärts, besitzen kein
eigentliches Balkensystem mehr, das zugleich Träger der größeren Gefäße
wäre. Diese letzteren unterscheiden sich von den größeren Pulpagefäßen nur
dadurch, daß sie eine sehr kräftige, teils aus kollagenem, teils aus elastischem
Bindegewebe gebildete Adventitia besitzen, die meist schon stark mit freien
Zellen durchsetzt ist. Bei den *Amphibien* und *Fischen* tritt selbst diese adventitielle Hülle schon sehr in den Hintergrund und läßt vor allem die elastischen
Fasern vermissen.

b) Venen.

Über den feineren Bau der in den Balken verlaufenden Venen ist sehr wenig
zu berichten, da sie nur in das Faserwerk der Trabekel eingelassene Hohlräume
darstellen, die einer eigenen besonderen Wand entbehren. Wie Weidenreich
(1901) beschreibt, besitzen sie nur eine einfache endotheliale Auskleidung, die
aus spindelförmigen, etwa 35 μ langen Zellen besteht, deren lange Kerne nicht
besonders stark abgeplattet sind, sondern in das Lumen vorspringen. Dies
läßt sich jedoch nicht immer beobachten; bei leergespülten oder etwas gedehnten
Venen sind die Endothelzellen sehr dünn und bilden eine fast glatte Ober-
flächenbegrenzung. Auch ist das der Endothelwand anliegende Trabekelgewebe
etwas zellreicher als das übrige und weist mehr zirkulär verlaufende Fasern auf;
diese letzteren setzen sich noch ein kurzes Stück weit auf die von den Balkenvenen in die Pulpa abgehenden Äste fort. Größere Venen, von etwa 1 mm an
aufwärts, lassen auch einzelne Muskelzellen in ihrer Umgebung erkennen.

Zu erwähnen wäre noch, daß bei einigen *Säugern* (z. B. *Pferd* und *Rind*)
in die dicke subseröse, von Muskelzellen freie Schicht der Kapsel größere Gefäße sich eingelagert finden, deren Wand im Verhältnis zur Lichtung sehr dünn
ist und eigentlich nur aus Endothel mit einem geringen adventitiellen Belag
besteht. Sie stehen mit den Venen der Pulpa in direkter Verbindung und ersetzen vielleicht einen Teil der bei diesen Tieren sehr spärlichen Balkenvenen.

2. Der feinere Bau der Pulpagefäße.

a) Arterien.

An den im Parenchym der Milz vorhandenen Arterien sind zunächst verschiedene Abschnitte zu unterscheiden, deren Bau voneinander abweicht:

es sind das der vom Austritt aus dem Balken an mit lymphoidem Gewebe umgebene Teil, den WEIDENREICH (1901) deshalb als Zentralarterie bezeichnet und der also der weißen Pulpa angehört, ferner der in der roten Pulpa verlaufende Endabschnitt der Arterie, der sich wiederum in die Pulpaarterie (Penicillus), die Hülsenarterie und die arterielle Endcapillare gliedern läßt. Bei denjenigen *Säugern,* bei welchen das lymphoide Gewebe die Arterie nicht auf längere Strecken begleitet, sondern sich nur an circumscripten Stellen anhäuft, wie z. B. bei der *Katze* [mit Vorliebe an den Teilungswinkeln der kleinen Arterien, NEUBERT (1922), HELLSTEN (1928)], ist eine Unterscheidung hintereinander gelegener der weißen und roten Pulpa angehöriger Gefäßabschnitte nicht möglich. Es fällt dies aber auch nicht sehr ins Gewicht, da die Struktur der Knötchenarterien sich von derjenigen der eigentlichen Pulpaarterien nur durch die reichliche Einlagerung von lymphoiden Zellen in das adventitielle Bindegewebe auszeichnet.

a) Arterien der weißen und roten Pulpa.

Sowohl die Knötchenarterien als auch die noch als typische Arterien erkennbaren Gefäße der roten Pulpa unterscheiden sich von den Balkenarterien nur durch ihren geringeren Querschnitt, jedoch kaum durch den feineren Bau ihrer Wand. Wie diese besitzen sie noch eine außerordentlich kräftige Elastica interna, die meist stark gefaltet ist (Abb. 22) und eine dieselbe in mehrfacher Schicht umgebende dicht geschlossene Ringmuskulatur, der nur wenige in der Längsrichtung des Gefäßes angeordnete Muskelzellen beigemengt sind. Auch hier treten innerhalb der Muskelschicht die kollagenen und elastischen Fibrillen noch stark zurück.

Die adventielle Hülle verhält sich verschieden. Beim Menschen und den *Säugern* mit strangförmig angeordneter weißer Pulpa erscheint sie stark aufgelockert durch die sich einschiebenden lymphoiden Zellen. Nach WEIDENREICH (1901) besteht das ganze Gewebe der Lymphscheide und des Knötchens im wesentlichen aus einem Netzwerk mehr oder weniger feiner Fäserchen, denen spärlich Zellen von bindegewebigem Charakter anliegen; dasselbe wird an der Peripherie gröber und engmaschiger, verstärkt durch die Auffaserung der Adventitia der Knötchencapillaren. Auch v. SCHUMACHER (1900) betrachtet das faserige und zellige Grundgewebe der lymphoiden Hüllen als zur Adventitia der Arterien gehörig, wenigstens da, wo dasselbe durch eine kräftigere Faserrandzone sich gegen die rote Pulpa zu abgrenzt [vgl. auch BANNWARTH (1891)].

Über die Herkunft des in der Hauptsache zelligen Reticulums mit sehr schwach fibrillär differenziertem Anteil innerhalb der Knötchen (vgl. S. 419), das sich kontinuierlich in das Reticulum der Pulpa fortsetzt, wie sich an ausgespülten Präparaten leicht nachweisen läßt, wird nicht berichtet.

Werden die Fasern des Reticulums als spezifisch differenzierte, von den kollagenen verschiedene Bildungen betrachtet, so können sie auch nicht der bindegewebigen Gefäßadventitia gleichgesetzt werden. Wenn man nun mit Silber imprägnierte oder nach der Azanmethode [M. HEIDENHAIN (1915)] gefärbte Präparate untersucht, so zeigt sich, daß bei nur geringgradiger lymphoider Infiltration um die Arterie in der Tat die oberflächliche Adventitia stark aufgelockert erscheint und ihre hauptsächlich in der Längsrichtung angeordneten Fasern durch Reihen sich einlagernder Zellen auseinandergedrängt werden (Abb. 19), jedoch niemals so, daß die ganze Hülle zersprengt und ihre Ordnung gestört wird. Auch da, wo die Arterie in einen Follikel eintritt, sieht man einzelne Fasern von der Oberfläche der Adventitia abzweigen und sich in den Randpartien des Follikels verlieren: die Hauptmasse des adventitiellen

Bindegewebes bleibt jedoch um das Gefäß gelagert und begleitet dasselbe weiter. Die in den Randzonen der follikelartigen lymphoiden Infiltrationen vorhandenen gröberen Faserzüge gleichen in ihrer mehr plumpen Form und etwas fleckigen Färbung nach allerdings mehr den kollagenen Fibrillenbündeln der Adventitia als den feineren scharf gezeichneten Fäserchen des Reticulums; doch können sie sich auch selbständig entwickelt haben und brauchen nicht notwendigerweise von der Gefäßwand abgeleitet zu werden. Diese Frage kann nur durch genaue Verfolgung der Entwicklung gelöst werden.

Hueck (1928) beschreibt die knötchenförmige Anschwellung in der lymphatischen Scheide nach den Untersuchungen von Jáger (1929) so, daß sich förmlich innerhalb der adventitiellen Gefäßhülle eine gewisse Menge untergeordneten Reticulumgewebes neubildet im Anschluß an ein arterielles Capillarnetz (s. spater) und daß dieses „Fasernetz"[1] die Adventitialscheide einseitig vorbuckelt. Dadurch wird ein Teil der kollagen-elastischen Fasern der Adventitialscheide förmlich mit vorgetrieben und bildet auch bei starkster Ausbildung der lymphatischen Knötchen immer noch die Grenze zwischen dem eigentlichen Knötchen und dem umgebenden Hof.

Jedenfalls betrifft die Auflockerung stets nur die oberflächlichsten Schichten der Adventitia; die an die Muscularis angrenzenden sehr dicken kollagenen Faserbündel liegen ihr auch innerhalb des lymphoiden Gewebes dicht an. Dies ist besonders schön bei solchen *Säugern* zu beobachten, in deren Milz das lymphoide Gewebe nicht strangförmig, sondern in großen rundlichen Follikeln angehäuft ist *(Katze, Igel)*. Daß die Fasern der Arterienscheiden allenthalben mit dem fibrillären Anteil des Pulpareticulums in Verbindung stehen, wurde bereits früher erwähnt (vgl. das Schema in Abb. 17 und Abb. 19—21).

Innerhalb der lymphoiden Haufen werden von den zentralen Arterien kleine Äste abgegeben, welche viel feiner sind als das Hauptgefäß und nur aus Endothel bestehen, gestützt von einer zarten bindegewebigen, mit feinsten elastischen Fibrillen (Abb. 22) durchsetzten Hülle. Diese von Weidenreich (1901) als Knötchencapillaren bezeichneten Gefäße ziehen nach der Peripherie der Follikel unter Abgabe weiterer Zweige, die untereinander anastomosieren: sobald diese in die Knötchenrandzone gelangt sind, lösen sie sich unter Verlust ihrer geschlossenen Wand ohne vorherige Capillarhülsenbildung in dem Reticulum gegen die Randzone hin auf [vgl. auch Ryber (1870, 1872)]. Ein sehr merkwürdiges Verhalten der Knötchencapillaren hat Neubert (1922) in der *Katzen*milz beobachtet: die Capillarwand erscheint stark gequollen, so daß die Lichtung wesentlich verengert oder sogar ganz geschwunden ist. Neubert hält diese Erscheinung für den Ausdruck eines degenerativen Prozesses, der auch das angrenzende Reticulum mit ergreift und deshalb zustande kommt, weil die Knötchencapillaren als ernährende Gefäße überflüssig geworden sind, wahrscheinlich infolge der reichlichen Blutversorgung durch die von außen herantretenden und in der Knötchenrandzone ihre Auflösung finden den Capillaren der roten Pulpa.

Die Anordnung der Gefäße innerhalb der Malpighischen Körperchen ist nun ganz neuerdings von Jáger (1929) untersucht worden durch graphische Rekonstruktion ihres Verlaufs an einer ausgespülten menschlichen Milz (38jähriger Hingerichteter). Durch diese Befunde werden die Angaben früherer Autoren zum Teil widerlegt, zum Teil erweitert [vgl. Billroth (1861), Schweigger-Seidel (1862), Kölliker (1854), W. Müller (1865), Hoyer (1894), Weidenreich (1901) u. a.]. Als wichtigstes Ergebnis ist die Tatsache hervorzuheben, daß die Vascularisation des Follikels mit seinem Zustand wechselt, und daß die Follikelarterie selbst nicht unmittelbar an der Blutversorgung des Malpighi-

---

[1] In der Originalarbeit nicht mit Anführungszeichen versehen. Im Malpighischen Körperchen treten die Fibrillen gegenüber den Zellen des Reticulums zurück.

schen Körperchens beteiligt ist, sondern für jeden Follikel ein Büschel von Gefäßen abgibt, die ein äußeres und ein inneres Gefäßnetz bilden.

Die Follikelarterie durchzieht die periphere Zone des Knötchens, ohne mit dessen Capillaren in direkter Verbindung zu stehen; sie gibt jedoch eine Reihe kleiner Äste ab, Büschel von Arterien, die das arterielle in den Hof des Knötchens eingelagerte Außennetz bilden; es besteht aus einem großen Teil der Hülsenarterien, die nach kurzem Verlauf durch die rote Pulpa zu ihrem Follikel zurückkehren und mit Hülsencapillaren tangential im Hof endigen [in der Knötchenrandzone von WEIDENREICH (1912)], ferner aus den Hofarterien, d. h. im Hof selbst bogenförmig verlaufenden Ästen, die sich ohne Hülsen verästeln. Das arterielle Innennetz ist nur im lymphoblastischen Stadium deutlich ausgebildet und liegt im Kern und der Mantelzone des Follikels. Es besteht aus einer arteriellen Gefäßschlinge, die ihren Scheitel im Kern des Follikels hat. Von den Schenkeln der Schlinge entspringt der eine gemeinsam mit den Hülsenarterien, der andere an variabler Stelle aus der Follikelarterie; von dem Scheitel aus entspringen Capillaren, die den Follikel radiär durchsetzen und an der Grenze von Mantelzone und Hof umbiegen.

Ob alle in die Follikelperipherie gelangten Gefäße in ihren capillaren Enden voneinander unabhängig sind und welcher Art ihre Verbindung mit den venösen Sinus ist, vermochte JÄGER (1929) nicht zu entscheiden. Aus seinen Abbildungen ist jedenfalls keine Anastomosenbildung ersichtlich und insofern wäre es vielleicht besser, nicht von „Gefäßnetz" zu sprechen, da dieser Ausdruck die gegenseitige Verbindung der Gefäße einbegreift und daher leicht zu irrtümlicher Auffassung Veranlassung geben könnte. Nach der Beschreibung von JÄGER verliert sich die Mehrzahl der Capillaren trichterförmig in der von WEIDENREICH (1901) angegebenen Weise, bisweilen in bauchig aufgetriebenen Reticulumkammern; „bei einem kleinen Teil ist eine Untersuchung, ob sie „offen" enden oder doch „geschlossen" miteinander communicieren infolge ihres gebogenen Verlaufs und der dadurch bedingten Schrägschnitte nicht möglich. Auffällig ist auch bei den „offenen", daß sie aufeinander zulaufen".

Nach MILLS (1926), der mit Tuscheinjektionen arbeitete, ist der Kreislauf innerhalb der Follikel geschlossen, außerhalb derselben aber stets offen.

Bei den in Involution begriffenen Follikeln sind am inneren Gefäßnetz ausgedehnte morphologische Veränderungen nachzuweisen. Sie entsprechen den hyalinen Umwandlungen von GROLL und KRAMPF (1920) und entstehen aus der Ablagerung einer homogenen Masse, die sich zuerst am Scheitel der arteriellen Gefäßschlinge an der Außenseite des Endothels zeigt und später die Gefäßwand vollständig komprimiert; dann werden auch die von der Schlinge entspringenden Capillaren von der hyalinen Einscheidung ergriffen und gehen allmählich spurlos unter.

Über die Entwicklung der MALPIGHIschen Körperchen selbst drückt sich JÄGER (1929) sehr vorsichtig aus. Die wichtigste Rolle scheint dabei das innere Capillarnetz zu haben, jedenfalls ist die Follikelbildung stets an das Vorhandensein jugendlicher Gefäße gebunden. Infolgedessen wird man die jüngsten Follikelstadien meist peripher, der Kapsel zu, finden, während zentralwärts die mehr gealterten MALPIGHIschen Körperchen mit ihren Übergängen in die „ruhende" Scheide liegen. Doch kommen auch hiluswärts an zartwandigen, offenbar erst frisch ausgesproßten Gefäßen progressive Follikelstadien vor. JÄGER (1929) und mit ihm HUECK (1928) treten demnach für eine ständige Neubildung und Rückbildung der Follikel in der Milz ein, welche Anschauung auch für die Follikel des lymphoiden Gewebes im übrigen Organismus Gültigkeit hat und dem verschiedenen Aussehen der MALPIGHIschen Körperchen Rechnung tragen würde. Die Veränderungen im Kern der Follikel wären demnach als

„physiologisch" zu bezeichnen [vgl. auch Groll und Krampf (1920) und Hellman (1926)].

Warum es jedoch überhaupt zur Ausbildung von lymphoidem Gewebe entlang eines bestimmten Abschnittes der Milzarterien kommt, und warum die Befunde in der Anordnung sich bei verschiedenen Arten der *Säuger* und der übrigen *Wirbeltiere* so verschieden darstellen, wird dadurch nicht erklärt; wenn Werzberg (1911) in der von der roten Pulpa verschiedenen Vascularisation des Knötchens die Bedingungen für die Entstehung von Lymphoblasten und Lymphocyten und die scharfe Abgrenzung gegenüber einer myeloischen Weiterentwicklung gegeben sieht, so muß doch hervorgehoben werden, daß einerseits in den Lymphknoten die Gefäßverteilung eine durchaus andere ist, obwohl es auch hier zur Ausbildung „blühender" [Jäger (1929)] Follikel kommt, und daß andererseits auch die rote Pulpa zahlreiche zartwandige Arterien und Capillaren enthält, die der lymphoiden Scheide entbehren. Sicherlich sind hier neben der Verteilung der Gefäße auch noch andere Faktoren maßgebend, wie dies aus den Befunden von Hellman (1926) ersichtlich ist [vgl. auch Bloom (1928)].

Im Gegensatz zu den Balkenarterien läßt die Adventitia der Arterien in der lymphoiden und in der roten Pulpa keine Muskelzellen mehr erkennen.

Mit der Abnahme des Kalibers der Arterie wird auch die Wand dünner und ihr Bau allmählich verändert. Die letzten vor dem Eintritt in die Hülse gelegenen Abschnitte besitzen unter den flachen langgestreckten Endothelzellen keine elastische Haut mehr, wohl aber wird das enge Rohr noch von 1—2 Lagen zirkulär angeordneter Muskelzellen umgriffen (Abb. 23). Auch Neubert (1922) hat bei *Hund, Katze* und *Schwein* glatte Muskelzellen noch bis an die Capillarhülsen hin, nicht aber in diese hinein verfolgen können. Außerdem bleibt eine langsam an Stärke abnehmende, aber aus kräftigen Fasern bestehende kollagene und elastische Hülle erhalten (Abb. 19 u. 23); die letztere bildet ein dichtes Netzwerk mit vorwiegend quergestellten Maschen, die erstere zeigt mehr der Länge nach angeordnete, oft stark wellig verlaufende Fasern. Bis in die letzten Verzweigungen bleibt die Dicke der Wand sehr groß im Verhältnis zum Querschnitt der Lichtung, der namentlich an nicht allzu blutreichen und nicht künstlich gedehnten Milzen häufig so eng ist, daß er kaum einem roten Blutkörperchen den Durchtritt gestattet.

β) Hülsenarterien.

Die Endäste der in der roten Pulpa sich aufteilenden Arterien sind, ehe sie in endgültige Capillaren übergehen, mit einer besonderen, bei den einzelnen Tierarten verschieden langen und dicken Hülle umgeben, die ihnen den Namen Hülsenarterien eingetragen hat. Diese sehr auffallenden und sonst keinem Gefäß zukommenden Wandverdickungen haben seit ihrer Entdeckung durch Schweigger-Seidel (1863) stets großes Interesse erregt und sind vielfach beschrieben worden.

Schweiger-Seidel sah sie zum erstenmal beim *Schwein,* wo sie außergewöhnlich groß sind und als helle rundliche oder elliptische Knötchen in dem dichtzelligen Parenchym sofort in die Augen fallen; bei *Hund* und *Katze* fand er sie weniger zahlreich und deutlich, bei *Pferd, Schaf, Kaninchen* und *Meerschweinchen* gar nicht; er hat sie dann auch beim Menschen beobachtet, doch nicht mit Regelmäßigkeit und glaubte deshalb, daß nicht alle Arterienenden mit einer Hülse versehen seien. Die von ihm angegebene Lange der Hülse (= 0,16 mm) dürfte wohl etwas zu kurz sein, da man nur selten Längsschnitte durch ganze Hulsen erhalt; die Breite wechselt etwas und betragt beim Menschen etwa 20—30 μ, das Lumen, das eine sehr konstante Weite zeigt, etwa 4—6 μ. Ihrem Bau nach sollen sie aus einem feinen Faserwerk bestehen, mit einzelnen eingelagerten Kernen oder ganzen Zellen. Da bei seinen Injektionsversuchen die Masse stets auch in das Innere der Hulle eindrang, so glaubte er, daß die in derselben nachweisbaren kleinen Hohlräume mit dem Gefaßlumen in Verbindung stünden und hielt daher das ganze Gebilde fur eine „Art Filtrierapparat".

Seine Befunde wurden dann von W. Müller (1865) bei einer Reihe von *Saugern* und bei *Vogeln* bestatigt und mit ähnlichen Verdickungen der Capillarwand bei *Fischen* verglichen; beim Menschen konnte er dagegen nur eine faserige Verbreiterung der Adventitia an den Capillaren finden, die vielleicht den Hulsen vieler Tiere gleich zu setzen wäre und in Be-

ziehung zu den Endigungen der Milznerven stünde. Auch KYBER (1870), der vorwiegend
Tiere untersuchte, findet keine scharfe Trennung zwischen Hülsen und Adventitia und glaubt,
daß erstere nur zustande kommen durch Auflockerung der letzteren, indem sich diese mit
lymphoiden Elementen infiltriere; der Zusammenhang der Hülsenlücken mit dem Gefäßlumen wird von ihm bestritten. Ebenso leugnet SOKOLOFF (1888) das Vorkommen der Capillarhülsen beim Menschen.

Am ausgedehntesten sind die Untersuchungen von BANNWARTH (1891, 1893); zwar
konnte er sie beim Menschen nicht beobachten, doch fand er sie sehr deutlich bei der *Katze*,
namentlich bei jungen Tieren. Neben der endothelialen Gefäßröhre sind hier noch feine, von
ihr abgehende Nebenzweige vorhanden, die mit nicht von Endothel ausgekleideten Lücken
in der Hülse und durch diese wieder mit dem Parenchym in Verbindung stehen; auf diese
Weise ist es möglich, daß Zellen des Blutes in die Hülse und das Reticulum der Pulpa gelangen. Er untersuchte auch die Entwicklung, die von einem gemeinsamen Grundgewebe
ihren Ausgang nimmt, in welchem sich nachträglich das Endothelrohr herausdifferenziert.
Da sie bei alten Tieren viel schwerer nachweisbar sind oder ganz fehlen, und BANNWARTH
auch nur bei menschlichen Feten kleine, den Hülsen etwa entsprechende Gebilde gefunden
hatte, so meint er, daß sie als Wachtumsknospen für das sich später aus ihnen entwickelnde
Pulpagewebe zu betrachten seien.

HOYER (1894) hat sie auch beim Menschen allenthalben gesehen, ebenso wie bei den
meisten von ihm untersuchten Tieren, spricht sich jedoch über die Natur der die Hülse
zusammensetzenden Zellen nicht genauer aus. Das Vorkommen von Blutzellen innerhalb
der Hülse erklart er durch postmortal bedingte Zerreißungen der Gefaßwand. Die Hülse
selbst soll eine mechanische Schutzvorrichtung bilden, um die Arterie vor Verletzungen
durch Druckerhöhung im Innern oder durch Kompression von außen zu behüten. KULT-
SCHITZKY (1895) glaubt nach seinen Untersuchungen an *Putorius vulgaris*, daß die Hülse
aus dicht gedrängten Leukocyten bestehe. CARLIER (1985) hält die Hulse für ein kompaktes
zusammengedrucktes Reticulum mit eingelagerten Bindegewebszellen, das ein Zerreißen
der feinen Arterienenden bei Zerrungen zu verhindern habe. WHITING (1897) fand bei vielen
Tieren die Hülse reich an Muskelzellen, ebenso wie v. EBNER (1899), meint aber, daß ihr Gewebe nicht mit dem Parenchym der Pulpa zusammenhänge.

Die Untersuchungen WEIDENREICHs (1901) befassen sich hauptsachlich mit den Capillarhülsen des Menschen, die er als stets vorhanden angibt; sie lassen zu innerst ein Endothel
mit großen vorspringenden Kernen und wenig Plasma erkennen, das einem Hautchen
aufzusitzen scheint; um dieses liegt eine kompakte syncytiumartige Schicht, deren Kerne
im allgemeinen konzentrische Ordnung zeigen, und welche von zahlreichen, meist in der
Längsrichtung des Gefäßes verlaufenden Faserchen durchzogen ist mit einzelnen gröberen
Elementen. Elastische Fasern fehlen. Eingelagerte Leukocyten oder Erythrocyten sind ein
gewöhnlicher Befund. Über die Natur dieser Hulsenzellen spricht er sich sehr vorsichtig aus;
sie scheinen ihm am ehesten mit der von HENLE (1860) [1] beschriebenen inneren Faserhaut
größerer Gefaße ubereinzustimmen; die Bedeutung der Hülse erblickt er in einer Vorrichtung
zur Regulierung des arteriellen Blutstroms fur Sinus und Parenchym. SOBOTTA (1914) gibt
an, daß die Hulsenverdickung der Arteriolenwand beim Menschen häufig nur rudimentar
ausgebildet sei und eine faserig-bindegewebige Wandverstarkung darstelle, was nach JOLLY
(1911) für die *Vögel* ebenfalls zutrifft. Bei vielen *Säugern* sollen die gutausgebildeten, spindelförmigen Capillarhülsen (sog. Ellipsoidkörperchen) ihrem Bau nach lymphatisches Gewebe
darstellen. GRESCHIK (1915), der sich vor allem mit den Capillarhülsen der *Vögel* beschäftigt,
findet sie aus Bindegewebe und einem plasmareicheren und fester zusammengefügten
Reticulum bestehend, das aber sonst nicht von dem übrigen Milzreticulum abweicht. Ihre
Hauptfunktion gehört der Embryonalzeit und fruhen Jugend an, wo sie durch reichliche
Teilung ihrer Zellen zur Vergrößerung der Milzpulpa beitragen. Dieser Ansicht stimmt
neuerdings auch STAEMMLER (1925) bei, der sie auf Grund von Speicherungsversuchen als
Ursprungsstatten der Reticulo-Endothelien betrachtet. BRAUS (1924), der die Hülse oft vor
die Aufsplitterung in die Penicilli legt, beschreibt sie als ein Syncytium von Zellen mit
Fäserchen, Resten des retikularen Bindegewebes, und sieht in ihnen wie WEIDENREICH
Regulationsvorrichtungen zur Drosselung des Blutstroms. Auch OBERNIEDERMAYER (1926)
betrachtet die Hulsen als Teile eines ,,dichten, starren" Reticulums, das in erster Linie
der mechanischen Funktion eines Ventils dient, indem es die Pulpakammern vor Überflutung
schutzt und jeden Ruckstrom aus den Kammern in die Arterien verhindert. Zu einer
ähnlichen Anschauung gelangen TAIT und CASHIN (1925), ohne jedoch die Struktur der
Hulse genauer zu berücksichtigen.

MILLS (1926) untersuchte die Hulsen oder Ellipsoide bei einigen *Säugern (Hund, Katze,
Meerschweinchen)*; bei *Kaninchen* fand er sie nicht; sie bestehen seiner Ansicht nach aus
intensiv phagocytär tatigen mononuclearen Zellen, die sich nahe der Endigung der Arteriae
penicilli ansammeln und in ein feines retikulares Netzwerk eingelagert sind, das als Filter

---

[1] Zit. nach WEIDENREICH (1901).

für Fremdkörper dient. Die Größe der Ellipsoide hangt ab vom jeweiligen Bedarf der Milz
für Phagocyten. Nachdem die Phagocyten abgewandert sind, erfolgt die Regeneration
der Ellipsoide diurch Proliferation von Zellen am Ende der Arterie, die wahrscheinlich ein
modifiziertes Endothel darstellen. Was die mechanische Funktion der Ellipsoide anbelangt,
so meint Mills (1926), daß sie nicht Ventile darstellen, die dem Strom nur Durchgang in
einer Richtung gestatten, da sie in stark gedehntem Zustand auch von der Vene her injiziert
werden können.

Jager (1929) gibt an, daß die an der Oberfläche der Follikel sich verzweigenden Arterien
(„Hofarterien") keine Bildung besitzen, die mit Sicherheit als Hülse angesprochen werden
kann; eine solche kommt nur den in der roten Pulpa endigenden oder nach kurzem Verlauf
in ihr wieder in den Hof des Follikels zurückkehrenden, seiner Oberflache anliegenden Gefaßen zu; über den feineren Bau der Hülse berichtet er nur, daß sie aus dichtem Reticulum
bestehen, nicht aber ob er hiermit den zelligen oder faserigen Anteil meint.

Auch Hueck (1928) tritt wie schon Schweigger-Seidel (1863) fur das sehr wechselnde
Vorkommen der Hulsen beim Menschen ein und beschreibt ihre Beschaffenheit so, daß im
allgemeinen die Hülse vorwiegend aus feinen in der Richtung der Längsachse des Gefäßes
verlaufenden Bindegewebsfasern bestehe, die untereinander durch ein eigentümliches
Material verkittet erscheinen, in dem vereinzelte Kerne liegen. Es liegt darin ein gewisser
Zweifel, ob dieses Material als syncytiales Plasma anzusprechen sei, und damit auch darin,
ob die Hülse einem verdichteten Grundreticulum des Parenchyms entspreche.

Aus diesen sehr verschiedenen Befunden und Ansichten geht hervor, daß
weder die Struktur der Capillarhülsen, noch ihre funktionelle Bedeutung heute
schon vollständig geklärt sind. Zunächst ist hervorzuheben, daß ihr Aussehen
bei den verschiedensten Tierarten ein außerordentlich wechselndes ist, indem
sie bald durch ihre Größe und Zahl schon bei schwacher Vergrößerung sehr auffällig in Erscheinung treten, bald aber auch, wo sie kleiner und weniger differenziert sind, mühsam gesucht werden müssen. Was die Milz des Menschen
anbetrifft, so sind sie wohl stets vorhanden, aber nicht immer in gleicher Deutlichkeit zu sehen: ob dies auf einem verschieden starken Grad der Ausbildung
beruht, oder von momentanen funktionellen Zuständen des Organs abhängig
ist, vermag ich nicht anzugeben; ich möchte eher das letztere annehmen, denn
wenn man verschiedene Stücke aus ein und derselben Milz untersucht, so ist
jedenfalls auffällig, daß die Capillarhülsen dann in allen das gleiche Aussehen
darbieten und nicht etwa an einer Stelle dick und gut abgegrenzt, an einer
anderen dagegen sich nur schwach entwickelt zeigen. Sicher erscheint, daß
ihre Ausbildung nicht von dem Alter des Individuums abhängt, wie Staemmler
(1925) und auch Bannwarth (1893) es annehmen. Daß sie bei jungen Tieren
und ebenso bei menschlichen Feten in größerer Zahl vorhanden zu sein scheinen
und vielleicht manchmal auch stärker hervortreten, hängt lediglich damit zusammen, daß hier das Pulpagewebe selbst noch nicht voll entwickelt ist, und
sie durch die zunehmende Ausbreitung desselben allmählich weiter auseinandergedrängt werden und dann auch relativ kleiner erscheinen. Ich habe sie jedenfalls ihren absoluten Maßen nach bei zwei älteren Individuen (36 Jahre, Abb. 41,
und 54 Jahre) dicker gefunden als bei mehreren jüngeren, darunter einem neugeborenen Kinde.

Die Gefäßwand der Hülsenarterie wird nur durch ein Endothelrohr gebildet,
dessen Zellen flach und lang sind und sich meist durch die kräftigere und auch
etwas differente Färbung sehr deutlich abheben (Abb. 41 u. Abb. 42a); die
Kerne sind länglich mit fein verteiltem Chromatin in ziemlich dichter Anordnung; ist das Gefäßrohr stärker gefüllt, so platten sie sich ab (Abb. 41),
ist es leer, so springen sie zuweilen so stark in das Lumen vor, daß nur ein ganz
schmaler Spalt zwischen ihnen bleibt (Abb. 42a). Ein besonderes elastisches
oder kollagenes Häutchen, dem das Endothel aufsitzt, läßt sich auch mit speziellen Methoden nicht nachweisen.

Die eigentliche Hülse wird durch ein sehr zellreiches Gewebe gebildet, dessen
Kerne beim Menschen das Rohr in 2—3facher Lage umgeben. Wie schon Weidenreich (1901) erwähnt, sind Zellgrenzen nicht immer deutlich nachweis-

bar, manchmal aber auch an einzelnen Stellen ganz gut zu sehen (Abb. 41), namentlich in der Nachbarschaft von Lücken. Man gewinnt dann fast den Eindruck eines unregelmäßigen Epithels. Spalten und kleinere Hohlräume zwischen einzelnen Zellen oder Zellgruppen sind fast stets vorhanden. In letzteren finden sich häufig lymphoide oder leukocytoide Elemente (Abb. 41 und Abb. 42a und b), gelegentlich auch Erythrocyten. Letztere gehören in den sehr dicken Hülsen mancher Tiere (*Schwein, Hund, Katze*, Abb. 42b, auch bei vielen *Fischen*) zu den konstanten Befunden.

Das Protoplasma der Hülsenzellen zeigt die gleiche unbestimmte Struktur wie dasjenige der Reticulumzellen, bald fein vacuolär, bald mehr faserig; im

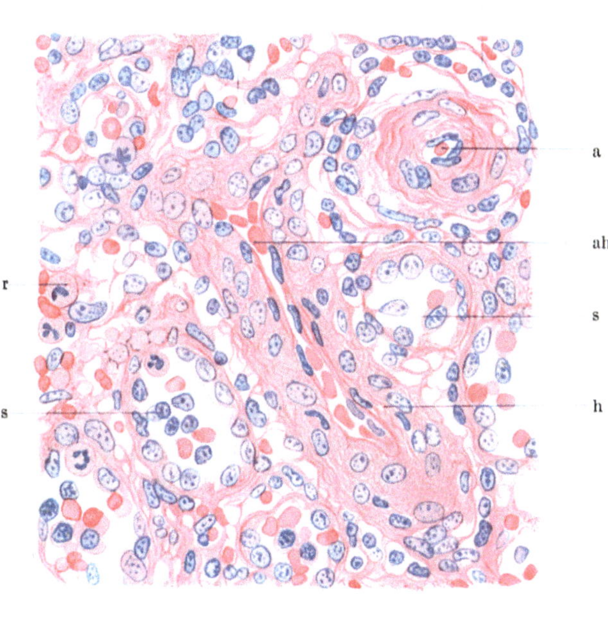

Abb. 41. Milz eines 36jährigen Hingerichteten. ZENKER-Formol; Hämatoxylin-Eosin. Hülsen-arterie mit Hülse, die sich mit dem Gefäß teilt (ah). a Arterie mit Bindegewebshülle; s Pulpasinus; r Reticulum. Gez. von Frl. E. SCHMIDT.

allgemeinen erscheint es etwas dichter und färbt sich daher auch meist etwas dunkler (Abb. 41); die oberflächlich gelegenen Hülsenzellen stehen durch feine oder auch etwas breitere protoplasmatische Ausläufer mit den Reticulum-zellen der Pulpa in direkter Verbindung (Abb. 41 und 42), so daß die Hülse selbst also nichts weiter darstellt als ein um eine bestimmte Strecke des arteriellen Gefäßrohres verdichtetes syncytiales Reticulum, wie das im Schema (Abb. 15) angedeutet wurde. Ist die Milz sehr blutreich oder etwas gedehnt, so wird der Durchmesser der Hülse kleiner und ihre Oberfläche stärker aufgelockert; sie kann einer Dehnung bis zu einem gewissen Grade nachgeben, ist also nicht starr, und so erklärt sich auch, warum die Angaben über ihr Vorkommen beim Menschen so wechselnd sind. Die Kerne sind vielleicht etwas kleiner als diejenigen des Pulpareticulums und mehr rundlich, was sich aber auch aus der Form der Zellen ergibt; sonst zeigen sie die gleiche chromatinarme Struktur und ihre Anordnung entspricht durchaus derjenigen eines zusammengeschobenen Mesenchyms. Eine im allgemeinen konzentrische Schichtung [Weidenreich (1901)] läßt sich beim Menschen kaum nachweisen, dazu ist die Zahl der Schichten zu gering. Viel ausgesprochener ist eine solche beim *Schwein,* bei welchem die oberflächlichen Zellen der Hülse direkt abgeplattet erscheinen und somit die letztere auch viel schärfer gegen das Pulpareticulum absetzen; es kommt deswegen auch hier leicht zu Zerreißungen bei der Fixierung, wodurch spaltförmige Hohlräume um die Hülse vorgetäuscht werden können. Manchmal legen sich auch Zellen des eigentlichen Pulpareticulums der Hülse dicht an (Abb. 41), und wo dieselbe flach angeschnitten wird, ist eine Grenze gegen das Pulpareticulum zu überhaupt nicht festzustellen (Abb. 41 links oben).

Faserfärbungen (Versilberung, Azanfärbung) zeigen, daß die Zellen der Hülse von einem dichten Filzwerk feinster Fibrillen durchsetzt sind, die gegen

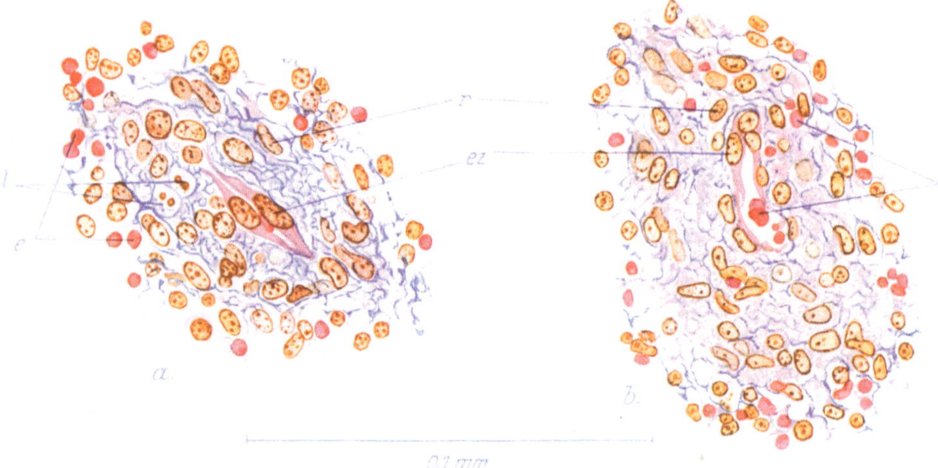

Abb. 42a, b. Zwei Arterienendaste mit Schweigger-Seidelschen Capillarhulsen. a Vom Menschen. b Von der *Katze.* Zenker-Formol; Azanfarbung nach Heidenhain. ez Endothelzellen; r syncytiales Reticulum; e Erythrocyten; nl neutrophile Leukocyten. Gez. von Frl. E. Schmidt.

die Oberfläche zuweilen dicker werden und kontinuierlich in das Fibrillennetzwerk des Pulpamesenchyms übergehen (Abb. 42a u. b und Abb. 45). Gröbere kollagene Fasern im Sinne einer adventitiellen Hülle fehlen; auch sind keine größeren Ansammlungen lymphoider Zellen in ihrer unmittelbaren Umgebung vorhanden. Entgegen den Befunden Staemmlers (1925) habe ich auch bei Tieren mit dicken Capillarhülsen die eingelagerten Fibrillen stets feiner als das umgebende Fasergerüst der Pulpa gefunden (Abb. 42b und Abb. 45). Elastische Faserelemente innerhalb der Hülse fehlen und sind auch nicht als Unterlage des Endothels darzustellen. Beim *Schwein* kann man gelegentlich an der an die Pulpa angrenzenden Oberfläche äußerst feine elastische Fibrillen beobachten, die vielleicht noch von der arteriellen Scheide herrühren; jedenfalls sind sie nicht regelmäßig zu finden.

Glatte Muskelzellen [Whiting (1893)] konnte ich innerhalb der Hülse bei *Säugern* niemals feststellen, doch reichen die Muskelzellen im Reticulum des *Schweines* und *Rindes* mit ihren Ausläufern oft bis an die Oberfläche der Hülse heran [vgl. auch Neubert (1922)]; ob eine engere Verbindung besteht und auf welche Weise sie zustande kommt, wäre erst noch zu erforschen. Janosik (1903) hat die Hülsen selbst offenbar auch für Muskelzellen gehalten.

Ob das Endothel im Innern der Hülse Lücken zeigt oder eine geschlossene Wandauskleidung bildet, dürfte an Schnittbildern kaum zu entscheiden sein. Eingekeilte rote Blutkörperchen können durch Diapedese in die Hülse gelangt sein; Extravasate bei Injektionen sind ebenfalls nicht beweisend, da sie auf minimale Zerreißungen der toten Gefäßwand zurückgeführt werden können. An einwandfrei in frischem Zustand fixierten und selbst an gedehnten Milzen sind natürliche Unterbrechungen der Wand nicht mit Sicherheit nachzuweisen. Die große Konstanz des Lichtungsdurchmessers spricht auch dagegen.

Die Form der Hülsen ist bei verschiedenen Tieren sehr verschieden; beim Menschen sind sie im Verhältnis zur Breite sehr lang (Abb. 41). WEIDENREICH (1901) hat durch graphische Rekonstruktion ihre Länge zu etwa 0,20 mm, ihre Breite zu 0,02 mm festgestellt, womit die Hülse in Abb. 41, die allerdings sehr kräftig ist, übereinstimmt; bei Tieren, vor allem beim *Schwein* und der *Katze*, sind sie fast ebenso dick wie lang und haben daher mehr elliptische bis rundliche Form; beim *Hund* sind sie etwas mehr in die Länge gezogen, oft eckig mit einzelnen Zipfeln, die durch Verzweigung der Capillaren im Inneren bedingt sind. Noch längere und schmälere Hülsen als der Mensch besitzt das *Pferd;* außerdem sind sie hier nicht gerade gestreckt, sondern geschlängelt, weshalb man sie selten auf längere Strecken zu Gesicht bekommt; sehr schmal und kurz erscheinen sie beim *Rind,* so daß sie leicht übersehen werden können. Sie dürften aber wohl bei allen *Säugern* vorhanden sein, wenn auch in sehr verschiedener Ausbildung. Daß sich hieraus auch im einzelnen kleine Strukturunterschiede ergeben, ist verständlich; prinzipiell stimmt der Bau bei allen überein.

Auch die übrigen *Vertebraten* lassen um die Endäste der Arterien Verdickungen erkennen, die den Capillarhülsen der *Säuger* entsprechen. Für eine Reihe von *Vögeln* weist GRESCHIK (1915) nach, daß hier ebenfalls deutliche Hülsen vorhanden sind, die bei jungen Tieren oft nahe beieinander liegen und aus einem syncytialen Endothel bestehen, gestützt durch ein plasmareiches, fester gefügtes Reticulum, dessen enge Hohlräume mit den Maschen der Pulpa communicieren. Unter dem Endothel befindet sich ein ziemlich weitmaschiges Netz starker kollagener Fasern, welche eine „größere Ähnlichkeit zu den elastischen Fasern haben und dehnbar sind".

Was die *Reptilien* anbelangt, so gibt HOYER (1894) für die von ihm untersuchten Arten *(Emys, Lacerta)* an, daß die Arterien in Capillaren auslaufen, die eine Hülse besitzen, jedoch ohne den Bau derselben näher zu beschreiben. Bei *Chrysemys, Testudo* und *Lacerta* habe ich die Hülsen nur aus etwa einer Reihe von nebeneinander liegenden Mesenchymzellen bestehend gefunden, die durch zahlreiche Fortsatze mit den Reticulumzellen der Pulpa zusammenhängen; bei *Tropidonotus natrix* sind die großen follikelartigen Anhaufungen lymphoider Zellen (Abb. 1) mit einem dichten Netz miteinander anastomosierender Capillaren durchsetzt, die nicht immer gleich weit sind und bei welchen es nur sehr schwer gelingt, den arteriellen und den venösen Anteil auseinanderzuhalten. Auch HOYER (1894) gibt an, daß der Übergang ohne scharfe Grenze erfolgt. Es scheinen hier eigentliche Capillarhülsen wirklich zu fehlen.

Unter den *Amphibien* zeigen die *Anuren* hinsichtlich des Baus der Arterienendäste etwas andere Verhältnisse als die *Urodelen.* Bei letzteren ist eine ausgesprochene capillare Scheide vorhanden, die aus einem sehr engmaschigen Reticulum besteht, das bei ausgespülten Organen ohne scharfe Grenze in das Pulpamesenchym übergeht. Meist enthält diese Hülse noch zahlreiche Zellen lymphoiden Charakters; es ist sehr schwierig, festzustellen, an welcher Stelle die Arterie aufhört und die Hülse beginnt, da die Wand der Arterien schon fast unmittelbar nach Eintritt in das Organ ihre Muskelhaut verliert und nur noch aus Endothel mit einer dünnen bindegewebigen Adventitia ohne elastischen Anteil besteht; der einzige Unterschied ist, daß in den größeren Arterien die Endothelzellen platt, langgestreckt und noch regelmäßig angeordnet sind, in den Endästen dagegen nicht mehr und sich nur noch schwer gegen die Zellen der Hülse abgrenzen lassen [Hartmann (1926), Hoyer (1892 und 1894)]. Hier kommt es also zur Bildung einer Hülse dadurch, daß das primitive Mesenchym nicht in kollagenes fibrilläres Bindegewebe umgewandelt wird. Die Arterienhülsen des *Axolotls* zeigen aber noch eine weitere Besonderheit darin, daß zwischen ihren Zellen feine elastische Gitter von sehr regelmäßigem Bau eingelagert sind [Hartmann (1926); vgl. Abb. 12 auf S. 470], die nicht zu der Gefäßwand selbst gehören. Sie erscheinen um so merkwürdiger, als auch die größeren Arterien und Venen sowohl in der Intima als der Adventitia vollständig des elastischen Gewebes entbehren, und auch in der Pulpa und Kapsel selbst keine elastischen Fasern vorkommen.

Ähnliche elastische Gitterfiguren hat Nakajima (1928) bei *Megalobatrachus* gefunden, nur nicht so deutlich wie beim *Axolotl*; uber die Lage derselben zu besonderen Stellen des Reticulums wird nichts angegeben. Bei den anderen von ihm untersuchten *Anuren* und *Urodelen* fehlten derartige Strukturen. Dagegen berichtet er uber das Vorhandensein von feinen elastischen Fäserchen in der Adventitia der größeren Gefäße auch bei seinen *Urodelen (Riesensalamander, Hynobius* und *Onychodactylus)*. Die Arterienhulsen werden uberhaupt nicht erwahnt.

Bei den *Anuren (Bufo, Rana* und *Hyla)* fehlen, wie auch Hoyer (1894) angibt, eigentliche Capillarhülsen; es sind zwar noch die kleineren Äste der Arterien von zahlreichen lymphoiden Zellen umscheidet, die sich aber sehr leicht herausspülen lassen und dann zeigt sich die Wand der Arterien bestehend aus einem einfachen, platten Endothel, dem noch eine Lage glatter Muskelzellen aufsitzt. Diese verschwinden allmählich, während die Endothelzellen dicker werden und in ihrem Aussehen immer mehr den Reticulumzellen gleichen, mit welchen sie durch breitere oder feinere Ausläufer verbunden sind. Elastische Fasernetze im Reticulum um die Endäste sind nicht vorhanden, dafür läßt sich elastisches Gewebe noch in der Intima und Adventitia bis in die feineren Äste hin nachweisen.

Über den Bau der Gefäße in der Milz der *Fische* liegen außer den alten Untersuchungen von Schaffner (1849), Gray (1854), W. Müller (1865), Stoff und Hasse (1872) und Miescher-Rüsch (1881), die sich mehr mit den gröberen Verhältnissen und dem Kreislauf beschäftigen, kaum neuere Arbeiten vor. Hoyer (1894) beschreibt die arteriellen Endäste beim *Karpfen* als aus Endothel und einer bindegewebigen Hülse bestehend, ebenso W. Müller (1865) für eine Anzahl von *Fischen* und Pouchet (1881) für die *Selachier*. Die Hülle habe jedoch keine Ähnlichkeit mit den Schweigger-Seidelschen Hülsen der *Säuger*, dürfte aber vielleicht die gleiche funktionelle Bedeutung besitzen. Für den *Hecht* gibt Krause (1923) an, daß nach Verlust der „Lymphscheide" die Capillarwand sich nach außen mit einer dicken bindegewebigen Scheide, der Capillarhülse, umgebe, ohne weitere Beschreibung; für die *Plagiostomen (Torpedo occellata)* wird sie überhaupt nicht erwähnt. Bei einigen von mir daraufhin untersuchten *Selachiern (Tygon pastinacca, Raja clavata, Galeus canis* und *Acanthias vulgaris)* fand ich sehr deutliche Capillarhülsen, die zwar nicht ihrer Form, wohl aber ihrem Bau nach vollständig mit denjenigen der *Säuger* übereinstimmen; bei den beiden *Haien* sind sie sehr lang und schmal und ziemlich gerade gestreckt, so daß sie sich oft auf weite Strecken verfolgen lassen. Bei *Raja* sind sie kürzer und dicker, oft in dichtes, aber ganz diffus angeordnetes lymphoides Gewebe eingelagert; sie unterscheiden sich jedoch von den gewöhnlichen kleinen Arterien durch das Fehlen der Muskelzellen. Die Capillarhülsen von *Tygon* erreichen eine Dicke von 0,1 mm bei einer lichten Weite der Capillare von etwa 6—10 μ; sie sind außerdem sehr lang und verästeln sich mit dem Gefäß, nicht nur ein bis zweimal wie bei den *Säugern*, sondern mehrere Male, ohne an Kaliber abzunehmen. Sehr merkwürdig ist ferner, daß hier innerhalb der Hülse vom zentralen Gefäß senkrecht kleine Capillaren abgehen, welche die Hülsenwand durchbrechen und sich unmittelbar außerhalb derselben im Reticulum der Pulpa auflösen (Abb. 43). Man findet auch stets sehr viele Erythrocyten frei im Reticulum in der nächsten Nachbarschaft der Hülsen. Diese selbst bestehen aus großen, syncytial verbundenen Zellen, durch ein feines fibrilläres Netzwerk gestützt, das mit dem Fasernetz der Pulpa zusammenhängt; sie enthalten fast stets eingezwängte Erythrocyten in wechselnder Zahl und häufig auch Pigmentkörnchen.

Auch die *Teleostier* scheinen fast alle Capillarhülsen zu besitzen; bei einigen sind sie sehr auffallend, z. B. bei der *Makrele*, wo sie einen großen Teil der Pulpa überhaupt ausmachen und derselben infolge der blasseren Färbung ihrer Zellen und Kerne gegenüber dem mit Erythrocyten und lymphoiden Zellen durchsetzten Reticulum ein eigenartig fleckiges Aussehen verleihen; bei anderen, wie *Zoarces viviparus*, sind sie sehr klein und spärlich und werden erst bei stärkerer Vergrößerung kenntlich. Meist *(Labrus rupestris, Gadus morrhua, Motella mustela* u. a.) durchziehen sie als langgestreckte, nicht sehr dicke blasse Streifen die Pulpa und grenzen die Gefäße gut ab. Im übrigen wäre noch zu bemerken, daß selbst bei einander sehr nahe verwandten Arten ihre Zahl und Ausbildung sehr verschieden sein kann; so zeigt z. B. *Pleuronectes microcephalus* zahlreiche kräftig entwickelte Capillarhülsen allenthalben in der Pulpa verteilt, während sie bei *Pleuronectes platessa* kurz sind, nur als schmaler Saum die Capillare umgeben und daher auch weit voneinander liegen.

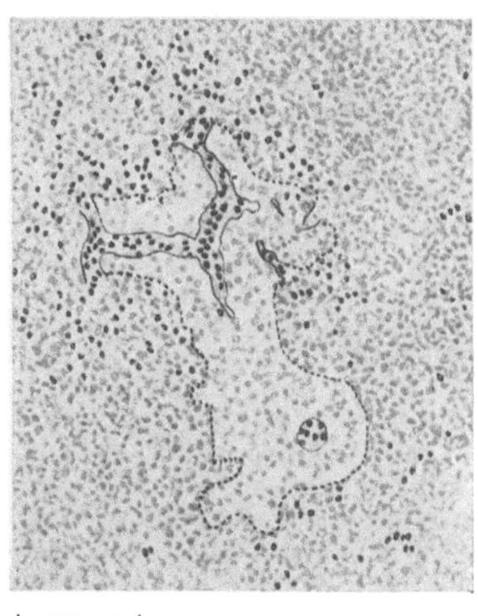

Abb. 43. Milz von *Tygon pastinacca*. BOUIN; Hamatoxylin-Eosin-Orange G. Abgabe von Seitenasten und Aufteilung der Arterie innerhalb der SCHWEIGGER-SEIDELschen Capillarhulse. Die Kontur der Hulse wird durch die punktierte Linie, der Endothelbelag des Gefaßes durch die ausgezogene Linie markiert. Nach Austritt aus der Hulse lösen sich die arteriellen Capillaren sofort im Reticulum auf, wie aus der Verteilung der Erythrocyten (schwarze Punkte) zwischen den ubrigen Zellen der Pulpa hervorgeht.

Die funktionelle Bedeutung der Capillarhülsen ist bis heute noch nicht endgültig aufgeklärt. Wie bereits oben erwähnt wurde, stehen sich die Anschauungen hierüber zum Teil schroff gegenüber. Der alten Ansicht von SCHWEIGGER-SEIDEL (1863), daß sie eine Art Filtrierapparat[1] vorstellen, dürfte jetzt wohl niemand mehr beistimmen, ebenso wie der Annahme von W. MULLER (1865), daß sie nervöse Organe besonderer Art seien. BANNWARTH (1891) und GRESCHIK (1915) sehen in ihnen Wachstumszentren für die Milzpulpa und verlegen ihre Bedeutung hauptsächlich in die Embryonalzeit. Hierauf wäre jedoch zu entgegnen, daß bei völlig ausgewachsenen Menschen (Abb. 3 u. 41 u. 42) und Tieren (Abb. 45) die Hülsen in gleicher Ausbildung vorhanden sind und

---

[1] Um Plasma von den Zellen abzufiltrieren [HUECK (1928)] bedarf es wohl kaum dieser besonderen, dichtzelligen Apparate, da in den offenen Endcapillaren der Austritt von Plasma in die Pulpamaschen ja ohne weiteres möglich ist; eher ließe sich an eine „mechanische Reinigung des Plasmas" [TAIT und CASHIN (1925), MILLS (1928); vgl. auch die Ausfuhrungen von THOMA (1924), uber die Injektion der Gefaße mit körnigen und löslichen Farbstoffen] denken; doch kann ein Übertreten von körnigen Partikelchen in die Hulsen selbst auch durch Absperrung der arteriellen Bahnen zustande kommen.

nur vielleicht nicht mehr so nahe beieinander liegen, was auf Kosten der stärkeren Entwicklung des lymphoiden Gewebes nach der Geburt und der Ausdehnung der roten Pulpa zu setzen ist. Da das Mesenchym oder Reticulum, das die Grundlage der Milzpulpa bildet, wie allgemein bekannt ist [vgl. auch Maximow (1927)], ein labiles mit mannigfachen Potenzen ausgestattetes Gewebe darstellt, das einem embryonalen Zustand dauernd sehr nahe steht, ist es auch gar nicht nötig, für dasselbe besondere „Zentren des Wachstums" zu verlangen. Staemmler (1925), der sich der Auffassung von Bannwarth und Greschik in gewisser Hinsicht anschließt, meint, daß den Hülsen außerdem eine resorptive Tätigkeit zukomme, die im Verlaufe des Lebens auf das Gesamtreticulum übergeht. Gerade bei Feten und jungen Tieren können aber Fett und Eisen normalerweise nicht in der Milz nachgewiesen werden, so daß die Funktion der Hülsen wohl kaum in einer besonderen Speicherungsfähigkeit gegeben sein kann, auch wenn gelegentlich einmal in ihnen eine stärkere Ablagerung beobachtet wird.

Hueck (1928) möchte der Ansicht Staemmlers (1925), daß die Hulsen von Wichtigkeit fur die Wachstumsvorgange in der Milz seien, nicht ohne weiteres beipflichten; doch meint er, daß die „eigentümliche langsstreifige Struktur" der Hülsen doch auf eine gewisse Bedeutung derselben fur das Längenwachstum der Arterien hinweise. „Unmöglich ware es sicher nicht, daß das Hulsengewebe in seinem faserigen Anteil zur Adventitialscheide, in seinem protoplasmatischen Anteil zum Lymphocytenmantel beim Längenwachstum der Arterien würde."

Eine besondere „langsstreifige" Struktur der Hulsen konnten wir weder beim Menschen noch bei anderen *Saugern* beobachten (vgl. Abb. 41 und 42a vom Menschen, Abb. 42b von der *Katze* und Abb. 45 vom *Hund,* sowie Abb. 46 von *Acanthias vulgaris*); es fallen im Gegenteil bei Fibrillenfarbungen (Azan) die Hülsen durch ihre Faserarmut auf (Abb. 8 ah) und erst bei starker Vergrößerung wird ein Fibrillennetz in den Zellen deutlich (Abb. 42a und b), das keinerlei Orientierung erkennen laßt; noch schöner laßt sich dies an den sehr großen Hülsen des *Schweines* zeigen. Es ist aber möglich, daß bei sehr starker Dehnung der Milz, wobei auch die langen schmalen Hulsen des Menschen in die Lange gezogen werden, das Fibrillennetz innerhalb der Hülse, sowie die anliegenden Reticulumfibrillen übermaßig gespannt werden und an derartigen Hülsen eine „langsstreifige" Struktur vortäuschen. Bei den kurzeren dickeren Hulsen (z. B. beim *Hund*) ist das selbst bei stärkster Dehnung nicht der Fall.

Die meisten Forscher [Hoyer (1892 und 1894); Carlier (1895); Weidenreich (1901); Braus (1924); Tait und Cashin (1925); Szymonovicz-Krause (1924); Oberniedermayr (1926); Heidenhain (1928); Henschen (1928) u. a.] sehen in den Hülsen irgendwelche mechanischen Vorrichtungen als Schutz gegen Überdruck von innen und außen, oder zur Regulierung des arteriellen Zuflusses, zur evtl. Drosselung des Blutstroms oder als Ventil gegenüber einem Rückfließen des Blutes von der Pulpa aus. Das fast konstante Vorkommen und das Aussehen der Hülsen in ausgespülten und gedehnten Organen legt jedenfalls den Gedanken einer mechanischen Funktion nahe, der auch nicht in Widerspruch stehen würde mit der so sehr verschiedenen Form und Größe der Hülsen, da diese ja durch die besonderen in dem betreffenden Organe obwaltenden Zirkulationsverhältnisse bedingt sein können. Er wird ferner gestützt durch die neueren Versuche von Barcroft [(1925, 1926); vgl. auch Feldberg (1927)] und seinen Mitarbeitern, die ein starkes Schwanken der Milzgröße unter den gewöhnlichsten Bedingungen des Lebens (Ruhe und Bewegung) fanden, das auf einer raschen Zu- bzw. Abnahme des Blutgehaltes beruht. Allerdings sind mit dieser Feststellung nicht auch ihre Ursachen aufgeklärt, aber wenigstens ein Hinweis gegeben dafür, daß das Gefäßsystem der Milz und in erster Linie dessen capillarer Anteil besonderen Aufgaben gewachsen sein muß, die auch in der feineren Ausgestaltung desselben zum Ausdruck kommen müssen. Offensichtlich liegt auch die Bedeutung der arteriellen Capillarhülsen auf diesem Gebiet. Ob ihnen selbst hierbei eine aktive Aufgabe zukommt, oder ob sie nur

mehr passive Schutzvorrichtungen darstellen, läßt sich zunächst nicht entscheiden, zumal diese Frage auch sehr schwer experimentell anzupacken ist.
Als „starre" Gebilde dürfen sie jedenfalls nicht betrachtet werden, sonst wäre
nicht zu verstehen, warum sie bei derselben Art (z. B. beim Menschen) einmal
sehr deutlich hervortreten, ein anderes Mal dagegen viel weniger auffällig sind.
Da sie ferner nur auf eine ganz bestimmte, oft kurze *(Schwein, Katze, Hund)*
Strecke des Gefäßes lokalisiert sind und ein längerer Abschnitt des Gefäßes
von capillarem Bau frei von ihnen bleibt, ist nicht recht einzusehen, daß die
Hülse lediglich das Gefäß vor Zerreißungen bei starkem Überdruck zu bewahren hätte. Auch die Wirkung der Hülse als Ventil für die Strömungsrichtung
läßt sich weder aus dem morphologischen Bild noch aus Injektionsversuchen
erklären. So bleibt vorerst nur übrig, in ihnen irgendwelche Regulationsvorrichtungen besonderer Konstruktion zu erblicken, wobei aber die verschiedensten
Verhältnisse (Innendruck und Außendruck auf die Wand des Gefäßrohrs, Strömungsgeschwindigkeit und Blutvolumen, Reibung und Widerstand an der
Mündung, Elastizität der Wand usw.) berücksichtigt werden müssen.

γ) Endigungen der arteriellen Capillaren.

Das letzte Ende des arteriellen Gefäßabschnittes verläßt die Capillarhülse
als einfach endotheliales Röhrchen mit meist gering erweitertem Lumen und
verläuft noch eine Strecke weit in der roten Pulpa. Soweit sind sich alle Untersucher einig, nicht aber darüber, wie die arterielle Capillare ihr Ende findet.
Während die einen [BILLROTH (1862); W. MÜLLER (1865); FREY (1874); KULT-
SCHITZKY (1895); HOYER (1894 und 1900); BANNWARTH (1891 und 1893)] für
die Auflösung des Arterienendastes im Reticulum der Pulpa eintreten, nehmen
die anderen [SCHWEIGGER-SEIDEL (1863); SOKOLOFF (1888); THOMA (1899
und 1924); V. EBNER (1899); HELLY (1901 und 1903); JANOSIK (1903)] eine direkte
Einmündung der arteriellen Capillare in die Venensinus der Pulpa an; WEIDEN-
REICH (1901a und b, 1903) steht auf einem vermittelnden Standpunkt und gibt
beide Möglichkeiten zu [vgl. auch LEGROS und ROBIN (1874); SZYMONOWICZ-
KRAUSE (1924) und BRAUS (1924)]. Die Mehrzahl der Befunde beruhen auf
Injektionen der Blutgefäße, nur wenige stützen sich auch auf die Untersuchung
mikroskopischer Schnitte.

Die arteriellen Endcapillaren stellen an nicht ausgespülten Milzen sehr zartwandige Röhrchen dar, deren Lumen meist etwas weiter ist als dasjenige der
Hülsenarterie. Sie scheinen ziemlich gerade in großer Zahl zwischen den Venensinus zu verlaufen und lassen sich an gewöhnlichen Präparaten oft nur sehr
schwer im Reticulum abgrenzen. Ihre Wand besteht aus äußerst flachen länglichen Zellen, die durch ein feines Netz retikulärer Fasern gestützt werden
(Abb. 21). WEIDENREICH (1901) gibt an, daß die Endothelzellen anscheinend
keine kontinuirliche Lage bilden, da sie nur spärlich nachweisbar sind; doch
lassen sich an reinen Querschnitten keine deutlichen Unterbrechungen der
Wand auffinden. Gegen ihr Ende zu erweitern sich die Capillaren häufig
ampullenförmig (Abb. 21). Ihre Länge hat WEIDENREICH (1901) zu 60 bis
$90\,\mu$, ihre Weite zu 4 bis $10\,\mu$ bestimmt.

Über ihre Endigungsweise läßt sich in der menschlichen Milz nur sehr schwer
Aufschluß erhalten. Man findet zwar häufig an Längsschnitten das eine Ende
unscharf begrenzt, wie in Auflösung begriffen; doch dürfen solche Bilder nur
mit großer Vorsicht bewertet werden, da bei schräger Schnittführung durch
die Wand das feine Netz der Unterlage in das umgebende Faserreticulum übergeht (Abb. 21) und die Grenzen der dünnen blassen Endothelzellen sich nicht
mit Sicherheit feststellen lassen [vgl. V. EBNER (1899)]. Doch zeigt die Unter-

suchung aufeinander folgender Schnitte, daß auf längere Strecken verfolgbare Capillaren plötzlich im Reticulum der Pulpa ihr Ende finden [s. auch Weidenreich (1901)].

Daneben erwähnt Weidenreich (1901) mit absoluter Bestimmtheit, daß er auch die direkte Einmündung von arteriellen Capillaren in einen Milzsinus beobachten konnte und bildet eine solche einwandfrei ab. Ich selbst habe sie in der menschlichen Milz nicht mit solcher Deutlichkeit gesehen, die über jeden Zweifel erhaben gewesen wäre; doch habe ich vielleicht nicht die genügende Zahl von Schnitten daraufhin durchsucht. Da hier die plexusartig miteinander verbundenen Sinus einen bedeutenden Raum einnehmen und dem Reticulum der roten Pulpa keine sehr beträchtliche Ausdehnung gestatten (vgl. Abb. 18 und Abb. 48), ist es sehr wohl möglich, daß gelegentlich auch eine arterielle Capillare direkt an einen Sinus Anschluß gewinnt. Jedenfalls ist aber die unmittelbare Einmündung in den Sinus beim Menschen sehr viel seltener, als die allmähliche Aufsplitterung der Capillare im Parenchym, sonst müßte sie bei der großen Zahl der Sinus und Capillaren doch häufiger zu finden sein.

Über die Endigung der arteriellen Capillaren bei einigen *Säugern* liegen die Untersuchungen von Neubert (1922) vor, der vermittelst der Woroninschen Methode der Durchspülung und Dehnung an dicken Schnitten die Einzelheiten im Bau der arteriellen Endcapillaren sehr schön zur Darstellung brachte (bei *Hund, Katze* und *Schwein*). Er beschreibt sie für die *Katze* als aus endothelialen Längsleisten zusammengesetzt, verbunden durch relativ schmale Querleisten; die Aufspaltung derselben erfolgt meist schon innerhalb der Schweigger-Seidelschen Hülse und gibt durch periphere Zunahme des Lumens der Capillare eine trichterförmige Gestalt (Abbildung 44). Die Längsleisten tragen große ovale in der Gefäßrichtung liegende Kerne, die oft weit in die Lichtung vorragen und stets hell gefärbt und deutlich granuliert sind. Die Längs- und Querleisten hängen mit den Fortsätzen der Reticulumzellen zusammen und gehen schließlich ziemlich unvermittelt in die Maschenfäden des Pulpanetzes über (Abb. 44). Beim *Schwein* sind die Endcapillaren länger und das Endothel stärker zusammengeschlossen; die Lücken treten erst im letzten, sich konisch erweiternden Abschnitt auf; beim *Hund* sind die Enstücke bedeutend erweitert und haben die Gestalt eines langgestreckten Bläschens, das von zahlreichen, mehr unregelmäßigen Öffnungen durchbrochen ist, welche in die Maschenräume des Reticulums überleiten (Abb. 45). Einen unmittelbaren Übergang von arteriellen Capillaren in die Sinus erwähnt Neubert nicht; doch glaube ich ihn gerade beim *Hund*, allerdings nur sehr selten, auch beobachtet zu haben. Ebenso bildet Oberniedermayr (1926) (Abb. 13 auf S. 487) das Eintauchen einer arteriellen

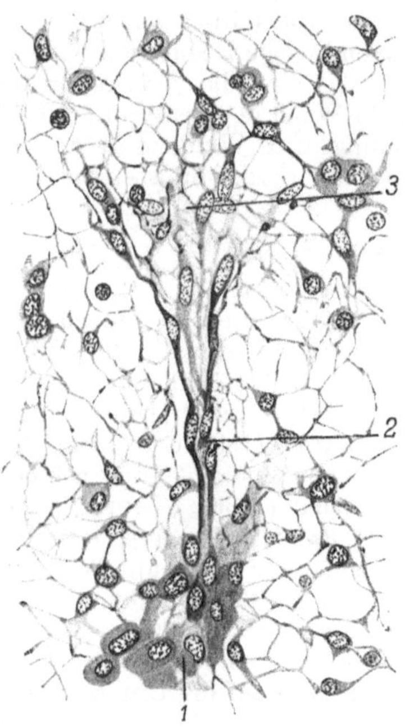

Abb. 44. Milz, *Katze*. Susa; Hamatoxylin-Thiazinrot. Trichterformige Erweiterung und Durchbrechung der Wand der arteriellen Endcapillare. Vergr. 1:450. [Nach K. Neubert (1922).] 1. Capillarhulse; 2. arterielle Endcapillare; 3. deren Mundung.

Capillare in einen Venensinus für den *Hund* ab, gibt aber zu, daß es sich um eine vereinzelte Beobachtung handelt.

Die Frage der capillaren Übergangsbahn in der Milz ist ganz neuerdings von HUECK (1928) und HELD (1928 a, b) wieder erörtert worden. Beide treten für die freie Endigung der arteriellen Capillare im Mesenchym ein. Die Untersuchungen von HUECK (1928) und seinen Mitarbeitern JÄGER (1929) und OBER-NIEDERMAYR (1926) gründen sich vorwiegend auf Durchspülungspräparate menschlicher Milzen; HUECK kommt zu dem Resultat, daß die individuelle Häufigkeit der geschlossenen Übergänge von arteriellen zu venösen Capillaren ungemein wechselt; die grundlegende Bedingung hierfür ist im Dehnungs-

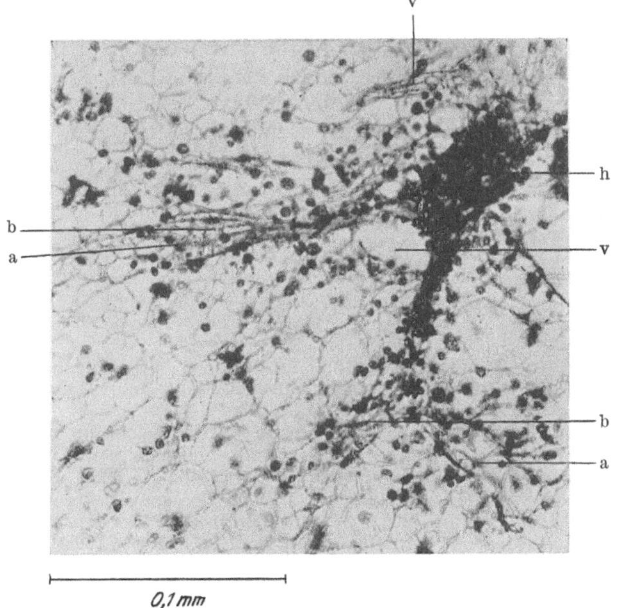

Abb. 45. Milz von einem ausgewachsenen *Hund;* ausgespult und stark gedehnt. Formol 1 : 4; Versilberung nach BIELSCHOWSKY. SCHWEIGER-SEIDELsche Capillarhulse mit zwei austretenden arteriellen Capillaren. Die untere teilt sich vor ihrer endgultigen Auflosung im Reticulum noch einmal. h SCHWEIGGER-SEIDELsche Hulse; a blaschenformige Erweiterung am Ende der arteriellen Capillare (Ampulle); b durchbrochene Wand des Capillarendes; v Venensinus.

zustand des die Capillarbahn umgebenden Gewebes zu suchen. Die arterielle Capillare endigt frei im Reticulum, das Übergangsstück zur venösen Bahn liegt im Mesenchym und zwar wird das Lumen durch die „Flutkämmerchen" von OBERNIEDERMAYR (1926), die Wand durch die Reticulumzellen selbst gebildet; schließen sich letztere dicht aneinander, so daß kein Blut zwischen ihnen in benachbarte Maschenräume übertreten kann, so erfolgt der Blutstrom von der Arterie zur Vene geschlossen; sind die „Flutkämmerchen" dagegen offen, d. h. kommunizieren sie mit benachbarten Pulparäumen, so geht das Blut nicht direkt in die Venensinus, sondern zunächst erst in die Maschenräume der Pulpa über. Nach seinen Darstellungen ist also die Blutbahn in der Milz zwar strukturell immer offen, funktionell aber je nach dem jeweiligen Zustand bald offen, bald geschlossen.

Diese letztere Feststellung ist sehr wichtig und entspricht auch dem tatsächlichen Sachverhalt, wie aus der weiteren Beschreibung des Baues und der Anordnung der Venensinus noch hervorgehen wird; die bei anderen *Säugern* und *Wirbeltieren* erhobenen Befunde können mancherlei Aufschluß geben.

Nur darüber, ob die Venensinus beim Menschen durch kleine capillare Anschluß-
röhrchen mit dem Reticuluminhalt in Verbindung stehen (vgl. die Schemata
Abb. 6 u. 7 S. 24 bei Hueck (1728)], kann man anderer Meinung sein.

Held (1928) arbeitete mit *Hunden,* deren Milz er lebensfrisch leerspülte
unter sorgfältigster Vermeidung von Überdruck und danach aus derselben
Kanüle mit defibriniertem *Hühner*blut injizierte, wobei die allmähliche Füllung
schrittweise verfolgt wurde. Er findet, daß die *Hühner*blutkörperchen zuerst
im Reticulum der Randzone um die Knötchen auftreten, dann aber auch sehr
rasch im Reticulum der roten Pulpa. Die Hülsenarterien erweitern sich nach
ihrem Durchtritt durch die Hülsen erheblich, teilen sich meist noch einmal
dichotomisch und münden nach einem immer ziemlich gleich langen Verlauf
frei im Reticulum, dessen Maschen in der Umgebung der Capillaren meist
etwas weiter zu sein pflegen. Obwohl die Sinus bisweilen in ziemlicher Nähe
der arteriellen Endigungen liegen, konnte nie eine direkte Verbindung zwischen
diesen und den Sinus gefunden werden. Dünne Verbindungsröhrchen zwischen
zwei Sinus (wie sie ja auch beim Menschen so häufig sind) können in dieser
Hinsicht leicht zu Täuschungen Anlaß geben.

Die Befunde von Held (1928) verdienen besondere Beachtung deswegen, weil er selbst
ehrlich genug zugibt, daß er das Gegenteil von dem zu beweisen hoffte, was er dann wirklich fand; sie sind also nicht durch Voreingenommenheit für die eine oder die andere Möglichkeit beeinflußt.

Die ampullenförmige Erweiterung der Endcapillare hat er nicht nachweisen können,
was vielleicht damit zusammenhangt, daß andere Untersucher [Neubert (1922) und ich
selbst] wenigstens gegen Schluß der Durchspulung zum Zwecke der Dehnung unter höherem
Druck injizierten.

Golz (1893) hat die ampullenförmige Ausbuchtung des Arterienendes beim *Hund*
(Abb. 45) bereits gesehen und beschrieben; doch glaubte er, daß sie sich direkt in die Vene
fortsetze.

Held (1928) berichtet dann ferner auf Grund von Versuchen an *Hunden,* daß im anaphylaktischen Shock die Sinus sich erheblich starker mit Blut gefullt zeigen, daß sich aber
keine Veränderungen in der Blutbahn nachweisen lassen. Es liegt also kein Anhalt vor,
daß im anaphylaktischen Shock irgendeine mechanische Regulierung des Blutweges stattfindet, etwa durch Kontraktion der Schweigger-Seidelschen Hulsen.

Für die offene Blutbahn in der Milz spricht sich auch Mills (1926) aus auf Grund von
Injektionsversuchen mit Tusche bei *Hunden, Katzen, Kaninchen,* und *Meerschweinchen.*

Soweit andere Sauger in Betracht kommen, besitzen wir noch keine einwandfreien Befunde; nach den bis jetzt vorliegenden erscheint die Annahme gerechtfertigt, daß zum
größten Teil wenigstens die arteriellen Capillaren nicht als feste Röhren in den venösen
Abschnitt des Kreislaufsystems übergeleitet werden, sondern schon vorher im Reticulum
der Pulpa ihr Ende finden. Inwieweit der Blutstrom daselbst dann bis zum Eintritt in die
Sinus noch eine mehr oder weniger „geordnete Bahn" verfolgt oder sich ganz diffus im
Reticulum verteilt, wird in erster Linie von den jeweiligen funktionellen und formalen Zuständen des Reticulums selbst abhangig sein, dann aber auch vom Bau der Venensinus-
wand, bzw. von dem Umstand, ob die Sinus mit eigenen Wurzeln im Reticulum ihren Anfang
nehmen, oder als zwar mit Lucken versehenes, aber allseitig gleichgebautes Röhrensystem
die Pulpa durchziehen (vgl. S. 523 f.).

Auch bei den übrigen Klassen der Wirbeltiere sind noch nicht alle Fragen hinsichtlich
des Zusammenhangs von Arterien und Venen geklart. Fur die *Vögel (Ente, Taube, Krähe,
Huhn* und *Sperling)* gibt Hoyer (1894) an, daß der Übergang der Capillaren teils direkt
in Venen erfolgt, teils durch Vermittlung lakunärer aber wandungsloser Bahnen, was schon
Stoff und Hasse (1872) angedeutet hatten. Jolly (1911) fand, daß die Arteriencapillaren
sich in blutgefüllte Raume öffnen, die wahrscheinlich mit den Venen zusammenhangen.
Greschik (1915) faßt diese lakunären Raume als venöse Capillaren auf, welche den Übergang in die eigentlichen Venen vermitteln; der Kreislauf ist daher nicht vollkommen geschlossen.

Unter den *Reptilien* scheinen bei den *Schildkröten* die Arterien in das Pulpareticulum
überzugehen, aus dem sich andererseits wieder die Venen entwickeln [Hoyer (1894)]; bei
Schlangen und *Eidechsen* sollen dagegen die von Reticulumfasern umsponnenen arteriellen
Capillaren sich direkt in die venösen Gefaße ergießen, die anfänglich noch keine eigene
Wandung besitzen [Hoyer (1894)].

Fur die *urodelen Amphibien* laßt sich die Auflösung der Capillare unmittelbar nach ihrem
Austritt aus der Hülse in das Reticulum ziemlich leicht nachweisen [Hartmann (1926)]:

geordnete, aber auf längere Strecken wandungslose Bahnen sind nicht vorhanden. Bei den *Fröschen* ist dies schon eher der Fall, wenigstens finden sich bei *Rana* zahlreiche nicht von besonderem Endothel ausgekleidete Lücken, die vielfach untereinander zusammenhängen, sich aber von den Reticulummaschen der Pulpa durch ihre bedeutendere Größe unterscheiden; sie bilden ein intermediäres Hohlraumsystem zwischen Arterien und Venen, und gewähren vielleicht den Blute eine mehr regelmäßige Durchflußmöglichkeit durch die Pulpa; dafür spricht auch, daß sich die Milz der *Frösche* außerordentlich leicht und schnell (in etwa 40 bis 60 Min.) vollständig leer spülen läßt.

Bei den *Fischen* scheinen die arteriellen Capillaren teils direkt in große sinusartig erweiterte Venen einzumünden (Abb. 46), teils aber auch nach kurzem Verlaufe sich in dem Reticulum der Pulpa aufzulösen (Abb. 43), ohne daß es zur Ausbildung besonderer lakunärer

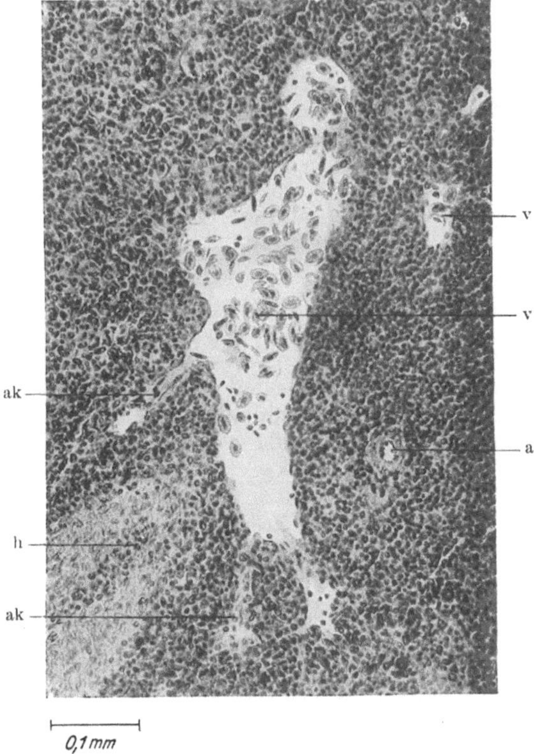

Abb. 46. Milz von *Acanthias vulgaris*. BOUIN; Toluidinblau-Orange G-Eosin. Einmündung von arteriellen Capillaren in eine Milzvene. a Arterie der Pulpa; v Vene; ak arterielle Capillare; h SCHWEIGGER-SEIDELsche Hülse.

Hohlräume kommt. HOYER (1894) läßt ebenfalls beim *Karpfen* die Maschenräume des Netzwerks zwischen Arterien und Venen eingeschaltet sein, welch letztere keine eigene Wandung besitzen sollen. Dazu ist zu bemerken, daß größere Venen sich stets durch einen aus den bekannten Endothelzellen zusammengesetzten Saum gegenüber dem umgebenden Reticulum abgrenzen, auch ohne stärkeren äußeren Faserbelag; andererseits aber findet man auch sehr häufig die roten Blutkörperchen in Strängen und anastomosierenden Zügen wie in Gefäßen im Pulpareticulum liegen, die bei näherer Besichtigung sich nicht als Endothelröhren, sondern nur als im Reticulum ausgesparte Räume erweisen. Diese müssen jedoch bereits in gewissem Sinne orientiert sein und dem Blute nicht nur in jeder beliebigen Weise den Durchtritt gestatten.

b) Venen der Pulpa.

Der venöse Anteil des Kreislaufsystems in der Milzpulpa wird zum weitaus größten Teil aus dünnwandigen Röhren von verschiedenem Kaliber und bei den verschiedenen *Tier*klassen wechselnder Anordnung gebildet; es sind dies die sog. Milzsinus, auf welche Billroth (1857) zuerst die Aufmerksamkeit lenkte, indem er ihren Zusammenhang mit den Venen richtig erkannte und genauere Angaben über ihren eigenartigen Bau machte; er hat sie als capilläre Venen bezeichnet. Sie stehen beim Menschen sämtlich unter einander in Verbindung im Gegensatz zu den Arterien und bilden so ein dichtes, in das Parenchym eingelagertes Netzwerk (vgl. das Schema Abb. 2); an dieses sind die eigentlichen Pulpavenen angeschlossen, die nur kurze Verbindungsstücke zwischen den Sinus und den Balkenvenen darstellen.

α) Capillare Venensinus.

Die Wand dieser letzteren zeigt einen von der gewöhnlichen Capillare sehr wesentlich abweichenden Bau; sie haben daher auch stets ganz besonderes Interesse erregt. Die Meinungsverschiedenheiten drehten sich dabei vorwiegend darum, ob die Röhre eine geschlossene Wandung besitze, oder ob letztere Lücken aufweise, durch welche der Gefäßinhalt in die Reticulummaschen übertreten könne und umgekehrt. Schon den älteren Untersuchern [Billroth (1861), Sokoloff (1888), Böhm (1899), v. Ebner (1899), Woronin (1898), Hoyer (1900), Weidenreich (1901), Helly (1901, 1903) u. a.] war aufgefallen, daß sowohl an Längs- wie an Querschnitten die Endothelzellen der Wand sich nicht gegenseitig zu berühren scheinen, sondern ein Gitterwerk darstellen, dessen Längsleisten durch die Endothelzellen selbst, und dessen Querleisten durch Fasern, welche das Rohr umgreifen, gebildet würden; dazwischen finde sich ein feines strukturloses Häutchen eingeschaltet, welches das Gitter erst zum Rohre schließt. Für das Vorhandensein der Membran sind vor allem v. Ebner (1899 b) und Weidenreich (1901) eingetreten, welch letzterer ihr auf Flachschnitten eine fein granuläre Struktur zuerkennt, sowie gelegentliche Durchlöcherung, hervorgerufen durch den Durchtritt von Leukocyten. Dagegen haben v. Schumacher (1900 b) und auch Hoyer (1907) das Häutchen nicht feststellen können. Mangubi-Kudrjavtzewa (1909) beschreibt den Zwischenraum zwischen zwei Endothelzellen als von einer feinkörnigen protoplasmatischen Masse ausgefüllt, die ebenfalls verschieden große in Reihen gestellte Lücken aufweist.

Die das Rohr umgreifenden Ringfasern werden von v. Ebner (1899 b) und von v. Schumacher (1900) als völlig selbständige, dem Gefäß zugehörige Gebilde erachtet, während Hoyer (1900), Weidenreich (1901), Helly (1901, 1903) und die meisten anderen sie als Teile des Reticulums bzw. seiner Fasern betrachten und sie auch ihrer Natur nach den letzteren gleichstellen. Gelingt es, die Endothelzellen (Stäbchenzellen) zu isolieren, so zeigen sie sehr häufig Unregelmäßigkeiten an ihren Rändern, sowie Einkerbungen der basalen Fläche, die teils als Reste der zerrissenen Membran [Weidenreich (1901)], teils als abgerissene Intercellularbrücken [Woronin (1898)], teils als Anheftungspunkte der Ringfasern [Weidenreich (1901), Jolly und Chevalier (1909) u. a.] gedeutet wurden.

All diese wechselnden Bilder fanden ihre Erklärung durch die Untersuchungen Molliers (1909 b, 1911), der von dem Gedanken ausging, daß man das Endothel seiner Entwicklung nach als ein in der Fläche ausgebreitetes Netzsyncytium auffassen könnte, dessen Formelemente im Pulpagewebe ausgesparte Gänge begrenzen und entweder unverändert Verwendung finden oder eine besondere Ausgestaltung erfahren; auf das gleiche Kaliber gebrachte Maschenräume des Reticulums bilden netzförmig zusammenhängende Röhren mit durchbrochener Wandung, durch welche der Röhreninhalt mit dem Inhalt der Reticulummaschen in Verbindung steht; durch stärkere Füllung können sowohl die Maschenräume als die Capillarlichtungen vergrößert werden und kehren beim

Nachlassen des Füllungsdruckes wieder in einen Gleichgewichtszustand zurück. Damit tritt MOLLIER ebenfalls für die Elastizität des Reticulums ein, die jedoch nichts zu tun hat mit der Wirkung der im Balkengewebe vieler *Säuger* vorhandenen glatten Muskulatur, und die auch nicht einer Elastizität in rein physikalischem Sinne entspricht.

Da der Gleichgewichtszustand des Reticulums und der Capillarwände jeweils sehr verschieden sein kann, wird es erklärlich, daß auch bei einzelnen Individuen derselben Tiergattung das Aussehen der capillaren Venensinus sich nicht immer in gleicher Weise darbietet, doch sind natürlich außer diesen durch den jeweiligen Zustand gegebenen Unterschieden auch strukturelle Unterschiede bei verschiedenen Tierarten zu berücksichtigen.

Am leichtesten und elegantesten läßt sich die Konstruktion der Wand der capillaren Venensinus darstellen vermittels der von WORONIN (1898) angegebenen und von MOLLIER (1909, 1911) bei einer Reihe von *Säugern* verwendeten Methode des Leerspülens von Gefäßen und Reticulum mit einer indifferenten Flüssigkeit[1] unter schließlicher Dehnung des Organs (künstliche Stauung) durch Abklemmen der Vene. Es lassen sich jedoch auch an Schnitten von in gewöhnlichem Zustand fixierten Organen alle Einzelheiten auffinden, wenn nur die Füllung von Gefäßen und Reticulum mit roten Blutkörperchen nicht allzugroß ist, so daß sie die Übersichtlichkeit erschweren.

Besteht die Capillarwand, wie MOLLIER (1909 b, 1911) gezeigt hat, aus einem modifizierten Reticulum, so ergibt sich, daß ihr zelliger wie ihr fibrillärer, Bestandteil aufs engste zusammengehören, sowohl genetisch als funktionell, wenn sie auch beide beim definitiven Ausbau eine gewisse scheinbare Selbständigkeit von einander erhalten. Der zellige Bestandteil ist gegeben im „Endothel", der fibrilläre in den „Ringfasern" um die Sinus. Die formale Anordnung der Zellen bedingt eine bestimmt Anordnung der Fasern, und beide können wiederum abhängig gemacht werden von den auf die Wand einwirkenden Kräften, die sich teils als Druck des Mesenchyminhalts von außen her, teils als Blutdruck von innen her mit hydrodynamischen Kräften verbunden geltend machen. Inwieweit diese Einwirkungen schon von Anfang an auf die Ausgestaltung der Rohrwand von Einfluß sind und dem Reticulum eine besondere Form des Gitters aufzwingen, entzieht sich vorläufig noch unserer Kenntnis. Wir wissen nur, daß Endothel- und Fasernetz übereinstimmen, daß aber das Gitterwerk nicht bei allen *Säugern* die gleiche technische Differenzierung erfährt (vgl. Abb. 18, 47, 48, 50 u. 51). Es ist das Verdienst von MOLLIER, dies zuerst in eindeutiger und klarer Weise gezeigt und damit auch die lange ungelöste Streitfrage der Blutzirkulation in der Milz wenigstens morphologisch zu einer befriedigenden Lösung geführt zu haben.

Wenn man die Wand eines flächenhaft angeschnittenen Venensinus betrachtet, so besteht ihre innerste Lage (das „Endothel") aus langen, schmalen, bandartigen Streifen (Abb. 47 el), die sich häufig nicht vollständig berühren, sondern einen schmalen Spalt zwischen sich erkennen lassen, und die gelegentlich einen Kern eingelagert enthalten, der die Breite des Streifens meist überragt (Abb. 47); auf Längsschnitten durch die Lichtung des Rohres zeigt sich der Streifen als dünnes protoplasmatisches Stäbchen (Abb. 47 links oben und Abb. 48 links unten): ist der Kern getroffen, so ragt er oft weit in die Lichtung vor (Abb. 48 lk) und scheint wie an einem Stiel an der Wand zu

---

[1] Da bei größeren Tieren die Durchspülung bis zur völligen Entfernung der freien Zellen aus der roten Pulpa oft viele Stunden in Anspruch nimmt, ist es zweckmäßig, die auf Körpertemperatur erwärmte Spülflüssigkeit mit Sauerstoff zu sättigen, um die Zellen des Reticulums möglichst lange frisch und lebend zu erhalten; der Zusatz einer Spur von Amylnitrit (etwa ein Tropfen auf 2—3 Liter Flüssigkeit) erleichtert die Durchspülung.

hängen. Das ganze Gebilde sieht einer echten Endothelzelle nur in den gröbsten Umrissen ähnlich; es ist viel dicker und gleichmäßiger in seinen Durchmessern; deutlich zugespitzte Enden lassen sich nicht nachweisen (Abb. 47 u. 48). Noch schöner läßt sich an Querschnitten zeigen, daß die innere Lage der Gefäßwand aus einzelnen, nicht immer in ganz regelmäßigen Abständen von einander angeordneten Längsleisten[1] [Mollier (1911)] besteht, deren Durchmesser kaum Schwankungen zeigt (Abb. 48 l). Nur, wo sie sich schräg überdecken, wie in Abbildung 48 links unten scheinen sie in einander zu fließen; doch läßt sich auch hier an der abwechselnd helleren und dunkleren Färbung bei verschiedener Einstellung die Diskontinuität der Wandung deutlich wahrnehmen.

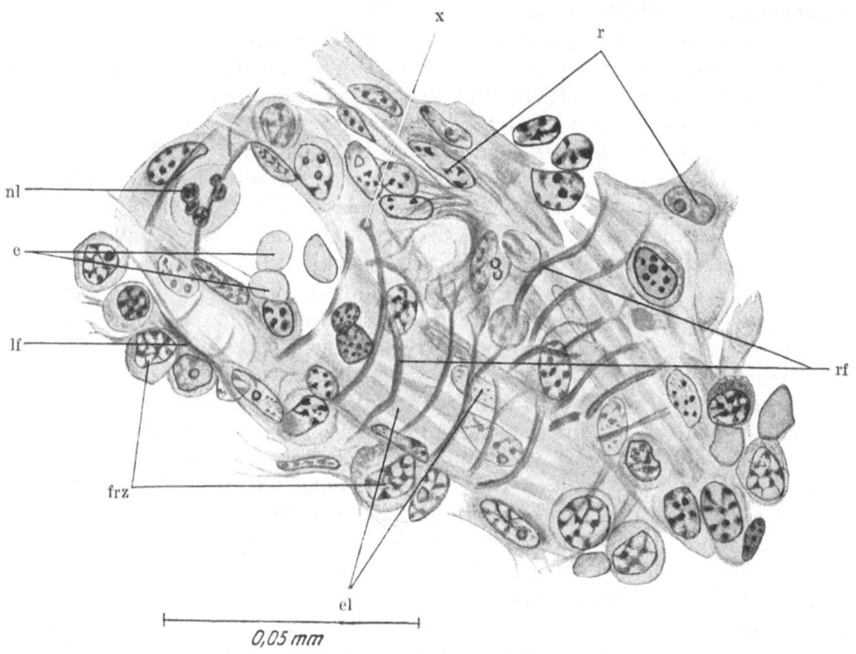

Abb. 47. Milz eines 36jährigen Hingerichteten. Zenker-Formol; Tannin-Osmiumsaure nach Woronin. Zwei capillare Milzvenen tangential getroffen. rf Ringfasern; el Endothelleisten; r Reticulumzellen; lf Längsfaser; e Erythrocyten; nl neutrophile Leukocyten im Gefäß; frz freie Zellen der Pulpa.

Diese protoplasmatischen mit Kernen versehenen Längsleisten lassen sich an nicht ganz frischen Organen verhältnismäßig leicht isolieren; Weidenreich (1901) hat sie als Stäbchenzellen bezeichnet und auch bestimmte Maße für sie angegeben; doch betont Mollier (1911), daß es „Stäbchenzellen" als Einzelelemente nicht gibt; was man zu Gesicht bekommt, sind nur Bruchstücke von Längsleisten, die an ihren Enden keine scharfe Kontur besitzen, da sie keine Grenzen und kein Ende haben; sie stellen ein in sich geschlossenes System dar. Auch ihre Längsränder sind häufig nicht scharf begrenzt (namentlich bei Tieren), sondern weisen gelegentlich kleine zipfelige Fortsätze auf, die auf quere Verbindungen der Stäbchen hinweisen. Die dem Reticulum zugewendete Fläche der Längsleisten läßt mehr oder weniger regelmäßige Ein-

---

[1] Weidenreich (1901) spricht von den Längsleisten als Fibrillen oder Fasern; ich möchte diesen Ausdruck als irreführend ablehnen; da er für ganz spezielle Differenzierungen bereits festgelegt ist. Mit Fibrillen haben die Endothelleisten gar nichts gemein, als Fasern könnten sie höchstens ihrer groben außeren Form, nicht aber ihrer Struktur nach bezeichnet werden.

kerbungen erkennen, in welche sich die Ringfasern einlegen [WEIDENREICH (1901); MOLLIER (1911); JOLLY und CHEVALIER (1909); MANGUBI-KUDRJAVTZEWA (1909); SCHAFFER (1924)].

Die Struktur des Längsleistenplasmas ist undeutlich fein granuliert; es umgibt den Kern in so dünner Schicht, daß er oft ohne Hülle nur der Leiste aufzusitzen scheint (Abb. 48 lk). Der basale Abschnitt der Leiste dagegen ist in besonderer Weise differenziert, was sich durch elektive Färbung kundgibt.

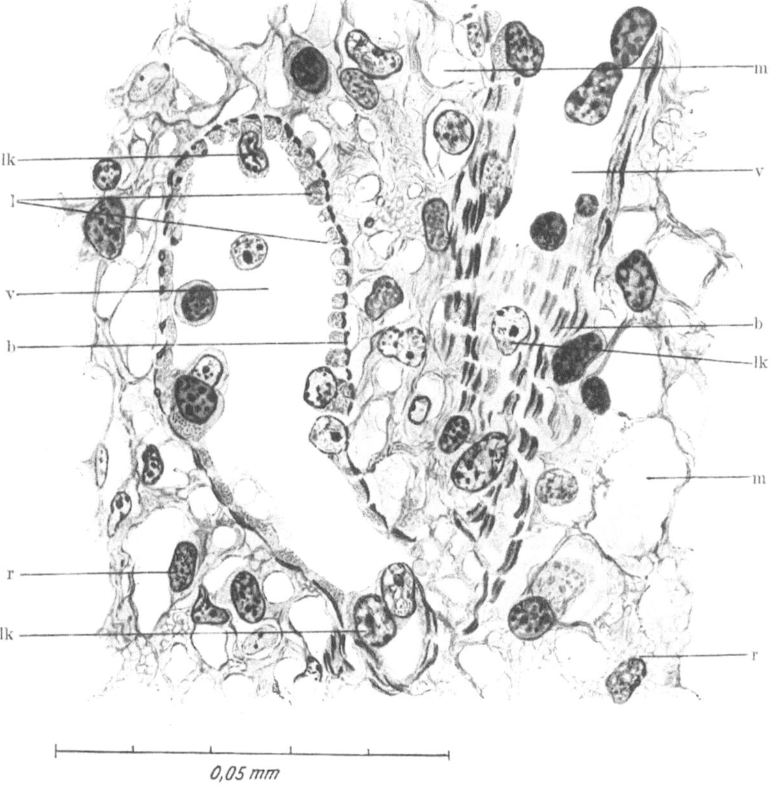

Abb. 48. Milz eines 27jährigen Hingerichteten, sofort nach dem Tode mit Formol-0,9%-Kochsalzlösung (1 : 8) durchspult; Eisenhämatoxylin nach HEIDENHAIN. Zwei Venensinus quer, schrag und langs getroffen mit dazwischen verspanntem Reticulum. Die zirkulären Ringfasern sind ungefärbt geblieben. v Venensinus; l Längsleisten; b Basalplatten; lk Längsleistenkerne; r Reticulumzellen; m Reticulummaschen. Aus zwei benachbarten Stellen kombiniert. Gez. von Frl. E. SCHMIDT.

A. MANGUBI-KUDRJAVTZEWA (1909) hat diese eigenartige Struktur erstmalig beschrieben und als Basalplatte der Endothelleiste bezeichnet; sie hebt sich besonders scharf hervor bei Eisenhämatoxylinfärbung nach HEIDENHAIN (Abbildung 48 b), wo sie als schwarzer Strich (Querschnitt) den äußeren Rand der Zelle abgrenzt. Diese Basalplatte ist nicht gleichmäßig dick, sondern erweist sich am Querschnitt in der Mitte etwas dünner (Abb. 48 rechts am Querschnitt), so daß sie also ein schmales, der Längsleiste anliegendes Band mit etwas aufgewulsteten Rändern darstellt, das jedoch niemals über den seitlichen Rand der Zelle hinausragt oder gar nachbarliche Zellen miteinander verbindet. Wird sie der Fläche nach getroffen, so erscheinen die Ränder dunkler, der Mittelstreifen heller gefärbt (Abb. 48 rechts am Längsschnitt); außerdem zeigt sich dann noch, daß sie nicht der Endothelleiste in ganzer Länge anhaftet, sondern unterbrochen ist in nicht ganz regelmäßigen Abschnitten, so daß sie also aus mehreren einzelnen Stücken besteht; die Zwischenräume fallen jeweils mit einer der obengenannten Einkerbungen zusammen. Da die Basalplatten nun immer im gleichen Querschnittsnivcau der Endothelleiste liegen, oder wenigstens nahezu, z. B. beim Menschen und *Affen,* so zeigt die Venenwand an geeigneten Längsschnitten eine Streifung, ähnlich wie diejenige der Skeletmuskelfaser, nur viel breiter und weniger regelmäßig (Abb. 48).

Mit den Ringfasern (Abb. 47 rf; in Abb. 48 beachte die hellen Streifen zwischen den Basalplatten) sind die Basalplatten nicht verbunden, da sie bei Ablösung der Endothelleiste von der Wand stets dieser anhaften, aber niemals den Fasern. Sie bildet demnach ein besonderes Differenzierungsprodukt des Protoplasmas der Endothelleiste selbst, das vielleicht mit den Cuticularbildungen anderer Zellen verglichen werden kann [A. Mangubi-Kudrjavtzewa (1909)]; mikrochemisch ist die Basalplatte nicht weiter untersucht worden.

Jolly und Chevalier (1909) haben in der „strie bordante" der Faserendothelzellen offenbar die gleiche Bildung gesehen; sie fassen dieselbe als eine Art Sohle auf, mittels welcher die Endothelfasern an der Wand (Henlesche Fasern) fixiert werden.

Kürzlich hat auch Foot (1928) an den Endothelleisten oberflächlich gelegene Verdikkungen beschrieben, welche den Querstreifen von Skeletmuskeln ähnlich sehen, und die er nur bei Szymonovisz (1924) erwahnt fand. Seinen Bildern nach kann es sich nur um die Basalplatten Mangubi-Kudrjavtzewas handeln.

Die Kerne liegen stets in dem indifferent plasmatischen Anteil der Längsleisten, über deren Rand sie sowohl seitlich als vor allem nach dem Lumen zu weit vorragen (Abb. 47 und 48); doch läßt sich bei stetiger Änderung der Einstellung deutlich feststellen, daß ein Kern stets nur einer Längsleiste zugehört [Weidenreich (1901); Mangubi-Kudrjavtzewa (1909); Mollier (1911)], nicht aber mehreren nebeneinanderliegenden [Böhm und Davidoff (1898); Böhm (1899)]. Da aber andererseits die Endothelleiste keinen Anfang und kein Ende besitzt, sondern einen Teil eines Syncytiums darstellt [Mollier (1909, 1911)], wird natürlich eine Längsleiste auch mehrere Kerne besitzen.

Über die Struktur der Kerne ist nicht viel zu sagen; sie gleicht im allgemeinen derjenigen der Endothel- und Reticulumzellen in der zarten Membran und dem in kleinen Körnchen fein netzförmig verteilten Chromatin (Abb. 47 und 48) in reichlich ungefärbt bleibendem Kernsaft, sowie der Anwesenheit von ein bis zwei Nucleolen[1].

Als besonders auffallende Eigentümlichkeit der Endothelleistenkerne schildert Weidenreich (1901) bei den meisten zwei oder drei in der Längsrichtung verlaufende ziemlich breite, mehr oder weniger parallele, doppelt konturierte Streifen, die Einfaltungen der Kernmembran in den Kern hinein entsprechen. Sie sind ebenso an frisch untersuchten Kernen zu beobachten und können daher keinem Kunstprodukt entsprechen. Ich habe diese Einfaltung, die sich auch bei Mangubi-Kudrjavtzewa (1909) abgebildet findet, ebenfalls gelegentlich gesehen, möchte aber nicht so sicher wie Weidenreich behaupten, daß sie nur den Endothelkernen zukomme.

Zu den Basalplatten scheinen die Kerne keinerlei Beziehung zu haben; sie sitzen ihnen auch niemals dicht auf.

Daß die Endothelzellen in den Venensinus außerordentlich langgestreckte Elemente darstellen, war schon den älteren Untersuchern bekannt [Billroth (1861, 1862); Schweigger-Seidel (1863)], ebenso wie das mehr „sprossenartige" Aufsitzen der Kerne [Schweigger-Seidel (1863)]. Der letztere fand die Zellen

---

[1] Daß in Abb. 48 die Kerne oft reichlich dunkel gezeichnet sind, rührt daher, daß zur besseren Darstellung des protoplasmatischen Reticulums nur kurz in verdünnter Eisenalaunlösung differenziert, nicht aber auf den feineren Nachweis der Chromatinanordnung und Menge Rücksicht genommen wurde.

dicht nebeneinander liegend, W. Müller (1865) diese zuweilen verästelt. Billroth (1861, 1862) beobachtete beim Menschen Massen von spindelförmigen Endothelzellen, teils isoliert, teils membranartig zusammenhängend, ließ es aber dahingestellt, ob sie untereinander und mit der Venenwand durch feinere Fortsätze verbunden sind, oder der letzteren nur lose anliegen. Beim *Schaf*, *Rind* und *Schwein* sollen die Zellen größtenteils zu einer homogenen Membran verschmolzen sein. Man war sich also über die Form schon einigermaßen klar, nicht aber über die Verbindung der Zellen untereinander, und noch weniger darüber, daß diese Zellen selbst die Wand bilden. Das geht auch daraus hervor, daß noch Weidenreich (1901) und v. Ebner (1899) ein besonderes Häutchen als Unterlage annehmen, während Kyber (1870) und Mangubi-Kudrjavtzewa (1909) eine Art Kittsubstanz zwischen den Zellen gesehen haben wollen.

Auch der Gedanke an eine Contractilität dieser Zellen ist nicht ganz neu; denn Whiting (1897) und v. Ebner (1899) hielten sie für glatte Muskelzellen; Koelliker (1867), der anfangs ebenso dachte, erkannte jedoch später ihre endotheliale Natur. Auch Weidenreich (1901) hält sie höchstwahrscheinlich für contractil, ebenso Schaffer (1924).

Die Differenzierung der Mesenchymzellen in lange, parallel zueinander geordnete Leisten, die entweder durch Spalten getrennt sind oder auch einander berühren können, gilt nur für die Venensinus in der Milz des Menschen und der *Affen* [Mollier (1909, 1911); Mangubi-Kudrjavtzewa (1909)]; bei anderen *Säugern* ist die Ausgestaltung bereits etwas verschieden, wie nachher zu besprechen sein wird.

Zunächst muß jedoch erörtert werden, auf welche Weise die quere Verbindung zwischen den Längsleisten zustande kommt; denn bei der Annahme, daß die endotheliale Wand aus einem syncytialen Netzreticulum hervorgegangen ist, muß unter Berücksichtigung der zur Differenzierung führenden Faktoren gleichzeitig mit der Umbildung eines bestimmten Anteils des ursprünglichen Netzes zu den Längsleisten auch eine Umformung des übrigen Anteils stattfinden, die in der Verbindung der Längsleisten zum Ausdruck kommt, entweder in der Erhaltung quer verlaufender Brücken, oder als mehr oder weniger selbständig gewordene Züge, welche die Längsleisten überhaupt erst funktionell zum Rohr zusammenhalten. Auch die queren Züge bilden keine zusammenhängende Membran, sondern umschließen die Längsleisten in Form einzelner, mehr oder weniger regelmäßig angeordneter Bänder, so daß die gitterförmige Struktur der Rohrwand gewahrt bleibt. Während aber die Längsleisten aus dem protoplasmatischen Anteil des Netzes hervorgehen, sind die Querleisten auf eine stärkere Differenzierung der in ihm eingelagerten Fasern zurückzuführen, und werden durch die beim Menschen außerordentlich dicken und weitgehend selbständig gewordenen Ringfasern dargestellt. Diese Ringfasern waren bereits Henle (1860) aufgefallen, der sie einfach als Bindegewebe auffaßte und beschrieb. Die Mehrzahl der älteren Autoren [W. Müller (1865); Schweigger-Seidel (1862, 1863); Billroth (1861, 1862); Hoyer (1894, 1900) u. a.] sehen in ihnen Teile des Faserreticulums der Pulpa; auch Weidenreich (1901) läßt sie dem Reticulum angehören und mit ihm in vielfacher Verbindung stehen; sie bilden, der Röhrenwand von außen eng anliegend ein dichtes Netzwerk, in dem die zirkulär verlaufenden Fasern überwiegen, und sehen elastischen Elementen ähnlich, ohne jedoch immer die für diese üblichen Reaktionen zu geben. v. Ebner (1899), Bohm (1899) und v. Schumacher (1900) betrachten sie als elastische Fasern auf Grund der Färbbarkeit mit Orcein; auch Schaffer (1924, Abb. 386 auf S. 306) bildet einen Schnitt ab, in welchem die Ringfasern, nicht aber die Reticulumfibrillen, durch saures Orcein sehr schön dargestellt sind; doch hält er sie nicht für elastisch, sondern der Gruppe der argyrophilen

Fasern zugehörig [vgl. Plenk (1927) a, b] und führt die Färbbarkeit durch
Orcein auf das Alter der Farblösung zurück[1]. Hoehl (1900) rechnet sie zur
Gruppe der kollagenen Fasern, vor allem wegen ihrer Resistenz gegen die Verdauung mit Pankreatin. Hoyer (1900) meint, daß die Ringfasern als Reticulumfasern anzusehen seien, die infolge der bedeutenden Zunahme des Venenumfangs
und der Steigerung des Blutdrucks nicht nur eine eigenartige Anordnung, sondern auch bezüglich ihrer Struktur die Eigenschaften von elastischem Gewebe
(wahrscheinlich infolge von Entwicklung von elastischen Fäden in ihrem Innern)
annehmen. Eine ähnliche Auffassung geben Thomé (1901) und Lehrell
(1902). Die meisten der genannten Autoren sind ferner der Anschauung, daß
die zirkulären Ringfasern völlig selbständig geworden sind und als freie Fasern
das Endothelrohr umfassen. Dagegen ist Mollier (1911) der Ansicht, daß auch
das kräftige Ringfasernetz seine Beziehungen zum protoplasmatischen Syncytium noch nicht vollständig aufgegeben hat und zwar deswegen, weil die
Zwischenräume des Gitters nicht scharfwinklige, sondern abgerundete Kanten
besitzen, die Faser selbst aber mit stets gleichem Kaliber über diese Verbreiterung hinweggeht. Durch diesen feinen Überzug wird der syncytiale Zusammenhang auch in querer Richtung gewahrt.

Beim Menschen und *Affen* umgeben die Ringfasern das Sinusrohr in annähernd regelmäßigen Abständen (Abb. 18, 47 und 49); zuweilen gabelt sich
eine Faser in spitzem Winkel (Abb. 47) oder es sind zwei benachbarte Fasern
durch eine schräg verlaufende miteinander verbunden. In der Längsrichtung
ziehende, den Endothelleisten unmittelbar aufliegende Fasern sind nicht vorhanden. Auf dem Querschnitt erweist sich die Faser als drehrund und zeigt
dann gelegentlich (Abb. 47 bei ×) einen nicht homogenen Querschnitt, sondern
eine etwas dunklere Außenzone. Dies tritt auch bei starker Vergrößerung an
Längsschnitten hervor (Abb. 49) und ist vielleicht ein Hinweis dafür, daß man
es bei der Ringfaser nicht mit einem besonders stark entwickelten Einzelgebilde
zu tun hat, sondern mit einer größeren Zahl von Fibrillen, die durch einseitige
Verspannung zusammengeschoben werden.

Hueck (1928) schließt sich den Darstellungen von Mollier (1911) im wesentlichen an, nur betont er, daß der Name „Ring- oder Querfasern" irreführend
sei, da sie nicht ringförmig, faßreifenartig die Venenröhren umgeben, sondern
nur einen tangential angeordneten Fasermantel darstellen, der gegenüber dem
Längssyncytium der Sinus weitgehend selbständig geworden ist, aber in das Faserreticulum der Pulpa unmittelbar übergeht, bzw. einen Teil desselben darstellt
(vgl. seine Abb. 2a und b auf Taf. I. 1928).

Daß die Ringfasern aus den Reticulumfasern des undifferenzierten Sinus-
rohres hervorgehen, wurde bereits erwähnt [Mollier (1910, 1911)]; aber die
feinere Untersuchung ergibt doch, daß sie nicht nur als Fibrillen des indifferent
gebliebenen anschließenden Pulpanetzes gewertet werden dürfen. Sie liegen
den Längsleisten dicht an, sogar etwas in dieselben hineingedrückt, wodurch
bei der Isolierung die Einkerbungen in den letzteren hervorgerufen werden.
An dickeren Längsschnitten läßt sich durch verschiedene Einstellung der Mikro-
meterschraube ohne weiteres dartun, daß sie sich der Krümmung des Gefäßrohres eng anschmiegen, nicht nur ihr tangential anliegen, und auch an Querschnitten, die gerade die Faser treffen, zeigt sich deutlich, daß sie das Rohr
wirklich zirkulär umfaßt (vgl. Abb. 18 bei vf, sowie Abb. 21 bei v), während
der Querschnitt zwischen den Ringfasern nur das ausgesparte Lumen erkennen
läßt (Abb. 18 bei vs). Würden die Sinusfasern nicht tatsächlich Ringfasern
um das Venenrohr darstellen, so wäre es nicht gut möglich, sich vorzustellen,

---

[1] Briefliche Mitteilung.

wieso an einem beliebigen Schnitt durch die Pulpa ein derartig regelmäßiges
Bild der Faseranordnung zustande kommen könnte, wie es in Abb. 18 sich dar-
bietet, die ein völlig unretuschiertes, nur mit einem primitiven Apparat (Micam-
Camera von LEITZ) aufgenommenes Photogramm wiedergibt.

Die Ringfasern bilden also ein System für sich innerhalb des Pulpareticulums,
jedoch nur durch ihre Form und Anordnung; der Zusammenhang mit letzterem
wird nicht vollständig aufgegeben. Wie auf Abb. 49 bei xx ersichtlich, zweigen
von den Ringfasern oft ein oder mehrere viel feinere Fibrillen ab, welche in das

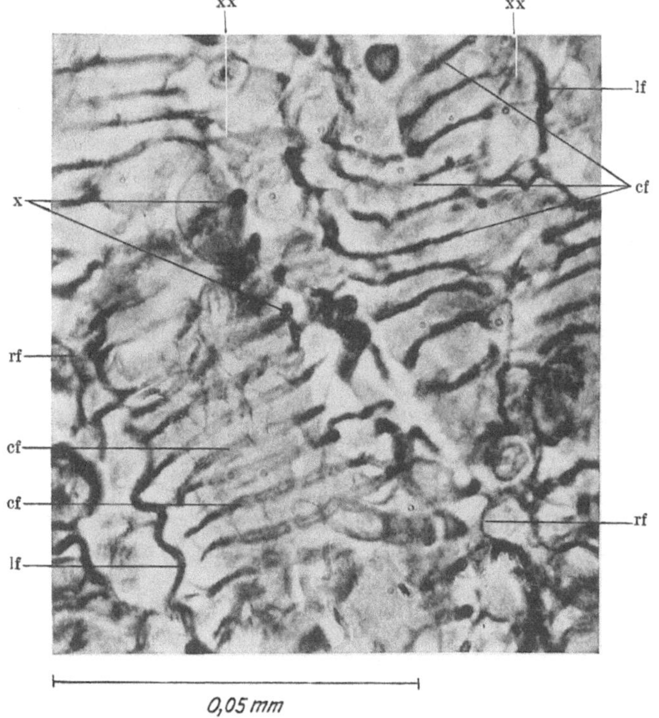

Abb. 49. Milz vom Menschen (36jähriger Hingerichteter). Formol 1 : 4. Versilberung nach BIEL-
SCHOWSKY. Zirkuläre Ringfasern der capillaren Venensinus flach angeschnitten. cf Zirkuläre
Ringfasern; bei x am Querschnitt; lf starke die Venensinus in der Längsrichtung begleitende Reti-
culumfasern; rf Reticulumfasern; bei xx Abzweigung feiner Reticulumfasern von der Ringfaser.

Faserreticulum der Pulpa überleiten und die Verbindung mit ihm herstellen
(vgl. auch das Schema in Abb. 17), ebenso wie den protoplasmatischen Längsleisten sternförmige Mesenchymzellen sich von außen anschmiegen (Abb. 48,
besonders an dem rechts gelegenen tangential getroffenen Gefäß) oder durch
Ausläufer mit ihnen verschmelzen. Auch dies spricht dafür, daß wir in den
Ringfasern durch ein Bindemittel [MOLLIER (1911)] verkittete Fibrillenbündel
zu sehen haben. Daß die Reticulumfasern sich in der Umgebung der Venensinus nochmals zu kräftigen, vorwiegend längsgerichteten Bündeln zusammenschließen (Abb. 8, 18 und 49) wurde bereits früher erwähnt.

FOOT (1928) faßt die Ringfasern uberhaupt nicht als einheitliche Bildungen auf, sondern
als breite, blasse Bander von protoplasmatischem Material, welchen an einzelnen Stellen
Reticulinfibrillen aufgelagert sind, uber welche das Band auf jeder Seite hervorschaut
(MALLORYs Phosphorwolframsaure-Hamatoxylin), wahrend die Tanninsilberimpragnation
das ganze Band schwarz farbt. Zwischen den Endothelleisten und den protoplasmatischen
Ringbandern sollen die Venensinus noch durch ein zartes Netzwerk zusammengehalten

werden, das aus den feinen Ausläufern kleiner, quadratischer, adventitieller Zellen besteht, welche dem Endothel außen anliegen. Es kann sich dabei wohl nur um die Fortsatze der zwischen den Venensinus verspannten Reticulumzellen handeln, die mit den Endothelleisten vielfach in Verbindung stehen (vgl. Abb. 48).

Für die Zusammensetzung der Reifen aus Bündeln von Elementarfibrillen, die von spärlichem Symplasma überzogen sind, tritt auch Orsós (1928) ein. Die „Reifenbuschel" entstehen durch Kondensation des die Sinus umgebenden Reticulums. Bei Desquamation der Endothelzellen sollen die Basalplatten derselben an den Reifen hangen bleiben.

Ihrer Natur nach müssen wir die Ringfasern wohl vorläufig noch zu den retikulären Fasern rechnen, da sie sich besonders schön mit allen jenen Methoden hervorheben, die auch die Reticulinfasern zur Darstellung bringen. Sicher sind es keine elastischen Elemente im gewöhnlichen Sinne, und auch von den kollagenen Fasern unterscheiden sie sich zum mindesten durch ihre Form, wenn sie auch viele Reaktionen derselben geben (vgl. Abb. 8). Die Frage, ob die zur Zeit als retikuläre Fasern bezeichneten Fibrillen alle einheitlicher Natur sind, ist heute noch nicht endgültig entschieden; soweit die Ringfasern in Betracht kommen, scheint es wohl kaum angängig, sie als präkollagene [Plenk (1927a, b); Alfejew (1926) u. a.] zu betrachten, die gewissermaßen dauernd auf embryonaler Stufe stehen bleiben. Gerade die spezielle Entwicklung und Umbildung dieser Fasern zu den bekannten in so hohem Maße selbständig gewordenen Gebilden spricht dafür, daß auch die Ringfasern aus einer voll ausgereiften, sich nicht weiter differenzierenden Substanz bestehen. Die leichte Imprägnierbarkeit mit Silber, die sie mit den Fibrillen des Mesenchyms gemeinsam zeigen, bietet keinen Beweis für eine chemische Identität, da sie auch auf anderen Ursachen beruhen kann. Retikuläre Fasern vermögen sich unter Umständen in kollagenes Bindegewebe umzuwandeln; dagegen hat noch niemand, auch nicht bei pathologischen Vorgängen, die Entstehung kollagener Fasern aus den Ringfasern der Venensinus beobachtet.

Eine weitere an den Ringfasern wahrzunehmende Erscheinung verdient in dieser Hinsicht noch der Beachtung: es ist dies ihr geradliniger Verlauf (Abb. 49), der sie sehr auffällig von den benachbarten, gewellten, retikulären Fasern unterscheidet; er ist bedingt einerseits durch die feste Verbindung der Ringfasern mit den endothelialen Längsleisten[1], weist aber auch darauf hin, daß sie in hohem Grade dehnbar sind, da sie bei der Erweiterung des Lumens nachgeben müssen und danach wieder in ihre alte Form zurückkehren. Sie sind also in gewissem Sinne elastisch, jedoch von gewöhnlichem elastischen Gewebe verschieden, und verleihen dadurch der Rohrwand eine größere Nachgiebigkeit, als sie sonst dünnwandigen Gefäßen zukommt, aber auch eine weitgehende Festigkeit gegenüber den schädlichen Einwirkungen allzu großer Schwankungen. Feine, in sie eingelagerte elastische Fäserchen wie Hoyer (1900) konnte ich nicht finden, auch nicht bei sehr protrahierter Färbung mit den für elastische Fibrillen spezifischen Methoden.

Auch hierin zeigt sich die enge Zugehörigkeit der Ringfasern zu den endothelialen Längsleisten, mit welchen zusammen sie die Wand des Rohres bilden. Beide sind jetzt nicht mehr Teile des Reticulums, obwohl aus diesem hervorgegangen und trotzdem die dauernde Verbindung mit letzterem nicht vollständig gelöst wird.

---

[1] Eine selbstandige Verschiebung der Ringfasern an der Sinuswand [Hueck (1928)] erscheint uns deshalb nicht gut möglich, da erstere in die Einkerbungen der Endothelleisten eingelassen sind und durch diese festgehalten werden. Dem widerspricht auch nicht, daß sie bei Maceration leicht von den Endothelleisten abgetrennt werden. Dagegen kann sich das ganze Sinusrohr (Endothelleisten + Ringfasern) sehr wohl gegenüber dem umgebenden Reticulum verschieben, wie aus dem Vorhandensein der kräftigen, welligen, das Rohr in der Längsrichtung begleitenden Reticulumfasern hervorgeht, sowie aus dem Umstand, daß die Ringfasern selbst mit dem ungeordneten Faserreticulum durch viel feinere Fibrillen verbunden sind, die ebenfalls nicht geradlinig verlaufen.

Daß dies zutrifft, zeigen die vergleichend histologischen Untersuchungen von MOLLIER (1909, 1911), die das Verständnis für die eigenartige, vom Bau aller übrigen Capillaren abweichende Konstruktion der Venensinus in der Milz beim Menschen erst gegeben und einen Einblick in das allgemeine Prinzip des Aufbaues ermöglicht haben.

Wenn man die flächenhaft getroffene Wand eines gedehnten Venensinus beim *Hunde* betrachtet (Abb. 50), so bietet das Bild zunächst wieder die Form

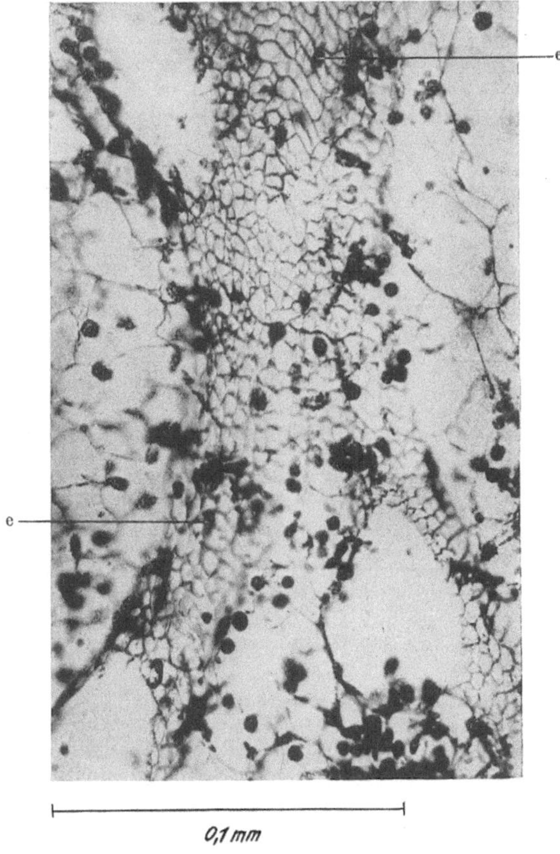

Abb. 50. Milz vom *Hund;* stark ausgespult und gedehnt. Formol 1 : 4; Versilberung nach BIELSCHOWSKY. Gitterfasern in der durchbrochenen Wand der Venensinus in der Pulpa. Kontinuierlicher Zusammenhang mit den Reticulumfasern. e Endothelzellkerne in stärker betonten protoplasmatischen Längszugen.

eines regelmäßigen Gitters, das sich jedoch von dem Gitter des Menschen vor allem dadurch unterscheidet, daß die queren Züge desselben nicht nur aus Ringfasern bestehen, sondern zum größeren Teil protoplasmatischen Brücken zwischen den einzelnen Längsleisten (Endothelzellen) entsprechen. Hier ist also noch wirklich ein syncytiales protoplasmatisches Gitter vorhanden, so daß von Endothelzellen oder einzelnen Längsleisten schon nicht mehr gesprochen werden kann. Daran wird auch durch die Tatsache nichts geändert, daß die eingelagerten länglichen Kerne in der Achsenrichtung des Rohres stehen und die protoplasmatischen Züge in ihrer Umgebung in der Längsrichtung verstärkt erscheinen (Abb. 50 bei e). Dieses protoplasmatische Gitter wird gestützt durch ein fibrilläres Gitter, dessen Elemente sehr viel feiner sind als beim Menschen (vgl. Abb. 50 mit Abb. 18[1]); sie umgreifen das Rohr der Hauptsache nach noch in zirkulärer Richtung, sind aber nicht durch vereinzelte schräge Züge untereinander verbunden, sondern durch zahlreiche mit den Längszügen verlaufende Fasern, so daß das Fasergitter sich dem protoplasmatischen aufs engste anschließt (Abb. 50); meist sind die Fasern in den Rand der Plasmabrücken eingelagert, seltener durchkreuzen sie dieselben in der Mitte.

Von dem Fasergitter der Sinuswand zweigen zahlreiche Fibrillen ab und gehen in das Reticulum über (Abb. 50 und 45 rechts oben).

Während nun in der Milz des *Hundes* protoplasmatisches und Fasergitter noch eine relativ große Regelmäßigkeit der Form erkennen lassen, die auch bei weniger ausgesprochenem Gitterbau noch in der stärkeren Betonung der Längszüge bei schmaleren Querbrücken, und in einer damit verbundenen Längs-

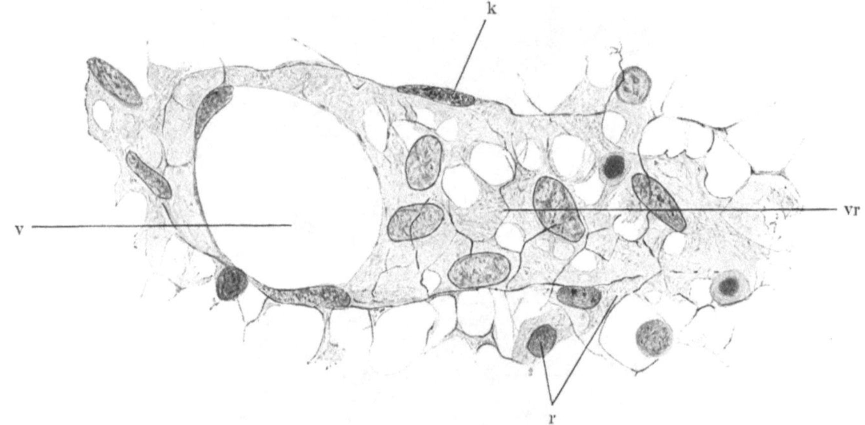

Abb. 51. Milz des *Rindes*. Färbung nach Mallory. Ungeordnetes protoplasmatisches Reticulum als Wandbegrenzung der Venensinus. v Quer getroffener Venensinus; vr retikuläre Wand eines Venensinus; r Reticulumzellen; k längsgetroffener Kern einer Venenwandzelle. (Nach Mollier 1911).

aufreihung der Maschenräume zum Ausdruck kommt, wird bei anderen *Säugern,* namentlich beim *Schaf* und *Rind* [Mollier (1911)] die Form des protoplasmatischen Netzwerkes immer regelloser. In Abb. 51, die einen Flachschnitt durch einen Venensinus in der Milz des *Rindes* zeigt, erweist sich die Wand desselben nur mehr als ein ungeordnetes plasmatisches Netzwerk mit völlig regellos eingeschalteten Lücken, in welchem selbst die zugehörigen Kerne keine Anordnung in einer Richtung mehr erkennen lassen. Sie entspricht dem gewöhnlichen Reticulum der Pulpa, das nach dem Lumen zu flächenhaft verspannt und ausgehöhlt erscheint, nach der anderen Seite hin direkt in das nachbarliche Reticulum übergeht. Dieser regellosen Anordnung des Plasmas schließt sich auch das Verhalten der Fibrillen an, die sich als feines Netz ohne Andeutung eines Gitterwerkes in ihm verbreiten. Auch der Querschnitt des Gefäßrohres zeigt nicht mehr die eigentümlich regelmäßige Konstruktion, sondern sieht einfach wie eine größere Mesenchymlücke aus (Abb. 51 v).

Ist somit festgestellt, daß die capillären Venensinus in der Milz durchbrochen gebaut sind, so sind alle weiteren Erörterungen über die Möglichkeit des Übertrittes von Blutelementen aus dem Gefäß in die Reticulummaschen und umgekehrt überflüssig [vgl. Weidenreich (1901), der hierüber eine lange Diskussion führt und auch die älteren Ansichten derjenigen Autoren heranzieht, die für

---

[1] Unter Berücksichtigung der verschieden starken Vergrößerung.

die geschlossene Blutbahn eintreten]; es ist dafür auch ganz gleichgültig, ob die Öffnungen der Wand regelmäßig angeordnet sind wie die Zwischenräume eines Gitters oder nur zufällige Lücken darstellen. Doch kann die Feststellung der durchbrochenen Wandung allein niemals Aufschluß geben über die Richtung und Größe des Austausches zwischen dem Inhalt beiderseits der Wand, noch auch über die Faktoren, welche den Austausch bedingen und zur Öffnung der Lücken führen. Denn offenbar, und dies gilt besonders für die regelmäßigen Gitter, sind die Wände nicht immer und nicht gleichmäßig durchbrochen, sondern können sich infolge der ihnen eigenen Elastizität gegen das Reticulum der Pulpa abschließen.

Über den Bau der Venensinus bei den übrigen Wirbeltieren besitzen wir keine genauere Kenntnis. Es erscheint überhaupt fraglich, ob hier besondere capillare Venensinus mit

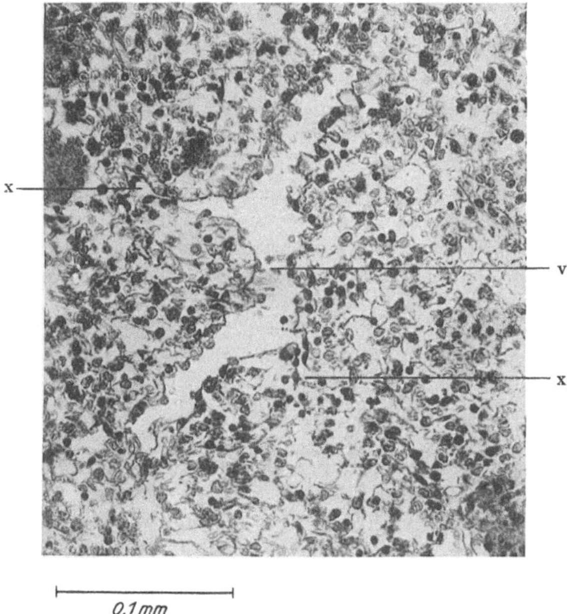

Abb. 52. Milz von *Testudo graeca;* teilweise ausgespült; Susa; Toluidinblau-Orange G-Eosin. Venenwurzeln im Reticulum der roten Pulpa. v Vene; bei x Eröffnung kleiner Seitenäste in die Maschenräume des Reticulums.

entsprechend gebauter Wandung, wie sie bei den *Säugern* vorliegen, von den eigentlichen Pulpavenen unterschieden werden können. Nach meinen eigenen Untersuchungen beim *Axolotl* ist dies nicht der Fall. Hier entsteht die Vene aus zusammenfließenden Mesenchymlücken und zeigt sich in ihren Anfängen auch gelegentlich durchbrochen, erhält aber dann ein geschlossenes Endothel, das durch ein kräftigeres Fibrillennetz gestützt wird; die kleineren Venen fließen allmählich zu größeren Stämmen zusammen. Das gleiche scheint für die schwanzlosen *Lurche* und die *Fische* zu gelten [HOYER (1892, 1894)]. Auch für die *Reptilien* werden wandungslose Lakunen beschrieben [HOYER (1892, 1894)], aus welchen die Venen hervorgehen sollen. An der ausgespülten Milz der *Schildkröte* läßt sich zeigen, daß die Venen in dem dichten Reticulum ausgesparte, von ihm begrenzte Hohlräume darstellen, deren Profil einen sehr unregelmäßigen Umriß zeigt, und von welchen aus feine Gänge in die Reticulummaschen führen (Abb. 52). Ganz ähnliche Verhältnisse liegen bei den *Vögeln* vor; hier schildert GRESCHIK (1915) venöse Capillaren, sog. Venensinus von unregelmäßigem Kaliber, deren Wand durch ein äußerst dünnes Endothel, welches Lücken enthält und deshalb „als Bindegewebe zu betrachten ist" gebildet wird. W. MÜLLER (1865), TIMM (1863), STOFF und HASSE (1872) und HOYER (1894) erwähnen sowohl lakunäre, wandungslose als auch mit Endothel ausgekleidete Bluträume.

Mit der technischen Ausgestaltung der Wand der Venensinus in der Milz hängt auch die Form des Systems der Sinus als Ganzes aufs engste zusammen.

Beim Menschen sind es sehr ungleich weite, untereinander anastomosierende Räume, die ein unregelmäßiges räumliches Netzwerk bilden, sich aber nicht, wie BRAUS (1924) meint, „wie ein Haufen Röhrennudeln durcheinander schlängeln." Innerhalb des Netzes sind größere Lücken ausgespart, in denen die lymphoiden Stränge und Knötchen liegen mit ihrer Randzone, in welche die Sinus niemals übergreifen. Wie aus Abb. 8 und 18 und Abb. 48 und 49 hervorgeht, liegen die Sinus sehr nahe beieinander, so daß sie weitaus den größten Teil der roten Pulpa ausmachen, und zwischen ihnen nur wenig Raum für das Reticulum der Pulpa übrig bleibt. Dieses Netz der Venensinus ist durch zahlreiche, aber einzeln verlaufende und meist recht kurze Äste, die Pulpavenen, mit den Balkenvenen verbunden. Im übrigen ist es völlig in sich geschlossen; es besitzt weder Anfänge in Form feinerer aus dem Reticulum sich sammelnder Röhrchen, die sich dann erst zu größeren Stämmen vereinigen, noch bestimmte stärker entwickelte Endpunkte, von welchen aus der Abfluß erfolgt.

Die Durchmesser der Venensinus sind sowohl an gedehnten, wie an nicht gedehnten Organen außerordentlich verschieden, daher auch die Angaben der Maße sehr von einander abweichen. Ob dies nur auf den Füllungszustand zurückzuführen ist, oder hier tatsächlich bedeutende, nicht nur funktionell bedingte Unterschiede in der Größe vorliegen, müßte erst noch genauer festgestellt werden und ließe sich am ehesten durch Zählung der Längsleisten an Querschnitten ermitteln. WEIDENREICH (1901) beschreibt äußerst enge, nach dem gleichen Typus wie die Sinus gebaute Kanälchen, welche die eigentlichen Anastomosen zwischen den größeren Sinus zu sein scheinen und die er deshalb als „Verbindungsröhrchen" bezeichnet. Ob dieser besondere Name für die engen Sinus, die man nicht selten findet, wirklich gerechtfertigt ist, erscheint jedoch fraglich, da man auch häufig größere Röhren mit einander anastomosierend beobachten kann.

Beim *Affen* scheint das System der Venensinus die gleiche Form zu besitzen; zwar gehen weder MOLLIER (1911), noch MANGUBI-KUDRJAVTZEWA (1909) darauf genauer ein, doch hat diese Annahme sehr viel Wahrscheinlichkeit für sich, wenn man die große Zahl der Sinus am Schnittpräparat und die denjenigen des Menschen sehr analogen Verhältnisse im feineren Bau der Wand berücksichtigt, die von beiden Autoren nachdrücklichst erwähnt werden. Bei den anderen *Säugern* ändert sich die Form des Systems bereits sehr erheblich. Hierüber hat NEUBERT (1922) einige Angaben gemacht, ohne jedoch die Konsequenzen, die sich hieraus für den Kreislauf und die Druckschwankungen, bzw. den Gleichgewichtszustand ergeben, zu berücksichtigen. Nach ihm haben wir zwei große Gruppen nach der Form und relativen Menge von Pulpareticulum und Sinus zu unterscheiden; bei der einen, zu welcher Mensch, *Affe*, die *Nagetiere* und der *Hund* zählen, ist die Milz ausgezeichnet durch die Mächtigkeit des capillaren Venennetzes, während das Pulpareticulum stark reduziert ist. Die Form des Venennetzes entspricht der vorher beschriebenen; Venenwurzeln als Sammelapparate des Blutes scheinen überflüssig geworden zu sein [1]. Bei der zweiten Gruppe besitzt das Reticulum eine sehr viel beträchtlichere Ausdehnung; die Venensinus treten an Zahl zurück. Hierher gehören *Rind*, *Schwein*, *Schaf*, *Pferd*, und *Katze*. Die venösen Capillaren bilden kein unter sich zusammenhängendes Netzwerk; sie sind zwar reichlich verästelt, gehen aber keine Anastomosen unter einander ein [NEUBERT (1922)]; die Gesamtform entspricht demnach derjenigen einer Baumwurzel, bei welcher dünnere Äste

---

[1] HELD (1928) hat zwar den Beginn der venösen Bahn beim *Hund* nicht näher untersucht; er glaubt aber, daß auch hier freie Anfange der Venen vorhanden sind, die aus dem Reticulum ihren Anfang nehmen.

zu einem immer dicker werdenden Stamm zusammenfließen. Die Anfänge der
Venencapillaren liegen, wie NEUBERT (1922) für *Katze* und *Schwein* ausführlich
geschildert hat, im Reticulum der Pulpa. Damit stimmt auch der feinere Bau
ihrer Wand aufs engste überein; sie bestehen nur aus einem unregelmäßigen,
flächenhaft einen röhrenförmigen Raum umgebenden Reticulum, was MOLLIER
(1909) schon für *Katze, Schwein, Rind* und *Schaf* gezeigt hatte (vgl. Abb. 51),
dessen Maschen am Anfang des Rohres weit sind, gegen das Ende zu immer
kleiner werden, bis schließlich die allseits geschlossene Pulpavene vorliegt,
die bereits von einem dünnen Mantel meist längs verlaufender Bindegewebszüge umhüllt wird [NEUBERT (1922)].

Dieselben Verhältnisse im Prinzip, wenn auch vielleicht im einzelnen Ausbau etwas verschieden, finden sich auch bei den *Nichtsäugern,* soweit dies aus
den Untersuchungen von HOYER (1894), GRESCHIK (1915) u. a. sowie aus meinen
eigenen Beobachtungen zu beurteilen ist. Die Anfangsbahnen scheinen hier

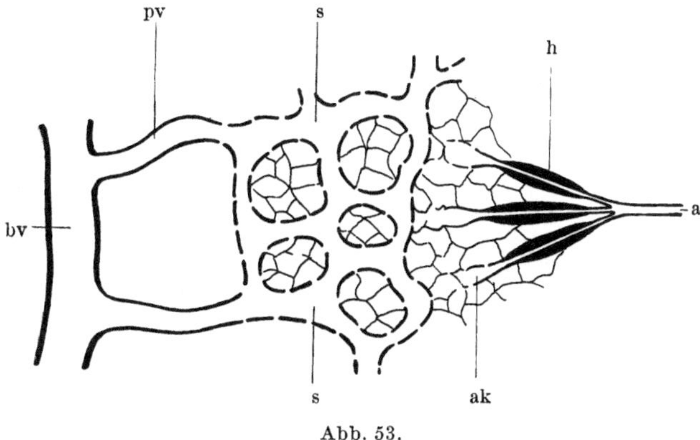

Abb. 53.

noch weniger spezialisierte „Gefäße" als bloße mehr oder weniger unregelmäßige,
aneinander gereihte Mesenchymlücken darstellen.

Es lassen sich die verschiedenen Beziehungen zwischen Arterien, Reticulum,
Venensinus und Pulpavenen vielleicht am besten mit Hilfe einiger kleiner,
einfacher Schemata geben, wie sie in Abb. 53—58 zusammengestellt sind.
Ihnen liegen außer meinen eigenen Beobachtungen auch die Befunde zugrunde,
wie sie vor allem von NEUBERT (1922), HOYER (1892, 1894), GRESCHIK (1915)
u. a. dargestellt wurden. Abb. 53 zeigt die Anordnung, wie sie sich beim Menschen
und *Affen* und auch beim *Hund* und den *Nagetieren* [NEUBERT (1922)] findet;
die capillaren Venensinus (s) mit ihrer gitterartig durchbrochenen Wand bilden
ein in sich geschlossenes, dichtes Netz, das vermittels kurzer Verbindungsstücke, der Pulpavenen (pv), in die Balkenvenen (bv) seinen Abfluß hat; die
aus den Hülsen (h) austretenden arteriellen Capillaren (ak) enden ampullenförmig im Reticulum; sind die Maschen des letzteren stärker gegen einander
abgeschlossen, so wird der Blutstrom direkt auf den Sinus zu erfolgen und in
diesen übertreten können, wie dies im Schema Abb. 53 am mittleren Arterienast
angedeutet ist. Ist das Reticulum ebenfalls gedehnt, so daß seine Maschen
(die „Flutkämmerchen") in breiter Verbindung mit einander stehen, so wird
das arterielle Blut zunächst in die Raume des Reticulums entleert werden
und kann erst von dort aus je nach Bedarf und Druckverhältnissen in die Sinus
gelangen (siehe den unteren und oberen Ast im Schema 53). Der Kreislauf
kann also funktionell geschlossen sein [HUECK (1928)], und wenn die Strecke

zwischen arteriellem Capillarende und Sinus sehr kurz ist, kann auch ein morphologisch geschlossenes Rohr zustande kommen [vgl. die Beobachtung von OBERNIEDERMAYR (1926) und WEIDENREICH (1901)]. Da das Netz der Sinus sehr ausgedehnt ist und dem Reticulum zwischen seinen Kanälen nur wenig Raum läßt, so wird auch die Wegstrecke von der Arterienampulle zum Sinus niemals sehr groß sein.

In Abb. 54 sind die Verhältnisse dargestellt, wie sie sich beim *Schwein, Rind, Schaf, Katze* und anderen *Säugern* [nach NEUBERT (1922)] finden. Die Venensinus (s) besitzen eine ungeordnet durchbrochene Wand [MOLLIER (1911)]; sie anastomosieren jedoch nicht nach Art eines Netzes mit einander, sondern haben ihren Ursprung im Reticulum selbst und vereinigen sich baumartig verästelt zu immer größeren Gefäßen, den Pulpavenen (pv), die länger sind als beim Menschen und schließlich auch wieder in Balkenvenen (bv) oder in Venen der Kapsel *(Rind)* einmünden. Die arterielle Capillare (ak) endigt erweitert im Mesenchym. Auch hier kann es unter Umständen zu einem mehr oder weniger direkten Übergang des Blutes aus der Arterie in die Vene kommen (Abb. 54

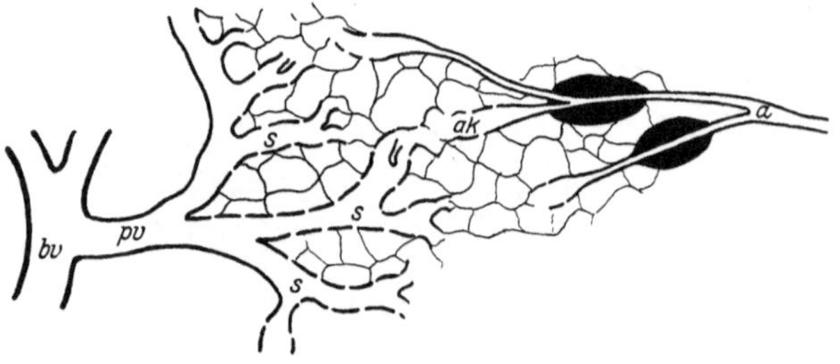

Abb. 54.

Mitte), oder aber das Blut ist gezwungen, einen längeren oder kürzeren Weg durch die Maschen des Reticulums einzuschlagen; das letztere ist wohl meist der Fall, da die als Röhren erkennbaren Sinus viel geringer an Zahl sind, das Reticulum dagegen sehr viel ausgedehnter ist als bei dem vorher beschriebenen Typus. Der Vergleich der beiden Abb. 53 und 54 zeigt sofort, daß bei letzterem Typus durch die breite Kommunikation der Venen mit dem Reticulum einerseits der Abfluß aus diesem in die Sinus ein sehr viel leichterer sein muß als bei dem geschlossenen System von Abb. 53, daß aber andererseits auch der Weg des Blutes durch die Pulpa noch viel weniger leicht direkt erfolgen kann und daß die regulierenden Mechanismen für beide Fälle verschieden geartet sein müssen.

Abb. 55 und 56 veranschaulichen den Kreislauf in der Milz der *Sauropsiden* gestützt auf die Befunde von HOYER (1894) und GRESCHIK (1915); für die *Vögel* und *Schildkröten* scheint der Typus 55 vorherrschend zu sein: sehr verschieden weite, dünnwandige Venen (v) stehen durch kleinere Äste mit teils durchbrochener, teils geschlossener Wand mit den Reticulummaschen in direkter Verbindung; die mit Hülsen versehenen Arterienendäste (ak) gehen ohne eigentliche Erweiterung entweder direkt in die Venen über (Abb. 55 Mitte) oder sie endigen frei im Reticulum; auch hier kann es unter Benützung des kürzesten Verbindungsweges durch die Maschen zu einem funktionell geordneten Kreislauf zwischen Arterie und Vene kommen. GRESCHIK gibt sogar an, daß direkte Übergänge zwischen Arterie und Vene zu sehen sind (Abb. 55 Mitte). Bei den *Schlangen* nnd sehr wahrscheinlich auch bei den *Eidechsen* (Abb. 56) liegen die Verhältnisse wesentlich anders [HOYER (1892, 1894)]; hier ist der Kreislauf nahezu vollständig geschlossen. Die Arterien (a) sind mit den Venen (v) durch ein

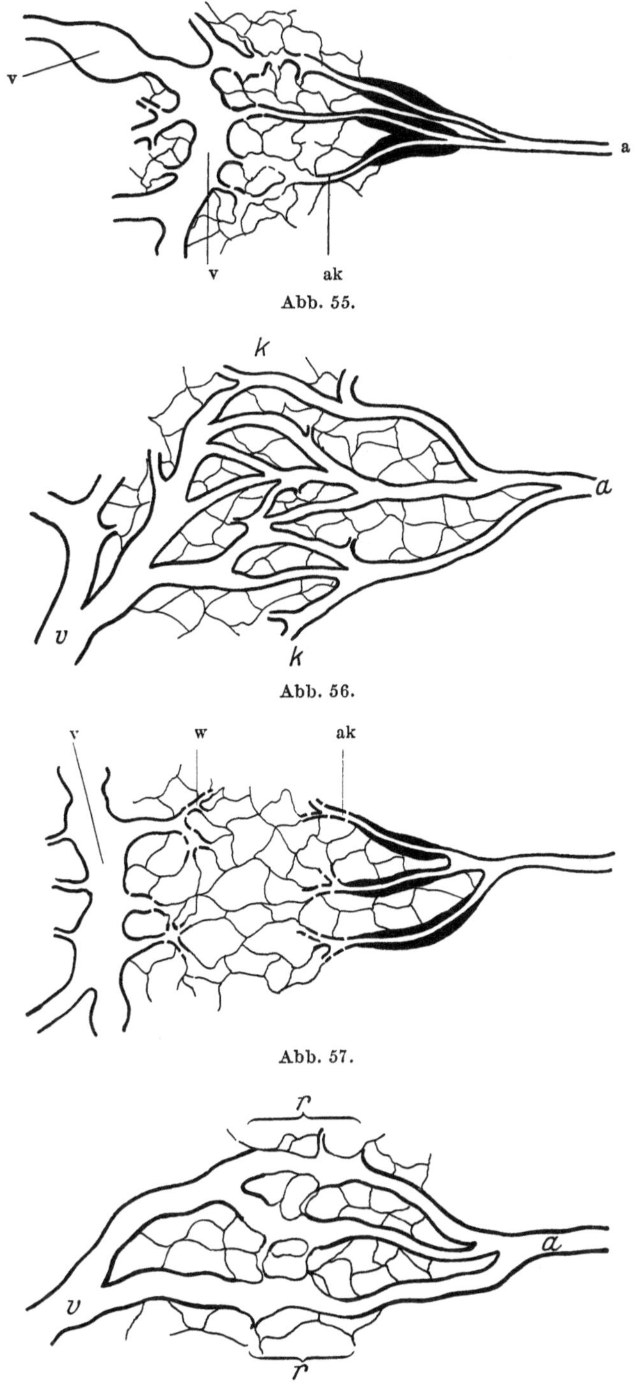

Abb. 53—58. Schemata zur Erläuterung der Beziehungen zwischen arteriellen Capillaren, venösen Capillaren (Venensinus) und Reticulum und der Möglichkeiten, die sich hieraus für den Kreislauf innerhalb des Milzparenchyms ergeben. Weitere Erklärung im Text.

Capillarnetz (k) verbunden, dessen Endothel keinerlei Unterbrechung aufweist; nur hin und wieder zweigen aus ihnen, sowie aus den Arterienendästen und kleineren Venen feine Röhrchen ab, die sich in der Pulpa verlieren, und die wohl die Verbindung mit der Pulpa herstellen; es wäre sonst nicht zu verstehen, wie die Blutelemente in die Maschenräume der Pulpa gelangen, die bei den *Eidechsen* wenigstens oft stark mit Blut angeschoppt sein können. Bei den *Schlangen* findet man in der nur spärlich um die großen lymphoiden Follikel entwickelten roten Pulpa (Abb. 1) meist überhaupt nur wenig freie Blutzellen.

Die Milz der *Amphibien* (Abb. 57 und 58) steht in dem Verhalten ihrer Gefäße dem für die Vögel geschilderten Typus wieder näher; doch lassen sich auch hier im wesentlichen wieder zwei Formen unterscheiden. Die erstere (Abb. 57) findet sich bei den *Urodelen* [*Axolotl*; Hartmann (1926); vgl. auch Hoyer (1894)] verwirklicht: die Verbindung zwischen den von nicht sehr dicken, aber langen Hülsen eingescheideten arteriellen Capillaren (ak) und den aus dem Mesenchym hervorgehenden Venenwurzeln (w) erfolgt durch eine ziemliche Strecke zwischengelagerten Reticulums. Die Venenwurzeln selbst, die noch eine unregelmäßig durchbrochene Wand besitzen, nehmen ihren Anfang aus dem Mesenchym und gehen meist schon nach kurzem Verlauf in die vollständig geschlossene Vene (v) über. Eine direkte Verbindung von Arterien und Venen konnte ich niemals beobachten. Bei den *Anuren* (Abb. 58) zeigen selbst die kleinen Arterien (a), die dem Bau ihrer Wand nach nichts weiter als Capillaren darstellen, ebenso wie die etwas weiteren Venen (v) ein vollständig geschlossenes Endothel; die durch das Reticulum führende Wegstrecke (r) ist meist nur kurz; der Zusammenhang mit benachbarten Reticulummaschen läßt sich hier wohl nachweisen; aber es scheint, daß es gerade in der *Frosch*milz (*Rana temporaria* und *esculenta*, aber auch bei *Bufo)* sehr häufig und leicht zu einem geordneten Kreislauf kommt; wenigstens kann man nicht selten im Reticulum wie mit Blut injizierte Gänge nachweisen, deren Oberfläche unregelmäßig mit nicht sehr platten Endothelzellen belegt ist. So erklärt sich auch, warum die *Frosch*milz sich verhältnismäßig leicht und rasch leerspülen läßt.

Über den Kreislauf in der Milz der *Fische* liegen keine genaueren Untersuchungen vor, und meine eigenen mehr zufällig gemachten Beobachtungen ergaben so wechselnde Verhältnisse, daß sich ein einfaches Schema kaum aufstellen läßt. Es kommt aber auch hier sowohl Auflösung der arteriellen Capillaren im Reticulum (Abb. 43) wie direkter Übergang von solchen in die Venen (Abb. 46) vor.

Eigentliche auf größere Strecken verfolgbare Sinus besitzen also nur die *Säuger*; bei allen übrigen *Wirbeltieren* sind die Venen geschlossen; ihre kurzen häufig noch durchlöcherten Wurzeln, bei welchen die Grenze gegenüber dem ungeordneten Mesenchym überhaupt meist nur schwer festzustellen ist, können kaum als Sinus bezeichnet werden.

Die in Abb. 53 bis 58 wiedergegebenen Schemata erheben keinen Anspruch darauf, alle Möglichkeiten der Arterien-Venenverbindung zu erschöpfen; sie sollen lediglich einige besonders markante Typen herausgreifen und dadurch den Beweis erbringen für die Mannigfaltigkeit der Beziehungen zwischen den Gefäßen und dem Reticulum, sowie dem Inhalt beider. Inwieweit die Strömung des Blutes in den Hohlräumen des Reticulums geordnet, d. h. nur nach einer Richtung erfolgt, und ob sie immer diesen gleichen Weg einschlägt oder gelegentlich auch andere Lückenreihen benützt um zur ausgestalteten Vene zu gelangen, läßt sich am histologischen Präparat nicht entscheiden und ist auch nicht durch Injektion verschiedener Milzen derselben Tierart klarzustellen. Daß durch die Injektion der Gefäße die Kreislaufverhältnisse in der Milz nicht aufgeklärt werden konnten, hängt eben mit diesem eigentümlich wechselnden Verhalten der Blutbahn zusammen, und ist der beste Beweis dafür, daß Arterien und Venen nicht unmittelbar in einander übergehen. Daran wird auch nichts durch die Tatsache geändert daß im histologischen Bild gelegentlich einmal die Einmündung einer arteriellen Capillare in einen Sinus oder eine Milzvene gefunden wird. Ein derartiges Vorkommnis braucht durch den retikulären Bau der Blutbahn nicht ausgeschlossen zu werden, sondern liegt durchaus im Bereich der Möglichkeit, müßte sich aber bei geschlossenem Kreislauf doch viel öfter nachweisen lassen.

Daß die Venenwand kleine Lücken erkennen läßt, durch welche gelegentlich rote Blutkörperchen in die Maschenräume der Pulpa gelangen können, geben selbst die extremsten Verfechter der geschlossenen Blutbahn [THOMA (1899, 1924); SOKOLOFF (1888); WICKLEIN (1891); GOLZ (1893); HELLY (1901, 1902) u.a.] zu; besonders aber für die Flüssigkeit sollen die Wandungen der endothelialen Gefäße außerordentlich durchlässig sein [v. KALENKIEVICZ (1892)]. THOMA (1924) tritt neuerdings wieder für die künstlichen Injektionen ein und erklärt die verschiedenartigen Befunde damit, daß teils körnige, teils lösliche Farbstoffe dazu verwendet wurden. Die letzteren sollen ohne weiteres in die Pulpa übertreten können mit dem Lösungsmittel, nicht aber die ersteren, die sich infolge der Eindickung in den dünnen Verbindungsgefäßen stauen und deshalb dann nicht vom arteriellen ins venöse System und umgekehrt eindringen.

Durch die neueren Untersuchungen von MOLLIER (1909 b, 1911), NEUBERT (1922) und OBERNIEDERMAYR (1926), sowie durch die Befunde bei *Nichtsäugern* [HOYER (1892, 1894); GRESCHIK (1915); HARTMANN (1926)] dürfte nunmehr wohl sichergestellt sein, daß zwischen dem arteriellen und venösen System das Maschenwerk der Pulpa eingeschaltet ist und der Blutstrom durch dasselbe seinen Weg nimmt. In welcher Weise dies geschieht, ob völlig regellos vom Zufall abhängig, oder durch abwechselnde Öffnung und Schließung bestimmter Reticulumabschnitte, der Flutkämmerchen von OBERNIEDERMAYR (1926), die wie Schleusen wirken, muß vorläufig noch dahingestellt bleiben. Daß hierin aber ein Mechanismus gegeben ist, der für die funktionelle Bedeutung der Milz von einschneidender Wichtigkeit ist und der nicht allein der Verlangsamung des Blutstroms dient zur Erleichterung resorptiver Vorgänge und zur Abfilterung unbrauchbar gewordener Erythrocyten, liegt auf der Hand. Die experimentell erzeugte Stauung durch Abklemmen der Milzvene [THOMA (1899); SOKOLOFF (1888); WICKLEIN (1891) u. a.] kann aber hierüber auch keinen Aufschluß geben, da sie ganz einseitige Widerstandsverhältnisse schafft, die in dieser Weise im Leben kaum jemals gegeben sind; alle anderen Faktoren, die im arteriellen System, im Stützgerüst und im Reticulum selbst gelegen sein können, bleiben dabei unberücksichtigt.

Über die Ursachen, welche zu der verschiedenen formalen Ausgestaltung des venösen Systems geführt haben und bei der Entwicklung eines in sich geschlossenen Plexus dann weiterhin zu der feinen Differenzierung der Wand in ein regelmäßiges Gitterwerk, das beim Menschen in der Ausbildung von protoplasmatischen Längsleisten und queren Faserbändern seine höchste technische Vollendung erreicht, können wir noch nicht einmal Vermutungen hegen. Daß bei der Entwicklung des Blutgefäßsystems in der Milz nicht nur eine funktionelle Anpassung des lockeren Reticulums an die Strömung zur Differenzierung der Gefäßbahnen geführt hat, erscheint nach den vorausgehenden Schilderungen verständlich; aber völlig unsicher bleibt, warum es überhaupt zur Unterbrechung des Kreislaufs kommt und wie die Strömung im einzelnen sich gestaltet. Histogenetische Untersuchungen, die sich speziell mit der allmählichen Ausbildung der Venensinus befassen und die je nach der untersuchten Art wohl sehr verschiedene Befunde zeitigen würden, fehlen noch vollständig. Es ist klar, daß die Strömung selbst in einem netzförmig geschlossenen Venenplexus mit zahlreichen, aber einzelnen und von allen Stellen abgehenden Abflußrohren eine ganz andere sein wird als in einem baumartig verästelten Röhrensystem, das nur einen einzigen Abfluß besitzt; es wird sich dies aber auch im Austausch des Blutes zwischen Reticulum und den Venensinus der Pulpa geltend machen müssen. Daraus erhellt ferner, daß bei Injektionen von der Vene aus und auch bei einfacher Ligatur der Vene, die zur Stauung führt, sich jeweils sehr verschiedene Ergebnisse zeigen können, worauf bisher überhaupt nicht geachtet wurde.

Bei Tieren mit in sich geschlossenem Venensinusnetz, dessen Wand nur ein feines Gitterwerk darstellt, wie z. B. beim *Hund* oder *Kaninchen,* ist es sehr gut denkbar, daß dasselbe von der Vene aus gefüllt werden kann, ohne daß die Injektionsmasse in die Maschenräume der Pulpa eindringt, solange der Druck innerhalb der Venensinus niedriger bleibt, als außerhalb und nicht zur Entfaltung der gitterförmigen Wand führt. Bei Tieren mit sich breit ins Reticulum eröffnenden Venenenden muß es unter allen Umständen wenigstens in der Umgebung der letzteren auch zur Füllung des Reticulums kommen. Man wird sich daher bei Injektionsversuchen zunächst sorgfältig orientieren müssen über die Form des Systems ebenso wie über den feineren Bau der Wand.

β) Die eigentlichen Pulpavenen.

Über den Bau der Pulpavenen ist nicht sehr viel zu berichten [1]. Es sind einfache endotheliale, ziemlich weite Röhren, deren allseits geschlossenes Endothel sich von demjenigen der Balkenvenen nicht unterscheidet [Weidenreich (1901)]. Die äußere Umhüllung beschränkt sich auf in der Hauptsache das Rohr zirkulär umgreifende Fasern, die dem Reticulum angehören; in der Nähe der Balken wird der Fasermantel etwas dicker, indem sich ihm kollagene und elastische Fasern von den Trabekeln aus beigesellen (Abb. 24).

Der Übergang der Pulpavenen in die Balkenvenen erfolgt beim Menschen ganz allmählich; sie liegen hier oft auf längere Strecken dem Balken nur an, ehe sie in ihn eintreten.

Die Form des Pulpavenensystems ist bei den verschiedenen Tierarten nicht gleich; doch liegen hierüber nur wenig Beobachtungen vor. Bei manchen, wie z. B. beim *Hund* [Mall (1900)], sammeln sich die Hauptäste in der Mitte des Organs, von wo aus sie zum Hilus verlaufen und denselben in meist acht Stämmen verlassen; bei anderen sind die größeren Venen mehr gleichmäßig durch das Parenchym verteilt und laufen erst gegen den Hilus hin zusammen. Beim Menschen [Weidenreich (1901), macht hierüber keine Angaben] gehen, nach der Verteilung der Trabekel zu urteilen (vgl. Abb. 4 und Abb. 5), die Venenstämme ziemlich geradlinig radiär auf den Hilus zu, indem sie von allen Seiten her kleinere Zweige aufnehmen.

Besondere Venennetze scheinen bei manchen niederen *Vertebraten* vorhanden zu sein; für die *Taube* gibt Krause (1922) einen subcapsular gelegenen Venenplexus an, aus welchem am Hilus die Milzvene hervorgeht; bei *Testudo graeca* sind außer den dünnwandigen Venen im Parenchym noch in der Kapsel selbst selbst weitverzweigte, nur mit Endothel ausgekleidete Blutraume vorhanden, die an zahlreichen Stellen mit ersteren in Verbindung stehen, aber auch in andere Gefäße der Umgebung einen Abfluß haben. Nach Krause (1923) liegen auch bei *Rana* die gröberen Äste der Milzvene inmer dicht unter der Kapsel; daß hier sehr weite, ihrem Bau nach venöse, und wohl zum Teil untereinander anastomisierende Gefäße vorhanden sind, kann ich bestatigen. Sehr wahrscheinlich steht dieses subcapsulare Gefäßnetz durch feinere Äste ebenfalls mit anderen Gefäßen der Umgebung in Zusammenhang; denn es gelingt nicht, nach starkerer Fullung der Milz bei der Durchspülung durch Abklemmen der Hautstämme das Organ gedehnt zu erhalten [vgl. auch Nakajima (1928)].

Über den Verlauf der größeren Milzvenen bei den *Fischen* scheint kaum etwas bekannt zu sein; Hemmeter (1926) beschreibt große Venennetze im Zentrum des Organs bei *Alopias vulpes,* welchen die eigentlichen Milzläppchen kappenartig aufsitzen [1].

---

[1] Bei manchen Tieren ist auch ein innerhalb der Kapsel (subserös) gelegenes Venennetz vorhanden, das sowohl mit den Pulpavenen wie auch mit außerhalb des Organs gelegenen Gefäßen in Verbindung steht; bei den *Saugern* findet sich ein derartiges Gefäßnetz beim *Pferd* und *Rind* [vgl. Reissner (1929)].

3. Lymphgefäße der Milz.

Lymphgefäße in dem Parenchym der Milz, welche den in der lymphoiden Pulpa gebildeten Zellen einen gesonderten Abflußweg ermöglichen, scheinen nach den letzten Untersuchungen von Baum (1911) und Bartels (1909) nicht vorhanden zu sein.

Nach den Befunden älterer Autoren sind die Meinungen noch geteilt. Schweigger-Seidel (1862), Key (1861) und Tomsa (1863) vermuten, daß auch das Milzparenchym mit oberflächlich gelegenen Lymphgefäßen in Verbindung stehe; letzterer sah bei Injektionen nicht nur in der Kapsel und den Trabekeln des *Pferdes* größere Lymphräume, sondern von diesen ausgehend Fortsetzungen in ein zartes Netz wandungsloser Gänge, das zwischen den Gefäßen der Pulpa hindurchgeht. Auch Bannwarth (1891) glaubte bei der *Maus* Lymphgefäße in den Arterienscheiden bis an die Malpighischen Körperchen hin verfolgen zu können und meint, daß alle Tiere mit starker entwickeltem Balkensystem solche besitzen. Nach v. Ebner (1899a) dagegen besitzt die menschliche Milz nur sehr wenig Lymphgefäße, die vom Hilus aus die Arterien ein Stück weit begleiten, sich jedoch nicht bis zu ihren Endigungen verfolgen lassen. Auch Mall (1900) tritt sehr energisch für das Fehlen von Lymphgefäßen in der Milz ein; er konnte gelegentlich Lymphkanälchen im Hilus der *Hunde-milz* beobachten, die aber niemals bis zum Parenchym vordringen. Beim *Ochsen*, *Schwein* und *Pferd* enthält die Kapsel große Lymphgefäße, die mit den Trabekeln auch ein Stück weit in das Organ eintreten, aber ebenfalls nicht bis in die Lappchen und noch weniger bis zu den Malpighischen Körperchen verfolgt werden können.

Ebensowenig konnte Billroth (1862) im Innern der Milz Lymphgefäße finden. W. Müller (1865) und Kyber (1870) halten es wenigstens für sehr wahrscheinlich, daß auch das Parenchym solche Bahnen enthalt, während Wedl (1871) sie direkt beobachten konnte. Weiden-reich (1901) kommt auf Grund genauer histologischer Untersuchungen am Schnittpraparat zu dem Resultat, daß in der menschlichen Milz keinerlei Lymphgefäße, die mit der roten oder weißen Pulpa in Verbindung stehen, existieren; daß aber die in den Lymphscheiden und den Lymphknötchen nachweislich produzierten Lymphelemente durch feine Röhrchen (von ihm sog. „Lymphröhrchen") direkt in die Milzsinus ubergeleitet werden, aber auch vermittels Durchwanderung durch die Wand dahin gelangen.

Ist der sichere Nachweis von Lymphgefäßen im Parenchym bisher nicht gelungen, so sind doch in der Kapsel und in den groben Trabekeln vielfach echte Lymphgefäße ge-funden worden. Weidenreich (1901) konnte beim Menschen zwar auch hier nur spärliche Lucken wahrnehmen, die weder mit Endothel ausgekleidet, noch mit Lymphzellen gefüllt waren; v. Ebner (1899) gibt an, daß sie nur an gesunden Milzen deutlich seien. Nach Mollen-dorff-Stohr (1924) und Krause-Scymonovicz (1924) sind die Lymphgefäße an der Ober-flache beim Menschen nur spärlich entwickelt, bei Tieren dagegen sehr viel reichlicher. Diese Lymphgefäße der Kapsel beschreiben Ellenberger und Günther (1908) als doppeltes weitmaschiges Netz; die oberflächlichen liegen subserös, die tieferen in der Kapsel und im Trabekelsystem; ihre Anfänge sind unbekannt, sie stehen vielleicht mit den Lymphkörper-chen in Verbindung.

Die letzten Untersuchungen uber die Lymphgefäße der Milzkapsel stammen von Baum (1911), der beim *Rind* feststellte, daß die Milzkapsel und der seröse Überzug der Milz Lymph-gefäße besitzen, die ein ungemein reich verzweigtes feines, teils in, teils unter der Serosa ge-legenes Netzwerk bilden. Die aus dem serösen, bzw. subserösen Lymphgefäßnetz entstehenden Lymphgefäße münden in mediastinale und mesenteriale Lymphknoten; in der Kapsel selbst sind die Lymphgefäße viel weniger reichlich vorhanden und treten kaum in das Trabekelsystm und noch viel weniger in das Parenchym über; dringt die Injektionsmasse von den tieferen Lagen der Kapsel aus auch in das Parenchym ein, so wird sie stets nur in Venen oder im Reticulum gefunden. Nur ausnahmsweise durchsetzt eines der Kapsel-Lymphgefäße das Trabekelsystem der Milz und tritt an einer anderen Stelle mit demselben wieder aus; auf diese Weise kann ein tiefes, d. h. ein Parenchymlymphgefäß vorgetauscht werden. Baum, der die Blutbahn in der Milz wenigstens zum Teil fur eine offene, d. h. durch das Reticulum unterbrochene halt, meint, daß dadurch eigene Lymphgefäße der Pulpa überhaupt uber-flüssig werden.

IV. Die Entwicklung der Milz.

Die Frage nach der ersten Entstehung und feineren Differenzierung der Milz während des Embryonallebens wird in den entwicklungsgeschichtlichen Lehrbüchern gewöhnlich nur sehr kurz abgetan oder findet überhaupt kaum Erwähnung, wie z. B. bei Corning (1925), obwohl schon eine ganze Anzahl meist älterer Arbeiten hierüber vorliegen, die allerdings in ihren Ansichten über die Herkunft der am Aufbau des Organs beteiligten Elemente recht erheblich von einander abweichen [HOCHSTETTER (1906)].

Für die menschliche Milz sind die Angaben über die frühen Entwicklungsstadien und namentlich über die erste Differenzierung des Gefäßsystems äußerst spärlich [SABIN (1911); BONNET (1912)], wohl weil es sehr schwer ist, genügend gut erhaltenes Material zu bekommen.

Was die erste Anlage betrifft, so wird diese gewöhnlich als eine Verdickung des dorsalen Mesogastriums beschrieben, die sich nach der linken Seite hin in die Peritonealhöhle vorwölbt und bei einem Embryo von etwa 11 mm Länge erstmalig deutlich zu erkennen ist [KOLLMANN (1900); TONKOFF (1900)]; sie besteht aus einem dichtzelligen Mesenchym, das unmerklich in das Mesenterialgewebe übergeht; nur in ihrem zentralen Teil besitzt sie eine etwas größere Dichtigkeit und ist nach allen Richtungen von einer großen Zahl feiner Blutgefäße durchsetzt. Das viscerale Cölomepithel besteht über der Verdickung aus ziemlich hohen Epithelzellen, deren Kerne oft in zwei bis drei Reihen übereinander liegen; die Grenze zwischen Epithel und Mesenchym ist nicht überall gleich deutlich ausgesprochen, an einzelnen Stellen scheinen beide Gewebe ineinander überzugehen. Auch TOLDT (1889) schreibt dem Epithel des Mesogastriums die wesentlichste Bedeutung für die Anlage der Milz zu, da sie durch reichliche Zellvermehrung in demselben eingeleitet wird und daher ursprünglich von diesem ausgeht. Später wird das Cölomepithel wieder einschichtig und beteiligt sich an der weiteren Umbildung nicht mehr.

Diese Befunde sind durch neuere Untersuchungen von THIEL und DOWNEY (1921) an weißen *Ratten, Schweinen* und *Beutelratten* bestätigt worden; beide Autoren sehen in dem Cölomepithel selbst nur ein noch stärker verdichtetes Mesenchym, dessen Zellen durch Ausläufer mit den darunter befindlichen Reticulumzellen direkt zusammenhängen und durch Proliferation dessen Zellbestand vermehren [vgl. LAGUESSE (1890, 1894); JANOSIK (1895), CHORONCHITZKY (1900), TONKOFF (1900), PINTO (1903), DAIBER (1906), RAFORD (1908), MIETENS (1910); SCHRAUTH (1909), der die Entwicklung beim *Schwein* und den Wiederkäuern behandelt, erwähnt das Fehlen einer scharfen Grenze zwischen Mesenchym und Epithelüberzug, geht aber sonst nur auf die makroskopischen Verhältnisse und die Lage- und Oberflächenveränderungen, die sich durch die Einwirkung der benachbarten Organe ergeben, ein]. Die Elemente des Mesotheliums lassen zunächst ebenfalls keine Zellgrenzen erkennen und ihre Kerne zeigen die gleiche Struktur wie diejenigen des Mesenchyms. Dies ändert sich jedoch schon sehr bald, indem an der Oberfläche der Anlage die peritonealen Zellen sich als typisches Epithel scharf gegen ihre Unterlage absetzen, ihre Kerne sich abrunden und die Verteilung des Chromatins in ihnen eine viel gleichmäßigere und sehr feine wird.

Nach DANTSCHAKOFF (1908, 1916) besteht die erste Milzanlage bei *Vögeln* nur aus verdichtetem Mesenchym ohne Beteiligung des Cölomepithels. Dasselbe gibt LAGUESSE (1890) für *Acanthias* und *Trutta fario* an; zwar zeigt sich auch hier das viscerale Cölomepithel über der mesenchymatösen Milzanlage verdickt und seine innere Grenze nicht immer völlig scharf ausgeprägt; doch ist dies keine Besonderheit, die ausschließlich der Milzoberfläche zukommt. J. JANOSIK (1895) dagegen schließt sich ganz den Anschauungen von TOLDT (1889) an. Nach MIETENS (1910) bildet das Mesenchym nur das Stützgerüst für die Zellen der eigentlichen Anlage der Milz, die durch Einwanderung primitiver Wanderzellen entsteht[1].

---

[1] Nach Abschluß dieses Beitrags erschienen die Untersuchungen von NAKAJIMA (1929) über die Morphogenese der Milz von *Megalobatrachus japonicus*; sie zeigen, daß die Milzanlage bei diesem Tier erst relativ spät auftritt als Verdichtung des Mesenchymgewebes an der dorsalen Wand des Magens ohne Mitbeteiligung von Cölomepithel, Entoderm oder Pankreas. Lumina, die als Gefäße gedeutet werden können, lassen sich erst etwas später

Tonkoff (1900), Choronchitzky (1900) und J. Janosik (1895) haben auch die Entwicklung der Milz bei den *Sauropsiden* untersucht; während aber Choronchitzky das Einwandern von Entodermzellen aus den ersten Pankreasknospen in die mesodermale Milzanlage für sehr wahrscheinlich hält und bei *Hühner*embryonen direkt beobachtet haben will neben Proliferationserscheinungen am Cölomepithelüberzug, schreibt Tonkoff den um die Gefäße des betreffenden Gekröseabschnittes gelegenen Mesenchymzellen den Hauptanteil beim Aufbau der Milzanlage zu mit Beteiligung des Epithels und Janosik hält letzteres für den eigentlichen Mutterboden des späteren Milzparenchyms, dem das Mesenchym nur die Unterlage gibt. Daiber (1906), Radford (1908), Pinto (1903) und Gianelli (1909) betrachten die Verdickung, bzw. Vermehrung der Mesenchymzellen als den wesentlichsten Faktor bei der Milzanlage, erstere für *Amphibien,* letztere für *Vögel* und *Reptilien,* nehmen aber doch auch den Übergang von Cölomepithelzellen in das darunter gelegene Gewebe der Milzanlage an; dagegen hebt Maximow (1923) hervor, daß bei den *Selachiern* die Milzanlage gleich bei ihrer ersten Entstehung eine vollkommen scharfe und deutliche Grenze zwischen Mesothel und Mesenchym aufweist und deswegen eine Vermischung der beiderseitigen Elemente ausgeschlossen erscheine. Seiner Ansicht schließt sich Alfejew (1924) an, die nach Untersuchungen an Embryonen einer größeren Anzahl von *Säugern* die Beteiligung des Cölomepithels am Milzgewebe zwar nicht für ausgeschlossen hält, aber auch nicht für absolut bewiesen.

Glas (1900, 1902) und Woit (1898) treten noch ganz oder teilweise für den entodermalen Ursprung der Milz ein; Kupffer (1892) leitet sie von einer abortiven dorsalen Pankreasanlage ab, was sich jedoch nicht bestätigen ließ.

Somit kann als gesichert gelten, daß die Milz bei den Vertebraten vorwiegend aus dem mesenchymatösen Anteil des Mesogastriums ihren Ursprung nimmt. Sobotta (1914) läßt sie hier aus diffusen Anhäufungen von Rundzellen hervorgehen, welche sich bald zu einer circumscripten Anlage verdichten, und erklärt dies aus dem engen Verwandtschaftsverhältnis der Milz zu den zelligen Komplexen des Lymphsystems; da sie eine Art Blutlymphdrüse darstelle, sei sie in der *Wirbeltier*reihe als eine ursprunglich lymphatische Bildung der Darmwand zu betrachten, als welche sie noch heute bei den *Cyclostomen* erscheint und ihrer Entwicklung nach auch noch bei *Amphibien* sei [Maurer (1891); Mietens (1910)].

Die eigene Untersuchung einiger sehr junger menschlicher Embryonen[1] hat dies nicht bestätigt. Bei einem Embryo von 3 mm Länge (Embryo R., 3 mm) war überhaupt noch keine Milzanlage nachzuweisen, doch zeigte sich das Cölomepithel zu beiden Seiten des kranial von der Leberanlage gelegenen Darmabschnittes aus einer ganzen Anzahl unregelmäßig ineinander verschobener syncytialer Zellreihen bestehend ohne scharfe Grenze nach unten; die Lieferung von Mesenchym zwischen Darmrohr und Cölomepithel ist offenbar in vollem Gange. Da hierfür ausschließlich das Cölomepithel in Betracht kommt, so wird es indirekt auch von Wichtigkeit für die Bereitstellung des Materials zur Milzanlage; ob es sich später noch weiter aktiv am Aufbau der Anlage beteiligt oder nicht, gewinnt von diesem Gesichtspunkt aus nur mehr eine nebensächliche Bedeutung.

Bei dem nächstälteren Embryo (Embryo V., 15 mm) sitzt die Milzanlage als ein auf dem Querschnitt etwa dreieckiger Körper von etwa 0,7 mm Länge und 0,4 mm Breite dem Mesogastrium dorsal breit auf, von dessen lockerem Mesenchym sie durch etwas dichter gestellte, mehr platte Zellen ziemlich gut abgesetzt ist, wenigstens in der Mitte, während nach den beiden Polen zu die Grenze immer undeutlicher, die Anlage selbst niedriger wird. Sie besteht aus einem außerordentlich kernreichen Zellsyncytium von undeutlicher, eher feinfibrillärer Struktur des Plasmas ohne eigentliche scharf begrenzte Vakuolen oder Lücken, das von zahlreichen capillaren Gefäßen durchsetzt ist, deren Wände durch die langen abgeplatteten Kerne kenntlich werden. Gelegentlich

---

nachweisen und dorsal zur Vena mesenterica, caudal in die Gefäße des Magens verfolgen. Einzelne freie Zellen (eosinophile Zellen, Lymphocyten, Erythrocyten und Erythroblasten) sind erst in relativ spaten Stadien mit Sicherheit voneinander zu unterscheiden; Pigmentzellen sind auch dann noch nicht vorhanden. Im ubrigen werden weniger die histologische Differenzierung, als die Form und die Beziehungen zu den umgebenden Organen berucksichtigt.

[1] Dieselben wurden mir von Prof. Romeis und Vogt und Dr. Feustel gutigst zur Durchsicht überlassen; es ist dies jeweils durch den Buchstaben bei der Langenangabe bezeichnet.

findet man auch einen scheinbar frei in das Zellsyncytium eingekeilten kernhaltigen Erythrocyten. Das die Anlage bedeckende Epithel ist kubisch ohne
deutliche Zellgrenzen, aber im allgemeinen gegen dieselbe gut abgesetzt; der
basale Saum verläuft jedoch stark wellig und läßt an manchen Stellen noch
wie ein Vorschieben einzelner Zellen in die Anlage hinein erkennen, ganz ähnlich
wie dies Thiel und Downey (1921) für die *Beutelratte* beschrieben haben.
Strukturdifferenzen zwischen Epithel- und Mesenchymkernen sind jedenfalls
nicht auffällig.

Diese erste Anlage differenziert sich nur sehr langsam; sie zeigt bei einem
Embryo von 24 mm Länge (Embryo 4, R. 24 mm) nur in soweit einen Fort-

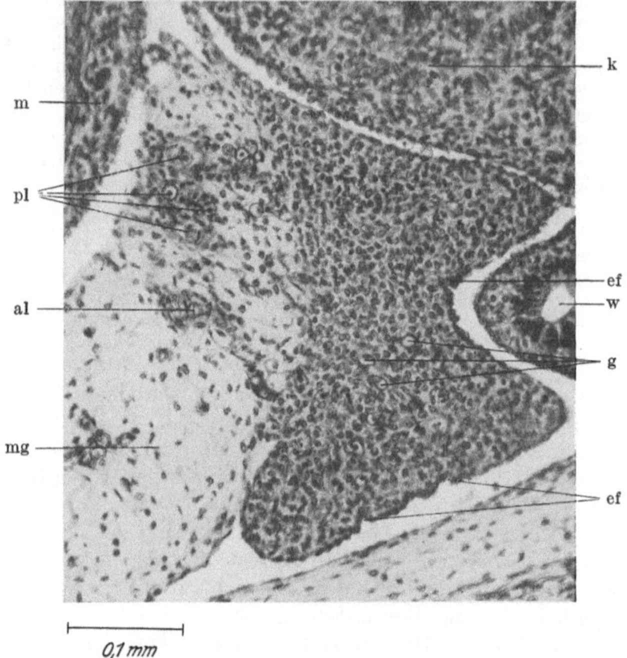

Abb. 59. Milzanlage eines menschlichen Fetus von 24 mm Lange. Susa; Hämalaun-Eosin. m Magen;
mg Mesogastrium dorsale; k Keimdruse; w Wolffscher Gang; g Gefäße bzw. Mesenchymlucken
in der Milzanlage; al Arteria lienalis; pl capillarer Gefaßplexus im Mesogastrium; ef Einfaltungen
des peritonealen Epithels.

schritt als die Gefäße im Durchmesser etwas erweitert sind, die Abschnürung
vom Mesogastrium beginnt und an der Oberfläche Falten sichtbar werden, in
welchen sich das Cölomepithel, das stellenweise schon platte Form angenommen hat, in die Tiefe senkt (Abb. 59 und Abb. 60).

Die ersten Anzeichen einer Differenzierung finden sich bei einem Embryo
von 37,5 mm Länge (Embryo Sgr. II, V. 37,5 mm), indem hier zwischen den
einzelnen Zellen bereits Lücken auftreten, die teils noch sehr klein und nicht
immer scharf umrandet sind, teils schon als größere Hohlräume deutlich werden.
Auch die Gefäße zeigen zum Teil wenigstens ein weiteres Lumen und die Arterie
ist an ihrer etwas dickeren Wand kenntlich; im übrigen besitzen sie noch capillaren
Bau. Die in die Tiefe gehenden Einfaltungen der Oberfläche verwachsen wieder
und auf diese Weise werden Teile des Deckepithels in das Innere des Organs
miteinbezogen (vgl. auch Abb. 60); auch jetzt kann an vielen Stellen von einer
scharfen Abgrenzung des Peritonealepithels noch keine Rede sein. Die Mehrzahl

seiner Zellen erscheint ebenfalls stark vakuolisiert und hängt durch feine Ausläufer mit den darunter liegenden Mesenchymzellen zusammen. Diese letzteren
liegen nicht mehr völlig regellos durcheinander, sondern lassen bereits an
manchen Stellen eine gewisse Anordnung zu bestimmter gerichteten Zügen
erkennen. Kernhaltige rote Blutkörperchen sind in spärlicher Zahl frei im
Mesenchym zu treffen; ob auch sonst schon freie Zellen (Wanderzellen, Histiocyten) vorhanden sind, ist bei der vorliegenden Färbung (Hämatoxylin-
Chromotrop-Orange) außerordentlich schwer zu entscheiden; jedenfalls kann es
sich nur um ganz vereinzelte Elemente handeln. Auffällig ist die verschiedene

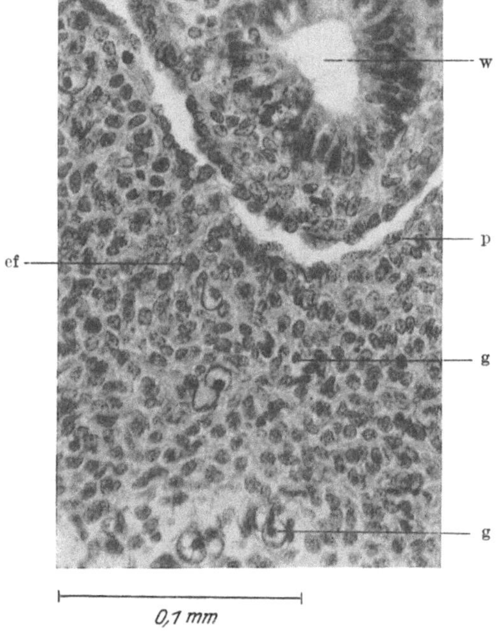

Abb. 60. Milzanlage eines menschlichen Fetus von 24 mm Länge. Susa; Hämalaun-Eosin. w WOLFF-
scher Gang; p Peritonealepithel; ef tiefe Einbuchtungen desselben in die mesenchymatöse Anlage;
g Gefäße.

Färbbarkeit der Kerne, die bald ein sehr dunkles, in der feineren Struktur
kaum erkennbares, teils ein lichtes, fein netzförmiges Aussehen bieten mit ein
bis zwei Nucleolen.

Auch bei einem Embryo von 46 mm Scheitel-Steißlänge (F.) ist die Differenzierung noch nicht wesentlich fortgeschritten; das Mesenchym erscheint
weiter aufgelockert, namentlich in den zentralen Partien des Organs, während
es in den peripheren Abschnitten noch sehr dichtzellig ist und außer dem wabigen
Bau des Plasmas kaum größere Lücken erkennen läßt. Die Reticulumkerne
sind im allgemeinen etwas kleiner als diejenigen des übrigen Körpermesenchyms,
zeigen aber die gleiche feinretikulare Verteilung des Chromatins und ein bis
zwei deutliche Nucleolen. Vereinzelt kommen auch dunklere, gröber struktuierte
Kerne vor, deren Membran häufig nicht ganz glatt, sondern wie eingefaltet
erscheint. Die als solche erkennbaren Gefäße haben ein verschieden weites
Lumen und sind von langen schmalen, schon durch ihre etwas dunklere Färbung
auffallenden Endothelzellen begrenzt, die aber nach außen zu allenthalben
mit den Mesenchymzellen durch Ausläufer in Verbindung stehen. An manchen

Stellen macht sich eine mehr konzentrische Anordnung des Mesenchyms um die Gefäße bemerkbar, vielleicht die ersten Andeutungen zur Ausbildung des Trabekelsystems; auch sonst fallen einzelne spärliche Züge langgestreckter Zellen auf, deren Plasma mehr fibrilläre Struktur aufweist und sie als Fibroblasten kenntlich macht. Bei Azanfärbung zeigt sich das ganze Mesenchymnetz durchsetzt von einem äußerst dünnen und zarten Fibrillenwerk, das sich stellenweise bereits zu kräftigeren Fasern zu verdichten beginnt, so namentlich unter dem niedrig kubischen Peritonealepithel, wo es als feiner basaler Saum deutlich wird, und ähnlich in der Nachbarschaft der größeren Gefäße, indem es dem Endothel eine stützende Unterlage gibt. Von einer fibrillären Differenzierung des Trabekelwerks kann jedoch noch keine Rede sein.

In den Gefäßen, sowie frei in den Maschen des Mesenchyms finden sich ziemlich zahlreiche kernhaltige und kernlose Erythrocyten, letztere weitaus in der Überzahl; ihre Verteilung ist sehr ungleichmäßig und bevorzugt die dichteren Randabschnitte des Organs, wo sie öfter in größeren Gruppen beisammen liegen; viele von ihnen zeigen noch den Typus des Megaloblasten. Da Blutbildungsherde oder selbst Stellen mit stärkerer Zellproliferation nicht nachzuweisen sind, kann es sich vorerst noch nur um eingeschwemmte Blutelemente handeln. Vermittels der Färbung nach Pappenheim-Giemsa lassen sich nur sehr wenige freie Zellen erkennen, die fast alle den großen runden Kern mit einzelnen, zusammengeballten Chromatinbrocken und den schmalen dunklen Plasmasaum großer Lymphocyten besitzen; viele von ihnen stehen durch feine Fortsätze noch mit Reticulumzellen in Verbindung. Nur ganz vereinzelt trifft man auf große, intensiv basophile Elemente vom Charakter der Hämogonien. Es beginnt also eben erst die Lieferung freier Zellen und damit die Ausgestaltung zum eigentlichen Milzparenchym, die aber zunächst noch sehr langsam fortschreitet; denn bei einem Embryo von 90 mm Scheitel-Steißlänge sind die Zellen des Reticulums zwar schon weit auseinander geschoben und die Maschen zwischen ihnen prall mit roten Blutköperchen erfüllt, die freien lymphoiden Zellen aber immer noch in relativ geringer Zahl vorhanden und nur an wenigen Stellen zu kleineren Gruppen vereinigt.

Über die Entstehung und endgültige Differenzierung des eigenartigen Gefäßsystems der Milz ist, für den Menschen wenigstens, kaum etwas bekannt. Kölliker (1879) war der Ansicht, daß die Blutgefäße in der Milz erst gegen das Ende des Embryonallebens erscheinen, während die meisten der bereits genannten Forscher schon das Vorhandensein von Gefäßen bzw. intercellularen Bluträumen in der ersten Anlage betonen. Zweifelhaft erscheint nur, ob und wieweit dieselben mit den Stämmen der Arterie und Vene von Anfang an in Verbindung stehen, oder ob sie erst sekundär an dieselben Anschluß gewinnen. Laguesse (1890) beschreibt bei Fischen (*Trutta* und *Acanthias*) anastomosierende Zellstränge, die sich zu einem Netz vereinigen; die zentralen Zellen derselben werden zu Blutzellen, die peripheren zum Endothel der Gefäßwand genau wie in den Blutinseln auf dem Dottersack. Für die *Säuger* trifft dies jedenfalls nicht zu und nach den Untersuchungen von Tonkoff (1900), Choronchitzky (1900) und Dantschakoff (1916) auch nicht für *Sauropsiden*. Mollier (1909, 1911) ist der Ansicht, daß von Anfang an in den Lücken des mesenchymatösen Reticulums die Vorbedingungen für ein Gefäßnetz gegeben seien, das durch stärkere Betonung zur Entwicklung bestimmter Bahnen führt und zum Capillarnetz ausgestaltet wird. Derartig zum Teil durch abgeplattete Zellen begrenzte enge Lakunen findet man in der Tat schon in der ersten Anlage; da sie gelegentlich schon Blutzellen enthalten, muß aber auch bereits eine Verbindung mit dem übrigen Gefäßsystem des Körpers vorhanden sein; bei dem Embryo von 15 mm Länge war es möglich, ein von der Aorta abgehendes Gefäß bis in die Milzanlage zu verfolgen (Arteria lienalis) und außerdem war ein Zusammenhang mit relativ weiten, zum Teil plexusartig verbundenen Capillaren im Mesogastrium nachzuweisen (Abb. 53 pl). Damit ist aber klar gelegt, daß gleichzeitig schon mit der Anlage der Milz auch die Grundlage für ihr Gefäßsystem geschaffen wird. Auch THIEL und DOWNEY (1921) geben an, daß beim *Schwein* die ersten Capillaren sowohl mit den Arterien als den Venen kommunizieren, während DANTSCHAKOFF (1916) beim *Hühnchen* als erste Gefäße die venösen Sinus fand, die sehr bald an die Venen des Darms, nicht aber an die Arterien Anschluß gewinnen.

Die weitere Entwicklung des Blutgefäßsystems in der Milz wurde von SABIN (1911) beim *Schwein* untersucht. Bei einem 3 cm langen Fetus besteht das ganze System aus einem capillaren Netzwerk, dessen Äste teilweise mit einander anastomosieren und das sowohl mit der Arterie als der Vene in Verbindung steht. Dieses primitive Verhalten der Blutgefäße ist durch lange Dauer ausgezeichnet; erst bei etwa 10 cm langen *Schweine*feten läßt sich erkennen, daß Arterie und Vene mehr gegen den Rand des Organs vordringen, wobei die Arterien sich in feinere Äste auflösen, die wiederum in büschelförmig angeordnete Capillaren von viel weiterem Kaliber übergehen. Nunmehr erfolgt die Ausgestaltung und Größenzunahme sehr rasch; die letzten Arterienendzweige bilden sich zu kugelförmigen arteriellen Capillargebieten um, die durch weite „Öffnungen" in einen weitmaschigen Plexus venöser Capillaren übergehen. Jedes kugelförmige arterielle Capillargebiet liegt in der Mitte eines Läppchens und entspricht einer strukturellen Einheit von MALL (1900). Über die Übergangsbahn zwischen arteriellen und kavernösen Capillaren spricht sich SABIN nicht genauer aus, da sie aber auf Grund der Versuche MALLs (1903) am *Hund* für die Zwischenschaltung der Milzpulpa zwischen arteriellem End- und venösem Anfangsgebiet eintritt, so müßte der in früh embryonaler Zeit vorhandene und durch die Injektion bewiesene direkte Übergang zwischen beiden Gebieten später wieder unterbrochen werden, oder aber was das wahrscheinlichere ist, und was auch aus den Befunden von THIEL und DOWNEY (1921) hervorgeht, es werden durch die immer weitergehende Entfaltung des mesenchymalen Synctyiums zum lockeren Reticulum allmählich auch größere Bezirke desselben in die Blutbahn mit einbezogen, aus welchen sich ein Teil zu den definitiven weiten Venensinus ausbildet, ein Teil als Reticulummaschen erhalten bleibt, aber beide in dauernder Kommunikation miteinander. Der Anschluß des primitiven Capillarnetzes an die Venensinus wäre also nicht sekundär, sondern von Anfang an gegeben.

Neuerdings versuchte BARTA (1926) die Entstehung des Gefäßsystems in der Milz (und Leber) bei Embryonen von Mensch und *Rind* durch Injektion einer konzentrierten wässerigen Berlinerblaulösung nach vorheriger Durchspülung mit physiologischer Kochsalzlösung zu ermitteln; er fand, daß die Ausspülung der Milz mit zunehmendem Alter der Embryonen immer schwerer gelingt, die der Leber dagegen immer leichter und führt dies auf die allmähliche Ausbildung des offenen, bzw. geschlossenen Kreislaufes in beiden Organen zurück. Die ziemlich dicken, in Formol fixierten und in Cedernholzöl aufgehellten Schnitte durch die Milz zeigten, daß bei jungen Embryonen ein kontinuierliches Netzwerk von sehr weiten Capillaren vorhanden ist; bei etwas älteren Embryonen (Mensch 10 cm; *Rind* 14 cm) erweitern sich die Capillaren am arteriellen Ende ampullenförmig, gehen aber noch immer direkt in die Venen über. Erst bei Embryonen von 20 bis 25 cm Länge (Mensch, bzw. 25—30 cm, *Rind)* sind die capillaren Erweiterungen nicht mehr ganz geschlossen und ein Teil der injizierten Flüssigkeit geht in das Reticulum der Pulpa über. Schließlich wird die

Verbindung zwischen Arterien und Venen vollständig durch das Reticulum unterbrochen [1].

Thiel und Downey (1921) machen auch einige Angaben über die Entwicklung der Capillarhülsen beim *Schwein*, die erst relativ spät auftreten (bei Embryonen von 15—17 cm Länge) durch Verdichtung des Mesenchyms um die arteriellen Capillaren; die Zellen der Hülsen ziehen ihre Fortsätze ein und schließen sich enger zusammen. Mit dem Gefäßendothel haben sie nichts zu tun [gegen Weidenreich (1901)]. Sabin (1911) hält die Ellipsoidkörperchen für primitive lymphatische Bildungen der Milz, die der Entwicklung der eigentlichen Lymphfollikel vorausgehen. Sie stützt sich dabei im wesentlichen auf die Befunde Bannwarths (1891), der die Hülsen nur bei jungen (etwa 4 Monate alten) menschlichen Feten beobachten konnte, später und auch beim Neugeborenen jedoch nicht mehr. Daß dies auf einer falschen Beurteilung des dichtzelligen Hülsengewebes beruht, wurde bereits früher erwähnt.

Ein sehr wichtiger Anteil an der histologischen Differenzierung des Milzparenchyms kommt der blutbildenden Tätigkeit desselben zu, worauf bei der Schilderung der freien Zellen in der Pulpa schon mehrfach hingewiesen werden mußte. Es sollen deshalb hier nur mehr die verschiedenen Befunde einheitlich zusammengefaßt werden. Der Beginn der blutbildenden Tätigkeit fällt zusammen mit dem ersten Auftreten freier lymphoider Zellen in der mesenchymatösen Anlage. Nach Thiel und Downey (1921) ist dies beim *Schwein* sehr frühzeitig der Fall; bei Embryonen von 3—4 cm Länge (individuelle Variationen

---

[1] Wahrend der Drucklegung wurde mir durch die Liebenswürdigkeit von Herrn Dr. Jáger (Leipzig) eine unter seiner Leitung angefertigte Arbeit von Ono uber die Entwicklung der menschlichen Milz im Manuskript zugangig gemacht. Ono unterscheidet in der Milzentwicklung zwei Perioden: ein Vorbereitungsstadium (Bildung des Milzhügels und der Hauptgefäßstamme) und ein Umbildungsstadium (Differenzierung der charakteristischen Elemente des Milzgewebes). In der ersten Periode dringen in die aus dem indifferenten Mesenchymhaufen bestehende Milzanlage eine selbständige (primäre) und eine die Arterie begleitende (sekundare) Vene ein, die beide von der Pfortader abstammen, und deren sich senkrecht kreuzende Äste in der Milzanlage reichlich Anastomosen eingehen und so einen dichten Venenplexus bilden, durch welchen die Milzanlage in kugelige oder kolbige Unterabschnitte geteilt wird. Die Arterien dringen vom Hilus her mit ihrer eigenen Mesenchymscheide in die Milz ein und gabeln sich, wenn sie einem der primären Venenäste begegnen, indem sie auf diesem reiten. Das zwischen Arterie und Vene gelegene mesenchymatose Zellgewebe liefert das Pulpareticulum und beteiligt sich zum Teil am Bau der Venensinus, zum Teil am Bau der Arterienhülsen; es scheint, daß es eine geschlossene Verbindung zwischen Arterien- und Venensystem nur selten zustande kommen laßt; wenigstens war es Ono in keinem Entwicklungsstadium möglich, eine geschlossene Blutbahn nachzuweisen. Die Differenzierung des Mesenchyms zum eigentlichen retikulären Gewebe beginnt erst gegen Anfang des 5. Monats mit einer Zunahme der kollagenen Faserbildung. Vorher zeigt sich schon eine gewisse Umordnung in der Ausbildung lakunärer Bahnen, die den Beginn der Venensinusbildung darstellt. Gleichzeitig damit nimmt auch die Hamopoese zu. Es stimmt dies mit meinen eigenen Befunden gut überein (vgl. S. 457). Die Entstehung der Hülsen wird so beschrieben, daß der Reticulummantel um die jungen arteriellen Capillaren auf eine bestimmte präcapillare Strecke beschrankt wird.

Ono geht auch auf die Ausbildung des lymphoiden Gewebes in der Milz ein, das zuerst gegen Anfang des 5. Monats als Anhaufung von Lymphoidzellen um bestimmte Arterienstrecken in Erscheinung tritt. Etwas später zeigt sich im dichotomischen Astwinkel der Arterien ein unscharf begrenzter Zellhaufen, „der innige Beziehungen mit einem Teil der Gefäßadventitia hat. Die Anlage besteht in der Hauptmasse aus Lymphocyten, weniger Lymphoblasten, in einem Fasernetz mit wenigen differenzierten Reticulumzellen. In dieser Anlage treten im Anfang des 7. Monats eine große Anzahl von punkt-, komma- und sichelförmigen feinen Spaltbildungen auf. Diese Spaltbildungen scheinen bei der Innennetzbildung im Malpighischen Körperchen eine Bedeutung zu haben, obwohl ich einen kontinuierlichen morphologischen Zusammenhang mit Capillaren nicht feststellen konnte". Arterielle Außennetze der Knötchen [vgl. Jager (1929)] beginnen Anfang des 7. Monats in Erscheinung zu treten, die Anlage des Innennetzes wird erst gegen Mitte des 7. Monats nachweisbar in Form einer Gefaßschleife, von welcher sehr dünne Capillaren nach allen Seiten ausstrahlen (8. Monat).

sind beträchtlich) können alle Zwischenstufen von freien basophilplasmatischen Zellen zu den fixen Zellen des Mesenchyms, aus welchem sie abstammen, beobachtet werden. Eine Lokalisation an bestimmten Stellen der Anlage läßt sich nicht feststellen; auch gehen die Veränderungen an Kern und Plasma nicht immer in gleicher Reihenfolge und mit gleicher Geschwindigkeit vor sich; sie bestehen für das Cytoplasma in einer Zunahme der Basophilie und für den Kern in einer Umlagerung des Chromatins zu dickeren Schollen in den Knotenpunkten des Netzes, während der Kern gleichzeitig etwas an Größe zunimmt. Diese primitiven Stammzellen, die von THIEL und DOWNEY (1921) als große Lymphocyten bezeichnet werden, liefern in der Folge rote Blutkörperchen, indem sie sich teils direkt zu Erythroblasten differenzieren, teils durch vorhergehende Vermehrung in eine Anzahl kleinerer Elemente zerfallen, die dann ihrerseits erst zu hämoglobinhaltigen Normoblasten werden. Die Erythropoese in der Milz darf jedoch nicht ausschließlich auf die vom lokalen Mesenchym abstammenden großen Lymphocyten zurückgeführt werden, sondern in den größeren Bluträumen an der Peripherie des Organs finden sich auch Blutbildungsherde, die von den Mesenterialgefäßen her eingeschleppt sind und hier eine weitere Vermehrung und Differenzierung ihrer Zellen erkennen lassen; sie sind besonders daran kenntlich, daß in ihnen die großen basophilen Stammzellen fehlen.

Die vom Mesenchym selbst ausgehenden Blutbildungsherde liegen anfänglich sämtlich extravasculär. Erst später verwischt sich diese Trennung, und Hämoblasten und jüngere Erythroblasten werden auch in den Sinus allerdings stets in geringerer Zahl gefunden (vgl. Abb. 31).

Auch nach ALFEJEW (1924) differenziert sich das indifferente dichte Mesenchym der jungen Milzanlage nach zwei Richtungen: ein Teil seiner Zellen verbleibt in fixem Zustande und verwandelt sich genau so, wie das auch in den Anlagen der Lymphknoten geschieht, in ein netzartiges celluläres Gerüst oder Stroma, in dessen protoplasmatischem Anteil mit der Zeit mit Silber imprägnierbare Reticulinfasern ausgearbeitet werden. ALFEJEW (1924) ist der Ansicht, daß das Cytoplasma dieser Zellen dauernd wenigstens einen Teil seiner embryonalen, polyvalenten Entwicklungspotenzen beibehält. Der andere Teil des zelligen Materials der Milzanlage verwandelt sich in freie Wanderzellen vom Aussehen großer Lymphocyten, in derselben Weise wie dies auch THIEL und DOWNEY (1921) angegeben haben, und die weitere Differenzierung verläuft zunächst vornehmlich in der Richtung der Erythropoese. Das erste Auftreten der freien Wanderzellen wird bei Embryonen von 30—35 mm *(Schwein)*, 10 mm *(Maus)*, 12 mm *(Ratte)*, 15 mm *(Meerschweinchen)* angegeben; die Umwandlung zum erythropoetischen Organ erfolgt etwas später *(Schwein* 40—60 mm, *Maus* 11 mm, *Ratte* 19 mm, *Meerschweinchen* 20 mm, *Katze* 36 mm); anfänglich sind die Herde noch zerstreut und unregelmäßig nach Gestalt und Größe, später durchsetzen sie nahezu das ganze Parenchym. Zu den Gefäßendothelien besitzen die Hämocytoblasten keine Beziehungen.

Die Erythropoese in der embryonalen Milz des Menschen wurde bereits früher (S. 456) erwähnt: sie bleibt hinter derjenigen der meisten untersuchten *Säuger* weit zurück und erreicht nennenswerte Grade nur während einer ganz beschränkten Zeit (5.—6. Fetalmonat). Damit stimmen die Angaben von LIFSCHITZ (1906) im allgemeinen überein[1]; nur das Vorkommen großer Mengen

---

[1] S. LIFSCHITZ gibt an, daß die Erythropoese fast null ist beim Embryo von 15 cm Lange; sie wird „enorm" bei 18 cm Lange, erhalt sich einige Zeit als wichtige Funktion, wird aber schon bei 26 cm Lange schwacher und ist bei 30 cm nur noch ganz unbedeutend. Der Unterschied dieser Langenmaße mit den auf S. 455 f. gegebenen mag darauf beruhen, daß LIFSCHITZ nicht die Scheitel-Steißlange, sondern den ganzen Embryo gemessen hat; jedenfalls fehlt eine diesbezugliche Angabe.

von Megakaryocyten kann ich nach meinen Beobachtungen nicht bestätigen; sie bleiben stets nur vereinzelt.

Myelocyten und Vorstufen derselben sollen nach Lifschitz (1906) von der ersten Entstehung der Milz an vorhanden sein, d. h. wohl erst von dem Zeitpunkt an, wo mit dem ersten Auftreten freier Zellen die Möglichkeit zur Differenzierung von Blutzellen gegeben ist. Die Zahl der gefundenen Myelocyten nimmt mit fortschreitender Entwicklung ständig zu, bis bei Feten von 27 und 30 cm Länge die Milz ein ausgesprochen myeloides Organ ist. Da diese Befunde aber vorwiegend auf Zählungen an Ausstrichpräparaten beruhen, sind sie etwas mit Vorsicht zu bewerten. Wie bereits auf S. 450 erwähnt, läßt sich zwar in der embryonalen Milz auch die Granulopoese in etwas ausgedehnterem Maße als im erwachsenen Organ nachweisen; sie bleibt aber stets hinter der Erythropoese weit zurück. Auch von Thiel und Downey (1921) und Alfejew (1924) wird die Bildung von Granulocyten bei den von ihnen untersuchten Säugetierembryonen in der Milz als sehr gering angegeben, wenigstens im Verhältnis zu der Erythropoese.

Die Differenzierung der weißen Pulpa im Milzparenchym erfolgt erst relativ spät, so weit sie sich als geschlossenes Gewebe darstellt. Sehr häufig wird erwähnt, daß sie erst mit der Bildung deutlicher Arterien zustande komme. Das darf jedoch nicht in so strengem Sinne aufgefaßt werden. Bei etwa 10—13 cm langen menschlichen Embryonen (Scheitel-Steißlänge) zeigt ein großer Teil der Gefäße bereits glatte Muskelzellen in der Media und wird dadurch als Arterie kenntlich; ebenso hat sich um eine Anzahl von Gefäßen zwar noch sehr lockeres, aber schon kräftig fibrilläres Bindegewebe als erste Anlage der Trabekel entwickelt; trotzdem kann vorerst von einem Beginn der Ausbildung lymphoider Pulpa noch keine Rede sein. Die Gefäße fallen in der mit Erythrocyten und erythropoetischen Herden dicht durchsetzten Pulpa sogar besonders auf, weil sie von einem dichten, dem frühembryonalen sehr ähnlichen retikulären Gewebe umhüllt sind, in dem sich fast keine freien Zellen finden. Erst später verwandelt sich das dichte Mesenchym in ein lockeres Netzwerk, dessen Maschen zahlreiche freie Lymphoidzellen beherbergen, die aber noch nicht annähernd so nahe aneinander liegen wie im fertigen Zustande.

Bei etwas älteren menschlichen Embryonen, bei welchen die Erythropoese bereits abgeklungen ist und die Maschen des Reticulums nicht mehr so stark mit Erythrocyten angeschoppt erscheinen, finden sich zahlreiche lymphoide Zellen über die ganze Pulpa verstreut; sie zeigen bereits eine gewisse Vorliebe, sich entlang der Gefäße anzusammeln, jedoch ohne kontinuierliche Umhüllungen um dieselben zu bilden. Es überwiegen die mittelgroßen Formen; typische kleine Lymphocyten sind noch selten, große lymphoide Zellen, wie sie den Blutstammzellen entsprechen, kommen meist vereinzelt liegend zwischen den übrigen vor. Das Reticulum der späteren weißen Pulpa geht völlig ohne Grenze in das der roten Pulpa über; erst mit der vollen Ausbildung der lymphoiden Pulpa kommt die Abgrenzung durch die besondere Form der Zellen und Maschen zustande (vgl. das Schema in Abb. 15). Thiel und Downey (1921) nehmen an, daß schon in jungen Entwicklungsstadien das Mesenchym der Arterienscheiden einen anderen Weg der Differenzierung einschlägt als dasjenige der roten Pulpa, indem es große Haufen klein- und dichtkerniger Zellen abschnürt, die ohne ein Hämocytoblastenstadium zu durchlaufen, zu kleinen Lymphocyten werden; sie sehen es aber trotzdem nicht als ein der übrigen Pulpa fremdes Gewebe an und geben auch zu, daß zahlreiche Lymphocyten in die rote Pulpa übergehen.

Beim Menschen läßt sich eine zunächst nur von den Arterienscheiden ausgehende Produktion lymphoider Zellen in der ersten Zeit ihres Auftretens nicht in so ausgesprochenem Maße beobachten; doch ist es sehr wahrscheinlich, daß in dieser Beziehung sich nicht unbeträchtliche Unterschiede bei den einzelnen Gattungen der *Säuger* ergeben. Wenn es allerdings einmal zur stärkeren Infiltration um die arteriellen Gefäßäste gekommen ist, so schreitet diese auch rasch weiter; das geht schon daraus hervor, daß auch die Reticulumzellen im Gegensatz zu früher hier jetzt weit auseinander gedrängt werden und (bei einem Embryo von 25 cm Scheitel-Steißlänge) sich bereits die stärkere Dehnung und Abflachung der Reticulumzellen an der Grenze gegen die rote Pulpa zu bemerkbar macht. Hervorzuheben ist noch, daß die Ausbildung der lymphoiden Scheide anfänglich gleichmäßig um das Gefäßrohr zustande kommt; erst später mit der eigentlichen Differenzierung eines speziell lymphoiden Gewebes erfolgt dessen Entwicklung an vielen Stellen ungleichmäßig, so daß es zu mehr knötchenartigen Verdickungen mit excentrisch gelagerter Arterie kommt. Daß mit dem Ende des Fetallebens die volle Entwicklung der lymphoiden Pulpa noch nicht erreicht ist, sondern die definitive Ausgestaltung insbesondere soweit eigentliche Follikel mit Keimzentren in Betracht kommen, erst nach der Geburt einsetzt, wurde bereits früher (S. 486) besprochen.

Regeneration. Über die Regenerationsfähigkeit der Milz liegen außer den älteren Arbeiten von TIZZONI (1882, 1884), TIZZONI und GRIFFINI (1883), LAUDENBACH (1896) und M. DAIBER (1907) nur die experimentellen Untersuchungen von CAPELLI (1926), sowie einige der Pathologie zugehörige Beobachtungen vor [SCHMINCKE (1915); v. STUBENRAUCH (1918)].

LAUDENBACH (1896) fand, daß sich bei einem *Hund* die Milz nach totaler Exstirpation aus einem unscheinbaren Rest von Milzsubstanz völlig regeneriert hatte.

DAIBER (1907) entfernte die Milz bei *Axolotl*larven verschiedenen Alters und beobachtete vom 2. bis 3. Tage ab in dem zurückgebliebenen Rest des bei der Operation durchtrennten Milzmesenteriums regenerative Prozesse, indem vom unversehrten Darmmesoderm aus Elemente abgegeben werden, die sich an der Regenerationsstelle auf mitotischem Wege vermehren und so gleichsam von neuem eine zunächst aus indifferenten Zellen bestehende Milzanlage herstellen. Sehr häufig ließ sich ein multiples Auftreten des Regenerats beobachten, doch niemals von Anfang an, so daß angenommen werden kann, daß die einzelnen Regenerate nicht gleichzeitig entstehen, was sich auch durch die verschieden weit fortgeschrittene histologische Differenzierung bei der mikroskopischen Untersuchung bestätigte.

CAPELLI (1926) operierte an *Säugern (Hunden, Kaninchen, Meerschweinchen)*, denen er meist nur tiefe keilförmige Milzwunden setzte oder einen Teil des Parenchyms wegnahm. Nach totaler Entfernung wurde die Milz nicht regeneriert. Dagegen kam es an den Wundstellen zu einer lebhaften Reaktion mit Neubildung von Milzgewebe ohne eigentliches narbiges Bindegewebe. Breite Züge von Zellen mit nur sparlichen Fasern füllen die Substanzdefekte aus; zwischen ihnen finden sich weiße und rote Blutkörperchen in verschiedener Zahl, auch Pigmentzellen und Phagocyten; Plasmazellen, Myelocyten und Riesenzellen vermehren sich nicht. Die Regeneration geht stets vom eigentlichen Milzgewebe aus, niemals aber von eingeheilten Teilen des Netzes [vgl. GRIFFINI und TIZZONI (1893/1894)], das stets als solches gut kenntlich bleibt.

Auch JORDAN und SPEIDEL (1925) konnten beim *Frosch* Regeneration der Milz feststellen, namentlich dann, wenn kleine Reste bei der Entfernung des Organs zurückgeblieben waren.

Ähnlich wie LAUDENBACH (1896) konnte auch v. STUBENRAUCH (1919) die fast vollstandige Regeneration der Milz beobachten bei einer *Katze*, der 3 Monate vorher $^3/_4$ des Organs exstirpiert worden waren.

Im allgemeinen scheint bei *Säugern* nach vollstandiger Entfernung der Milz keine Regeneration des Organs einzutreten; doch kann Regeneration vorgetauscht werden, durch konsekutive Hypertrophie etwa vorhandener Nebenmilzen, die, wie bekannt, gar nicht allzu selten vorkommen.

Dagegen hat v. STUBENRAUCH (1919) anläßlich eines merkwurdigen Befundes langere Zeit nach Splenektomie infolge Milztraumas bei einem Menschen, bei welchem es zur Entstehung zahlreicher milzahnlicher Knötchen auf der Darmserosa gekommen war, darauf hingewiesen, daß diese Regenerate bei sorgfaltiger histologischer Untersuchung sich doch nicht strukturell als echtes Milzgewebe erweisen und deshalb auch nicht als eingeheilte Autotransplantate von Milzpulpateilchen angesehen werden durfen. Er hat deshalb auch die fraglichen Gebilde als „Splenoide" bezeichnet. Ähnliche in der Literatur bekannt gewordene Fälle werden von ihm zusammengefaßt und kritisch besprochen [vgl. auch v. Stubenrauch (1920)].

Kulturen von Milzparenchym. Die Möglichkeit der Anheilung und Regeneration von im Abdomen verschleppten Pulpateilchen (Autotransplantation) hat v. Stubenrauch (1912, 1919) dann auch experimentell weiter verfolgt und gezeigt, daß frisch geschabte Milzpulpa, welche im Bauchraum desselben Tieres *(Hund, Katze, Ratte)* verteilt wurde, regelmäßig auf dem visceralen, seltener auf dem parietalen Peritoneum anheilte und noch nach Ablauf eines halben Jahres das Bild multipler Milzen vortauschte. Auch die Ansiedlung in den Lebergefäßen ließ sich auf embolischem Wege von der Vena lienalis aus erreichen. Offenbar besitzt das Milzgewebe eine besondere Fahigkeit, sich anzusiedeln und weiterzuwachsen; doch betont v. Stubenrauch (1919), daß sich in derartigen Transplantaten sehr leicht regressive Merkmale auffinden lassen, wie sie fur transplantiertes Organgewebe überhaupt charakteristisch sind.

Weiterhin ist versucht worden, Milzgewebe unter verschiedenen Bedingungen in vitro zu kultivieren [Fazzari (1925/1926, 1922); Chlopin (1925); Gandolfo (1924); Bisceglie (1925); Erdmann, Eisner und Laser (1925/1926)], jedoch ohne daß es gelungen ware, dadurch wesentlich neue Tatsachen aufzudecken. Meist wandern aus den explantierten Stückchen zuerst die Leukocyten und lymphoiden Elemente aus, gehen dann aber sehr rasch zugrunde; nach Fazzari (1925/1926) zeigen die weißen Blutzellen noch eine kurze Zeit lang echtes, durch Mitosen beglaubigtes Wachstum; die Lymphocyten teilen sich direkt. Die Elemente des Reticulums vermehren sich weiter; einige differenzieren sich zu Fibroblasten, indem der Kern chromatinreicher wird und mehrere Nucleolen erkennen läßt [Chlopin (1925); Fazzari (1925/1926)], andere lösen sich aus dem Verband und werden zu Phagocyten [Chlopin (1925); Fazzari (1925/1926); Bisceglie (1925)], oder sie behalten ihre retikuläre Struktur bei und können dann ebenfalls Körnchen in ihrem Cytoplasma ausarbeiten. Die Endothelzellen sind nach Fazzari (1925/1926) nur durch starke Speicherung (Vitalfärbung), durch die eigenartige Struktur ihres Kerns und durch das Fehlen von Anastomosen zu unterscheiden. Nach Bisceglie (1925) erhöht der Zusatz von Extrakt aus Neoplasmen in geringer Menge und Entfernung die Proliferation und Auswanderung der Zellen; bei zu starker Konzentration dagegen unterdruckt er das Wachstum.

Levi und Bucciante (1928) kultivierten Milzanlagen von *Hühner*embryonen unter Zusatz von vitalfärbenden Farbstoffen; sie bestätigen die Angabe von Erdmann (1925/1926), daß zunachst die freien Elemente auswandern, daß aber nach einiger Zeit (wiederholte Umpflanzung) wiederum große freie Zellen auftreten, die durch die Art der Farbstoffeinlagerung als Histiocyten kenntlich sind.

Das Überleben der einzelnen Milzelemente nach dem Tode des Individuums untersuchte Gandolfo (1924) vermittels der Kulturmethode; 1—2 Stunden nach dem Tode gehen die Kulturen fast stets noch gut an und zeigen lebhaftes Wachstum und reichlich phagocytäre Tatigkeit ihrer Zellen. Später bleibt zunachst die Neubildung von Fibroblasten aus und nach 16 Stunden findet man meist nur freie Elemente des Blutes in das Kulturmedium ausgewandert, die rasch der Autolyse verfallen. Nach 30 Stunden geht die Kultur überhaupt nicht mehr an.

Dantschakoff (1918) beobachtete nach Überpflanzung von Milzstückchen in die Allantois des *Hühnchens* das Auftreten zahlreicher erythropoetischer Herde in derselben, die sowohl extra- wie intravascular gelegen waren und gelangt zu der Anschauung, daß die differenzierenden Faktoren für die Entwicklung einer polyvalenten Zelle rein außerliche und speziell für die Differenzierung der hämoblastischen Stammzelle zum Erythroblasten in den innerhalb der Gefaße obwaltenden Bedingungen gegeben seien; die univalente und irreversible Entwicklung mache es verständlich, daß erythroblastisches Gewebe auch unter sonst ungewöhnlichen Verhaltnissen, wie in der Allantois des *Hühnchens,* seine Proliferation und homoioplastische Differenzierung weiter verfolge.

V. Beziehungen, die sich aus dem Bau der Milz für ihre Funktion ergeben.

Aus der besonderen Struktur des Milzparenchyms allein einen Schluß auf die Funktion des Organs ziehen zu wollen, ist nach unseren bisherigen Kenntnissen so gut wie unmöglich, da man nach jeder Richtung hin mit Erklärungsversuchen sehr bald in große Schwierigkiten gerät. Das hat sich bereits bei der Besprechung der einzelnen am Aufbau beteiligten Gewebskomponenten und ihrer Verwendung gezeigt. Ebenso wäre es aber verfehlt, aus der Tatsache, daß die Milz ohne besonderen Schaden für den Organismus entfernt werden kann, zu entnehmen, daß ihr überhaupt keinerlei wesentliche Bedeutung zukomme und die von ihr betätigten Funktionen ohne weiteres von anderen Organen übernommen werden könnten. Gerade die Untersuchungen der letzten Jahre haben manchen wertvollen Hinweis ergeben, der zu weiterer Forschung anregt. Doch würde es viel zu weit führen, an dieser Stelle auf all die zahlreichen Versuche einzugehen oder sie auch nur zu erwähnen; die meisten behandeln rein physiologische Probleme ohne Beziehungen zu der Struktur; in dieser Hinsicht sei auf die zusammenfassenden Darstellungen von KRUMBHAAR (1926), BARCROFT (1926) und v. SKRAMLIK (1927) verwiesen, wo auch die einschlägige Literatur berücksichtigt ist. Auch EPPINGER (1920) berührt eine Reihe physiologischer Fragen, insoweit sie mit der Pathologie in Zusammenhang stehen und bringt namentlich auch die älteren Anschauungen ziemlich ausführlich.

Unlängst hat SABIN (1925) an dem Beispiel der Milz klar gelegt, wie aus der Morphologie des Reticulums (Vitalfärbung) Beziehungen zum Stoffwechsel, aus dem Verhalten der freien Zellen Beziehungen zur Blutbildung und Blutzerstörung und damit auch zum Umsatz des Eisens und aus der eigenartigen Struktur der Gefäße Beziehungen zu den besonderen Verhältnissen des Kreislaufs erschlossen werden können. Es frägt sich jedoch, ob man durch eine gesonderte Betrachtung von Reticulum, freien Zellen und Blutgefäßen, wie sie für die rein beschreibende Schilderung notwendig wurde, den funktionellen Ergebnissen gerecht werden kann; denn, wie schon in der Einleitung betont wurde, liegt die Besonderheit des Milzparenchyms nicht so sehr in dem Vorhandensein von Reticulum, freien Blutzellen und Histiocyten und eigenartig gebauten Gefäßen, sondern in der speziellen Verbindung aller dieser Bestandteile zum einheitlichen Ganzen, und daraus folgt mit zwingender Notwendigkeit, daß alle diese Teile sich gegenseitig beeinflussen und in ihren spezifischen Gewebsfunktionen auch voneinander abhängen. Daß bald die eine, bald die andere Betätigung mehr in den Vordergrund tritt, ändert daran nichts; es wird dadurch nur auf die wechselvollen Zusammenhänge der Gesamtfunktionen hingewiesen, deren Einheitlichkeit über den Einzelerscheinungen nicht vergessen werden darf. Gerade für die Milz mit ihrer vielfach außerordentlich variablen Reaktionsweise liegt die Gefahr sehr nahe, über der Betrachtung von Teilphänomenen die Beeinflussung derselben durch die Gesamtstruktur außer acht zu lassen.

Sicher und einwandfrei läßt sich aus den morphologischen Befunden entnehmen, daß die Milz sich an der Lieferung von Blutzellen beteiligt, und in dieser Hinsicht auch zu den blutbildenden Organen gehört, wenn auch hier einerseits bei den verschiedenen Klassen der Vertebraten und andererseits bei ausgewachsenen und embryonalen Organen der *Säugetiere* nicht unbeträchtliche Unterschiede vorliegen. Was die Erythrocyten und Granulocyten betrifft, wurden bereits bei der Besprechung der im Parenchym vorkommenden Blutzellen auch die genetischen Beziehungen berücksichtigt; es erübrigt sich daher hier nochmals darauf einzugehen. Für den Menschen und die meisten *Säuger* kommt im postfetalen Leben unter normalen Verhältnissen die Erythropoese gar nicht, die Granulopoese nur so wenig in Betracht, daß sie neben der in anderen Organen stattfindenden Blutbildung zahlenmäßig kaum ins Gewicht fällt. Wichtiger ist, daß die Fähigkeit zur Myelopoese latent erhalten bleibt [BIZZOZERO und SALVIOLI (1899)], wie sich aus der myeloiden Umwandlung der Pulpa unter krankhaften Bedingungen ergibt und daß sich auch in anderer Weise Beziehungen zum Knochenmark feststellen lassen. Wie dieselben zustande kommen, ist allerdings noch durchaus nicht geklärt.

SELINOW und USKOW (1896, in Untersuchungen am *Hunde*) nehmen an, daß die Zahlenverhältnisse der weißen Blutkörperchen im strömenden Blut durch den Einfluß der Milz geändert werden, indem diese eine im Blutserum vorhandene Substanz zurückhält, welche die Reifung der Leukocyten hemmt: nach Exstirpation der Milz sind die überreifen Elemente vermindert, während normales Blutserum milzlosen *Hunden* injiziert eine bedeutende Vermehrung der reifen Leukocyten veranlaßt. Gruber (1908) dagegen fand, daß infolge Reizung des Knochenmarks durch Röntgenstrahlen bei *Kaninchen* eine Vermehrung großer mononuclearer Zellen im Blute auftritt, die auch durch die Entfernung der Milz nicht unterdrückt wird.

Daß die Milz einen gewissen hemmenden Einfluß auf das Knochenmark auszuüben vermag, wurde neuerdings von Nakao (1925) in einer Reihe von Arbeiten festgestellt, aber nur wenn andere Drüsen (Thymus und Thyreoidea) fehlen. Damit wird die Milz auch in Verbindung mit den innersekretorischen Drüsen gebracht.

Nakao (1925a, b, c) steigerte die Tatigkeit des Knochenmarks bei *Ratten* durch subcutane Injektion von Nucleinsäure. Die Reaktion zeigt sich in gleicher Weise nach Entfernung der Milz, bleibt aber aus, wenn Thymus-Thyreoidea exstirpiert werden. Das Fehlen von Thymus und Schilddrüse macht also die Funktion des Knochenmarks unterwertig; die nachfolgende Entfernung der Milz bringt die unterwertig gewordene Funktion wieder zur Norm. Die Substanz, deren Einfluß auf die blutbildende Tatigkeit des Knochenmarks durch die Milz gehemmt wird, bezeichnet Nakao (1925b) als Hamopoetin [vgl. Forster (1924) und Förster und Lowy (1924)]. Daß die Entnahme der Milz nach vorherigen Blutverlusten sehr schwer oder gar nicht ertragen wird, besonders wenn vorher auch noch Thymus und Thyreoidea entfernt worden waren, erklärt Nakao nicht als Folge von Anämie, sondern von hochgradig gestörtem Kompensationsvermögen der Blutregeneration, in welchem der Milz ein wesentlicher Faktor zukommt. Seine Versuche stützt Nakao (1925c) durch histiologische Untersuchungen des Knochenmarks.

Ist durch diese Versuche auch die Rolle der Milz im Wechselspiel der blutbildenden Organe noch nicht geklärt und vor allem auch der Nachweis eines spezifisch wirksamen Milzhormons noch nicht erbracht, so deuten sie wenigstens darauf hin, daß zwischen Milz und Knochenmark dauernde Beziehungen bestehen, welche auch ein gelegentliches Aufflackern der Myelopoese verständlich erscheinen lassen.

Die Entstehung von Blutplättchen wurde von Di Guglielmo (1920) auch an den Megakaryocyten der Milz beobachtet; ebenso halten Le Sourd und Pagniez (1911) die zahlreich in Pulpa und Sinus vorhandenen Plättchen für an Ort und Stelle entstanden. Doch sind die Entstehungsbedingungen der Thrombocyten überhaupt noch zu wenig geklärt, als daß sich hieraus Schlußfolgerungen auf eine besondere Beteiligung der Milz an der Plättchengenese ziehen ließen.

Soweit das lymphoide Gewebe in Betracht kommt, liegen die Verhältnisse ungleich viel verwickelter, als es auf den ersten Anblick scheinen möchte. Die Feststellung des Vorhandenseins von lymphoidem Gewebe allein genügt hier nicht, um dasselbe zu dem gleich- oder ähnlich gebauten Gewebe der Lymphknoten in Paralelle zu setzen. Als unterschiedlicher Faktor kommen vor allem die Beziehungen zu den Arterien in Betracht, die in der ganzen Wirbeltierreihe zu konstant und zu auffallend sind, als daß ihnen nicht ein besonderer Anteil an der funktionellen Beeinflussung des lymphoiden Systems in der Milz zugeschrieben werden müßte; dadurch unterscheidet sie sich auch von den Blutlymphknoten, mit denen sie sonst große Ähnlichkeit des Baues zeigt. Ferner weist das Fehlen von eigentlichen Lymphgefäßen, die den neugebildeten Lymphocyten eine rasche Abfuhr gewähren, wenigstens auf die Möglichkeit hin, daß dieselben länger im Organ liegen bleiben und ihrer in den Maschenräumen der Pulpa, die sie ja durchwandern müssen um ins Blut zu gelangen, besondere Aufgaben harren. Die speziellen Verrichtungen der Lymphocyten kennen wir nicht, müssen sie aber wohl als vielseitig und durch Außenfaktoren in hohem Maße beeinflußbar annehmen.

Andererseits läßt auch in der Milz das lymphoide Gewebe die gleichen Reaktionen erkennen gegenüber schädigenden Einwirkungen (Hunger, Alter, Röntgenstrahlen, Hitze, Gifte) wie an anderen Stellen des Organismus (vgl. Abschnitt C. 3, S. 486 f.); das berechtigt es wenigstens bei den höheren Wirbeltieren als innerhalb der Milz lokalisiertes, zwar durch die unmittelbare Umgebung beeinflußtes, aber seinem Verhalten nach dem allgemeinen in Lymphknoten und anderen Körperstellen vorhandenen Gewebe entsprechendes lymphoides Gewebe zu betrachten. Für die niederen Wirbeltiere ist eine derartige Abgrenzung des lymphoiden Gewebes innerhalb des Milzparenchyms nicht möglich, weder morphologisch noch funktionell, da hier die dauernden Beziehungen zur Erythro- und Myelopoese hinzukommen, die eine Trennung des blutbildenden Gewebes nach zwei Richtungen hin nicht gestatten.

Daß in der weißen Milzpulpa Lymphocyten entstehen und nach außen abgeschoben werden, erscheint außer Zweifel; die lebhafte Proliferation wird durch die häufig große Zahl der Karyokinesen bestätigt. Da Lymphgefäße fehlen, müssen die Lymphocyten, falls sie in den Blutstrom gelangen, direkt in die Gefäße einwandern; der durchbrochene Bau der Venenwand oder die offenen Venenwurzeln machen dies durchaus verständlich. Das Problem liegt nun aber gerade darin, festzustellen, ob die in der weißen Milzpulpa gebildeten Lymphocyten auch wirklich die Milz verlassen und nicht viel mehr auf ihrer Wanderung durch die rote Pulpa wenigstens schon zum größten Teil verbraucht werden. In einer Reihe von Lehrbüchern [SCHAFFER (1922); KRAUSESZYMONOVICZ (1924) u. a.] wird angegeben, daß das Milzvenenblut sehr viel mehr weiße Blutkörperchen enthalte als dasjenige der Milzarterie; WEIDENREICH (1901) hat für ersteres etwa 70mal mehr weiße Blutkörperchen berechnet als für letzteres, MELCZER (zit. nach KRAUSE-SZYMONOVICZ) sogar 190mal mehr. Die Verhälnisse scheinen also sehr schwankend zu sein. Dagegen haben PAPPENHEIM und FUKUSHI (1913) ebenfalls durch Zählungen der Leukocyten in den zu- und abführenden Gefäßen (beim *Hund)* festgestellt, daß in letzteren die Zahl der mononucleären Leukocyten nicht größer ist als in ersteren; sie schließen daraus, daß der Milz jedenfalls keine wesentliche monocytoplastische Tätigkeit zukomme und die in den Follikeln gebildeten Zellen wohl nur in die Pulpa abgeschoben würden. Jedenfalls muß bei derartigen zahlenmäßigen Aufnahmen, die stets nur die relativen Werte der einzelnen in der Volumeinheit vorhandenen Blutzellformen ergeben, berücksichtigt werden, daß durch die Retention der roten Blutkörperchen in den Reticulummaschen allein schon das Verhältnis zu den weißen verschoben wird; da wir aber noch kein Mittel besitzen, um sicher zu ermitteln, wieviele Erythrocyten beim Durchgang des Blutes durch die Milz zurückgehalten werden, so ist es auch nicht angängig, aus veränderten Zahlenverhältnissen der Blutzellen in der Milzvene allein Rückschlüsse auf die Größe ihrer lymphoblastischen Leistungen zu ziehen. Auch BARCROFT (1926) betont, daß trotz fortgesetzter Untersuchungen mit seinen Mitarbeitern HOET und CRUICKSHANK und WEBBS es ihnen bisher nicht gelungen sei, einen Beweis für einen Überschuß an weißen Blutkörperchen im Blute, welches die Milz verläßt, zu finden. Man trifft sie im fixierten Präparat wohl manchmal in Klumpen in den Sinus, aber die Zählungen ergeben bald größere, bald kleinere Werte im Vergleich zu denjenigen im allgemeinen Kreislauf [1].

---

[1] Reizung der Milznerven hat nach BARCROFT (1926) keine Zunahme der weißen Blutkörperchen im Venenblut des Organs zur Folge; dagegen erhielt FLOREY [zitiert nach BARCROFT (1926)] nach Reizung der zu den Lymphdrüsen fuhrenden Nerven sowohl eine Vermehrung der abgesonderten Lymphe als auch eine Zunahme der in ihr enthaltenen zelligen Elemente bis auf das funffache.

Vergleicht man die Masse des lymphoiden Gewebes in der Milz mit derjenigen des Gesamtkörpers, so läßt sich verstehen, daß, sofern es sich nur um die Lieferung von Lymphocyten handelt, der weißen Pulpa kaum eine wesentliche Rolle zukommen kann, daß ihre Bedeutung also auf anderem Gebiet liegen muß. Es wäre vielleicht denkbar, daß in der weißen Pulpa ein Teil des Reticulums sich rein cytoplastische Fähigkeiten erhält, während es sich in der roten, seinen spezifischen Aufgaben gemäß, stärker spezialisiert; die Möglichkeit des Auftretens großer Mengen von Makrophagen wäre dann auf Umbildung der aus der weißen Pulpa stammenden lymphoiden Zellen zurückzuführen. Doch steht damit das in seinen Erscheinungen konforme Verhalten der weißen Pulpa mit dem übrigen lymphoiden Gewebe des Körpers in einem gewissen Widerspruch. Es läßt sich daher vorläufig nur feststellen, daß die morphologisch am deutlichsten in Erscheinung tretende Funktion der Neubildung von Zellen für die Zusammensetzung des Blutes im postfetalen Leben in den Hintergrund tritt, daß sie aber nicht gegenüber den Funktionen des reticulo-capillären Gewebes der roten Pulpa vernachlässigt werden darf [Kuscynsky (1922) gegen Eppinger (1920)].

Bei den niederen *Wirbeltieren (Frosch)* kommt nach den Untersuchungen von Jordan und Speidel (1925) die Entfernung ·der Milz einer vollstandigen Ausschaltung des hämopoetischen Apparates gleich, die in vielen Fallen zu einer starken Anämie und zum allmahlich eintretenden Tod des Tieres fuhrt. In anderen Fallen wirkt die Splenektomie dagegen als Stimulans fur die Erythropoese in Niere und Knochenmark oder es kommt zur Bildung einer neuen Milz. Daß gelegentlich auch bei *Saugern* die Exstirpation der Milz sehr schwere anamische Zustande zur Folge haben kann, geht aus den Untersuchungen von Lauda (1925) an *Ratten* hervor; auch Nakao (1925) vermochte seine milzlosen *Ratten* nicht sehr lange am Leben zu erhalten.

Neben der Lieferung von Blutzellen kommt die Milz auch für die Zerstörung, bzw. den Abbau derselben in Betracht, dem nach der Geburt wahrscheinlich viel größere Bedeutung zukommt als der Hämatopoese. Morphologisch ist dieser Vorgang, wie auf S. 464 erwähnt, allerdings sehr viel schwerer zu fassen, wenigstens beim Menschen und den meisten *Säugern*. In bezug auf die Blutzerstörung ist die Milz vielfach mit den sog. Blutlymphdrüsen [v. Schumacher (1913); Thomé (1898)] verglichen und als regionäre Lymphdrüse des Blutes [Weidenreich (1901)] aufgefaßt worden. Helly (1921) und Gamma (1922) vertreten die gleiche Ansicht mit der Schlußfolgerung, daß die Hämolymphdrüsen unter Umständen die physiologischen Vorgänge in der Milz zu übernehmen vermögen und in ihnen die Anordnung des Gefäßsystems die gleiche sein müsse.

Die Anschauung von der blutzerstörenden Funktion gründet sich auf die Befunde der Erythrophagocytose in unterschiedlichen Elementen der Milz und ist schon lange bekannt. Dieselbe kann schon normalerweise sehr stark ausgesprochen sein, wie beim *Pferd, Schwein* und vielen niederen Wirbeltieren; sie kann aber auch, wie beim Menschen, unter nicht krankhaften Bedingungen kaum in Erscheinung treten. Die einzelnen Befunde sind auf S. 464 f. ausführlich geschildert und können an dieser Stelle übergangen werden. Dadurch daß infolge der eigenartigen Kreislaufverhältnisse in der Milz Gelegenheit gegeben ist für eine Stagnation des Blutes wird der Zerstörung von Blutzellen Vorschub geleistet. Auf welche Weise die letztere dann erfolgt, ob durch direkte Phagocytose oder durch eine Art von Vorbereitung der Erythrocyten nach vorhergehender Auslese ist für die Tatsache an sich gleichgültig; die Art des Vorgangs selbst muß erst bekannt werden. Pearce, Krumbhaar und Frazier (1922) stellten fest, daß die roten Blutkörperchen nach Entfernung der Milz widerstandsfähiger gegen hypotonische Salzlösung werden. Sie würden also beim Durchgang durch die Pulpa eine Herabsetzung ihrer Resistenzfähigkeit erfahren; dasselbe hat auch Orahovats (1926) auf anderem Wege, nämlich durch direkte

Untersuchung des Blutes der Milzpulpa gefunden. Die Erhöhung der Hinfälligkeit war nicht in allen Fällen gleich; doch zeigte sich, daß die Zeitdauer, welche die Blutkörperchen in der Milz verbringen, keinen wesentlichen Einfluß auf sie ausübt. Die Konsequenzen, welche sich hieraus für die Erneuerung des Blutes ergeben, sind von BARCROFT (1926) gezogen worden, der zugleich auch darauf hinweist, daß die Hämolysierbarkeit der Erythrocyten sich gegenüber verschiedenen Substanzen verschieden verhält, und daß wir uns hier noch auf einem am Hypothesen reichen Gebiet ohne genügendes Tatsachenmaterial bewegen [siehe auch BRINKMANN (1922) und BOLT und HEERES (1922)].

Daß die Größe des Erythrocytenabbaues auch nicht aus der Menge des in der Milz aufgestapelten eisenhaltigen Pigments abgelesen werden kann, wurde ebenfalls schon erwähnt, ebenso wie daß die Menge der Pigmentablagerung und die sichtbare Erythrophagocytose in gewissem Sinne ein übereinstimmendes Verhalten zeigen. Wichtiger als die Menge für die unmittelbare Ausnützung des aufgespeicherten Eisens ist der Ort der Ablagerung; findet es sich in den Sinus innerhalb von Zellen oder auch frei, so steht es der weiteren Ausnützung anderer blutbildender Organe zur Verfügung, nicht aber wenn es im Reticulum festgehalten wird.

Man hat weiterhin versucht, die Zurückhaltung roter Blutkörperchen in der Milz auch durch vergleichende Zählungen am arteriellen und venösen Milzblute festzustellen [RAUTMANN (1922) und FREI (1920)] mit dem Ergebnis, daß das Milzvenenblut bei *Hunden* pro Volumeinheit weniger Erythrocyten enthält als das Blut der Arterie; doch zeigte sich auch hier der Unterschied beeinflußbar durch Mittel, welche die Resistenzkraft der roten Blutkörperchen verändern, sowie durch Reizung der Milznerven [CRUICKSHANK (1926)].

Neben den roten werden stets auch in Degeneration begriffene weiße Blutkörperchen gefunden, vor allem in den „Keimzentren" der Follikel, aber auch in der Pulpa. Doch kommen diese Verluste physiologischerweise wohl kaum in Betracht neben den ungeheueren Mengen von Lymphocyten und Leukocyten, welche im Darm- und Respirationstraktus täglich zugrunde gehen.

Außer der Wirkung auf den Abbau der roten Blutkörperchen wird namentlich seit den letzten Jahren der Milz auch ein großer Einfluß auf die Zerstörung der Thrombocyten zugeschrieben, dessen Bedeutung viel wesentlicher zu sein scheint als die Neubildung von Plättchen in der Milz, die übrigens von einer Reihe von Autoren nicht anerkannt wird. Phagocytose von Blutplättchen in der Milz ist von CORI (1923) beschrieben, große Anhäufungen derselben im Parenchym werden von SCHRIDDE (1919) und ASCHOFF (1892) als aus dem Blute abgefiltert und zum Abbau bereitgestellt angesehen. BAUTZMANN (1924) versuchte die Frage der Zurückhaltung der Thrombocyten in der Milz durch vergleichende Zählungen derselben im Blute der Arteria femoralis und der Milzvene beim Hunde zu lösen und fand in letzterer stets geringere Werte für die Plättchen; allerdings ergaben sich auch hier große Schwankungen. Interessant ist ferner, daß bei pathologisch verminderter Thrombocytenzahl (Thrombopenie) im strömenden Blute die Entfernung der Milz sofort einen beträchtlichen Anstieg der Plättchen verursacht, zunächst weit über den normalen Wert hinaus, um dann allmählich wieder etwas abzusinken [v. STUBENRAUCH (1922); WEINERT (1923); KAZNELSON (1926); van GOIDSENHOVEN (1927); vgl. auch LILES (1926)]. SEELIGER und GORKE (1921) erzielten durch intravenöse Injektion von Witte-Pepton eine Leukopenie mit starken Anhäufungen von Plättchen besonders in den Sinusräumen und Capillaren, aber auch in der Pulpa der Milz; sie nehmen an, daß sie hier durch Phagocytose verarbeitet werden.

Es erscheint demnach nunmehr ziemlich sicher, daß bei *Säugern* im postfetalen Leben die Milz für die Regeneration der morphologischen Blutbestandteile hauptsächlich dadurch an Bedeutung gewinnt, daß sie für die Vernichtung der unbrauchbar oder minderwertig gewordenen Elemente sorgt, weniger durch aktive Beteiligung an der Neulieferung von Zellen, wie wohl auch diese Fähigkeit nicht dauernd erlischt. Rote und weiße Pulpa wirken in dieser Hinsicht zusammen; in letzterer treten mehr die proliferativen, in ersterer mehr die resorptiven Vorgänge hervor [Gauckler (1904)]; sie können jedoch auch in ihrer Reaktionsweise eine gewisse Unabhängigkeit voneinander erkennen lassen: wird die Blutzufuhr stark herabgesetzt durch Unterbindung der Arterie (v. Stubenrauch [1]), so schrumpft allmählich die rote Pulpa zusammen, während das lymphoide Gewebe wohl erhalten bleibt; andererseits zeigt sich letzteres gewissen Einflüssen (Alter, Hunger, Infektionen) gegenüber stärker empfindlich als Reticulum und freie Zellen der roten Pulpa, was in verminderter Produktion von lymphoiden Zellen zum Ausdruck kommt.

Über die strukturellen Veranderungen im Parenchym der Milz nach Unterbindung ihrer Gefäße liegen auch experimentelle Untersuchungen an *Hunden* von Rossi (1927) vor. Er fand, daß die Unterbindung der Milzarterie allein zu einer langsam zunehmenden Atrophie des Organs und Verdickung der Kapsel und des Trabekelsystems (ob absolut oder relativ wird nicht angegeben) führte, wobei aber auch der lymphoide Apparat der Milz allmählich in Mitleidenschaft gezogen wurde. Die Unterbindung der Vene allein hat außer einer anfänglich nicht sehr hochgradigen Stauung keinerlei Veranderungen zur Folge. Wurden beide Gefaße abgebunden, so gingen die Tiere entweder sehr rasch ein, oder es kam zu einem schnelleren und intensiveren Schwund des Parenchyms, der rote und weiße Pulpa in gleicher Weise betraf.

Durch ihren Einfluß auf die Zusammensetzung des Blutes gewinnt die Milz aber auch Beziehungen zum Stoffwechsel, indem sie das abgebaute Eisen dem Organismus zur weiteren Verarbeitung wieder zur Verfügung stellt [Helly (1921); Eppinger (1920, 1921)]. Soweit das morphologisch leicht nachweisbare Eisen in Betracht kommt, gelingt es, die Vorgänge auch im histologischen Bild einigermaßen zu verfolgen; doch macht schon Eppinger (1921) darauf aufmerksam, daß solange physiologische Verhältnisse obwalten, die Beziehungen der Milz zum intermediären Hämoglobinstoffwechsel nicht scharf hervortreten; erst wenn es zu krankhaften Veränderungen kommt, wird die Abhängigkeit des Hämoglobinabbaues von der Tätigkeit der Milz deutlicher. Dies gilt wenigstens für den Menschen. Bei Tieren mit etwas reichlicherer Pigmentbildung [Barcroft (1926), *Katze*] läßt sich die täglich frei gemachte Hämoglobinmenge leichter feststellen und stimmt nach Barcroft (1926) gut mit anderen diesbezüglich festgestellten Tatsachen überein. Daß für die Verarbeitung des Hämoglobins die Milz in engster Verbindung mit der Leber steht, erscheint nach den Untersuchungen von Majow (1916), Lepehne (1914, 1918, 1919) und Eppinger (1920) sicher gestellt und erhellt auch ohne weiteres aus der Gefäßverbindung beider Organe; nur über die Art und Weise sind wir noch vollständig im unklaren.

Die Beziehungen der Milz zum Stoffwechsel beschranken sich nicht allein auf das Eisen; nach Loeper, Decourt und Lesure (1926) entsendet sie auch Aminosauren ins Blut (vermehrter Gehalt der Vene), die vielleicht bei der Hämolyse frei werden; nach der Entfernung der Milz sinkt der Gehalt des Blutes an Aminosäuren von $0,096\%$ auf $0,084\%$. Ferner werden der Milz cholesterinogene Fahigkeiten zugeschrieben. Abelous und Soula (1925) fanden, daß bei entmilzten Tieren der Cholesteringehalt des Blutes, der sonst nach einer fettreichen Mahlzeit ein lange anhaltendes Maximum erreicht, nicht ansteigt; ebenso blieb nach Entfernung der Milz die auf Reizung der Nerven folgende Steigerung des normalen Cholesterins im Serum aus, konnte aber durch Injektion von Milzsaft wenigstens vorübergehend wieder erzielt werden. Auf andere Weise stellten Roffo und Griot (1926) die Beziehungen der Milz zum Cholesteringehalt des Blutes fest, indem sie den Einfluß des Organs

---

[1] Noch nicht veröffentlichte Versuche. Herr Professor v. Stubenrauch hatte die Liebenswürdigkeit, mir Einsicht in seine Protokolle zu gewähren und mir eine Reihe von Präparaten zur Durchsicht zu uberlassen, wofür ich ihm auch an dieser Stelle bestens danken möchte.

auf das Wachstum von Tumoren prüften. Nach Roffo und Eucina (1926) sollen inokkulierte Tumoren in der Milz besonders gut angehen.

Frenkell und Nekludow (1928) fanden bei *Hunden* und *Katzen* das Blut aus der Vena lienalis etwas reicher an Cholesterin als dasjenige der Pfortader und Lebervene. Sie bringen diese Tatsache jedoch nicht mit einer cholesterinogenen Funktion der Milz in Verbindung, sondern sind eher geneigt, das Ansteigen des Cholesterins im Milzvenenblut für jene zufällige Resistenzerhöhung der roten Blutkörperchen verantwortlich zu machen, die von anderen als Resultat der hämolytischen Beeinflussung durch die Milz angesehen wird.

Daß die Milz für den gesamten Lipoidumsatz im Körper Bedeutung besitzt, wird schon länger vermutet [Schmincke (1915); Eppinger (1921)]; nur ist der sichtbare Nachweis hierfür noch viel schwerer zu erbringen als beim Hämoglobin. Doch wurde schon früher darauf hingewiesen, daß unter abnormen Bedingungen auch eine starke sichtbare Ablagerung von Fettstoffen in den Elementen der Milz zustande kommen kann (S. 482). Kusunoki (1914) meint, daß zwischen Hämolyse und Fettablagerung ganz bestimmte Beziehungen bestehen. Derman und Leites (1928) schreiben der Milz im Fett- und Lipoidstoffwechsel eine sehr aktive Rolle zu, indem ihre Zellen (die Reticulo-Endothelien) das eingeführte Fett bzw. die Lipoide zu spalten vermögen, wobei möglicherweise auch andere Fette und Lipoide aus den Spaltungsprodukten entstehen können.

In Weiterführung der Versuche Goldmanns hat Kuscynsky (1922) auch die Beeinflussung des histologischen Bildes der Milz durch die Verdauung nach verschiedenartiger (hochwertiger Eiweiß-)Kost gefunden, die sich vor allem am lymphoiden Gewebe äußerte; doch zeigten sich auch hier, namentlich nach Kombination mit Trypanblauinjektionen, die Veränderungen als keineswegs regelmäßige oder gar gesetzmäßige, so daß sich für den Zusammenhang zwischen Form und Funktion nicht viel mehr ergibt, als daß quantitative und qualitative Beziehungen gegeben sind, deren Deutung jedoch in vieler Hinsicht zu wünschen übrig läßt.

Daß beim Abfangen von im Blute zirkulierenden Substanzen (gelösten oder corpusculären) die Elemente der Milz eine wichtige Rolle spielen, ist bekannt; die mittels der Vitalfärbung auf diesem Wege erzielten Resultate sind bereits ausführlich beschrieben worden (S. 469 ff.) und sollen hier nur deshalb nochmals Erwähnung finden, weil sie in Verbindung mit den an den Kupfferschen Sternzellen der Leber auf gleichem Wege gewonnenen Befunden die Grundlage gegeben haben für die Lehre vom reticulo-endothelialen System. Dadurch wird dem mesenchymatischen Gewebe der roten Pulpa, den von ihm abstammenden freien Zellen und den Wandzellen ihrer Capillaren eine besondere Stellung zugewiesen, die sie mit anderen Elementen des Bindegewebes, der Lymphknoten, des Knochenmarks und der Leber teilen, und die sie auch gegenüber dem zelligen Anteil der weißen Pulpa unterscheidet. Ob die scharfe Trennung zwischen dem System der Histiocyten mit eigenartig einseitig begrenzter Funktion und dem ganzen myelo- und namentlich lymphoblastischen Apparat des mesenchymalen Bindegewebes sich aufrecht erhalten laßt und damit auch die funktionelle Trennung zwischen roter und weißer Pulpa ist eine Frage, die zur Zeit noch nicht als entschieden angesehen werden kann, da ihre Beantwortung vom jeweiligen Standpunkt des Beobachters abhängt. Wie aus den vorangegangenen Schilderungen ersichtlich, besitzen wir noch keine genügenden Kriterien um die verschiedenen lymphoiden Zellformen, zu denen auch die freien Histiocyten in ungespeichertem Zustande gehören, an allen Orten und in jedem Zustand sicher zu unterscheiden. Die Lehre von reticulo-endothelialen Apparat, ihrer Morphologie nach von Aschoff und Kiyono begründet und ihrer Funktion nach vor allem von Eppinger, Paschkis und Helly ausgebaut, reiht die Milz als ein Glied in ein großes zusammenhängendes Stoffwechselsystem ein, mit besonderen Beziehungen zum Abbau des Blutes. Diese Gedanken sind in mancher Hinsicht fruchtbar gewesen, tragen aber auch die Gefahr in sich, über der Teilerscheinung der Phagocytose andere sich aus Bau und Anordnung der Gefäße, sowie aus der Wechselbeeinflussung von roter und weißer Pulpa ergebenden Funktionen zu übersehen oder als zu geringwertig anzuschlagen.

Die entgiftende Wirkung der Milz im Stoffwechselgeschehen scheint sich auch auf im Körper selbst entstehende Substanzen zu erstrecken. So schließt Mitsuba (1927) aus seinen Befunden an milzlosen Tieren, daß sich die Milz an der Zerstörung von Eiweißspaltprodukten beteiligt und ihr somit nicht nur nach Einführung von Bakterientoxinen, sondern auch bei der normalen Verdauung eine erhebliche entgiftende Funktion zukomme.

Rossle (1928) geht soweit, die Milz in erster Linie als ein Verdauungsorgan zu bezeichnen, da er den Saft der septisch oder posthamorrhagisch geschwollenen Milz fermentativ wirksam fand, diese Verdauungsfahigkeit der Milz aber nicht dem Leukocytengehalt derselben zusprechen möchte trotz einer gewissen allgemeinen Parallelität.

Weiterhin konnte Danoff (1919) bei entmilzten *Ratten* eine Erhöhung des Stoffwechselgrundumsatzes beobachten, aber nur in quantitativer Hinsicht; das Verhaltnis von O_2 zu CO_2 blieb unverandert; auch die Wasserausscheidung durch Haut und Nieren war vermehrt. Daraus folgert er, daß die Milz die Funktionen des respiratorischen Stoffwechsels und der Wasserabsonderung hemmt und insofern in einem gewissen antagonistischen Verhaltnis zur Schilddruse steht.

Auch auf den Kalkstoffwechsel scheint die Milz Einfluß zu haben. Schmidtmann (1928) zeigte, daß bei milzlosen *Katzen* und *Ratten* schon kleine Vigantolgaben (bestrahltes Ergocholesterin Merk, in öliger Lösung) in der Nahrung im Gefaßsystem, in der Muskulatur, den Bronchien und Nieren zu Kalkablagerungen führen, die beim milzhaltigen Tier in sehr viel geringerem Grade auftreten; sie meint, daß dieses unterschiedliche Verhalten darauf zurückzufuhren ist, daß bei den Futterungsversuchen ein großer Teil des Vigantols in der Milz adsorbiert wird.

Endlich müssen auch der von der gewöhnlichen Konstruktion abweichende Bau der Wand der Milzgefäße und die Ausbildung des sinuösen Netzwerks in irgendwelcher Beziehung zu den Milzfunktionen stehen, selbst wenn man von der Frage, ob der Kreislauf innerhalb des Organes geschlossen oder offen ist, zunächst ganz absieht. Die enorme Verlangsamung des Blutstromes und die enge Berührung der Blutkörperchen mit dem Parenchym der Milz bietet jedenfalls auch für die Zerstörung und den Abbau der Erythrocyten, sowie für andere Stoffwechselbeziehungen, die sich zwischen Reticulum und Serum abspielen, die günstigsten Bedingungen. Der ganze Begriff des Reticulo-Endothels beruht ja auf der Erkenntnis der engen genetischen Zusammengehörigkeit von Mesenchym und Gefäßendothel, oder besser Capillarendothel, wenn auch beide sich im Verlauf der Entwicklung nach verschiedenen Richtungen hin zu differenzieren vermögen; seine Aufstellung ist überhaupt erst möglich geworden, nachdem Mollier (1909, 1911) gezeigt hatte, daß die Wand der Venensinus in der Milz nichts weiter ist als ein mehr oder weniger geordnetes, den Bedürfnissen angepaßtes Reticulum, das seine Verbindung mit dem Mesenchym der Pulpa nicht aufgibt. Doch sind ähnliche Verhältnisse auch in anderen Organen (z. B. im Knochenmark, der embryonalen Leber, den Blutlymphknoten und, wenn man nur den Lymphstrom berücksichtigt, auch in den Lymphdrüsen) gegeben, ohne daß es hier zu einer so spezifischen technischen Ausgestaltung der Gefäßwände kommt. Die Milz kann deshalb nicht lediglich als ein Filter für unbrauchbar gewordenes Blut und andere Schädlichkeiten angesehen werden neben ihren zellbildenden und vielleicht auch hormonalen Fähigkeiten, sondern sie muß auch speziellen, aus dem Kreislauf selbst erwachsenden Aufgaben gerecht werden können.

Von diesem Gesichtspunkt aus verdienen die neueren, von Barcroft (1925, 1926), Cruickshank (1926), Feldberg (1927), v. Skramlik (1927) und einer Reihe ihrer Mitarbeiter unternommenen Versuche ganz besondere Bedeutung, die vor allem die Beziehungen der Milz zum Blutvolumen klären sollten. Sie können hier nicht im einzelnen angeführt werden, um so mehr als ihnen meist keine mikroskopisch anatomischen Untersuchungen zugrunde liegen; sie geben

aber neue Ausblicke für die Möglichkeit, auch histologischen Strukturverhält-
nissen weitere Deutungen zu unterlegen und sie nicht mehr als bloßen vorhandenen Befund zu registrieren. In erster Linie kommen hier die Größenveränderungen des Organes in Betracht, welche, wie BARCROFT, HARRIS, ORAHO-
VATS und WEISS (1925) und BARCROFT (1926) durch sinnreich ausgearbeitete
Methoden nachgewiesen haben, intra vitam sehr bedeutend sind und sich sehr
rasch vollziehen. BARCROFT (1925) selbst sieht sich deshalb zu der Annahme
berechtigt, daß das Blutvolumen nicht als eine Konstante des Körpergewichts
betrachtet werden dürfte, sondern als eine physiologische Variable, die auf
ihre Leistung und die Größe des im Gefäßsystem gegebenen „Bettes" eingestellt ist. Die Milz bildet als Teil des Gefäßsystems eine Art Reservoir, welches
das Blutvolumen den jeweiligen Kreislaufverhältnissen anpaßt, indem sie durch
Dehnung ihres Reticulums bald eine größere Menge Blut aufzunehmen und
wenn nötig durch Kontraktion ihrer Muskulatur wieder auszutreiben vermag.

Die Muskulatur findet sich vorwiegend in Kapsel und Trabekeln angeordnet,
die untereinander in Verbindung stehen und in ihrer Gesammtform den Aus-
treibungsmodus beeinflussen müssen. Inwieweit das Stützgerüst in der Milz
des Menschen und derjenigen Tiere, das keine oder nur ganz spärliche Muskelzellen enthält, sich an der Kontraktion des Organs beteiligen kann, bleibt vorerst noch zu erforschen. Vielleicht bedingt die Spannung des hier stärker entwickelten elastischen Gewebes ein Ansteigen des Druckes im Innern bei zunehmender Füllung; wenn nun der Widerstand in der Vene durch irgendeine
Ursache geringer wird, so müßte die in der Dehnung der elastischen Fasern
wirksame Kraft das Parenchym zusammenpressen und den Inhalt austreiben,
so lange bis wieder ein Gleichgewichtsverhältnis zwischen dem in der Vena
lienalis vorhandenen und dem innerhalb des Organs sich einstellenden Druck
gegeben ist; dabei muß jedoch berücksichtigt werden, daß der innerhalb des
Organs herrschende Druck sich aus einer Anzahl von Einzelgrößen zusammensetzt, die außerdem in verschiedenen Teilen des Organs sehr unterschiedliche
Werte aufweisen können. BARCROFT (1926) weist selbst darauf hin, daß es noch
nicht entschieden ist, ob die Milzpulpa, bzw. alle Teile derselben stets in den
Kreislauf eingeschlossen sind, daß aber seine Versuche mit Kohlenoxyd sehr
für die Wahrscheinlichkeit sprechen, daß der Weg für das Blut nicht notweniger-
weise durch die Pulpa führen muß. Damit würden die histologischen Bilder
gut übereinstimmen, die nicht selten (vgl. S. 526), namentlich in Milzen mit
stark gefüllten Gefäßen, aber relativ erythrocytenarmer Pulpa Stränge von
roten Blutkörperchen im Mesenchym aufweisen, welche, obwohl sie keine Wand
besitzen, wie Gefäße aussehen und sicherlich auch funktionell solchen entsprechen.
Es bedarf nur eines kleinen Schrittes zu der weiteren Überlegung, daß derartige
rein funktionelle Gefäßbahnen im Mesenchym keine konstanten Gebilde sein
können, sondern je nach Beanspruchung bald an dieser, bald an jener Stelle
auftreten müssen. Damit verliert aber auch der lang geführte Streit um die
geschlossene oder offene Blutbahn in der Milz seine Bedeutung: wird die Gefaß-
bahn als anatomisch geschlossen angenommen, so bleibt jedenfalls die Möglichkeit unerklärt, wieso plötzlich größere Mengen von Blut im Parenchym zurückgehalten oder ausgeworfen werden können; die Diapedese allein kann eine
rasche, oft nur nach wenigen Minuten zahlende Schwankung nicht bewirken.
Sind dagegen die Reticulummaschen offen zwischen arterielles und venöses
Strombett eingeschaltet, woran nach den Untersuchungen von MOLLIER (1911)
und NEUBERT (1922), HUECK (1928) und HELD (1928) wohl nicht mehr gezweifelt
werden kann, so wird einerseits die Füllung und Entleerung der Pulpa verständlich, andererseits folgt daraus auch nicht mit zwingender Notwendigkeit, daß
stets die ganze Pulpa durchströmt werden muß. Die Ungleichmäßigkeiten,

die sich bei der künstlichen Durchspülung des Organs zeigen, ferner die Befunde Oberniedermayers (1926) bei nur geringer oder teilweiser Dehnung, sowie die Resultate, welche v. Skramlik (1927) bei partieller Reizung der zuführenden Nerven erhielt, ergeben vielmehr, daß der Kreislauf je nach der Einstellung des Mesenchyms bald durch größere Bezirke desselben hindurch, bald aber auch auf möglichst geradem Wege von der Arterie zur Vene gehen kann. So würde sich der anatomische Bau sehr schön dem von Barcroft (1926) aus rein physiologischen Gründen postulierten Schema III (auf S. 828 seiner zusammenfassenden Darstellung in den Ergebnissen der Physiologie, 1926) einfügen lassen.

Der rein hämodynamischen Funktion der Milz, deren Bedeutung erst durch die Arbeiten von Barcroft in den Vordergrund gestellt wurde, haben auch Henschen (1928) und Henschen und Reissinger (1928) ihre Aufmerksamkeit zugewandt in einer Reihe von Versuchen am *Hunde,* welche die Beziehungen der Milz zum Blutdruck klarstellen sollten. Sie fanden, daß bei Blutverlusten die Milz aus ihrem Reservoir 8 bis $10^0/_0$ des gesamten kreisenden Blutes ersetzen kann und daß sie andererseits bei Infusionen und Transfusionen sich vergrößert und auf diese Weise das Gefäßsystem vor einer schädlichen Überlastung und Überfüllung schützt. Äther hat keinen Einfluß auf das Volumen der Milz; Chloroform dagegen bringt sie zur Kontraktion (Reiz auf den neuromuskulären Mechanismus); bei Herzbeuteltamponade nimmt das Milzvolumen ab, ob direkt infolge der Blutdrucksenkung oder indirekt auf Reiz des Sauerstoffmangels oder der Kohlensäureüberladung im Blute ist nicht zu entscheiden. Henschen und Reissinger (1928) haben auch die Stromstärke in der Milzarterie aus der quantitativen Bestimmung der durchfließenden Blutmenge zum ersten Male gemessen und gezeigt, daß einmal die Durchblutung der Milz schon in der Ruhe überraschend groß ist, und daß weiterhin die Arbeitsleistung der Milz (berechnet aus Druck und Volumen) unter Umständen (Kontraktion der Milz unter gleichzeitigem Ansteigen des Widerstandes) sehr groß werden kann. Die Fähigkeit der Milz, den Blutstrom plötzlich abzubremsen oder sich gegen mit dem Blutstrom zugetragene Schädlichkeiten abzuriegeln [vgl. die CO-Versuche von Barcroft (1925) u. a.] beruht nach der Ansicht von Henschen (1928) auf drei hintereinander gelegenen Sperrmechanismen oder Stromriegeln; das erste System findet sich im Bereich des Hilus und besteht in der besonders reichen Ausstattung der Arterien mit Muskelfasern; das zweite System ist an den Abgangsstellen der im Inneren der Milz gelegenen Hauptendäste der Arterien zu suchen; ob auch morphologisch scharf differenzierte Drosselungsvorrichtungen sich hier nachweisen lassen, wäre erst noch festzustellen. Die Schweigger-Seidelschen Capillarhülsen am Ende der arteriellen Strohmbahn endlich würden das Sperrsystem dritter Ordnung darstellen.

Daß trotz dieser Erkenntnisse noch eine Reihe von Fragen, welche mit der feineren Ausgestaltung der Sinuswand, der Form des Venennetzes und der Ausbildung der arteriellen Capillarhülsen zusammenhängen und dadurch für Einzelheiten des Kreislaufs wichtig werden, vorerst noch ihrer Lösung harren, wurde schon früher klar gelegt.

Die von Barcroft (1926), Feldberg (1927) u. a. nunmehr gut begründete Theorie, daß die Milz einen in seiner Größe veränderlichen Blutbehälter darstelle, welcher das Volumen des Blutes dem jeweiligen Volumen des Gefäßsystems anpaßt, ist nicht nur für die Autolyse, bzw. Phagocytose von Erythrocyten und für dissimilatorische und assimilatorische Prozesse der Pulpa von Bedeutung, sondern verdient auch noch von anderen Gesichtspunkten aus Beachtung: vermag die Milz einer Drucksteigerung in der Peripherie durch Aufnahme von Blut entgegenzuarbeiten, indem sie das Strombett entlastet, so kann sie andererseits einer Senkung des Blutdruckes entgegenwirken durch Kontraktion und Abgabe von Blut in den Kreislauf. BARCROFT (1926) weist darauf hin, wie wichtig diese Tatsache bei Hämorrhagien werden kann und daß es nicht unmöglich sei, daß in manchen Fällen von Blutverlust, besonders bei allmählich erfolgendem, der von der Milz an den allgemeinen Kreislauf gelieferte Beitrag der bestimmende Faktor ist zwischen Leben und Tod[1]. In dieser Hinsicht käme der Milz eine rein physikalisch regulative Bedeutung zu, die zwar aus dem morphologischen Verhalten der Gefäße allein nicht voll erschlossen werden kann, wenigstens in ihren Einzelheiten, die aber zum mindesten mit dem anatomischen Befund nicht im Widerspruch steht. Für den Ausgleich großer Druckschwankungen im Körperkreislauf würde die einfach quantitative Veränderung des Blutvolumens genügen. Daß es sich jedoch bei der Kontraktion der Milz nicht lediglich um die Menge des entleerten Blutes handelt, wurde von CRUICKSHANK (1926) gezeigt, welcher nach Reizung des Splanchnicus und Abklemmung der Milzarterie das in großer Menge aus der Vena lienalis entleerte Blut hämoglobinreicher fand, als das übrige, woraus er schließt, daß die Milz nicht nur ein Reservoir für Blut, sondern auch für Hämoglobin darstellt; es wird das Blut also auch qualitativ verändert[2]. Damit kommt man von neuem auf das Problem der Wechselbeziehungen zwischen Milzparenchym und morphologischer und chemischer Zusammensetzung des Blutes zurück und es zeigt sich zugleich, wie hier physikalische und chemische Vorgänge in einander greifen [vgl. auch VIALE (1928)].

Es ergibt sich also aus all den angeführten Beobachtungen, daß zwar die Bedeutung der Milz für den Körperhaushalt eine sehr vielseitige ist, daß aber all diese Teilfunktionen auf das engste zusammengehören und nicht nebeneinander ablaufen, sondern von einander abhängig sind. In diesem Sinne kann nur von einer einheitlichen Funktion gesprochen werden, zu der sich die spezifischen Tätigkeiten der lymphoiden Pulpa, des Reticulums der roten Pulpa mit seinen eingelagerten freien Zellen und der in besonderer Weise ausgebauten und angeordneten Gefäße zusammenfügen.

Literatur.

Abelous und **Soula:** Fonction cholesterogénique de la rate. Nouvelles preuves. C. r. Soc. Biol. Paris **93**, 1466 (1925). — **Alder:** Zur Morphologie der Monocyten. Fol. haemat. (Lpz.) **28**, 45 (1922). — **Alder** und **Huber:** Untersuchungen uber Blutzellen und Zellbildung bei *Amphibien* und *Reptilien.* Fol. haemat. (Lpz.) **29**, 1 (1923). — **Alfejew, S.:** (a) Die embryonale Histogenese der Zellformen des lockeren Bindegewebes der *Säugetiere.* Fol. haemat. (Lpz.) **30**, 111 (1924). (b) Über die embryonale Histiogenese der kollagenen und retikularen Fasern des Bindegewebes bei *Saugetieren.* Z. Zellforschg **3**, 149 (1926). —

---

[1] In einer kurzlich erschienenen Mitteilung weist v. DESEO (1928) darauf hin, daß bei stetigem Blutverlust der zunehmende Sauerstoffmangel die Milz allmahlich zur maximalen Kontraktion veranlassen durfte und der prozentuale Gehalt an Blutkörperchen im ausfließenden Blute steigen mußte. Die Untersuchung von Blutproben von *Pferden,* die durch Entbluten getötet werden mußten, ergab eine Erhöhung der Blutkörperchenmenge, bis etwa 50% des kreisenden Blutes ausgeflossen waren; diese Erhöhung wird als Folge der durch den steigenden Blutverlust ausgelösten Milzkontraktionen angesehen. Die folgenden Blutproben zeigten einen immer niedriger werdenden Blutkörpergehalt, der durch eine gleichzeitige Verdunnung des Blutes bedingt war, wie die refraktometrische Bestimmung klarlegte.

[2] Die Bedeutung der Milz fur die Zusammensetzung des Blutes und den Wasserhaushalt des Körpers ergibt sich auch aus den Untersuchungen von DRESEL und LEITNER (1928), die festgestellt haben, daß nach großerer Flussigkeitszufuhr die Menge der Blutkörperchen in sehr viel größerem Verhaltnis ansteigt als nach geringeren Flussigkeitsmengen, wahrend sich die Menge des Plasmas eher umgekehrt verhalt; die in den Kreislauf geworfenen roten Blutkörperchen stammen aus der Milz, denn bei milzlosen Individuen bleibt auch nach dem Trinken größerer Flussigkeitsmengen, trotz des Anstieges der Plasmamenge, die Menge der roten Blutkörperchen konstant.

d'Ancona, U.: Osservazioni sull' azione del digiuno nelle *anguille* giovani (cieche). Arch. ital. Anat. **23**, H. 4, 708 (1926). — **Anitschkow:** Über experimentell erzeugte Ablagerungen von anisotropen Lipoidsubstanzen in der Milz und im Knochenmark. Beitr. path. Anat. **57**, 204 (1914). — **Arnold:** Über Fettumsatz und Fettwanderung; Fettinfiltration und Fettdegeneration; Phagocytose, Metathese und Synthese. Virchows Arch. **171**, 197 (1903). — **Asai:** Über die Struktur der Milz. Mitt. med. Ges. Tokyo **22**, H. 10 (1908). Zit. nach Sobotta . — **Aschoff:** (a) Ein Beitrag zur Lehre von den Makrophagen. Verh. dtsch. path. Ges. 16. Tagg **1913**, 107. (b) Das reticulo-endotheliale System. Erg. inn. Med. **26**, 1 (1924). (c) Morphologie des reticulo-endothelialen Systems. Handbuch der Krankheiten des Blutes und der blutbildenden Organe. Herausgeg. v. A. Schittenhelm. Bd 2, S. 473. Berlin: Julius Springer 1925. (d) Über den Aufbau der menschlichen Thromben und das Vorkommen von Plattchen in den blutbildenden Organen. Virchows Arch. **130**, 93 (1892). — **Aschoff** und **Kiyono:** Zur Frage der großen Mononuclearen. Fol. haemat. (Lpz.) **15**, 383 (1913).

Bannwarth: (a) Untersuchungen uber die Milz. 1. Teil. Arch. mikrosk. Anat. **38**, 345 (1891). (b) Neuere Milzuntersuchungen. Die Milz des Menschen. Korresp.bl. Schweiz. Ärzte **23** (1893). — **Barcroft, J.:** (a) Recent knowledge of the spleen. Lancet **1925**, 319. (b) Some recent works on the functions of the spleen. Lancet **1926**, 544. (c) Die Stellung der Milz im Kreislaufsystem. Erg. Physiol. **25**, 818 (1926). — **Barcroft, J., H. A. Harris, D. Orahovats** und **R. Weiß:** A contribution to the physiology of the spleen. J. of Physiol. **60**, Nr 5/6, 443 (1925). — **Barcroft, J.** and **H. W. Florey:** Some factors involved in the concentration of blood by the spleen. J. of Physiol. **66**, 231 (1928). — **Barcroft, J.** and **J. G. Stevens:** The effect of pregnancy and menstruation on the size of the spleen. J. of Physiol. **66**, 32 (1928). — **Barta, E.:** (a) Deficient oxydation as a cause of giant cell formation in tissue cultures of lymph nodes. Arch. exper. Zellforschg 2, H. 1, 6 (1925). (b) Recherches sur le développement du systeme vasculaire de la rate et du foie. C. r. Soc. Biol. Paris **94**, 1122 (1926). — **Bartels:** Das Lymphgefaßsystem. Handbuch der Anatomie des Menschen. Herausgegeben von K. Bardeleben . Bd. 3, Abt. 4. Jena: Gustav Fischer 1909. — **Baum:** Die Lymphgefäße der Milz des *Rindes*. Z. Inf.krkh. Haustiere **10**, H. 6, 397 (1911). — **Bautzmann, H.:** Experimentelle Untersuchungen über die Blutplattchen zerstörende Tatigkeit der Milz. Inaug.-Diss. Freiburg i. Br. 1924. — **Bennet, G. A.** und **A. Hartmann:** Über das Balkengerustwerk in der menschlichen Milz. Z. Zellforschg **5**, H. 5, 620 (1927). — **Bernheim:** Le rôle du centre claire des follicules des ganglions lymphatiques. Bull. Histol. appl. 1, No 9/10 (1924). — **Billroth, Th.:** (a) Beitrage zur vergleichenden Histologie der Milz. Arch. f. Anat. **88** (1857). (b) Zur normalen und pathologischen Anatomie der menschlichen Milz. Virchows Arch. **20**, 409 (1861); **23**, 457 (1862). (c) Neue Beiträge zur vergleichenden Anatomie der Milz. Z. Zool. **11**, 325 (1862). — **Biondi:** Experimentelle Untersuchungen uber Ablagerung von Pigment. Beitr. path. Anat. **18**, 174 (1895). — **Bisceglie, V.:** Lo sviluppo et la polarità d'accrescimento dei tessuti coltivati „in vitro" sotto l'influenza degli estratti neoplastici. Boll. Soc. med.-chir. Modena **26**, H. 1, 25 (1925). — **Bizzozero** und **Salvioli:** Die Milz als Bildungsstatte roter Blutkörperchen. Med. Zbl. **1899**, Nr 16, 273. — **Bloom, W.:** (a) Splenomegaly (type Gaucher) and lipoidhistiocytosis (type Niemann). Amer. J. Path. **1**, 595 (1925). (b) The hemopoietic potency of the small lymphocyte. Fol. haemat. (Lpz.) **33**, 122 (1926). (c) Tissue cultures of blood and blood-forming organs in relation to hematology. Fol. haemat. (Lpz.) **36**, H. 3/4, 440 (1928). — **Blumenthal, R.:** Recherches expérimentelles sur la génèse des cellules sanguines et les modifications des organes hématopoietiques. Trav. Labor. Physiol. Inst. Solvay **6** (1904). — **Böhm:** Über die capillaren Venen Billroths in der Milz. Festschrift für Kupffer. S. 705. Jena 1899. — **Böhm** und **Davidoff:** Lehrbuch der Histologie des Menschen. 3. Aufl. Wiesbaden: J. F. Bergmann 1903. — **Bolt** und **Heeres:** Der Einfluß der Milz auf die roten Blutkörperchen. Klin. Wschr. 1, Nr 36, 1795 (1922). — **Bonnet:** Lehrbuch der Entwicklungsgeschichte. 2. Aufl. 1912. — **Brachet, A.:** Sur le développement du foie et du pancreas de *l'ammocoetes*. Anat. Anz. **13**, 621 (1897). — **Brahn** und **Schmidtmann:** Zur Pigmentfrage. Virchows Arch. **239**, 488 (1922). — **v. Braunmühl:** Über einige myelolymphoide und lymphoepitheliale Organe der *Anuren*. Ein Beitrag zur Morphologie des Jugularkörperchens, des Corpus propericardiale und Corpus procoracoidale wie der Kiemenhöhlenkörperchen von *Rana temporaria*. Z. mikrosk.-anat. Forschg 4, 635 (1926). — **Braus:** Anatomie des Menschen. Eingeweide. Bd. 2, Milz S. 580. Berlin: Julius Springer 1924. — **Brinkmann:** Résistance osmotique et phosphatides du sang. Diss. Groningen 1922. — **Butterfield:** Über die ungranulierten Vorstufen der Myelocyten und ihre Bildung in Milz, Leber und Lymphdrüsen. Dtsch. Arch. klin. Med. **92**, 336 (1908).

Capelli, C.: Sulla rigenerazione della Milza. Boll. Soc. Biol. sper. 1, No 5, 628 (1926). — **Carlier:** Note on the minute structure of the reticulum in the *cats* spleen. J. Anat. a. Physiol. **29 IV**, 479 (1895). — **Chlopin, N.:** (a) Über „in vitro" Kulturen der embryonalen Gewebe der *Saugetiere*. Arch. mikrosk. Anat. **96**, 435 (1922). (b) Studien über Gewebskulturen im artfremden Blutplasma. I. Allgemeines. II. Das Bindegewebe der *Wirbeltiere*. Z.

mikrosk.-anat. Forschg **2**, 324 (1925). — **Chlopin, N.** und **A. Chlopin:** Studien über Gewebskulturen im artfremden Blutplasma. III. Die Histogenese der Zellformen in den Explantaten der blutbildenden Organe des *Axolotls*. IV. Ein Beitrag zur Vitalfarbung explantierter Zellelemente. Arch. exper. Zellforschg **1**, 193 (1925). — **Choronschitzky, B.:** Die Entstehung der Milz, Leber, Bauchspeicheldrüse und des Pfortadersystems bei den verschiedenen Abteilungen der *Wirbeltiere*. Anat. H. **13**, H. 42/43, 363 (1900). — **Ciaccio** und **Pizzini:** Les modifications histologiques de la rate pendant la digestion des albuminoides. Arch. Méd. expér. **17**, 129 (1905). — **Cori:** Zur Klinik und Therapie der essentiellen Thrombopenie. Z. klin. Med. **94**, 356 (1923). — **Corning:** Lehrbuch der Entwicklungsgeschichte des Menschen. 2. Aufl. S. 316. München: J. F. Bergmann 1925. — **Cruickshank:** The spleen as a reservoir for blood and haemoglobine. J. of Physiol. **61**, H. 1, 9 (1926). — **Cunningham, R.:** (a) The reaction of the cells lining the peritoneal cavity including the germinal epithelium of the ovary, to vital dyes. Amer. J. Anat. **30**, 399 (1922). (b) On the origin of the free cells of serous exsudates. Amer. J. Physiol. **59**, 1 (1922). (c) Studies in absorption from serous cavities. IV. On the passage of blood cells and granules of different sizes through the walls of the lymphatics in the diaphragm. Amer. J. Physiol. **62**, 248 (1922). (d) The changes in the omentum of the *rabbit* during mild irritations, with especial reference to the specifity of the mesothelium. Bull. Hopkins Hosp. **33**, 257 (1922). — **Cunningham, R., F. Sabin** and **C. Doan:** The development of leucocytes and monocytes from a specific stem cell in adult tissue. Carnegie Inst. of Washington publ. Contrib. to Embryol. **16**, 227 (1925).

Daiber, M.: Zur Frage nach der Entstehung und Regenerationsfähigkeit der Milz. Jena. Z. Naturwiss. **42**, H. 1 ,73 (1907). — **Damberg:** Über die extramedulläre Bildung des hämatopoetischen Gewebes. Fol. haemat. (Lpz.) **16**, 210 (1913). — **Danoff, N.:** Der Einfluß der Milz auf den respiratorischen Stoffwechsel. Biochem. Z. **93**, 44 (1919). — **Dantschakoff, V.:** (a) Untersuchungen uber die Entwicklung des Blutes und des Bindegewebes bei den *Vögeln*. I. Die erste Entstehung der Blutzellen beim *Hühner*embryo und der Dottersack als blutbildendes Organ. Anat. H. **37**, 471 (1908). (b) Untersuchungen über die Entwicklung von Blut und Bindegewebe bei *Vögeln*. Das lockere Bindegewebe des *Hühnchens* im fetalen Leben. Arch. mikrosk. Anat. **73**, 117 (1909). (c) Equivalence of different hematopoietic anlages (by method of stimulation of their stem cells). I. Spleen. Amer. J. Anat. **20**, 255 (1916). (d) Über die Entwicklung des Blutes in den Blutbildungsorganen (Arca vasculosa, Dottersackanhange, Knochenmark, Thymus, Milz und lockeres Bindegewebe) bei *Tropidonotus natrix*. Arch. mikrosk. Anat. **87**, 497 (1916). (e) Equivalence of different hematopoietic anlages (by method of stimulation of their stem cells). II. Grafts of adult spleen on the allantois and response of the allantoic tissues. Amer. J. Ant. **24**, 127 (1918). (f) Wachstum transplantierter embryonaler Gewebe in der Allantois. Z. Anat. **74**, 401 (1924). — **Derman, G. L.** und **S. Leites:** Experimentell-morphologische Studien über die Rolle der Lungen, Leber und Milz im Fett- und Lipoidstoffwechsel. Virchows Arch. **268**, H. 2, 440 (1928). — **Deseö, D. v.:** Über die Funktion der Milz beim Verblutungstod. Pflügers Arch. **221**, H. 3, 334 (1928). — **Doan, C.** and **F. Sabin:** Normal and pathological fragmentation of red blood cells; the phagocytosis of the fragments by desquamated endothelial cells of the blood stream; the correlation of the peroxydase reaction with phagocytosis in mononuclear cells. J. of exper. Med. **43**, 839 (1926). — **Doederlein, G.:** (a) Über den experimentellen *Maus*ekrebs. Sitzgsber. Ges. Morph. u. Physiol. München **35**, 38 (1923/24). (b) Der Teerkrebs der weißen *Maus*. Z. Krebsforschg **23**, 241 (1926). — **Domagk, G.:** Über das Auftreten von Endothelien im strömenden Blute nach Splenektomie. Virchows Arch. **249**, 83 (1924). — **Domarus:** Über Blutbildung in Milz und Leber bei experimentellen Anamien. Arch. f. exper. Path. **58**, 319 (1908). — **Dominici, H.:** (a) Sur l'histologie de la rate normale. Arch. Méd. expér. et Anat. path. **12**, 563 (1900). (b) Histologie de la rate au cours des états infectieux. Arch. Méd. expér. et Anat. path. **12**, 733 (1900). (c) Sur l'histologie de la rate à l'état normal et pathologique. Arch. Méd. expér. et Anat. path. **13**, 1 (1902). (d) Etude sur le tissue conjonctif et les organes hématopoietiques des *mammifères*. Archives Anat. microsc. **17**, 83 (1920). — **Downey, H.:** (a) Die Entstehung von Mastzellen aus Lymphocyten und Plasmazellen. Verh. anat. Ges. 25. Tagg Leipzig. Anat. Anz. **38**, 74 (1911). (b) „Histiocytes" and „macrophages" and their relation to the cells of normal blood in animals stained intra vitam with acid colloidal dyes. Anat. Rec. **11**, 350 (1917). — **Downey, H.** und **F. Weidenreich:** Über die Bildung der Lymphocyten in Lymphdrusen und Milz. IX. Fortsetzung der „Studien uber das Blut und die blutbildenden und -zerstorenden Organe" von F. Weidenreich. Arch. mikrosk. Anat. **80**, 306 (1912). — **Dresel, K.** und **Z. Leitner:** Zur Physiologie des Wasserhaushaltes. Veranderungen der Blutmenge und der Blutzusammensetzung nach Flüssigkeitsaufnahme und ihre Beziehungen zur Milzfunktion und zur Diurese. Klin. Wschr. **1928**, Nr 39, 1362. — **Drinker** und **Shaw:** Quantitative distribution of particulate material (manganese dioxide) administered intravenously to the *cat*. J. of exper. Med. **33**, 77 (1921).

v. Ebner, V.: (a) Die Milz. Köllikers Handbuch der Gewebelehre. 6. Aufl. Bd. 3, 1. Hälfte, S. 257. Leipzig: Wilh. Engelmann 1899. (b) Über die Wand der capillaren Milzvenen. Anat. Anz. **15**, Nr 23, 482 (1899). — **Ecker:** (a) Blutkörperchenhaltige Zellen in der Milz. Z. rat. Med. **5** (1847). (b) Über die Veränderungen, welche die Blutkörperchen in der Milz erleiden. Z. rat. Med. **6** (1848). — **Ecker-Gaupp:** Anatomie des Frosches. 2. Aufl. 3. Abt. Die Milz. S. 155. Braunschweig: Vieweg u. Sohn 1904. — **Ellenberger, W.** und **Günther:** Grundriß der vergleichenden Histologie der *Haussäugetiere*. 3. Aufl. 1908. — **Eppinger, H.:** (a) Die hepato-lienalen Erkrankungen. Enzyklopädie der klinischen Medizin. Berlin: Julius Springer 1920. (b) Die Milz als Stoffwechselorgan. Zbl. Path. **31**, 554 (1920/21). — **Eppinger, H.** und **Ph. Stöhr:** Zur Pathologie des reticulo-endothelialen Systems. Klin. Wschr. **1**, Nr 31, 1543 (1922). — **Erdmann, R., H. Eisner** und **H. Laser:** Das Verhalten der fetalen, postfetalen und ausgewachsenen *Ratten*milz unter verschiedenen Bedingungen in vitro. 1. Teil: Die Histiocyten. Arch. exper. Zellforschg **2**, 361 (1926).

Fazzari, J.: Culture „in vitro" di milza embrionale ed adulta. Arch. exper. Zellforschg **2**, 307 (1925/26). — **Feldberg:** Die Beziehung der Milz zum Blutvolumen. Med. Welt **1**, Nr 9/10, 297 u. 342 (1927). — **Ferrata, A.:** Le Emopatie. Milano. Società Edit. Libr. 1918. — **Fischer, A.:** Umwandlung von Fibroblasten zu Makrophagen in vitro. Arch. exper. Zellforschg **3**, 345 (1927). — **Fischer, H.:** Die myeloische Metaplasie und fetale Blutbildung und deren Histogenese. Berlin: Julius Springer 1909. — **Flemming, W.:** Studien über Regeneration der Gewebe. I. Die Zellvermehrung in den Lymphdrüsen und verwandten Organen und ihr Einfluß auf deren Bau. Arch. mikrosk. Anat. **24**, 50 u. 338 (1885). — **Foot, N. Ch.:** (a) The reticulum of the human spleen. Anat. Rec. **36**, Nr 1, 79 (1927). (b) On the endothelium of the veinous sinuses of the human spleen. Anat. Rec. **36**, Nr 1, 91 (1927). — **Förster, J.:** Luftverdünnung und Blutregeneration durch Hamopoetine. Biochem. Z. **145**, 309 (1924). — **Förster** und **Löwy:** Die Wirkung der Luftverdünnung auf den Gaswechsel des Blutes. Biochem. Z. **145**, 318 (1924). — **Franz, V.:** Morphologie der *Acranier*. Erg. Anat. **27**, 464 (1927). — **Frenckell, G.** und **V. N. Nekludow:** Experimentelle Studien zur Frage der hämolytischen Funktion der Milz. II. Mitt. Über quantitative Wechselbeziehungen des Cholesteringehalts der Venen des hepato-lienalen Systems. Z. exper. Med. **61**, 724 (1928). — **Frey:** Handbuch der Histologie und Histochemie des Menschen. 1874. — **Frey, E.:** Über die blutkörperchenzerstörende Tatigkeit der Milz. Dtsch. Arch. klin. Med. **133**, 22 (1920).

Gadow, H.: Dr. H. Bronns Klassen und Ordnungen des Tierreichs. Bd. 6, Abt. 4: *Vögel*. 1. Anatomischer Teil. 1891. — **Gamma, C.:** Sui rapporti delle ghiandole emolimfatiche con la milza. Giorn. roi. Accad. Med. Torino **85**, 131 (1922). — **Gandolfo, S.:** (a) A propos de la nature des cellules sanguines primitives. C. r. Soc. Biol. Paris **91**, 139 (1924). (b) Policariociti negli organi embrionali di mammiferi e nelle anemie sperimentali. Haematologica (Palermo) **6**, 244 (1925). (c) I tessuti di animali adulti coltivati „in vitro" a varia distanza della morte. Haematologica (Palermo) **5**, H. 1, 185 (1924). — **Gaucher:** De l'épithéliome primitif de la *rate*. Thèse de Paris 1882. — **Gauckler:** Les mesures histologiques de l'activité splénique. Arch. gén. Méd. **193**, 1537 (1904). — **Gauckler** et **Bing:** Sur quelques modifications histo-pathologiques du reticulum splénique. J. Physiol. et Path. gén. **7** (1905). — **George, A.:** Le corpuscule de Malpighi dans la *rate* humaine. Notions anatomopathologiques. Thèse de Nancy 1906. — **Gianelli, L.:** (a) Alcuni ricordi sullo sviluppo della milza nei *rettili*. Atti Accad. Fisiocritici Siena, IV. s. **12**, 443 (1900). (b) Ricerche sullo sviluppo della milza nel *pollo*. Arch. ital. Anat. **8**, H. 1, 4 (1909). — **Glas, E.:** (a) Über die Entwicklung der Milz bei *Tropidonotus natrix*. Sitzgsber. Akad. Wiss. Wien **1900**. (b) Zur Frage der Milzentwicklung. Anat. Anz. **21**, Nr 14, 399 (1902). — **van Goidsenhoven:** La thrombopénie essentielle et son traitement par la ligature de l'artère splénique. Ann. Soc. sci. Brux. C, Sci. Méd. **47** II, 81 (1927). — **Goldschmidt, R.:** *Amphioxides*. Wiss. Erg. der deutschen Tiefseexpedition 1898—1899. Bd. 12. Jena 1905. — **Golowinski:** Zur Kenntnis der Histogenese der Bindegewebsfibrillen. Anat. H. **33**, 205 (1907). — **Golz, S.:** Untersuchungen über die Blutgefäße der Milz. Inaug.-Diss. Dorpat 1893. — **Goodall:** Haematogenesis in fetal *sheep*. J. of Path. **12**, 191 (1907/08). — **Graeff:** (a) Die mikromorphologischen Methoden der Fermentforschung im tierischen und pflanzlichen Organismus. Handbuch der biologischen Arbeitsmethoden. Herausgeg. v. Abderhalden. Abt. 4, Teil 1, H. 1, S. 93. 1922. (b) Der colorimetrische Nachweis von Zelloxydase unter optimalen Bedingungen. Zbl. Path. **35**, 481 (1925). — **Gray, H.:** Structure and use of the spleen. London 1854. — **Greschik, E.:** Über den Bau der Milz einiger *Vögel* mit besonderer Berücksichtigung der Schweigger - Seidelschen Capillarhülsen. Aquila. Bd. 22, S. 133. 1915. — **Groll, H.:** (a) Die „Hyperplasie" des lymphatischen Apparates bei Kriegsteilnehmern. Münch. med. Wschr. **66**, 833 (1919). (b) Involution des lymphatischen Apparates. Sitzgsber. Ges. Morph. u. Physiol. München 1920. Berl. klin. Wschr. **57**, 958 (1920). (c) Chemische und histologische Untersuchungen der Milz. Verh. dtsch. path. Ges. 23. Tagg Wiesbaden **1928**, 104. — **Groll, H.** und **F. Krampf:** Involutionsvorgange an den Milzfollikeln. Zbl. Path. **31**, 145 (1920). — **de Groot, S.:** Kritische und experimentelle Untersuchungen über das Entstehen und Verschwinden von Lymphdrüsen. Dtsch. Z. Chir. 119, 428 (1912). — **Gruber, G. B.:** Über die Beziehung von Milz und Knochenmark zueinander. Ein Beitrag zur Bedeutung der Milz bei der Leukämie. Arch. f. exper. Path. 58, 289 (1908). — **di Guglielmo, G.:** (a) Megacariociti e piastrine. Haematologica (Palermo) 1, 303 (1920). (b) I megacariociti del sangue periferico. Haematologica (Palermo) 4, 182 (1923). — **Gütig, K.:** Ein Beitrag zur Morphologie des *Schweine*blutes. Arch. mikrosk. Anat. 70, 629 (1907).

Hall: Über das Verhalten des Eisens im tierischen Organismus. Arch. f. Physiol. 1896. — **Hartmann, A.:** (a) Über die Einwirkung von Röntgenstrahlen auf *Amphibien*larven. Arch. Entw.mechan. 47, H. 1/2, 131 (1920). (b) Über den feineren Bau der Milz bei *urodelen Amphibien (Axolotl)*. Z. Anat. 80, 454 (1926). — **Hartmann, A.** und **Ed. Pauli:** Beobachtungen über Teerwirkung an weißen *Mäusen* und ihr Verhalten gegenüber von Kathodenstrahlen. Z. Anat. 80, 492 (1926). — **Heesen:** Über die Zahlenverhältnisse der roten und weißen Blutkörperchen der einheimischen *Amphibien* im Wechsel der Jahreszeiten. Z. vergl. Physiol. 1, H. 3/4 (1924). — **Heidenhain, M.:** (a) Neue Untersuchungen über die Zentralkörper und ihre Beziehungen zum Kern- und Zellenprotoplasma. Arch. mikrosk. Anat. 43, 423 (1894). (b) Über die Mallorysche Bindegewebsfärbung mit Carmin und Azocarmin als Vorfarben. Z. Mikrosk. 32, 361 (1915). (c) Über die Capillarventile der Milz. Münch. med. Wschr. 75, Nr 8, 381 (1928). — **Heineke:** (a) Über die Einwirkung von Röntgenstrahlen auf Tiere. Münch. med. Wschr. 1903, Nr 48. (b) Über die Einwirkung von Röntgenstrahlen auf innere Organe. Münch. med. Wschr. 1904, Nr 18. — **Held, A.:** (a) Der Blutweg in der Milz und seine biologische Bedeutung. Z. exper. Med. 62, H. 5/6, 639 (1928). (b) Über den Blutweg in der Milz. Verh. dtsch. path. Ges., 23. Tagg Wiesbaden 1928, 102. — **Hellman, T.:** (a) Studien über das lymphoide Gewebe. Die Bedeutung der Sekundärfollikel. Beitr. path. Anat. 68, 333 (1921). (b) Studien über das lymphoide Gewebe. IV. Zur Frage des Status lymphaticus. Untersuchungen über die Menge des lymphoiden Gewebes, besonders des Darmes, beim Menschen mittels einer quantitativen Bestimmungsmethode. Z. Konstit.lehre 8, 191 (1921). (c) Die Altersanatomie der menschlichen Milz. Studien besonders über die Ausbildung des lymphoiden Gewebes und der Sekundärknötchen in verschiedenen Altern. Z. Konstit.lehre 12, 270 (1926). — **Hellsten, H.:** Zur Frage der Kontinuität der lymphatischen Umhüllung der menschlichen Milzarterien. Z. mikrosk. anat.Forschg 13, 43 (1928). — **Helly, K.:** (a) Zum Nachweis des geschlossenen Gefäßsystems in der Milz. Arch. mikrosk. Anat. 59, 93 (1901). (b) Nochmals: Geschlossene oder offene Blutbahn der Milz. Anat. Anz. 20, Nr 13/14, 351 (1901). (c) Die Blutbahnen der Milz und ihre funktionelle Bedeutung. Arch. mikrosk. Anat. 61, 245 (1902). (d) Wechselbeziehungen zwischen Bau und Funktion der Milz. Wien. klin. Wschr. 15, Nr 32, 811 (1902). (e) Zur Milzfrage. Anat. Anz. 22, Nr 20/21, 431 (1903). (f) Die hämatopoëtischen Organe in ihren Beziehungen zur Pathologie des Blutes. Spezielle Pathologie und Therapie von H. Nothnagel. 2. Aufl., Bd. 8, Abt. 1. Wien: Alfred Hölder 1906. (g) Die Milz als Stoffwechselorgan. Verh. dtsch. path. Ges. 18. Tagg 1921, 6. — **Hemmeter, J.:** The special histology of the spleen of *Alopias vulpes*, its relation to hemolysis and hematopoiesis. Z. Zellforschg 3, H. 2, 329 (1926). — **Henle:** Zur Anatomie der geschlossenen (lenticularen) Drüsen oder Follikel und der Lymphdrüsen. Z. rat. Med. III. Reihe 8 (1860). — **Henschen, C.:** Experimente zur Frage der Funktionen der Milz. Schweiz. med. Wschr. 1928, Nr 44, 1087. — **Henschen, C.** und **H. Reissinger:** Beiträge zur klinischen Physiologie der Milz. Experimentelle Untersuchungen über die Volumenschwankungen und die Contractilität der Milz, über ihre Durchblutung und über die Sperrmechanismen der Milzarterie. Dtsch. Arch. Chir. 210, H. 1/4, 1 (1928). — **Heringa, G. C.** und **B. S. ten Berge:** Eine Gelatine-Gefriermethode für die Anfertigung mikroskopischer Präparate. Z. Mikrosk. 40, 166 (1923). **Heringa, G. C.** und **H. A. Lohr:** (a) Über Bau und Bedeutung des Bindegewebes. Natur und Ursprung der kollagenen Fibrillen. Nederl. Tijdschr. Geneesk. 69 II, 1985 u. 2393 (1925). Ref. Anat. Ber. 8, 350 (1927). (b) Art und Entstehung der kollagenen Bindegewebsfibrillen. Nederl. Tijdschr. Geneesk. 69 II, 2463 (1925). Ref. Anat. Ber. 10, 139 (1927). (c) Untersuchungen über Bau und Bedeutung des Bindegewebes. Allgemeine Betrachtungen über Zellen und Intercellularsubstanz. Nederl. Tijdschr. Geneesk. 69 II, 2399 (1925). Ref. Anat. Ber. 10. 139 (1927). — **Hertz, R.:** (a) Zur Frage der experimentellen myeloischen Milzmetaplasie. Z. klin. Med. 71, 435 (1910). (b) Über Vorkommen, Natur und Herkunft der Plasmazellen in der Milz. Fol. haemat. (Lpz.) 13, 177 (1912). (c) Beitrag zur Lehre von der experimentellen myeloischen Milzmetaplasie. Fol. haemat. (Lpz.) 18, 219 (1914). — **Hille:** Untersuchungen über das Vorkommen der Keimzentren in den Lymphknoten von *Rind, Schwein, Pferd* und *Hund* und über den Einfluß des Lebensalters auf die Keimzentren. Inaug.-Diss. Leipzig-Dresden 1908. — **Hirschfeld, H.:** Über myeloide Umwandlung der Milz und der Lymphdrüsen. Berl. klin. Wschr. 1902, Nr 30, 701. — **Hittmair, A.:** Über akute Myelose. Dtsch. Arch. klin. Med. 140, 148 (1922). — **Hochstetter:** Die Entwicklung des Blutgefäßsystems. (Entwicklung der Milz.) Handbuch der vergleichenden und experimentellen Entwicklungslehre der *Wirbeltiere*. Herausgeg. von O. Hertwig. Bd. 3, 2. Teil, S. 152. 1906. — **Hodara:** Ref. Zbl. Path. 9, 68 (1896). —

Hoehl, E.: Zur Histologie des adenoiden Gewebes. Arch. f. Anat. **1897**, 133. — **Hoffmann, C. K.:** (a) Dr. H. Bronns Klassen und Ordnungen des Tierreiches. Bd. 6, Abt. 2. *Amphibien*. 1874. (b) Dr. H. Bronns Klassen und Ordnungen des Tierreiches. Bd. 6, Abt. 3. *Schlangen* und Entwicklungsgeschichte der *Reptilien*. 1890. — **Hogenauer, Fr.:** Zur Frage der ausgedehnten Eiseninkrustationen in der Milz. Virchows Arch. **269**, H. 3, 685 (1928). — **Howell, W.:** The life history of the formal elements of the blood, especially the red blood corpuscles. J. of Morph. **4**, 57 (1891). — **Hoyer, H.:** (a) Über den feineren Bau der Milz von *Fischen, Amphibien, Reptilien* und *Vögeln*. Inaug.-Diss. Straßburg 1892. (b) Über den Bau der Milz. Schwalbes morphologische Arbeit. 3, H. 2, 229 (1894). (c) Zur Histologie der capillaren Venen in der Milz. Anat. Anz. **17**, Nr 24/25, 490 (1900). — **Huebschmann, P.:** Das Verhalten der Plasmazellen in der Milz bei infektiösen Prozessen. Verh. dtsch. path. Ges. 16. Tagg Marburg **1913**, 110. — **Hueck, W.:** (a) Pigmentstudien. Beitr. path. Anat. **54**, 68 (1912). (b) Die Milz als Blutbehalter. Zugleich ein Beitrag zur Pathologie eines eigenartig gebauten und tatigen mesenchymalen Gewebes. Krankheitsforschg 3, H. 6, 468 (1926). (c) Die normale menschliche Milz als Blutbehalter. (Anatomischer Vorbericht zum Referat über „chronische Milzvergroßerungen".) Verh. dtsch. path. Ges. 23. Tagg Wiesbaden **1928**, 6. — **Hunter:** Lections on the physiology and pathology of blood distribution. Lancet **1892**, 3614.

Jaffé, R.: Die Lehre von den Reticulo-Endothelien. Wien. klin. Wschr. **35**, 595 (1922). — **Jäger, E.:** Die Gefäßversorgung der Malpighi schen Körperchen in der Milz. Z. Zellforschg 8, H. 3, 578 (1929). — **Janosik:** (a) Le pancreas et la *rate*. Bibliographic anatom. 1895. (b) Bemerkungen zu der Arbeit von W. Tonkoff : Die Entwicklung der Milz bei den *Amnioten*. Arch. mikrosk. Anat. **57**, 487 (1901). (c) Über die Blutzirkulation in der Milz. Arch. mikrosk. Anat. **62**, 580 (1903). — **Jolly, J.:** (a) Sur la fonction hématopoétique de la *rate* pendant la période embryonaire chez les *oiseaux*. C. r. Soc. Biol. Paris **70**, 259 (1911). (b) Sur les terminaisons artérielles de la rate. C. r. Soc. Biol. Paris **71**, 377 (1911). (c) Traité technique d'hématologie. Paris: Maloine et fils 1923. (d) Action des rayons ultra-violets sur le tissu lymphoide. C. r. Soc. Biol. Paris **93**, 999 (1925). — **Jolly et Chevalier:** Sur les cellules pariétales des sinus veineux de la rate. C. r. Soc. Biol. Paris **67**, 585 (1909). — **Jolly, J.** et **R. Ferroux:** Action des rayons X sur les tissus. Diminution de la réaction d'un organe sensibilisé au moyen de l'adrénaline. C. r. Soc. Biol. Paris **92**, 125 (1925). — **Jolly** et **Levin:** Sur les modifications histologiques de la rate à la suite du jeûne. C. r. Soc. Biol. Paris **72**, 829 (1912). — **Jolly** et **Rosello:** Sur quelques points de l'histogénèse de la rate. C. r. Soc. Biol. Paris **66**, 40 (1909). — **Jordan, H.:** (a) A contribution to the problems concerning the origin, structure, genetic relationship and function of the giant cells of hemopoetic and osteolytic foci. Amer. J. Anat. **24**, 225 (1918). (b) The transformation of lymphocytes into erythroblasts in a lymph node of a *rabbit*. Anat. Rec. **32**, 369 (1926). (c) The erythrocytogenic capacity of mammalian lymph nodes. Amer. J. Anat. **38**, 255 (1926). — **Jordan, H.** und **J. Flippin:** Haematopoiesis in *Chelonia*. Fol. haemat. (Lpz.) **15**, 1 (1913). — **Jordan, H.** and **C. C. Speidel:** Studies on lymphocytes. IV. Further observations upon the hemopoietic effects of splenectomy in *frogs*. J. Morph. a. Physiol. **40**, Nr 3, 461 (1925).

Kalenkievicz: Das Ödem der Milzpulpa. Inaug.-Diss. Dorpat 1892. — **Katsunuma:** Intracellulare Oxydation und Indophenolblausynthese. Milz. S. 85. Jena: Gustav Fischer 1924. — **Katzenstein, W.:** Beitrag zur Genese und Physiologie der Megakaryocyten. Z. exper. Med. **48**, 607 (1926). — **Kaznelson, P.:** (a) Beiträge zur Pathogenese hamorrhagischer Diathesen. Dtsch. Arch. klin. Med. **128**, 119 (1919). (b) L'état actuel de la question de la thrombopénie essentielle. Strasbourg méd. **1926**, No 13. — **Kaufmann** und **Lehmann:** Kritische Untersuchungen über die Spezifitatsbreite histochemischer Fettdifferenzierungsmethoden. Zbl. Path. **37**, 145 (1926). — **de Kervily, M.:** (a) Sur la présence de megacaryocytes dans la rate de plusieurs *mammifères* adultes normaux. C. r. Soc. Biol. Paris **72**, 34 (1912). (b) Sur les mégacaryocytes de la rate du *chien* adulte. Valeur de la réaction myéloide expérimentale de la rate du *chien*. C. r. Soc. Biol. Paris **72**, 90 (1912). — **Key, A.:** Zur Anatomie der Milz. Virchows Arch. **21** (1861). — **Kiyono:** (a) Zur Frage der histiocytaren Blutzellen. Fol. haemat. (Lpz.) **18**, 149 (1914). (b) Die vitale Carminspeicherung. Jena: Gustav Fischer 1914. — **Klaatsch, H.:** Zur Morphologie der Mesenterialbildungen am Darmkanal der *Wirbeltiere*. Gegenbaurs morph. Jb. **18**, 385 (1892). — **Klaschen, L.:** Untersuchungen über die Riesenzellen in der *Mause*milz. Virchows Arch. **237**, 184 (1922). — **Kleinmann:** Zit. nach Lubarsch: Handbuch der speziellen pathologischen Anatomie und Histologie. Bd. 1, Teil. 2. 1927. — **Klieneberger, C.:** Die Blutmorphologie der Laboratoriumstiere. 2. Aufl. Leipzig: Joh. Amb. Barth 1927. — **Koelliker, A.:** (a) Über den Bau und die Verrichtungen der Milz. Mitt. naturforsch. Ges. Zürich **1**, H. 1, 120 (1847/49). (b) Mikroskopische Anatomie. 2 H. Leipzig 1854. (c) Entwicklungsgeschichte des Menschen und der höheren *Wirbeliere*. Leipzig 1879. (d) Handbuch der Gewebelehre. 5. Aufl. 1867. — **Kollert** und **Rezek:** Beitrag zur Histologie der Saponinvergiftung. Virchows Arch. **262**, 838 (1926). — **Kollmann, J.:** Die Entwicklung der Lymphknotchen in dem Blinddarm und in dem Processus vermiformis. Die Entwicklung der Tonsillen und die Entwicklung der Milz. Arch. f. Anat. **1900**, H. 3/4, 155. — **Kolodny, A.:** Tissue changes after experimental deep Roentgenirradiation. Amer. J. Path. **1**, Nr 3, 285 (1925). — **Kon, J.:** Das Gitterfasergerüst in der Leber unter normalen und pathologischen Verhältnissen. Arch. Entw.mechan. **25**, 492 (1908). — **König, P.:** Untersuchungen am Abnutzungspigment des Herzens und der Leber. Beitr. path. Anat. **75**, 181 (1926). — **Kozumi, Sch.:** Über die Bedeutung des Keimzentrums im Lymphfollikel. Sci. Rep. Gov. Inst. inf. Dis. Tokyo **3**, 83 (1924). — **Kraus, E.:** (a) Zur Pathologie der Milz. Fol. haemat. (Lpz.) **26**, 87 (1920). (b) Über ein bisher unbekanntes eisenhaltiges Pigment in der menschlichen Milz. Beitr. path. Anat. **70**, 234 (1922). — **Krause, C.:** Histologische Untersuchungen über die Fettstoffablagerungen in der Milz des *Hundes*. Beitr. path. Anat. **71**, 263 (1923). — **Krause, R.:** Mikroskopische Anatomie der *Wirbeltiere* in Einzeldarstellungen. Berlin u. Leipzig: W. de Gruyter Co. I. *Säugetiere.* 1921. II. *Vögel* und *Reptilien.* 1922. III. *Amphibien.* 1923. IV. *Teleostier, Plagiostomen, Cyclostomen* und *Leptokardier.* 1923. — **Krause-Seymonovicz:** Lehrbuch der Histologie und der mikroskopischen Anatomie mit besonderer Berücksichtigung des menschlichen Körpers. 5. Aufl. Die Milz. S. 165. Leipzig: Curt Kabitzsch 1924. — **Krumbhaar, E.:** Functions of the spleen. Physiologic. Rev. **6**, 160 (1926). — **Kultschitzky:** (a) Über die Struktur der Milz (russ.). Charkow 1882. Ref. J.ber. Anat. u. Physiol. **12**. (b) Zur Frage uber den Bau der Milz. Arch. mikrosk. Anat. **46**, 673 (1895). — **Kupffer:** (a) Über die Entwicklung von Milz und Pankreas. Munch. med. Wschr. **39**, Nr 28, 487; Arb. anat. Inst. München **1892**, H. 4, 189. (b) Über das Pankreas bei *Ammococtes.* Sitzgsber. Ges. Morph. u. Physiol. Munchen **9**, 37 (1893). — **Kuczynski, M.:** (a) Beobachtungen über Beziehungen von Milz und Leber bei gesteigertem Blutzerfall unter kombinierten toxisch-infektiösen Einwirkungen. Beitr. path. Anat. **65**, 315 (1919). (b) Edwin Goldmanns Untersuchungen über cellulare Vorgange im Gefolge des Verdauungsprozesses auf Grund nachgelassener Praparate dargestellt und durch neue Versuche erganzt. Virchows Arch. **239**, 185 (1922). — **Kuczynski** und **Schwarz:** Experimentelle Untersuchungen uber gewebliche Konstitution und Leistung. I. Röntgenwirkung auf die *Mausemilz.* Krkh.-forschg **2**, H. 2, 116 (1925). — **Kusnetzoff:** Über die blutkörperchenhaltigen Zellen der Milz. Jber. Anat. u. Physiol. **2** (1873). — **Kusunoki:** Beziehungen zwischen Hamolyse und Fettablagerung. Beitr. path. Anat. **59**, H. 3, 564 (1914). — **Kyber:** (a) Über die Milz des Menschen und einiger *Säugetiere.* Arch. mikrosk. Anat. **6**, 540 (1870). (b) Untersuchungen über den lymphatischen Apparat in der Milz. Arch. mikrosk. Anat. **8**, 568 (1872). — **Kyes, P.:** (a) The intralobular framework of the human spleen. Amer. J. Anat. **1**, Nr 1, 37 (1901). (b) The physiological destruction of erythrocytes in *birds.* Internat. Mschr. Anat. u. Physiol. **31**, 543 (1914).

Laguesse, E.: (a) Recherches sur le développement de la rate chez les *poissons.* J. Anat. et Physiol. **1890**, No 5, 345 u. 425. (b) Recherches sur le développement de la rate chez les *poissons.* Thèse de Paris 1892. (c) Le tissue splénique et son développement. Anat. Anz. **6**, Nr 5, 131 (1891). (d) La rate est-elle d'origine entodermique ou mésodermique. Bibliogr. Anat. **2**, No 1, 22 (1894). (e) Schéma de la rate. Bibliogr. Anat. **5**, No 2, 119 (1897). — **Lang, F.:** Experimentelle Untersuchungen über die Histogenese der extramedullaren Myelopoese. Z. mikrosk.-anat. Forschg **4**, 417 (1926). — **Latta, J.:** The interpretation of the so-called germinal centers in the lymphatic tissue of the spleen. Anat. Rec. **24**, 233 (1922). — **Lauda, E.:** Über die bei *Ratten* nach Entmilzung auftretenden schweren anämischen Zustande. „Perniziose Anamie" bei *Ratten.* (Zugleich ein Beitrag zum pathologischen und normalen Blutbild der *Ratte.*) Virchows Arch. **258**, H. 3, 529 (1925). — **Laudenbach:** Regeneration der Milz. Sitzgsber. 6. Verslg russ. Ärzte Kiew. Moskau 1896. Zit. nach Eberth : Blutgefaße und Blutgefaßdrüsen. Erg. Anat. **8**, 402 (1899). — **Legros** et **Robin:** Rate. Dictionaire des sciences médicales. 1874. — **Lehner, J.:** Das Mastzellenproblem und die Metachromasiefrage. Z. Erg. Anat. **25**, 67 (1924). — **Lehrell:** Histochemische Untersuchungen über das bindegewebige Gerust der Milz der *Wirbeltiere.* Internat. Mschr. Anat. u. Physiol. **20**, 171 (1903). — **Lepehne, G.:** (a) Experimentelle Untersuchungen über das Milzgewebe in der Leber. Dtsch. med. Wschr. **40**, 1361 (1914). (b) Milz und Leber. Ein Beitrag zur Frage des hamatogenen Ikterus, zum Hamoglobin- und Eisenstoffwechsel. Beitr. path. Anat. **64**, 55 (1918). (c) Zerfall der roten Blutkorperchen beim Icterus infectiosus (Weil). Ein weiterer Beitrag zur Frage des hamatogenen Ikterus, des Hamoglobin- und Eisenstoffwechsels. Beitr. path. Anat. **65**, 163 (1919). — **Levi, G.** und **L. Bucciante:** Sulla natura delle colorazioni vitali studiata sulle cellule coltivate in vitro. Arch. exper, Zellforschg **7**, 355 (1928). — **Levy, F.:** Untersuchungen über abweichende Kern- und Zellteilungsvorgange. Z. Anat. **61**, 32 (1921). — **Lewis, Th.:** (a) The structure and functions of the haemolymphoglands and the spleen. Internat. Mschr. Anat. u. Physiol. **20**, 1 (1903). (b) Further observations on the functions of the spleen and other haemolymphglands. J. Anat. a. Physiol. **38**, 144 (1904). — **Lewis, M. H.** und **M. R. Lewis:** Mitochondria in tissue culture. Amer. J. Anat. **17**, 339 (1915). — **Lewis, H. W.** and **R. T. Webster:** Giant cells in cultures of human lymph nodes. J. of exper. Med. **33**, 349 (1921). — **Lifschitz, S.:**

Über die Entwicklung der embryonalen Milz. Diss. med. Zürich 1906. — **Liles, R. T.:** Blood platelets in *rabbits* following splenectomy and transplantation of the spleen. Proc. Soc. exper. Biol. a. Med. 23, 489 (1926). — **Lintwarew:** Die Zerstörung der roten Blutkörperchen in der Milz und Leber unter normalen und pathologischen Verhältnissen. Virchows Arch. 206, 36 (1911). — **Lipschütz,** Untersuchungen über die Entstehung des experimentellen Teercarcinoms der *Maus.* Z. Krebsforschg 20 (1923). — **Löwit, M.:** Die Entstehung der polynucleären Leukocyten. Fol. haemat. (Lpz.) 4, 473 (1907). — **Lubarsch, O.:** (a) Über das sogenannte Lipofuscin. Virchows Arch. 239, 491 (1922). (b) Die Milz. Handbuch der speziellen pathologischen Anatomie und Histologie. Herausgeg. von Henke-Lubarsch. Bd. 1, Teil 2, S. 373. 1927.

Mac Neal, W. J.: The circulation of blood through the spleen pulp. Amer. J. Path. 4, H. 6, 645 (1928). — **Mac Nee, J.:** (a) Gibt es einen echten hämatogenen Ikterus? Med. Klin. 9, 1125 (1913). (b) Experiments on haemolytic icterus. J. of Path. 18, 325 (1913). — **Magnan** et de la·**Riboisière:** Étude morphologique de la rate chez les *oisseaux.* Ann. des Sci. natur., IX. Sect. zool. 13/14, 269 (1911). — **Mall, F.:** (a) Reticulated tissue and its relation to the connective tissue fibrils. Rep. Hopkins Hosp. 1, 171 (1896). (b) The Lobule of the spleen. Bull. Hopkins Hosp. 3 (1898). (c) The architekture and blood vessels of the *dog's* spleen. Z. Morph. u. Anthrop. 2, H. 1, 1 (1900). (d) The circulation through the pulp of the *dog's* spleen. Amer. J. Anat. 2, Nr 3, 315 (1903). — **Mangubi-Kudrjavtzewa, A.:** Über den Bau der venösen Sinus der Milz des Menschen und des *Rhesusaffen.* Diss. med. Gießen 1909; Anat. H. 39, H. 3, 697 (1909). — **Maresch, R.:** Über Gitterfasern der Leber und die Verwendbarkeit der Methode Bielschowskys zur Darstellung feinster Bindegewebsfibrillen. Zbl. Path. 16, 641 (1905). — **v. Marschalkó, T.:** Über die sogenannten Plasmazellen. Ein Beitrag zur Kenntnis der Herkunft der entzündlichen Infiltrationszellen. Arch. f. Dermat. 30, 241 (1895). — **Mas y Magro:** Studien über Physiologie und Histologie der Milz. I. Wirkungen des Pilocarpins und Kalks auf die Milz und ihre Beziehungen zur Morphologie des Blutes. Archivos Cardiol. 6, H. 6, 204 (1925). — **Matsui, Y.:** Über die Gitterfasern der Milz unter normalen und pathologischen Verhältnissen. Beitr. path. Anat. 60, 271 (1914/15). — **Maurer, F.:** Die erste Anlage der Milz und das erste Auftreten von lymphatischen Zellen bei *Amphibien.* Gegenbaurs Jb. 16, H. 1, 203 (1891). — **Maximow, A.:** (a) Experimentelle Untersuchungen über entzündliche Neubildung von Bindegewebe. Beitr. path. Anat. Suppl. 5 (1902). (b) Über entzündliche Bindegewebsbildung beim *Axolotl.* Beitr. path. Anat. 39, 333 (1906). (c) Untersuchungen über Blut und Bindegewebe. I. Die frühesten Entwicklungsstadien der Blut- und Bindegewebszellen beim *Säugetier*embryo, bis zum Anfang der Blutbildung in der Leber. Arch. mikrosk. Anat. 73, 444 (1909). (d) Untersuchungen uber Blut und Bindegewebe. II. Über die Histiogenese der Thymus bei *Saugetieren.* Arch. mikrosk. Anat. 74, 525 (1909). (e) Der Lymphocyt als gemeinsame Stammzelle der verschiedenen Blutelemente in der embryonalen Entwicklung und im postfetalen Leben der *Säugetiere.* Fol. haemat. (Lpz.) 8, 125 (1909). (f) Untersuchungen über Blut und Bindegewebe. VII. Über „in vitro" Kulturen von lymphoidem Gewebe des erwachsenen *Saugetier*organismus. Arch. mikrosk. Anat. 96, 494 (1922). (g) Untersuchungen über Blut und Bindegewebe. VIII. Die cytologischen Eigenschaften der Fibroblasten, Reticulumzellen und Lymphocyten des lymphoiden Gewebes außerhalb des Organismus, ihre genetischen Wechselbeziehungen und prospektiven Entwicklungspotenzen. Arch. mikrosk. Anat. 97, 283 (1923). (h) Untersuchungen über Blut und Bindegewebe. IX. Über die experimentelle Erzeugung von myeloiden Zellen in Kulturen des lymphoiden Gewebes. Arch. mikrosk. Anat. 97, 314 (1923). (i) Untersuchungen über Blut und Bindegewebe. X. Über Blutbildung bei den *Selachiern* in erwachsenem und embryonalem Zustande. Arch. mikrosk. Anat. 97, 623 (1923). (k) Relation of blood cells to connective tissues and endothelium. Physiologic. Rev. 4, 533 (1924). (l) Über undifferenzierte Blutzellen und mesenchymale Keimlager im erwachsenen Organismus. Klin. Wschr. 5, 2193 (1926). (m) Development of non granular leucocytes (lymphocytes and monocytes) into polyblasts (macrophages) and fibroblasts in vitro. Proc. Soc. exper. Biol. a. Med. 24, 570 (1927). (n) Morphology of the mesenchymal reactions. Arch. Path. a. Labor. Med. 4, 557 (1927). (o) Über die Entwicklung argyrophiler und kollagener Fasern in Kulturen von erwachsenem *Saugetier*gewebe. Nach dem Tode des Verf. geschrieben und veröffentlicht von W. Bloom. Z. mikrosk.-anat. Forschg 17, H. 3/4, 625 (1929). — **Mayow:** The spleen, its association with the liver and its relation to certain conditions of the blood. J. amer. med. Assoc. 66, 716 (1916). — **Menten, M.:** A study on the oxydase reaction with α-naphthol and paraphenylendiamine. J. med. Res. 40, 433 (1919). — **Metschnikoff:** Leçons sur la pathologie comparée de l'inflammation. Paris: Masson 1892. — **Michaelis, L.:** Die vitale Färbung, eine Darstellungsmethode der Zellgranula. Arch. mikrosk. Anat. 55, 558 (1900). — **Michaelis** und **Wolff:** Über Granula in Lymphocyten. Virchows Arch. 167, 151 (1902). — **Miescher-Rüsch, Fr.:** Über das Leben des *Rheinlachses* im Süßwasser. 1. Abt. Die Milz des *Rheinlachses* und ihre Veranderungen. Arch. f. Anat. 1889, 173. — **Mietens, H.:** Die Entstehung der weißen Blutkörperchen und der Milz bei *Bufo vulgaris.* Jena. Z. Naturwiss. **46**, 301 (1910). — **Migay** und **Petroff:** Über experimentell erzeugte Eisenablagerung und vitale Carminfärbung beim *Kaninchen.* Arch. mikrosk. Anat. **97**, 54 (1923). — **Mills, E. S.:** The vascular arrangement of the *mammalian* spleen. Quart. J. Anat. a. Physiol. **16**, 301 (1926). — **Mintzlaff:** Leber, Milz, Magen und Pankreas des *Hundes.* Diss. Leipzig 1909. — **Mitsuba:** Zur Physiologie der Milz. Hoppe-Seylers Z. **164**, H. 4/6, 236 (1927). — **Mjassojedoff, S.:** Die Zellformen des Bindegewebes und des Blutes und die Blutbildung beim erwachsenen *Huhn.* Fol. haemat. (Lpz.) **32**, 263 (1926). — **v. Moellendorff, W.:** Untersuchungen zur Theorie der Färbung fixierter Präparate. III. W. und M. v. Moellendorf : Durchtränkungs- und Niederschlagsfärbung als Haupterscheinungen bei der histologischen Färbung. Erg. Anat. **25**, 1 (1924). — **Mollier, S.:** (a) Die Blutbildung in der embryonalen Leber des Menschen und der *Säuge-tiere.* Arch. mikrosk. Anat. **74**, 474 (1909). (b) Über den Bau der Milz. Sitzgsber. Ges. Morph. u. Physiol. München **1909**, 1. (c) Über den Bau der capillaren Milzvenen (Milz-sinus). Eine kritische Studie und eigene Beobachtungen. Arch. mikrosk. Anat. **76**, 608 (1911). — **Mrowka:** (a) Die normale Milz des *Pferdes* und ihre pathologischen Veränderungen bei chronisch infektiöser Anämie. Z. Vet.kde **31**, 49 (1919). (b) Histologische Unter-suchungen der Milz bei der infektiösen Anämie des *Pferdes.* Z. Vet.kde **32**, 207 (1920). — **Müller, W.:** Über den feineren Bau der Milz. Leipzig u. Heidelberg 1865.

Naegeli, O.: (a) Die weißen Blutkörperchen. In „Die Anämie" von P. Ehrlich und A. Lazarus. 2. Aufl. 1909. (b) Blutkrankheiten und Blutdiagnostik. Lehrbuch der klinischen Hämatologie. 3. Aufl. Berlin-Leipzig: W. de Gruyter 1919. (c) Blutkrankheiten und Blutdiagnostik. 4. Aufl. Berlin: Julius Springer 1923. — **Nakahara, W.** and **J. Murphy:** On the nature of the so-called germ center in lymphoid tissue. Anat. Rec. **22**, 107 (1921). — **Nakajima, A.:** (a) Beiträge zur Histologie der *Amphibien*milz, mit- besonderer Berucksich-tigung auf ihre jahreszeitlichen Veränderungen. Fol. anat. jap. **6**, H. 5, 497 (1928). (b) Über die Morphogenese der Milz von *Megalobatrachus japonicus.* Fol. anat. jap. **7**, H. 1/2, 93 (1929). **Nakao, H.:** (a) Beitrage zur Physiologie der Drüsen von Leon Asher. Nr 81. Die Be-ziehungen zwischen Schilddrüse, Thymus, Milz und Knochenmark. Biochem. Z. **163**, 161 (1925). (b) Nr 87. Fortgesetzte Untersuchungen über die Beziehungen zwischen Schild-drüse, Thymus, Milz und Knochenmark. Biochem. Z. **166**, 337 (1925). (c) Nr 88. Fort-gesetzte Untersuchungen über die Beziehungen zwischen Schilddrüse, Thymus, Milz und Knochenmark. Biochem. Z. **166**, 350 (1925). — **Nasse:** Über den Eisengehalt der Milz. Sitzgsber. Naturwiss. Marburg **2**, 9 (1873). — **Neubert, K.:** Der Übergang der arteriellen in die venöse Blutbahn bei der Milz. Z. Anat. **66**, 424 (1922). — **Neumann, E.:** Beitrag zur Kenntnis der pathologischen Pigmente. Virchows Arch. **111**, 25 (1888). — **Noodt, Kl.:** Zum Vorkommen von proteinogenem Pigment im Eingeweide-Gefäßsystem des Menschen. Virchows Arch. **258**, 176 (1925).

Oberniedermayer, A.: Der Weg des Blutes durch die *Hunde*milz. Krkh.forschg **3**, H. 6, 476 (1926). — **Okamoto, H.:** Über die Leber und Milzpigmente der *Kröte.* Frankf. Z. Path. **31**, 16 (1925). — **Ono, K.:** Untersuchung über die Entwicklung der menschlichen Milz (im Druck). — **Oppel, A.:** Über Gitterfasern der menschlichen Leber und Milz. Anat. Anz. **6**, 165 (1891). — **Orahovats, D.:** The spleen and the resistance of red cells (Prel. note). J. of Physiol. **61**, H. 1, 7 (1926). — **Orsós, F.:** (a) Das Bindegewebsgerüst der Lymphknoten im normalen und pathologischen Zustand. Beitr. path. Anat. **75**, 15 (1926). (b) Diskussion zu dem Vortrag von Hueck. Verh. dtsch. path. Ges. 23. Tagg Wiesbaden **1928**, 137.

Panski, A. und **R. Thoma:** Das Verschwinden des Milzpigmentes nach Unterbindung der Milzvenen und seine Regeneration nach Wiederherstellung des Blutumlaufs. Arch. f. exper. Path. **31**, H. 4/5, 303 (1893). — **Pappenheim, A.:** (a) Von den gegenseitigen Beziehungen der farblosen Blutzellen zueinander. Virchows Arch. **156** u. **160**, 40 bzw. 1 (1900). (b) Wie verhalten sich die Unna'schen Plasmazellen zu Leukocyten? Virchows Arch. **165** u. **166**, 365 bzw. 424 (1901). (c) Atlas der menschlichen Blutzellen. Jena: Gustav Fischer 1905/12. (d) Grundriß der hamatologischen Diagnostik und praktischen Blutuntersuchung. Leipzig: W. Klinkhardt 1911. (e) Einige Worte über Histiocyten, Splenocyten und Monocyten. Fol. haemat. (Lpz.) **16**, 1 (1913). (f) Über die Wandlung des Lymphoidocytenbegriffes und der Blutstammzellen. Fol. haemat. (Lpz.) **21**, 207 (1917). (g) Morphologische Hamato-logie. Herausgeg. von H. Hirschfeld . Leipzig: W. Klinkhardt 1919. — **Pappenheim, A.** und **Fukushi:** Milzstudien. Fol. haemat. (Lpz.) **16**, 177 (1913). — **Paremusoff, J.:** Zur Kenntnis der Zellen der Milzpulpa. Zugleich ein Beitrag zur Frage der Monocyten. Fol. haemat. (Lpz.) **12**, 195 (1911). — **Paschkis, K.:** (a) Zur Biologie des reticulo-endothelialen Apparates. I. Kritische und experimentelle Studien zur Funktion und zur Blockadefrage. Reticulo-Endothel und Immunkorperbildung. Z. exper. Med. **43**, 175 (1924). (b) Zur Frage der Abstammung der großen Mononuclearen. Zur Biologie des reticulo-endothelialen Apparates. II. Virchows Arch. **259**, 316 (1926). (c) Zur Biologie des reticul-endothelialen Apparates. IV. Mitt. Über Folgen der Milzexstirpation. Z. exper. Med. **49**, 658 (1926). (d) Über die Rolle des Reticulums im reticulo-endothelialen System. Zur Biologie des reticulo-endothelialen Apparates. III. Zbl. Path. **37**, 99 (1926). — **Pearce, Krumbhaar**

and **Frazier:** The spleen and anaemia. Philadelphia u. London 1922. — **Peterfi, T.** und **A. Engel:** Das Muskelgewebe in der Milz des Menschen. Anat. Anz. **45**, 312 (1914). — **Peters:** Die Wirkung lokalisierter in Intervallen erfolgter Röntgenstrahlen auf Blut, blutbildende Organe, Nieren, Testikel. Fortschr. Röntgenstr. **16** (1910). — **Petri, S.:** Investigations concerning the origin of blood platelets. I. Wrights theory. Acta path. (Kobenh.) **2**, 23 (1925). — **Pick, L.:** (a) Über den „Morbus Gaucher", seine Klinik, pathologische Anatomie und histiopathogenetische Umgrenzung, nebst Untersuchung über den Morbus Gaucher und uber die Beteiligung des Skelettsystems. Med. Klin. **20**, 1399 (1924). (b) Zur Histiogenese der Gaucherzellen in der Milz. Virchows Arch. **254**, 782 (1925). — **Piltz, H.:** Über Hamolymphdrusen. Berl. tierarztl. Wschr. **1907**, Nr 27. — **Pinto, C.:** (a) Sullo sviluppo della milza nei *vertebrati*. Nota preventiva. Anat. Anz. **24**, No 7, 201 (1903). (b) Sullo sviluppo della milza nei *vertebrati*. Arch. ital. Anat. **3**, H. 2, 370 (1903). — **Pirone:** Gli organi ematopoietici durante la digestione sperimentale. Arch. di Biol. **61**, 83, 398 u. 641 (1907). — **Pischinger, A.:** (a) Die Lage des isoelektrischen Punktes histologischer Elemente als Ursache ihrer verschiedenen Farbbarkeit. Z. Zellforschg **3**, 169 (1926). (b) Diffusibilitat und Dispersitat von Farbstoffen und ihre Beziehung zur Farbung bei verschiedenen H-Ionen-Konzentrationen. Z. Zellforschg **5**, 345 (1927). — **Plenk, H.:** (a) Über Gitterfasern und ihre Bildungszellen. Verh. zool.-botan. Ges. Wien **77**, 16 (1927). (b) Über argyrophile Fasern (Gitterfasern) und ihre Bildungszellen. Erg. Anat. **27**, 302 (1927). — **Ponfik:** Studien über die Schicksale körniger Farbstoffe im Organismus. Virchows Arch. **48**, 1 (1869). — **Poscharissky:** Zur Frage des Fettgehaltes der Milz. Beitr. path. Anat. **54** (1912). — **Pouchet, G.:** Des terminaisons vasculaires dans la rate des *Selaciens*. J. Anat. et Physiol. **17**, 498 (1881). — **Prenant, A., Bouin, P.** und **L. Maillard:** Traité d'histologie microscopique. Tome 2. Rate, p. 157. Paris: Massons et Co. 1911.

Radford, M.: Development of the spleen. J. Anat. a. Physiol. **42**, 288 (1908). — **Rauther, M.:** Dr. H. Bronns Klassen und Ordnungen des Tierreichs. Bd. 6, 1. Abt. *Fische*. S. 412. 1924. — **Rautmann:** Experimentelle Untersuchungen über die Funktion der Milz. Dtsch. med. Wschr. **48**, Nr 45, 1504 (1922). — **Reich, C.:** Über die Entstehung des Milzpigmentes. Virchows Arch. **160**, 378 (1900). — **Reißner, H.:** Untersuchungen über die Form des Balkengerüstwerks in der Milz bei einigen Haus*saugetieren*, sowie über die Verteilung von elastischem und kollagenem Bindegewebe und glatter Muskulatur in Kapsel und Trabekeln. Z. mikrosk.-anat. Forschg **16**, H. 3/4, 598 (1929). — **Reitano, D.:** (a) Di alcuni funzioni dei megacariociti. Haematologica (Palermo) **2**, 383 (1921). (b) Fibroblasti e cellule reticulari nella milza di animali anemizzati e colorati vitalmente col tripanblau. Haematologica (Palermo) **3**, 413 (1922). — **Renaut:** Traité d'histologie pratique. Tome 2. La rate. p. 1783. Paris: Rueff et Co. 1899. — **Ringoen, A.:** The mast-leucocytes in the adult *guinea pig* under experimental conditions. Amer. J. Anat. **31**, 319 (1923). — **Robertson, O.** and **P. Rous:** The normal fate of erythrocytes. II. Blood destruction in plethoric animals with a simple anemia. J. of exper. Med. **25**, 665 (1917). — **Robinson, W. L.:** (a) Some fundamental characteristics of the spleen and their relation to function. Ann. Surg. **88**, Nr 3, 333 (1928). (b) Some points on the mechanism of filtration by the spleen. Amer. J. Path. **4**, H. 4, 309 (1928). (c) The veinous drainage of the spleen. Amer. J. Path. **4**, H. 6, 309 (1928). (c) The veinous drainage of the spleen. Amer. J. Path. **4**, H. 6, 646 (1928). — **Roffo, A. H.** et **A. Eucina:** La transmision de culturas de tejido neoplasico en el bazo. Bol. del. Inst. Med. exper. **2**, No 13, 607 (1926). — **Roffo, A. H.** y **C. Griot:** Propriedades colesterogenéticas de los tejidos normales y neoplasicos. Bol. Inst. Med. exper. **2**, No 13, 584 (1926). — **Romeis, B.:** (a) Taschenbuch der mikroskopischen Technik. 11. Aufl. Munchen: Oldenbourg 1924. (b) Taschenbuch der mikroskopischen Technik. 12. Aufl. 1928. (c) Artikel „Orcein". In Enzyklopadie der mikroskopischen Technik. Herausgeg. von R. Krause. 3. Aufl. S. 1737. Berlin-Wien: Urban u. Schwarzenberg 1927. (d) Zur Methodik der Fettfarbung mit Sudan III. Virchows Arch. **264**, 301 (1927). (e) Über den Einfluß erhöhter Außentemperatur auf Leber und Milz der weißen *Maus*. Virchows Arch. **247**, 225 (1923). — **Rossi, C.:** Wirkungen der Ligatur der Milzgefaße auf die Struktur und Funktion der Milz. Ann. ital. Chir. **6**, H. 2, 127 (1927). — **Roeßle, R.** Das Verhalten der Milz nach Blutungen. Verh. dtsch. path. Ges. 23. Tagg Wiesbaden **1928**, 89. — **Rößle, R.** und **Yoshida, T.:** Das Gitterfasergerust der Lymphdrüsen unter normalen und pathologischen Verhaltnissen. Beitr. path. Anat. **45**, 110 (1909). — **Rous, P.** and **O. Robertson:** The normal fate of erythrocytes. I. The findings in healthy animals. J. exper. Med. **27**, 651 (1917). — **Russakoff, A.:** Über die Gitterfasern der Lunge unter normalen und pathologischen Verhaltnissen; zugleich ein Beitrag zur Kenntnis der feinsten Stützsubstanz einiger Parenchyme **45**, 476 (1909).

Sabin, Fl.: (a) The development of the lymphatic nodes in the *pig* and their relation to the lymph hearts. Amer. J. Anat. **4**, 355 (1905). (b) Die Entwicklung der Milz. In Handbuch der Entwicklungsgeschichte des Menschen. Herausgeg. von F. Keibel und F. P. Mall. Bd. 2, S. 725. 1911. (c) The opportunity of anatomy. Science (N. Y.) **61**, 499 (1925). — **Schaffer, K.:** (a) Die Plasmazellen. 8. Heft der Sammlung anatomischer und physiologischer Vorträge und Aufsätze. Herausgeg. von Gaupp und Nagel. Jena: Gustav Fischer 1910. (b) Lehrbuch der Histologie und Histogenese. Milz. 2. Aufl. S. 305. Leipzig: Wilhelm Engelmann 1922. — **Schaffner:** Zur Kenntnis der Malpighischen Körperchen in der Milz. Z. rat. Med. 17 (1849). — **Schilling, V.:** Physiologie der blutbildenden Organe. Milzstruktur. (Das monocytäre System.) In Handbuch der normalen und pathologischen Physiologie. Herausgeg. von A. Bethe, G. v. Bergmann, G. Embden und A. Ellinger. Bd. 6, 2. Hälfte: Blut und Lymphe, 2. Teil. 1928. — **Schittenhelm, A.:** Normale und pathologische Physiologie des reticulo-endothelialen Systems. Handbuch der Krankheiten des Blutes und der blutbildenden Organe. Herausgeg. von A. Schittenhelm. Bd. 2, S. 492. Berlin: Julius Springer 1925. — **Schlagenhaufer:** Über meist familiär vorkommende histologisch charakteristische Splenomegalien. Verh. dtsch. path. Ges. 10. Tagg **1906,** 77. — **Schmidtmann, M.:** Fütterungsversuche am milzlosen Tier. Verh. dtsch. path. Ges. 23. Tagg Wiesbaden **1928,** 105. — **Schmincke, A.:** (a) Zur Lehre vom Fettgehalt der menschlichen Milz. Münch. med. Wschr. **1915,** Nr 28, 941. (b) Über die normale und pathologische Physiologie der Milz. Münch. med. Wschr. **1916,** 1005, 1047, 1083 u. 1118. (c) Methoden zur morphologischen Untersuchung der Milz. In Handbuch der biologischen Arbeitsmethoden. Herausgeg. von E. Abderhalden. Abt. VIII. Experimentell morphologischer Teil 1, 1. Halfte, S. 599. 1924. — **Schönheimer:** Über die experimentelle Cholesterinkrankheit der *Kaninchen.* Virchows Arch. **249,** 1 (1924). — **Schrauth, O.:** Entwicklung des Netzbeutels, der Milz und des Pankreas beim *Wiederkäuer* und *Schwein.* Diss. Gießen 1909. — **Schridde, H.:** (a) Beitrag zur Lehre von den Zellkörnelungen. Die Körnelungen der Plasmazellen. Anat. H. **28,** 691 (1905). (b) Myeloblasten, Lymphoblasten und lymphoblastische Plasmazellen. Beitr. path. Anat. **41,** 223 (1907). (c) Weitere Beobachtungen uber die lymphocytären Zellen des Menschen. Fol. haemat. (Lpz.) **4,** Suppl., 283 (1907). (d) Über Regeneration des Blutes unter normalen und krankhaften Verhaltnissen. Zbl. Path. **19,** 865 (1908). (e) Die embryonale Blutbildung. Zbl. Path. **20,** 423 (1909). (f) Die blutbereitenden Organe. Pathologische Anatomie. Herausgeg. von L. Aschoff. 6. Aufl. Bd. 2, S. 102. Jena: Gustav Fischer 1923. — **Schulemann, W.:** Beitrage zur Vitalfärbung. Arch. mikrosk. Anat. **79,** 223 (1912). — **v. Schumacher, S.:** (a) Über die Lymphdrüsen des *Macacus rhesus.* Arch. mikrosk. Anat. **48,** 145 (1897). (b) Über Phagocytose und die Abfuhrwege der Leukocyten in den Lymphdrüsen. Arch. mikrosk. Anat. **54,** 311 (1899). (c) Das elastische Gewebe der Milz. Arch. mikrosk. Anat. **55,** 151 (1900). (d) Über die Natur der zirkularen Fasern der capillaren Milzvenen. Anat. Anz. **18,** 27 (1900). (e) Die Entwicklung und systematische Stellung der Blutlymphdrüsen. Arch. mikrosk. Anat. **81,** 92 (1913). — **Schultze, W.:** Über großzellige Hyperplasie der Milz bei Lipoidamie (Lipoidzellhyperplasie). Verh. dtsch. path. Ges. 15 Tagg **1912,** 47. — **Schultze, W. H.:** (a) Die Oxydasereaktion an Gewebsschnitten und ihre Bedeutung für die Pathologie. Beitr. path. Anat. **45,** 127 (1909). (b) Zur Technik der Oxydasereaktion. Zbl. Path. **28,** 8 u. 258 (1917). — **Schürer, F.:** Milzbestrahlung und reticulo-endothelialer Apparat. Wien. klin. Wschr. **1928,** Nr 46, 1581. — **Schweigger-Seidel, Fr.:** Untersuchungen über die Milz. Virchows Arch. **23** (1862); **27** (1863). — **Seeliger** und **Gorke:** Das Verhalten von Thrombocyten und Leukocyten im strömenden Blute und den inneren Organen nach intravenöser Zufuhr von Witte-Pepton. Z. exper. Med. **24,** 322 (1921). — **Selinow** und **Uskow:** Über die Milz in ihrer Beziehung zu den weißen Blutkörperchen und über die Zahl der letzteren. 1896. Ref. Erg. Anat. **8,** 419 (1898). — **Shiomi, C.:** Explantationsversuche mit Lymphknoten auf Plasma unter Zusatz von Milz-, Nebennieren- und Knochenmarksextrakt unter Nachprüfung der Versuche von Maximow und unter besonderer Berücksichtigung der Bildung granulierter Zellen. Virchows Arch. **257,** 714 (1925). — **Siegfried, M.:** Über die chemischen Eigenschaften des retikulierten Gewebes. Habilitationsschrift Leipzig. Ref. Fortschr. Med. **11,** 185 (1892). — **Siegmund, H.:** (a) Reizkorpertherapie und aktives mesenchymatisches Gewebe. Münch. med. Wschr. **70,** 5 (1923). (b) Über einige Reaktionen der Gefäßwände und des Endokards bei experimentellen und menschlichen Allgemeininfektionen. Verh. dtsch. path. Ges. 20. Tagg **1925,** 260. — **da Silva Mello:** Über die Wirkung der strahlenden Energie auf das Blut und die blutbildenden Organe. Strahlenther. **6** (1915). — **v. Skramlik, E.:** Die Milz. (Mit besonderer Berücksichtigung des vergleichenden Standpunktes.) Erg. Biol. **2,** 503 (1927). — **Sobotta, J.:** Anatomie der Milz. Handbuch der Anatomie. Herausgeg. von K. v. Bardeleben. Bd. 3, Abt. 4, Anh. S. 281. Jena: Gustav Fischer 1914. — **Sokoloff:** Über die venöse Hyperamie der Milz. Virchows Arch. **112** (1888). — **Le Sourd** et **Pagniez:** Les plaquettes de la rate. C. r. Soc. Biol. Paris **72,** 611 (1911). — **Staemmler:** Die Bedeutung der Schweigger - Seidelschen Capillarhulsen der Milz. Virchows Arch. **255,** 585 (1925). — **Stefko:** Der Einfluß des Hungerns auf Blut und blutbildende Organe. Virchows Arch. **247,** 86 (1923). — **Sternberg, C.:** (a) Über das Vorkommen einkerniger neutrophiler Leukocyten (Myelocyten) in der Milz. Verh. dtsch. path. Ges. **9,** 218 (1906). (b) Experimentelle Untersuchungen uber das Entstehen der myeloiden Metaplasie. Beitr. path. Anat. **46,** 585 (1909). — **Steudemann:** Phagocytose in der Milz. Fol. haemat. (Lpz.) **18,** 140 (1914). — **Stoff, O.** und **S. Hasse:** Einige Notizen über die Zirkulationsverhaltnisse

562   A. HARTMANN: Die Milz.

in der Milz. Med. Zbl. 1872, Nr 48, 753. — **Stöhr, Ph.-W. v. Moellendorff:** Lehrbuch der Histologie und der mikroskopischen Anatomie des Menschen. 20. Aufl. S. 173. Jena: Gustav Fischer 1924. — **Strasser, U.:** Zur Hämosiderosefrage nebst Beitragen zur Ortho- und Pathohistologie der Milz. Beitr. path. Anat. **70,** 248 (1922). — **v. Stubenrauch:** (a) Zur Milzchirurgie. Die Ligatur der Arteria lienalis. Dtsch. Z. Chir. **172** (1922). (b) Verlust und Regeneration der Milz beim Menschen. Bruns' Beitr. **118,** H. 2, 285 (1919). (c) Experi- mentelle Untersuchungen über die Entstehung der sogenannten Nebenmilzen, insbesondere nach Milzverletzungen. Bemerkungen zu der gleichnamigen Arbeit von Prof. Kreuter in dieser Zeitschrift, Bd. 118. Bruns' Beitr. **119,** 710 (1920).

    Tagaki: (a) Morphologische und biologische Studien uber Blut und Milz. I. Die normale Beschaffenheit des Blutes und der Milz beim neugebornen *Hunde.* Fol. haemat. (Lpz.) **28,** H. 2, 95 (1923). (b) II. Über die Veranderungen des Blutes und der Leber nach der Splenektomie beim neugeborenen *Hunde.* Fol. haemat. (Lpz.) **28,** H. 3, 152 (1923). — **Tait** and **Cashin:** Some points concerning the structure and function of the spleen. Quart. J. exper. Physiol. **15,** 421 (1925). — **Thiel, G. A.** and **H. Downey:** The development of the mammalian spleen with special reference to its hematopoetic activity. Amer. J. of Anat. **28,** 279 (1921). — **Thoma, R.:** (a) Über die Blutgefaße der Milz. Verh. anat. Ges. 9. Verslg Basel **1895,** 45. (b) Über die Blutgefaße der Milz. Arch. f. Anat. **1899,** 267 ,H. 5/6. (c) Der normale Blutstrom und die venöse Stauung in der Milz. Virchows Arch. **249,** 190 (1924). — **Thomé, R.:** (a) Endothelien als Phagocyten (aus den Lymphdrüsen von *Macacus cynomolgus*). Arch. mikrosk. Anat. **52,** 820 (1898). (b) Die Kreisfasern der capillaren Venen in der Milz. Anat. Anz. **19,** 271 (1901). — **Tietze, K.:** Über die Beziehungen zwischen Schilddrusensekretion und Milzgröße. Z. Anat. **80,** 726 (1926). — **Timm:** Über den Bau der *Vogel*milz. Z. rat. Med. 3. Reihe, **18** (1863). — **Tirmann:** Über Eisenablagerung. Inaug.- Diss. Dorpat 1896. — **Tizzoni, G.:** (a) Über die blutbildende Funktion und die totale Repro- duktion der Milz. Arch. ital. Biol. **1,** H. 1, 22 (1882). (b) Nouvelles recherches sur la reproduction totale de la rate. Arch. ital. Biol. **4,** 306 (1884). — **Tizzoni, G.** et **L. Griffini:** Les rates accessoires et la néoformation de la rate à la suite de procès pathologiques de la rate primitive. Arch. ital. Biol. **3,** 225 (1883). — **Toldt, G.:** Zur Anatomie der Milz. Wien. med. Wschr. **39,** Nr 81, 2055; Wien. klin. Wschr. **2,** Nr 51 (1889). — **Tomsa, W.:** Die Lymphwege der Milz. Sitzgsber. Wien. Akad. Wiss. II **48** (1863). — **Tonkoff:** (a) Die Entwicklung der Milz bei den *Amnioten.* Arch. mikrosk. Anat. **56,** 392 (1900). (b) Zur Entwicklung der Milz bei *Vögeln.* Vorl. Mitt. Anat. Anz. **16,** 405 (1899). (c) Die Ent- wicklung der Milz bei *Tropidonotus natrix.* Anat. Anz. **23,** 214 (1903). — **Tschaschin, S.:** (a) Über vitale Farbung der Chondriosomen in Bindegewebszellen mit Pyrrolblau. Fol. haemat. (Lpz.) **14,** 295 (1912). (b) Über die Herkunft und Entstehungsweise der lympho- cytoiden (leukocytoiden) Zellen, der „Polyblasten", bei der Entzundung. Fol. haemat. (Lpz.) **16,** 247 (1913). (c) Über die „ruhenden Wanderzellen" und ihre Beziehungen zu den anderen Zellformen des Bindegewebes und zu den Lymphocyten. Fol. haemat. (Lpz.) **17,** 317 (1913). — **Türk, W.:** (a) Vorlesungen über klinische Hamatologie. Bd. 1 u. 2. Wien 1904—1912. (b) Kritische Bemerkungen über Blutzellenbildung und Benennung. Fol. haemat. (Lpz.) **2,** 231 (1905).

    Viale: L'intervento della milza nella coagulabilità del sangue e nella regolazione della pressione sanguigna. Arch. di Sci. biol. **12,** 277 (1928).

    Wallbach, G.: (a) Über die Stellung der Milz bei der vitalen Farbstoffspeicherung. Verh. dtsch. path. Ges. 23. Tagg Wiesbaden **1928,** 110. (b) Über die Spezifitat der Zellreaktion in Bauchhöhle und Milz. Virchows Arch. **262,** 61 (1926). — **Wassiljeff:** Über die Ablagerungen von Fettsubstanzen und Eisenverbindungen in der Milzkapsel und den Trabekeln. Virchows Arch. **247,** 640 (1923). — **Wedl:** Histologische Mitteilungen. 1. Zur Anatomie der Milz. Sitzgsber. Akad. Wiss. Wien I **64** (1871). — **Weidenreich, F.:** (a) Das Gefäßsystem der menschlichen Milz. Arch. mikrosk. Anat. **58,** 247 (1901). (b) Nochmals: Geschlossene oder offene Blutbahn der Milz ? Anat. Anz. **20,** Nr 8/9, 204 (1901). (c) Zur Milzfrage. Anat. Anz. **22,** Nr 13, 260 (1902). (d) Zur Milzfrage. Eine Antwort an Helly. Anat. Anz. **23,** 60 (1903). (e) Über Blutlymphdrüsen, die Bedeutung der eosinophilen Leukocyten, über Phagocytose und die Entstehung von Riesenzellen. Anat. Anz. **20,** 188 (1901). (f) Bau und morphologische Stellung der Blutlymphdrüsen. Arch. mikrosk. Anat. **65,** 1 (1904). (g) Zur Frage nach der Entstehung der eosinophilen Leukocyten. Fol. haemat. (Lpz.) **2,** 163 (1905). (h) Morphologische und experimentelle Untersuchungen über Entstehung und Bedeutung der eosinophilen Leukocyten. Verh. anat. Ges. Tagg Berlin **1908,** 81. (i) Beiträge zur Kenntnis der granulierten Leukocyten. Arch. f. mikrosk. Anat. **72,** 209 (1908). (k) Zur Morphologie und morphologischen Stellung der ungranulierten Leuko- cyten — Lymphocyten — des Blutes und der Lymphe. Arch. mikrosk. Anat. **73,** 793 (1909). (l) Die Leukocyten und verwandte Zellformen. Wiesbaden: J. F. Bergmann 1911. — **Weill, P.:** Über das regelmaßige Vorkommen von Myelocyten in der Milz des er- wachsenen Menschen. XIII. Fortsetzung der Studien über das Blut und die blutbildenden und -zerstörenden Organe v. Weidenreich. Arch. mikrosk. Anat. **93,** 82 (1920). — **Weinert:**

Mitteilungen über das spätere Schicksal Entmilzter mit besonderer Berücksichtigung des Blutbefundes. Arch. klin. Chir. 125 (1923). — **Werzberg, A.:** Neue experimentelle Beiträge zur Frage der myeloiden Metaplasie. Virchows Arch. 204, H. 2/3, 272 (1911). — **Whiting:** On the comperative histology and physiology of the spleen. Trans. roy. Soc. Edinb. 1897. — **Wicklein:** (a) Experimenteller Beitrag zur Lehre vom Milzpigment. Inaug.-Diss. Dorpat 1889. (b) Untersuchungen über den Pigmentgehalt der Milz bei verschiedenen physiologischen und pathologischen Zuständen. Virchows Arch. 124, 1 (1891). — **Woit, O.:** Zur Entwicklung der Milz. Arb. anat. Inst. 9, 117 (1898). — **Wolf, E.:** Histochemische Untersuchungen über das Vorkommen eisenhaltigen Pigments (Hämosiderin) in der Milz und Leber der *Haussäugetiere.* Diss. Leipzig 1923. — **Woronin:** Eine neue histologische Methode. Zit. nach Stieda. Erg. Anat. 9, 596 (1899). — **Wright, I.:** (a) Die Entstehung der Blutplättchen. Virchows Arch. 186, 55 (1906). (b) The histogenesis of the blood platelets. J. Morph. a. Physiol. 21, 263 (1910). — **Wuttig:** Experimentelle Untersuchungen über Fettaufnahme und Fettablagerung. Beitr. path. Anat. 37, 378 (1905).

Zepp: Beitrage zur vergleichenden Untersuchung der einheimischen *Frosch*arten. Z. Anat. 69, 85 (1923). — **Ziegler, K.:** Experimentelle Untersuchungen über die Resorption von Fremdkörpern in der Bauchhöhle und ihre pathogenetische Bedeutung für Leber- und Milzerkrankungen. Z. exper. Med. 34, 221 (1921). — **Ziegler, M. und E. Wolf:** Histochemische Untersuchungen über das Vorkommen eisenhaltigen Pigments (Hämosiderin) in der Milz und Leber der *Haussäugetiere* unter normalen und einigen pathologischen Verhaltnissen. Virchows Arch. 249, 374 (1924). — **Zietschmann, O.:** Über die acidophilen Leukocyten (Körnerzellen) des *Pferdes.* Internat. Mschr. Anat. u. Physiol. 22, 1 (1905). — **Zinserling, W.:** Über die Anfangsstadien der experimentellen Cholesterinverfettung. Beitr. path. Anat. 71, 292 (1923).

Namenverzeichnis.

Die *kursiven* Zahlen weisen auf die Literaturverzeichnisse hin.

AAGARD 224, *225*, 234, 236, 251, 254, 255, *275*.
— und HALL 205, *225*.
ABDERHALDEN, E. *275*.
ABELOUS und SOULA 546, *551*.
ACHUCARRO und CALANDRE 192, *225*.
ACKERKNECHT, E. *225*.
ADAMKIEWICZ, A. *124*.
AEBY 25, *45*.
AIHARA, HIROSHI *124*.
AKAZA 158, *159*.
ALBRECHT 187, 221, 225, 302, 303, 380.
— und RENAUT 164.
— E. *225*, *381*.
— H. und L. ARZT 324, *381*.
ALDER 448, *551*.
— und HUBER 458, *551*.
ALFEJEW 317, 326, 348, *381*, 418, 427, 428, 518, 531, 537, 538, *551*.
ALFEROSO 28.
ALLEN 260, 262, 266, 267, *275*.
AMORIN, M. DE FREITAS 191, *225*.
ANCONA, U. D' s. D'ANCONA, U.
ANDRIEZEN, W. S. *45*.
ANITSCHKOW 50, 55, *124*, 192, *225*, 481, 482, *552*.
ANTONA, G. D' s. D'ANTONA, G.
AREY und SYMONDS 155, *159*.
ARGAUD 55, 59, 78, 90, 91, 92, 100, 103, 107, 112.
— H. *124*.
— R. *124*, *159*.
— — et G. BILLARD 303, *382*.
— — s. BUY, G. 242, *276*.
ARM 303.
ARNOLD 10, 28, 64, 116, 192, 252, 299, 374, 375, 481, *552*.
— B. *15*.
— E. *226*.
— FR. 63.
— J. *45*, *124*, *275*, *382*.
ARNSDORFF 302, *382*.
ARNSTEIN 154, 158, *159*.
ARTUSI 335, *382*.
ARZT, L. s. ALBRECHT, H. 324, *381*.
ASAI 377, *382*, 413, *552*.
ASCHOFF 36, 37, 39, 40, 43, 44, 112, 166, 180, 191, 198,

209, 284, 287, 315, 322, 326, 331, 355, 375, 378, 380, 381, 439, 469, 545, *552*.
— und KIYONO 438, 448, 451, 469, 471, 547, *552*.
— und OHNO 36.
— und NAGAYO 200, 204.
— und TAWARA *226*.
— A. 59, 119, *124*.
— L. *45*, 64, *226*, *382*.
— — und H. KAMIYA *382*.
ASELLIUS 233, *275*.
ASHER 272, *276*, 398.
— und BARBERA *276*.
— und BUSCH *276*.
— und GIES *276*.
— L. und A. ERDÉLY *382*.
ASKANAZY 299, 315, 331, *382*.
ATKINSON 12, *15*.
AUERBACH 25, 28, 31, 38, *45*.

BABES, V. *226*.
BACKMANN 67, *124*, *159*, 240, *276*.
BARNER, M. *124*.
BAETJER, W. A. *276*.
BAKER s. JORDAN, H. E. 40.
BALABIO 317, 320, *382*.
BANKS, J. B. s. JORDAN, H. E. 228.
BANNWARTH 420, 433, 434, 453, 493, 497, 498, 503, 504, 505, 529, 536, *552*.
BANTI 377, *382*.
BARACH *124*.
BARANSKI, J. *276*.
BARBACCI 335, *382*.
BARBERA s. ASHER *276*.
BARBOUR *124*, 220.
BARCROFT 504, 541, 543, 545, 546, 548, 549, 550, 551, *552*.
— J. and H. W. FLOREY *552*.
— — H. A. HARRIS, D. ORAHOVATS and R. WEISS 549, *552*.
— — and J. G. STEVENS *552*.
BARDELEBEN 58, 59, 67, 137, 146, 149.
— K. *124*, *159*.
BARNES 359, *382*.
BARONI, BENIGNO 59, *124*.
BARTA 461, 535, *552*.
BARTEL 360, 366, *382*.

BARTEL und STEIN 313, 318, 325, 328, 359, 360, 375, *382*.
BARTELS 224, 234, 235, 236, 237, 239, 241, 242, 243, 247, 248, 251, 252, 254, 260, 263, 268, 276, 283, 294, 300, 304, 306, 312, 326, 356, 362, 368, *382*, 529, *552*.
BARTHOLINUS, TH. 233, *276*.
BAUM 64, *124*, 159, 234, 235, 236, 251, 255, 263, 271, *276*, 304, 305, 357, 362, 368, 369, *382*, 529, *552*.
— s. ELLENBERGER 189, *227*, 326, 356, 368, *385*.
— und HILLE *382*.
— und KIHARA 245, 265, 269, 270, *276*.
— und THIENEL 58, 60, 104, 105, *125*, 147, 157, 159.
— und TRAUTMANN 255, *276*.
BAUDRIMONT, A. s. LACOSTE, A. *127*.
BAUMGARTEN 125, 314, 331, 333, 372, 375, *382*.
— und MARCHAND 331.
BAUTZMANN 545, *552*.
BAYER 357, 361, *382*.
BAYON 302, *382*.
BEITZKE 179, 180, 181, 182, 184, *226*, 237, *276*, 374, 379, *382*.
BELAJEFF s. EBERTH 224.
BENDA 64, 137, 156, 158, *159*, 334, 372, *382*.
BENEDEN, VAN 42, *45*.
BENEKE 169, *226*.
— s. STRAHL 3, *18*.
— und PEKELHARING 122.
BENEWOLENSKAJA, S. W. s. TIMOFEJEWSKY, A. D. *395*.
BENNET, G. A. 409.
— — — und A. HARTMANN *552*.
BENNINGHOFF 29, 31, 32, 36, 39, 40, *45*, 50, 55, 60, 77, 78, 82, 84, 85, 89, 95, 99, 104, 106, 110, 115, *125*, 164, 168, 171, 191, 196, 197, 198, 200, 211, 212, 213, 214, 215, *226*.
— und SPAMER 112, 116, *125*, 148, *159*.
BENSLEY, R. R. and BJ. VIMTRUP *45*.

Sachverzeichnis.